普通高等教育医学类系列教材
科学出版社“十四五”普通高等教育本科规划教材

生 理 学

（第五版）

信文君 肖中举 主 编

科 学 出 版 社
北 京

内 容 简 介

本书系统阐述了生理学的核心内容，共分为十二章，涵盖细胞的基本功能、血液、血液循环、呼吸生理、消化与吸收、能量代谢与体温调节、尿液生成与排泄、感觉器官、神经系统、内分泌系统及生殖等内容。随着科技进步和知识更新，教材内容不断优化升级。本书在第四版的基础上，进一步细化了知识点，扩充了补充内容，并采用全彩印制，内容更加精练，版面更加美观。

本书主要适合临床医学专业本科生使用，也可供药学、预防医学、护理学等医学相关专业开展生理学教学。此外，本书也可作为临床工作者及其他相关领域从业者的参考用书。

图书在版编目（CIP）数据

生理学 / 信文君，肖中举主编. -- 5版. -- 北京 : 科学出版社，2025. 7. -- (科学出版社“十四五”普通高等教育本科规划教材) (普通高等教育医学类系列教材). -- ISBN 978-7-03-081849-2

Ⅰ. R33

中国国家版本馆 CIP 数据核字第 2025PN3111 号

责任编辑：潘志坚　闵　捷 / 责任校对：谭宏宇
责任印制：黄晓鸣 / 封面设计：殷　靓

科学出版社 出版
北京东黄城根北街 16 号
邮政编码：100717
http：//www.sciencep.com

南京展望文化发展有限公司排版
上海锦佳印刷有限公司印刷
科学出版社发行　各地新华书店经销

*

2004 年 1 月第　一　版　开本：889×1 194　1/16
2025 年 7 月第　五　版　印张：18 3/4
2025 年 7 月第二十次印刷　字数：705 000

定价：75.00 元

（如有印装质量问题，我社负责调换）

《生理学》(第五版)编委会

主　编　信文君　肖中举

副主编　唐俊明　秦　燕　陈腾祥

编　委　(按姓氏笔画排序)

马宝慧(包头医学院)
石瑞丽(包头医学院)
卢　宁(复旦大学上海医学院)
朱敏侠(西藏民族大学)
肖中举(南方医科大学)
吴　艳(湖北医药学院)
吴洪福(广东医科大学)
何　惠(广西医科大学)
张　拓(贵州医科大学)
张秀娟(广东医科大学)
陈腾祥(贵州医科大学)
郑宏涛(湖北医药学院)
赵　丹(湖北医药学院)
赵　跃(大理大学)
柏　林(南方医科大学)
信文君(中山大学/西藏民族大学)
秦　燕(大理大学)
徐　婷(中山大学)
徐国强(贵州医科大学)
徐明锋(广东医科大学)
郭瑞鲜(中山大学)
唐俊明(湖北医药学院)
谈　智(中山大学)
崔　宇(中山大学)
梁玲利(西安交通大学)
曾丽梅(赣南医科大学)
温二生(赣南医科大学)
黎　静(广西医科大学)
潘际刚(贵州医科大学)
霍福权(西安交通大学)

前言

世界正经历数字化浪潮带来的深刻变革，呈现出标准化、网络化、信息化、大数据与人工智能深度融合的新时代特征。在此背景下，生理学作为生命科学的核心领域，是医学与生命科学教育的基础学科，其研究范畴已超越传统医学，延伸至生命本质的探索。与此同时，党的二十大报告明确提出“推进健康中国建设，把保障人民健康放在优先发展的战略位置”，进一步将健康中国提升为中国式现代化的重要组成部分。

《生理学》是一本传承性教材。我们一直秉承“师者，传道授业解惑”，深知一本好的教材需要解决的不仅仅是知识问题，更重要的是培养读者的整体性科学思维和解决问题的方法。我们一直在努力打造一本既是知识承载体，更是方法学引路人的教材。在前主编、编写专家的共同努力下，教材被多所高等医药院校选用，获得了良好的社会评价，本教材第二版获评“十二五”普通高等教育本科国家级规划教材。

为适应现代学科的发展，体现教材的与时俱进，本教材编委会于 2023 年 8 月启动了第五版的编写工作。本次修订的原则是引入数字化教学体系和相应的新技术手段，使其符合现在和未来人才培养模式和教学改革方向。

第五版教材的编委们来自全国十余所医学院校，他们都是活跃在生理学教学、科研一线的中、青年学术骨干。每位编委根据其多年从事的教学和科研方向而负责编写相应的内容。因此，编委的专业性确保了本教材的学科性、创新性和实用性。

第五版教材在保留第四版特点及全面介绍生理学知识的基础上，精减了原教材的一些容量，重新精选了插图，使版面更加合理美观，便于学生学习；着重增加了生理学基础理论与临床医学实践密切相关的数字资源（扫描教材中的“二维码”即可获取），既保留了教材的经典内容，又增加了新知识、新内容，体现了新时代教材的改革创新；各章融入“思维导图”，希望引导读者在学习掌握生理学专业知识的同时，在更高层面上培养宏观性、整体性思维，学会用“整合”的观点看问题。

我们的原则是坚持长期致力于学科发展，顺应学科专业建设和教育发展需要，不断修订完善，最终打造出一本特色鲜明的精品教材。

信文君、肖中举

2025 年 1 月

目　录

第七章 能量代谢和体温

第八章 尿的生成和排出

第九章 感 觉 器 官

第十章 神 经 系 统

第十一章 内 分 泌 系 统

第十二章 生 殖

主要参考文献

第一章 绪论

第一节 生理学的研究对象

一、生理学的概念

生理学(physiology)属于生物学(biology)的一个分支,是一门研究生物机体的功能及其活动规律的科学。生物机体的功能就是整个生物及其各个组成部分所表现的生命现象和具有的生理作用。生理学的任务就是要阐明这些生理功能产生的机制。例如,心脏为什么能自主跳动?食物是如何消化、吸收的?肌肉是如何收缩的?人体是一个由不同的器官系统组成的极其复杂的机体,如循环系统、呼吸系统、神经系统等,这些系统之间有着密切的关系,在生命活动中进行着近乎完美的相互协调和制约,一旦这种关系遭到破坏,轻则出现疾病,重则危及生命。

生理学是高等医学院校的重要基础课程。医学生的任务是学习如何诊断和治疗疾病,因此,必须首先了解正常人体的功能,为后续课程,如药理学、病理学及临床各科的学习奠定基础。

生理学是一门实验性科学,生理学的知识主要是从实验中获得的。尽管我国和其他国家的古代医书曾对人体的生理功能进行过描述,对早期生理知识作出了不少贡献,但生理学真正成为一门实验性科学是从17世纪开始的。1628年,英国医生哈维(Harvey)所著《心血运动论》(*The Motion of the Heart and Blood*)的出版,是历史上第一部基于实验证据的生理学著作。哈维在几种动物体上用活体解剖和科学实验的方法证明了血液循环的途径,并指出心脏是循环系统的中心。我国现代生理学的发展有近百年的历史,作为一门实验性科学,现代生理学的发展与其他自然科学的发展相互促进。一方面,物理、化学的发展和新技术的不断应用极大地促进了生理学的发展,例如,由于显微镜的应用发现了毛细血管、近代膜片钳技术的应用使研究细胞膜上单个离子通道的活动成为可能;另一方面,生理学的发展也会促进其他学科的发展,如神经网络研究的成果正运用于开发高级智能型计算机。

二、生理学研究的不同层次

(一)人体的基本构成

构成机体最基本的功能单位是**细胞**(cell)。许多功能相近的细胞和细胞间质构成了组织(tissue),如神经组织、肌肉组织等。不同的组织构成**器官**(organ),如心脏、肺脏等。功能相关的器官构成**器官系统**(organ system),如循环系统由心脏和遍布全身的血管所组成,而不同的器官系统构成了人体。

(二)生理学研究的不同层次

生理学研究是在细胞分子、器官和系统、整体三个水平上进行的。

1. 细胞分子水平的研究　　各器官的功能主要是由构成该器官的不同细胞的功能特性所决定的。例如,肌肉能够收缩和腺体能够分泌是由于肌细胞和腺细胞具有收缩和分泌功能。要了解肌肉为什么能够收缩和腺体为什么能够分泌就必须在细胞水平上进行研究,即研究肌细胞和腺细胞的生理特性。然而,细胞的生理特性主要是由构成细胞的生物大分子的物理、化学特性所决定的。因此,只有在分子水平上进行研究才能阐明肌肉收缩和腺体分泌的机制。细胞和分子水平的研究是探讨各种生理机制不可缺少的。这方面的知识称为**细胞生理学**(cell physiology)或**普通生理学**(general physiology)。

值得指出的是,细胞和分子水平的实验研究结果往往是在离体的条件下获得的。不能简单地把此类结果直接推论到完整机体,因为在完整的机体内,细胞所处的环境比在离体实验条件下复杂得多。例如,细胞所处的体液环境中含有多种激素、代谢产物或细胞因子,它们能影响细胞的结构和功能。

2. 器官和系统水平的研究　　这方面的研究主要是为阐明各器官和系统的生理功能,以及这些功能对机体有什么作用及其活动是如何调节的。在进行器官水平研究时,可以把某一器官从机体中分离出来,即进行离体实验;也可以把器官保留在体内,进行在体实验。但是在在体实验中必须严格控制实验条件,即在保持体内多种因素不变的情况下,观察改变某一因素时对该器官功能活动的影响。例如,如果观察血糖浓度对肾脏排尿量的影响,可给麻醉状态下的狗或兔静脉注射20 mL 50%葡萄糖(glucose)液,然后测定葡萄糖注射前后动物血糖水平和单位时间内的尿量。

3. 整体水平的研究　以完整的机体为研究对象,研究机体内各器官系统之间的相互联系和影响,以及外界环境变化对机体生理功能的影响。在生理活动中,各个器官和系统的活动既有相互协同,也有相互拮抗,以使机体能以一个完整的整体应对体内外环境的变化,维持正常的生命活动。尽管上述的细胞与分子水平、器官及系统水平的研究有助于在一定深度上阐明生理活动的机制,但不能反映体内多个器官、系统之间的相互联系和相互影响,更不能阐明社会和环境因素导致的情绪变化对躯体活动和内脏活动的影响。现代医学模式为生物—心理—社会—环境,可见,以完整机体为研究对象的整体水平的研究十分重要。

第二节　内环境及其稳态

单细胞生物**阿米巴**(amoeba)直接从它所生活的**外环境**(external environment)中摄取氧气(O_2)和营养物质(nutrient substance),并将二氧化碳(CO_2)和其他代谢产物排放到外环境。而人体的绝大多数细胞与外环境并没有直接的接触,它们是如何与外环境进行气体和物质交换的呢?

与人体细胞直接接触的是细胞外液(extracellular fluid),细胞从细胞外液中获得 O_2 和营养物质,并将 CO_2 等代谢产物排入细胞外液。因此,细胞外液是细胞生活的环境,故称为机体的**内环境**(internal environment)。由于细胞的代谢活动,细胞外液的成分必然处于不断的变化之中。为使细胞生存并发挥正常生理功能,内环境的各种物理、化学因素就必须维持稳定,称为内环境的**稳态**(homeostasis)。这里的稳态并不是指静止不变,而是指一种动态的稳定。事实上,细胞的代谢在不断地破坏着这种稳态,而体内几乎所有的器官和系统的功能都与内环境稳态的维持有关,主要表现在以下两个方面。

(一) 提供 O_2 和营养物质

呼吸系统摄取 O_2。血液每流经全身一次都要通过肺,外环境中的 O_2 进入肺泡,肺泡中的 O_2 通过自由扩散进入血液(见第三章),从而补充血液中的 O_2。

消化系统提供营养物质。食物中的营养物质经胃肠道吸收后进入血液。并非所有被吸收的物质都可被细胞直接利用,肝脏可改变营养物质的化学结构,使其能被细胞有效利用。

其他组织也与营养物质的提供有关,如脂肪细胞可储存营养物质,在需要的时候释放出来。

(二) 排出代谢终产物

呼吸系统在摄取 O_2 的同时,血液中的 CO_2 扩散到肺泡内,然后由呼气运动排出体外。CO_2 是体内产生量最多的代谢终产物,如不能及时排出体外会造成严重后果。

肾脏排出血浆中的代谢终产物。血液流经肾脏时,大量的血浆成分由肾小球滤过进入肾小管。滤过液中一些对身体有用的物质,如葡萄糖、氨基酸、适量的水分和各种离子等在肾小管重吸收。而一些对机体无用的物质,如尿素、尿酸等则很少重吸收,它们与体内多余的水分和各种离子一起经肾小管进入尿液。

上述两个过程就是所谓的新陈代谢,是生命活动的基本特征,也是人体实现功能活动的基本过程。

第三节　生命活动的基本特征

生物体生命活动包括四个基本特征:新陈代谢(metabolism)、兴奋性(excitability)、适应性(adaptability)和生殖(reproduction)。

1. 新陈代谢　新陈代谢是生命现象的基本表现,包括物质代谢和能量代谢两个方面。活体生物需要不断地从外界摄取营养物质,以合成自身需要的物质(合成代谢),同时将分解、消化的产物排出体外,这一过程称为物质代谢。与物质代谢相伴随的是能量的摄取及其在体内的转换、利用、储存和排出,这个过程称为能量代谢。

2. 兴奋性　兴奋性是生命活动的另一个重要特征,即机体生存的环境条件改变时能引起机体活动的变化。因此,机体生存的内外环境条件变化称为刺激(stimulus),而机体对刺激所产生的应答性变化称为反应(response)。机体对刺激产生的反应主要有两种表现形式:一种是原有的活动由弱变强,称为兴奋;另一种是活动由强变弱,称为抑制。此外,不同组织细胞的反应表现形式也不同。例如,神经细胞表现为动作电位的产生和传导;肌肉表现为收缩和舒张。并不是所有的刺激都能够引起机体产生反应,刺激要引起反应需具备三个条件,即足够的刺激强度(阈强度)、足够的刺激作用时间和刺激强度-时间变化率(见第二章)。

活体生物接受刺激产生反应的能力称为兴奋性。衡量兴奋性高低的指标是阈强度。阈强度的大小与兴奋性高低呈反变关系。阈强度小,表明兴奋性高;阈强度大,表明兴奋性低。

3. 适应性　生物体所处的内外环境每时每刻都在发生着变化。机体能够随着内外环境的变化调节自身生理功能的能力称为适应性。这一过程则称为适应，分为生理适应和行为适应。生理适应系指身体内部的协调性反应，如人到高海拔低氧环境中生活时，血液中红细胞和血红蛋白均增加，以增强运输氧的能力，使机体在低氧条件下仍能进行正常活动。生理适应以体内各器官、系统活动的改变为主。行为适应常有躯体活动的改变，如机体处在低温环境中会出现趋热活动，遇到伤害性刺激时会出现躲避活动。行为适应在生物界普遍存在，属于本能性行为适应。在人类，由于大脑皮层的发达，使行为适应更具有主动性，通过意识活动和社会劳动来改造世界，创造更有利于自身生存的条件。

4. 生殖　生殖是生物体繁殖后代、延续种系的一种特征性活动。每一种生物都具有该特征，所不同的是人类及高等动物已经分化为雄性与雌性两种个体，各自发育雄性生殖细胞和雌性生殖细胞，由这两种生殖细胞结合以后才能产生子代个体。

第四节　人体功能的调节

人体由多个器官系统组成。由于各器官系统功能的协调一致，才使内环境的稳态得以维持，而这种功能上的协调主要是通过神经调节和体液调节来实现的。

一、神经调节

神经调节(neuroregulation)的基本过程是**反射**(reflex)。神经系统主要由三部分组成：感觉传入部分、中枢神经系统(central nervous system, CNS)和运动传出部分。感觉传入部分包括感受器(receptor)和传入神经元(afferent neuron)，其功能是感受内外环境的变化并将变化的信息传入 CNS；CNS 由脑和脊髓组成，对传入信息进行分析、处理和储存，决定机体如何对内外环境的变化作出反应；运动传出部分的功能则是执行 CNS 的指令，使机体对内外环境的变化作出反应。例如，当肌肉受到牵拉时，分布于肌肉内的牵张感受器(肌梭)兴奋，传入神经将信息传入中枢(脊髓前角运动神经元)，后者发出指令使肌肉收缩，以阻止肌肉被拉长。

二、激素调节和局部化学调节

激素调节(hormonal regulation)和局部化学调节(local chemical regulation)统称为体液调节，它是指机体的一些细胞合成和分泌某些特殊的化学物质，通过血液循环或局部扩散等方式，对组织细胞的功能进行调节。

体内有许多内分泌细胞可分泌多种激素，后者经血液运输到全身，发挥广泛的调节作用。例如，甲状腺激素使全身细胞的代谢水平增高；胰岛素调节糖代谢，对正常血糖的维持起重要作用。

局部化学调节是指一些细胞分泌的化学物质不进入血液，仅在组织液扩散，在局部起调节作用。这些化学物质可以是激素，也可以是非激素类物质，如某些代谢产物(CO_2、H^+等)对一些器官和细胞的功能起局部调节作用。

三、神经调节和激素调节的相互关系

首先，神经系统直接或间接地调节某些内分泌腺的活动。在这种情况下，体液调节是神经调节的延长部分，称**神经-激素调节**(neural-hormonal regulation)。例如，肾上腺髓质接受交感神经节前纤维的支配，交感神经兴奋时使肾上腺髓质分泌肾上腺素和去甲肾上腺素而发挥调节作用。反过来，某些激素可改变神经系统的功能状态，从而影响神经调节，如甲状腺素可提高 CNS 的兴奋性。

四、自身调节

自身调节(autoregulation)与神经或体液因素无关，是组织和细胞自身对刺激发生调节反应的过程。例如，骨骼肌和心肌的初长度(收缩前的长度)在一定范围内增大时，其收缩力会增强，有利于肌肉收缩时做功；又如血管壁平滑肌受到牵拉时产生收缩。因此，当小动脉的灌注压升高时，管壁平滑肌收缩，使小动脉口径缩小，通过小动脉的血流量不会增大。

第五节　人体的控制系统

运用数学和物理学的原理和方法，研究分析各种工程技术的控制和人体功能的调节时，人们发现两者有共同规律，从而产生了一个新的学说，称为**控制论**(cybernetics)。根据控制论的观点，任何控制系统都是由控制部分和受控制

部分组成的。在上述骨骼肌受牵拉引起收缩的例子中,神经中枢是控制部分,而肌肉是受控制部分。人体功能的调节主要是通过反馈控制和前馈控制来实现的。

一、反馈控制

在上述肌肉牵张反射的例子中,如果仅有控制部分(脊髓的神经中枢)影响受控制部分的活动(肌肉的收缩),而肌肉的收缩状态不影响神经中枢的活动,则这种控制是单相的,这种控制系统是一个**开环系统**(open-loop system),不能实现自动控制,肌肉的收缩程度不能得到适当的控制。但事实上,肌肉的收缩状态可以反过来影响脊髓神经中枢的活动。这是因为当肌肉收缩时肌梭的兴奋性降低,传入脊髓的神经冲动减少,不足以引起脊髓前角运动神经元的兴奋,肌肉收缩就停止。在这里传入冲动减少是反馈信号,它使控制部分的活动减弱,称为**负反馈**(negative feedback)。在正常人体内,大多数生理功能的调节都是通过负反馈来实现的。如细胞外液中氧分压(partial pressure of oxygen,P_{O_2})和二氧化碳分压(partial pressure of carbon dioxide,P_{CO_2})的调节,细胞的代谢活动不断消耗O_2的同时产生CO_2,呼吸运动可以补充体内的O_2并排出CO_2。当细胞代谢明显增强时,如剧烈地运动,细胞外液中P_{O_2}下降,P_{CO_2}增高,这些信息反馈到呼吸中枢,使呼吸运动加深加快,增强肺部的气体交换,使细胞外液中P_{O_2}和P_{CO_2}恢复到正常水平。从上述例子不难看出,负反馈的意义在于维持系统的稳态或平衡。正是由于负反馈在生理功能的调节中普遍存在,机体内环境的稳态才得以维持。

与负反馈相反,在**正反馈**(positive feedback)的情况下,反馈信号加强而不是减弱控制部分的活动,使反馈系统处于再生状态。因此,正反馈不是维持系统的稳态或平衡而是打破原先的平衡状态。在正常机体生理功能的调节中正反馈的例子不多。如排尿过程,排尿一旦开始,尿液刺激尿道的感受器,传入冲动(反馈信息)加强脊髓排尿中枢的活动,使排尿活动不断加强,直至膀胱内的尿液排完为止。又如血液凝固过程,血管壁的破坏相继激活各种凝血因子,最终导致血液凝固成块,封住血管的破口。正常的分娩过程也是正反馈调节过程,子宫的收缩导致胎儿的头部牵拉子宫颈,宫颈的牵拉反射性地引起催产素的释放,使子宫的收缩增强。而子宫收缩的增强又使宫颈受到进一步的牵拉,如此反复,一直到胎儿娩出。但是在病理情况下,会呈现许多正反馈,通常称为恶性循环(vicious cycle)。例如,各种原因引起的大出血使心脏和脑等器官的血液供应明显减少,导致心脏的收缩功能减弱,心输出量更少,心脏和脑等器官的供血进一步减少,导致功能衰竭。如果没有采取有效的治疗措施中断此恶性循环,最终会导致机体死亡。

二、前馈控制

与反馈控制相比,前馈控制(feed-forward control)更为快速。它常常与负反馈控制相结合而发挥调节作用。如体温的调节,当某人在一个室温为20℃的房间里,处于平静状态,其内部体温为37℃。由于体温高于环境温度,其身体的热量会不断丢失。但由于体内细胞代谢不断产生等量的热量,其体温能维持在37℃。当环境温度突然下降到15℃,身体热量的丢失会增加,原有的产热散热平衡受到破坏,体温开始下降。体温的下降使体内温度感受神经元的活动发生变化,通过负反馈调节使产热增多,散热减少,体温可恢复或接近正常。如果体内仅有负反馈调节机制,机体就不能对环境温度的变化作出迅速的反应,体温可能会出现较大的波动。但事实上,在体温发生变化之前,调节过程就已经启动。这是因为在体表也有感受温度的神经元,当环境温度开始下降但尚未引起体温下降时,分布在体表的温度感受器就感受到了温度变化并将信息传入脑内的有关中枢,后者的传出信号使机体的产热增多,散热减少。

此外,前馈控制与学习也有关系,如条件反射的建立就是一种学习过程。动物看到食物就可以产生唾液分泌。又如,在学习某些技能(骑自行车、游泳等)时,反复的练习可建立前馈机制。在学习之初,往往动作笨拙,误差较大。经过练习,动作会变得自然、流畅、恰到好处。这与神经系统在反复的练习中学会了事先控制可能出现的偏差有关。

(信文君)

第二章 细胞的基本功能

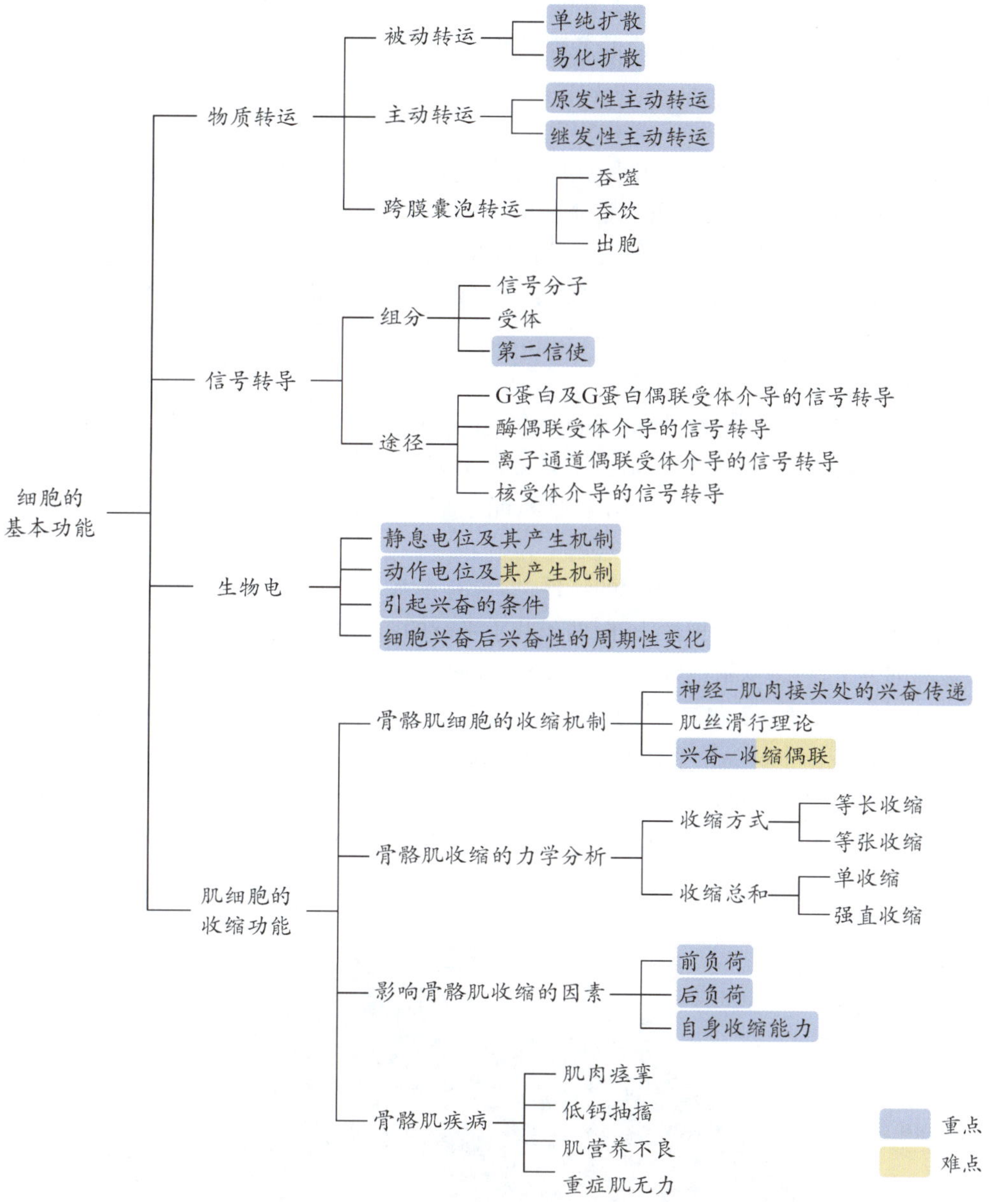

细胞学说(cell theory)指出,所有生物体均由细胞组成;细胞是生物体的基本结构和功能单位。机体的各种生理功能,如新陈代谢、生长、发育、生殖及遗传等都是在细胞水平上发生、发展的。另一方面,细胞也是了解人体疾病发生发展的基础。有人认为,医生给患者治病,如果从细胞生物学的角度来看,实际上是直接或间接地解决细胞的问题。例如,肿瘤的治疗是医生通过手术、药物或放射线等方法切除、杀死或抑制肿瘤细胞。又如,心血管疾病的治疗可认为是通过药物或其他治疗技术与方法调整心血管某些细胞的功能活动。

在光学显微镜(光镜)下,一般可将真核细胞分为三部分,即细胞膜(cell membrane)、细胞质(cytoplasm)和细胞核(nucleus)。在电子显微镜(电镜)下,可以在细胞质中直接观察到各种内部结构,例如,除了光镜下能观察到的线粒体、高尔基体及中心体外,还有内质网、核糖体、微体、溶酶体、微丝和微管等。

人体的细胞有200种以上,尽管每种类型的细胞都有其独特的形态、结构和功能,但是它们又具有一些共同的结构和功能特征。

第一节　细胞膜的基本结构和物质转运功能

细胞膜又称质膜(plasma membrane)。它包围着整个细胞,构成细胞的边界,起着细胞外围的屏障作用,既可以阻止细胞成分的外漏,又可以控制细胞内外物质的交换。在细胞中,除细胞外层的质膜外,细胞内的各种细胞器(organelle),如线粒体、内质网、高尔基体及溶酶体等也有丰富的膜性结构。由于这些膜在化学组成、分子结构和功能活动上与质膜有很多的共性,故把质膜和细胞内的各种膜性结构统称为生物膜(biological membrane)。

一、细胞膜的化学组成和分子结构

对细胞膜进行微量化学分析的结果显示,细胞膜的化学成分主要有脂质和蛋白质,还有少量的糖类物质、水、无机盐和金属离子等。以物质的重量计算,蛋白质与脂质在膜内的比例在(1∶4)~(4∶1)之间,取决于膜的功能活动水平。功能活动简单的细胞膜中,所含蛋白质的种类和数量较少,如神经纤维的髓鞘膜主要起绝缘作用。蛋白质与脂质的比例约为1∶4;而功能活跃的膜,蛋白质的比例则比较大,如线粒体膜,蛋白质与脂质的比例约为3∶1。人体中的多数细胞膜,其蛋白质与脂质含量大致相等。

(一) 膜的化学组成

1. 膜脂质　膜脂质主要是以磷脂(phospholipid)和胆固醇(cholesterol)为主,有的还有糖脂。

磷脂中含量最多的是磷脂酰胆碱,其次是磷脂酰丝氨酸和磷脂酰乙醇胺,含量最少的是磷脂酰甘油和磷脂酰肌醇。值得注意的是,在磷脂酶C的作用下,磷脂酰肌醇能生成三磷酸肌醇(inositol triphosphate, IP_3)和二酰甘油(diacylglycerol, DG),两者均是重要的第二信使物质。

膜脂质的种类虽多,但其分子结构具有相同的特性,即含有亲水和疏水两部分。例如,磷脂酰胆碱分子中含磷酸和胆碱的一端是亲水的(hydrophilic),为极性头部;两条几乎平行的脂肪酸是疏水的(hydrophobic),为非极性尾段。这种一头亲水、一头疏水的分子,称为双嗜性分子(amphiphilic molecule)或兼性分子(facultative molecule)。

2. 膜蛋白　膜中的蛋白质种类很多,膜功能的差异主要与其所含蛋白质的种类不同有关。根据膜蛋白的存在方式,将其分为外周蛋白(peripheral protein)、整合蛋白(integral protein)和脂锚定蛋白(lipid-anchored protein)(图2-1)。

(1) 外周蛋白:又称附着蛋白(attachment protein)。这种蛋白主要是通过非共价键附着在脂质的极性头部,或整合蛋白亲水区的一侧,间接与膜结合。外周蛋白占膜蛋白总量的20%~30%,可以增加膜的强度。

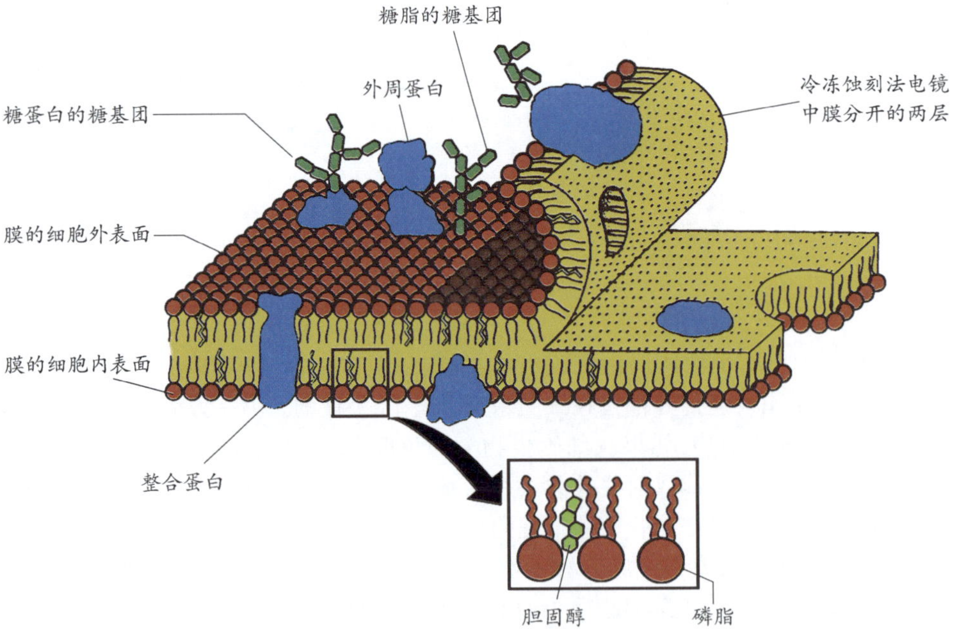

图2-1　液态镶嵌模型

磷脂的球形末端表示分子的极性磷酸甘油部分;中间层表示非极性的脂质尾;胆固醇插在非极性脂质中间;整合蛋白横贯整个细胞膜;外周蛋白贴附在细胞膜的内或外表面。在细胞外表面,糖链连接在膜蛋白和脂质分子上

（2）整合蛋白：又称内在蛋白（intrinsic protein）、跨膜蛋白（transmembrane protein），占膜蛋白总量的70%～80%。它们部分或全部镶嵌在细胞膜中或内外侧，以非极性氨基酸与脂质双分子层的非极性疏水区相互结合而结合在质膜上。与物质跨膜转运有关的功能蛋白，如载体（carrier）、通道（channel）、离子泵（ion pump）等，都属于整合蛋白。

（3）脂锚定蛋白：又称脂连接蛋白（lipid-linked protein），通过共价键的方式与脂分子结合，位于脂双层的外侧。一些与糖链连接被锚定在膜脂的脂锚定蛋白通常是膜受体、酶和细胞黏着分子。

3. 膜糖类　细胞膜含有一定量的糖类，如葡萄糖、半乳糖、甘露糖和半乳糖胺等单糖。它们可与蛋白质的多肽链的氨基端共价结合成糖蛋白（glycoprotein），或与脂类分子的亲水端共价结合成糖脂（glycolipid）。ABO血型抗原是一种糖脂，其寡糖部分具有决定抗原特异性的作用。有研究证实，凡是涉及细胞与体内环境相互作用的一些基本的生物学现象都与糖蛋白和糖脂有关。

（二）膜的分子结构

膜分子结构的研究经历了一个从简单到复杂的探索过程。早在1895年，欧文顿（Overton）就发现脂溶性的物质很容易通过卵细胞的细胞膜，而水溶性物质则难以通过。于是，在1902年，他首先提出细胞膜是由脂类组成的。1925年，戈特（Gorter）和格伦德尔（Grendel）用丙酮抽提红细胞膜的脂质，并把所得的脂质在空气-水界面上平铺成单分子层，发现这些脂质的面积约为红细胞总面积的2倍。因此，推测红细胞膜是由双层脂质形成的，并首次提出了脂质双分子层是细胞膜的基本结构的概念。后来，膜脂双层的概念成为其他几十种膜结构模型的研究基础。

20世纪70年代由辛格（Singer）和尼克森（Nicolson）提出的液态镶嵌模型（fluid-mosaic model）便是其中的一种最具代表性的膜分子结构模型（图2-1）。该模型保留了有关脂质双分子层的概念，即在细胞膜，脂质分子的亲水性头部分别朝向膜的内外表面，疏水性的尾部则朝向膜的中央，呈现尾部两两相对，形成双层分子的定向排列。该模型创新性地提出，膜中脂质双层既有固体分子排列的有序性，又有液体的流动性，即流动的脂质双分子层构成膜的连续主体，各种不同分子结构和功能的蛋白质以各种形式镶嵌在脂质双分子层中，有的附在内外表面，有的全部或部分嵌入膜中。液态镶嵌模型虽然可以解释许多膜中所发生的现象，并为人们普遍接受，但是它没有阐明蛋白质分子对脂类分子流动性的调节作用等问题。因此，又有学者提出了一些新的模型，例如，1975年瓦拉赫（Wallach）提出的晶格镶嵌模型（crystal mosaic model）；1977年贾因（Jain）和怀特（White）提出的板块镶嵌模型（block mosaic model）等。

二、细胞膜的物质转运功能

活的细胞在新陈代谢过程中，要不断地进行胞内外的物质交换，即细胞外的营养物质如葡萄糖、氨基酸、脂肪酸和O_2等进入细胞内；胞内的代谢产物如CO_2、尿素等不断排出胞外。同时，胞内的细胞器如线粒体、内质网和高尔基体等也要进行细胞内的物质互换。这些川流不息的物质交换都经过生物膜。细胞膜允许物质通过的特性称为膜的通透性（permeability）。细胞膜通透性最大的特点是具有选择性，即有选择地允许或阻断一些物质通过细胞膜，从而维持了胞内外离子浓度差和膜电位，保证了胞内外渗透压的平衡。

细胞在长期的进化过程中逐渐形成了不同物质的跨膜转运方式，常见的有以下几种方式。

（一）被动转运

被动转运也称为扩散（diffusion），是指物质从高浓度（或高电位）的一侧向低浓度（或低电位）的一侧，即顺浓度或电位梯度（concentration gradient）的跨膜转运。被动转运的动力来自浓度或电位梯度，不需要消耗代谢能量。被动转运分为单纯扩散和易化扩散。

1. 单纯扩散　单纯扩散（simple diffusion）是被动转运的基本方式，具有以下特点。

1）被转运的主体是脂溶性物质，只有脂溶性物质[如O_2、CO_2、氮气（nitrogen，N_2）、一氧化氮（nitric oxide，NO）等]才能够扩散通过以脂质双层为支架的细胞膜。水分子虽然是极性分子，但由于它的分子极小，又不带电荷，所以细胞膜对其仍具有通透性。水分子除了以单纯扩散方式通过细胞膜外，还可以通过水通道（water channel）即水孔蛋白（aquaporin）跨膜转运。

2）扩散是一个被动的过程，不需要耗能，扩散的动力来自浓度差或电位差本身所含有的势能（potential energy）。

3）单纯扩散不需要膜蛋白的帮助，这是与易化扩散的区别所在。

4）不同分子通过细胞膜的扩散率不同。扩散速率除主要取决于浓度或电位梯度的大小外，还与膜对该物质的通透性、分子大小及其脂溶性等因素有关。

2. 易化扩散　易化扩散（facilitated diffusion）是指非脂溶性或亲水性物质如葡萄糖、氨基酸及各种离子（Na^+、K^+、Ca^{2+}等）等借助细胞膜上的转运蛋白（transport protein）的帮助，顺着浓度差和（或）电位差，不消耗能量[如腺苷三磷酸（adenosine triphosphate，ATP）]进入细胞的一种运输方式。易化扩散包括经通道的易化扩散和经载体的易化扩散两种类型。

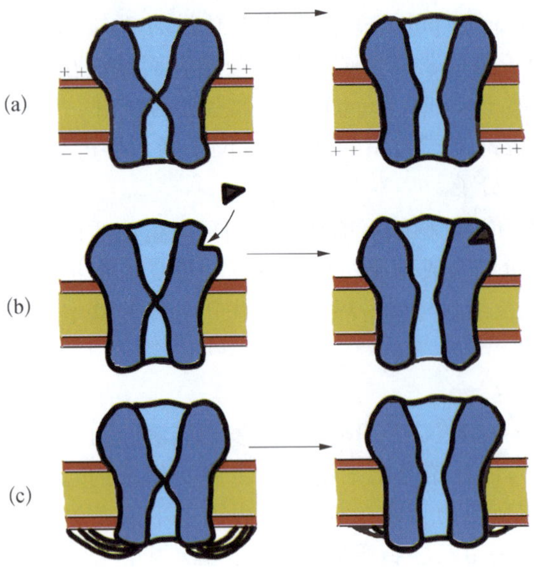

图 2-2 离子通道模式图

左侧示通道处于关闭状态,右侧示通道处于开放状态:(a)电压门控通道,膜电位改变时通道激活而开放;(b)化学门控通道,当通道与特异性配体结合后激活开放;(c)机械门控通道,受机械刺激作用而激活开放

(1)经通道的易化扩散:细胞内外液中的 Na^+、K^+、Ca^{2+} 等均是极性很强的水化离子,难以通过细胞膜的脂质双层。但是,这些离子的跨膜转运速率很高,可在数毫秒内完成扩散。如果依靠细胞膜上已知的转运系统来转运,则不能如此快速地完成。故有学者推断细胞膜可能存在转运离子的特殊通道,即离子通道(ion channel)。

现已证实,离子通道是一类贯穿于脂质双分子层、中央具有亲水性孔道的跨膜蛋白。离子通道具有明显的离子选择性(ion selectivity),即每一种通道仅对一种或几种离子有较大的通透能力,对其他离子则不允许或不易通过。根据离子选择性,离子通道可分为 Na^+ 通道、K^+ 通道、Ca^{2+} 通道、Cl^- 通道等。例如,K^+ 通道对 K^+ 的通透性是对 Na^+ 的 100 倍。影响通道的离子选择性的因素主要有孔道内壁的化学结构和带电状况及离子通道的口径等。

离子通道可迅速地开放或关闭,这是受通道内一个或两个"闸门"(gate)样的结构所控制的,这一过程称为门控(gating)。"闸门"是由通道蛋白的带电分子或基团(如羟基或磷酸基)所构成。根据调控"闸门"开启和关闭的机制,离子通道可分为电压门控通道、化学门控通道和机械门控通道等几种(图 2-2)。

1)电压门控通道(voltage-gated ion channel):是指通道的开、闭受膜两侧的电位差所控制的离子通道。例如,当神经冲动沿着运动神经纤维传到轴突末梢时,使神经-肌肉接头处的接头前膜电位差变小,引起接头前膜的电压门控 Ca^{2+} 通道开放,Ca^{2+} 顺着浓度差从细胞外液进入轴突末梢。电压门控 Na^+ 通道、K^+ 通道与 Ca^{2+} 通道一样,都具有相似的结构及结构-功能关系模式,属于同一基因家族。一般情况下,电压门控通道的闸门开放时间很短暂,只有几毫秒,这种特性有利于引起另一个通道的开放。电压门控通道主要存在于神经细胞和肌细胞,是神经细胞和肌细胞发生动作电位的基础。

2)化学门控通道(chemically-gated channel):又称为配体门控通道(ligand-gated channel)。当某一配体(如神经递质、激素等化学物质)与通道蛋白的相应部位(受体)结合,则引起通道蛋白的构象(conformation)发生改变,导致闸门反应性开放。与配体结合的部位有的位于胞外,有的位于胞内。最重要的化学门控通道之一是神经递质乙酰胆碱(acetylcholine, ACh)激活的 N_2 型 ACh 受体阳离子通道(N_2-ACh receptor cation channel)。ACh 与通道蛋白的受体结合后就使通道构象改变,形成直径约为0.65 nm的,且带有负电荷的孔道,因而小的阳离子如 K^+(直径为 0.396 nm)和 Na^+(直径为0.512 nm)都可以通过此通道。

3)机械门控通道(mechanically-gated channel):该通道的开放或关闭取决于某种机械刺激。例如,内耳听觉毛细胞就存在这种通道。当声音传到内耳时,引起毛细胞下方的基底膜发生振动,从而使纤毛受到一个剪切力(shearing force)的作用而发生弯曲或偏转,导致机械门控通道开放。

综上所述,离子通道转运具有两个重要的特性:① 对某些离子具有明显的选择性。② 通过闸门控制通道的开放或关闭。体内有些离子往往有不同类型的门控通道。例如,细胞中存在电压门控 Ca^{2+} 通道、化学门控 Ca^{2+} 通道和机械门控 Ca^{2+} 通道。同样,K^+ 和 Na^+ 也都有电压和化学门控通道。离子通道的研究不仅可以深入阐明可兴奋细胞的功能活动机制,而且具有重要的临床意义,一些遗传性缺陷疾病与离子通道异常有关。

(2)经载体的易化扩散:体内一些非脂溶性(或亲水性)的物质,如葡萄糖、氨基酸、核苷酸等,不能以单纯扩散的方式进出细胞,它们需借助于细胞膜上的一些载体(carrier)的帮助,才能进行跨膜转运。这种借助于载体、顺着浓度差、不需要消耗能量的物质扩散方式称为经载体的易化扩散(图 2-3)。

研究证实,载体实际上是膜上与物质转运有关的整合蛋白,也被称为载体蛋白(carrier protein)。载体蛋白上存在与某物质的结合位点。一般认为,当载体蛋白在溶质浓度较高的一侧与溶质结合后,即形成复合体,并发生构象改变,将被转运的溶质移至浓度较低的一侧。同时,载体蛋白对溶质的亲和力下降,使溶质被

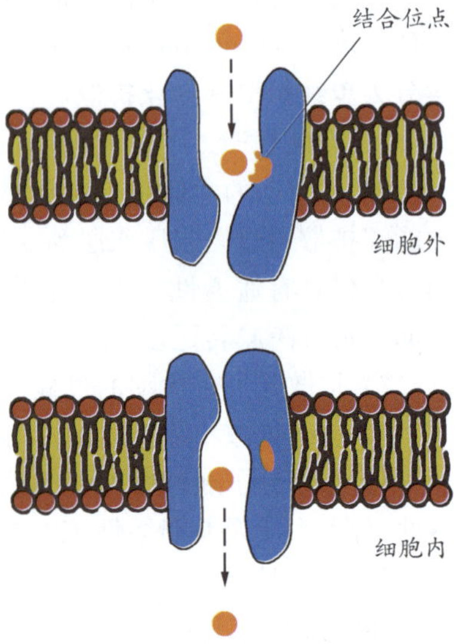

图 2-3 载体转运模式图

释放出来，载体蛋白又恢复到原有的构象，为下一次的物质转运作准备。葡萄糖是通过载体蛋白进行易化扩散的典型例子。胰岛素可通过作用于葡萄糖载体蛋白促进细胞对葡萄糖的吸收而降低血糖。

经载体的易化扩散具有以下特征：① 特异性（specificity），载体的结合位点与溶质的结合具有化学结构的特异性，这决定载体只能转运具有特定化学结构的物质。例如，葡萄糖载体蛋白可转运六碳糖，但不转运二碳糖、麦芽糖。但是，载体蛋白的特异性不是绝对的，也是可以转运结构相似的化学物质，但转运的速率较慢。② 竞争性抑制（competitive inhibition），如果某一载体对结构相似的 A、B 两种物质都有转运能力，那么如果增加 B 物质的浓度，就会降低对 A 物质的转运能力，这是因为高浓度的 B 物质竞争性地占据了一定数量的载体或其结合位点的结果。③ 饱和现象（saturation），在一定范围内，载体转运物质的量是有一定限度的，如果超过这个限度，即使增加被转运物质的浓度也不能增加转运量，这称为饱和现象。其机制是载体的数量或每一载体分子上能与某种物质结合的位点数目是固定的，当所有的载体或其结合位点都与某种物质结合后，载体的转运能力就达到极限（饱和）。

（二）主动转运

被动转运只能将物质从高浓度向低浓度方向运输，趋向于细胞内外的浓度达到平衡。事实上，细胞内外的物质浓度差异较大，即使在细胞内，不同物质间的浓度差异也很大。正是浓度的差异参与维持细胞生命活动。如果仅有被动转运是不可能建立这些浓度差异，也不可能维持细胞内物质浓度的稳定。因此，需要有主动的转运方式——主动转运（active transport）。主动转运是指细胞利用代谢产生的能量把物质从低浓度向高浓度（逆浓度梯度）和（或）低电位向高电位（逆电位梯度）一侧转运的过程。

根据利用能量形式的不同，主动转运分为原发性主动转运和继发性主动转运。

1. *原发性主动转运*　原发性主动转运（primary active transport）所需的能量直接来自 ATP 分解释放出来的高能磷酸键。最典型的原发性主动转运的例子是膜上的 Na^+-K^+泵（sodium-potassium pump）（简称为 Na^+泵）对 Na^+ 和 K^+的主动转运过程（图 2-4）。Na^+泵是镶嵌在细胞膜上的一种特殊膜蛋白，具有分解 ATP 的能力。由于细胞内 Na^+浓度增加或细胞外 K^+浓度增加时触发 ATP 水解，所以 Na^+泵又称为 Na^+-K^+依赖式 ATP 酶（sodium-potassium dependent ATPase）。

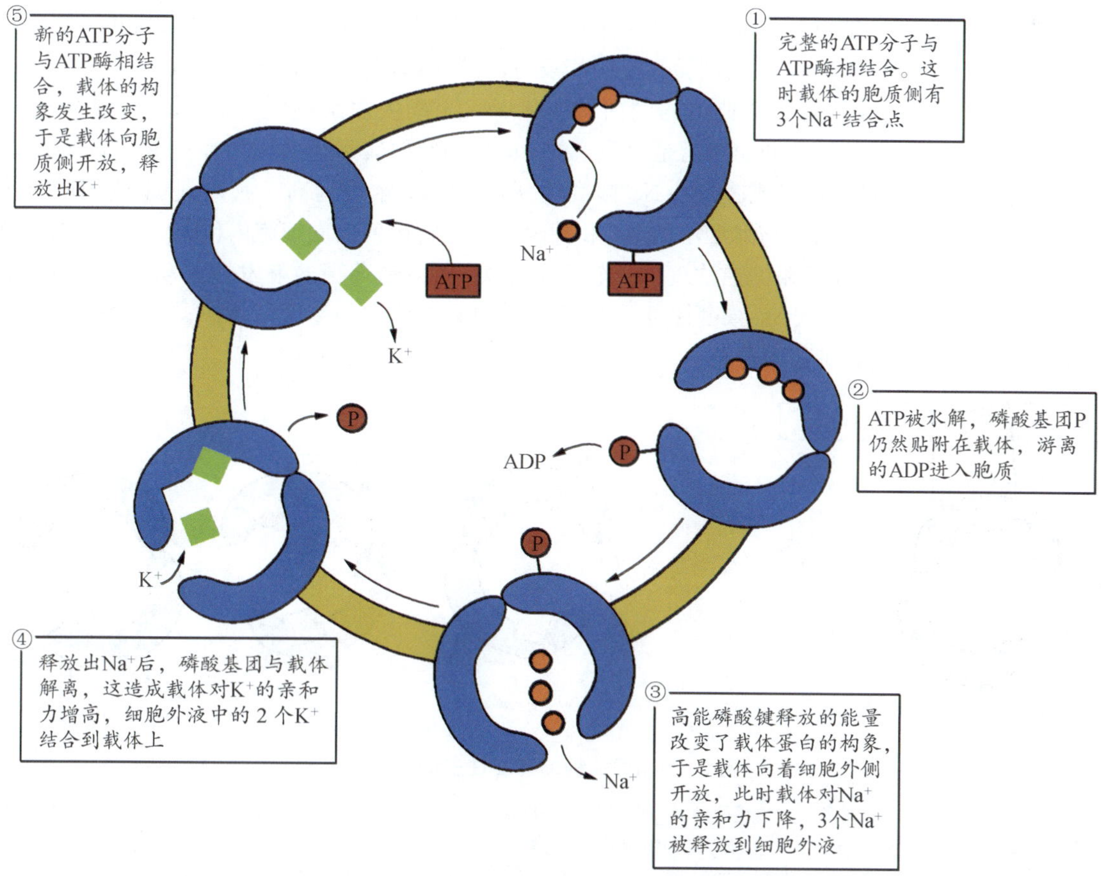

图 2-4　Na^+-K^+泵（Na^+泵）机制示意图

在转运过程中,Na^+泵可能存在E1和E2两种构型。E1在胞质侧有3个Na^+结合点(阳离子结合点)(图2-4①),对Na^+有高度亲和力。一旦E1和Na^+结合,便促使它结合及分解ATP,并导致自身的磷酸化(图2-4②)。E1磷酸化后构型发生改变,转变为构型E2。此时,Na^+结合位点暴露于膜外侧,同时对Na^+的亲和力下降,而对K^+的亲和力提高,于是有3个Na^+被释放到细胞外液(图2-4③),并且又结合2个细胞外液的K^+(图2-4④)。E2与K^+的结合可激发去磷酸化反应,使构型发生变化,转变为构型E1,同时,与K^+结合的阳离子结合点又暴露于胞质侧,并且对K^+的亲和力下降,使K^+被释放到胞内(图2-4⑤)。

在生理情况下,Na^+泵每分解1分子ATP可将3个Na^+泵出细胞外及2个K^+泵入细胞内。通过Na^+泵对Na^+和K^+逆浓度梯度的转运,使细胞内的Na^+浓度比细胞外的低12倍,而细胞内的K^+浓度比细胞外的高30倍。由于细胞外的Na^+浓度高,且Na^+是带正电的,所以Na^+泵使细胞外带正电荷。

应用生物化学方法,已从多种动物组织中分离和提纯了Na^+泵。一般认为,它是由α和β两个亚单位组成的跨膜蛋白。α亚单位为催化部分,有Na^+和K^+的结合转运点,并能结合和水解ATP;β亚单位的作用尚不清楚,可能具有调节α亚单位的作用,因为当α亚单位与它分开时,活性即丧失。

在人体,约1/3以上的细胞代谢能量被用来维持Na^+泵的活动,表明Na^+泵具有重要的生理作用:①Na^+泵活动建立的膜内外Na^+和K^+的浓度差是产生细胞生物电活动的先决条件(见本章第三节)。②Na^+泵活动导致细胞内高浓度K^+是胞内许多代谢反应所必需的,如核糖体合成蛋白质时需要高K^+的环境。③Na^+泵把漏入胞内的Na^+泵出胞外,有利于维持胞质渗透压及细胞容积的相对稳定,可防止细胞肿胀。④Na^+泵活动导致细胞外高Na^+是维持Na^+-H^+(H^+由代谢产生)交换的动力,有利于维持细胞内pH的稳定。⑤Na^+泵活动引起细胞外高Na^+为葡萄糖等的协同运输提供了驱动力。

除Na^+泵外,体内还有其他的离子泵,如Ca^{2+}泵等参与原发性主动运输。Ca^{2+}泵也称Ca^{2+}-ATP酶(Ca^{2+}-ATPase),广泛分布于细胞膜、肌质网或内质网。Ca^{2+}泵每分解1分子ATP可将2个Ca^{2+}从胞质转运至胞外或肌质网、内质网中储存。Ca^{2+}泵的作用机制类似于Na^+泵。在胞质侧的胞膜上有与Ca^{2+}结合的位点,一次可以结合2个Ca^{2+},Ca^{2+}结合后使酶激活,并结合1分子ATP,伴随ATP的水解及酶被磷酸化,Ca^{2+}泵构型发生改变,结合Ca^{2+}的位点转到细胞外侧,并且对Ca^{2+}的亲和力降低使Ca^{2+}被释放,此时酶发生去磷酸化,构型恢复到原来的静息状态。

2. 继发性主动转运　与原发性主动转运相比,体内的一些物质(如葡萄糖、氨基酸等)在进行逆浓度梯度和(或)电位梯度的跨膜转运时,所需的能量不是直接来自ATP的分解,而是来自由Na^+泵活动所建立的Na^+在膜两侧的浓度差势能,这种间接利用ATP能量的主动转运过程称为继发性主动转运。其中,溶质与Na^+的共同转运是同一方向的,称为同向转运(symport);溶质与Na^+的共同转运是向相反方向的,称为逆向转运(antiport)。

小肠上皮细胞对葡萄糖的吸收是一个典型的同向转运例子。小肠上皮细胞膜上有Na^+-葡萄糖的同向转运体(Na^+-glucose symport)。Na^+-葡萄糖的同向转运是由膜上的Na^+泵和同向转运体共同协作完成:Na^+泵活动时通过分解ATP获得能量,将Na^+泵出细胞外,形成膜内外Na^+浓度差,即膜外Na^+浓度远高于膜内;膜上的同向转运体则利用Na^+泵活动所建立的Na^+的浓度差势能,将肠腔中的Na^+和葡萄糖一起转运到上皮细胞内(图2-5)。在这个转运过程,Na^+的转运是顺着浓度梯度,是驱动葡萄糖逆浓度梯度转运的动力,所以葡萄糖的继发性主动转运是间接地利用Na^+泵分解ATP所释放出来的能量。如果Na^+浓度梯度越大,葡萄糖进入细胞内的速度则越快;相反,细胞外液中Na^+浓度明显降低,葡萄糖的转运则显著减少甚至停止。

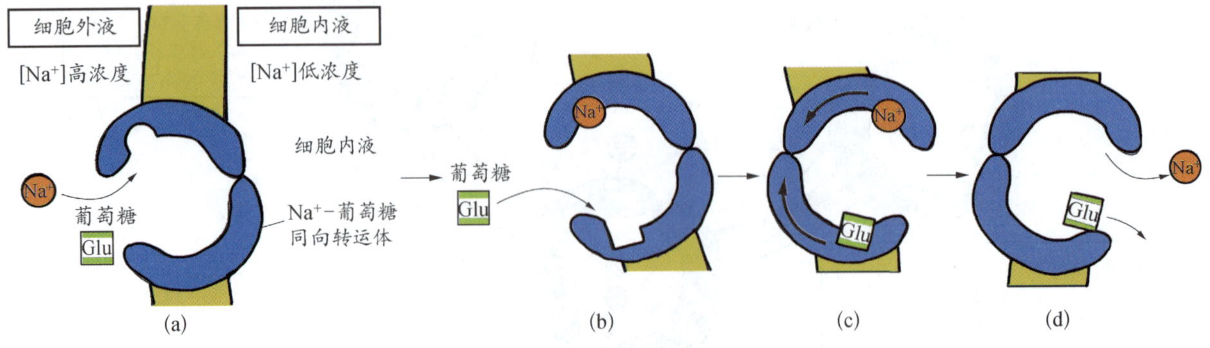

图2-5　葡萄糖的继发性主动转运

储存在Na^+浓度梯度的势能用以逆着浓度梯度驱动葡萄糖转运:(a)当载体面向细胞外液开放时,它具有对Na^+高亲和力的结合位点和对葡萄糖低亲和力的结合位点;(b)当Na^+和载体相结合时,载体上的葡萄糖结合位点的亲和力增高,进而与葡萄糖结合;(c)两种物质与载体结合后,引起载体构象的变化,载体面向胞质开放;(d)Na^+被释放到胞质,这使葡萄糖结合位点又返回到低亲和力状态,葡萄糖被释放出来

（三）跨膜囊泡转运

载体转运只限于转运小分子物质。大分子物质或物质颗粒则通过跨膜囊泡转运，也称为膜泡运输（vascular transport）。它是一个主动过程，需要从 ATP 获得能量，也需要多种蛋白质参与，同时伴有细胞膜面积的改变。跨膜囊泡转运包括入胞和出胞两种形式，入胞可进一步分为吞噬和吞饮。

1. 吞噬　吞噬（phagocytosis）是指物质颗粒和团块进入细胞的过程。在人体，这个过程只见于组织中的吞噬细胞（phagocyte）和血液中的中性粒细胞等，它们专门“吞食”细菌、死亡细胞和细胞碎片等（图 2－6）。当吞噬细胞遇到细菌时，细菌和吞噬细胞相黏合，然后吞噬细胞用其骨架纤维推动细胞膜向外突起，围绕着细菌。一旦细菌被完全围绕，突出的膜融合，形成吞噬小泡。接着吞噬小泡与细胞膜分离，并移入细胞内与溶酶体相融合，溶酶体中的酶将细菌消化。在吞噬过程中细胞骨架的运动和细胞内吞噬小泡的移动都需要从 ATP 获得能量，所以它也是一个主动转运过程。

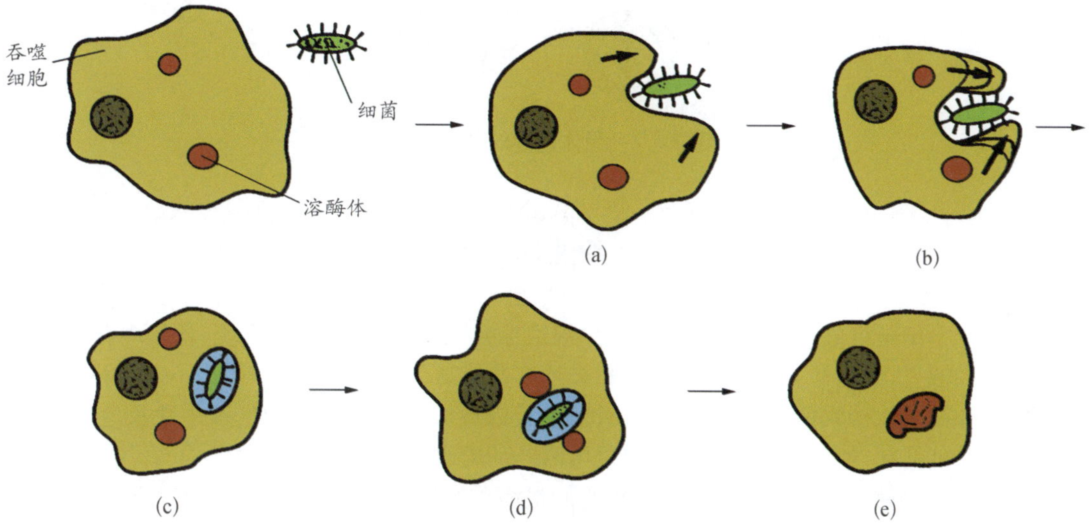

图 2－6　吞噬过程示意图

（a）白细胞的膜与细菌黏合并凹陷；（b）吞噬细胞用骨架推动细胞膜外突，形成一个较大的吞噬小泡；（c）含有细菌的吞噬小泡与细胞膜脱离，进入胞质；（d）吞噬小泡和含有消化酶的溶酶体融合；（e）细菌在吞噬小泡内被杀死和消化

2. 吞饮　吞饮（pinocytosis）是指被转运物质以液态形式进入细胞的过程。在人体，这个过程几乎见于所有的细胞，是多数大分子物质如蛋白质分子进入细胞的唯一途径。细胞在接触蛋白质分子处发生膜的凹陷，形成囊袋样结构包裹蛋白质分子，再经膜的融合、离断、进入细胞，形成直径较小的囊泡，不涉及细胞的骨架运动。吞饮又可以分为液相入胞和受体介导入胞两种方式。液相入胞（fluid-phase endocytosis）指溶质连同细胞外液连续不断进入胞内的一种吞饮方式。液相入胞对转运物质没有特异性，转运溶质的量与胞外溶质的浓度成正比。受体介导的入胞作用（receptor-mediated endocytosis）是一类需要受体介导的入胞作用，是指被转运物质与膜表面的特殊受体蛋白相结合而引起的入胞作用。其过程如图 2－7 所示：① 物质分子（配体）被细胞膜上的相应受体所识别，发生特异性的结合，形成受体-配体复合物。② 受体-配体复合物沿着细胞表面迁移，向着被称为膜被凹陷的细胞膜的特化凹陷区集中。③ 一旦受体-配体复合物处于膜被凹陷中，细胞膜便被牵引向内凹陷。④ 细胞膜离断形成小泡，然后移入胞质。⑤ 配体从受体中释放出来。⑥ 带有配体的小泡在胞质中可能与溶酶体融合或将其内容物转移到高尔基体。⑦、⑧ 带有受体的小泡膜与膜内侧接触、融合，又返回到细胞膜，称为膜的再循环，使膜受体能反复利用，同时也使膜的表面积保持相对恒定。

许多大分子物质通过受体介导的入胞作用转运入细胞，如蛋白类激素、生长因子、抗体、铁、维生素以及胆固醇等。它的特点是速度快，摄入特定的大分子物质，而不需要带进过多的细胞外液。

3. 出胞　出胞（exocytosis）是细胞排出不能通过细胞膜的大分子物质或物质颗粒的过程，如神经末梢释放神经递质、内分泌细胞分泌激素及多种细胞分泌外泌体等过程。细胞排出的物质主要在内质网合成，在经高尔基体输送的过程中由质膜包绕形成囊泡，储存在细胞内。当细胞受到刺激时，囊泡移动到细胞膜内侧并和细胞膜发生融合、破裂，将囊泡内容一次性排放出去。细胞利用出胞作用可排出细胞内合成的蛋白质，排出细胞内消化遗留在溶酶体中的废弃物质。某些细胞可连续地发生出胞作用，如肠内的杯状细胞（goblet cell）通过出胞作用可连续地释放分泌黏液、结缔组织的成纤维细胞（fibroblast）连续地释放胶原。

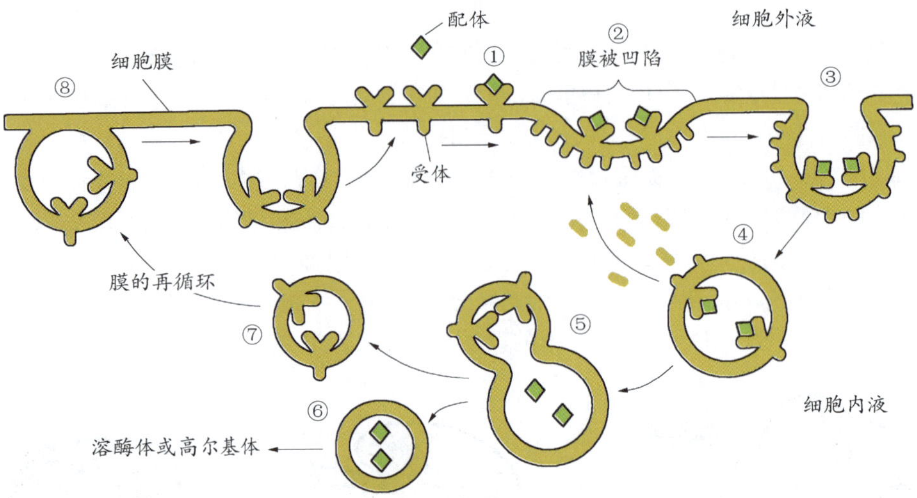

图 2-7 受体介导的入胞作用

第二节 细胞的信号转导

人体大约由百万亿个细胞组成,构成了一个庞大的"细胞社会"。要使机体内各系统、各组织有机地、协调地、准确地应对机体内外环境的改变,细胞社会中的各个细胞间必须互通信息,进行细胞通信(cell communication),即细胞间或细胞内通过高度精确和高效地接收信息的通讯机制,对信息予以放大并引起快速的生理生化反应,或引起基因活动,以协调多组织细胞的功能活动,使之成为完整机体应对体内外环境改变的综合反应。

二维码 2-1 细胞间信息传递方式模式图

缝隙连接(gap junction)是细胞间最简单的通讯方式。相邻细胞借助连接蛋白构成的蛋白质通道相互连接在一起(二维码 2-1a)。当蛋白质通道开放时,允许离子和小分子物质,如氨基酸、ATP 和 cAMP 等,直接从一个细胞的胞质传输到邻接细胞的胞质,同时也允许电信号直接进行双向传递。

细胞外环境中的化学信号分子(signal molecule)通过与靶细胞的受体结合,使细胞外信号分子(第一信使)转变为细胞能"感知"的信号(第二信使),从而诱发细胞对外界信号产生相应的反应。这种由细胞外信号转换成为细胞内信使的过程称**信号转导**(signal transduction)。信号转导过程由细胞外信号分子、受体、第二信使及细胞内的效应酶(蛋白质)组成。

一、细胞信号转导的组分

(一) 信号分子

多细胞生物体中约有几百种不同的信号分子。所谓信号分子是指生物体内的某些化学物质,如雌激素、神经递质、生长因子、细胞因子等。它们既非营养物,又非能源物质和结构物质,也不是酶。它们的唯一功能是与细胞受体结合并传递信息。这些信号包括蛋白质、多肽、氨基酸衍生物、胆固醇衍生物、氨基酸、核苷酸及可溶性的气体分子(如 NO、CO 和 H_2S)等。

根据溶解度,信号分子可分为:① 亲脂性信号分子:如类固醇类激素、性激素和甲状腺素等,它们不溶于水,但容易穿过靶细胞的质膜进入细胞内,与胞质或细胞核中相应的受体结合形成配体受体复合物,再与 DNA 的特定控制区结合,启动基因转录,从而影响细胞的生长和分化。② 亲水性信号分子:主要包括神经递质、生长因子、大多数肽类激素、局部化学递质等,它们不能穿过靶细胞膜,只能经膜上的信号转换机制实现信号传递,所以这类信号分子称为第一信使(primary messenger)或配体(ligand)。

根据传递信息的方式不同,化学信号分子的分泌又分为下列几种:① 旁分泌:细胞分泌的化学物质通过组织液作用到邻近的细胞(二维码 2-1b)。② 自分泌:细胞分泌的化学物质作用于分泌细胞自身(二维码 2-1b),从而影响该细胞的分泌活动。③ 远距离分泌:化学信号(激素)由内分泌腺或内分泌细胞分泌后,进入血液,并通过血液循环运送到全身,选择性地作用于靶细胞的相应受体(二维码 2-1c)。④ 神经分泌:电信号传导至神经末梢,在该处电信号转变为化学信号,由神经末梢释放出神经递质(neurotransmitter)或神经激素(neurohormone)(二维码 2 - 1d)，并扩散通过突触间隙作用于靶细胞上的受体，或与激素一样，释放进入血液循环，运送到全身发挥作用(二维码 2 - 1e)。

（二）受体

在细胞通信中，由细胞释放出的信号分子(如激素、神经递质等)必须被靶细胞接收才能触发靶细胞的应答，接收信息的生物大分子称为受体(receptor)。

根据受体所在的部位，受体又分为两类。① 膜受体(membrane receptor)：位于细胞膜上的受体，根据结构和作用方式，膜受体分为三大类：离子通道受体、G 蛋白偶联受体(G protein-coupled receptor)及酶偶联受体(enzyme-linked receptor)。② 胞内受体(intracellular receptor)：这类受体主要位于细胞核，也有些位于胞质中。位于胞质中的受体要与相应的配体结合后构成配体受体复合物才能穿过核膜进入细胞核。

在多细胞生物体内，常常有多达几百种的化学信号分子，靶细胞怎样识别这些信号分子？配体与受体如何结合？这些都是由受体自身的特性所决定的。概括起来，受体具有下列特性：① 特异性(specificity)，受体与配体的结合具有高度的特异性，如同酶与底物的特异性识别，因此，受体与配体的结合是有选择性的，不受其他分子的干扰。不过，这种特异性不是绝对的，例如，胰岛素受体除与胰岛素结合外，还可以与胰岛素样生长因子结合。反之亦然。这种受体与配体交叉结合的现象称为受体交叉(receptor crossover)。② 高亲和力(high affinity)，受体与配体结合的能力称亲和力。受体对配体的亲和力很大，表示受体容易被占据。③ 饱和性(saturation)，由于细胞的受体数量是有限的，因此，受体与配体的结合具有饱和性。④ 可逆性(reversibility)，由于配体与受体的结合是通过非共价键，所以是快速可逆的，当产生生物效应后，受体-配体复合物便解离，受体恢复到原来的状态，并再次与配体结合。受体与配体结合的可逆性有利于信号的快速解除，防止受体一直处于激活状态。

由于受体在细胞间的信息传递中起关键作用，因而受体的数量和亲和力对细胞的反应具有重要作用。受体数量的增加或受体与配体的亲和力增强，称为上调(up-regulation)；相反，受体数量的减少或受体与配体的亲和力降低，称为下调(down-regulation)。化学信号分子浓度的长期改变可以使受体上调或下调。例如，血中胰岛素浓度长期增高，靶细胞的胰岛素受体数量将会减少；相反，血中胰岛素浓度长期降低，靶细胞的胰岛素受体数量将会增多。每个细胞受体的数目差异较大，有 500～100 000 个不等，但大多数为 10 000～20 000 个。

（三）第二信使

第二信使学说(theory of second messenger)是由萨瑟兰(Sutherland)于 1965 年首先提出的。第二信使学说的建立使我们开始了解细胞外信号在细胞内引起的各种调节活动及最终产生的生物效应。

第二信使(second messenger)至少有 2 个基本特性：① 是第一信使与其膜受体结合后最早在细胞内侧或胞质中出现的仅在细胞内部起作用的信号分子。② 能启动或调节细胞内的信号应答反应。

第二信使能激活级联系统中酶的活性及非酶蛋白的活性。它在细胞内的浓度受第一信使的调节，其浓度可以瞬间升高，且能快速降低，并由此调节细胞内代谢系统的酶活性，控制细胞内的生命活动，包括葡萄糖的摄取和利用、脂肪的储存和移动以及细胞产物的分泌。第二信使也调控细胞的增殖、分化和生存，并参与基因转录的调节。

第二信使都是小的分子或离子。尽管体内的信号应答反应广泛，但细胞内的第二信使数目有限，现简述 5 种最重要的第二信使：环腺苷酸(cyclic adenosine monophosphate, cAMP)、环鸟苷酸(cyclic guanosine monophosphate, cGMP)、DG、IP_3和 Ca^{2+}。

1. cAMP 与蛋白激酶 A　cAMP 是细胞膜上的腺苷酸环化酶(adenylate cyclase, AC)分解细胞质中的 ATP 而产生的。作为细胞内最重要的第二信使之一，cAMP 可以影响多种细胞功能，如葡萄糖生成、糖酵解、脂肪生成、肌肉收缩、离子转运、细胞分化、生长控制及凋亡等。

cAMP 的浓度主要受 2 种因素调控：① AC 的活性：如 AC 的活性增强，cAMP 生成就增多。激活的 G 蛋白可激活 AC。② 磷酸二酯酶(phosphodiesterase, PDE)的活性：PDE 可将 cAMP 降解为 5′- AMP，使 cAMP 浓度降低。在正常情况下，cAMP 的生成与分解保持平衡，使胞内的 cAMP 浓度保持在10^{-7}mol/L以下。

cAMP 的生物学功能主要是激活 2 种信号蛋白。① cAMP 门控离子通道：cAMP 作为第二信使可调控这些通道的开放状态，例如，cAMP 可以调节 Ca^{2+}通过这些阳离子通道。② 蛋白激酶 A(protein kinase A, PKA)：在绝大多数细胞，cAMP 通过激活 PKA 来调节细胞的新陈代谢，如促进细胞的糖原分解。另一方面，也有少数被 cAMP 激活的 PKA 进入细胞核作用于基因表达的调控蛋白，如 cAMP 反应元件结合蛋白(cAMP - response element binding protein, CREB)，进而启动基因的表达。

2. cGMP 与蛋白激酶 G　cGMP 也是一种分布广泛的胞内信使物质。与 cAMP 类似，cGMP 是由鸟苷酸环化酶(guanylate cyclase, GC)分解三磷酸尿苷(guanosine triphosphate, GTP)而生成。

cGMP 的生物学功能是作用于胞内的蛋白质,但在不同的细胞,cGMP 作用的底物不同。在视网膜光感受器,cGMP 可直接作用于 cGMP 门控阳离子通道。而在别的细胞,cGMP 可激活一种称为依赖 cGMP 的蛋白激酶 G(cGMP-dependent protein kinase, PKG),后者可使一些特殊的酶蛋白磷酸化,例如,糖原合成酶、胆固醇脂水解酶、丙酮酸激酶等,使细胞对不同的信号产生不同的反应。

3. DG 与蛋白激酶 C　当一些配体与膜受体结合后可激活一种称为 Gq 的 G 蛋白,Gq 可激活膜上的磷脂酶 C(phospholipase C, PLC),PLC 可将膜脂质中的二磷酸磷脂酰肌醇(phosphatidylinositol diphosphate, PIP_2)迅速水解为 2 种第二信使,即 DG 和 IP_3。

DG 是脂溶性的,可激活细胞膜中的蛋白激酶 C(PKC)。此外,DG 还是影响花生四烯酸(arachidonic acid, AA,为前列腺素合成的前体)释放的重要因素,从而影响前列腺素的生成。

PKC 是一种细胞质酶,不仅对细胞的生长、分化和细胞代谢具有重要的调控作用,还可作用于某些基因的表达调控。另外,PKC 可以激活 Na^+-H^+交换系统,使细胞内 H^+减少,提高细胞质中的 pH,还可以促进 Na^+泵的转运。

4. IP_3　IP_3是 PIP_2被 PLC 水解生成的水溶性物质,它从细胞膜扩散到细胞质,与内质网膜上特异的 IP_3受体结合,激活 Ca^{2+}通道,使 Ca^{2+}从内质网中释放入细胞质,提高 Ca^{2+}浓度。信号 Ca^{2+}的最直接的作用有两点:① 协同 DG 激活 PKC;② 与钙调蛋白(calmodulin, CaM,也称钙调素)等多种钙结合蛋白结合引起细胞代谢等生理生化反应。

IP_3动员细胞内 Ca^{2+}释放与 DG 激活 PKC,既是各自独立的又是相互协调的生物学效应。两者的协同作用对完成信息跨膜传递、控制细胞对外界信号反应具有十分重要的作用。

5. Ca^{2+}　Ca^{2+}是细胞内又一种重要的第二信使。在细胞受到激素或电刺激后,胞质内的 Ca^{2+}浓度会明显升高。由此引起细胞的功能活动,如细胞分裂、分泌活动、内吞作用、受精、突触传递以及细胞运动等。

Ca^{2+}在结构上与 cAMP 和 DG 等有很大的不同,它既不能被合成,又不能被分解,它在细胞不同部位的浓度是由膜中的运输蛋白和离子通道调控的。细胞膜上的 Ca^{2+}通道开放时,膜外的 Ca^{2+}快速进入细胞内,使 Ca^{2+}浓度升高;膜上的 Ca^{2+}泵又可将胞质的 Ca^{2+}泵出细胞外;膜上的 Na^+-Ca^{2+}交换泵也可将 Na^+泵入胞内,而将 Ca^{2+}泵出胞外;内质网中的 Ca^{2+}泵则将 Ca^{2+}泵入内质网腔储存起来。

在内质网上主要有 2 种 Ca^{2+}通道,一种是 IP_3受体,另一种是雷诺丁受体(ryanodine receptor, RyR)。当出现动作电位时,RyR 被激活,使胞质中的 Ca^{2+}浓度升高。Ca^{2+}本身也可激活 RyR。当一定量 Ca^{2+}通过质膜进入胞内时,可激活 RyR,使内质网的 Ca^{2+}释放入胞质,这种现象称为钙诱导的钙释放(calcium-induced calcium release)。

Ca^{2+}除了与胞质中的钙调素结合生成复合物(Ca^{2+}-CaM)来发挥作用外,它也可直接作用于底物蛋白发挥调节作用。例如,Ca^{2+}与肌钙蛋白结合可引起肌肉收缩;Ca^{2+}激活磷脂酶 A_2引起花生四烯酸释放等。

二、常见细胞信号转导途径

(一) G 蛋白及 G 蛋白偶联受体介导的信号转导

1. G 蛋白　G 蛋白(G protein)是鸟苷酸结合蛋白(guanine nucleotide-binding protein)的简称。它是偶联膜受体和效应器蛋白(酶或离子通道)的膜蛋白。最早由吉尔曼(Gilmen)和罗德贝尔(Rodbell)分离提纯,并予以命名,他们也因此获得了 1994 年诺贝尔生理学或医学奖。迄今,已证实 G 蛋白家族中的 20 多个成员。

G 蛋白由 α、β、γ 三个亚单位组成,其中 α 亚单位具有鸟苷酸结合位点和 GTP 酶活性。静息时,G 蛋白在膜内是与受体分离的,并分为两部分,其中 α 亚单位与二磷酸尿苷(guanosine diphosphate, GDP)结合,β 和 γ 亚单位构成 β-γ 二聚体(图 2-8)。当配体与受体结合后使受体构象改变,受体与 G 蛋白的 α 亚单位结合并激活 G 蛋白。激活的 G 蛋白 α 亚单位对 GTP 具有高度的亲和力,而对 GDP 亲和力下降,导致 α 亚单位与 GDP 解离而与 GTP 结合。与 GTP 的结合引起 G 蛋白构象改变,使 α 亚单位与膜受体分离,同时也与 β-γ 二聚体分离。此时 α 亚单位 GTP 复合物具有结合并激活效应器蛋白(如腺苷酸环化酶)的能力。但是 G 蛋白的激活是短暂的,因为 α 亚单位-GTP 复合物一旦与它的效应蛋白结合,它的 α 亚单位的 GTP 酶活性就表现出来,把结合的 GTP 水解为 GDP。α 亚单位与 GDP 结合后便使其与效应蛋白分离,并重新与 β-γ 二聚体结合,恢复为静息状态的没有活性的 G 蛋白。上述的反应过程表明,α 亚单位与 GTP 的结合及其 GTP 酶活性是调控 G 蛋白活性的关键。但是越来越多的证据显示,β 和 γ 亚单位不仅是 G 蛋白实现其功能所必不可少的,而且对于调节 G 蛋白的活性具有重要的作用。

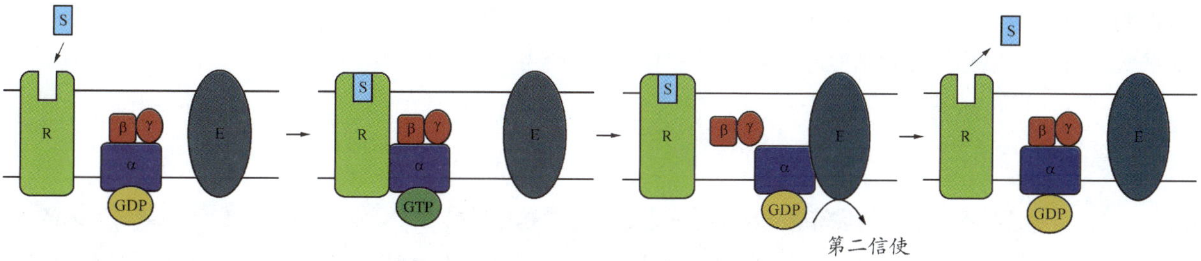

图 2-8　G 蛋白作用模式图

S：配体；R：受体；E：效应器蛋白

在人体各组织中，G 蛋白可分为 3 类。① 兴奋型 G 蛋白（stimulatory G protein，Gs）：具有激活效应器蛋白的作用。② 抑制型 G 蛋白（inhibitory G protein，Gi）：具有抑制效应器蛋白的作用。③ Gq 型 G 蛋白：主要是激活磷脂酶 C，参与对 DG 和 IP_3 生成的调节。

2. G 蛋白偶联受体介导的信号转导　G 蛋白偶联受体（G protein-linked receptor）是最大的细胞表面受体家族，它们介导许多化学信号分子，包括激素、神经递质等诱导的信号转导。由于这类受体参与信号转导需要与 G 蛋白相偶联，因此将它们称为 G 蛋白偶联受体。

由 G 蛋白偶联受体介导的信号转导需涉及膜受体、G 蛋白、G 蛋白效应器、第二信使、蛋白激酶及效应蛋白等信号分子。以下介绍该转导方式中的几种主要的信号转导途径。

（1）cAMP-PKA 途径：当配体（第一信使）与细胞膜上的 G 蛋白偶联受体结合后，激活了该受体并引起其构象改变，于是激活了兴奋型 G 蛋白（Gs），后者则激活了其效应酶 AC，活化的 AC 分解 ATP 生成 cAMP（第二信使），使胞内 cAMP 水平升高，cAMP 主要通过激活 PKA 来实现信号转导功能（图 2-9）。由于在不同类型的细胞，PKA 的底物蛋白不同，所以 cAMP 在不同的细胞具有不同的功能。例如，肝细胞内的 cAMP 水平升高可激活 PKA，PKA 则激活磷酸化酶激酶，后者促进肝糖原分解；在心肌细胞，PKA 可通过增加细胞膜上 Ca^{2+} 通道的数量，从而增强心肌收缩力。

如果配体与 G 蛋白偶联受体结合后，激活的是抑制型 G 蛋白（Gi），那么后者则抑制 AC 活性，使 cAMP 生成减少，从而抑制相应的生物效应。

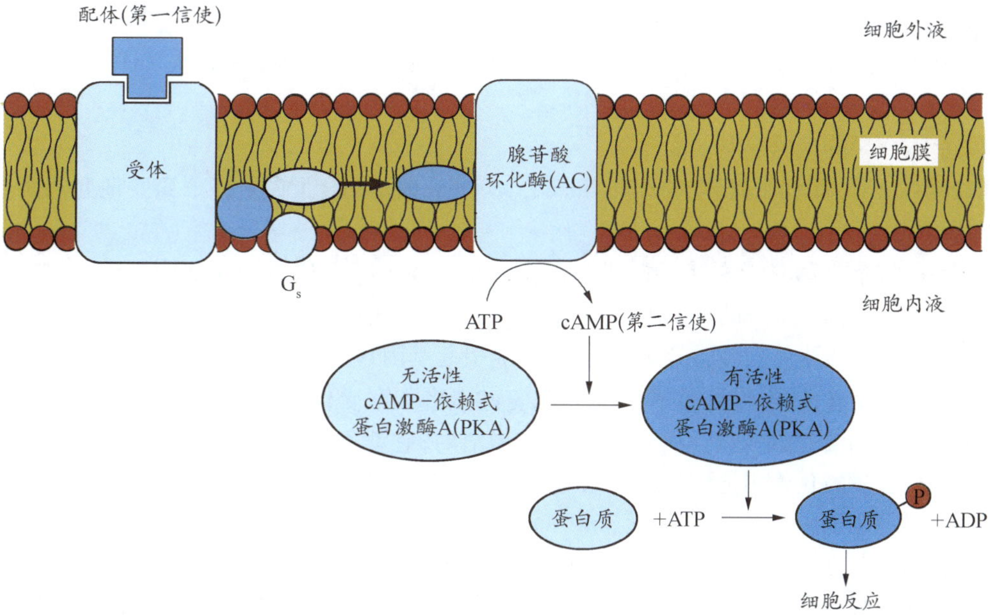

图 2-9　cAMP 作为第二信使的信号转导通路示意图（改自 Vander 等，2001）

（2）IP_3-Ca^{2+} 途径：当配体（第一信使）与细胞膜上的 G 蛋白偶联受体结合后，激活了受体并引起其构象改变，于是激活了 Gq 型 G 蛋白，后者激活膜上的一种特异性脂质水解酶，即磷脂酶 C（PLC）。PLC 水解膜脂质中的二磷酸磷脂酰肌醇（PIP_2），同时生成 IP_3 和 DG。IP_3 离开细胞膜进入细胞质，并与内质网或肌质网上的 IP_3 受体（一种化学门控 Ca^{2+} 通道）结合，使其被激活，导致内质网或肌质网内的 Ca^{2+} 释放入胞质，使胞内 Ca^{2+} 浓度升高。Ca^{2+} 作为第二信使，可通过直接作用底物蛋白(如肌钙蛋白)发挥调节作用,或与钙结合蛋白如 CaM 结合,生成 CaM - Ca^{2+}复合物。该复合物再激活依赖 CaM 的蛋白激酶,后者则使底物蛋白磷酸化,从而产生生物学效应(图 2 - 10)。

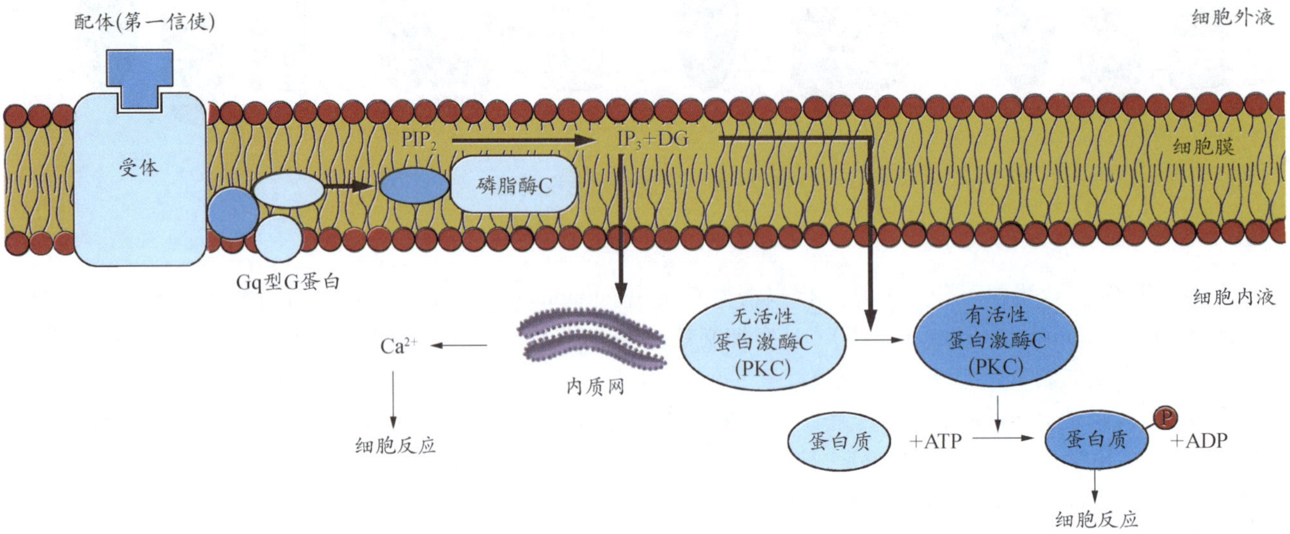

图 2 - 10 IP_3和 DG 作为第二信使的信号转导通路示意图(改自 Vander 等,2001)

(3) DG - PKC 途径:DG 由 PIP_2分解生成后,仍留在细胞膜的内表面。DG 可通过激活 PKC 而产生生理生化作用(图 2 - 10)。PKC 有多种亚型,被 DG 激活后,它可以使底物蛋白的丝氨酸/苏氨酸残基磷酸化,使细胞产生不同的反应,如细胞分泌、肌肉收缩、血小板颗粒的释放及活化 Na^+/H^+交换系统等。

从上述的 3 种信号转导途径可以看出,G 蛋白在 G 蛋白偶联受体所介导的信号转导中起着重要的调控作用,它可以通过激活相应的效应器(如 AC、PLC 等)生成第二信使(如 cAMP、IP_3和 DG),继而通过第二信使实施胞内信号转导。值得注意的是,G 蛋白也可直接或通过第二信使调节离子通道活动。例如,在心肌细胞,ACh 与细胞膜上的 M_2受体结合后可激活 Gi,Gi 活化后生成的 α 亚单位 - GTP 复合物及 β - γ 二聚体均能激活 ACh 门控 K^+通道(K_{ACh}通道),促使胞内 K^+外流;在嗅感受器细胞,气味刺激嗅感受器并激活一种称为 Golf 的 G 蛋白,活化的 Golf 则激活 AC,进而使 cAMP 生成增多,cAMP 可激活膜上的 cAMP 依赖性 Na^+通道,使胞外 Na^+内流,引起去极化的感受器电位。

(二) 酶偶联受体介导的信号转导

与 G 蛋白偶联受体一样,酶偶联受体(enzyme-linked receptor)也是整合蛋白。以下简要地介绍酶偶联受体介导的 3 条信号转导途径。

1. 酪氨酸激酶受体介导的信号转导　酪氨酸激酶受体(tyrosine kinase-linked receptor)的特点是,受体本身就具有酪氨酸激酶的活性。体内大部分的生长因子(如神经生长因子、表皮生长因子、肝细胞生长因子等)和部分肽类激素均是经过激活受体酪氨酸激酶将信号转导至细胞核,从而引起基因转录效应。

2. 酪氨酸激酶偶联受体介导的信号转导　酪氨酸激酶偶联受体(receptor-associated tyrosine kinase)的分子结构中没有蛋白激酶的结构域,但是当其与配体结合并被激活时,它就可以与胞内的酪氨酸蛋白激酶形成复合物,并通过对自身和底物蛋白的磷酸化作用把信号转导入胞内。酪氨酸激酶偶联受体包括 Src 家族和 Janus 家族。能够激活此类受体的配体大部分是细胞因子,如干扰素(interferon, IFN)、白细胞介素(interleukin, IL)等。

3. 鸟苷酸环化酶受体介导的信号转导　鸟苷酸环化酶受体(guanylyl cyclase receptor)的特点是,其本身就是鸟苷酸环化酶(GC),其细胞外部有与信号分子结合的位点,细胞内部分则有一个 GC 的催化结构域,可催化 GTP 生成 cGMP。cGMP 能结合并激活 PKG。与 PKA 一样,PKG 也是一种丝氨酸/苏氨酸蛋白激酶,使底物蛋白磷酸化。心房钠尿肽(atrial natriuretic peptide, ANP)受体属于鸟苷酸环化酶受体。

4. 丝氨酸/苏氨酸激酶受体介导的信号转导　丝氨酸/苏氨酸激酶受体(serine/threonine kinases receptor)本身具有丝氨酸/苏氨酸激酶活性,如转化生长因子 β(transforming growth factor β, TGF - β)受体家族。

(三) 离子通道偶联受体介导的信号转导

具有离子通道作用的膜受体称为离子通道偶联受体。这类受体的特点是,除有配体结合位点外,其本身就是离子通道的一部分。这类受体包括烟碱型乙酰胆碱受体、γ－氨基丁酸（γ－aminobutyric acid，GABA）受体、甘氨酸受体等。它们的配体通常是神经递质。当配体与这类受体结合后会引起离子通道的构象改变，使通道开放，离子顺着浓度差进行跨膜移动，从而改变细胞膜电位，引起细胞的兴奋性改变等。

（四）核受体介导的信号转导

亲脂性信号分子，如类固醇和甲状腺激素等不溶于水，直接进入胞内发挥作用，通常把细胞内的受体统称为核受体（nuclear receptor）。这些激素进入细胞后，它们与细胞质或细胞核中的受体结合形成配体受体复合物，转化为活跃的转录因子，再与DNA上的特定调控元件结合，启动基因转录。

第三节　生物电现象和兴奋性

早在18世纪末，意大利学者伽尔瓦尼（Galvani）就已证明活的生物组织细胞存在电现象，即生物电。从细胞水平看，无论在静息状态或活动状态下，细胞膜的两侧都存在电位差，也称为**跨膜电位**（transmembrane potential），包括细胞安静时存在的静息电位、受刺激后出现的动作电位及局部电位。生物电的研究不仅对深入阐明机体的功能活动具有重要的理论意义，而且也具有重要的临床实用价值。

临床上一些电生理学检查，如心电图、脑电图、肌电图就是应用电生理仪器描记心脏、脑、骨骼肌的电活动结果。医生可根据这些器官、组织的电活动改变情况，作出相应的临床诊断、治疗意见及疗效评估。

一、静息电位及其产生机制

（一）静息电位

静息电位（resting potential，RP）是指细胞在静息状态下（即细胞未受到刺激），存在于细胞膜内外两侧的电位差。

图2－11为细胞静息电位测量示意图。如果将一个参考电极和一个玻璃微电极分别放在活细胞表面上的两点，则记录不到两点之间的电位差（图2－11a左图），电压计指针显示为0。但如果把微电极插入细胞内，则电压计的指针将发生偏转，记录到一个膜内较膜外为负的跨膜电位，此即静息电位（图2－11a右图）。在所研究过的动植物细胞中（少数植物细胞例外），静息电位都表现为膜内较膜外为负。如规定膜外电位为0，则膜内电位大都在－100～－10 mV之间。例如，枪乌贼巨大神经轴突和蛙骨骼肌纤维的静息电位为－70～－50 mV，人的红细胞为－10 mV，神经元胞体为－70 mV，等等。在大多数细胞，静息电位是一种稳定的直流电位（具有自律性的心肌细胞和胃肠平滑肌细胞例外），只要细胞未受到外来刺激，并保持正常的新陈代谢，静息电位就维持在相对恒定的水平（图2－11b）。

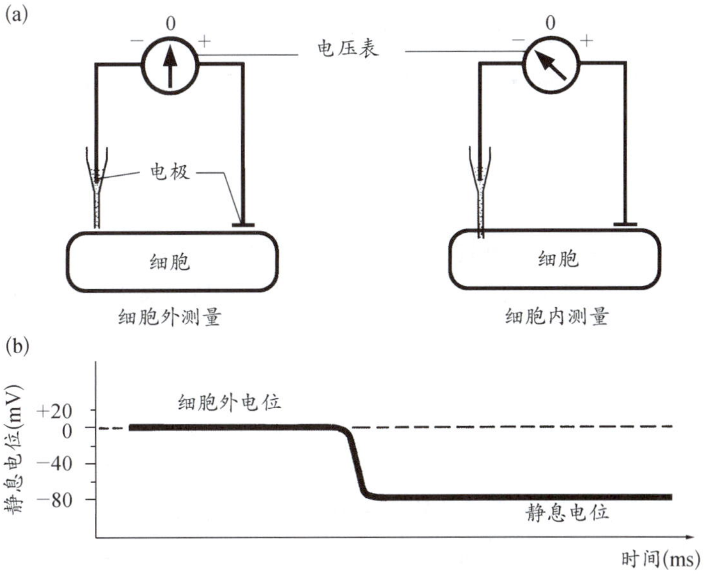

图2－11　静息电位的测量

（a）左图：记录电极和参考电极都在细胞外；
右图：记录电极在细胞内，而参考电极在细胞外；
（b）微电极插入细胞前后记录到的电位

在生理学中，将静息状态下细胞膜跨膜电位内负外正的状态称为极化状态（polarization）；膜内负电位增大（如从－70 mV变为－90 mV），称为超极化（hyperpolarization）；而膜内负电位减小（如从－70 mV变为－60 mV），称为去极化（depolarization）；细胞膜去极化后再向原来静息电位方向恢复，称为复极化（repolarization）；去极化至零电位后膜电位进一步变为正值则称为反极化（contrapolarization），膜电位高于零电位的部分称为超射（overshoot）。

（二）静息电位的产生机制

早在1902年，伯恩斯坦（Bernstein）就提出了产生静息电位的膜学说。该学说认为，细胞膜内外K^+的不均衡分布及静息时细胞膜主要对K^+有通透性可能是形成静息电位的两个重要因素。但当时受限于实验技术（例如，不能精确测定细胞内的K^+浓度，也没有足够微细的电极插入细胞内而不损伤细胞）等方面，所以，这一学说并未得到实验证实。直到1939年，霍奇金（Hodgkin）等应用直径为0.1 mm、内部充满海水的毛细玻璃管纵向插入枪乌贼大神经轴突的断端作为细胞内电极,才首次直接测定出细胞膜两侧的电位差,测定的数值与 K^+的平衡电位非常接近,从而为膜学说提供了客观的实验证据。

在生理条件下,由于钠泵的作用(把 K^+泵入胞内,把 Na^+泵出胞外)及细胞代谢活动的需要,细胞内外液的离子呈现不均匀的分布。通常细胞外液的 Na^+、Cl^-的浓度比细胞内液的高,而细胞内液的 K^+和带负电荷的蛋白质及其他有机阴离子(如有机多磷酸盐、核苷酸等)则比细胞外液的多得多(表 2-1)。另外,静息时细胞膜主要对 K^+具有通透性,而对其他离子(如 Na^+、Cl^-等)的通透性极低,对带负电荷的蛋白质则几乎完全不通透,在上述 2 个先决条件下,K^+便顺着其浓度差从胞内向胞外扩散,而胞质中的各种有机负离子,如蛋白质等不能随 K^+扩散出胞外,因为细胞膜对它们没有通透性,它们只能在膜的内侧与 K^+隔膜相互吸引,产生静电吸引作用。因此,已经扩散到胞外的 K^+只能分布在膜外近 1 μm 厚度的表面,而不能自由扩散到细胞外液。另一方面,随着 K^+的扩散,K^+在细胞膜的外表面积聚形成一个正电场,从而阻碍 K^+从胞内向胞外进一步扩散。因此,在 K^+跨膜扩散的过程中,K^+受到 2 种作用力的影响。① 扩散动力:即膜内外 K^+的浓度梯度,其促进 K^+的跨膜扩散。② 扩散阻力:即 K^+在膜外形成的正电场力(主要)和膜内侧带负电荷离子产生的静电吸引力,其阻止 K^+继续跨膜扩散。随着 K^+的向外扩散,K^+在膜外形成的电场力越来越大,当扩散阻力与扩散动力相等时,K^+的净移动就停止,膜内外的电位差便维持在这一平衡状态。这时的膜电位就是静息电位。由于静息电位主要是 K^+的跨膜移动达到电场力与浓度梯度平衡时的电位值,所以也称 K^+平衡电位(K^+ equilibrium potential, E_k)。

表 2-1 细胞内外液的离子分布

(单位:mmol/L)

离 子	细胞内液	细胞外液	血浆正常值
K^+	150	5	3.5~5.0
Na^+	12	140	135~145
Cl^-	10	105	100~108
有机阴离子	65	0	—

由于 K^+外流量的多少决定静息电位的大小,而 K^+外流量又是细胞内外 K^+的浓度梯度所决定,因此,只要测出细胞内外的 K^+浓度,就可以用下列能斯特方程(Nernst equation)计算出 K^+的平衡电位:

$$E_k = \frac{RT}{ZF} \cdot \ln \frac{[K^+]_o}{[K^+]_i}$$

式中,E_k是 K^+平衡电位,R 为气体常数[8.31 焦耳/(开尔文·摩尔)];T 为绝对温度;Z 为离子价数;F 为法拉第常数(96 500 库伦);$[K^+]_i$和$[K^+]_o$分别为膜内、外的 K^+浓度。为计算方便,上式可简化写成:

$$E_k = 60\ln \frac{[K^+]_o}{[K^+]_i} (mV)$$

如果把表 2-1 中细胞内外液的 K^+浓度代入上式,E_k的值为-90 mV。

虽然实际上测得的静息电位与理论的膜电位值相近,但一般都比根据膜内外的 K^+浓度用 Nernst 公式计算出来的理论值略小,这可能是由于在静息状态下细胞膜对其他离子(Na^+、Cl^-等)也有一定的通透性而造成的。

由于实际测得的静息电位略小于 E_k,由此会产生 K^+外流的驱动力,导致少量 K^+从胞内流向胞外;同时,由于膜对 Na^+也有很小的通透性,因此也出现少量的 Na^+内流。虽然流出的 K^+和入流的 Na^+数量都很少,对各自的浓度梯度没有即时的影响,但如持续下去最终会改变 K^+、Na^+在细胞内外的浓度梯度。通常,这种情况不会发生,因为钠泵可通过主动转运机制将流入到胞内的 Na^+泵出,同时将流出的 K^+泵入,从而使细胞维持膜内外的 Na^+和 K^+原有的浓度梯度。如果用钠泵抑制剂哇巴因抑制了钠泵的活动,静息电位则将会不断地减少。此外,当细胞缺氧、缺血、酸中毒等导致细胞代谢活动抑制时,ATP 生成不足,会使钠泵的活动减弱或停止,从而引起静息电位减小或消失。

二、动作电位及其产生机制

(一) 动作电位

动作电位(action potential, AP)是指可兴奋细胞受到阈上刺激或阈刺激时,其膜电位在静息电位的基础上产生一个迅速的、可逆的、可向远处传导的电位变化。从图 2－12 可见，神经纤维的静息电位为－70 mV，刺激后出现一个刺激伪迹（由刺激电流引起，表示刺激开始），经过短暂的潜伏期后产生了一个动作电位。动作电位包括锋电位和后电位两部分。锋电位（spike potential）由去极化相（即动作电位的上升支）和复极化相（即动作电位的下降支）构成。在去极化相，膜电位由静息时－70 mV 快速地升高，并逆转成为＋20 ～ ＋40 mV，即发生快速的、大幅度的去极化，使膜电位由原来的膜内为负，变为膜内为正，整个去极化的幅度为 90 ～ 130 mV。通常将去极化超过 0 电位的部分称为超射。随后进入复极化相，即膜电位从＋20 ～ ＋40 mV 快速地向－70 mV 方向降低，并接近－70 mV水平。由于动作电位的去极化相和复极化相发生非常快，产生的电位变化形似尖耸的山峰，故称为锋电位。骨骼肌和神经的锋电位持续时间为 1～2 ms。在锋电位完全恢复到静息电位水平之前，还有微弱的、缓慢的电位波动，称为后电位（after potential）。后电位又可分为先出现的负后电位和正后电位。负后电位是指膜电位复极到静息电位水平之前维持一段较长时间的去极化状态，故又称为去极化后电位，它的内负外正的电位差小于静息电位值。正后电位是紧随负后电位的一段超过静息电位水平的超极化状态，故其又称为超极化后电位。它的负值大于静息电位值，最后才恢复到受刺激前的静息电位水平。严格地讲，动作电位应包括后电位，但一般所说的动作电位是指变化迅速的锋电位，因为它是动作电位的主要部分。

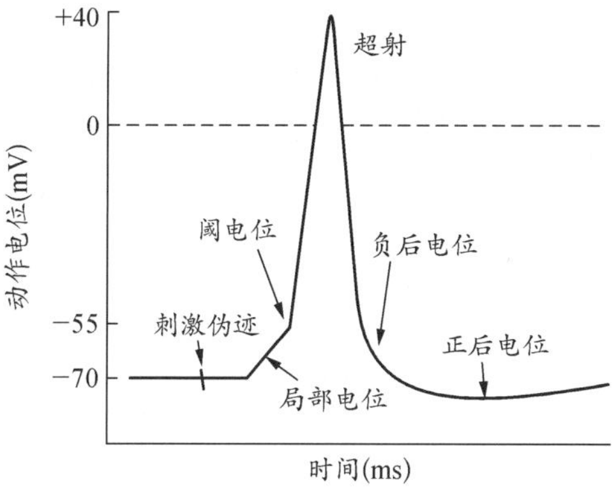

图 2－12　动作电位的时相示意图

测量动作电位的方法有细胞外记录法和细胞内记录法两种：① 细胞外记录法是将两个记录电极放在细胞的表面，然后与示波器或电子计算机相连。此法测量细胞膜表面两点之间的电位差。② 细胞内记录法是将一微电极轴向或垂直地插入细胞或神经纤维内部，另一电极放在其周围的导电介质中，作为参考电极。此法测量细胞膜内外两侧的电位差。轴向插入适用于直径较粗的细胞或神经纤维，如无脊椎动物枪乌贼的大神经（直径达 200～500 μm），可将直径为其 1/10 左右的玻璃微电极，从纤维一端沿其长轴内插 10～30 mm。而垂直插法适用于直径小的纤维，此时用尖端直径小于 0.5 μm的玻璃电极，垂直插入细胞或神经纤维内

动作电位具有以下特性。

1. “全或无”特征　要使细胞产生动作电位，所给的刺激必须达到阈刺激或阈上刺激的强度。若刺激为阈下刺激的强度，动作电位就不会产生（无）；当刺激达到阈刺激或阈上刺激的强度时，所产生的动作电位，其幅度便到达该细胞动作电位的最大值，不会随刺激强度的继续增强而增大（全），这就是动作电位的“全或无”（all-or-none）特征。

2. 不衰减传播　动作电位产生后，并不停留在受刺激处的局部细胞膜，而是沿膜迅速向四周传播，直至传遍整个细胞，且其幅度和波形在传播过程中始终保持不变。

3. 脉冲式发放　连续刺激所产生的多个动作电位不会融合，呈现为一个个相分离的脉冲式发放。

（二）动作电位的产生机制

如前所述，在静息状态下，跨膜电位差是膜内为负，膜外为正。但当细胞受到阈刺激或阈上刺激而兴奋时，膜两侧电位差发生逆转，即膜内为正电位，膜外为负电位，电位差的这种迅速逆转是膜对 Na^+ 和 K^+ 通透性发生变化的结果，表现为膜从静息时主要对 K^+ 具有通透性转变为主要对 Na^+ 具有通透性。动作电位去极相（上升支）的出现是由于细胞膜上的电压门控钠通道（voltage-gated sodium channel）被激活而开放，使膜对 Na^+ 的通透性增高几百倍；同时由于细胞外 Na^+ 浓度比细胞内高约 12 倍（表2－1），且静息状态时细胞内为负电位，这些因素导致此时大量的 Na^+ 顺着电位梯度和浓度梯度迅速内流，使膜的极化状态发生倒转。当 Na^+ 内流在膜内形成的正电位足以阻止 Na^+ 顺着浓度梯度内流时，Na^+ 内流的净通量等于零。此时膜内达到的电位值，理论上应相当于 Na^+ 的平衡电位。根据能斯特方程：

$$E_{Na} = 60\ln\frac{[Na^+]_o}{[Na^+]_i}(mV)$$

式中 E_{Na} 与实际测定的动作电位的超射值，即膜内正电位值，基本相同，所以说动作电位是 Na^+ 的平衡电位（图 2－13）。

简而言之，动作电位主要是由 Na^+ 的内流而产生的。霍奇金（Hodgkin）和赫胥黎（Huxley）在枪乌贼巨轴突的实验中证实，当用蔗糖、葡萄糖和氯化胆碱溶液代替含有 Na^+ 的海水溶液时，动作电位的幅度降低，且降低幅度与 Na^+ 被代替程度成比例（图 2－14）。此外，在另一实验发现，在含有 Na^+ 的海水溶液中记录到动作电位时，应用特异性 Na^+ 通道阻断剂可以阻断动作电位的产生。

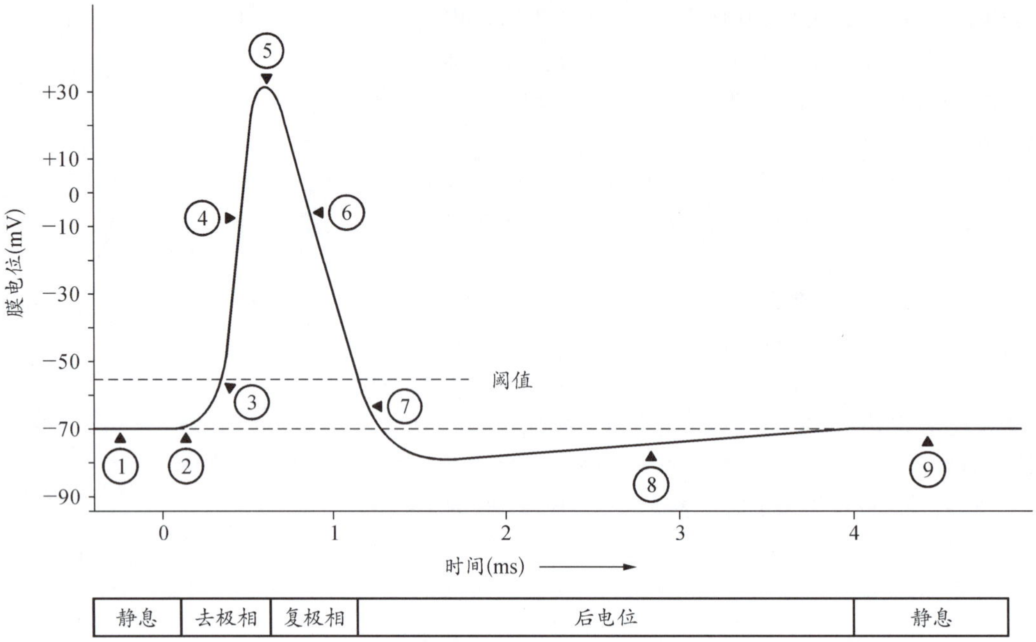

图 2-13 动作电位产生的机制

① 静息时膜电位;② 去极化刺激;③ 膜去极化达阈电位水平,电压门控钠通道开放,Na^+进入细胞。电压门控钾通道开始缓慢开放;④ Na^+迅速进入细胞,使细胞去极化;⑤ 钠通道关闭,钾通道开放;⑥ K^+从细胞内转移到细胞外液使细胞复极化;⑦ 去极化后电位(负后电位),此时钠通道基本恢复,膜电位仍小于正常静息电位,与阈电位差距小,故兴奋性高于正常;⑧ 超级化后电位(正后电位),此时钾通道仍然开放,使较多的K^+扩散到膜外,引起超级化;⑨ 细胞膜电位恢复到静息电位水平

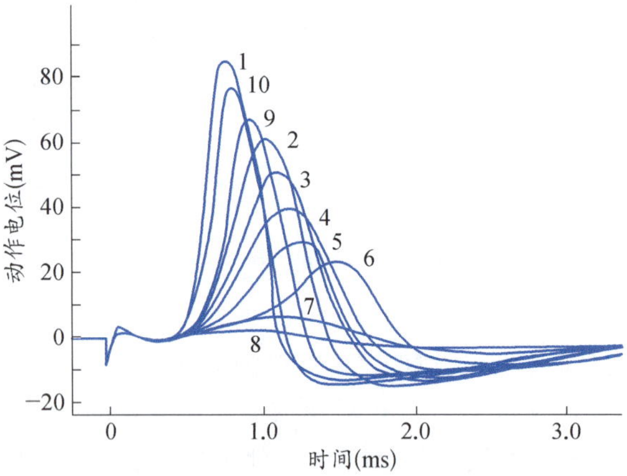

图 2-14 无钠灌流液对枪乌贼巨轴突动作电位的影响

曲线 1:用含 NaCl 的海水灌流时产生的动作电位;曲线2~8:无 Na^+的液体以不同的时间代替海水灌流产生的动作电位;曲线 9、10:恢复海水灌流时,重新产生的动作电位

然而,膜对 Na^+的通透性增高和膜极化的倒转是暂时的,造成动作电位复极相(下降支)的原因之一是电压门控钠通道从备用状态被激活(激活状态)后又迅速失活(inactivation),即因失活状态而关闭。失活不但表现为通道处于关闭状态,而且不能再次被激活,只有当膜电位恢复到静息电位水平后,通道处于备用状态才能被再次激活。造成动作电位复极相的另一个原因是,膜去极化不但激活了电压门控钠通道,也激活了延迟(延迟 2~3 ms)整流型电压门控钾通道(voltage-gated potassium channel)。因此,在钠通道失活的同时,该钾通道开放,导致 K^+大量外流,使膜内电位变负,致使膜电位最后恢复到静息时的极化状态。在实验中如应用钾通道阻断剂四乙基铵(TEA)时,动作电位的上升支没有改变,而复极过程将明显延缓,证实动作电位的下降支主要是 K^+外流所致。

负后电位紧接于锋电位的下降支之后,其产生的原因是复极时迅速外流的 K^+蓄积在膜外附近,暂时阻碍了 K^+外流的结果,故此时膜电位比静息电位小。正后电位的产生机制有两点:① 其前半部分是由于 K^+过度外流所致;② 其后半部分则主要是钠泵的活动加强所致,即泵出的 Na^+较多,泵入的 K^+较少,造成膜轻度超极化。后电位完结后,膜电位和膜内外的 Na^+、K^+分布都恢复到静息时的水平,细胞的兴奋性也恢复正常。

(三)影响动作电位的因素

1. 细胞外液 Na^+浓度　Na^+内流的多少主要受细胞内外 Na^+浓度差的影响。当细胞外液中 Na^+浓度升高时,使细胞内外 Na^+浓度差增大,动作电位除极相 Na^+内流就增多,动作电位幅度就会增大;反之,如细胞外液中 Na^+浓度降低时,细胞内外 Na^+浓度差就会减少,动作电位幅度就减小。

2. 静息电位的负值大小　如果静息电位负值减小,促进 Na^+内流的电位差就减小,Na^+内流减少,动作电位的幅度也会减小。

3. 钠泵的功能状态　如果钠泵的活动减弱，静息电位就会减小，Na^+内流减少，动作电位的幅度就减小。

研究膜电流与单通道电流的技术详见二维码2－2。

二维码2－2
研究膜电流与单通道电流的技术

三、刺激与兴奋

（一）刺激与兴奋的一般概念

机体是在不断变化的内外环境下生存的。能被机体或细胞感受并能引起反应的体内外环境变化，统称为刺激（stimulus）。根据刺激的性质，可将刺激分为多种：机械刺激、化学刺激、温度刺激（冷或热）、声音刺激、电刺激、光刺激等。在实验研究和医疗实践中，以电刺激应用最广，这是因为电刺激的强度、频率和作用时间易于控制，较接近于生理刺激，而且是可逆性的。

由刺激所引起的机体或细胞的功能活动或生化过程的变化称为反应（response），如肌肉收缩或腺体分泌等。根据变化的不同，反应分为兴奋（excitation）和抑制（inhibition）两种类型。兴奋具有两种状态：一种是从相对静止的状态转变为活动状态；另一种是从活动弱的状态转变为活动强的状态。抑制也具有两种状态：一是从活动状态转变为相对静止状态；二是由活动强状态转变为活动弱状态。抑制并不是对刺激没有反应，而是与兴奋过程相对的另一种过程。

组织或细胞对刺激产生反应的能力，称为兴奋性（excitability）。一切有生命活动的组织都具有兴奋性，有些组织兴奋性较高，如神经、肌肉和腺体，称为可兴奋组织。有些组织兴奋性较低，如骨和软骨等。可兴奋组织及细胞兴奋时，兴奋的表现虽然不同，如肌肉表现为收缩、腺体表现为分泌等，但它们都有一个共同的特征，即受到刺激后首先产生动作电位，并以此为触发因素，引起细胞活动的改变。因此在现代生理学中，兴奋可看作是动作电位及其产生的过程，兴奋性可被认为是细胞受到刺激后产生动作电位的能力。

（二）刺激引起兴奋的条件

刺激能否引起细胞发生反应，除了决定于细胞的功能状态外，还取决于刺激的强度、刺激的作用时间及刺激的强度-时间变化率。

1. 刺激的强度　任何刺激要引起组织、细胞发生兴奋，都必须要达到一定的强度。引起组织发生兴奋的最小刺激强度称为阈强度（threshold intensity）或阈值（threshold）；低于阈强度的刺激称为阈下刺激（subthreshold stimulus）；高于阈强度的刺激称为阈上刺激（suprathreshold stimulus）；引起组织产生最大反应的刺激称为最大刺激（maximal stimulus）。在神经干或肌肉，由于构成它们的神经纤维或肌纤维的阈值不同，所以刺激引起的反应大小取决于被兴奋纤维数量的多少，但在单个细胞，如单条神经纤维或单条肌肉纤维，若刺激强度低于阈值时，不产生动作电位；刺激强度一旦达到阈值，即引起细胞的最大反应；进一步增大刺激强度，兴奋的程度不会随之增加，即阈刺激和阈上刺激在单细胞上引起同样幅值的动作电位，这就是生理学上所称的"全或无"特征。

不同的可兴奋组织或同一组织在不同的条件下，引起兴奋所需的阈值不同。神经的兴奋性较肌肉为高，引起其兴奋所需的阈值较低。同一神经纤维在受到麻醉剂处理后，兴奋性降低，引起兴奋所需的阈值增高。因此，阈值是衡量组织兴奋性最常用的客观指标。兴奋性和阈值呈反变关系：阈值低，表示兴奋性高；反之，则表示兴奋性低。

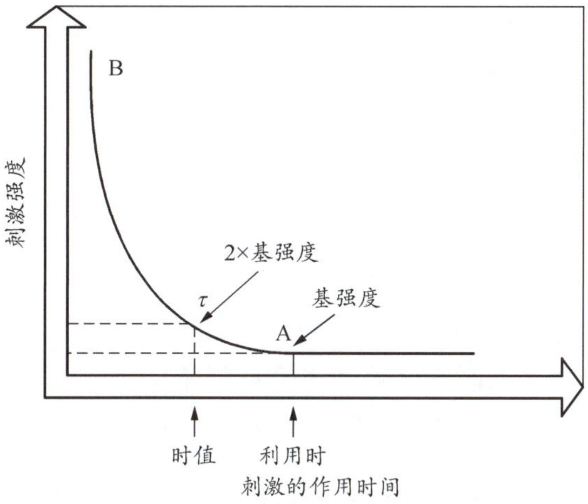

图2－15　刺激的强度-时间曲线

A：基强度；τ：时值

2. 刺激的作用时间　任何强度的刺激，必须作用一定的时间，才能引起细胞兴奋。一定强度的刺激引起兴奋所需的最短时间，称为时间阈值或阈时间（threshold time）。如果刺激强度较大，则引起组织兴奋所需的刺激作用时间较短；相反，如果刺激强度较小，则引起组织兴奋所需的刺激作用时间较长。根据实际测定，刺激强度与作用时间之间并不是简单的直线关系。由图2－15可知，强度-时间曲线是一等边双曲线，其两端分别与横坐标与纵坐标平行。在曲线上自A点向右与横坐标相平行，表示当刺激强度低于这一点的强度时，无论怎样延长刺激时间，都不能引起组织兴奋。这一刺激强度称为基强度（rheobase）。以基强度刺激作用于组织时，引起兴奋所需的最短时间，称为利用时（utilization time）。曲线左侧自B点向上与纵坐标相平行,表示如果刺激作用的时间短于这一点的时间,不管刺激如何强大,也不能引起组织兴奋。临床上应用的高频电脉冲(500~1 000 千赫兹),尽管刺激强度相当大,但由于每一次刺激的作用时间短,因此在通过人体时不能起到刺激作用,而只能产生热效应,这就是透热疗法的原理。A 和 B 两点之间的曲线表示刺激强度与时间呈反变关系。要引起组织兴奋,在缩短刺激时间的条件下,就必须增加刺激强度;反之,在减弱刺激强度的条件下,就必须延长刺激的时间。

3. 刺激强度-时间变化率　如果以达到阈强度的直流电来刺激,一般只是在直流电接通和切断的两个瞬间有刺激作用,而在直流电整个接通期间并无刺激效果。因此,要引起组织兴奋,刺激的强度-时间变化率必须达到一定的速率。兴奋性较低的组织,刺激的强度-时间变化率必须较大,才能引起兴奋,否则将因组织的适应而不产生刺激的效果。

刺激的强度-时间曲线(图 2-15)较全面地反映了刺激强度和刺激时间在引起组织兴奋时的相互关系,利用时虽然代表引起组织兴奋所需刺激的时间因素,但难以精确测定。于是法国生理学家拉皮克(Lapicque)提出了**时值**(chronaxie)的概念,就是用 2 倍于基强度的刺激作用于组织时,引起组织发生兴奋所需的最短时间。时值通常为利用时的 1/10,在测定上较为方便。在一定条件下,时值可以作为兴奋性的指标。兴奋性高的组织,其时值较短;兴奋性低的组织,时值较长。

(三) 内向电流和外向电流

物理学上通常是以正离子的移动方向来表示电流的方向。如果细胞受刺激时引起离子流动,造成膜外的正电荷流入膜内,称为内向电流(inward current)。内向电流使膜内电位的负值减小,引起膜的去极化。通常 Na^+ 和 Ca^{2+} 由细胞外向细胞内的流动都属于内向电流。反之,如果离子流动造成正电荷由胞内流出胞外,则称为外向电流(outward current)。外向电流使膜两侧外正内负的电位差增大,引起膜的复极化或超极化。通常 K^+ 由胞内流出,或 Cl^- 由胞外流入胞内,都属于外向电流。因此,用细胞内记录方式,记录有效刺激诱发的动作电位时,可以观察到动作电位的去极相是由内向电流形成的,而复极相则是由外向电流形成的。如果用细胞外记录方式,用直流电在细胞表面进行刺激时,由于膜具有电阻和电容的性质,正极处使膜两侧产生一个外正内负的电压降,此电压降与原有的静息电位的极性方向相同,因而使膜电位加大,产生超极化,兴奋性降低。而在负极处使膜两侧产生外负内正的电压降,此电压降与原有的静息电位的极性方向相反,因而使膜电位减小,产生去极化,兴奋性增高。因此,在细胞膜表面进行直流电刺激时,容易在负极处产生动作电位(图 2-16)。

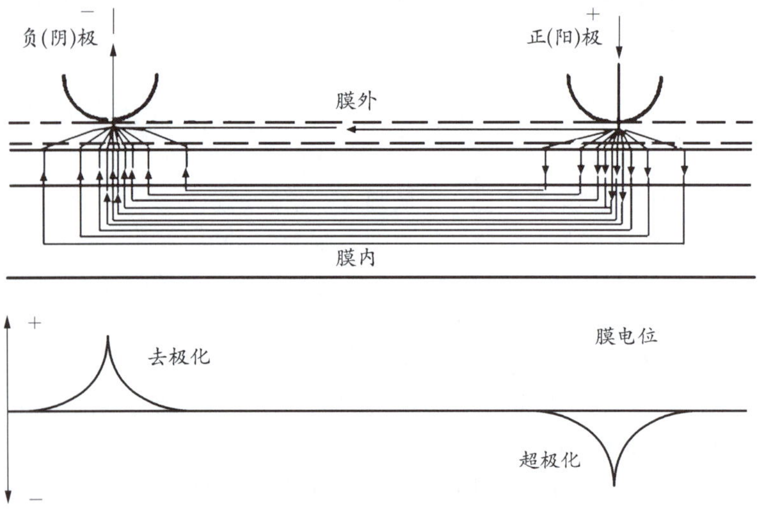

图 2-16　直流电在细胞表面进行刺激时对膜电位的不同作用

负极处引起细胞膜去极化,正极处引起细胞膜超极化

(四) 局部兴奋及其特点

阈下刺激不能引起细胞产生动作电位,但引起细胞膜上少量的 Na^+ 通道开放。少量的 Na^+ 内流引起的去极化和电刺激引起的去极化叠加起来,使受刺激的细胞膜产生局部的轻微的去极化,称为局部兴奋(local excitation)或局部电位(local potential)。

局部兴奋具有以下特征。

1) 反应幅度随阈下刺激强度的增强而增大,呈等级性,不表现为"全或无"特征(图 2-17)。

2) 衰减性扩布,即局部兴奋不能作远距离或长时间的不衰减传递,离刺激部位越远,或扩布时间越长,局部兴奋的幅度越小,呈指数式衰减,称为电紧张性扩布(electrotonic propagation)。电紧张性扩布可使邻近部位的膜产生去极化反应,但仅限于周围几毫米距离。

3) 没有不应期,有总和现象。局部兴奋可以相互叠加,即可发生总和。如果相邻的细胞膜同时受到阈下刺激,它们引起的局部兴奋可以叠加起来,称为空间总和(spatial summation);如果几个阈下刺激先后紧接着作用于膜的某一点,它们引起的局部兴奋也可以叠加,称为时间总和(temporal summation)。无论是时间总和或空间总和,当总和的结果使膜电位去极化达到阈电位水平时,就会引起动作电位,总和现象对于同时接受或多处接受多个信号刺激的感受器、神经细胞等具有重要的意义。

（五）阈电位

由于局部兴奋的膜去极化很快被 K^+ 外流所抵消，因而持续时间较短。如果增加刺激强度使其达到阈强度，使膜去极化达到某一临界膜电位时，此时大量的 Na^+ 通道开放，形成更强的 Na^+ 内流，就会造成膜的进一步去极化。膜的去极化反过来又引起更多 Na^+ 通道开放，这样就造成了一个 Na^+ 通道激活对膜去极化的正反馈过程，使膜迅速去极化，直至接近 E_{Na}，形成动作电位的上升支。能引起 Na^+ 通道大量开放并引发动作电位的临界膜电位，称为阈电位(threshold potential)。一般可兴奋细胞的阈电位比静息电位的绝对值小 10~20 mV(图 2-17)。

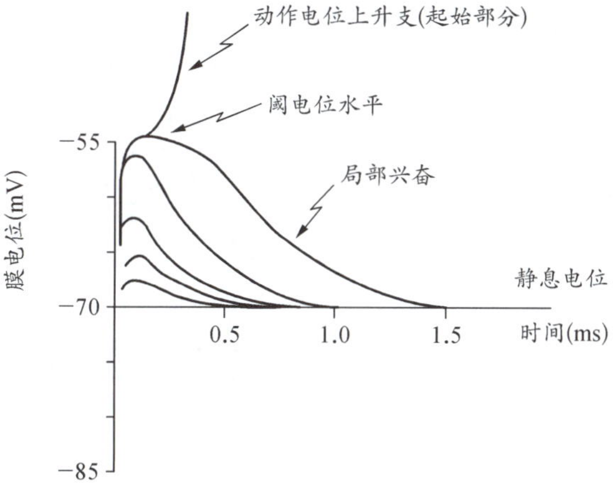

图 2-17 静息电位、局部兴奋和动作电位的关系

不论是哪种类型的刺激，只要能使静息电位减小到阈电位水平，就能产生动作电位。因此，可以把阈强度或阈值理解为能使静息电位减小到阈电位时的最小刺激强度。阈电位是一个与细胞的兴奋性密切相关的概念。凡是能降低静息电位的绝对值，使之与阈电位接近的因素，均能提高细胞的兴奋性；反之亦然。

（六）动作电位（兴奋）在神经纤维的传导

当细胞膜某处受到阈刺激或阈上刺激而产生动作电位后，动作电位不会只停留在该处不动，而是立即沿着细胞膜迅速向周围传播，使整个细胞膜都依次发生一次动作电位。动作电位在同一细胞上的传播过程称为传导(conduction)。正在向外传导的动作电位称为冲动(impulse)。在神经纤维上传导的动作电位则称为神经冲动，它在体内起着传递信息的作用。

在无髓鞘神经纤维，当其某处受到刺激而兴奋时，该部位发生膜电位的倒转，即由外正内负变为外负内正，而邻近未兴奋部位的膜电位仍然是外正内负。因此在兴奋部位与未兴奋部位之间就会出现带电离子的移动，称为局部电流(local current)(图 2-18)。其流动方向在膜外是由未兴奋部位流向已兴奋部位，在膜内则是由已兴奋部位流向未兴奋部位。局部电流可使邻近部位的膜电位降低(去极化)，当去极化达阈电位时，该部位的钠通道大量开放，Na^+ 迅速内流就产生动作电位(兴奋)。接着这个新的兴奋部位通过局部电流的刺激作用，又引起相邻的未兴奋部位产生动作电位(图 2-18)。以此方式，动作电位就能沿着细胞膜依次连续传遍整个细胞。可见，局部电流对未兴奋部位的膜有刺激作用。由于动作电位的上升支幅度大，速度快，而且细胞内、外液的导电性能好，所以局部电流的刺激常可超过阈强度数倍(阈上刺激)，足以刺激邻近膜去极化达到阈电位水平而产生动作电位。另外，由于传导的形式是膜依次产生动作电位，而动作电位的幅度不会因传导距离的延长而减小，即传导不会发生衰减，这也是兴奋的“全或无”特征的另一种表现形式。

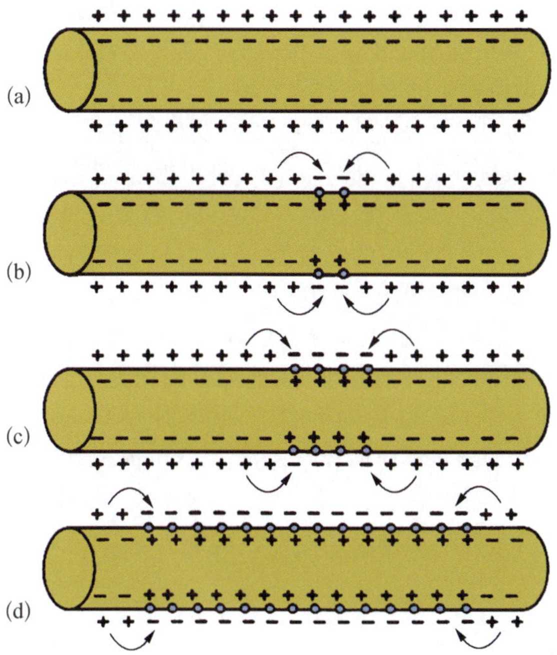

图 2-18 动作电位在无髓鞘神经纤维上的传导示意图

(a) 静息状态下的神经纤维；(b) 在神经纤维的某部位发生兴奋；(c)和(d) 局部电流循序扩布箭头示局部电流的方向

心肌细胞和骨骼肌细胞的兴奋传导都遵循以上原则。但是有髓鞘神经纤维的传导形式则有所不同(图 2-19)。因为有髓鞘神经纤维外包裹着一层层不导电又不让离子通过的髓鞘，动作电位只能在无髓鞘的郎飞结处产生。局部电流也只能发生在相邻的郎飞结之间(即一种较远距离的局部电流)。因此，上一个郎飞结处的动作电位可以通过这种较远距离的局部电流直接使下一个郎飞结爆发动作电位。这个过程延续下去，就表现为兴奋在一个个郎飞结的跳跃式传导(saltatory conduction)(图 2-19)。很明显，这种跳跃式传导的速度必然快于非跳跃式的传导。在有髓鞘神经纤维，最快的传导速度可达 100 m/s 以上，而有些无髓鞘神经纤维的传导速度则不足 1 m/s。跳跃式传导还减少了能量的消耗，因为动作电位只发生在郎飞结，所以在动作电位传导的过程中跨膜流入流出的离子减少了，Na^+ 泵活动所需能量也减少了。

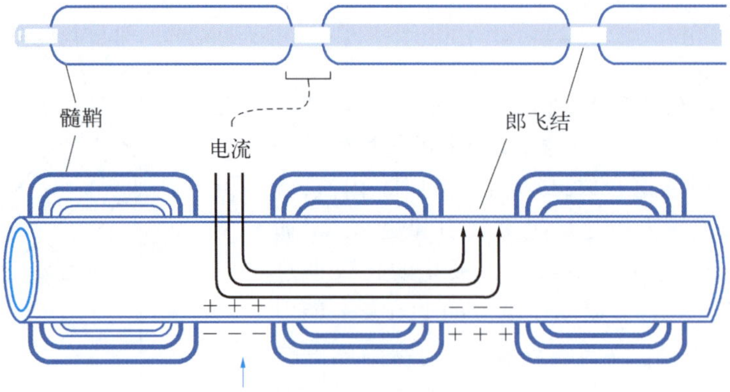

图 2-19 动作电位在有髓鞘神经纤维上的传导

四、细胞兴奋后兴奋性的周期性变化

可兴奋组织在兴奋后,其兴奋性会发生一系列的变化,然后才恢复正常。兴奋性的变化一般可依次分为下列几个时期(图 2-20)。

1. 绝对不应期　可兴奋组织在兴奋后的很短时间内,任何刺激,不管其强度多大,都不能使它再次兴奋,即兴奋性下降到零,此期称为绝对不应期(absolute refractory period)。绝对不应期大约相当于锋电位发生的时期,此时细胞膜上的 Na^+通道处于失活状态而不能再开放。

2. 相对不应期　在绝对不应期过后,组织的兴奋性略有恢复,但需用高于阈强度的刺激才能引起兴奋,表明细胞的兴奋性仍低于正常,此期称为相对不应期(relative refractory period)。在此期内,一些 Na^+通道开始复活,但仍有一部分处于失活状态,故需较强度的刺激才能引起足够的 Na^+通道开放,产生动作电位。

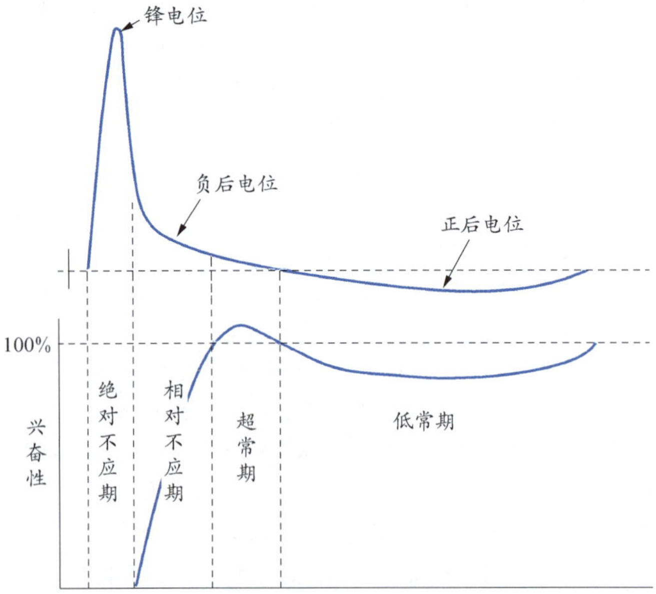

图 2-20 神经动作电位和兴奋性的周期性变化

3. 超常期　相对不应期过后,小于阈强度的刺激就可引起兴奋,细胞的兴奋性超过正常水平,称为超常期(supranormal period)。在此期内,Na^+通道从失活状态基本上恢复到可被激活的静息状态,但由于膜电位与阈电位差距较小,故兴奋性高于正常。相对不应期和超常期大约相当于负后电位发生的时期(图 2-20)。

4. 低常期　在超常期后,兴奋性又低于正常,此期称为低常期(subnormal period)。低常期相当于正后电位出现的时期。此时,虽然膜上的 Na^+通道已恢复正常,但由于膜电位大于静息电位的绝对值,与阈电位之间的差距大,故兴奋性低于正常(图 2-20)。

不应期的长短,因组织而异,且与组织的功能状态有关。哺乳动物粗大的神经纤维,其绝对不应期为 0.3 ms,相对不应期为 3 ms,超常期和低常期分别为 12 ms 和 70 ms。骨骼肌的绝对不应期较长,为2.2~3.0 ms。绝对不应期的长短,决定了组织在单位时间内能够发生兴奋的次数。绝对不应期越短,单位时间内可兴奋的次数就越多,反之亦然。如以哺乳动物神经的绝对不应期为 0.3 ms 来计算,则理论上它每秒钟最多能发生 3 333 个冲动。

第四节　肌细胞的收缩

肌肉组织是机体的重要组成部分,约占体重的 50%。根据形态学及功能特性,肌肉组织可分为骨骼肌、心肌和平滑肌。骨骼肌与心肌细胞在显微镜下呈现明暗相间的特征性横纹,二者统称为横纹肌。骨骼肌接受躯体运动神经的支配,由大脑皮层运动中枢进行随意性调控,属于随意肌。心肌和平滑肌是非随意肌,受自主神经的调控。本节重点阐述骨骼肌细胞的结构和收缩机制，简要说明平滑肌细胞的结构和收缩功能的特点。心肌细胞的收缩功能将在“第四章血液循环”中叙述。

一、骨骼肌细胞的结构及收缩功能

骨骼肌的收缩需经过神经肌肉接头的兴奋传递、兴奋-收缩偶联、肌丝滑行等多个亚细胞水平的生物活动才能完成。

（一）神经肌肉接头的构成及兴奋传递

1. 骨骼肌神经肌肉接头的结构特征　神经肌肉接头（neuromuscular junction）是由运动神经末梢与骨骼肌细胞膜构成的特化结构。

由脑干或脊髓的运动神经元发出的运动神经纤维到达骨骼肌后分成许多小的分支，每一分支支配一条肌纤维（肌细胞）。一个运动神经元及其所支配的全部肌纤维，构成一个运动单位（motor unit）。在接近肌纤维表面处，运动神经纤维末梢失去髓鞘，末端膨大形成终扣（terminal button），嵌入到向内凹陷的突触沟槽（synaptic trough，由肌细胞膜内陷构成）。这部分的轴突末梢称为接头前膜（prejunctional membrane），与接头前膜相对的肌细胞膜称为终板膜（end-plate membrane）或接头后膜（postjunctional membrane）。接头前膜与接头后膜之间存在 20～30 nm 的间隙，称为接头间隙（junctional cleft），其中充满细胞外液。终板膜是特化了的肌细胞膜，此处的膜厚度增加，形成许多皱褶，其意义在于增加突触递质（synaptic transmitter）作用的面积（图 2－21）。

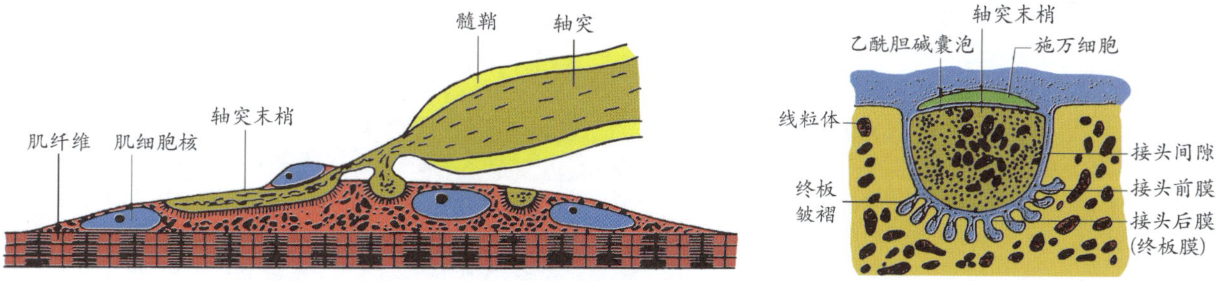

图 2－21　神经肌肉接头处的超微结构示意图

接头前膜内侧的胞质中约有 3×10^5 个球形囊泡，称为突触囊泡（synaptic vesicle），每个囊泡内约含 10^4 个乙酰胆碱（acetylcholine，ACh）分子。ACh 在运动神经纤维末梢的轴质中合成后，被运输到突触囊泡内储存。在运动神经末梢的胞质中还有许多线粒体，为神经元合成 ACh 提供能量。

2. 骨骼肌神经肌肉接头的兴奋传递过程　神经肌肉接头的兴奋传递具有电-化学-电传递的特点。当动作电位传至轴突末梢时，使接头前膜发生去极化，激活了轴突上的电压门控 Ca^{2+} 通道，由于接头间隙的 Ca^{2+} 浓度远高于轴突末梢内的浓度，细胞外液的 Ca^{2+} 进入轴突末梢，使末梢内的 Ca^{2+} 浓度升高，Ca^{2+} 可启动突触囊泡的出胞机制，使其向接头前膜移动，通过出胞作用，将囊泡内的 ACh 释放入接头间隙。

ACh 分子经扩散通过接头间隙，与位于终板膜的 N_2 型 ACh 受体，也称肌肉型烟碱受体（muscle-type nicotinic receptor）结合，该受体属于阳离子通道偶联受体。ACh 与 N_2 型 ACh 受体结合后，引起阳离子通道开放，允许 Na^+、K^+ 和少量 Ca^{2+} 跨膜移动。在静息电位下，对 Na^+ 内流的驱动力远大于对 K^+ 外流的驱动力，导致 Na^+ 内流远超过 K^+ 外流，使得终板膜去极化，产生终板电位（end-plate potential，EPP）。EPP 出现的时间较神经冲动到达接头前膜晚 0.5～1.0 ms，它具有局部兴奋的特征：幅度与 ACh 的释放量呈正变关系，不呈现“全或无”特征，具有时间和空间总和，没有不应期。终板膜本身没有电压门控 Na^+ 通道，因此 EPP 不能在终板膜处转化为动作电位，只能以电紧张性扩布的形式影响终板膜周围的肌细胞膜，使之去极化而达到电压门控 Na^+ 通道的阈电位水平，最终产生能向整个肌细胞膜作“全或无”传导的动作电位。后者通过兴奋收缩偶联，引起肌细胞出现一次机械收缩。正常情况下，一次神经冲动所释放的 ACh 以及它引起的 EPP 的大小，均超过引起肌细胞膜动作电位所需阈值的3～4倍，因此神经肌肉接头的兴奋传递是严格的一对一关系。

终板膜上除了有与 ACh 结合的受体外，其外侧还存在能分解 ACh 的胆碱酯酶（acetylcholinesterase，AChE），能在 2 ms 内将一次冲动所释放的 ACh 清除掉，保证终板膜能够接受并传递下一次的神经冲动信号。

在神经冲动引起 ACh 释放的过程中，有两点值得注意：一是接头前膜处 Ca^{2+} 的内流，导致轴质内 Ca^{2+} 浓度增加约 100 倍，由此增加突触囊泡与接头前膜的融合率约 10 倍，最终引起许多突触囊泡破裂，通过出胞方式，使 ACh 释放入接头间隙。在没有动作电位激活接头前膜 Ca^{2+} 通道的情况下,利用微电极直接向膜内注射 Ca^{2+},同样引起 ACh 释放和 EPP 发生。相反,如果向接头前膜内注入 Ca^{2+} 螯合剂(chelator),使 Ca^{2+} 浓度保持在低水平,那么正常的动作电位不能引发 ACh 释放和 EPP 发生,表明接头前膜释放 ACh 具有 Ca^{2+} 依赖性;二是 ACh 的释放表现为量子释放(quantal release),即以突触囊泡为基本单位成批地倾囊释放。在安静状态下,在终板膜还可记录到一种频率约每分钟 1 次,平均幅度仅有 0.4 mV 的电位,称为微终板电位(miniature endplate potential,MEPP)。MEPP 被认为是一个突触囊泡内的 ACh 随机释放的结果。当神经冲动抵达神经肌肉接头时,会引起约 125 个突触囊泡同时释放 ACh,近 2×10^5 个 ACh 分子被释放出来。每个 ACh 量子(一个突触囊泡内所含的 ACh 称为 ACh 的一个量子)所引起的 MEPP 会叠加总和,形成平均幅度约50 mV的 EPP。

与兴奋在神经纤维上传导相比较,神经肌肉接头的兴奋传递具有以下特点:① 单向性传递,即兴奋只能由接头前膜向接头后膜传递而不能反向传递。这是因为 ACh 只存在于神经末梢的囊泡中,而 ACh 受体只存在于接头后膜。② 时间延搁,指兴奋在此处传递耗时较长,需要 0.1~1.0 ms。时间延搁的产生与递质的合成,释放及与受体结合等需要耗费较多时间有关。③ 保持一对一的传递关系,如前所述,每一次动作电位所诱发的 ACh 释放量足以引起一次肌肉兴奋,随后 ACh 又被 AChE 及时水解清除。④ 易受环境因素和药物的影响,各种因素可以通过影响 ACh 的释放、与受体的结合、降解等环节而影响神经肌肉接头的传递过程(表 2-2)。

表 2-2 影响神经肌肉接头兴奋传递过程的因素

影响环节	代表性药物或疾病	作用机制
影响 ACh 的释放	细胞外 Mg^{2+} 浓度增高	与 Ca^{2+} 竞争,使 Ca^{2+} 内流减少,ACh 释放量减少
	细胞外 Ca^{2+} 浓度降低	Ca^{2+} 内流减少,ACh 释放量减少
	肉毒中毒	肉毒毒素抑制递质释放
	肌无力综合征	自身免疫性抗体破坏了神经末梢的 Ca^{2+} 通道
影响 ACh 与受体的结合	重症肌无力	自身免疫性抗体破坏了终板膜上的 N_2 受体通道
	筒箭毒碱	阻断终板膜上的 N_2 受体通道
影响 ACh 的降解	新斯的明	抑制 AChE 活性
	有机磷农药	AChE 磷酸化而失活
	碘解磷定	使被抑制了的 AChE 的活性恢复

(二)骨骼肌细胞的结构

骨骼肌细胞外观细长呈纤维状,又称为肌纤维。成人肌纤维直径在 10~100 μm,长度可达 20 cm,沿着骨骼肌纵轴近似于平行排列,依靠结缔组织的连接传递收缩力。

横纹肌在结构上最显著的特点是含有大量排列有序的肌原纤维和高度发达的肌管系统(myotubular system)。

1. 肌原纤维　每条横纹肌肌纤维内含有数千条肌原纤维。肌原纤维直径为 1~2 μm,沿肌纤维纵轴平行排列,纵贯肌纤维全长。每条肌原纤维全长都呈现明暗相间的带,分别称为明带(light band)和暗带(dark band),各肌原纤维暗带和明带排列在相同水平上,因而使整个肌细胞呈现出横纹(图 2-22)。暗带又称 A 带,长度比较固定,约 1.6 μm。暗带中央有一段的相对透明的区域,称为 H 带。在 H 带中央横向的暗线,称为 M 线。明带又称为 I 带,当肌纤维收缩时其长度缩短。明带中央有一条横向的暗线,称为 Z 线或 Z 盘。相邻两条 Z 线之间的一段肌原纤维称为肌小节(sarcomere),包括中间部分的暗带和暗带两侧各 1/2 的明带。肌小节安静时长度为 2.0~2.2 μm,是肌纤维收缩和舒张的基本单位(图 2-22)。

在电镜下可以看到肌原纤维是由更为纤细的肌丝(myofilament)组成。肌丝有两种:粗肌丝(thick myofilament)和细肌丝(thin myofilament)。粗肌丝直径约 10 nm,长约1.6 μm,长度与暗带相同。粗肌丝的两端游离,中央被细胞骨架蛋白连接固定于 M 线上。细肌丝直径约 5 nm,长约 1 μm,分布于 Z 线两侧,一端被骨架蛋白连接固定于 Z 线上,另一端平行伸入粗肌丝之间。Z 线至两侧暗带边缘的区域全部为细肌丝,颜色较浅,形成明带。在暗带中间,从 M 线至两侧细肌丝游离端的区域,仅有粗肌丝而无细肌丝,较其他暗带透明,形成 H 带。H 带以外的暗带是粗细肌丝重叠的部位。在横切面上,可见到每条粗肌丝被 6 条细肌丝所包绕,粗肌丝位于以 6 条细肌丝为顶点的正六边形的中心位置。正是由于粗细肌丝的相互重叠和相互作用,引起肌小节缩短及肌纤维收缩。

2. 肌丝的分子结构

(1) 粗肌丝:粗肌丝主要由肌球蛋白(myosin)分子组成(图 2-23)。一条粗肌丝含有 200~300 个肌球蛋白分子,每个分子长约150 nm，呈长杆状，由6条肽链组成，包括2条重链和4条轻链。两条重链的尾部缠绕成细长的杆状，朝向M线方向，平行排列聚合成束，形成粗肌丝的主干。重链的头端各结合一对轻链，组成膨大的球状头部。与头部相连的一小段杆状部称为“桥臂”，头部与桥臂从肌丝中向外伸出，有规律地裸露在粗肌丝表面，形成横桥（cross-bridge）。横桥具有ATP酶的活性。在肌纤维收缩时，横桥能够与细肌丝的肌纤蛋白结合并分解ATP，通过摆动将细肌丝向M线方向拉动。

（2）细肌丝：细肌丝主要由肌动蛋白（actin）、原肌球蛋白（tropomyosin）和肌钙蛋白（troponin）等三种蛋白分子组成，三者比例为7∶1∶1（图2-23）。肌动蛋白分子单体呈球形，许多肌动蛋白分子聚合形成双螺旋的长链，成为细肌丝的主干。原肌球蛋白单体为长杆状，两条肽链聚合成较细的双螺旋状结构，长度相当于7个肌动蛋白单体的总长。多个双螺旋肽链首尾相连形成长链，有规律地走行于肌动蛋白双螺旋浅沟旁。肌肉舒张时，原肌球蛋白分子的缠绕遮盖了肌动蛋白的活性位点，阻碍了横桥与肌动蛋白的结合。肌钙蛋白分子呈球形，包括3个亚单位：肌钙蛋白T（troponin T，TnT）、肌钙蛋白I（troponin I，TnI）和肌钙蛋白C（troponin C，TnC），两个肌钙蛋白分子之间相隔7个肌动蛋白单体，镶嵌在原肌球蛋白双键上。在安静时，TnT与TnI分别与原肌球蛋白和肌动蛋白紧密相连，将原肌球蛋白锚定在肌动蛋白双螺旋浅沟旁，遮盖肌动蛋白与横桥的结合位点。TnC有Ca^{2+}结合位点，在胞质Ca^{2+}浓度升高时，TnC与Ca^{2+}结合，肌钙蛋白构象发生变化，导致TnI与肌动蛋白的结合减弱，原肌球蛋白向肌动蛋白双螺旋沟的深部移动，从而暴露出肌动蛋白上的横桥结合位点，横桥与肌动蛋白的结合引发肌丝滑行。

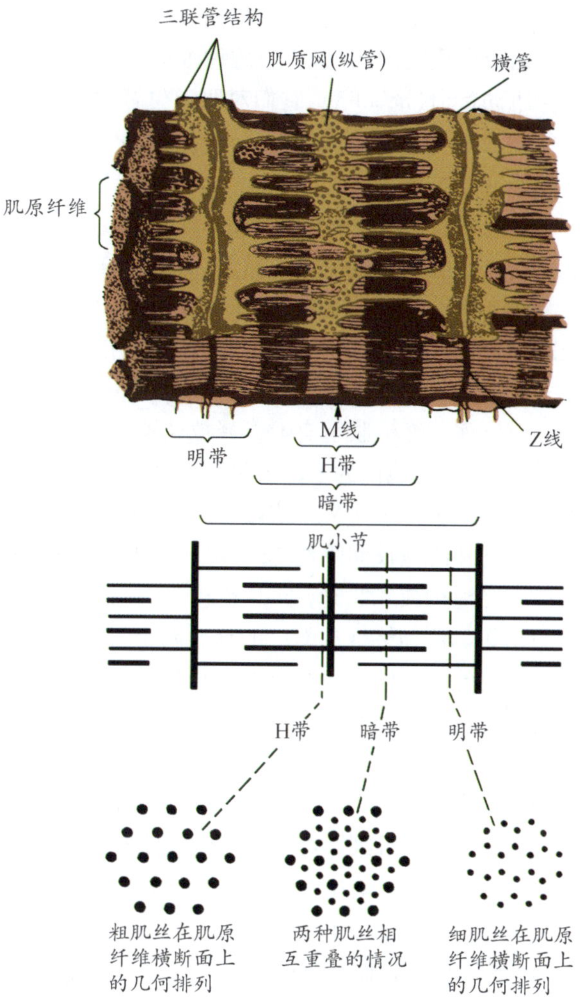

图2-22　骨骼肌细胞的肌原纤维和肌管系统

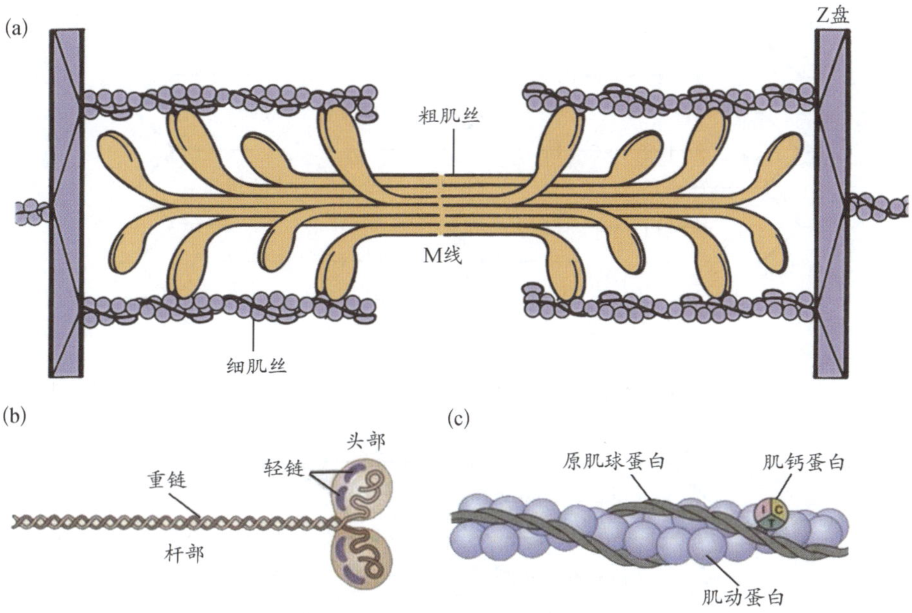

图2-23　肌丝的分子结构模式图

（a）粗、细肌丝的相对位置；（b）粗肌丝由肌球蛋白构成，包括杆部和头部（横桥）；（c）细肌丝由肌动蛋白、原肌球蛋白和肌钙蛋白（3个亚单位聚合体）组成上述肌球蛋白和肌动蛋白与肌肉收缩直接相关,故称为收缩蛋白。原肌球蛋白和肌钙蛋白不直接参与收缩,只调控收缩蛋白质间的相互作用,故称为调节蛋白。肌节中还有一些起细胞骨架作用的辅助蛋白质,包括肌联蛋白(titin)和伴肌动蛋白(nebulin),它们对肌丝位置的稳定和肌丝的空间排列起重要作用。

3. 肌管系统　肌管系统是指包绕在横纹肌肌原纤维周围的膜性囊管状结构,由来源和功能都不相同的两组独立的管道系统组成(图 2-22)。

(1) 横管系统(transverse tubule system):也称为 T 管,由肌细胞膜向内凹陷而成,在明带和暗带交界处,反复分支,吻合成网,环绕肌原纤维周围,与肌原纤维走行方向垂直。横管与细胞外液相通。

(2) 纵管系统(longitudinal tubule system):即肌细胞的肌质网(sarcoplasmic reticulum, SR),也称为 L 管。纵管是间断的套筒式的网状管道结构,分段包绕在肌原纤维的周围,其走行与肌原纤维的纵轴平行。纵管在靠近横管处形成膨大,称为连接肌质网(junctional SR, JSR)或者终池(terminal cisterna)。终池内 Ca^{2+} 浓度比肌质高 400 倍,故又称为钙池或钙库。终池膜上有 Ca^{2+} 释放通道,或称雷诺丁受体[RyR,因其对植物碱雷诺丁(ryanodine)敏感而得名]。Ca^{2+} 通道开放时,终池内的 Ca^{2+} 大量快速地释放入胞质。在肌原纤维周围包绕的纵行肌质网(longitudinal SR, LSR)膜上有丰富的 Ca^{2+} 泵($Ca^{2+}-Mg^{2+}$ 依赖性 ATP 酶),能将胞质中 Ca^{2+} 逆浓度梯度转运回肌质网中,使胞质 Ca^{2+} 浓度迅速降低。

横管和终池仅间隔约 12 nm。骨骼肌的横管及其两侧的终池组成一组管状结构,称为三联管(triad)。心肌的横管与单侧终池构成二联管(diad)结构。三联管和二联管处的横管与终池无直接接触,所以并不相通,其作用是把横管传来的动作电位和终池内 Ca^{2+} 的释放两个过程联系起来,完成横管向肌质网的信息传递,从而引发肌细胞的收缩和舒张。与终池对置的横管膜上有电压敏感性的二氢吡啶(dihydropyridine, DHP)受体,即 L 型 Ca^{2+} 通道。在骨骼肌,该受体与终池质膜内的 Ca^{2+} 通道(RyR)两两相对,并紧密接触。当动作电位传到横管膜时,去极化可引起 DHP 受体的构象发生变化(该通道本身没有开放,只是起电压传感器的作用),进而促使终池的 RyR 开放和 Ca^{2+} 释放。因此,三联管结构是动作电位触发肌肉机械收缩的关键部位。

(三) 骨骼肌细胞收缩的分子机制

1. 肌丝滑行学说　20 世纪 50 年代,赫胥黎和汉森(Hanson)在电子显微镜下观察到,肌肉收缩时暗带(A 带)的长度不变,而明带(I 带)和 H 带变短;肌肉舒张时,暗带长度仍然不变,只是明带和 H 带变长。另外还发现当肌肉收缩时,粗肌丝和细肌丝的长度不变,只是两种肌丝重叠的程度发生了变化。根据这两方面的观察,赫胥黎等提出了肌肉收缩的肌丝滑行学说(sliding-filament theory of contraction)。该学说认为,肌肉收缩时,肌细胞内并无肌丝或其分子结构的缩短,即粗肌丝和细肌丝的长度保持不变,只是细肌丝在粗肌丝之间向 M 线方向滑行,粗细肌丝重叠的程度增加,因而暗带的宽度不变,H 带和明带变短,肌小节缩短(图 2-24)。

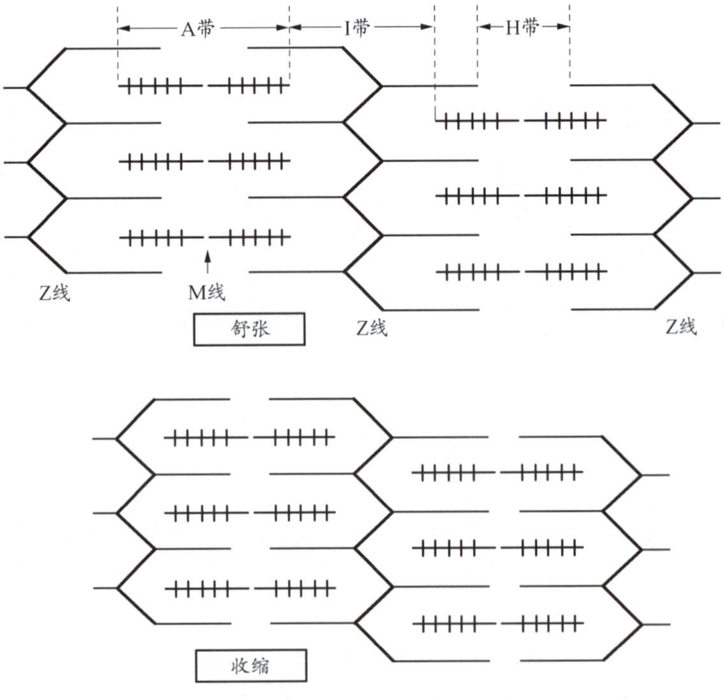

图 2-24　肌丝滑行学说示意图(引自 Vander 等,2001)

肌肉收缩时,细肌丝在粗肌丝之间向 M 线方向滑行而相互重叠,但粗、细肌丝的长度不变

2. 肌丝滑行的过程　粗细肌丝之间的相互滑行，通过粗肌丝横桥与细肌丝肌动蛋白的结合、摆动、解离、复位来完成，呈现明显的周期性，称为横桥周期（cross-bridge cycle），见图 2－25。① 肌肉处于舒张状态时，胞质 Ca^{2+}浓度很低，约为 10^{-7} mol/L。复位的横桥同时结合腺苷二磷酸（adenosine diphosphate，ADP）和无机磷酸盐（Pi），对肌动蛋白呈高亲和力状态。② 肌纤维兴奋时，动作电位迅速传至横管，触发其两侧的终池释放 Ca^{2+}，胞质中 Ca^{2+}浓度迅速增高，可达 10^{-5} mol/L。肌钙蛋白亚单位 TnC 与 Ca^{2+}结合，引起原肌球蛋白的构象变化和移位，触发横桥与肌动蛋白结合。③ 横桥头部向桥臂方向呈 45°扭动，拖动细肌丝向 M 线方向滑行，横桥储存的势能（来自上一周期 ATP 的分解）转变为克服负荷的张力和（或）肌节长度的缩短，横桥与①期中结合的 ADP 和 Pi 解离。④ 横桥与新 ATP 结合，对肌动蛋白亲和力降低，从而与细肌丝解离，同时 ATP 酶分解 ATP 为 ADP 和 Pi 并产生能量，驱动横桥复位，对应肌动蛋白的下一个结合位点，开始新的横桥周期。如此反复循环，使肌节及肌纤维缩短。每个横桥独立于其他横桥而进行上述循环，在肌纤维收缩的任一时刻，牵拉细肌丝的横桥数量约占粗、细肌丝重叠部分横桥总数的 50%。横桥头部与杆部之间的桥臂具有弹性，横桥的扭动使得桥臂被拉长，其弹性回缩产生张力，当张力不足以克服阻力而拉动细肌丝滑行时，肌肉收缩仅产生张力变化，长度保持不变。若产生的张力能克服阻力，则横桥扭动引发肌丝滑行，表现为肌肉缩短。

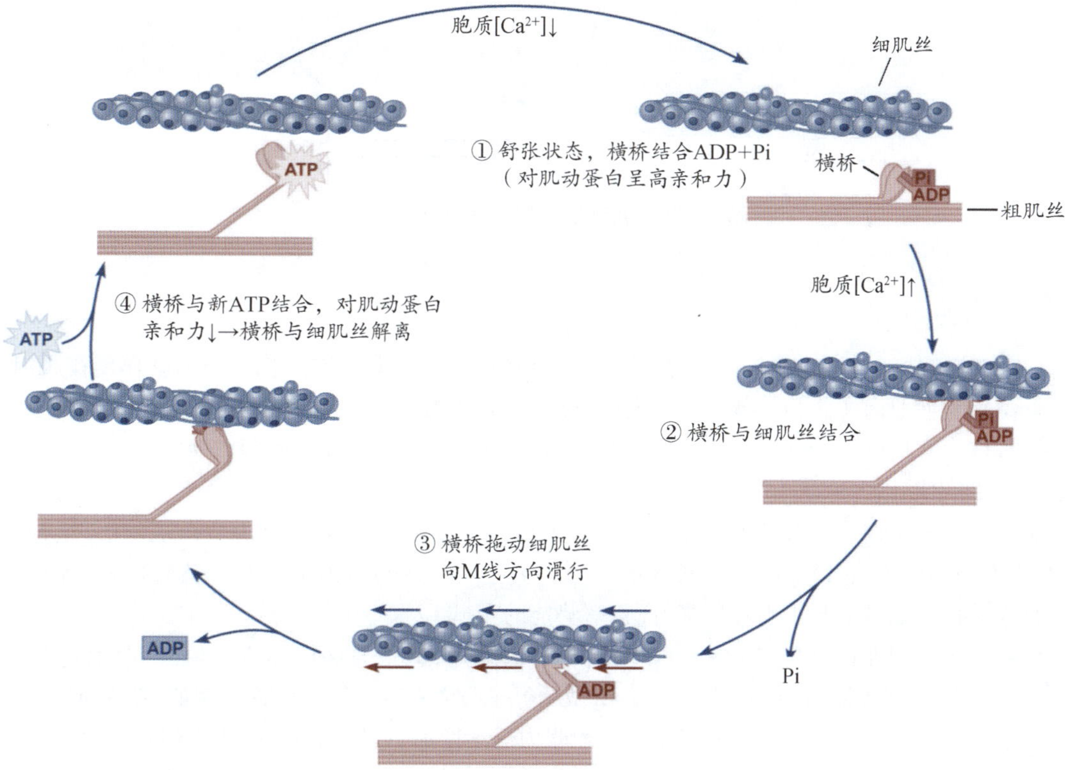

图 2－25　横桥周期示意图

胞质中 Ca^{2+}浓度升高，又触发了纵行肌质网上 Ca^{2+}泵的活动，将 Ca^{2+}转运回胞质网，使肌质 Ca^{2+}浓度迅速降低。当肌质 Ca^{2+}浓度低于 10^{-7} mol/L 时，Ca^{2+}与肌钙蛋白亚单位 TnC 分离，肌钙蛋白和原肌球蛋白恢复以前的构象，原肌球蛋白重新掩盖肌动蛋白上的活性位点，阻止横桥与肌动蛋白相互作用，导致肌纤维舒张。

3. 骨骼肌的兴奋-收缩偶联　当骨骼肌细胞膜的任一点兴奋时，动作电位迅速传遍整个肌膜以及肌膜延续形成的横管系统，兴奋通过三联管，使肌质网中的 Ca^{2+}释放入胞质，胞质中 Ca^{2+}浓度迅速增高，引发肌细胞的收缩。同时胞质内 Ca^{2+}浓度升高又激活了肌质网上的 Ca^{2+}泵，将胞质中 Ca^{2+}泵回至肌质网内，导致胞质中 Ca^{2+}浓度降低，肌肉舒张。将肌细胞的电活动（动作电位）和机械活动（收缩和舒张）联系起来的中介过程，称为兴奋-收缩偶联（excitation-contraction coupling），见图 2－26。在偶联中起关键作用的离子是 Ca^{2+}，偶联的关键部位为三联管。如果把蛙的骨骼肌放在含甘油的任氏液中浸泡一段时间，选择性地破坏了横管系统后，再电刺激肌肉时，肌膜虽能产生动作电位，但不能引起肌肉收缩，这种由于损毁了三联管结构只能产生动作电位而不能引起肌细胞收缩的现象，称为兴奋-收缩脱偶联。

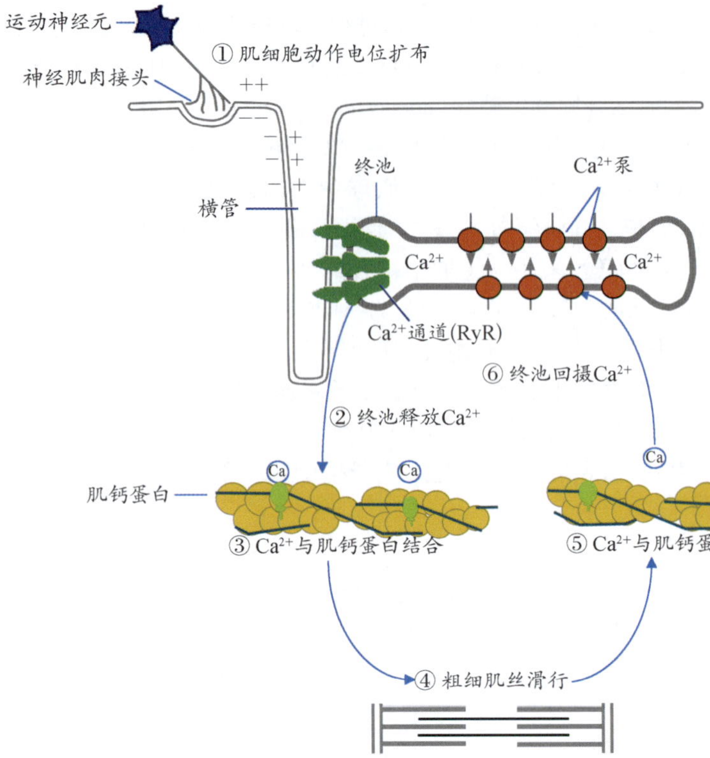

图 2－26 骨骼肌的兴奋-收缩偶联示意图

二、骨骼肌收缩的力学分析

在体或离体实验条件下,肌肉收缩可能遇到的负荷主要有两种。一种是在肌肉收缩前就作用在肌肉上的负荷,称为前负荷(preload),它使肌肉在收缩前就具有一定的长度,称为初长度(initial length)。另一种是肌肉收缩开始时才遇到的负荷或阻力,称为后负荷(afterload),它不影响肌肉的初长度,但影响收缩时肌肉的缩短。

(一) 肌肉收缩的形式

1. 等长收缩　如果肌肉在收缩中产生的最大张力小于后负荷,那么肌肉就不会出现缩短,这种不出现肌肉长度变短而只有张力增加的收缩过程,称为等长收缩(isometric contraction)。因为没有负荷的位移,等长收缩时肌肉没有对外做功,肌肉消耗的能量主要用于产生张力(机械势能的形式)。

2. 等张收缩　如果肌肉在收缩过程中克服后负荷而缩短,但张力保持不变,这样的收缩过程称为等张收缩(isotonic contraction)。等张收缩时,肌肉对外做功,所做功等于张力乘以负荷的位移。例如,在举重时,杠铃离地之前,双臂屈肌的收缩可以看作等长收缩,肌肉的长度不变而张力逐渐增加,直到肌肉收缩产生的张力超过杠铃的重量时才能将它提起;在提起杠铃的过程中,肌肉的长度缩短而张力基本保持不变,此时可看作是等张收缩。

(二) 肌肉收缩的总和

肌肉收缩的总和(summation)指肌肉在不同情况下,每次肌收缩相叠加,以增加肌肉收缩的强度。引起肌肉收缩总和的因素有两个:① 同时收缩的运动单位数增多,即肌纤维数量增多,这称为多纤维总和(multiple fiber summation)。② 刺激频率或兴奋频率增加,导致收缩频率增加。由这个因素引起的肌肉收缩总和称为频率总和(frequency summation)。与刺激频率有关的肌肉收缩形式有两种。

1. 单收缩　整个骨骼肌或单根肌纤维受到一次短促刺激时,首先产生一次动作电位,继而出现一次机械收缩和舒张,称为单收缩(single twitch)(图 2－27)。整个收缩过程可分成三个时期:潜伏期、缩短期和舒张期。从刺激开始到肌肉开始收缩或产生张力之间的时间间隔,称为潜伏期,一般为几个毫秒,包括肌肉接受刺激后兴奋的产生、传导,以及兴奋引起收缩所需的时间。从收缩开始至收缩到最短长度的时间,即为缩短期,其时间长短不一,有的肌纤维可短至 10 ms,有的可达 100 ms 以上。从肌肉开始舒张至恢复安静状态的时间,称为舒张期。

2. 强直收缩　指连续多个刺激引起肌肉的持续性收缩。强直收缩(tetanus)又分为不完全强直收缩(incomplete tetanus)和完全强直收缩(complete tetanus)。当以较低的频率连续刺激肌肉或肌纤维时,前一次刺激引起的收缩结束后,后一次刺激引起的收缩才出现,每次的收缩过程互相独立,都具有完整的缩短期和舒张期,形成一系列的单收缩。如果在

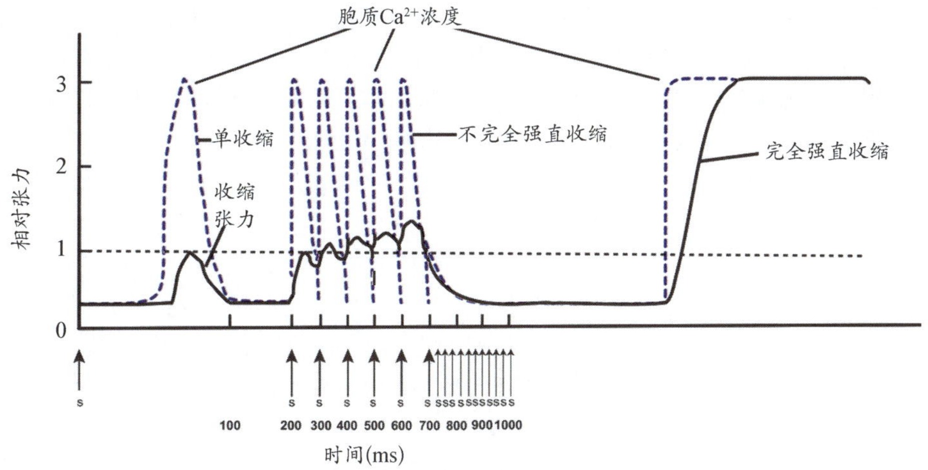

图 2－27 单收缩、不完全强直收缩和完全强直收缩(引自 Berne 等,2008)

此基础上增加刺激频率,在前一次刺激引起的单收缩的舒张期还未结束,后一次收缩就开始了,即后一次收缩出现在前一次收缩尚未完全舒张的基础上,形成了锯齿状的收缩曲线(图 2－27),称为不完全强直收缩。它的幅度或张力大于单收缩。继续增加刺激频率,当动作电位频率增加到一定程度时,后一次收缩过程叠加在前一次收缩过程的收缩期,肌肉表现为持续性收缩,称为完全强直收缩(图 2－27)。完全强直收缩的收缩幅度或产生的张力最大,是单收缩的 3~4 倍。

肌肉是有弹性的(来自粗肌丝、细肌丝和肌腱等),其弹性成分与收缩成分呈串联关系。横桥摆动产生的收缩力必须通过与其串联的弹性成分才能作用于负荷。单一肌纤维兴奋时产生的收缩力取决于与细肌丝结合的横桥的数量、单个横桥产生的力量和横桥保持活化的时间。肌细胞一次兴奋时,肌质网释放入胞质的 Ca^{2+} 足以使所有的肌钙蛋白饱和,从而暴露出细肌丝上可与横桥结合的全部位点。但是,胞质 Ca^{2+} 浓度的增加立即激活了肌质网膜上的 Ca^{2+} 泵,将 Ca^{2+} 转运回肌质网,使胞质 Ca^{2+} 浓度迅速下降。在单收缩时,细肌丝上横桥结合位点暴露的时间短,横桥的活化不能维持足够的时间,因此,在肌肉的弹性成分不能被充分牵拉时,肌肉就开始舒张,故不能产生最大张力。在强直收缩特别是在完全强直收缩时,由于连续的兴奋使胞质 Ca^{2+} 浓度长时间保持在高水平,横桥能长时间地保持活化状态,由此引起的肌肉持续性收缩使肌肉的弹性成分被充分牵拉,从而使肌肉产生了最大张力。

由运动神经元传到骨骼肌的兴奋通常都是快速连续的,所以在体骨骼肌的收缩几乎都属于完全强直收缩,有利于肢体完成一些连续的、稳定的、均匀的精细动作。

(三) 影响骨骼肌收缩的因素

1. 前负荷对肌肉收缩的影响——长度-张力关系曲线 肌肉因前负荷弹性回位时产生的张力是被动张力。如果改变肌肉的初长度而把后负荷固定在无限大,测量肌肉在不同初长度下进行等长收缩时产生的张力(主动张力),即可获得初长度与张力的关系曲线,称为长度-张力关系曲线(length-tension relation curve)(图 2－28)。由此曲线可见,在一定范围内增加肌肉的前负荷(即初长度),肌肉产生的张力也相应逐渐增大。肌肉收缩产生最大张力时的前负荷称为最适前负荷,与之相对应的肌肉初长度,称为最适初长度(optimal initial length),以 Lo 表示。当肌肉初长度为 Lo 的 60%时,收缩时不产生张力;初长度为 Lo 时,张力达到最大;再进一步增加初长度则张力下降,初长度为 Lo 的 175%时,肌肉收缩不产生主动张力。总张力 = 主动张力+被动张力。

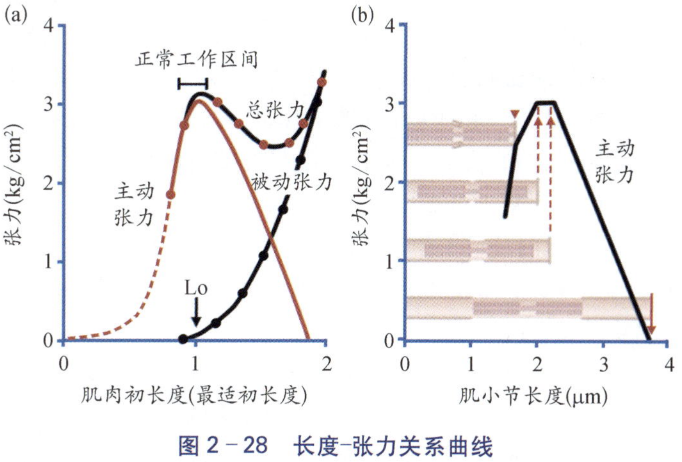

图 2－28 长度-张力关系曲线

(a) 肌肉长度-张力关系曲线;(b) 肌小节长度-张力关系示意图
总张力 = 主动张力+被动张力

一般来说,在体骨骼肌处于舒张状态时,大多数肌肉的初长度都接近 Lo。由于前负荷和其他肌肉收缩的牵拉,其初长度可发生变化,但肌肉附着的骨骼限制了初长度的过度变化,其最大变化也不会超过 Lo 的 30%,产生的张力至少为最大张力的一半。

上述初长度和张力的变化关系可以用肌丝滑行理论来解释。当初长度为 Lo 时,肌小节长度为 2.0~2.2 μm,此时粗细肌丝处于最合适的重叠状态,适合全部横桥发挥作用以拖动细肌丝滑行。当初长度为1.75Lo,肌小节长度约为3.5 μm,细肌丝从粗肌丝中间完全拉出,肌肉不能产生张力。相反,如果肌肉初长度小于Lo时,同一肌小节两侧的细肌丝出现重叠,干扰了横桥与细肌丝的结合和摆动,同时肌钙蛋白与Ca^{2+}的亲和力也下降(机制不明),导致收缩张力减小。初长度越小,细肌丝间的重叠程度越大,收缩产生的张力减小(图2-28)。

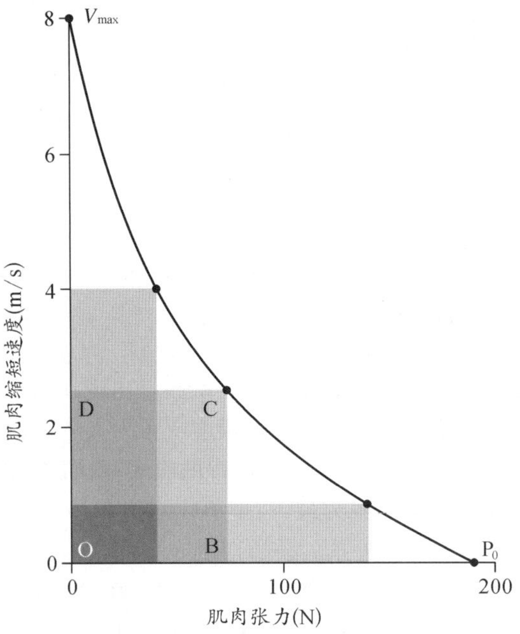

图2-29 张力-速度关系曲线

面积OBCD表示最大输出功率,此时收缩速度和负荷的匹配为最佳,另外两个长方形表示,当收缩速度过快,或负荷过重时,肌肉的输出功率减小

2. *后负荷对肌肉收缩的影响——张力-速度关系曲线* 在离体肌肉标本实验中,如果将肌肉的前负荷固定在最适前负荷,而逐渐增加后负荷,使肌肉作等张收缩时,随着后负荷的增加,肌肉收缩的潜伏期延长,收缩持续的时间缩短,缩短的速度降低,缩短的幅度减小。将肌肉在不同后负荷条件下所产生的张力与缩短速度的关系绘成曲线,即为张力-速度关系曲线(tension-velocity relation curve),见图2-29。

从张力-速度关系曲线可知:① 在后负荷逐渐增加的条件下,肌肉收缩产生的张力逐渐增大,而缩短的速度则逐渐减小,两者在一定范围内呈反变关系。② 当后负荷增加到肌肉收缩的最大张力时,肌肉不出现缩短,缩短速度为零,即曲线上P_0的位置。P_0为肌肉收缩所能产生的最大张力,是测定肌肉收缩能力的指标之一。③ 当后负荷为零时,缩短速度达到最大,称为肌肉的最大缩短速度(maximum shortening velocity, V_{max}),也是一个测量肌肉收缩能力的指标。肌肉缩短速度为V_{max}时,表现为等张收缩;随着后负荷的增大,肌肉表现为先等长收缩后等张收缩;当后负荷增加到P_0时,肌肉长度不再缩短,表现为等长收缩。

曲线上每一点的收缩速度与后负荷(张力)的乘积,即该点与坐标轴形成的矩形的面积,是肌肉克服相应后负荷的输出功率。比较各点的输出功率会发现,只有在适当的后负荷时,肌肉才能产生最大输出功率。例如,某人将一批货物从O点搬运至B点,如果每次搬运的重量(负荷)和行走的速度适当,其骨骼肌输出功率接近或达到最大,就可以在最短时间内完成工作。

3. *肌肉收缩能力对肌肉收缩的影响* 影响肌肉收缩效率的肌肉内部功能状态称为肌肉收缩能力(contractility),是肌肉本身的功能特性,与前、后负荷无关。肌肉收缩能力的改变既可以影响肌肉收缩产生的张力大小,也可以影响肌肉收缩的缩短速度。肌肉收缩能力受到内环境变化、神经体液调节因素、疾病和药物等影响,继而影响肌肉收缩效能。例如,缺血缺氧、pH降低、代谢降低等都可使肌肉收缩能力减弱,从而使肌肉收缩产生的张力下降,缩短速度减慢,表现为长度-张力关系曲线下移,张力-速度关系曲线左下移。相反,胞内Ca^{2+}增加、咖啡因、肾上腺素等因素则可加强肌肉收缩的效率。由此可见,良好的肌肉功能状态是肌肉高效收缩的重要条件。

(四)骨骼肌疾病

骨骼肌内环境的稳定是保证正常收缩的基本条件。许多疾病能影响骨骼肌的收缩,大多是神经系统的功能异常所致。例如,小儿麻痹症是脊髓灰质炎病毒破坏脊髓运动神经元,导致骨骼肌瘫痪,严重者可死于呼吸衰竭。其他的骨骼肌疾病有:

1. *肌肉痉挛* 肌肉痉挛(muscle spasm)主要表现为不自主的肌肉强直收缩,肌细胞的动作电位频率可高达300 Hz以上,其产生原因可能与神经及肌肉细胞外液的电解质失衡有关,特别是细胞外液的低渗。

2. *低钙抽搐* 低钙抽搐(hypocalcemic tetany)表现为细胞外液Ca^{2+}浓度下降而导致的肌肉痉挛。由于细胞外液Ca^{2+}浓度下降,肌细胞对Na^+通道的通透性增加,Na^+内流使得细胞去极化,静息电位与阈电位的差距减小,细胞兴奋性增高并且产生自发的兴奋,从而导致肌肉痉挛。

3. *肌营养不良* 肌营养不良(muscular dystrophy)是一种发病率较高的X染色体连锁隐性遗传性疾病,主要发病于男孩。该基因的异常导致其表达的抗肌萎缩蛋白缺失或功能异常,该蛋白存在于正常肌细胞膜的内侧面,参与维持肌膜结构的完整性,以及离子通道、肌原纤维等在收缩变形之后的恢复。该病主要表现为骨骼肌和心肌的进行性变性,收缩力下降。最后,患者由于呼吸衰竭和心力衰竭而死亡。

4. *重症肌无力* 重症肌无力(myasthenia gravis)的临床表现以进行性肌肉疲劳和收缩力减弱为主要特征。病因是由于自身免疫机制的紊乱，机体产生了 ACh 受体蛋白的抗体，使神经肌肉接头的终板膜 ACh 受体减少。因此尽管神经冲动和 ACh 的释放量正常，但 EPP 显著下降，以致不能引起肌细胞兴奋。

三、平滑肌

平滑肌(smooth muscle)是构成呼吸道、消化道、泌尿生殖器官及血管壁等的主要成分。

平滑肌具有两个基本特征：① 缺乏骨骼肌和心肌所具有的横纹(这是“平滑”肌名称的由来)。② 支配平滑肌的神经是自主神经而不是躯体神经。因此，在正常条件下，平滑肌不受直接的意识控制，是非随意肌。平滑肌和骨骼肌一样，也是通过横桥的摆动使细肌丝向粗肌丝滑行而进行收缩，并且也是由 Ca^{2+}控制横桥的活动。但是在肌丝的组织结构和兴奋-收缩偶联过程方面，平滑肌和骨骼肌有显著不同。

(一) 平滑肌的分类

根据平滑肌细胞膜的电学特性，可以把平滑肌分为以下两种类型。

1. 单个单位平滑肌　单个单位平滑肌(single-unit smooth muscle)也称为内脏平滑肌(visceral smooth muscle)。消化道、子宫、输尿管和小直径血管的平滑肌都属于单个单位平滑肌。单个单位平滑肌的每个细胞都通过缝隙连接和邻近的细胞相沟通，动作电位可以通过缝隙连接从一个细胞直接扩布到另一个细胞，因此，单个单位平滑肌各细胞的电和机械活动都是同步的，即整个平滑肌作为一个单位对刺激起反应(功能性合胞体作用)。少数单个单位平滑肌细胞可产生自发性动作电位，具有自律性，神经末梢往往只分布在具有起步点作用的很小区域，可对牵拉刺激起反应，进而引发整块平滑肌的收缩。

2. 多个单位平滑肌　大气道、大动脉、虹膜、睫状肌及贴附到皮肤毛囊的平滑肌纤维都属于多个单位平滑肌(multiunit smooth muscle)。这类平滑肌细胞之间没有或很少有缝隙连接，每个肌纤维的反应都是独立的。多个单位平滑肌具有丰富的自主神经支配。整个肌肉的收缩强度取决于被兴奋的肌纤维的数目和刺激的频率。多个单位平滑肌几乎不表现肌纤维间的扩布电活动，也不产生自发性电活动。

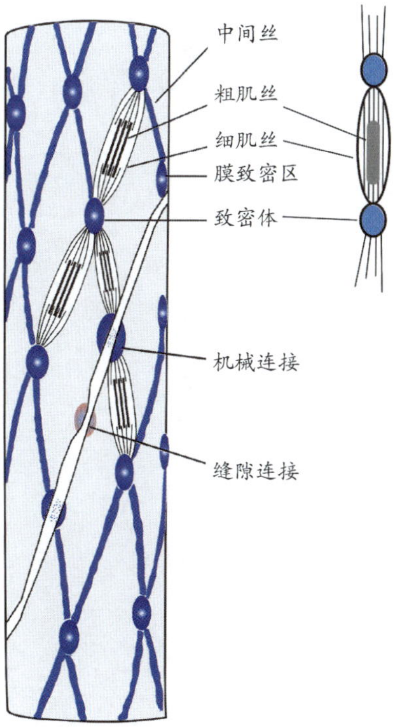

图 2-30　平滑肌结构示意图

(二) 平滑肌细胞的结构特点

平滑肌细胞呈纺锤形，长 40~600 μm，直径 2~10 μm。如图 2-30 所示，平滑肌细胞的显著特点是细胞内存在细胞骨架，包含分散在细胞内的致密体(dense body)、固定在细胞膜内侧的致密斑和连接二者的中间丝。致密体和致密斑的功能相当于骨骼肌细胞的 Z 线，充当细肌丝的附着点并传递张力。相邻细胞的收缩装置通过膜致密斑之间的连接进行机械耦合，因此肌细胞收缩产生的张力可在细胞间传递。平滑肌细胞之间还存在缝隙连接，有利于电和化学信号的传递。

平滑肌细胞缺乏类似骨骼肌细胞的 T 管结构，但其肌膜形成纵向排列的微小囊状内袋，增加了细胞的表面积与体积之比，并与胞质中的肌质网紧密相对。平滑肌细胞肌质网上的 Ca^{2+}通道包括雷诺丁受体(RyR)和 IP_3门控 Ca^{2+}通道，Ca^{2+}内流导致细胞内 Ca^{2+}浓度局部增加或细胞内第二信使如 IP_3可分别激活这两类 Ca^{2+}通道，共同参与平滑肌细胞肌质网的钙释放。

与骨骼肌细胞的粗细肌丝比例(1∶2)不同，平滑肌细胞的粗肌丝散在于细肌丝之间，其数量仅为细肌丝的 7%~10%。粗肌丝肌球蛋白横桥头部的 ATP 酶活性较骨骼肌低 10~100 个数量级，因此平滑肌的收缩比骨骼肌慢得多。细肌丝具有与骨骼肌相似的肌动蛋白和原肌球蛋白，缺乏肌钙蛋白，但含有钙调蛋白(CaM)。产生最大张力的平滑肌最适长度的范围较大，这与平滑肌细胞的生理功能相适应。因为平滑肌主要构成中空器官，平滑肌细胞易受器官容积变化而改变长度。例如，膀胱充盈尿液时，容积明显增加，平滑肌细胞的长度明显增加，但此时膀胱壁的平滑肌纤维仍能收缩产生张力。这种情况如果发生在骨骼肌，粗、细肌丝之间可能早已不再重叠。

(三) 平滑肌的收缩机制

平滑肌收缩也是由胞质 Ca^{2+}浓度升高所致。与骨骼肌胞质中 Ca^{2+}完全由肌质网释放不同，平滑肌胞质内的 Ca^{2+}既可由肌质网释放，也可能来源于细胞外的 Ca^{2+}内流。化学信号或牵张刺激使平滑肌细胞产生动作电位，通过兴奋-收缩偶联使胞质中 Ca^{2+}浓度升高，主要从细胞膜上的电压门控通道或机械门控通道内流，仅小部分通过 RyR 自肌质网中释放。在不产生动作电位的情况下，化学信号也可直接激活 G 蛋白偶联受体 PLC - IP_3通路，IP_3通过肌质网膜上

IP_3R介导肌质网释放 Ca^{2+},导致胞质内 Ca^{2+}浓度升高。平滑肌舒张时,胞质内 Ca^{2+}依赖肌质网膜上钙泵的回摄,细胞膜上 Na^+- Ca^{2+}交换体和钙泵也能将部分 Ca^{2+}转运出细胞,从而降低细胞内 Ca^{2+}浓度。

目前认为,平滑肌的横桥只有磷酸化,才能触发肌丝滑行。平滑肌细胞胞质 Ca^{2+}浓度升高时,触发下列过程:① Ca^{2+}与胞质中的 CaM 相结合,形成 Ca^{2+}- CaM 复合物;② Ca^{2+}- CaM 复合物活化胞质中的肌球蛋白激酶(myosin light chain kinase, MLCK);③ 活化的 MLCK 分解 ATP,使横桥头部的肌球蛋白轻链磷酸化;④ 磷酸化的横桥和肌动蛋白相互作用,横桥摆动,产生张力和肌纤维缩短。当胞质中 Ca^{2+}浓度降低时,MLCK 失活,肌球蛋白轻链磷酸酶(myosin light chain phosphatase, MLCP)使肌球蛋白脱磷酸化,导致横桥与肌动蛋白分离,平滑肌舒张。

(四)平滑肌收缩的控制

平滑肌的收缩活动受自主神经末梢释放的神经递质的控制。与骨骼肌纤维不同,平滑肌没有特化的运动终板。自主神经节后神经元的轴突末梢接近平滑肌时,分成许多分支,每一分支具有许多膨大的结构,称为曲张体(varicosity)。每一曲张体含有许多充满神经递质的囊泡。当动作电位到达轴突末梢时,曲张体释放递质,使平滑肌发生去极化或超极化。而支配骨骼肌的运动神经末梢只能使骨骼肌兴奋,而不能使其抑制。

同一递质作用平滑肌上不同的受体亚型可产生不同的反应。例如,由大多数交感节后神经元释放的去甲肾上腺素与血管平滑肌上的 α_1受体结合,引起平滑肌收缩;与肠道平滑肌上的 α_2受体结合,引起平滑肌舒张。平滑肌的活动还受激素的调节。激素与受体相结合,使通道开放或关闭,可导致膜电位发生改变或影响 Ca^{2+}释放,使平滑肌收缩或舒张。

(柏 林 梁玲利 霍福权)

二维码 2-3 思政:冯德培院士在骨骼肌神经肌肉接头兴奋传递方面的重要贡献

二维码 2-4 第二章思考题

第三章 血液

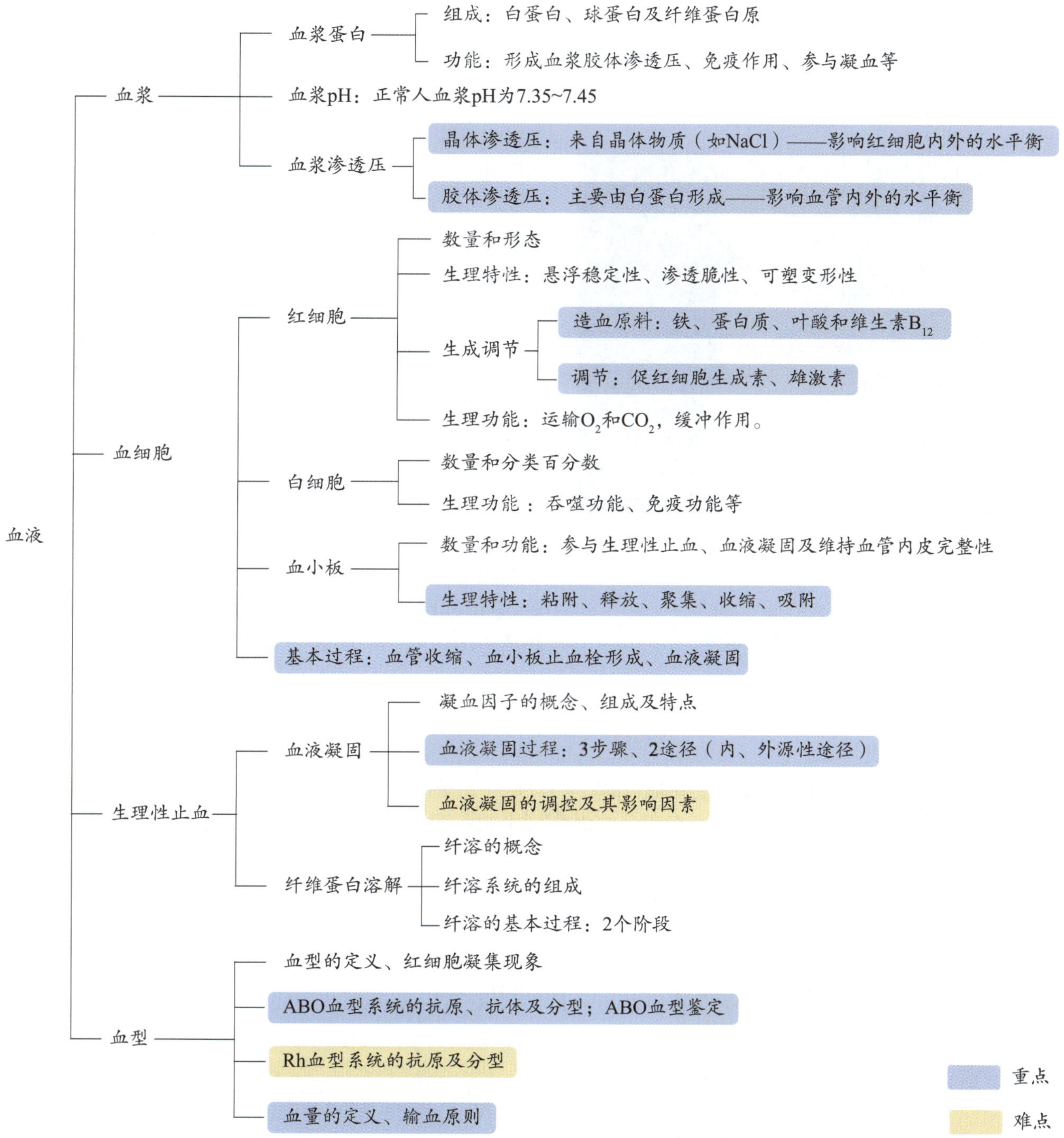

血液（blood）是一种流体组织，由血细胞（blood cell）和血浆（plasma）两部分组成。血液通过心血管系统不停地循环流动，为全身各组织细胞提供必要的 O_2 和营养物质，同时将组织细胞产生的代谢产物运输至排泄器官排出体外；血液具有缓冲功能，它含有多种缓冲物质，可以缓冲酸性代谢产物引起的 pH 变化；血液中水的比热容较大，在体温升高或降低时可以吸收或释放大量的热量，有利于维持体温的相对稳定。此外，血液还参与生理止血功能和机体防御功能。当血液总量或组织、器官的血流量不足时，可引起组织器官功能障碍，严重时危及生命。临床上很多疾病可导致血液成分或性质发生特征性变化，因此血液学检查具有重要的临床诊断意义。

第一节 血液的组成和理化特性

一、血液与内环境的关系

人和动物体内含有大量液体,包括水分和溶解于其中的各种物质。人体大部分细胞并不与外环境直接接触,而是生活在体内的液体环境之中。体液(body fluid)是机体内所有液体的总称。正常成年人的体液量约占体重的60%。其中40%存在于细胞内,称细胞内液(intracellular fluid),是细胞内进行各种生物化学反应的场所。另外20%存在于细胞外,称细胞外液(extracellular fluid),包括血浆(约占体重5%)、组织液(约占体重15%)及脑脊液、淋巴液和腔膜内液等。细胞外液是细胞直接生活的场所,也是机体的**内环境**(internal environment)。各部分体液既彼此隔开,又互相沟通。组织液直接浸浴全身组织细胞,供给细胞以 O_2 和营养物质,并接纳细胞代谢产物。血浆在心血管系统中不断循环流动,是内环境中最活跃的部分,一方面与组织液进行物质交换;另一方面又通过肺、肾、消化器官等与外环境沟通,摄取 O_2 和营养物质,排出代谢产物(图3-1)。正常情况下,细胞外液化学成分(水、电解质、气体、糖、蛋白质等)和理化特性(温度、渗透压、酸碱度等)保持相对稳定的状态,称为**稳态**(homeostasis)。稳态是细胞进行正常生命活动的必要条件,如果稳态遭到破坏,组织细胞的正常新陈代谢和生理功能就会出现紊乱,甚至引起疾病。

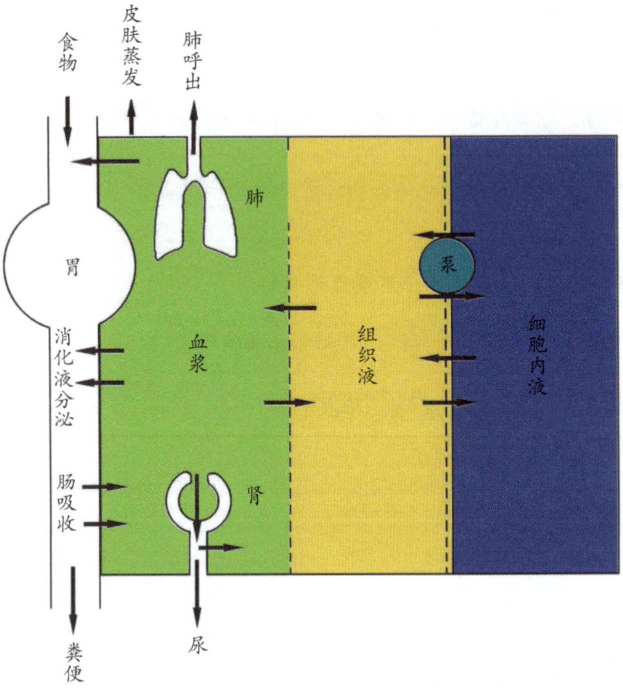

图3-1 体液的分布与交换

二、血液的组成和理化特性

(一)血液的组成

血液是由血浆和悬浮于其中的血细胞组成(图3-2)。取一定量的血液,经抗凝处理后,置于刻度管(如比容管)中,以3 000 r/min的转速离心30 min,由于各组分的比重不同,血细胞将与血浆分开,上层浅黄色的是血浆,下层深红

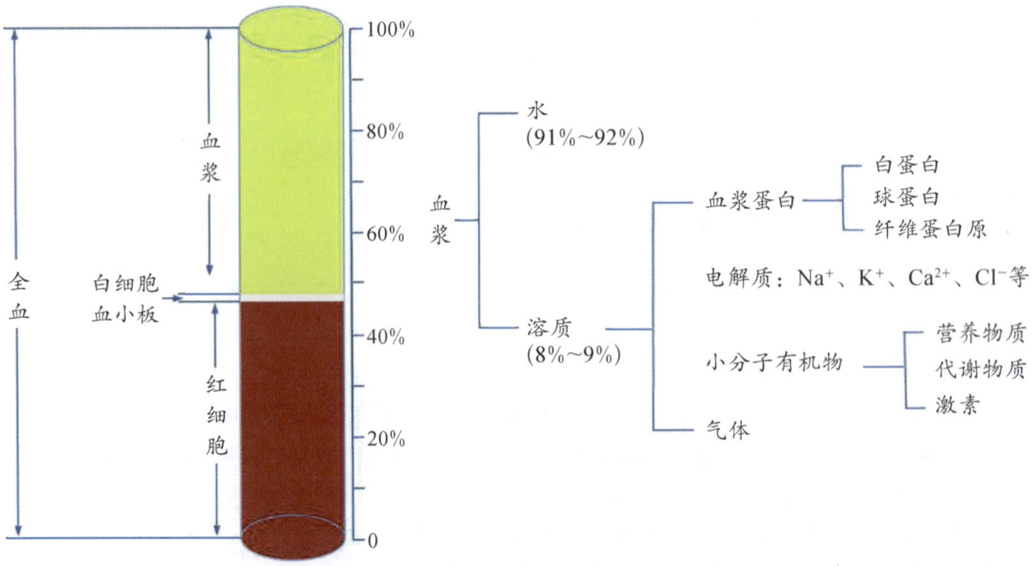

图3-2 血液的组成

色不透明的是红细胞，中间有一薄层白色不透明的是白细胞和血小板（占总容积的0.15%～1%）。血细胞在全血中所占的容积百分比称为**血细胞比容**（hematocrit）。由于白细胞和血小板在血细胞中所占的容积比例很小，故可将血细胞容积近似看成红细胞容积，所以血细胞比容也称为红细胞比容，可反映红细胞数量和血浆相对量。正常人的血细胞比容值是：成年男性为40%～50%，成年女性为37%～48%，新生儿约为55%。严重脱水患者血细胞比容增加，而某些贫血患者的血细胞比容降低。

血浆的主要成分有水、蛋白质、小分子物质和一些气体。血浆中含水分在90%以上，小分子物质约占血浆总量的2%，包括多种电解质（表3-1）和小分子有机物，如营养物质、代谢产物和激素等。

表3-1 人体各部分体液中电解质的含量（引自 Greger R 等，1996） （单位：mmol/L）

正离子	血　浆	组织液	细胞内液	负离子	血　浆	组织液	细胞内液
Na^+	142	145	12	Cl^-	104	117	4
K^+	4.3	4.4	139	HCO_3^-	24	27	12
Ca^{2+}	2.5	2.4	<0.001（游离）[1]	$HPO_4^{2-}/H_2PO_4^-$	2	2.3	29
Mg^{2+}	1.1	1.1	1.6（游离）[1]	蛋白质[2]	14	0.4	54
				其他	5.9	6.2	53.6
总计	149.9	152.9	152.6	总计	149.9	152.9	152.6

[1] 表示游离 Ca^{2+} 和 Mg^{2+} 的浓度；[2] 蛋白质以当量浓度（mEq/L）表示，而不是物质的摩尔浓度

血浆蛋白（plasma protein）是血浆中各种蛋白质的总称。用盐析法可将血浆蛋白分为白蛋白（albumin）、球蛋白（globulin）和纤维蛋白原（fibrinogen）等三大类；用电泳法可将球蛋白再分为α_1、α_2、β、γ等球蛋白；用分辨率更高的免疫电泳法可以将血浆蛋白进一步分为至少120个组分。正常成人血浆蛋白总量为65～85 g/L，其中白蛋白为40～48 g/L，球蛋白为15～30 g/L。白蛋白和大多数球蛋白主要由肝脏产生（γ-球蛋白由浆细胞产生）。肝脏疾病时常导致血浆蛋白合成减少，出现白蛋白/球蛋白比值下降。血浆蛋白的功能主要有以下几个方面：① 形成血浆胶体渗透压，调节血管内外水的分布。② 作为载体运输脂溶性物质，与血液中低分子质量物质（如某些激素、各种正离子等）可逆性结合，防止这些物质从肾脏丢失。③ 参与生理性止血、血液凝固及纤维蛋白溶解等过程。④ 缓冲血浆中可能发生的酸碱变化以保持血液pH相对稳定。⑤ 参与机体免疫反应，抵御病原微生物。⑥ 营养功能。几种重要血浆蛋白及其功能详见二维码3-1。

二维码3-1
几种重要血浆蛋白及其功能

（二）血液的理化性质

1. *血液比重*　正常人全血的比重为1.050～1.060，主要取决于血液中的红细胞数量，红细胞数量越多，全血比重越大；血浆的比重为1.025～1.030，取决于其中的血浆蛋白的含量；红细胞的比重为1.090～1.092，红细胞比重和细胞内血红蛋白的含量呈正相关。利用红细胞与血浆比重的差异，可进行血细胞比容、红细胞沉降率的测定，以及红细胞与血浆的分离等。

2. *血液黏滞度*　液体的黏滞度（viscosity）简称为黏度，主要源于液体流动过程中内部分子或颗粒之间的相互摩擦。通常在体外通过测定血液或血浆相对于水的黏度来反映其大小。全血相对黏度为4～5，主要取决于血细胞比容，严重贫血患者的血液黏度降低；血浆相对黏度为1.6～2.4，主要取决于血浆蛋白的含量，大面积烧伤患者的血浆中水分大量渗出，血液浓缩，导致黏度增加。血流缓慢时，红细胞可发生叠连，使血液的黏度增大。血液的黏度是形成血流阻力的重要因素。在人体内，如果微循环中的血流速度因某种疾病而显著减慢时，红细胞便发生叠连或聚集，血液黏度增加，血流阻力增大，影响血液循环的正常进行。

3. *血浆渗透压*　在生物体内，渗透压通常指一种液体所具有的吸引水分子透过单位面积半透膜的力量，它是一种压强的概念，故单位是mmHg或kPa。一种溶液渗透压（osmotic pressure）的高低与单位体积溶液中溶质颗粒数目的多少呈正相关，而与溶质的种类、形状及颗粒的大小无关。因此，渗透压的大小也可用溶质浓度（mmol/L）来反映。血浆总渗透压约为300 mmol/L［即300 mOsm/kg·H_2O，约相当于770 kPa（5 775 mmHg）］。血浆渗透压主要来自溶解于其中的晶体物质，特别是电解质。由晶体物质所形成的渗透压称为**晶体渗透压**（crystal osmotic pressure），80%来自Na^+和Cl^-。由于血浆与组织液中晶体物质的浓度非常接近，所以两者晶体渗透压基本相等。由血浆蛋白质形成的渗透压称为**胶体渗透压**（colloid osmotic pressure），主要由白蛋白形成，不超过1.5 mOsm/kg·H_2O，约相当于3.3 kPa（25 mmHg）。组织液中蛋白质很少，所以组织液的胶体渗透压低于血浆胶体渗透压。

血浆和组织液中的晶体物质绝大部分不易透过细胞膜,其形成的细胞外液晶体渗透压对保持细胞内外的水平衡和维持细胞形态极为重要。当血浆晶体渗透压降低时,水分进入红细胞增多,红细胞出现膨胀继而破裂溶血。晶体渗透压增高时,红细胞则出现脱水皱缩。血浆蛋白一般不能透过毛细血管壁,它所形成的血浆胶体渗透压对血管内外水平衡有重要作用。肝、肾脏疾患或营养不良时,血浆白蛋白明显减少,血浆胶体渗透压明显降低,血管内水分渗入组织间隙,组织液生成过多,出现组织水肿。

溶液的渗透压与血浆渗透压相等或相近称为等渗溶液(isoosmotic solution),如0.9%NaCl溶液,又称生理盐水。不同物质的等渗溶液不一定都能使红细胞保持正常体积和形态。能使悬浮于其中的红细胞保持正常体积和形状的盐溶液称为等张溶液(isotonic solution)。这里的"等张"是指溶液中不能透过细胞膜的溶质颗粒所形成的渗透压。例如,NaCl不能自由通过细胞膜,所以0.9%NaCl溶液既是等渗溶液,也是等张溶液;尿素可以自由通过细胞膜,故1.9%尿素溶液虽与血浆等渗,但红细胞置于其中后会发生溶血,所以不是等张溶液。

4. 血浆pH　正常人血浆pH为7.35~7.45。血浆pH主要取决于血浆中的缓冲对$NaHCO_3/H_2CO_3$,通常这一比值为20。此外,还有其他缓冲对,如蛋白质钠盐/蛋白质、Na_2HPO_4/NaH_2PO_4。红细胞尚有KHb/Hb、$KHbO_2/HbO_2$、K_2HPO_4/KH_2PO_4、$KHCO_3/H_2CO_3$等缓冲对,共同构成血液内有效的缓冲系统,参与维持血浆pH的恒定。一般酸碱性物质进入血液时,血浆中的缓冲系统可有效减轻酸碱物质对血浆pH的影响,特别是在肺和肾不断排出体内过多的酸碱物质的情况下。血浆pH的波动范围一般很小。

第二节　血细胞生理

一、血细胞的生成

血细胞的生成过程称为造血(hematopoiesis)。在个体的发育过程中,造血中心不断发生变迁:在胚胎发育的早期由卵黄囊造血;胚胎第2个月开始肝、脾造血;第4个月以后肝、脾的造血活动逐渐减少而骨髓开始造血并且逐渐增强;到出生时几乎完全靠骨髓造血。当机体造血需要增加时,肝、脾可再参与造血以补充骨髓造血的不足,此时的骨髓外造血具有代偿作用。儿童到4岁以后,骨髓腔的增长速度已超过造血组织增加的速度,脂肪细胞逐渐填充多余的骨髓腔。到18岁左右,只有脊椎骨、髂骨、肋骨、胸骨、颅骨和长骨近端骨骺处才有造血骨髓,但骨髓组织的总量已很充足。成年人出现骨髓外造血是造血功能紊乱的表现。造血中心的迁移依赖于造血组织中造血微环境(hematopoietic microenvironment)的形成。

造血微环境是指机体内造血过程中造血干细胞定殖、分化、发育和成熟所必需的特殊场所,它包括造血组织内的基质细胞(stromal cell)、基质细胞分泌的细胞外基质(extracellular matrix, ECM)和多种造血调节因子,以及进入造血组织的神经和血管。造血微环境在血细胞成熟的全过程中起着调控、诱导和支持作用,造血微环境的改变可导致机体造血功能异常。

各类血细胞的发育成熟是一个连续而又分阶段的造血过程(图3-3)。首先是造血干细胞(hematopoietic stem cells)阶段,处于这一阶段的造血细胞具有自我复制和多向分化的能力,既能通过自我更新以保持本身数量的稳定,又能分化形成各系定向祖细胞;第2个阶段是定向祖细胞(committed progenitors cells)阶段,处于这个阶段的造血细胞已经限定了进一步分化的方向,它们可以区分为红系集落形成单位(CFU-E)、粒-单核系集落形成单位(CFU-GM)、巨核系集落形成单位(CFU-MK)和淋巴系集落形成单位(CFU-L);第3个阶段是形态上可辨认的前体细胞(precursors)阶段,此时的造血细胞已经发育成为形态上可以辨认的各系幼稚细胞,进一步分化发育为具有特殊功能的各类成熟血细胞,有规律地释放进入血液循环。

二维码3-2
造血干细胞移植

造血干细胞移植是大部分血液恶性肿瘤、重症骨髓衰竭性疾病及部分先天遗传代谢性疾病的最有效根治手段,详见二维码3-2。

二、红细胞生理

(一)红细胞的形态和数量

正常的成熟红细胞(erythrocyte或red blood cell, RBC)呈双凹圆碟形,无细胞核和线粒体,内含血红蛋白(hemoglobin, Hb),直径为7~8 μm,周边最厚处约2.5 μm,中央最薄处约1 μm,体积约90 $μm^3$,表面积与体积之比较大,有利于气体交换和变形。

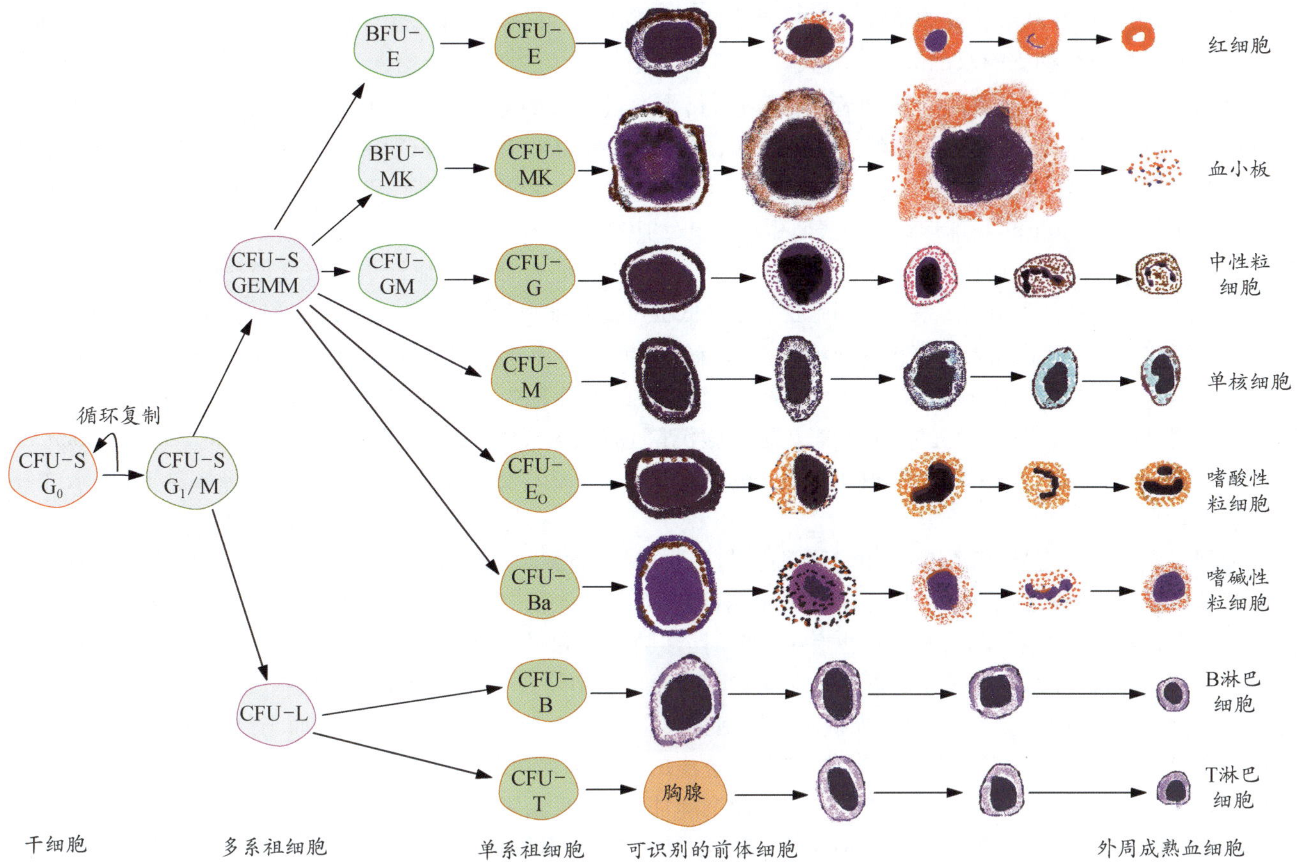

图 3-3 血细胞生成模式图

CFU-S：脾集落形成单位；CFU-GEMM：粒红巨核巨噬系集落形成单位；BFU-E：红系爆式集落形成单位；CFU-E：红系集落形成单位；BFU-MK：巨核系爆式集落形成单位；CFU-MK：巨核系集落形成单位；CFU-GM：粒单系集落形成单位；CFU-G：粒系集落形成单位；CFU-M：巨噬系集落形成单位；CFU-Eo：嗜酸系集落形成单位；CFU-Ba：嗜碱性集落形成单位；CFU-L：淋巴系集落形成单位；CFU-B：B 细胞集落形成单位；CFU-T：T 细胞集落形成单位；G_0：G_0期；G_1/M：G_1期/M 期

红细胞是血液中数量最多的血细胞，我国正常成年男性红细胞计数为(4.0~5.5)×10^{12}/L，平均5.0×10^{12}/L；女性为(3.5~5.0)×10^{12}/L，平均 4.2×10^{12}/L；新生儿在 6.0×10^{12}/L 以上。正常成年男性血红蛋白浓度为 120~160 g/L，女性为 110~150 g/L，新生儿(5 d 内)较高，可达 200 g/L 以上，6 月龄时降至最低值，1 岁以后又逐渐升高，到青春期接近成人水平。妇女在妊娠后期由于血浆量的相对增多，单位容积血液中红细胞数减少。长期居住高原的居民红细胞数和血红蛋白量均高于海平面的居民。

（二）红细胞的功能

红细胞的主要功能是运输 O_2和 CO_2。在血液中，由红细胞运输的 O_2约为溶解于血浆中 O_2的65 倍。红细胞的双凹圆碟形使气体交换面积较大，由细胞中心到细胞表面的距离较短，因此气体进出红细胞的扩散距离也较短，有利于 O_2和 CO_2的跨膜转运。红细胞运输 O_2的功能是靠细胞内的血红蛋白来实现的，一旦红细胞破裂，血红蛋白逸出，即丧失运输 O_2的功能。每克血红蛋白能结合 1.39 mL O_2，因此，正常男性每 100 mL 血液的血红蛋白能携带 O_2约 21 mL，女性约 19 mL。CO 与血红蛋白的亲和力大于 O_2，CO 中毒时，极易形成 HbCO，降低血红蛋白携氧能力，机体出现缺氧损伤。

在红细胞的参与下，血液运输 CO_2的量约为溶解于血浆中 CO_2的 18 倍。红细胞内含有丰富的碳酸酐酶，后者能使 CO_2和 H_2O 之间的可逆反应速度加快数千倍。从组织扩散进入血液的大部分 CO_2与红细胞内的 H_2O 发生反应，生成 H_2CO_3。血液中 88%的 CO_2以 HCO_3^-的形式运输，7%以氨基甲酸血红蛋白的形式运输(详见第五章呼吸生理)。

此外，红细胞内有多种缓冲对，具有一定缓冲酸碱度改变的能力。

（三）红细胞的生理特性

红细胞膜是以脂质双分子层为骨架的半透膜，O_2 和 CO_2、尿素等脂溶性物质可以自由通过，负离子(如 Cl^-、HCO_3^-)较易通过，而正离子很难通过。红细胞内 Na^+浓度远低于细胞外，而 K^+浓度远高于细胞外，这种细胞内外的 Na^+、K^+浓度差依靠细胞膜上 Na^+-K^+泵的活动来维持的。低温储存较久的血液，红细胞代谢几乎停止，Na^+-K^+泵不能活动，血浆中 K^+浓度较高。红细胞通过从血浆中摄取葡萄糖，经糖酵解和磷酸戊糖旁路产生能量，主要用于细胞膜上 Na^+-K^+

泵的活动,也用于保持红细胞膜的完整性及双凹圆碟形。红细胞有可塑变形性、悬浮稳定性和渗透脆性等生理特性,这些功能和特性都与红细胞的双凹圆碟形有关。

1. 可塑变形性　红细胞在全身血管中循环运行,当通过狭小的毛细血管或血窦孔隙(脾窦内皮细胞的裂隙仅 0.5 μm)时,红细胞发生变形才能通过,然后恢复原形,这种特性称为可塑变形性(plastic deformability)。红细胞变形能力受三方面因素的影响:① 表面积与体积的比值:该比值越大变形能力越强,正常双凹圆碟形红细胞体积约为 90 μm^3,表面积约为 140 μm^2。球形红细胞表面积较小,仅约100 μm^2。较大的表面积/体积之比使得正常红细胞在遇到外力时易于发生变形。② 红细胞内的黏度:黏度愈大其变形能力愈小。红细胞内血红蛋白浓度增高或变性,黏度将增大,变形能力降低。③ 红细胞膜弹性:衰老红细胞膜弹性降低也可使红细胞变形能力降低,不易通过狭窄孔隙而被破坏。

2. 悬浮稳定性　将加入抗凝剂的血液置于血沉管中垂直静置,红细胞会因比重大而下沉,但正常情况下红细胞下沉的速度非常缓慢。红细胞能相对稳定地悬浮于血浆中的特性称为悬浮稳定性(suspension stability)。通常以红细胞在第 1 小时末在血浆中下沉的距离表示红细胞沉降速度,称为红细胞沉降率(erythrocyte sedimentation rate, ESR),简称血沉。以魏氏法检测血沉,成年男性正常值为0~15 mm/h,女性为 0~20 mm/h。沉降率越大,表示红细胞悬浮稳定性越小。

红细胞在血浆中具有悬浮稳定性是由于红细胞与血浆之间的相互摩擦阻碍了红细胞下沉。红细胞在血浆中下沉的速度与其表面积/体积之比有关,双凹圆碟形的红细胞表面积与体积之比较大,与血浆的相互接触作用大,所产生的摩擦力也较大,因此红细胞下沉缓慢。某些疾病(如活动性肺结核和风湿热等)血沉加快,主要原因是红细胞发生了叠连(rouleaux formation)。红细胞叠连是指多个红细胞以凹面相贴串联在一起的现象。红细胞叠连后,总表面积与体积之比减小,与血浆摩擦减低,从而使血沉加快。红细胞叠连主要取决于血浆成分的变化,而与红细胞本身无关。若将血沉加快患者的红细胞放入正常人的血浆中,则形成叠连的程度和血沉的速度并不加快;反之,若将正常人的红细胞置于血沉较快患者的血浆中,红细胞很快发生叠连而沉降加快,说明促使红细胞发生叠连的因素在血浆中。通常血浆中球蛋白、纤维蛋白原及胆固醇含量增多时,可加速红细胞叠连和沉降率;血浆中白蛋白、卵磷脂含量增多时,则抑制红细胞叠连,沉降率减慢。血沉测定可作为临床某些疾病的辅助诊断指标。

3. 渗透脆性　红细胞的渗透脆性(osmotic fragility)是指红细胞在低渗盐溶液中膨胀、破裂的特性。将正常红细胞悬浮于渗透压逐渐递减的一系列 NaCl 溶液中,水在渗透压差的作用下进入细胞,红细胞逐渐膨胀,当体积增加到 30%时,红细胞变成球形,体积增加到 45%~60%时,红细胞会破裂而发生溶血,这一现象表明红细胞对低渗盐溶液有一定抵抗力。正常人的红细胞一般在 0.42%的 NaCl 溶液中开始出现溶血,在 0.35%的 NaCl 溶液中完全溶血。在某些溶血性疾病患者,红细胞开始溶血及完全溶血的 NaCl 溶液浓度均比正常人高,表明红细胞的渗透抵抗力减小而渗透脆性增加。若红细胞膜对低渗盐溶液抵抗力小,表示渗透脆性大,如衰老红细胞、球形红细胞等在低渗盐溶液中容易破裂。

(四) 红细胞的生成及其调节

在成年人,红骨髓是生成红细胞的唯一场所。红细胞生成是从造血干细胞开始的,经多系造血祖细胞、红系定向祖细胞(从 BFU-E 到 CFU-E)、原红细胞、早幼红细胞、中幼红细胞、晚幼红细胞、网织红细胞,最后生成成熟的红细胞。在原红细胞到中幼红细胞阶段经历3~4次有丝分裂,每次有丝分裂约持续 1 d,网织红细胞在骨髓中停留约 2 d,因此,由原红细胞发育至网织红细胞并释放入血,需要 6~7 d。一个原红细胞可产生约 16 个成熟红细胞。血红蛋白的合成从原红细胞大量摄取铁开始,持续到网织红细胞释放入血。

1. 红细胞生成所需物质　在红细胞的发育、成熟过程中,核内 DNA 的合成对于细胞分裂及血红蛋白的合成起重要作用。DNA 的合成必须有叶酸和维生素 B_{12}作为核苷酸合成的辅因子。蛋白质和铁是合成血红蛋白的基本原料。此外,红细胞生成还需要氨基酸,维生素 B_6、B_2、C、E 和微量元素铜、锰、钴、锌等的参与。

(1) 铁:储存在铁蛋白中的 Fe^{3+}先还原成 Fe^{2+},脱离铁蛋白后与血浆中的转铁蛋白结合,将 Fe^{2+}运送至幼红细胞。每分子转铁蛋白可以运送 2 个 Fe^{2+}。

(2) 叶酸:食物中的叶酸以蝶酰单谷氨酸的形式进入小肠黏膜细胞,在双氢叶酸还原酶的催化下,形成四氢叶酸,进入组织细胞后转变为多谷氨酸盐才能参与 DNA 合成。叶酸的活化需要维生素 B_{12}的参与,因此维生素 B_{12}缺乏时,叶酸的利用率下降,可导致叶酸的相对不足。体内叶酸储存量为 5~20 mg,每天需要量为 200 μg,叶酸摄入不足或吸收障碍时,3~4 个月即表现出叶酸缺乏,影响红细胞的有丝分裂,DNA 合成减少,幼红细胞分裂增殖减慢,红细胞体积增大,出现巨幼红细胞性贫血。

(3) 维生素 B_{12}:维生素 B_{12}存在于动物食品中,吸收有赖于胃黏膜壁细胞分泌的内因子的参与。内因子与维生素

B_{12}结合，形成内因子-维生素 B_{12}复合物，保护维生素 B_{12}不受消化酶破坏，并通过与回肠上皮细胞膜上的特异性受体结合，促进维生素 B_{12}在回肠远端吸收。当胃大部分切除或胃腺黏膜细胞受损伤，内因子分泌减少或体内产生抗内因子的抗体时，可发生维生素 B_{12}吸收障碍，影响叶酸的利用，也表现出巨幼红细胞性贫血。体内储存的维生素 B_{12}的量为 4~5 mg，而红细胞生成每天仅需 2~5 μg，故维生素 B_{12}吸收发生障碍，一般在 3~4 年后才出现贫血。

2. 红细胞生成的调节　正常情况下，红细胞的生成与破坏处于动态平衡，血液中红细胞数量保持相对恒定。红细胞生成的关键环节是红系祖细胞向红系前体细胞增殖分化阶段。目前已经证明有两种调节因子分别调制着两个不同发育阶段红系祖细胞的生长发育：① 早期的红系祖细胞称为红系爆式集落形成单位（burst forming unit-erythroid，BFU－E），这是因为它们在体外培养时形成的集落细胞散布成物体爆炸的形状。这种早期红系祖细胞在体外形成集落依赖于一种称为爆式促进激活物（burst promoting activitor，BPA）的刺激作用。BPA 是由白细胞产生的一类分子质量为 25~40 kDa 的糖蛋白，以早期红系祖细胞 BFU－E 为靶细胞，可能促使 BFU－E 从细胞周期中的静息期（G_0期）进入 DNA 合成期（S 期），因而能使早期祖细胞加强增殖活动。② 晚期红系祖细胞称为红系集落形成单位（colony forming unit-erythroid，CFU－E），它们在体外培养中只能形成较小的集落。晚期红系祖细胞对 BPA 不敏感，主要受促红细胞生成素（erythropoietin，EPO）的调节。

（1）促红细胞生成素：EPO 是一种分子质量为 34 kDa 的糖蛋白，血浆中正常浓度约为 10 pmol/L，半衰期为 4~12 h。EPO 的发现详见二维码 3－3。EPO 是机体红细胞生成的主要调节物，使血中红细胞数量保持相对稳定。由于晚期红系祖细胞上 EPO 受体密度最高，故 EPO 主要促进晚期红系祖细胞增殖，并向形态可辨认的前体细胞分化，也能加速可辨认的前体细胞的增殖、分化并促进骨髓网织红细胞的释放。EPO 对早期红系祖细胞的增殖与分化也有一定作用。

二维码 3－3
促红细胞生成素
的发现

肾是产生 EPO 的主要部位。EPO 主要由肾皮质管周细胞（如成纤维细胞、内皮细胞等）产生，其编码基因定位于第 7 号染色体上。用分子生物学手段已从肾组织细胞中提取出编码促红细胞生成素的 mRNA。再生障碍性贫血可能是由于红系祖细胞上 EPO 受体有缺陷所致。血浆 EPO 水平与血液血红蛋白的浓度呈负相关。组织 O_2 分压（P_{O_2}）是调节 EPO 生成的关键因素（图 3－4）。任何引起肾氧供不足的因素，如贫血、缺氧或肾血流减少，均可促进 EPO 的合成与分泌。机体在进入低氧环境几分钟或数小时后 EPO 开始增加，24 h 达高峰，5 d 后循环血中出现新生的红细胞，直到组织供氧充足。晚期肾病患者，肾源性 EPO 生成已基本停止，此时体内有少量其他组织产生的 EPO（肝脏产生 5%~10%）促使骨髓继续生成红细胞，但生成的红细胞量只有机体需要量的 1/3~1/2，以致发生肾性贫血。正常人从平原进入高原低氧环境后，肾合成 EPO 增多，可使外周血液的红细胞数量和血红蛋白含量增高。目前已有重组的人类 EPO 用于临床促进贫血患者的红细胞生成。

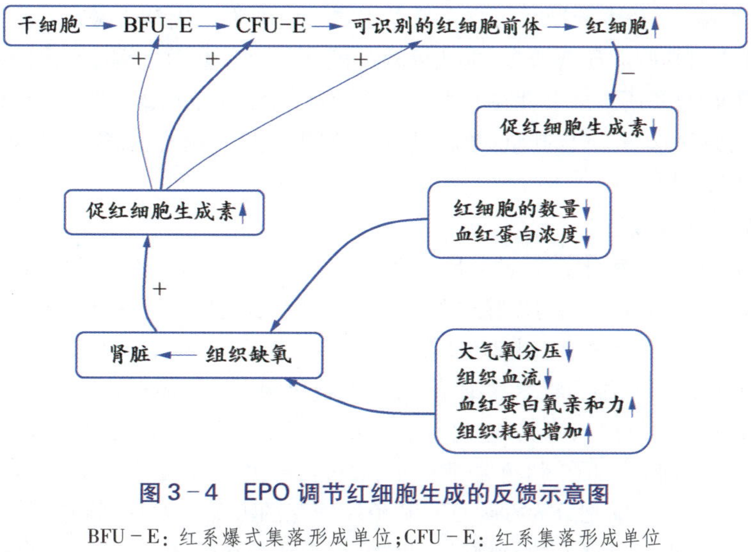

图 3－4　EPO 调节红细胞生成的反馈示意图

BFU－E：红系爆式集落形成单位；CFU－E：红系集落形成单位
+表示促进；↑表示增加；↓表示减少

（2）性激素：雄激素可提高血浆中 EPO 的浓度，也可直接刺激骨髓，促进红细胞生成。雌激素可降低红系祖细胞对 EPO 的反应，抑制红细胞的生成。雄激素和雌激素对红细胞生成的不同效应，可能是成年男性红细胞数和血红蛋白量高于女性的原因之一。

此外，甲状腺激素和生长激素也可增加红细胞生成。

(五)红细胞的寿命与破坏

正常人红细胞在血液中的平均寿命约为 120 d,每天约有 0.8%的衰老红细胞被破坏,每 4 个月红细胞全部更新一次。衰老红细胞的变形能力减弱而脆性增大,在血流湍急处可因机械冲击而破裂,称为血管内破坏;在通过微小孔隙时容易滞留在脾和骨髓中被巨噬细胞所吞噬,称为血管外破坏,是红细胞破坏的主要途径。红细胞在血管内破损而发生溶血时,所释放的血红蛋白立即与血浆触珠蛋白(α_2-球蛋白)结合,与触珠蛋白结合的血红蛋白不被肾排出,经肝摄取后,其脱铁血红素转变为胆色素经胆汁排出,铁则以铁黄素的形式沉着于肝细胞内。当溶血达到每 100 mL 血浆中超过 100 mg 血红蛋白时,血浆中的触珠蛋白不足以结合全部血红蛋白,未能与触珠蛋白结合的血红蛋白由肾排出,出现血红蛋白尿。在脾内被吞噬的衰老红细胞,铁可被再利用,脱铁血红素则转变为胆色素,被运送到肝脏进行处理。

三、白细胞的生理

(一)白细胞的分类和数量

白细胞(leukocyte 或 white blood cell, WBC)是一类不均一的有核的血细胞,根据其形态、功能和来源可分为粒细胞(granulocyte)、淋巴细胞(lymphocyte)和单核细胞(monocyte)三大类。根据粒细胞胞质颗粒的嗜色性不同,粒细胞又可分为中性粒细胞(neutrophil)、嗜酸性粒细胞(eosinophil)和嗜碱性粒细胞(basophil)。正常成年人白细胞数为(4~10)×10^9/L,其中中性粒细胞占 50%~70%,嗜酸性粒细胞占 0.5%~5%,嗜碱性粒细胞占 0%~1%,淋巴细胞占 20%~40%,单核细胞占3%~8%(表 3-2)。

表 3-2 正常人白细胞总数及分类正常值

名称	正常范围(×10^9/L)	比例(%)
中性粒细胞	2.0~7.0	50~70
嗜酸性粒细胞	0.02~0.5	0.5~5
嗜碱性粒细胞	0~0.1	0~1
淋巴细胞	0.8~4.0	20~40
单核细胞	0.12~0.8	3~8
总数	4.0~10.0	

白细胞数目因年龄和机体不同功能状态而变异范围较大。新生儿白细胞数较高,一般在 15×10^9/L 左右,出生后 3 d到 3 个月约为 10×10^9/L;新生儿血液中的白细胞主要为中性粒细胞,随后淋巴细胞逐渐增多,可达白细胞总数的 70%,3~4 岁后淋巴细胞逐渐减少,至青春期时与成人基本相同。白细胞有周期性波动,下午白细胞数较清晨时高;进食、疼痛及情绪激动时也可使白细胞数显著增多;剧烈运动时可高达 35×10^9/L,运动停止后数小时内恢复至原来水平,这主要是循环池的粒细胞重新分配所致。女性在妊娠末期白细胞数波动于(12~17)×10^9/L 之间,分娩时可高达 34×10^9/L,分娩后 2~5 d 恢复到原先水平。白细胞总数超过 10×10^9/L,称为白细胞增多,常提示体内有炎症反应。白细胞总数少于 4×10^9/L,称为白细胞减少。

(二)白细胞的生理特性和功能

白细胞具有变形、游走、趋化、吞噬和分泌等特性,是其执行机体免疫防御功能的生理基础。除淋巴细胞外,所有白细胞都能伸出伪足做变形运动,借变形运动白细胞可以穿过血管壁,这一过程称为白细胞渗出(diapedesis)。渗出到血管外的白细胞在某些化学物质吸引下,移行到炎症区发挥其生理作用,这一特性称为趋化性(chemotaxis)。白细胞能趋向的物质包括人体细胞的降解产物、抗原-抗体复合物、细菌毒素和细菌等,称为趋化因子(chemokine)。白细胞游走到细菌等异物周围,把异物包围起来并吞噬(phagocytosis)进入胞质,进而水解、消化。白细胞还可分泌白细胞介素、干扰素、肿瘤坏死因子(tumor necrosis factor, TNF)、集落刺激因子等多种细胞因子,通过自分泌、旁分泌作用参与炎症和免疫反应的调控。

根据白细胞功能的不同,可将白细胞分为吞噬细胞和免疫细胞两大类。吞噬细胞主要指中性粒细胞和单核细胞,靠吞噬处理异物参与炎症反应,不针对特定的异物或微生物,称为非特异性免疫;免疫细胞指淋巴细胞,经特定异物或病原微生物刺激后,能产生特异性抗体或产生局部细胞反应,称为特异性免疫。

1. 中性粒细胞 中性粒细胞的胞核呈分叶状,又称为多形核中性粒细胞(polymorphonuclear neutrophil, PMN)。中性粒细胞在血管内停留的时间平均只有 6~8 h,很快穿过血管壁进入组织发挥作用,而且进入组织后不再返回血液。在血管内的中性粒细胞,只有一半随血流循环,称为循环池。通常白细胞计数仅反映这部分中性粒细胞的数量;另一半中性粒细胞附着在小血管壁上,称为边缘池。这两部分细胞保持动态平衡,肾上腺素可促进中性粒细胞自边缘池进入循环池。此外,在骨髓中还储备有约 2.5×10^{12} 个成熟的中性粒细胞,当机体需要时可大量进入循环血流。

中性粒细胞是白细胞中数量最多的细胞,在人体的非特异性细胞免疫过程中起重要作用,它处于机体抵御病原微生物(特别是化脓性细菌)入侵的第一线。当组织发生炎症时,中性粒细胞的百分比显著增加,通过变形、渗出、趋化到炎症部位吞噬细菌。由于中性粒细胞内含有大量溶酶体酶,能将吞噬入细胞内的细菌和组织碎片分解,使入侵的细菌被包围在组织局部,防止扩散。当中性粒细胞吞噬了数十个细菌后,其本身即解体死亡,成为脓细胞并释放各种溶酶体酶,溶解周围组织后与溶解的组织碎片及细菌一起形成脓液。中性粒细胞数减少到 1×10^9/L 时,机体抵抗力明显降低而容易发生感染。此外,中性粒细胞还可吞噬、清除衰老的红细胞和抗原-抗体复合物等。

2. 嗜酸性粒细胞　血液中嗜酸性粒细胞的数量有明显的昼夜周期性波动,清晨较少,午夜增多,可能与糖皮质激素释放的昼夜波动有关。糖皮质激素浓度增高时,嗜酸性粒细胞数减少。嗜酸性粒细胞胞质内含有较大的椭圆形嗜酸性颗粒,其中含有过氧化物酶和碱性蛋白,缺乏溶菌酶,因此它虽有微弱的吞噬能力,但基本上无杀菌作用。嗜酸性粒细胞在体内的主要作用是:① 限制嗜碱性粒细胞和肥大细胞在速发型过敏反应中的作用。嗜酸性粒细胞可产生前列腺素 E 抑制嗜碱性粒细胞合成和释放生物活性物质;吞噬嗜碱性粒细胞、肥大细胞所排出的颗粒,使其所含的生物活性物质不能发挥作用;释放组胺酶破坏嗜碱性粒细胞所释放的组胺活性。② 参与对蠕虫的免疫反应。在特异性 IgE 和 C_3 的调理作用下,嗜酸性粒细胞可借助于细胞表面的 Fc 受体和 C_3 受体黏着于幼虫虫体上,释放颗粒内所含的碱性蛋白和过氧化物酶等酶类,损伤幼虫虫体。机体发生寄生虫感染和过敏反应时,常伴有嗜酸性粒细胞增多。此外,嗜酸性粒细胞可释放多种促炎介质,其中碱性蛋白对支气管上皮具有毒性作用,并能诱发支气管痉挛,目前认为嗜酸性粒细胞是哮喘发生发展中组织损伤的主要效应细胞。

3. 嗜碱性粒细胞　血液中嗜碱性粒细胞的平均循环时间是 12 h,其胞质中存在较大的嗜碱性颗粒,颗粒内含有肝素、组胺、嗜酸性粒细胞趋化因子和过敏性慢反应物质。肝素具有很强的抗凝血作用,并可作为酯酶的辅基,加快脂肪分解为游离脂肪酸。组胺和过敏性慢反应物质可使毛细血管壁通透性增加,支气管平滑肌收缩而引起荨麻疹、哮喘等过敏反应。嗜酸性粒细胞趋化因子 A 能吸引嗜酸性粒细胞聚集于局部以限制其在过敏反应中的作用。

4. 淋巴细胞　淋巴细胞是免疫细胞中的一大类,在免疫应答反应过程中起核心作用。根据细胞生长发育的过程、细胞表面标志和功能不同,可将淋巴细胞分成 T 淋巴细胞、B 淋巴细胞和自然杀伤细胞[(natural killer cell),又称 NK 细胞(NK cell)]三大类。T 淋巴细胞主要参与细胞免疫,B 淋巴细胞则主要参与体液免疫。而 NK 细胞是机体免疫的重要执行者,可直接杀伤病毒感染细胞、肿瘤细胞和异体细胞。

5. 单核细胞　单核细胞体积较大,直径为 14~20 μm,胞质内没有颗粒。单核细胞来源于骨髓中的造血干细胞并在骨髓中发育。单核细胞在血液中停留 12~48 h 后迁移到周围组织(肝、脾、肺及淋巴结等部位)中,继续发育成巨噬细胞(macrophage)后直径可达 50~80 μm,细胞内所含的溶酶体颗粒和线粒体的数目也增多,吞噬能力大大增强。巨噬细胞主要作用于细胞内的致病物如病毒、原虫等。激活的单核-巨噬细胞能合成和释放多种细胞因子,如集落刺激因子(colony-stimulating factor, CSF)、白细胞介素(IL-1、IL-3、IL-6 等)、肿瘤坏死因子(TNF)、干扰素(IFN-α、IFN-β)等,调节其他细胞的生长,并能识别和杀伤肿瘤细胞,清除变性的血浆蛋白、衰老红细胞和血小板等;巨噬细胞还通过抗原提呈参与特异性免疫应答的诱导和调节。

(三) 白细胞的生成和调节

白细胞与其他血细胞一样,都起源于骨髓中的造血干细胞。在细胞发育过程中都经历定向祖细胞、可辨认的前体细胞等阶段而生成具有多种功能的成熟白细胞。白细胞的分化和增殖受到 CSF 的调节。CSF 属糖蛋白,由淋巴细胞、单核-巨噬细胞、成纤维细胞和内皮细胞等合成和分泌,在体外可刺激造血细胞生成集落。目前认为,CSF 包括粒-巨噬细胞集落刺激因子(granulocyte-macrophage colony-stimulating factor, GM-CSF)、粒细胞集落刺激因子(granulocyte colony-stimulating factor, G-CSF)、巨噬细胞集落刺激因子(macrophage colony-stimulating factor, M-CSF)等。GM-CSF 是一种分子质量为 22 kDa 的糖蛋白,由活化的淋巴细胞产生,可刺激中性粒细胞、单核细胞和嗜酸性粒细胞的生成。GM-CSF 与干细胞因子(SCF,由骨髓基质细胞产生)联合作用,还可刺激早期造血干、祖细胞的增殖与分化;G-CSF 的分子质量为 20 kDa,由 IL-1、TNF、内毒素等作用于巨噬细胞、内皮细胞及间质细胞而释放,主要促进粒系祖细胞和前体细胞的增殖与分化,并增强成熟粒细胞的功能活性,还能动员骨髓中干、祖细胞进入血流。GM-CSF、M-CSF、IL-3、IL-1 及 IL-6 等都能诱导单核细胞的生成。此外,乳铁蛋白和转化生长因子-β(TGF-β)等,可直接抑制白细胞的生成,与促白细胞生成的刺激因子共同维持白细胞的正常生成过程。目前基因工程已获得重组的 CSF、G-CSF 和 GM-CSF 在临床上可用于治疗中性粒细胞减少。

(四) 白细胞的破坏

各种白细胞的寿命长短不一,很难准确判断。因为粒细胞和单核细胞主要是在组织中发挥作用的;淋巴细胞则往返于血液、组织液、淋巴液之间,而且可增殖分化。一般来说,中性粒细胞在循环血液中停留 8 h 左右即进入组织,一般 3~4 d 后衰老死亡,或经消化道黏膜从胃肠道排出;若有细菌入侵,粒细胞在吞噬活动中可因释放出的溶酶体酶过多而发生“自我溶解”,与被杀灭的细菌和组织碎片一起构成脓液。

四、血小板的生理

(一)血小板的形态、数量和功能

正常的血小板(platelet 或 thrombocyte)呈双凸圆盘状,无细胞核,直径为 2~4 μm。电镜下可见复杂的超微结构,如 α-颗粒、致密颗粒、溶酶体、过氧化物酶体、开放管道系统、致密管道系统及微管等。α-颗粒是血小板中数量最多的细胞器,其中含有多种生长因子、黏附蛋白、凝血因子等生物活性物质;致密体(dense body, 又称 δ-颗粒)含有 ADP、ATP、5-羟色胺(5-hydroxytryptamin, 5-HT)、Ca^{2+}及肾上腺素等。血小板中的 ADP 和 ATP 约有 65%储存在致密体中。开放管道系统是与膜表面连通的管道系统,是血小板向外分泌物质及血浆物质进入血小板的通道;致密管道系统内含有 Ca^{2+},与血小板聚集及前列腺素的合成有关。

正常成年人的血小板数量是(100~300)×10^9/L。正常人血小板计数可有 6%~10%的变化,通常午后较清晨时多;冬季较春季多;静脉较毛细血管多;剧烈运动后及妊娠中晚期增多。

血小板有助于维持血管壁的完整性。用放射性核素标记血小板进行示踪,电镜下发现血小板可以融入毛细血管内皮细胞,以填补内皮细胞脱落留下的空隙,表明血小板对血管内皮细胞的修复具有重要作用。若血小板数量少于 50×10^9/L 时,毛细血管脆性增加,有出血倾向,微小创伤、挤压皮肤或仅血压增高,即可使皮肤和黏膜下出现瘀点或紫癜。循环血液中的血小板一般处于“静止”状态,但当血管受损伤时,通过表面接触和某些凝血因子的作用,血小板即转入“激活”状态,在生理止血过程和血液凝固中起重要作用。

(二)血小板的生理特性

1. 黏附 血小板黏着于其他物质表面的过程称为黏附(adhesion),在体内主要黏附于胶原上。血小板黏附需要血小板膜糖蛋白(glycoprotein, GP)、内皮下成分(主要是胶原纤维)和血浆 von Willebrand 因子(vWF)的参与。血小板膜上有多种糖蛋白,如 GPIb/IX 和 GPIIb/IIIa,其中 GPIb 是参与黏附的主要糖蛋白。当血管内膜受损时,内皮下胶原纤维暴露,vWF 先与胶原纤维结合,引起 vWF 变构,GPIb 与其结合,从而使血小板黏附于胶原纤维上,因此 vWF 是血小板黏附于胶原纤维上的桥梁。血小板膜糖蛋白和血浆 vWF 缺乏,或胶原纤维变性都可引起血小板黏附功能减弱,表现出血倾向。此外,血小板也能黏附于损伤部位间质中的纤维蛋白原和 vWF,这也是促进止血过程的一个重要机制。血小板膜糖蛋白与 vWF 或纤维蛋白原结合过程中需要 Ca^{2+}的参与,蛋白激酶 C 抑制剂可抑制黏附反应。

2. 聚集 血小板之间相互黏附在一起的现象称为聚集(aggregation)。血小板聚集通常出现两个时相:第一聚集时相发生迅速,血小板由圆盘形变成球形,伸出伪足使血小板黏着在一起,但在血流冲击下能解聚,故也称为可逆性聚集相;第二聚集时相发生缓慢,由血小板致密颗粒释放生物活性物质引起,常常不能解聚,为不可逆性聚集相。目前已知许多生理性因素及病理性因素均可引起血小板聚集。引起血小板聚集的物质称为致聚剂(或诱导剂)。生理性致聚剂主要有 ADP、肾上腺素、5-HT、组胺、胶原、凝血酶、前列腺素类物质等;病理性致聚剂有细菌、病毒、免疫复合物、药物等。

(1) ADP:ADP 是体内引起血小板聚集最重要的致聚剂,特别是从血小板释放出来的内源性 ADP。在实验中看到,血小板的聚集与 ADP 剂量有关,在血小板悬液中加入低浓度 ADP 所引起的血小板聚集只出现第一时相聚集,迅速聚集后又能很快解聚;中等剂量的 ADP 在引起血小板第一时相聚集之后又出现第二时相不可逆的聚集,第二时相聚集的出现被认为是血小板释放内源性 ADP 所致;高浓度的 ADP 则能迅速引起血小板出现不可逆的聚集,即直接进入第二时相聚集。ADP 引起的血小板聚集还必须有 Ca^{2+}和纤维蛋白原的存在,且要消耗能量。将血小板悬浮于缺乏葡萄糖的溶液中,或用药物阻断血小板产生 ATP 的代谢过程,可以抑制血小板的聚集。在血小板悬液中加入一定量的 Ca^{2+}螯合剂 EDTA 去除 Ca^{2+},也可抑制血小板的聚集。

(2) 血栓烷 A_2(TXA_2):血小板活化时其磷脂酶 A_2也被激活,在磷脂酶 A_2作用下花生四烯酸从膜磷脂中分离出来。花生四烯酸在血小板的环加氧酶的作用下,生成前列腺素 G_2和 H_2(PGG_2和 PGH_2)。PGG_2和 PGH_2都是环过氧化物,有较强的引起血小板聚集作用(图 3-5)。但是 PGG_2和 PGH_2都很不稳定,可分别生成 PGE_2和 PGF_2。PGG_2和 PGH_2在血小板内血栓烷合成酶的催化下生成血栓烷 A_2(也称血栓素 A_2,TXA_2),TXA_2可使血小板内 cAMP 减少、游离 Ca^{2+}增多,导致血小板脱颗粒释放内源性 ADP,因此 TXA_2有很强的聚集血小板和缩血管作用。此外,血管内皮细胞中含有前列环素合成酶,可使 PGH_2转变为前列腺环素(PGI_2),PGI_2可使血小板内 cAMP 增多、游离 Ca^{2+}减少,因而有较强的抑制血小板聚集和舒血管作用。

以上几种致聚剂引起血小板聚集的机制至今尚不完全清楚,不过有大量的实验证明,各种致聚剂在血小板膜表面

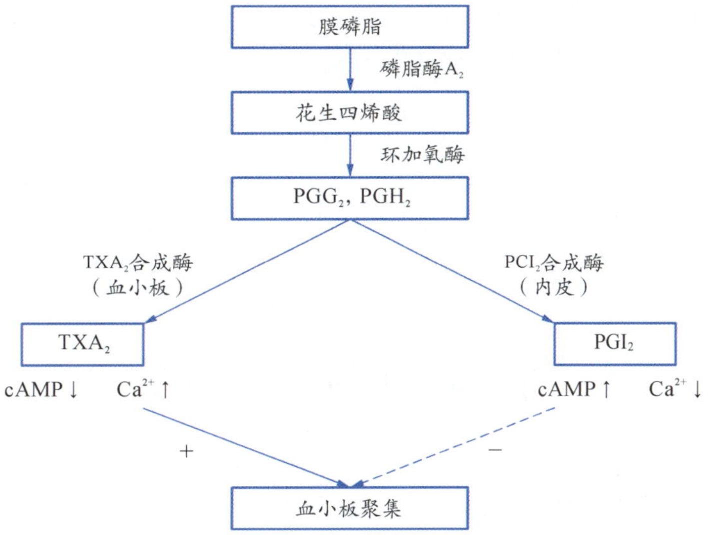

图 3-5 前列腺素的代谢

均有相应的受体，一般致聚剂可改变血小板内第二信使的浓度，使 cAMP 减少，IP_3、Ca^{2+}、cGMP 增加。因此认为，致聚剂与相应受体结合后通过细胞内信息传递引发一系列生化反应而导致血小板聚集。

（3）胶原：胶原是一种很强的致聚剂，胶原引起血小板出现迅速不可逆的聚集，这可能是由于胶原作用于血小板能迅速引起内源性 ADP 的释放和 TXA_2的形成有关。胶原引起的血小板聚集和释放反应同时发生。

（4）凝血酶：凝血酶也是一种较强的致聚剂，它与 ADP 相似，也呈剂量依赖关系。在血小板悬液中逐渐增大凝血酶的剂量，可以观察到从只有第一相可逆性聚集到出现两个时相的聚集，再到直接进入第二相聚集。但凝血酶不同于 ADP，凝血酶使血小板脱粒的作用较强，可使血小板颗粒内的纤维蛋白原释放，因此凝血酶可使洗净的血小板聚集，而 ADP 则不能使洗净的血小板聚集，除非加入纤维蛋白原。

3. 释放　血小板受到刺激后将储存在致密体、α-颗粒或溶酶体内的许多物质排出的现象，称为血小板释放。致密体释放的物质主要有 ADP、ATP、5-HT 和 Ca^{2+}等。α-颗粒中释放的物质主要有 β-血小板巨球蛋白、血小板源性生长因子（platelet-derived growth factor, PDGF）等；溶酶体释放的物质主要是酸性蛋白水解酶和组织蛋白水解酶。血小板释放的这些物质决定血小板具有许多复杂的生理功能。和血小板的黏附和聚集功能一样，许多生理性的因素都可引起血小板的释放反应，且血小板的黏附、聚集与释放几乎是同步发生的。引起血小板释放的机制还不完全清楚，目前认为可能与血小板内 Ca^{2+}浓度及微管环状带和骨架蛋白的收缩有关。

4. 收缩　血小板中含有类似肌动蛋白与肌凝蛋白的收缩蛋白系统。血小板活化后，胞质 Ca^{2+}浓度增高可引起血小板收缩，血凝块回缩，有助于止血。若血小板数量过少或功能减退，血凝块回缩不良，不利于止血。临床上可根据体外血凝块回缩时间了解血小板的数量或功能是否正常。

5. 吸附　血小板表面可吸附血浆中多种凝血因子（如凝血因子Ⅰ、Ⅴ、Ⅺ等）。血管内皮受损，则血小板会黏附和聚集于损伤处，吸附凝血因子，有利于血液凝固和生理性止血。

（三）血小板的生成及其调节

血小板是由成熟巨核细胞的胞质裂解脱落而形成的。巨核细胞也是从骨髓造血干细胞分化而来。造血干细胞首先分化生成早期的巨核系祖细胞，也称为巨核系爆式集落形成单位（BFU-MK），进一步分化为晚期的巨核系祖细胞（CFU-MK），然后再分化为形态上可辨认的巨核细胞。根据其形态与分化程度，巨核细胞又可分为原始巨核细胞、幼巨核细胞、颗粒型巨核细胞和产板型巨核细胞。人体细胞一般为二倍体（$2n$），而巨核细胞能进行核内有丝分裂而不进行胞质的分裂，使细胞的染色体数成倍增加，形成 $4n$、$8n$、$16n$、$32n$ 及少量的 $64n$ 细胞。在巨核细胞的发育成熟过程中，细胞膜折入胞质，形成分界膜系统（demarcation membrane system, DMS），随着细胞的成熟，最后发展呈网状，使胞质被分隔成许多小区。骨髓窦壁外的成熟巨核细胞胞质伸向骨髓窦腔并裂解脱落成为血小板，进入血流。巨核细胞仅占骨髓有核细胞的 0.5%，但平均每个巨核细胞可产生约 2 000 个血小板。从原始巨核细胞到释放血小板入血需 8~10 d。研究发现，外周血中也有巨核细胞，而且肺动脉血中巨核细胞多于肺静脉血；相反，肺静脉血小板数高于肺动脉，因此认为，有少量成熟的巨核细胞可以从骨髓直接进入血流，随血液循环到达肺，在肺循环脱下分隔小区胞质而释放血小板。进入血液的血小板，一半以上在外周血中循环，其余的储存于脾。

血小板的生成受促血小板生成素(thrombopoietin, TPO)的调节。TPO 主要由肝肾产生,其生成不受血小板数目的影响。TPO 能刺激造血干细胞向巨核系祖细胞方向分化,并特异地促进巨核系祖细胞的增殖、分化,促进巨核细胞成熟和释放血小板。

(四) 血小板的破坏

血小板进入血液后,一般只在最初 2 d 具有生理功能,寿命为 7~14 d。在用^{51}Cr 或^{32}P 标记的血小板进行示踪观察时,发现血小板的破坏随血小板在血流中的时间而增多。血小板通过两条途径消耗:一方面衰老死亡,衰老的血小板主要在脾、肝和肺组织中被吞噬;另一方面在发挥作用时被消耗。在生理性止血过程中,血小板聚集后本身解体并释放内源性的生物活性物质,调节血液凝固、细胞生长、血管收缩等活动;它也可能融入血管内皮细胞,参与修复破损的血管内皮。

第三节 生理性止血

正常情况下,小血管破损后引起的出血在几分钟之后自行停止,这种现象称为生理性止血(physiological hemostasis)。生理性止血是机体重要的保护机制之一。当血管受损时,一方面要求迅速形成止血栓堵住破口以避免血液流失,另一方面要使止血反应仅限制在损伤局部,保持全身血液的流动状态。因此,生理性止血是多种因子和多种机制相互作用,维持精确平衡的结果。临床上常用小针刺破耳垂或指尖,让血液自然流出,测定出血延续的时间,这段时间称为出血时间(bleeding time),出血时间的长短反映生理性止血功能状态。正常人出血时间为 1~3 min。

一、生理性止血的基本过程

生理性止血主要包括血管收缩、血小板止血栓形成和血液凝固三个过程(图 3-6)。

一是损伤引起受损局部及邻近的小血管收缩,使局部血流减少。若破损不大,可使血管破口封闭,从而制止出血,称为血管期。引起血管收缩的原因有三个方面:① 损伤刺激反射性引起血管收缩;② 血管壁的损伤引起局部血管肌源性收缩;③ 损伤处的血管内皮细胞以及黏附于损伤处的血小板释放一些缩血管物质,如 5-HT、TXA_2、内皮素(ET)等使血管收缩。

二是血管内皮损伤暴露内皮下成分而激活血小板,血小板黏附、聚集于血管破损处,形成一个松软的白色血小板止血栓堵塞伤口、封闭出血,实现初步止血,称为初期止血期(又称一期止血);与此同时,内、外源性凝血系统被激活,在局部迅速出现血液凝固,形成纤维蛋白网,加固止血栓,称为加固止血期(又称二期止血期)。

三是纤维组织增生,长入血凝块,达到永久性止血。

三个过程相继发生并相互重叠,彼此促进,使生理性止血能及时快速进行。在凝血系统被激活的同时,也有抗凝与纤维蛋白溶解系统的激活,以限制凝血,防止血凝块不断增大,确保正常的血液循环。

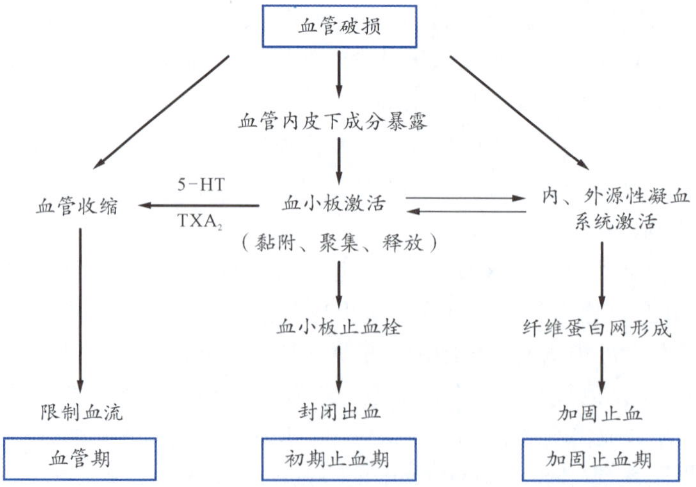

图 3-6 生理性止血过程示意图

二、血小板在生理性止血中的作用

血小板有黏附、聚集、释放、吸附和收缩的特性,因此血小板参与生理性止血的全过程。在正常血液循环中,血小板并不黏附于血管壁上，只有当血管损伤，血管内皮下胶原暴露时，血小板才迅速黏附于胶原上，通过黏附，以“识别”损伤部位，使止血栓正确定位。血小板一旦被激活，便会立即引起血小板内 Ca^{2+} 浓度升高、cAMP 浓度降低以及骨架蛋白网的重组和构建，血小板膜纤维蛋白受体表达等一系列生化反应；同时血小板失去盘状外形，出现黏性变形。黏附于内皮下胶原的血小板通过释放一些物质以及磷脂代谢产物，引起血小板聚集，形成松软的血小板止血栓，从而实现初期止血。在一期止血阶段形成的血小板止血栓以及血管损伤暴露的组织因子可启动凝血过程，形成纤维蛋白网，共同加固止血。血小板在凝血过程中也有非常重要的作用，包括以下几个方面：① 激活的血小板为凝血因子提供磷脂表面，参与内、外源性凝血途径中因子Ⅹ和凝血酶原的激活。② 血小板膜表面吸附有许多凝血因子，如纤维蛋白原、FⅤ、FⅪ、FⅩⅢ等，这些因子的相继激活可加速凝血过程。据估计，FⅩa 与血小板结合后，催化凝血酶原转变成凝血酶的速度可增加 30 万倍。③ 血小板激活后，释放颗粒中的内容物（如 α-颗粒中的纤维蛋白原）可增加纤维蛋白的形成，促进血液凝固过程。此外，血凝块中的血小板还有伪足伸入纤维蛋白网，血小板内的收缩蛋白发生收缩使血凝块回缩，挤出其中的血清而成为坚实的止血栓，牢固地封住血管破损处，起到加固止血的作用。由于血小板与生理性止血过程的三个环节均有密切关系，因此，血小板在生理性止血过程中居于中心地位，当血小板减少或功能异常时，出血时间延长甚至出血不止。

三、血液凝固

血液凝固（blood coagulation）或血凝是指血液由流动的液体状态转变成不能流动的凝胶状态的过程。其本质为血浆中可溶性纤维蛋白原（fibrinogen）转变成不溶性纤维蛋白（fibrin）的过程。纤维蛋白交织成网状，将血细胞和血液的其他成分网罗在内，形成血凝块。从血液流出到发生凝固所需的时间称凝血时间，玻片法所测凝血时间正常值为 2~8 min。血液凝固 1~2 h 后，血凝块会发生收缩并释放出淡黄色的液体，即血清（serum）。血清与血浆（plasma）的区别在于血清缺乏参与凝血过程中被消耗掉的一些凝血因子，但增添了少量在血液凝固过程中由血管内皮细胞和血小板释放的化学物质。目前认为，血液凝固是由一系列凝血因子参与的复杂的酶促化学反应过程。

（一）凝血因子

血浆与组织中直接参与血液凝固的物质统称为凝血因子（clotting factor）。目前已知的凝血因子有 15 种，其中包括按国际命名法依发现的先后顺序以罗马数字编号的 12 种（表 3-3），即凝血因子Ⅰ~ⅩⅢ（简称为 FⅠ~FⅩⅢ，其中 FⅥ是血清中 FⅤ的活化形式，即 FⅤa，不再视为一个独立的凝血因子）。此外，还有前激肽释放酶（PK）、高分子量激肽原（high molecular weight kininogen，HMWK）以及血小板磷脂等。凝血因子的特点有：① 除 Ca^{2+} 和磷脂外，已知的凝血因子均为蛋白质，其中 FⅡ、FⅦ、FⅨ、FⅩ、FⅪ、FⅫ、FⅩⅢ和前激肽释放酶都是丝氨酸蛋白酶（内切酶），只能对特定的肽链进行有限水解。② 除 FⅢ［又称为组织因子（tissue factor，TF）］外，其他凝血因子均存在于血浆之中，且大多数由肝脏合成，其中 FⅡ、FⅦ、FⅨ、FⅩ的生成需要维生素 K 的参与，因此这些凝血因子又称为维生素 K 依赖因子。其共同特点是分子中都含有 γ-羧基谷氨酸，可与 Ca^{2+} 结合而发生变构，暴露出与磷脂结合的部位，参与凝血。③ 血液中具有酶特性的凝血因子都以无活性的酶原形式存在，必须通过其他酶的水解作用暴露或形成活性中心后才具有酶的活性，这一过程称为凝血因子的激活。被激活的凝血因子在其编号的右下角标上“a”（activated）表示其“活化型”，如凝血酶原（FⅡ）被激活变成凝血酶（$FⅡ_a$）。④ 在凝血中起酶促作用的因子有 FⅡ、FⅦ、FⅨ、FⅩ、FⅪ、FⅫ、FⅩⅢ以及前激肽释放酶；除 Ca^{2+} 外，起辅助作用的凝血因子有 FⅤ、FⅧ、FⅢ和 HMWK；最后起底物作用的因子是纤维蛋白原（FⅠ）。⑤ 在凝血过程中被消耗的因子是FⅡ、FⅤ、FⅧ和FⅩⅢ，其中FⅤ和 FⅧ是不稳定的凝血因子。

表 3-3 按国际命名法以罗马数字编号的 12 种凝血因子

因子编号	同义名	因子编号	同义名
FⅠ	纤维蛋白原	FⅨ	血浆凝血激酶
FⅡ	凝血酶原	FⅩ	斯图亚特因子（Stuart-Prower factor）
FⅢ	组织因子（TF）	FⅪ	血浆凝血激酶前质
FⅣ	Ca^{2+}	FⅫ	接触因子
FⅤ	前加速素（pro-accelerin） 或易变因子（labile factor）	FⅩⅢ	纤维蛋白稳定因子 高分子量激肽原（HMWK） 前激肽释放酶（PK）
FⅦ	前转变素（pro-convertin） 或稳定因子（stability factor）		
FⅧ	抗血友病因子		

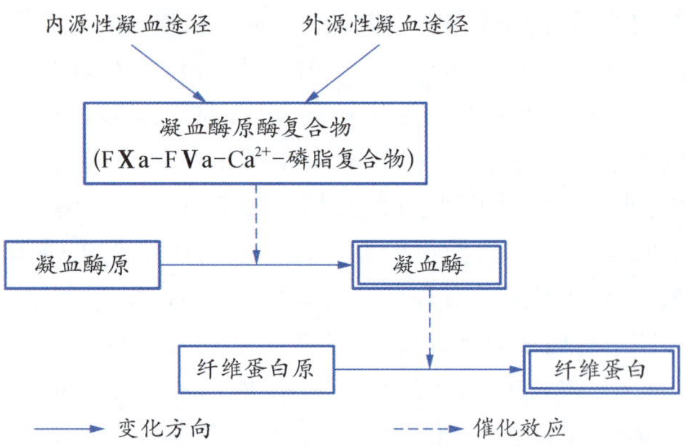

图 3-7 凝血过程的三个基本步骤

(二) 凝血过程

血液凝固是一系列的凝血因子相继酶解激活的过程，每一步酶解反应均有放大效应，最终使纤维蛋白原转变成纤维蛋白凝块。血液凝固基本过程可分为 3 个阶段：凝血酶原酶复合物形成、凝血酶原激活和纤维蛋白形成（图 3-7）。

1. *凝血酶原酶复合物形成*　凝血酶原酶复合物可通过内源性凝血途径和外源性凝血途径生成。两条途径的主要区别在于启动方式和参与的凝血因子有所不同。两条途径的汇合点在 FⅩa 的形成，且两条途径中的某些凝血因子可以相互激活，故两条途径相互密切联系，并不是完全独立存在的。

（1）内源性凝血途径：**内源性凝血途径**（intrinsic pathway of blood coagulation）是指参与凝血的因子全部来自血浆。血液与带负电荷的异物表面（如玻璃、白陶土、硫酸酯、胶原等）接触而启动内源性凝血。当血液与带负电荷的异物表面接触时，首先是 FⅫ结合到异物表面，并被激活为 FⅫa。FⅫa 又可裂解前激肽释放酶，使之成为激肽释放酶（K），该酶反过来激活 FⅫ生成更多的 FⅫa，形成了接触激活的正反馈效应。FⅫa能激活 FⅪ成为 FⅪa，从而启动内源性凝血途径。从 FⅫ结合到异物表面再到 FⅪa 形成的全过程称为**表面激活**。FⅪ的激活反应主要在液相中进行，激活反应速度较慢。此外，它还能被 FⅦa 和组织因子复合物激活。FⅪ的激活过程为整个凝血反应提供一个重要的调速步骤。这一过程中，HMWK 起着辅因子的作用，能大大加速表面激活过程。

表面激活所生成的 FⅪa 在 Ca^{2+} 参与下可使 FⅨ激活生成 FⅨa。FⅨa 与 FⅧa、Ca^{2+} 在活化的血小板提供的膜磷脂表面结合成复合物，即因子Ⅹ酶复合物（tenase complex）进一步激活 FⅩ成为 FⅩa。膜磷脂提供一个有利于凝血因子相互作用的表面，FⅨa、FⅩ分别通过 Ca^{2+} 而同时连接在膜磷脂的表面后，FⅨa 才可激活 FⅩ生成 FⅩa。这一过程进行缓慢，而FⅧa作为一个非常重要的辅因子，可使 FⅨa 激活 FⅩ的速度提高 20 万倍。血浆中 FⅧ通常与 vWF 以非共价形式结合成复合物，可避免 FⅧ被活化的蛋白 C 降解，提高其稳定性。FⅩa 生成后的凝血过程是内、外源性凝血的共同途径。

缺乏 FⅧ或 FⅨ的患者，凝血过程非常缓慢，甚至微小创伤也可能导致出血不止，临床上将分别缺乏 FⅧ、FⅨ引起的出血性疾病称为血友病 A（hemophilia A）和血友病 B（hemophilia B）。vWF 通过稳定 FⅧ和介导血小板黏附，维持血管功能，其缺陷导致血管性血友病（vWD）。

（2）外源性凝血途径：**外源性凝血途径**（extrinsic pathway of blood coagulation）是指由组织因子（tissue factor，TF），即 FⅢ启动的凝血过程，也称为组织因子途径。组织因子是一种跨膜糖蛋白，存在于大多数组织细胞。在生理情况下，直接与循环血液接触的血细胞和内皮细胞不表达组织因子。当血管损伤时，损伤组织暴露组织因子，或血管内皮细胞、单核细胞受到细菌内毒素、补体 C5a、免疫复合物、肿瘤坏死因子等刺激时表达组织因子，组织因子与血液接触，并作为 FⅦ和（或）FⅦa 的受体，形成 FⅦa-Ⅲ复合物，后者在磷脂和 Ca^{2+} 参与下，可迅速激活 FⅩ成为 FⅩa。FⅦ除与 FⅢ/Ca^{2+} 结合而被激活外，还可被 FⅫa、FⅨa、FⅩa、FⅡa 激活，以及由 FⅦa 自身激活。FⅦa 作为蛋白酶发挥对 FⅩ的酶解作用，组织因子起辅因子作用，能使 FⅦa 的催化效力提高 1 000 倍。生成的 FⅩa 又能反过来激活 FⅦ，进而生成更多 FⅩa，形成外源性凝血途径的正反馈效应。此外，FⅦa-Ⅲ复合物在 Ca^{2+} 参与下，还能使 FⅨ激活生成 FⅨa，FⅨa除反馈激活 FⅦ外，还能与 FⅧa 等结合形成复合物激活 FⅩ，从而将内源性凝血途径与外源性凝血途径联系起来。

经上述两条途径生成 FⅩa 后，其共同途径是在活化血小板提供的膜磷脂表面形成 FⅩa-FⅤa-Ca^{2+}-磷脂复合物，即凝血酶原酶复合物，从而激活凝血酶原为凝血酶。

2. *凝血酶原激活和纤维蛋白形成*　凝血酶原在凝血酶原酶复合物的作用下激活生成凝血酶（thrombin）。凝血酶原酶复合物中的 FⅤa 为辅因子，可使 FⅩa 激活凝血酶原的速度提高 10 000 倍。凝血酶是一种多功能凝血因子，其主要作用是使纤维蛋白原分解，使每一纤维蛋白原（fibrinogen，为四聚体）从 N 端脱下四段小肽，即两个 A 肽和两个 B 肽，余下部分即为纤维蛋白单体（fibrin monomer）。在 FⅩⅢa 和 Ca^{2+} 作用下，纤维蛋白单体相互聚合，形成不溶于水的交联的纤维蛋白多聚体（cross linking fibrin）。此外，凝血酶可激活 FⅤ、FⅦ、FⅧ、FⅪ、FⅫ、FⅩⅢ，成为凝血过程中的正反馈机制；凝血酶还可使血小板活化而提供凝血因子相互作用的有效膜磷脂表面，从而产生更多的凝血酶，使凝血过程不断扩大与加速；另一方面，凝血酶又可直接或间接激活蛋白 C 系统，使 FⅤa 和 FⅧa 灭活，制约凝血过程的继续与过度扩大，这是使凝血过程能局限于损伤部位的机制之一。上述凝血过程可概括为图 3-8。

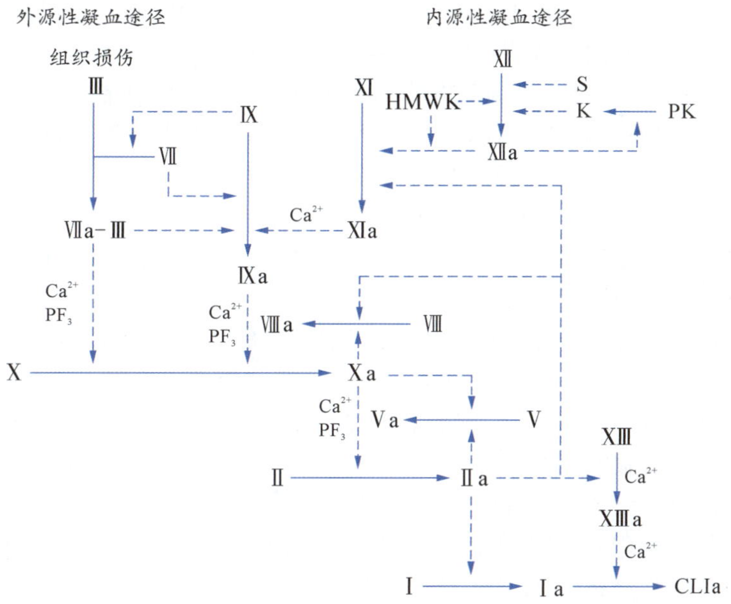

图3-8 凝血过程示意图

S：血管内皮下组织；PK：前激肽释放酶；K：激肽释放酶；PF_3：血小板3因子；HMWK：高分子量激肽原

（三）体内生理性凝血机制

当机体组织和器官损伤时，暴露出组织因子和胶原纤维，可分别启动外源性凝血途径和内源性凝血途径。长期以来，由于临床发现先天性缺乏 FⅧ、FⅨ、FⅪ的患者出现凝血障碍，因而认为内源性凝血途径在凝血的发生中起关键作用。但近年来的研究和临床观察表明，先天性缺乏 FⅫ和 PK 或 HMWK 的患者，几乎没有出血症状，表明这些凝血因子所参与的表面接触激活过程在体内生理性止血机制中不起主要作用。相反，单纯严重缺乏 FⅦ的患者却出现明显的出血症状。目前认为，外源性凝血途径在体内生理性凝血反应的启动中起关键性作用，组织因子被认为是启动者（trigger 或 initiator）。由于组织因子镶嵌在细胞膜上，可起“锚定”作用，使凝血仅限于损伤局部。

体内凝血过程分为启动和放大两个阶段。当组织因子与 FⅦa 结合成复合物后，可激活 FX，生成FXa，从而启动凝血过程。由于组织因子途径生成的 FXa 或 FⅦa 的活性可被血浆中的组织因子途径抑制物（TFPI）所抑制，只能生成少量凝血酶，但少量凝血酶可反馈性激活内源性凝血因子 FⅨ、FX、FⅧ、FⅪ和血小板，通过内源性途径产生放大效应，激活足量的 FXa 和凝血酶，完成凝血过程。因此，组织因子是生理性凝血反应的启动物，而内源性凝血途径在放大阶段对凝血反应的维持和巩固起重要作用。

（四）血液凝固的调控

正常人在日常活动中常有轻微的血管损伤发生，体内也常有凝血系统的低水平激活，由此发生凝血，但这一过程仅限于病变局部而不扩展到全身，阻碍血液循环，这表明体内生理性凝血过程在时间和空间上受到严格控制。

1. 血管内皮的抗凝作用　正常完整的血管内皮细胞具有天然屏障作用，可防止凝血因子、血小板与内皮下充分接触，从而避免凝血系统的激活和血小板的活化。血管内皮还具有抗凝血和抗血小板的功能。血管内皮细胞能合成硫酸乙酰肝素蛋白多糖，使之覆盖于内皮细胞表面，血液中的抗凝血酶与之结合后，可灭活凝血酶、FXa等多种活化凝血因子。内皮细胞能合成并在膜上表达凝血酶调节蛋白（thrombomodulin，TM），通过蛋白 C 系统可灭活 FVa、FⅧa。内皮细胞还能合成组织因子途径抑制物（tissue factor pathway inhibitor，TFPI）和抗凝血酶等抗凝物质。血管内皮细胞可以合成、释放前列环素（PGI_2）和一氧化氮（NO），抑制血小板的聚集。通过上述过程，内皮细胞可灭活自凝血部位扩散而来的活化凝血因子，阻止血栓延伸到完整内皮细胞部位。此外，血管内皮细胞还能合成、分泌组织型纤溶酶原激活物（tissue plasminogen activator，tPA），可激活纤维蛋白溶解酶原为纤维蛋白溶解酶，通过降解已形成的纤维蛋白，维持血管的通畅。

2. 纤维蛋白的吸附、血流的稀释及单核-巨噬细胞的吞噬作用　纤维蛋白与凝血酶有高度的亲和力。在凝血过程形成的凝血酶，85%~90%可被纤维蛋白吸附，有助于加速局部凝血反应的进行，也可避免凝血酶向周围扩散。进入循环的活化凝血因子可被血流稀释，并被血浆中的抗凝物质灭活，流经肝、肺时，也可被单核-巨噬细胞系统吞噬清除。长期卧床患者，由于血流缓慢，易发生血栓。

3. 生理性抗凝物质　正常人每 1 mL 血浆充分激活可生成凝血酶 300 单位,但生理性止血时,每1 mL血浆所表现出的凝血酶活性一般不超过 8~10 单位,表明正常人体内有很强的抗凝血酶活性。

(1) 丝氨酸蛋白酶抑制物:血浆中主要有抗凝血酶(antithrombin, AT)、C_1 抑制物、α_1-抗胰蛋白酶、α_2-抗纤溶酶、α_2-巨球蛋白、肝素辅因子Ⅱ、蛋白酶连接抑制素(PN-1),其中最重要的是肝细胞和血管内皮细胞分泌的抗凝血酶,它通过本身分子中的精氨酸残基与凝血因子 FⅨa、FⅩa、FⅪa、FⅫa 和凝血酶分子中活性部位的丝氨酸残基结合而抑制其活性,达到抗凝作用。缺乏肝素时,抗凝血酶的直接抗凝作用缓慢而微弱,不能有效地抑制血液凝固,但它与肝素结合后抗凝作用可增加 1 000~10 万倍。正常情况下,血浆中几乎无肝素存在,抗凝血酶主要通过与内皮细胞表面的硫酸乙酰肝素结合而增强血管内皮的抗凝功能。

(2) 蛋白 C 系统:主要包括蛋白 C(protein C, PC)、凝血酶调节蛋白(thrombomodulin, TM)、蛋白 S 和蛋白 C 的抑制物。蛋白 C 是由肝脏合成和分泌的维生素 K 依赖因子,以酶原形式存在于血浆中。当凝血酶与血管内皮细胞上的凝血酶调节蛋白结合后,可激活蛋白 C 使其具有生物活性。激活的蛋白 C 主要作用有:① 在磷脂和 Ca^{2+} 存在情况下可灭活 FⅤa 和 FⅧa,抑制 FⅩ和凝血酶原的激活;② 阻碍 FⅩa 与血小板上的膜磷脂结合,促进纤维蛋白溶解。蛋白 S 是活化蛋白 C 的辅因子,可使激活的蛋白 C 的作用大大增强。

(3) 组织因子途径抑制物:组织因子途径抑制物(TFPI)是体内主要的生理性抗凝物质,血浆中 TFPI 浓度为 1.5~3.4 nmol/L,主要由小血管内皮细胞分泌,能特异性与Ⅶa-Ⅲ-Ⅹa 结合,直接抑制FⅩa的催化活性,并灭活 FⅦa-Ⅲ复合物,从而抑制外源性凝血途径。

(4) 肝素:肝素(heparin)是一种酸性黏多糖,主要由肥大细胞和嗜碱性粒细胞产生。肺、心、肝、肌组织中含量丰富,但生理情况下血浆中含量甚微。肝素在体内和体外都具有很强的抗凝血作用,临床上作为一种抗凝剂广泛应用于防治血栓性疾病。肝素通过与血浆中某些抗凝蛋白质结合,增强抗凝蛋白质的抗凝活性而发挥间接抗凝作用。如肝素与抗凝血酶结合可使抗凝血酶与凝血酶的亲和力增强100 倍;肝素与肝素辅因子Ⅱ结合后,后者灭活凝血酶的速度可加快 1 000 倍;肝素可刺激血管内皮细胞大量释放 TFPI 和其他抗凝物质, 从而抑制凝血过程。

肝素除有抗凝作用外,还能增强蛋白 C 的活性、激活血管内皮细胞释放纤溶酶原激活物,增强纤维蛋白溶解。

天然肝素是一种分子质量不均一的混合物,分子质量为 3~57 kDa,分子质量在 7 kDa 以下的肝素称为低分子质量肝素。低分子质量肝素只能与抗凝血酶结合,而天然肝素除能与抗凝血酶结合外,还能与血小板结合,可抑制血小板表面凝血酶的形成,且能抑制血小板的聚集和释放,故天然肝素的作用较复杂,常引起明显的出血倾向。而低分子量肝素不仅有较强的抗凝效果,且半衰期长,引起出血倾向的副反应也少,更适合于临床应用。

(五) 血液凝固的影响因素

临床工作中常需要采取某些措施保持血液不凝固、加速或延缓血液凝固。许多因素可影响血液凝固的速度和程度。

1. 温度　在一定范围内,温度升高,可加速血液凝固,反之可延缓血液凝固。因为凝血过程为一系列酶促反应,适当加温,酶活性增强可使凝血反应速度加快。

2. 粗糙面　血小板与粗糙面接触,发生黏附、聚集与释放反应。粗糙面也可激活 FⅫ,加速血液凝固。外科手术中常用温热生理盐水纱布压迫止血,因为纱布提供凝血所需粗糙面,温热盐水可提高凝血酶类的活性,从而加速凝血。相反,减少粗糙面(如输血时使用内壁光滑的硅胶管),可延缓凝血过程。

3. Ca^{2+}　血液凝固的多个环节都需要 Ca^{2+} 的参与。草酸铵和草酸钾可与 Ca^{2+} 结合形成草酸钙而除去血浆中的 Ca^{2+},发挥抗凝效应,可作为体外抗凝剂。枸橼酸钠可与血浆中 Ca^{2+} 结合形成不易电离的可溶性络合物,对人体无毒性,因此常用于输血前的血液抗凝处理。

4. 其他因素　维生素 K 拮抗剂(如华法林)可抑制 FⅡ、FⅦ、FⅨ、FⅩ等维生素 K 依赖性凝血因子的合成,在体内具有抗凝效应。术前给予患者适量的维生素 K,有助于增强手术创伤面的止血。

四、纤维蛋白溶解

纤维蛋白溶解(fibrinolysis, 简称纤溶)是指体内形成的局部性或一过性纤维蛋白凝块液化溶解的过程,正常情况下可防止血栓形成,保证血管内血流通畅。此外,纤溶系统(fibrinolytic system)还参与组织修复,血管再生等多种功能。如纤溶系统亢进,可因止血栓的提前溶解而出现重新出血的倾向,纤溶系统活动低下则可能出现血栓蔓延,纤维蛋白沉积过多,不利于血管再通,加重血管栓塞。因此,生理情况下纤溶系统的活动也受到时间和空间的严格限制,使得凝血与纤溶处于动态平衡。

纤溶系统包括细胞纤溶系统和血浆纤溶系统。细胞纤溶系统是白细胞、巨噬细胞、血管内皮细胞、间皮细胞

(mesothelial cells)和血小板等对纤维蛋白的吞噬和消化作用,如血小板的释放、缓激肽的形成以及纤维蛋白降解产物等化学趋向性物质能诱导白细胞和巨噬细胞附着于纤维蛋白沉积处,并吞噬纤维蛋白,然后细胞内的蛋白酶和酯酶使纤维蛋白降解。此外,还可通过这些细胞释放一些纤溶酶原激活物和抑制物对纤溶系统进行调制。血浆纤溶系统由纤维蛋白溶解酶原(plasminogen, 简称纤溶酶原)、纤溶酶(plasmin, 又称血浆素)、纤溶酶原激活物与纤溶抑制物所组成。纤溶的基本过程分为两个阶段,即纤溶酶原激活与纤维蛋白(或纤维蛋白原)的降解(图 3-9)。

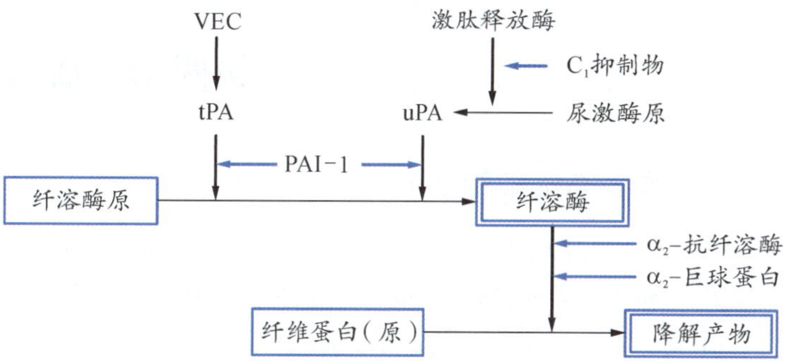

图 3-9 纤维蛋白溶解系统示意图

VEC: 血管内皮细胞;tPA: 组织型纤溶酶原激活物;uPA: 尿激酶;PAI-1: 纤溶酶原激活物抑制剂-1

(一) 纤溶酶原的激活

纤溶酶原是 92 kDa 糖蛋白,主要在肝、骨髓、嗜酸性粒细胞与肾脏中合成。正常人血浆中的浓度为 100~200 mg/L, 婴儿较少,妇女妊娠晚期增多。纤溶酶原的激活也是有限的水解过程。在激活物作用下,纤溶酶原脱下一段肽链,成为纤溶酶。有两条途径可使纤溶酶原激活: 一是通过内源性凝血系统的有关凝血因子,如 FⅫa、FⅪa、前激肽释放酶、高分子量激肽原、激肽释放酶等使纤溶酶原转变为纤溶酶,使凝血与纤溶相互配合,保持平衡;二是通过来自各种组织和血管内皮细胞合成的组织型纤溶酶原激活物(tissue-type plasminogen activator, tPA)和由肾脏合成的尿激酶(urokinase,UK),使纤溶酶原转变为纤溶酶。tPA 是一种丝氨酸蛋白酶,在纤维蛋白形成早期,tPA 和纤溶酶原结合到纤维蛋白束上,tPA 催化纤溶酶原转变成纤溶酶,纤溶酶降解蛋白,暴露新的赖氨酸残基,再与单链尿激酶结合,使其转变为有活性的双链尿激酶(uPA),并进一步使纤溶酶原转变为纤溶酶。tPA 以非酶原的低活性单链形式分泌,正常情况下对纤溶酶原的激活作用低,但在纤维蛋白存在下,tPA 对纤溶酶原亲和力大大增加,激活效应可增加 1 000 倍,有利于确保纤维蛋白生成时纤溶的即时启动,并将纤溶限制于血凝块局部,增强局部的纤溶酶浓度。tPA 存在于很多组织中,以子宫、卵巢、前列腺、肺、甲状腺中含量较高,在组织修复、伤口愈合等情况下促进血管外纤溶。如月经血不凝的原因即在于子宫内膜组织释放较多的 tPA。

(二) 纤维蛋白与纤维蛋白原的降解

纤维蛋白原除可被凝血酶水解外,也可被纤溶酶降解,但二者作用机制不同。凝血酶只在纤维蛋白原两对肽链的 N 端各脱下一个小肽,使纤维蛋白原变成纤维蛋白单体;而纤溶酶可使纤维蛋白或纤维蛋白原肽链分子中的赖氨酸-精氨酸键裂解,使纤维蛋白或纤维蛋白原整个分子被分割为许多可溶性小肽片段,称为纤维蛋白降解产物。纤维蛋白降解产物通常不再发生凝固,且其中一部分还有抗凝血作用。

纤溶酶是血浆中活性最强的蛋白酶,特异性很小,主要作用是水解纤维蛋白或纤维蛋白原。此外,还能水解凝血酶、FⅤa、FⅧa、FⅨa、FⅫa、血小板糖蛋白,促使血小板聚集和释放 5-羟色胺、ADP 等,激活血浆中的补体系统(C1、C3a、C3d、C5)。纤溶亢进时,可因凝血因子的大量分解和纤维蛋白降解产物的抗凝作用而有出血倾向。

(三) 纤溶抑制物及其作用

人体内存在许多可抑制纤溶系统活性的物质。主要的纤溶抑制物有: 纤溶酶原激活物抑制物-1(plasminogen activator inhibitor type-1, PAI-1)和 α_2-抗纤溶酶(α_2-antiplasmin,α_2-AP)。PAI-1 由内皮细胞、平滑肌细胞、间皮细胞、巨核细胞产生,以无活性形式储存在血小板内。凝血酶、TGF-β、PDGF、IL-1、TNF-α、胰岛素样生长因子(insulin-like growth factor, IGF)、糖皮质激素及内毒素可刺激其生成与释放,使止血栓局部 PAI 浓度显著增加,而激活的蛋白 C 则可抑制其释放。PAI-1 的主要作用是通过与 tPA 和尿激酶结合使之灭活,来限制止血栓局部的纤溶活性,防止纤维蛋白过早降解。α_2-AP 由肝脏产生,是循环血中纤溶酶的主要抑制物。它有三个特点: ① 作用迅速;② 干扰纤溶酶原吸附于纤维蛋白;③ 在纤维蛋白形成时与纤维蛋白 α 链交连在一起。先天性缺乏 α_2-AP 的患者常有严重出血现象。补体 C1 抑制物主要灭活激肽释放酶和 FⅫa,抑制单链尿激酶转化为双链尿激酶。此外,α_2-巨球蛋白、抗凝血酶、蛋白 C 抑制物、蛋白酶连接抑制素、富组氨酸糖蛋白等对纤溶系统也有抑制作用。

上述纤溶抑制物多数是丝氨酸蛋白酶的抑制物,特异性不高,如 α_2-巨球蛋白除可抑制纤溶酶外,还能抑制凝血酶、激肽释放酶等。因此,这些抑制物既可抑制纤溶又可抑制凝血,这对于凝血与纤溶局限于创伤局部有重要的意义。

第四节 血型与输血

一、血型与红细胞凝集

1901 年,奥地利著名生理学家兰德斯坦纳(Landsteiner)发现了第一个人类血型系统——ABO 血型系统,从此为人类揭开了血型的奥秘,使输血成为安全度较大的临床治疗手段。

血型(blood group)通常是指红细胞膜上特异性抗原的类型。若将血型不相容的两个人的血滴放在玻片上混合,红细胞可凝集成簇,这种现象称为红细胞凝集(agglutination)。红细胞凝集后,在补体的作用下继发溶血。当给受血者输入血型不相容的血液时,在血管内可发生同样的情况,凝集成簇的红细胞可以堵塞毛细血管,在补体作用下凝集的红细胞发生溶血,将损害肾小管,同时常伴发过敏性反应,可危及生命。因此,血型鉴定是安全输血的前提。

红细胞凝集的本质是抗原-抗体反应。抗原是人体免疫系统识别“自我”和“异己”的标志。红细胞膜上抗原的特异性取决于其抗原决定簇,在凝集反应中被称为凝集原(agglutinogen),即血型抗原。能与红细胞膜上凝集原起反应的特异抗体则称为凝集素(agglutinin),即血型抗体。凝集素为 γ-球蛋白,溶解在血浆中。发生抗原-抗体反应时,由于每个抗体上具有 2~10 个抗原结合位点,抗体在若干带有相应抗原的红细胞之间形成桥梁,使它们聚集成簇,发生红细胞凝集。

白细胞和血小板上除 A、B、H、MN、P 等红细胞抗原外,还存在特有的血型抗原。白细胞上最强的同种抗原是人类白细胞抗原(human leukocyte antigen, HLA),HLA 系统是一个极为复杂的抗原系统,在体内分布广泛,与器官移植的免疫排斥反应密切相关。由于在无关个体间 HLA 表型完全相同的概率极低,所以 HLA 的分型成为法医学上用于鉴定个体或亲子关系的重要手段之一。血小板也有一些特异的抗原,如 PI、Zw、Ko 等系统。白细胞和血小板的抗原在输血时可引起发热反应。

二、红细胞血型

红细胞血型是发现最早的人类血型,继 1901 年发现 ABO 血型系统之后,至今已发现 35 个红细胞血型系统,抗原近 300 个。医学上较重要的血型系统是 ABO、Rh、MNSs、Lutheran、Kell、Lewis、Duffy 及 Kidd,进行血型不相容输血时,都可产生溶血性输血反应,其中与临床关系最密切的是 ABO 血型系统和 Rh 血型系统。

(一)ABO 血型系统

1. ABO 血型系统的分型 根据红细胞膜上是否存在 A 凝集原与 B 凝集原而将血液分为四种 ABO 血型:红细胞膜上只含有 A 凝集原者为 A 型;只含 B 凝集原者为 B 型;含有 A 和 B 两种凝集原者为 AB 型;A 和 B 两种凝集原均无者为 O 型。不同血型的人的血清中含有不同的凝集素,但不含对抗本身红细胞凝集原的凝集素。在 A 型血的血清中只含抗 B 凝集素;B 型血的血清中只含抗 A 凝集素;AB 型血的血清中一般不含抗 A 和抗 B 凝集素,而 O 型血的血清中则含有抗 A 和抗 B 凝集素。ABO 血型系统含有亚型,与临床关系密切的是 A 型中的 A_1 与 A_2 亚型,在 A_1 型红细胞上含有 A 与 A_1 凝集原,而 A_2 型红细胞上仅含有 A 凝集原;在 A_1 型血清中只含有抗 B 凝集素,而 A_2 型血清中则含有抗 B 凝集素和抗 A_1 凝集素。虽然在我国汉族人中 A_2 型和 A_2B 型只占 A 型和 AB 型人群的 1%以下,但由于 A_1 型红细胞可与 A_2 型血清中抗 A_1 凝集素发生凝集反应,且 A_2 型和 A_2B 型红细胞比 A_1 型和 A_1B 型红细胞的抗原性弱得多,在用抗 A 抗体做血型鉴定时,有时不易检测到,易将 A_2 型和 A_2B 型血误定为 O 型和 B 型,因此在输血时应注意 A 亚型的存在。

2. ABO 血型系统的抗原和抗体 ABO 血型系统的抗原通常是镶嵌于红细胞膜上的糖蛋白或糖脂。这些糖蛋白或糖脂中的糖链都是由暴露在红细胞表面的少数糖基所组成的寡糖链,血型抗原的特异性就取决于这些寡糖链的组成与连接顺序。ABO 血型系统中的抗原有 A 抗原、B 抗原和 H 抗原。A 抗原、B 抗原是在 H 抗原的基础上形成的。在 A 基因的控制下,合成的转糖基酶能将一个乙酰半乳糖胺基连接到 H 抗原上,形成 A 抗原;B 基因控制下合成的转糖基酶则能将一个半乳糖基接到 H 抗原上,形成 B 抗原。O 型红细胞虽然不含 A、B 抗原,但有 H 抗原,其抗原性较弱,因此血清中一般不含有抗 H 抗体。

在 5~6 周龄胚胎的红细胞上,已可检测到 A、B 凝集原。婴儿红细胞上 A、B 凝集原的位点数约为成人的 1/3,到 2~4 岁时则完全发育。正常人 A、B 抗原的抗原性终身不变。ABH 抗原不仅存在于红细胞膜上,也可存在于淋巴细胞、血小板和大多数上皮细胞和内皮细胞膜上。组织细胞还能分泌可溶性 ABH 抗原,进入多种体液中(如唾液、泪液、尿液、胃液、胆汁、血浆、羊水等),其中以唾液中含量最多。凡体液中含有这种血型物质者为分泌型,体液中不含血型物质者则为非分泌型。存在于血浆中的 ABH 抗原为糖脂,存在于分泌物中的是糖蛋白,而分布在红细胞膜上的是糖脂和糖蛋白。

ABO 血型系统存在天然抗体，在出生后 2~8 个月开始产生，8~10 岁达高峰。一个 IgM 具有 10 个抗原结合位点。这类天然抗体为完全型 IgM 抗体，多属于 IgM，分子质量较大，不能通过胎盘。因此，血型与胎儿血型不合的孕妇，体内的天然 ABO 血型抗体一般不能通过胎盘到达胎儿体内，不会使胎儿的红细胞发生凝集破坏。天然抗体产生的原因尚未完全阐明，据推测，由于某些肠道细菌释放物及食物成分具有与红细胞相同的 A、B、H 抗原决定簇，进入体内之后，能够刺激针对自己所缺乏的抗原而产生抗体。

ABO 血型系统的抗原和抗体见表 3－4。

表 3－4 ABO 血型系统的抗原和抗体

血型		红细胞膜上的抗原	血清中的抗体
A 型	A_1	$A+A_1$	抗 B
	A_2	A	抗 B+抗 A_1
B 型		B	抗 A
AB 型	A_1B	$A+A_1+B$	无
	A_2B	A+B	抗 A_1
O 型		无 A、无 B	抗 A+抗 B

3. ABO 血型的遗传与分布　红细胞的血型抗原物质是先天遗传产生的，ABO 血型系统中控制 A、B、H 凝集原生成的基因位于第 9 号染色体（9q34.1—q34.2）的等位基因（allele）上。在一对染色体上可能出现上述三个基因中的两个，分别由父母双方各遗传一个给子代，决定了子代血型的基因型（genotype）。这两种基因型决定生成转糖基酶的种类，转糖基酶则决定表现血型抗原特异性决定簇的寡糖链的组成，即子代的血型表现型（phenotype）。

表 3－5 显示 ABO 血型系统中决定每种血型表现型的可能基因型。由表 3－5 可以看出，A 基因和 B 基因是显性基因，O 基因是隐性基因。因此，红细胞上表现型 O 只可能来自两个 O 基因，而表现型 A 或 B 由于可能分别来自 AO 和 BO 基因型，因此 A 型或 B 型的父母完全可能生下 O 型的子女。根据血型的遗传规律就可能由子女的血型表现型来推断亲子关系。例如，AB 血型的人不可能是 O 型子女的父亲或母亲。必须注意的是，法医学上依据血型来判断亲子关系时，只能作为否定的参考依据，而不能据此作出肯定性判断。由于血细胞上有许多血型系统，测定血型的种类愈多，作出否定性判断的可靠性也愈高。

表 3－5 ABO 血型的基因型和表现型

基因型	表现型
AA、AO	A
BB、BO	B
AB	AB
OO	O

ABO 血型抗原在人群中的分布，因地域和民族的不同而异。在中欧地区人群中，40% 以上为 A 型，近 40% 为 O 型，10%左右为 B 型，6%左右为 AB 型；而在美洲土著民族中则 90%属于 O 型。在我国各民族中 ABO 血型的分布也不尽相同，汉族人中 A 型和 O 型各占 31%左右，28%为 B 型，10%为 AB 型。了解各地域、各民族的血型分布规律有助于人类学上研究各民族的来源和相互关系。

（二）Rh 血型系统

1. Rh 血型的发现与分布　1940 年兰德斯坦纳和维纳（Wiener）用恒河猴（Rhesus monkey）的红细胞重复注射入家兔体内，引起家兔血清中产生抗恒河猴红细胞的抗体，再用含这种抗体的血清与人的红细胞混合，在白种人中约有 85%的人红细胞可被这种血清凝集，表明这些人的红细胞上具有与恒河猴相同的抗原（Rh 抗原），故称为 Rh 阳性血型；另有约 15%的人红细胞不被这种血清凝集，称为 Rh 阴性血型。这一血型系统即称为 Rh 血型系统。在我国，汉族和其他大部分民族的人群中，Rh 阳性血型者约占 99%，Rh 阴性者只占 1%左右。但是在某些少数民族中，Rh 阴性血型的人较多，如塔塔尔族约 15.8%，苗族约 12.3%。

2. Rh 血型系统的抗原与分型　Rh 血型系统是红细胞血型中最复杂的一个系统。已发现 40 多种 Rh 抗原

(也称 Rh 因子),与临床关系密切的是 D、E、C、c、e 5 种。从理论上推断,有 3 对等位基因 C 与 c、D 与 d 及 E 与 e 控制着 6 种抗原。但实际上血清中未发现单一的抗 d 抗体,因而认为 d 是“静止基因”,在红细胞表面不表达 d 抗原。在 5 种抗原中,D 抗原的抗原性最强。医学上通常将红细胞上含有 D 抗原者称为 Rh 阳性,而红细胞上缺乏 D 抗原者称为 Rh 阴性。

控制 Rh 血型抗原的等位基因位于 1 号染色体,其表达产物是分子质量为 30~32 kDa 的蛋白质,抗原的特异性取决于这种蛋白质的氨基酸序列。Rh 抗原只存在于红细胞上,出生时已发育成熟。

3. *Rh 血型的特点及临床意义* 与 ABO 血型不同,人的血清中不存在抗 Rh 的天然抗体,只有当 Rh 阴性血型者接受 Rh 阳性血型者的血液后,通过体液免疫才产生抗 Rh 抗体。因此,Rh 阴性受血者第 1 次接受 Rh 阳性血液的输血后,一般不产生明显的输血反应,但在第 2 次或多次输入 Rh 阳性血液时,即可发生抗原-抗体反应,输入的 Rh 阳性红细胞发生凝集而溶血。

Rh 系统与 ABO 系统之间的另一个不同点是抗体的特征。ABO 系统的抗体一般是完全抗体 IgM,而 Rh 系统的抗体主要是免疫性不完全抗体 IgG,分子质量较小,能通过胎盘。因此,当 Rh 阴性血型的母亲孕有 Rh 阳性血型胎儿时,Rh 阳性血型胎儿的少量红细胞或 D 抗原可以进入母体,使母体发生免疫反应,产生抗 D 抗体。抗 D 抗体可通过胎盘进入胎儿的血液,使新生儿红细胞发生凝集和溶血,造成胎儿溶血性贫血,严重时可导致胎儿死亡。由于一般只有在分娩时才有胎儿红细胞进入母体,且母体血液中抗体浓度增加缓慢,一般需要数月时间,故 Rh 阴性血型母亲孕育第一胎 Rh 阳性血型胎儿时,很少出现新生儿溶血现象。当 Rh 阴性血型母亲生育第一胎后,常规及时输注特异性抗 D 免疫球蛋白,中和进入母体的 D 抗原,避免 Rh 阳性血型胎儿红细胞致敏母体,可预防第二次妊娠时新生儿溶血的发生。

三、血量和输血原则

(一)血量

人体内血浆和血细胞量的总和,即血液的总量称为血量(blood volume)。正常成年人的血液总量相当于体重的 7%~8%,即每千克体重 70~80 mL。体重 60 kg 的人,血量为 4.2~4.8 L。全身血液的大部分在心血管系统中快速循环流动,称为循环血量,小部分滞留在肝、脾、肺和静脉等贮血库中,流动很慢,称为储存血量。在剧烈运动、情绪激动或大量失血等应急状态下,储存血量可被动员释放出来,补充循环血量,以维持机体需要。

正常情况下,由于神经、体液调节作用,体内血量保持相对恒定,是维持机体生理功能的必要条件。血量不足将导致血压下降、器官灌注减少,最终引起组织细胞代谢障碍和功能损伤。机体一次少量失血(不超过总血量 10%),可反射性引起心脏活动加强,血管收缩,贮血库中血液释放等代偿作用,迅速补充循环血量,不出现明显的心血管功能障碍和临床症状。中等失血(占总血量 20%),则血压显著下降,导致机体生理活动障碍而出现一系列临床症状,如脉搏加快、四肢厥冷、尿量减少、眩晕、口渴、恶心和乏力等。当失血量达总血量 30%以上时,就可危及生命,应立即输血、输液,补充循环血量。健康成年人一次献血 200~400 mL,仅占全身血量的 5%~10%,血浆中丢失的水和电解质可在 1~2 h 内由组织液进入毛细血管而得以补充;丢失的蛋白质可由肝脏加速合成而在 1~2 d 内得到补充;由于失血使组织供氧减少,肾脏产生促红细胞生成素增多,骨髓加速造血,红细胞数量可在 1 个月左右恢复正常,因此对健康无显著影响。

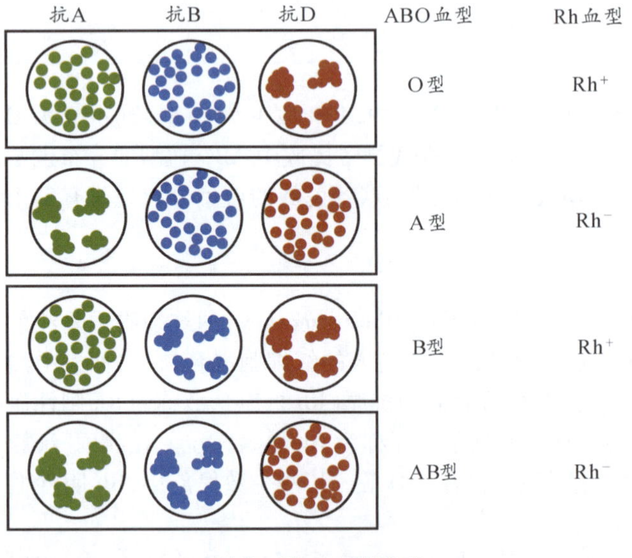

图 3-10 血型鉴定

(二)输血原则与交叉配血

输血(transfusion)已成为治疗某些疾病、抢救伤员生命和保证一些手术得以顺利进行的重要手段。为保证输血的安全和提高输血的效果,必须遵守输血原则,注意输血的安全、有效和节约。

1. *血型鉴定和交叉配血试验* 输血原则是同型血相输。正确鉴定血型是保证输血安全的基础。在一般输血中必须保证 ABO 血型系统相合。因为 ABO 血型系统不相容的输血常引起严重的反应。鉴定 ABO 血型的方法有多种,最简捷而又常用是玻片法。对于生育年龄的妇女和需要反复输血的患者,通常还要进行 Rh 血型鉴定,必须使供血者与受血者的 ABO 血型和 Rh 血型均相合,以避免发生输血反应或使受血者被 Rh 抗原致敏后产生抗 Rh 抗体,以确保本次和今后输血不会发生溶血反应(图 3-10)。

即使在 ABO 血型相同的人之间进行输血,由于 ABO 血型系统亚型和 Rh 血型系统的存在，在输血之前也必须作**交叉配血试验**(cross-match test)，即将供血者的红细胞与受血者的血清进行配合，观察有无凝集反应，称为交叉配血试验的主侧；将受血者的红细胞和供血者的血清混合，观察有无凝集反应，称为交叉配血试验的次侧(图 3-11)。这样，既可检验血型测定是否有误，又能发现供血者和受血者的红细胞或血清中是否存在其他不相容的凝集原或凝集素。如果交叉配血试验的两侧都没有凝集反应，即为配血相合，可以输血；如果主侧有凝集反应则为配血不合，不能输血；如果主侧没有凝集反应，而次侧有凝集反应，为配血基本相合，只能在缺乏同型血源的紧急情况下输血(如将 O 型血输给其他血型的受血者，或 AB 型血受血者接受其他血型血液)，输血时不宜太快太多(<200 mL)，并密切观察，如发生输血反应则应立即停止输血。因为 O 型的红细胞膜上虽然没有 A 和 B 抗原，不会被受血者的血清所凝集，但 O 型血的血清中存在抗 A 和抗 B 凝集素，能与其他血型受血者的红细胞发生凝集反应。当输血量较大时，供血者血清中的凝集素未能被受血者的血清足够稀释，或供血者血清抗体效价较高时，都可能使受血者红细胞发生凝集反应。因此，不能认为 O 型血的人是"万能供血者"；同样，AB 型血的人也不是"万能受血者"，O 型、A 型或 B 型血与 AB 型相输均可能发生凝集反应。

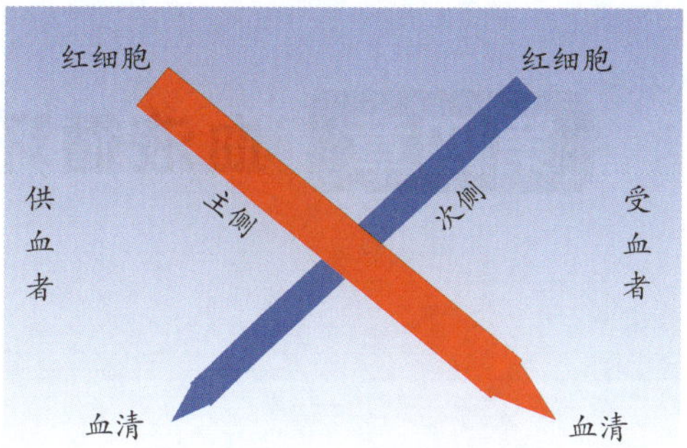

图 3-11　交叉配血试验

2. **输血的类型**　根据供血者的来源，输血可分为异体输血(allogenetic transfusion)和自体输血(autologous transfusion)；根据输注血液的成分可分为全血输注和成分输血(transfusion of blood components)。

异体输血较为常用，但近年来自体输血正在迅速发展。自体输血是指在术前先抽取并保存患者自己的一部分血液，在以后进行手术时可以按需要再将血液输给患者自己。在给予补充铁剂的情况下，可以根据患者的情况分次抽取血液，如在 3 周时间内共抽取 1 000~1 500 mL 血液并保存。由于重组人类促红细胞生成素(rhEPO)在自身供血中的应用，使自体输血更容易被接受。自体输血的主要优点：① 可减少血源传播性疾病的传播(如艾滋病、肝炎、疟疾、巨细胞病毒感染等)。② 防止与输注异体血细胞有关的并发症，如血型不合引起的溶血和异体白细胞引起的发热反应等；③ 多次取血可刺激骨髓红系造血，有利于促进取血后血细胞量的恢复。

随着医学和科学技术的进步，由于血液成分分离机的广泛应用、分离技术和成分血质量的不断提高，输血疗法已经从原来的单纯输全血发展成为成分输血，即把人血中的各种有效成分如红细胞、粒细胞、血小板和血浆分别制备成高纯度或高浓度的血液制品再进行输注。不同疾病患者对输血有不同的要求，严重贫血患者，主要是红细胞数量不足，血液总量不一定减少，故以输注浓缩红细胞悬液为佳；大面积烧伤患者，主要是创伤面渗出使血浆丢失，故应输注血浆或血浆代用品如右旋糖酐溶液等；对某些出血性疾病的患者，可根据病因输入浓缩的血小板悬液或含凝血因子的新鲜血浆，以促进止血和凝血过程。因此，成分输血可增强治疗的针对性，提高疗效，减少副反应，且节约血源。

(秦　燕　赵　跃)

二维码 3-4　思政：血液学与诺贝尔生理学或医学奖

二维码 3-5　思政：骨髓移植之父——陆道培院士

二维码 3-6　第三章思考题

第四章 血液循环

- 心脏
  - 心肌细胞跨膜电位及形成机制
    - 心室肌细胞跨膜电位及形成机制
      - 静息电位形成产生机制与神经纤维相同
      - 动作电位
        - 0期(快速去极化)
        - 1期(快速复极化初期)
        - 2期(平台期)
        - 3期(快速复极化末期)
        - 4期(静息期)
    - 自律细胞跨膜电位及形成机制
      - 去极化过程
      - 复极化过程
      - 4期自动去极化过程
  - 心肌的生理特性
    - 兴奋性
      - 心肌细胞对刺激产生兴奋的能力
      - 兴奋的周期性变化
        - 有效不应期
          - 绝对不应期
          - 局部反应期
        - 相对不应期
        - 超常期
      - 与收缩活动的关系兴奋地周期性变化
        - 期前收缩
        - 代偿间歇
      - 影响因素
        - 静息电位或最大复极电位水平
        - 阈电位水平
        - Na^+通道的状态
    - 自律性
      - 心肌组织、细胞在没有外来刺激情况下，自动发生节律兴奋的特性
      - 窦房结>房室交界>房室束>浦肯野细胞
      - 起搏点
        - 正常起搏点
        - 潜在起搏点
        - 异位起搏点
      - 决定和影响因素
        - 最大复极化电位与阈电位之间的距离
        - 4期自动去极化速度
    - 传导性
      - 心肌细胞具有传导兴奋的能力
      - 影响因素
        - 结构因素
        - 生理因素
    - 收缩性
      - 心肌细胞细微结构的特点
      - 收缩-舒张的分子机制
      - 心肌收缩的特点
        - “全或无”收缩
        - 不发生完全强直收缩
        - 依赖细胞外Ca^{2+}
      - 影响因素——凡能影响搏出量的因素，都能影响心肌的收缩
  - 心脏的泵血功能
    - 心动周期——心脏收缩和舒张构成的一个机械活动周期
    - 心脏泵血的过程和机制
      - 心房收缩期
      - 等容收缩期
      - 快速射血期
      - 减慢射血期
      - 等容舒张期
      - 快速充盈期
      - 减慢充盈期
    - 心脏泵功能的评价
      - 每搏输出量和射血分数
      - 每分输出量和心指数
      - 心脏作功量
    - 影响心输出量的因素
      - 搏出量
        - 前负荷
        - 后负荷
        - 心肌收缩能力
      - 心率
      - 心力储备

重点（蓝色底） 难点（黄色底）

心脏是推动血液循环的动力器官，心脏做功，产生压力，推动血液在血管系统内流动，满足器官和组织对血流量的需要。血液循一定方向在心血管系统内循环流动，称为血液循环。血液循环的主要功能是运输：血液流经各器官、组织的毛细血管时，将血液中的 O_2 和营养物质带给组织细胞，组织细胞产生的 CO_2 和代谢产物进入血液，然后通过不同途径排出体外，维持机体内环境的相对稳定，保证机体的代谢活动正常进行；内分泌腺分泌的激素通过血液运输，运送到各器官并作用于相应的靶细胞，调节它们的生理活动；产热器官产生的热量由血液循环运送到皮肤，通过皮肤血流量的改变，调节身体与环境之间的热量交换，维持正常的体温；血液中的防御细胞和防御物质如淋巴细胞和免疫抗体以及凝血因子等，也通过血液循环实现防卫功能。

第一节　心脏的电活动

心房和心室不停歇地进行有顺序的收缩和舒张的交替活动，这是由心肌的电活动触发的。心肌细胞的动作电位触发心肌的收缩和舒张，实现心脏的泵血功能，推动血液循环。本节主要介绍触发心脏收缩活动的窦房结、特殊传导系统和心房肌、心室肌的生物电现象及其形成的离子基础，并讨论心肌的电生理特性，即自律性、兴奋性和传导性。

一、心肌细胞的生物电现象

心脏由两类心肌细胞构成：一是构成心房和心室壁的普通心肌细胞，具有收缩性，但无自动节律性，主要执行泵血功能，又称为工作细胞；二是特殊分化了的心肌细胞，主要存在于窦房结、房室交界、房室束和末梢蒲肯野纤维，主要特征是能自发产生兴奋，即具有自动节律性，但无收缩性，是心脏兴奋起源的部位。与骨骼肌相比，心肌细胞的跨膜电位在波形和形成机制上要复杂得多；不但如此，不同类型的心肌细胞的跨膜电位（图 4－1），不仅幅度和持续时间各不相同，而且波形和形成的离子基础也有一定的差别。

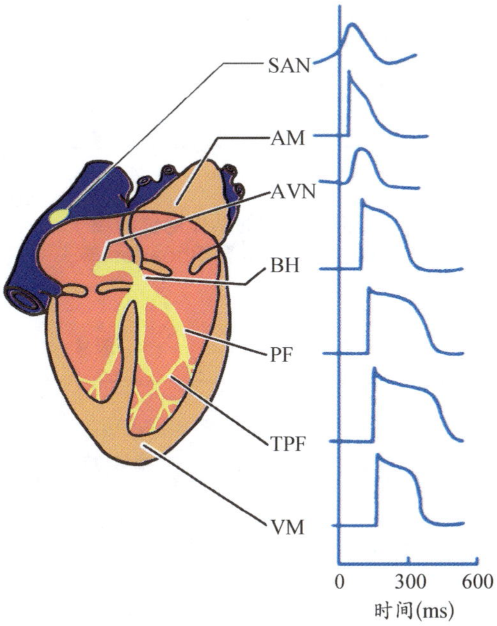

图 4－1　心脏各部分心肌细胞的跨膜电位

SAN：窦房结；AM：心房肌；AVN：结区；BH：希氏束；PF：浦肯野纤维；TPF：末梢浦肯野纤维；VM：心室肌

（一）工作心肌细胞的跨膜电位及其形成的离子基础

工作心肌细胞包括普通的心房肌细胞和心室肌细胞，二者的跨膜电位形成机制相似。因此，以下以心室肌细胞为例描述其生物电的形成原理。

1. 静息电位和动作电位

（1）静息电位（resting potential）：人和哺乳动物的心室肌细胞和骨骼肌细胞一样，在静息状态下膜两侧呈极化状态，膜内电位比膜外电位约低 90 mV，但两者的动作电位却有明显不同。

（2）动作电位：骨骼肌细胞动作电位的时程很短，记录曲线呈升支和降支基本对称的尖锋状。心室肌细胞动作电位的复极化过程比较复杂，持续时间长，**动作电位**（action potential）降支与升支很不对称。通常用 0、1、2、3、4 等数字分别代表心室肌细胞动作电位和静息电位的各个时期（图 4－2）。

1）0 期（快速去极化）：在适宜的外来刺激作用下，心室肌细胞膜内电位由静息状态下的－90 mV 迅速上升到＋30 mV 左右，即肌膜两侧原有的极化状态被消除并呈极化倒转，构成动作电位的升支。0 期很短暂，仅占 1～2 ms，去极化幅度很大，为 120 mV；心室肌细胞的去极化速度很快，膜电位的最大变化速率可达 100～200 V/s。

2）1 期（快速复极化初期）：当心室肌细胞去极化达到顶峰之后，立即开始复极化，膜内电位由＋30 mV 迅速下降到 0 mV 左右，占时约 10 ms。0 期去极化和 1 期复极化这两个时期通常合称为锋电位。

3）2 期（平台期）：当 1 期复极化膜内电位达到 0 mV 左右之后，复极化过程就变得非常缓慢，膜内电位基本上停滞于 0 mV 左右，又称为平台期，持续 100～150 ms，它是心肌细胞动作电位持续时间长的主要原因，是心室肌细胞动作电位区别于骨骼肌和神经纤维的主要特征。

4）3 期（快速复极化末期）：在 2 期，随着时间的推移，膜内电位以较慢的速度由 0 mV 逐渐下降，延续为 3 期，2 期和 3 期之间没有明显的界线。在 3 期，细胞膜复极化速度加快，膜内电位由 0 mV 左右较快地下降到－90 mV，完成复极

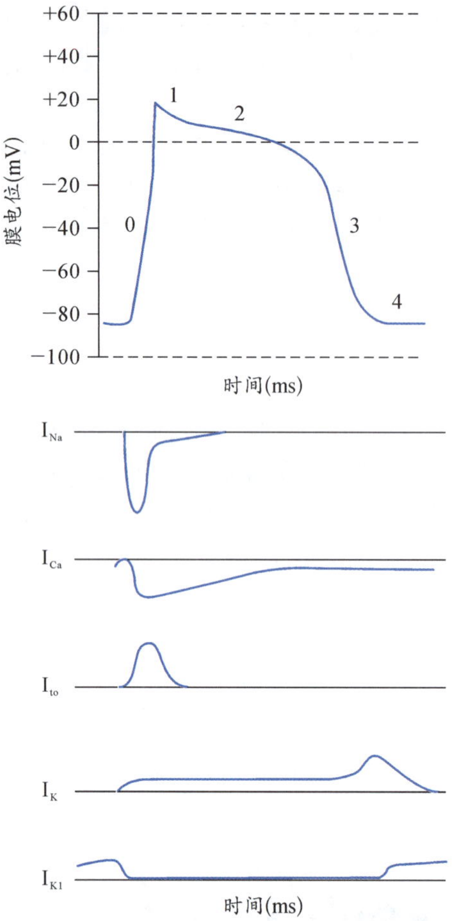

图 4-2 心室肌细胞的动作电位和离子电流变化(引自 Rhoades 等,2023)

化过程,占时 100~150 ms。

5）4 期(静息期):4 期是心室肌细胞膜复极化完毕、膜电位恢复后处于稳定的静息电位水平。

2. 静息电位与动作电位的离子基础　与骨骼肌细胞一样,离子在细胞膜两侧不均匀分布所形成的浓度梯度(浓度差)(表4-1)、电位差及膜对相应离子的通透性是心肌细胞跨膜电位形成的主要离子基础。由于心肌细胞膜上的离子通道数目较多,涉及的离子流远比骨骼肌细胞要复杂得多。内向电流导致膜内电位升高,促使膜去极化。除离子跨膜扩散之外,由细胞膜上离子泵所实现的离子主动转运和离子交换,在心肌细胞电活动中也占有重要地位。

(1) 静息电位:心室肌细胞静息电位的形成机制与骨骼肌细胞相同。静息状态下细胞膜对 K^+的通透性较高,而对其他离子的通透性很低。静息状态下心室肌细胞膜对 K^+的通透性取决于内向整流 I_{K1}通道(inward rectifier K^+ channel, I_{K1}channel)(图 4-2)。当膜电位保持-90 mV 静息水平时,I_{K1}通道保持开放状态,在浓度差的作用下 K^+向细胞外扩散,形成较强的外向电流。但当细胞接受刺激产生动作电位时,随膜的 0 期去极化 I_{K1}通道逐渐关闭,外向电流减弱,电流曲线逐渐向 0 电位水平漂移,称为内向整流。因此,K^+通过 I_{K1}通道向细胞外扩散,达到电-化学平衡形成的 K^+平衡电位是工作细胞静息电位的主要成分。但由实验所测到的静息电位水平略小于由能斯特方程计算所得的 K^+平衡电位,这是由于静息状态下细胞膜对 Na^+有一些通透性,造成少量的 Na^+内流所致。改变细胞内、外的 K^+浓度就可改变静息电位的值。临床上血浆 K^+浓度的改变会导致心肌细胞静息电位的改变而影响心脏功能。

(2) 动作电位:与骨骼肌细胞一样,任何刺激引起膜静息电位去极化到阈电位时(threshold potential)就产生动作电位。

表 4-1 心肌细胞中各种主要离子的浓度及平衡电位值

离 子	浓度(mmol/L)		内/外比值	平衡电位(mV)(由能斯特方程计算)
	细胞内液	细胞外液		
Na^+	30	140	1 : 4.6	+41
K^+	140	4	35 : 1	-94
Ca^{2+}	10^{-4}	2	1 : 20 000	+132
Cl^-	30	104	1 : 3.5	-33

1）0 期:0 期去极化是由于膜对 Na^+通透性突然增高,Na^+快速内流的结果。在外来刺激作用下,首先引起部分电压门控 Na^+通道开放和少量 Na^+内流,造成肌膜部分去极化。当膜电位由静息(膜内-90 mV)去极化到阈电位(膜内-70 mV)时,膜上 Na^+通道(Na^+channel)开放概率明显增加,Na^+顺电-化学梯度由膜外快速进入膜内,形成 Na^+内向电流,促使更多的 Na^+通道开放的再生性循环,进一步使膜快速去极化。当膜内电位向正电性转化达到+30 mV(图 4-2)时,Na^+通道失活,0 期结束,进入复极化 1 期。

0 期去极化的 Na^+通道不但激活、开放的速度很快,而且激活后失活的速度也很快,造成心室肌细胞 0 期去极化速度很快,动作电位升支非常陡峭。因此,这种 Na^+通道被称为快 Na^+通道。具有快 Na^+通道的心肌细胞称为快反应细胞,其动作电位称为快反应电位,以区别于以后将要介绍的慢反应细胞和慢反应电位。快 Na^+通道是电压门控通道,可被河鲀毒素(tetrodotoxin, TTX)所阻断。

2）1 期:1 期复极化是在 0 期去极化之后出现的快速而短暂的复极化过程,膜内电位由+30 mV 复极化到 0 mV 水平。电生理学实验此期可记录到一短暂的外向离子流(transient outward current, I_{to})(图 4-2),并可被 K^+通道阻断剂 4-氨基吡啶选择性阻断。因此认为 1 期是由一短暂的 K^+外流引起。I_{to}通道在 0 期去极化到-30 mV 时激活,但由于此

时 Na^+通道大量激活形成的强大 Na^+内流掩盖了 I_{to}通道的作用,直到 Na^+通道失活,0 期结束,才表现出 I_{to}通道的作用而形成复极 1 期。

3）2 期（平台期）：平台期初期,膜电位稳定于 0 mV 左右,随后才非常缓慢地复极化。膜电位的这种特征是由于平台期同时有内向电流和外向电流存在。初期,两种电流处于相对平衡状态,随后,内向电流逐渐减弱,外向电流逐渐增强,结果出现一种随时间推移而逐渐增强的、微弱的净外向电流,导致膜电位缓慢地向膜内负电性转化。在心室肌等快反应细胞,平台期内向电流是 Ca^{2+}通过激活引起的 Ca^{2+}内流造成的,外向电流是由内向整流钾通道（I_{k1}）和延迟整流钾通道（I_k）介导的 K^+外流（图 4-2）。

参与心室肌细胞平台期内向电流的 Ca^{2+}通道主要是 L-型 Ca^{2+}通道（I_{Ca-L}）,当膜去极化到-40 mV时它被激活,但激活过程缓慢,需几个毫秒,激活后失活过程更为缓慢,需 200 ms 左右才完成。因此,I_{Ca-L}表现为 0 期开始激活,至 2 期初达最大激活,并保持 100~150 ms。所以 I_{Ca-L}负载的 Ca^{2+}内流是平台期的主要内向电流。I_{Ca-L}与快 Na^+通道不同,不仅激活和失活慢,而且不被 TTX 阻断,但可被 Mn^{2+}和 Ca^{2+}通道阻断剂,如维拉帕米（verapamil）、地尔硫䓬（diltiazem）所阻断。由于其激活和失活慢,被称为慢通道。

平台期 K^+的外流主要由 I_{k1}通道和 I_k通道决定的。I_{k1}通道的内向整流特性可以阻碍平台期 K^+的外流,从而使平台期持续较长的时间。I_K通道是在动作电位 0 期的-40 mV 时激活,但其通道开放速率比 I_{Ca-L}还慢。由于 I_K通道的延迟整流特性,致使平台期早期主要是 Ca^{2+}的内流,但随时间延续,I_{Ca-L}逐渐失活,而 I_K逐渐增强,使动作电位由 2 期进入了 3 期。

4）3 期（快速复极化末期）：在平台期之后,膜的复极化逐渐加速,这是由于此时 Ca^{2+}通道已经失活,I_K通道进一步激活,K^+外向电流出现随时间而递增,造成 3 期快速复极化。当复极化至 3 期膜电位的后 1/3 时,Ik_1通道激活增强,加速 K^+外流,直至复极化完成,而此时 I_K关闭而去激活（图 4-2）。

5）4 期（静息期）：在 4 期,心室肌细胞膜电位基本上稳定于静息电位水平,但是,动作电位期间有 Na^+和 Ca^{2+}进入细胞,而 K^+外流出细胞,造成细胞内、外离子分布的改变。胞内 Na^+和胞外 K^+浓度的升高,促使两者与细胞膜 Na^+-K^+泵结合,激活 ATP 酶,通过消耗 ATP 而逆电-化学梯度转运 Na^+和 K^+,恢复其正常分布。而在动作电位平台期进入细胞的 Ca^{2+}则依靠胞膜上 Na^+-Ca^{2+}转运体蛋白通过 Na^+-Ca^{2+}交换而逆浓度转运至细胞外。Na^+-Ca^{2+}转运体蛋白胞外侧有 3 个 Na^+结合位点,胞内侧有 1 个 Ca^{2+}结合位点,当二者与转运体蛋白结合后,通过蛋白质的变构效应可将 3 个 Na^+顺浓度差释放到细胞内,同时将结合的 1 个 Ca^{2+}逆浓度差转运至胞外,而运入的 Na^+再经 Na^+-K^+泵的耗能过程逆浓度差向细胞外转运。因此,Ca^{2+}经 Na^+-Ca^{2+}交换转运至细胞外的过程属于继发性主动转运。通过以上过程,维持了心肌细胞离子的正常分布,从而确保了心肌细胞的连续正常兴奋。而每一周期 Na^+-K^+泵的转运使细胞膜外净增加 1 个正电荷,而每一次 Na^+-Ca^{2+}交换使细胞内净增加 1 个正电荷,故总效应可保持膜电位基本不变。

（二）自律细胞的跨膜电位及其形成的离子基础

构成心脏的另一类心肌细胞主要是存在于窦房结的 P 细胞和窦房结以外心脏特殊传导系统中的浦肯野细胞。其共同特点是膜电位 4 期不稳定,可发生自动缓慢去极化,称为 4 期自动去极化。由于这两种细胞可通过 4 期自动去极化而自发产生动作电位,因此被称为自律细胞。自律细胞没有稳定的静息电位,其复极化 3 期之末的电位被称为最大舒张期电位或最大复极电位。浦肯野细胞和 P 细胞动作电位过程及其离子基础有很大区别,因此分而述之。

1. 浦肯野细胞的跨膜电位　浦肯野细胞属于快反应心肌细胞,其动作电位也包括去极化 0 期和复极化 1、2、3 期,且其各期形成的离子基础完全等同于心室肌细胞,所不同的是其可通过 4 期自动去极化而自动兴奋。在浦肯野细胞跨膜电位 4 期随着 I_K的衰减,可记录到一种随时间而增强的内向离子流（I_f）,是引起 4 期自动去极化的主要原因,因此被称为起搏电流（pacemaker current）。已证明 I_f是一种 Na^+、K^+混合离子流,主要是 Na^+内流。I_f通道在复极化至-60 mV 时开始激活,膜电位-100 mV 时可达最大激活,而 0 期去极化至-50 mV 时自动失活。I_f不受 TTX 影响,而被金属铯阻断。

2. 窦房结 P 细胞的跨膜电位　窦房结 P 细胞属于慢反应自律细胞,其 4 期自动去极化速率快,自发产生兴奋需时较短,在心脏内自律性最高,因此是正常心脏活动的起搏细胞。与前文叙述的快反应心肌细胞比较,窦房结 P 细胞跨膜电位有不同的特征：① 窦房结 P 细胞的最大复极化电位（-70 mV）和阈电位（-40 mV）均高于心室肌细胞。② 0 期去极化速度慢（约 10 V/s）,幅度小（70 mV）,无明显超射。③ 没有明显的复极化 1 期和平台期。④ 4 期自动去极化速度快（0.01 V/s）。图 4-3 显示窦房结（sinoatrial node）、心室肌（ventricular muscle）快反应细胞与心房肌（atrial

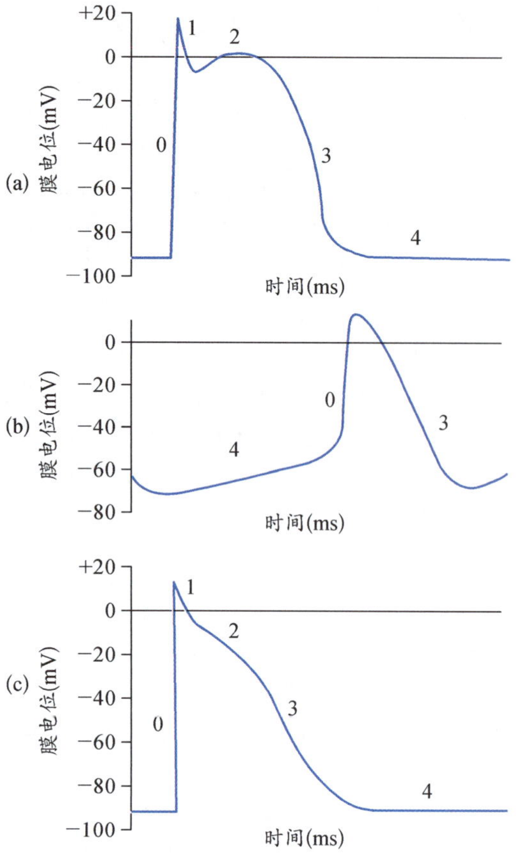

图 4－3　心室肌细胞(a)、窦房结(b)与心房肌细胞(c)的动作电位(引自 Berne 等，1998)

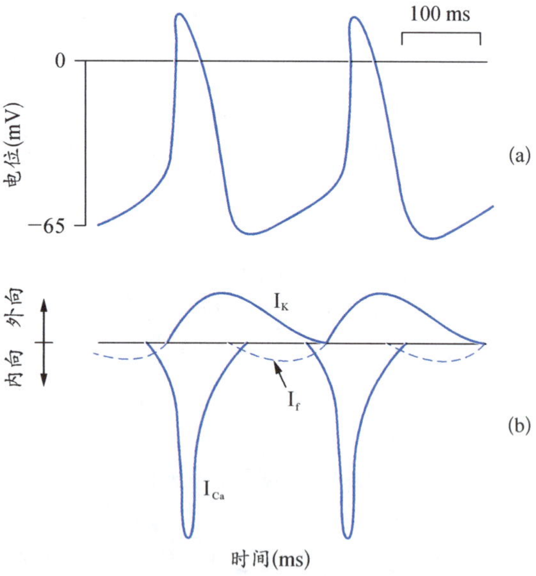

图 4－4　窦房结细胞的动作电位(a)和三种离子电流(引自 Berne 等，1998)

muscle)慢反应细胞跨膜电位变化的差别。

窦房结 P 细胞的直径很小，进行电生理研究有一定困难。学者们的研究观察到，窦房结细胞 0 期去极化不受细胞外 Na^+ 浓度的影响，对河鲀毒素很不敏感；相反，它受细胞外 Ca^{2+} 浓度的明显影响，并可被 Ca^{2+} 通道阻断剂所阻断。据此可认为，引起窦房结 P 细胞动作电位 0 期去极化的内向电流是由 Ca^{2+} 携带的。而其复极化 3 期是由于延迟整流 K^+ 通道 I_K 激活引起的 K^+ 外流所致。窦房结 P 细胞动作电位的过程可描述如下：当膜电位由最大复极化电位自动去极化达阈电位水平时(－40 mV)，激活膜上 Ca^{2+} 通道，引起 Ca^{2+} 内向电流(Ica)，导致 0 期去极化；随后，Ca^{2+} 通道逐渐失活，Ca^{2+} 内流相应减少；与此同时 I_K 被激活，出现 K^+ 外向电流，使膜逐渐复极化。由慢 Ca^{2+} 通道所控制、Ca^{2+} 内流所引起的缓慢 0 期去极化，是窦房结细胞动作电位的主要特征。因此，窦房结细胞为慢反应细胞，其动作电位为慢反应动作电位，以区别于前述心室肌等快反应细胞和快反应动作电位。

当复极化 3 期达最大复极化电位－70 mV 时，P 细胞便开始了 4 期自动去极化。现有研究证明至少有三种离子电流共同参与了窦房结 P 细胞的 4 期自动去极化：① I_K 随时间而衰减被认为发挥主要作用。P 细胞的细胞膜没有 I_{K1} 通道，3 期复极化达－50 mV 后，I_K 通道逐渐去激活关闭，外向 K^+ 流迅速减弱，相当于膜内突然保留了大量阳离子，因此促进膜的去极化。② 内向电流 I_f 发挥部分作用。窦房结 P 细胞含有 I_f 通道的编码基因，且高表达 I_f 通道。但 I_f 电流在 P 细胞 4 期自动去极化并不发挥主要作用，因为 I_f 通道在复极化 3 期－60 mV 才被激活，膜电位在－100 mV 左右才可最大激活，而 P 细胞的最大复极电位仅有－70 mV，所以 I_f 通道仅被有限激活。

Ca^{2+} 内向电流 I_{Ca} 在 4 期自动去极化后 1/3 发挥重要作用。窦房结 P 细胞细胞膜至少有两种 Ca^{2+} 通道，一是 L 型 Ca^{2+} 通道(I_{Ca-L})，只参与 0 期去极化；另一是 T－型 Ca^{2+} 通道(I_{Ca-T})，在 3 期复极化至－50 mV 时开始激活，在 4 期自动去极化后 1/3 形成较强的内向 Ca^{2+} 流，促使膜进一步去极化，达到阈电位－40 mV 时 L 型 Ca^{2+} 通道激活，Ca^{2+} 内流而产生动作电位的 0 期(图 4－4)。二氢吡啶类 Ca^{2+} 通道阻断剂及 Mn^{2+} 能阻断 I_{Ca-L}，但对 I_{Ca-T} 没有作用。I_{Ca-T} 通道可被金属 Ni^{2+} 阻断。

自主神经末梢释放的神经递质通过改变 4 期自动去极化的离子流而改变自律性细胞的自律性。交感神经末梢释放的递质去甲肾上腺素增加窦房结 4 期自动去极化的三种离子流，不过，I_f 和 I_{Ca} 的增加超过 I_K 的增加，从而加速 4 期自动去极化的速率，加快心率；迷走神经末梢释放 ACh，通过作用于 ACh 依赖的 K^+ 通道，增加 K^+ 电导，K^+ 外流增强，使窦房结 P 细胞膜最大舒张电位增大；同时 ACh 抑制 I_f 和 I_{Ca}，这两种因素导致 4 期自动去极化的速率减慢，心率减慢。

二、心肌的电生理特性

心肌细胞具有兴奋性、自律性和传导性，这三种特性是以其特有的生物电特征为基础的，因此被称为电生理特性。心肌的电生理特性决定了心肌不同于骨骼肌的独特的收缩性，也因此保障了心脏的正常泵血活动。

(一) 兴奋性

所有心肌细胞都具有兴奋性，即具有在受到刺激时产生兴奋的能力。刺激阈值的大小是衡量心肌细胞兴奋性的指标，阈值大表示兴奋性低，阈值小表示兴奋性高。

1. 决定和影响兴奋性的因素　兴奋的产生过程包括静息电位去极化到阈电位水平，以及 Na^+ 通道（以快反应细胞为例）的激活这样两个环节。因此，当这两方面的因素发生变化时，兴奋性将随之发生改变。

（1）静息电位水平：静息电位（在自律细胞，则为最大复极化电位）绝对值增大时，距离阈电位的距离就加大，引起兴奋所需的刺激阈值增大，表现为兴奋性降低。反之，静息电位绝对值减小时，距阈电位的距离缩小，所需的刺激阈值减小，兴奋性增高。血浆 K^+ 浓度的变化可影响心肌细胞静息电位的水平，从而影响心肌细胞的兴奋性。轻度高 K^+，使心肌细胞静息电位减小，与阈电位差值缩小，因此兴奋性升高；重度高 K^+，如果使静息电位数值减小到 -60 mV 以下，可使电压门控 Na^+ 通道直接失活，致使心肌丧失兴奋性而不能收缩。

（2）阈电位水平：阈电位水平上移，则与静息电位之间的距离增大，引起兴奋所需的刺激阈值增大，兴奋性降低。反之亦然。生理情况下，心肌细胞阈电位很少变化。血钙升高时，由于 Ca^{2+} 对 Na^+ 通道的屏障作用，使 Na^+ 通道激活的去极化电位升高，因此阈电位上移。

（3）Na^+ 通道的状态：上述兴奋的产生都是以 Na^+ 通道能够被激活作为前提。事实上，Na^+ 通道并不是始终处于可被激活的状态，它可表现为激活、失活和备用三种功能状态；而 Na^+ 通道处于其中哪一种状态，则取决于当时的膜电位及有关的时间进程。这就是说，Na^+ 通道的活动是电压门控通道，具有时间依赖性的。当膜电位处于正常静息电位 -90 mV 时，Na^+ 通道处于备用状态。在这种状态下，Na^+ 通道具有双重特性，一方面，Na^+ 通道是关闭的；另一方面，当膜电位由静息水平去极化到阈电位水平（膜内 -70 mV）时，又可以被激活，Na^+ 通道迅速开放，Na^+ 因而得以快速跨膜内流。Na^+ 通道激活后即迅速失活，此时通道关闭，Na^+ 内流迅速终止。Na^+ 通道的激活和失活都是比较快速的过程，在 1~2 ms 内即可完成。处于失活状态的 Na^+ 通道不仅限制了 Na^+ 的跨膜扩散，而且不能被再次激活；只有在膜电位恢复到静息电位水平时，Na^+ 通道才重新恢复到备用状态，即恢复再兴奋的能力，这个过程称为复活。由上可见，Na^+ 通道是否处于备用状态，是该心肌细胞当时是否具有兴奋性的前提；而正常静息膜电位水平又是决定 Na^+ 通道能否处于或能否复活到备用状态的关键。Na^+ 通道的上述特殊性状，可以解释有关心肌细胞兴奋性的一些现象。例如，当膜电位由正常静息水平（-90 mV）去极化到阈电位水平（-70 mV）时，Na^+ 通道被激活，出现动作电位；而如果静息状况下膜电位为 -50 mV 左右，即肌膜处于持续低极化状态时，Na^+ 通道处于失活状态，就不能引起 Na^+ 通道激活，表现为兴奋性的丧失，这也是重度高血钾引起心脏骤停的主要原因。

2. 一次兴奋过程兴奋性的变化　心肌细胞每产生一次兴奋，其膜电位将发生一系列有规律的变化，Na^+ 通道由备用状态经历激活、失活和复活等过程，兴奋性也随之发生相应的改变。兴奋性的这种变化，影响着心肌细胞对重复刺激的反应能力，对心肌的收缩反应和兴奋的产生及传导过程具有重要作用。心室肌细胞一次兴奋过程中，其兴奋性的变化可分以下几个时期（图 4-5）。

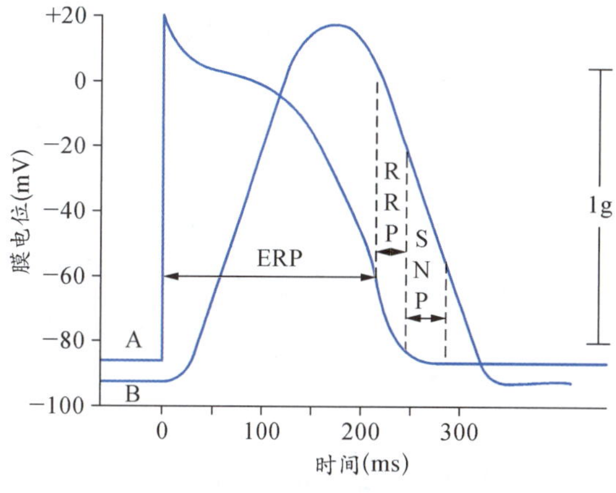

图 4-5　心室肌动作电位期间兴奋性的变化及其与机械收缩的关系

A：动作电位；B：机械收缩；ERP：有效不应期；RRP：相对不应期；SNP：超常期

（1）有效不应期：心肌细胞发生兴奋时，由动作电位的 0 期开始到复极化 3 期膜内电位达到约 -55 mV 这一段时间内，如果再受到第二个刺激，不论刺激有多强，肌膜都无任何反应；膜内电位由 -55 mV 继续复极化到约 -60 mV 这一段时间内，如果给予的刺激有足够强，肌膜可发生局部的部分去极化，但并不能引起扩播性兴奋（动作电位）。因此，将由 0 期开始到 3 期膜内电位复极化到 -60 mV 这一段不能再产生动作电位的时间，称为有效不应期（effective refractory period，ERP）。其原因是这段时间内膜电位处于 0 期去极和复极化早期阶段，绝大部分 Na^+ 通道处于激活或失活状态，激活的 Na^+ 通道只能转入失活，而不能被持续激活；而失活的 Na^+ 通道需要膜进一步复极化至静息电位水平才能转入备用状态而被再次激活。因此，此期细胞表现为兴奋性的短暂丧失。

（2）相对不应期：从有效不应期完毕（膜内电位约 -60 mV）到复极化至约 -80 mV 的这段时间，心肌接受足够强的阈上刺激，可提前产生扩布性兴奋（动作电位），称为相对不应期（relative refractory period，RRP）。原因是此期膜电位复极化已比较接近静息电位，致使大部分阈值较低的 Na^+ 通道已逐渐复活，但仍有部分阈值较高的 Na^+ 通道尚未复活到备用状态，故心肌细胞的兴奋性虽比有效不应期时有所恢复，但仍然低于正常，引起兴奋所需的刺激阈值高于正常。

（3）超常期：心肌细胞复极化，膜内电位由 -80 mV 恢复到 -90 mV 这一段时间，膜电位已十分接近静息电位，绝大部分的 Na^+ 通道已恢复至备用状态，且膜电位与阈电位差距较小，所以引起细胞发生兴奋所需的刺激阈值比正常小，表明兴奋性高于正常,故称为**超常期**(supernormal period, SNP)。

产生于相对不应期和超常期的动作电位,称为**期前兴奋**(premature excitation),它的0期去极化幅度和速度都比正常小,兴奋的传导也比较慢;由于此期处于前一个动作电位的3期,尚有K^+迅速外流的趋势,因此,期前兴奋的时程较短(K^+外流可使平台期缩短),不应期也较短(图4-6)。

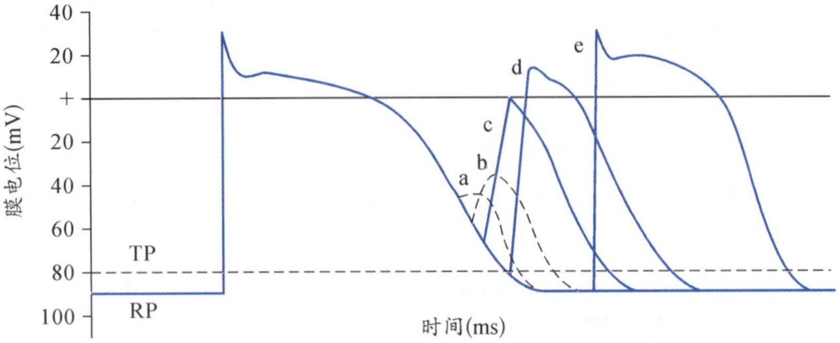

图4-6 在正常动作电位复极化的不同时期给予刺激引起的反应

a、b: 局部反应;c~e: 可扩布的动作电位

由于心肌动作电位4期膜电位稳定,不会产生神经纤维那样的短暂超极化,故无低常期。膜电位恢复正常静息水平,兴奋性也恢复正常。

3. 心肌兴奋过程兴奋性变化的特点及与收缩活动的关系 细胞在发生一次兴奋过程中,兴奋性发生变化,是所有神经和肌组织共同的特性。但心肌细胞由于其动作电位的平台期,使的有效不应期特别长,一直延续到机械反应的舒张期开始之后。因此,只有到舒张早期之后,兴奋性变化进入相对不应期,才有可能在受到强刺激作用时发生兴奋和收缩。从收缩开始到舒张早期之间的这段时间内,心肌细胞不会产生第二个兴奋和收缩。这个特点使得心肌不会像骨骼肌那样产生完全强直收缩,而始终作收缩和舒张相交替的活动,从而使心脏有血液回心充盈的时间,这样才可能实现其泵血功能。

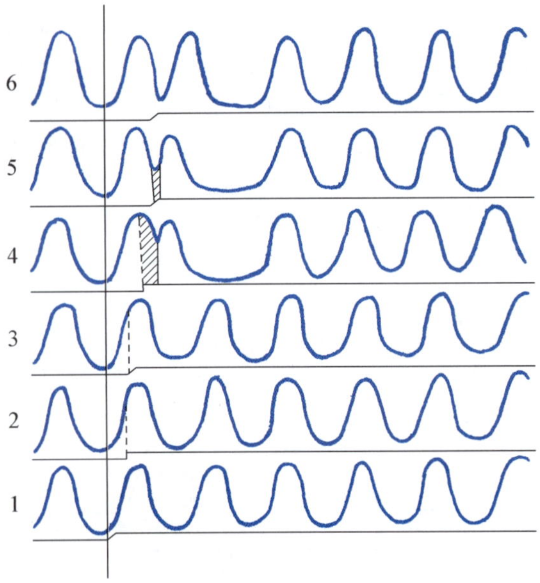

图4-7 期前收缩和代偿性间歇

每条曲线的电磁标记号指示给予电刺激的时间,曲线1~3,刺激记号落在有效不应期内,不引起反应;曲线4~6,刺激落在相对不应期,引起期前收缩和代偿性间歇

正常情况下,窦房结产生的每一次兴奋传播到心房肌或心室肌的时间,都是在它们前一次兴奋的不应期终结之后,因此,整个心脏能够按照窦房结的节律而兴奋。但在某些情况下,如果心室在有效不应期之后受到人工的或窦房结之外的异常刺激,则可产生一次期前兴奋,引起**期前收缩**(premature systole)或**期外收缩**(extrasystole)。期前兴奋也有它自己的有效不应期,这样,当紧接在期前兴奋之后的一次窦房结兴奋传到心室肌时,常常正好落在期前兴奋的有效不应期内,因而不能引起心室兴奋和收缩,形成一次“脱失”,必须等到再下一次窦房结的兴奋传到心室时才能引起心室收缩。这样,在一次期前收缩之后往往出现一段较长的心室舒张期,称为**代偿性间歇**(compensatory pause)(图4-7)。随之,才恢复窦性节律。

(二)自律性

组织、细胞在没有外来刺激的条件下,自动发生节律性兴奋的特性,称为自动节律性,简称自律性(autorhytmicity)。具有自动节律性的组织或细胞,称为自律组织或**自律细胞**(rhythmic cell)。组织、细胞单位时间(每分钟)内能够自动发生兴奋的次数,即自动兴奋的频率,是衡量自动节律性高低的指标。

1. 心肌的自动节律性和各自律组织的相互关系 神经系统可以调节心脏的功能,如心率的快慢和心肌收缩的强度。然而,没有神经支配的离体心脏,如果用氧合血液或适当的灌流液支持下,可以长时间地、自动地、有节奏地进行兴奋和收缩,说明心脏本身具有自动节律性。心脏自律细胞分布在窦房结或特殊传导组织,但各个部位的自律性不同,其中窦房结细胞自律性最高,约为每分钟100次,末梢浦肯野纤维网自律性最低,约每分钟25次,而房室交界

(约每分钟 50 次),房室束支的自律性介于两者之间。正常心脏始终是按自律性最高的组织所发出的兴奋来进行活动。正常情况下,窦房结的自律性最高,因此,窦房结是主导整个心脏兴奋和跳动的正常部位,此时的心脏搏动称为窦性节律(sinus rhythm),故窦房结被称为正常起搏点。其他部位的自律组织并不表现出自身的自律性,仅起兴奋传导作用,但可在窦房结兴奋产生或其兴奋传导发生障碍时取代窦房结支配心脏活动,因此被称为潜在起搏点(latent pacemaker)。但在某种情况下,潜在起搏点的自律性可异常增高,超过窦房结而支配心脏搏动,称为异位节律(ectopic rhythm)。

窦房结通过以下两种方式控制潜在起搏点。① 抢先占领。窦房结的自律性高于其他潜在起搏点。所以,在潜在起搏点 4 期自动去极化尚未达到阈电位水平之前,它们已经受到窦房结发出的并依次传布而来的兴奋的激动作用而产生了动作电位,其自身的自动兴奋就不可能出现。② 超速驱动压抑。起搏细胞在一段时间高频兴奋后自律性下降,这一现象称为**超速驱动压抑**(overdrive suppression)。由于窦房结的自律性最高,因此对潜在起搏点产生超速驱动压抑作用。例如,当窦房结对心室潜在起搏点的控制突然中断后,首先会出现一段时间的心室停搏,然后,心室才能按其自身潜在起搏点的节律发生兴奋和搏动。出现这个现象的原因是:在自律性高的窦房结的兴奋驱动下,潜在起搏点"被动"兴奋的频率远远超过它们本身的自动兴奋频率。潜在起搏点长时间的"超速"兴奋的结果,出现超速驱动压抑;一旦窦房结的驱动中断,心室潜在起搏点需要一定的时间才能从被压抑的状态中恢复过来,出现它本身的自动兴奋。另外,还可以看到,超速压抑的程度与两个起搏点自律性的差别有关,频率差别愈大,抑制效应愈强,驱动中断后,停搏的时间也愈长。因此,当窦房结兴奋停止或传导受阻后,首先由房室交界代替窦房结作为起搏点,而不是由心室传导组织首先代替。因为窦房结和房室交界的自动兴奋频率差别较小,超速压抑的程度较小。超速驱动压抑的产生是由于 Na^+- K^+泵的过度活动造成的。潜在起搏点在较高频率兴奋时,增强的 Na^+- K^+泵活动使细胞膜超极化,而且当超速驱动突然停止,Na^+- K^+ 泵仍然处于较高的活性,这种过度的 Na^+- K^+ 泵活动妨碍了 4 期自动去极化,从而一过性的压抑自律细胞内在的自律性。这一事实提示我们,在安装了人工起搏器的患者,如因故需要暂时中断人工起搏器时,在中断之前其驱动频率应该逐步减慢,以避免发生心搏暂停。

2. 决定和影响自律性的因素　自律细胞的自动兴奋,是 4 期自动去极化使膜电位从最大复极化电位达到阈电位水平而引起的。因此,自律性的高低,既受最大复极化电位与阈电位的距离的影响,也取决于 4 期自动去极化的速度(图 4-8)。

(1) 最大复极化电位与阈电位之间的距离:最大复极化电位减小或阈电位下移,均使两者之间的距离减小,自动去极化达到阈电位水平所需时间缩短,自律性增高;反之亦然。例如,迷走神经兴奋时可使窦房结自律细胞膜 Ach-依赖的 K^+ 通道开放概率增加,使复极化 3 期 K^+外流增加,最大复极化电位增大。因此,自律性降低,心率减慢。

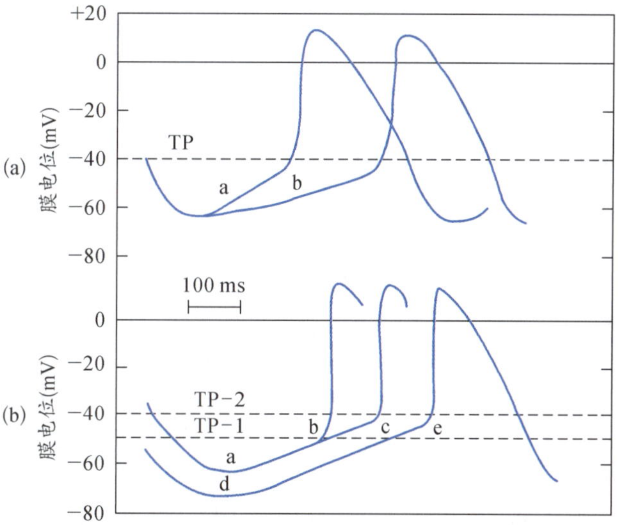

图 4-8　影响自律性的因素

(a) 4 期自动去极化速度由 a 到 b 时,自律性降低;(b) 最大复极化电位水平由 a 到 d,或阈电位由 TP-1 升到 TP-2 时,自律性均降低。TP:阈电位

(2) 4 期自动去极化速度:4 期自动去极化速度增快,达阈电位水平所需时间缩短,单位时间内发生的兴奋的次数增多,自律性增高,反之亦然。例如,儿茶酚胺可增强 I_f,因而加快 4 期自动去极化速度,从而提高自律性,心跳加速。

(三) 传导性

心肌传导兴奋的能力称为传导性。由于心脏特殊传导系统的作用,以及普通心肌细胞之间通过闰盘形成的缝隙连接可以实现细胞间动作电位的直接扩布,使得心脏内兴奋的传导迅速而有序。

1. 心脏内兴奋传导的顺序和特点　动作电位沿细胞膜传播的速度可作为衡量传导性(conductivity)的指标。心脏内兴奋传导的一个重要特征是兴奋能够在心肌细胞间直接进行扩布传导。这是因为相邻的心肌细胞是由闰盘连接起来的,由于闰盘中的缝隙连接所形成的细胞间通道允许细胞间离子的互相流通,因此电阻很低,兴奋可以通过缝隙连接由一个心肌细胞直接扩布到另一个心肌细胞。产生于心室或心房某一处的兴奋可以通过缝隙连接在心肌细胞之间迅速传播,引起心室或心房的所有心肌细胞几乎同步性兴奋收缩。因此,整个心室,或整个心房可以看成是一个机能上互相联系的合胞体,有利于心脏的射血功能。

此外,心脏内兴奋的有序传导首先依赖于心脏特殊传导系统的作用。心脏特殊传导系统包括窦房结、房室交界、

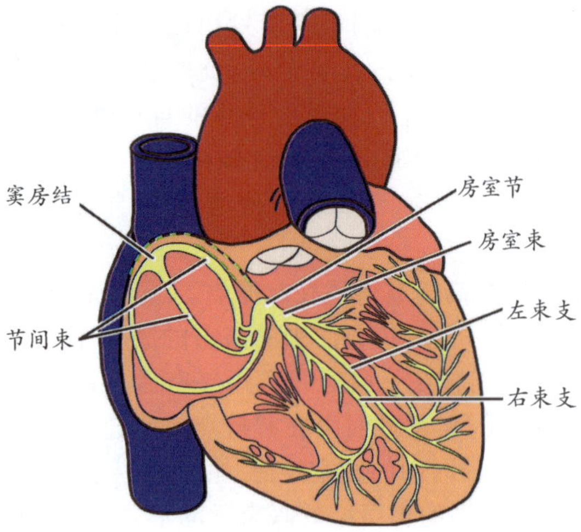

图 4－9 心脏的传导系统(引自 Berne 等,1998)

房室束和末梢浦肯野纤维网(图 4－9)。

窦房结位于右心房和上腔静脉连接处,窦房结 P 细胞是正常心脏兴奋的起搏点,其自发产生的兴奋通过其周边过渡细胞传给心房肌,并通过心房肌细胞间兴奋的直接传导迅速扩布至整个左右心房。与此同时通过优势传导通路将兴奋传导至房室交界。所谓优势传导通路是指存在于窦房结和房室交界间的直径较粗、走行方向一致的一束心房肌纤维,其兴奋传导速度为 1.0～1.2 m/s,远高于普通心房肌的 0.4 m/s。因此,能确保兴奋迅速传导至房室交界。

房室交界又称房室结区,是兴奋由心房传入心室的唯一通路。房室交界包括房结区、结区和结希区三个功能区。房结区和结希区含有自律细胞,而结区由慢反应非自律细胞组成,且细胞直径细小,其兴奋传导速度最慢,仅为 0.02 m/s。因此,兴奋由心房传入心室的过程在结区延误较长时间,称为房-室延搁(atrioventricular delay)。房-室延搁的重要意义在于确保心房肌兴奋收缩时,心室肌保持舒张状态,从而保证心室血液的充盈。

兴奋通过房室交界后经房室束及左右束支传导至左右心室,并通过左右束支末梢的浦肯野纤维网与心室肌细胞间的缝隙连接直接将兴奋扩布至心室肌细胞。房室束及左右束支的传导速度 2～3 m/s,蒲肯野纤维传导速度最快为 4 m/s,普通心室肌的传导速度 0.5～1 m/s。因此,兴奋在心室内传导速度突然加快,有利于左右心室肌细胞的同步性收缩。

2. 影响传导性的因素　心肌细胞兴奋的传播是通过形成局部电流而实现的(见本书第二章细胞的基本功能)。影响兴奋传导的因素包括解剖因素和生理因素。解剖因素主要来自心肌细胞直径大小的影响。房室交界的结区细胞由于细胞直径最为细小,因此,兴奋经此处传导时因局部电流形成和扩布的电阻较大而使传导性下降,是冠心病患者最易发生传导阻滞的部位。反之,心室肌细胞及浦肯野纤维直径粗大,所以兴奋传导速度较快。

影响传导性的生理因素主要包括动作电位 0 期去极化的速度、幅度和邻近未兴奋部位膜兴奋性的变化,这两者是兴奋传导过程影响局部电流强度和扩布速度的直接因素。

(1) 动作电位 0 期去极化的速度和幅度:局部电流是兴奋部位膜 0 期去极化所引起的。0 期去极化的速度愈快,局部电流的形成也就愈快,很快就促使邻近未兴奋部位膜去极化达到阈电位水平,故兴奋传导就愈快。另一方面,0 期去极化幅度愈大,兴奋和未兴奋部位之间的电位差愈大,形成的局部电流愈强,扩布的距离愈远,故兴奋的传导也愈快。

0 期去极化速度和幅度取决于膜去极化达阈电位水平后 Na^+通道开放的速度和数量,而 Na^+通道开放速度和数量是电压依赖性的,它依从于临受刺激前的膜静息电位(V_m)值。Na^+通道开放速度可用 0 期去极化的陡度来表示,Na^+通道开放的数量可由 0 期去极化的幅度来表示。图 4－10 的实验结果显示浦肯野纤维膜静息电位改变对传导速度影响。用改变细胞外 K^+浓度($[K^+]_0$)的方法来改变膜静息电位;用微电极插入细胞内记录 V_m,在记录电极的另一端用电极刺激浦肯野纤维组织。在 0 期去极化前,从刺激伪迹到 0 期之间的距离代表传导速度,距离越长,传导速度越慢。当 $[K^+]_0$为3 mmol/L时,膜静息电位(V_m)为 82 mV(图 4－10a、图4－10f),0 期去极化很陡,去极化速度很快,去极化幅度达112 mV;当$[K^+]_0$逐渐升高到 16 mmol/L (图 4－10b～e)时,V_m的绝对值逐渐减少,与此同时,动作电位 0 期的幅度和陡度也逐渐下降,传导速度也进行性减慢。这些结果说明,膜静息电位决定了动作电位 0 期去极化速度和幅度,从而影响传导速度。在 $[K^+]_0$为14 mmol/L 和 16 mmol/L 时,静息 V_m绝对值太低,不足以使 Na^+通道开放,动作电位变为慢反应电位(图 4－10d、图 4－10e)。

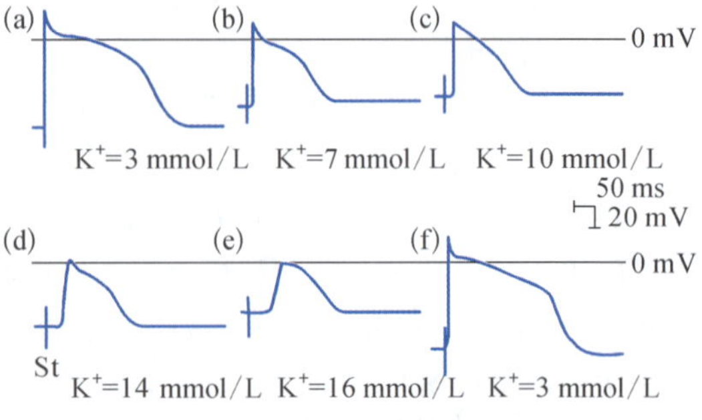

图 4－10 改变浦肯野纤维细胞外液 K^+浓度对动作电位的影响(引自 Berne 等,1998)

慢反应细胞的传播也是依赖局部电流的形成,在传播上与快反应细胞只有量的差别。慢反应细胞的阈电位大约为-40 mV,因此传导速度比快反应细胞要慢许多。在窦房结和房室结的慢反应细胞,它们的传导速度为 0.02～0.1 m/s,而心肌的快反应细胞的传导速度达到 0.3～1 m/s,心室内的特殊传导系统浦肯野纤维的传导速度高达 1～4 m/s。慢反应细胞比快反应细胞更容易发生传导阻滞。

(2) 邻近未兴奋部位膜的兴奋性:兴奋的传导是细胞膜依次兴奋

的过程。因此，膜的兴奋性必然影响兴奋的传导。前面已述：① 静息膜电位（或最大复极化电位）与阈电位的差距；② 邻近未兴奋部位膜的 0 期去极化的离子通道的性状，是决定兴奋性，从而也是影响传导性的主要因素。冠心病患者由于心肌缺血而致能量代谢障碍，最终影响 $Na^{+}-K^{+}$泵的转运功能，导致膜电位改变及电压门控离子通道的转态变化，从而会引起受累心肌细胞兴奋性的变化而影响兴奋的传导。

三、心电图

在正常人体，由窦房结发出的一次兴奋，依一定的途径和时程，传向心房和心室，引起整个心脏的兴奋。因此，在一个心动周期中，心脏各部分兴奋过程中出现的电位变化及其传播方向、途径和时程等都有一定的规律。这种生物电变化通过心脏周围的导电组织和体液，可通过在身体表面的测量电极记录下来。将测量电极放置在人体表面的一定部位记录出来的心脏电位变化曲线称为**心电图**（electrocardiogram，ECG）。心电图反映心脏兴奋的产生、传导和恢复过程中的生物电变化，而不是反映心脏的机械收缩活动。

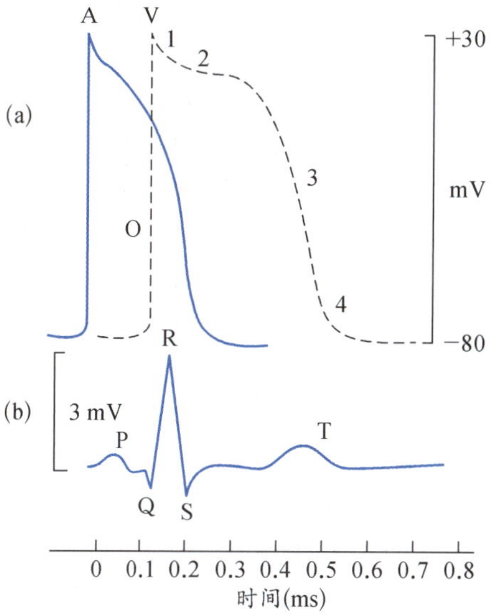

图 4－11　心肌细胞电位变化曲线与心电图的比较

（a）心房肌细胞（实线）和心室肌细胞（虚线）的电位变化；（b）心电图心室肌细胞电变化

1. 心电图与心肌细胞电位变化曲线的区别　心电图来源于心肌细胞的生物电变化，但是，心电图曲线与单个心肌细胞的生物电变化曲线有明显的区别（图 4－11）。造成这种区别的主要原因有：① 单个心肌细胞电位变化是用细胞内电极记录法得到的，即一个测量电极放在细胞外表面，另一个电极插入到细胞膜内，所测到的电位变化是反映同一细胞的膜内外的电位差，它不仅可测出膜的动作电位，也可测出膜的静息电位。心电图是记录细胞外的电位变化，它只能测出已兴奋部位和未兴奋部位膜外两点之间的电位差，或已复极化部位和尚处于兴奋状态的部位之间的电位差。在静息状态下，或在肌膜各部位都处于兴奋状态时，膜外各部位之间没有电位差，细胞外记录曲线都将呈等电位线。② 心肌细胞电位变化曲线是单个心肌细胞在静息时或兴奋时膜内外电位变化曲线；而心电图反映的是一次心动周期中整个心脏的生物电变化，因此，心电图上每一瞬间的电位数值，都是许多心肌细胞电活动的综合效应在体表的反映。③ 由于心电图是在身体表面间接记录的心脏电位变化。因此，与细胞内记录法不同，记录心电图的电极放置的位置不同，记录的心电图曲线也不相同。

2. 正常典型心电图的波形及其生理意义　心电图记录纸上有横线和纵线画出长和宽均为 1 mm 的小方格。记录心电图时，首先调节仪器放大倍数，使输入 1 mV 电压信号时，描笔在纵向上产生 10 mm 偏移，这样，纵线上每一小格相当于 0.1 mV 的电位差。横向小格表示时间，每一小格相当于 0.04 s（即走纸速度为每秒 25 mm）。因此，可以在记录纸上测量出心电图各波的电位数值和时程。

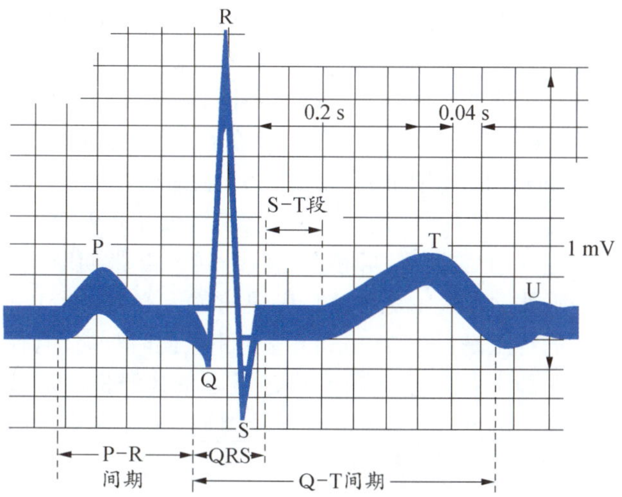

图 4－12　正常人心电模式图

心电图包括一个 P 波，一个 QRS 波群和一个 T 波，有时在 T 波后，还出现一个小的 U 波（图 4－12）。

（1）P 波：反映左右两心房的去极化过程。P 波波形小而圆钝，历时 0.08～0.11 s，波幅不超过0.25 mV。

（2）QRS 波群：代表左右两心室去极化过程。典型的 QRS 波群，包括三个紧密相连的电位波动：第一个向下波为 Q 波，以后是高而尖向上的 R 波，最后是一个向下的 S 波。但在不同导联中，这三个波不一定都出现。正常人 QRS 波群历时 0.06～0.10 s，代表心室肌兴奋扩布所需的时间；各波波幅在不同导联中变化较大。

（3）T 波：反映心室复极化过程中的电位变化，波幅一般为 0.1～0.8 mV。在 R 波较高的导联中 T 波不应低于 R 波的 1/10。T 波历时 0.05～0.25 s。T 波的方向与 QRS 波群的主波方向相同。

（4）U 波：是 T 波后 0.02～0.04 s 可能出现的一个低而宽

的波;方向一般与T波一致,波宽0.1~0.3 s,波幅大多在0.05 mV以下。U波的意义和成因均不十分清楚。

在心电图中,除了上述各波的形状有特定的意义之外,各波以及它们之间的时程关系也具有重要意义。其中比较重要的有以下几项。

1) P-R间期(或P-Q间期):是指从P波起点到QRS波群起点之间的时程,为0.12~0.20 s。P-R间期代表由窦房结产生的兴奋经由心房、房室交界和房室束到达心室,并引起心室开始兴奋所需要的时间,故也称为房室传导时间;在房室不完全性传导阻滞时,PR间期延长。

2) PR段:从P波终点到QRS波群起点之间的曲线,通常与基线同一水平。PR段是由于兴奋冲动通过心房之后在向心室传导过程中,要通过房室交界区;兴奋通过此区传导非常缓慢,形成的电位变化也很微弱,一般记录不出来,故在P波之后,曲线又回到基线水平,成为PR段。

3) Q-T间期:从QRS波群起点到T波终点的时程;代表心室开始兴奋去极化到完全复极化到静息状态的时间。

4) ST段:从QRS波群终了到T波起点之间的与基线平齐的线段,它代表心室各部分心肌细胞均处于动作电位的平台期,各部分之间没有电位差存在,曲线又恢复到基线水平。

第二节　心脏的泵血功能

心脏是一个肌性的空腔器官,分为左、右心房和左、右心室四个腔。心脏的基本功能是通过其节律性的收缩和舒张推动血液在心血管腔内不停地循环流动,称为泵血。

与骨骼肌比较心肌收缩具有以下特点:① "全或无"式的收缩。由于兴奋通过心肌细胞之间缝隙连接的直接传导,起源于窦房结的兴奋能迅速传导至所有的心房肌细胞,并通过房室交界传入心室后,迅速扩布至所有的心室肌细胞,从而引起所有心房肌细胞,所有心室肌细胞的同步性兴奋和收缩,使心房和心室的活动表现为"全或无"式的收缩。② 不会发生强直收缩,而总保持收缩与舒张的交替。由于心肌细胞动作电位绝对不应期特别长,一直延续至心肌收缩后舒张的中晚期,因此心肌不会发生完全强直收缩。③ 心肌收缩对细胞外Ca^{2+}依赖性较高。因为心肌兴奋-收缩偶联过程Ca^{2+}的来源,首先依赖于动作电位平台期L-型Ca^{2+}通道(I_{Ca-L})激活引起的Ca^{2+}内流,而后由此Ca^{2+}通过Ca^{2+}诱发Ca^{2+}释放机制,使肌质网终池内Ca^{2+}大量释放入肌质,从而引起肌肉收缩。所以,细胞外液Ca^{2+}严重不足,将会引起心肌收缩力下降。

显然,心肌的收缩特性与心脏的泵血功能密切相关。心肌的收缩和舒张导致心室内压力变化,从而在心房和心室之间以及心室和主动脉之间产生的压力差是推动血液在相应腔室之间流动和瓣膜开启或关闭的主要动力,而瓣膜的开启或关闭保证了血液的单方向流动。

一、心动周期中的机械变化

正常心脏由于窦房结的自发节律性兴奋,引起心脏收缩与舒张的周期性活动,在人的一生从不停歇。心房或心室的一次收缩和舒张过程,即一次心跳,称为心动周期(cardiac cycle),是心脏活动的一个基本单元。因此,研究心脏的泵血功能常从心动周期开始。

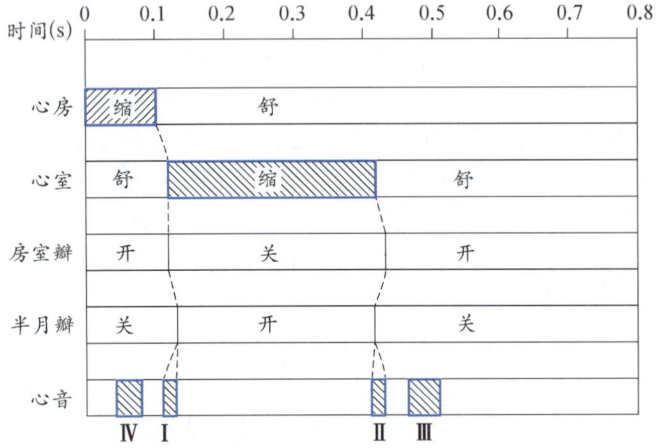

图4-13　心动周期中心房和心室收缩与舒张活动的顺序及时间安排

每分钟心跳的次数称为心率(heart rate)。心动周期的长短与心率有关。心率增快,心动周期缩短。心动周期中收缩期和舒张期的时间安排有很大不同,成年人心率平均每分钟75次,每个心动周期为0.8 s。在心房,收缩期很短,只有0.1 s,而舒张期占时0.7 s;在心室,收缩期为0.3 s,舒张期则为0.5 s(图4-13)。当心房收缩结束开始舒张时,左右心室进入收缩期,但当心室由收缩转入舒张期时,心房仍然在舒张,此时血液通过心房快速流入心室。所以,心动周期的特点是:① 心房和心室绝不会同时收缩,但有短暂的同时舒张期。② 无论心房还是心室其舒张期都远长于收缩期。因此,心率加快时心动周期缩短,收缩期和舒张期均相应缩短,但舒张期缩短的比例较大。

心动周期中的机械变化包括心房、心室、主动脉和肺动脉的压力、容积、瓣膜和血流方向的变化,现以左心室的心动周期为例，说明心脏泵血的过程和原理。

（一）心室的射血和充盈过程

心脏的泵血活动以心室活动为主体，通常所说的心脏收缩主要指的是心室的收缩，而心脏舒张指的是心室的舒张。正常情况下左、右心室的活动保持同步，且输出血量基本相同。因此，在此以左心室为例分析、阐述心脏泵血的原理。

左心室的泵血包括心室收缩的射血相和心室舒张期的血液充盈过程，其一个心动周期的收缩期（systole）和舒张期（diastole）（图 4－14）又可再分为不同的时期（图 4－15）。

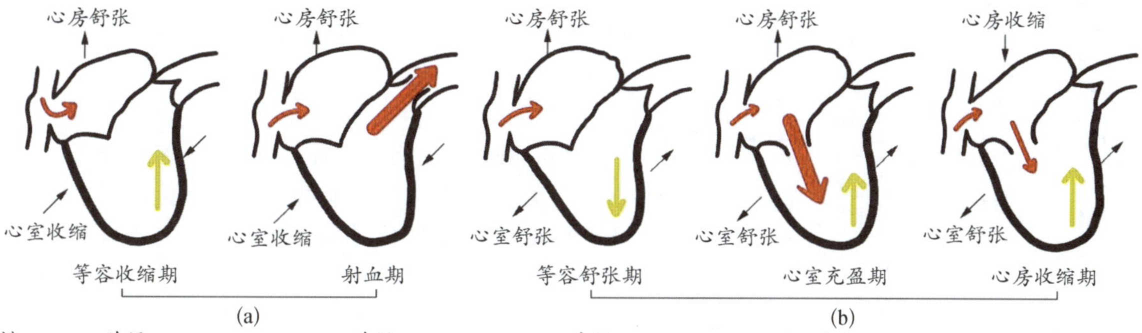

房室瓣：	关闭	关闭	关闭	开放	开放
半月瓣：	关闭	开放	关闭	关闭	关闭

图 4－14 心动周期（引自 Vander 等，2001）

（a）心室收缩期；（b）心室舒张期

1. 心室收缩与射血（ventricular systole and ejection） 根据心室收缩过程心室腔压力、容积及瓣膜和血流状态的变化，可将心室收缩期分为等容收缩期、快速射血期和减慢射血期。

（1）等容收缩期：心房结束收缩转入舒张后，心室立刻开始收缩，心室内压开始升高；当室内压超过房内压时，使二尖瓣关闭，血液因而不至于倒流入心房。这时，主动脉压仍高于左心室内压，半月瓣仍关闭，左心室成为一个封闭腔。血液不能从心室流出，又因血液是不可压缩的液体，心室虽然继续收缩，压力急剧升高，但容积并不改变。因此，这段时间称为**等容收缩期**（isovolume systole）。等容收缩期的特点是肌肉只产生张力而无缩短，室内压大幅度升高，且升高速率很快；二尖瓣和主动脉瓣都处于关闭。这一时间持续 0.05 s 左右。

（2）射血期：由于心室继续收缩，左室内压继续升高，当室内压超过主动脉压时，半月瓣被打开，等容收缩期结束，进入**射血期**（ejection period）。射血期的前 1/3 左右时间内，由图 4－14 可见，心室血液射入主动脉的速度很快，射血量很大（约占总射血量的 2/3 左右），心室容积明显缩小，室内压继续上升达峰值，这段时间称为**快速射血期**（rapid ejection）（0.10 s）。由于大量血液进入主动脉，主动脉压相应增高达峰值。随后，心室肌收缩强度和收缩速度减弱，心室容积缩小的速度也变慢，射血速度减弱，心室内压和主动脉压都相应由峰值逐步下降，这段时间称为**减慢射血期**（reduced ejection）（0.15 s）。值得注意的是，在心室射血期末，心室并不完全排空，还残留一定的血量。射血期后心室残留的血量称为余血量，此时的心室容积为**收缩末期容积**（end-systolic volume，ESV）。

2. 心室舒张与充盈（ventricular diastole and filling） 心室舒张期包括等容舒张期和心室充盈期，后者又再细分为快速充盈期、减慢充盈期和心房充盈期三个期。

（1）等容舒张期：心室肌开始舒张后，心室内压下降，当心室内压低于主动脉压时，主动脉瓣关闭；这时心室内压仍明显高于心房内压，房室瓣仍处于关闭状态，心室又成为封闭腔。虽然心室继续舒张，使室内压快速下降，但心室容积并不改变，这段时间称为**等容舒张期**（isovolumic diastole），持续0.06～0.08 s。

（2）快速充盈期：心室继续舒张，当室内压下降到低于房内压时，二尖瓣开启，血液快速进入心室，心室容积快速增大，这段时间称为**快速充盈期**（rapid filling period）（约 0.11 s）。由于心室的强烈舒张，此期开始时心室腔压力甚至为零，所以血液快速通过心房流入心室，充盈血量约占总充盈血量的 2/3。

（3）减慢充盈期：随着血液在快速充盈期的大量流入，心室腔压力升高，房-室压力梯度减小，因此血液流入的速度减慢，称为减慢充盈期（reduced filling period）（0.22 s）。此期血液以较慢的速度继续流入心室，心室容积进一步增大。

（4）心房收缩期：在心室舒张的最后阶段，心房开始收缩，房-室压力梯度再次加大，血液快速流入心室。由于

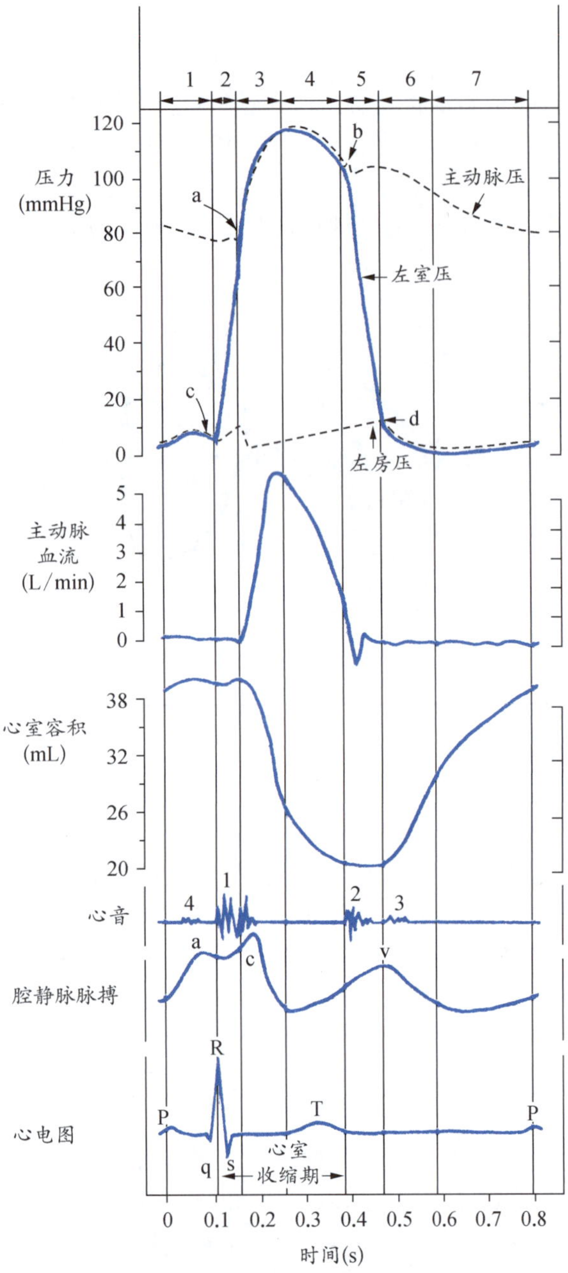

图 4-15 心动周期中心脏(左侧)内压力、容积和瓣膜等的变化(引自 Berne 等,1998)

1:心房收缩期;2:等容收缩期;3:快速射血期;4:减慢射血期;5:等容舒张期;6:快速充盈期;7:减慢充盈期;a 和 b:分别表示主动脉瓣开启和关闭;c 和 d:分别表示二尖瓣关闭和开启

心房收缩力有限,且大量血液已在前期充盈入心室,所以心房收缩引起的充盈血量只占心室总充盈血量的 20%~30%。但通过心房收缩使心室充盈血量的增加,加大了**心室舒张末期容积**(end-diastolic volume,EDV),即增加了心肌的前负荷,因此可增强下次心跳时心室肌的收缩,此作用称为心房的初级泵作用。

综上所述,心脏的泵血活动以心室为主体。心室的收缩与舒张是心房与心室、心室与主动脉间压力梯度形成及瓣膜开闭的直接原因,也是由此引起的心室血液充盈与射血的原动力。而心瓣膜的正常启闭活动是保持血液单一方向流动的基本因素。

(二)心音

在心脏的泵血活动过程,心室的收缩与舒张引起的心瓣膜的开启与关闭,以及心室射血和充盈过程血液对室壁和大动脉的冲击作用引起的振动,传导到胸壁而产生的声音称为心音。在每一心动周期中,正常人可记录到 4 个心音(heart sound):即第一、第二、第三和第四心音。如果将听诊器放在胸前,能听到第一和第二心音,在某些健康儿童和青年人也可听到第三心音。

第一心音音调低而柔和,持续时间相对较长,在心尖搏动处(左第五肋间隙锁骨中线)听得最清楚。在心室收缩开始和等容收缩期,房室瓣突然关闭所引起的振动产生第一心音。因此,通常将第一心音作为心室收缩期开始的标志。第二心音频率较高,持续时间较短。第二心音主要是由于在心室舒张开始和等容舒张期主动脉瓣和肺动脉瓣的关闭引起的振动有关,故可用来标志心室舒张期开始。第三心音发生在快速充盈期末,是一种低频、低振幅的心音。它可能是由于心室快速充盈期末,血流充盈减慢,流速突然改变,形成一种力使心室壁和瓣膜发生振动而产生的。第四心音是与心房收缩有关的一组心室收缩期前的振动,故也称心房音。

正常心音以外的声音,称为心杂音。如果听到心杂音可能是心脏出现病变的征兆。杂音的产生是由于血流迅速通过狭窄的瓣膜,或血流因受损的关闭不全的瓣膜而倒流,或血流通过房间隔或室间隔未闭的小孔。杂音在心动周期中产生的时间和部位能为医生提供有力的诊断线索。例如,在收缩期听到杂音提示肺动脉或主动脉瓣狭窄,或房室瓣关闭不全,或室间隔未闭;相反,舒张期听到杂音提示房室瓣狭窄,或肺动脉或主动脉关闭不全。

二、心脏泵血功能的指标

在医疗实践及科学实验中,常要对心脏泵血功能的好坏做出及时判断,因此需要一些测定和评价心脏泵血功能的指标。

1. 心脏的输出量

(1) 每分输出量和每搏输出量:一侧心室每次收缩射出的血液量,称为**每搏输出量**(stroke volume),简称搏出量。搏出量=舒张末期容积-收缩末期容积。正常成年人安静时,左心室舒张末期容积约为 145 mL,收缩末期容积约 75 mL,因此,搏出量约为 70 mL。

每分钟一侧心室射出的血液量,称为**每分输出量**(cardiac output),简称心输出量,等于搏出量与心率的乘积。健康成年男性安静状态下,心率平均每分钟 75 次,搏出量约为 70 mL,心输出量约为 5 L/min(4.5~6.0 L/min)。正常成年人的循环血量约为 5 L,这意味着循环血量每分钟循环一次。而训练有素的运动员,在剧烈运动时心输出量可达到

35 L/min,表示每分钟所有的循环血量循环了 7 次;就是普通成年人,在剧烈运动时心输出量也可高达 25~35 L/min。心输出量与机体新陈代谢水平相适应。心输出量因性别、年龄及其他生理情况而不同。女性比同体重男性的心输出量约低 10%。青年时期心输出量高于老年时期。麻醉情况下则可降低到 2.5 L/min。

(2) 心指数:以单位体表面积(m^2)计算的心输出量,称为**心指数**(cardiac index)。中等身材的成年人体表面积为 1.6~1.7 m^2,安静和空腹情况下心输出量 5~6 L/min,故心指数为 3.0~3.5 L/(min · m^2)。安静和空腹情况下的心指数,称为**静息心指数**(resting cardiac index)。心指数随不同生理条件而不同。年龄在 10 岁左右时,静息心指数最大,可达 4 L/(min · m^2)以上,以后随年龄增长而逐渐下降,到 80 岁时,静息心指数接近于 2 L/(min · m^2)。运动时,心指数随运动强度的增加大致成比例地增高。妊娠、情绪激动和进食时,心指数均增高。

2. 射血分数　搏出量占心室舒张末期容积的百分比,称为**射血分数**(ejection fraction, EF)。健康成年人搏出量较大,射血分数为 55%~65%。心力衰竭代偿期患者,由于心脏扩张,心室舒张末期容积加大,虽然其搏出量正常,但射血分数明显减小(二维码 4-1)。

二维码 4-1
射血分数与心力衰竭

3. 心脏做功量　血液在心血管内流动过程中所消耗的能量,是由心脏做功所供给的;换句话说,心脏做功所释放的能量转化为压强能(势能)和血流的动能,血液才能循环流动。

心室一次收缩所作的功,称为**每搏功**(stroke work)。每搏功包括势能和动能。势能是指压力-容积功,也称为压强能,可用下式来估算:压力-容积功=P×SV。它代表心脏在一定的射血血压(P)下将每搏射血量(SV)从心室射入动脉。动能是血液在心血管内流动时所具有的能量。由于心脏射出的血液在血管内的平均流速并不大,所具有的动能在整个搏功中所占比例很小(<1%),可以忽略不计。

因此,每搏功可用压力-容积功表示,即每搏功=搏出量×射血压力。而每分功=每搏功×心率。公式中的射血压力=平均动脉压-平均左房压。

右心室搏出量与左心室相等,但肺动脉平均压仅为主动脉平均压的 1/6 左右。故右心室做功量也只有左心室的 1/6。由于心脏做功反映了射血压力和心搏出量以及推动血液的流动。因此,用心脏做功来评价心的泵血功能比上述其他指标较为全面。实验资料表明,心肌的耗氧量与心肌做功量是平行的。虽然从压力-容积功的估算公式可知,增加动脉压或增加搏出量都可以增加心脏做功,但由动脉压升高或由搏出量增加造成相同的心脏做功量增加时,两者增加引起的耗氧量增加却不相同,由压力升高引起的耗氧量增加比搏出量增加引起的耗氧量更多,耗能更大。可见,心脏做功更多的是维持血压水平。因此,高血压病患者虽然搏出量维持正常水平,却需要消耗更多的 O_2 和能量来维持高血压下的血液循环。

三、心输出量的调节

前面已经提到,心输出量是搏出量与心率的乘积。因此,决定心输出量的主要因素是搏出量和心率。凡是影响搏出量和心率的因素都会改变心输出量。值得指出的是,搏出量和心率的变化并不总是同一方向的,例如,在失血后搏出量下降而心率加快,这些改变对心输出量起着相反的作用。人体主要通过对搏出量和心率两方面的调节来调节心输出量。

1. 搏出量的调节　心室舒张末期容积与心室收缩末期容积的差值,等于搏出量,这就是说,每次心室收缩并不完全排空,剩余一定的血量在心室内,即收缩末期容积。心室收缩力越强,排空越多,收缩末期容积越小,搏出量就越大。在生理和病理条件下,有许多因素可引起搏出量的改变,但最主要的因素有三个:① 前负荷;② 后负荷;③ 心肌收缩能力。

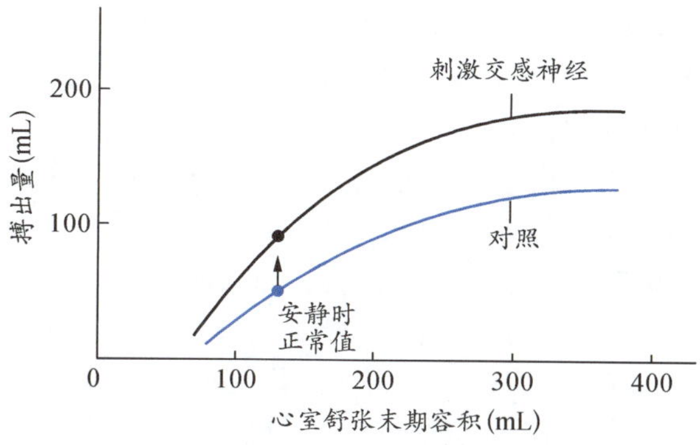

图 4-16　心室功能曲线(引自 Vander 等,2001)

(1) 前负荷:心肌的前负荷指的是心室舒张末期的压力。心室舒张末期充盈血量越多,心肌前负荷越大,使心室舒张末期容积及心肌纤维初长度加大。与骨骼肌相似,一定范围的初长度增加,将会增强心肌的收缩力。

为了分析前负荷及初长度对搏出量的影响,可以在实验中逐步改变心室舒张末期容积,并测量心室搏出量,将一系列搏出量数据与对应的心室舒张末期容积绘制成坐标图,称为**心室功能曲线**(ventricular function curve)(图 4-16)。在其他因素不变的条件下,搏出量随心室舒张末期容积的增加而增多。这种搏出量与心室舒张末期容积之间的关系又称为弗兰克-斯塔林机制(Frank-Starling mechanism)。因为早在 20 世纪初这二位生理学家在动物身上就观察到心肌肌纤维初长度对心脏功能的影响。

与骨骼肌的长度-张力曲线相比较,心室功能曲线有明显的不同。在健康人安静时,骨骼肌固定在髋关节的两端的骨骼上,肌肉处于最适初长度,而心室是中空的肌性器官,它的初长度不是固定的,它的最适初长度位于心室功能曲线的左侧升支段,初长度还远离其最适初长度。这一特征表明心室具有较大程度的初长度储备,即通过初长度的增长,能使搏出量增加的范围很宽;骨骼肌则不然,体内骨骼肌的自然长度已经接近最适初长度,前负荷-初长度储备很小,通过初长度调节其收缩功能的范围也很小。另外,当前负荷增加,超过骨骼肌最适前负荷时,其收缩力会随前负荷的继续增加而下降。但在心肌,当前负荷达到或超过最适前负荷时,心室-功能曲线变得平坦,没有出现明显的降支,表明不会出现收缩力的明显下降。这主要因为心室肌纤维的排列方式及心包膜的作用,限制了在过大前负荷的情况下,肌小节被拉得过长,从而避免了收缩力的下降。

通过改变心肌纤维初长度而实现的心脏泵血功能调节,称为异长自身调节(heterometric autoregulation),也被称为弗兰克-斯塔林机制。弗兰克-斯塔林机制具有重要的生理意义,通过它可使心室射血量与静脉回心血量相平衡。在心率不变时,因某种原因造成静脉回心血量超过搏出量,则心室舒张末期容积将增加,通过弗兰克-斯塔林机制自动地增加搏出量,使搏出量与静脉回流量重新达到平衡,否则心室的容积将持续增高而得不到纠正。例如,人在仰卧抬高双下肢时,下肢静脉血回心血量增加,心室舒张末期容积增加,搏出量也增加,这样使回心血量与搏出量达到新的平衡。弗兰克-斯塔林机制另一个生理意义是维持左、右心室的心输出量相同。例如,因某种原因右心突然泵出血量多于左心,左心室舒张末期容积就增加,自动地泵出更多的血量。通过弗兰克-斯塔林机制保证血液不会积聚在肺。但应指出的是,弗兰克-斯塔林机制的主要作用是对搏出量进行精细的调节。人在持续的、剧烈的体力活动时,要求搏出量持久且大幅度的增高,这时弗兰克-斯塔林机制就不起作用,主要是靠心肌收缩能力的变化来调节的。

心室舒张末期容积是由心室舒张末期充盈的血液量所决定的。充盈量大,舒张末期容积也较大。因此,凡是影响心室充盈量的因素,都能够通过弗兰克-斯塔林机制使搏出量发生改变。

心室充盈的血量,是**静脉回心血量**和心室射血后剩余血量两者的总和。静脉回心血量受静脉回流速度影响。在充盈期持续时间不变的情况下,静脉内血液通过心房进入心室的速度愈快,充盈量愈大,搏出量就相应增加。静脉回流速度取决于外周静脉压与心房压和心室压之差。外周静脉压增高(如循环血量增加、外周静脉管壁张力增高等情况下)或心房、心室压力降低时,都会促进静脉回流。静脉回流还受心脏每次射血后的剩余血量影响。但是,这种影响是多方面的:如果静脉回心血量不变,心室剩余血量的增加将导致总充盈量增加,充盈压增高,搏出量随之增加;另一方面,当心室剩余血量增加时,心室舒张期内室内压增高,外周静脉压和心室内压之差变小,静脉回心血量将因此有所减少,总充盈量不一定增加。总之,在心室射血功能不变的情况下,心室剩余血量的增减对搏出量是否有影响以及起何种影响,取决于心室总充盈量是否改变以及发生何种改变。静脉回心血量还受心室舒张充盈期持续时间的影响。由于心室的大部分的充盈血量主要在快速充盈期完成。因此,心率增快时,充盈期虽然缩短,还不会明显影响心室的充盈,只有当心率过快,充盈期明显缩短时,心室充盈才不完全,搏出量才明显减少。

(2) 心肌收缩能力:人们在进行强体力劳动或体育锻炼时,新陈代谢水平明显增高,与此相适应,搏出量和搏功也明显增加,而此时心脏舒张末期容积不一定增大,甚至有所减小,这种搏出量的增加是通过交感神经活动增强来调节的,而不是通过弗兰克-斯塔林机制来实现的。交感神经不仅支配心脏的传导系统,还支配整个心房和心室肌。交感神经末梢释放去甲肾上腺素,作用在心肌细胞膜上的β_1肾上腺素受体,增强心肌的**收缩能力**(contractility);血浆的肾上腺素也可作用在心肌细胞膜上的β_1肾上腺素受体增强心肌的收缩能力。心肌收缩能力是指在同一心室舒张末期容积下影响心肌收缩的内在因素。因此,通过改变心肌收缩能力而实现的心脏泵血功能调节,称为**等长调节**(isometric regulation)。图4-16显示对照状态下刺激交感神经时心室功能曲线的变化。刺激交感神经时,心室功能曲线向左上移位,该曲线仍适用弗兰克-斯塔林机制,即搏出量随心室舒张末期容积增加而增加。值得注意的是,在任何特定的心室舒张末期容积时,刺激交感神经时的搏出量都比对照更多,这种心搏出量的增加不是依赖心肌初长度的改变,而是通过心肌收缩能力的增强,从而导致心室的射血更完全,搏出量更多。

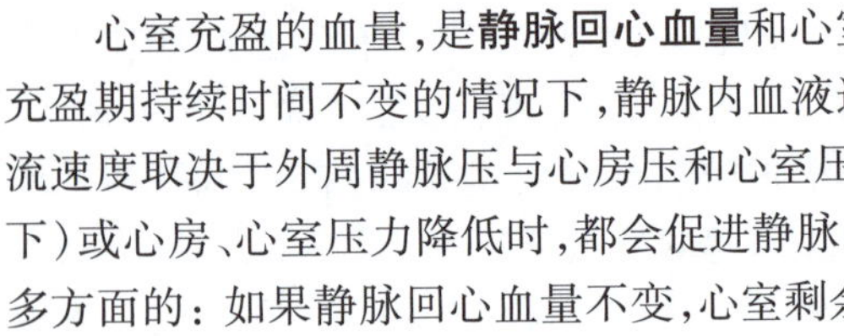

图4-17 刺激心交感神经对心室收缩和舒张的影响(引自Vander等,2001)

心交感神经活动增强不仅使心肌的收缩更有力,而且使心室的收缩和舒张更迅速(图4-17)。心室舒张加速具有重要的生理意义。因为交感神经兴奋也会使心率增快,心率增快使心室舒张充盈期缩短,心室舒张充盈下降。心室舒张加速有利于加快心室的充盈,以补偿充盈期的缩短。

心肌收缩能力受多种因素的影响。在兴奋-收缩偶联过程中的各个环节都能影响收缩能力，其中横桥联结数（活化横桥数）和肌凝蛋白的 ATP 酶活性是控制收缩能力的主要因素。现已知道，粗肌丝上的横桥，只有与细肌丝的肌动蛋白分子结合形成横桥联结，才能导致肌丝滑行并产生力。在一定初长度的条件下，粗、细肌丝的重叠区提供了可以形成横桥联结的最大横桥数，然而不是所有横桥都会形成横桥联结。横桥联结数与最大横桥数的比例，取决于兴奋后胞质 Ca^{2+} 浓度的升高程度和肌钙蛋白对 Ca^{2+} 的亲和力。因此，凡能增加兴奋后胞质 Ca^{2+} 浓度或增加肌钙蛋白对 Ca^{2+} 亲和力的因素，均可增加横桥联结的比例，导致收缩能力的增强。

交感神经末梢释放的去甲肾上腺素和循环血液中的肾上腺素（儿茶酚胺）都能作用于心肌细胞膜的 β_1 肾上腺素受体，激活兴奋性 G 蛋白（Gs），从而激活腺苷酸环化酶，使细胞内 cAMP 的浓度升高，继而激活 cAMP 依赖蛋白激酶，cAMP 依赖蛋白激酶可通过下列途径增加心肌收缩能力：① 磷酸化心肌膜上的 Ca^{2+} 通道，增加心肌动作电位平台期细胞外的 Ca^{2+} 内流，进入细胞内的 Ca^{2+} 会诱导肌质网释放更多的 Ca^{2+}，这个过程称为 Ca^{2+} 诱导 Ca^{2+} 释放（calcium-induced calcium release），从而增加细胞内的 Ca^{2+} 浓度，使横桥联结的比例加大、收缩能力增强；② 增加肌钙蛋白对 Ca^{2+} 亲和力，使肌钙蛋白对胞质 Ca^{2+} 的利用率增加，横桥联结数增多，收缩能力也增强（图 4－17）。此外，其他能增加心肌细胞内 cAMP 浓度的因素也可增强心肌收缩能力。例如，甲基黄嘌呤类药物，如咖啡因、茶碱，可抑制分解 cAMP 的 cAMP 磷酸二酯酶，使 cAMP 在细胞内堆积，也可以增强心肌的收缩能力。

去甲肾上腺素和腺苷酸环化酶的激活可通过下列途径加速舒张过程：① cAMP 依赖的蛋白激酶磷酸化肌质网上的受磷蛋白（phospholamban），后者激活肌质网上的 Ca^{2+} 泵，加速将胞质内的 Ca^{2+} 重新摄取回肌质网，从而加速降低细胞内的 Ca^{2+} 浓度。② 增强肌膜上 Ca^{2+} 泵的活性，加速细胞内的 Ca^{2+} 向细胞外排出。③ cAMP 依赖的蛋白激酶磷酸化肌钙蛋白 I，抑制肌钙蛋白与 Ca^{2+} 结合，从而使舒张过程加速（图 4－18）。

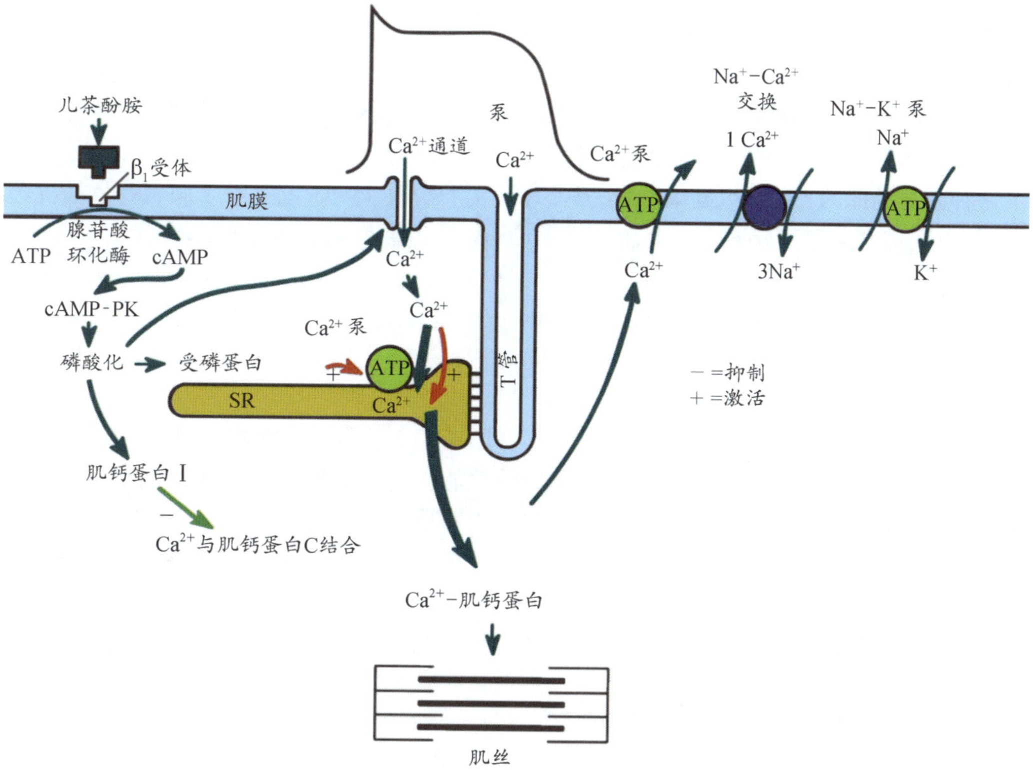

图 4－18 儿茶酚胺对心肌兴奋-收缩偶联过程中 Ca^{2+} 转运的模式图

虽然在离体心脏实验观察到，ACh 可降低心肌的收缩能力，但在整体情况下，心迷走神经对心脏的收缩能力影响不大，因为迷走神经主要支配窦房结调节心率，支配心室的迷走神经如果有的话也很稀少。心肌缺血、缺氧、酸中毒、β_1 肾上腺素受体拮抗药等都可降低心肌的收缩能力。

（3）后负荷：心室射血时面对的动脉血压起着后负荷的作用。因此，动脉压的变化将影响搏出量。在心率、心肌初长度和收缩能力不变的情况下，如果动脉压增高，等容收缩期室内压峰值必然也增高，从而使等容收缩期延长而射血期缩短；同时，射血期心室肌纤维缩短的程度和速度均减小，射血速度减慢，搏出量因此减少。与此相反，动脉血压下降，可引起搏出量增加。临床上使用血管扩张药降低动脉压以增加搏出量，缓解心力衰竭。但是，应该看到，后负荷对心肌收缩活动的上述影响，是一种单纯的机械效应，并不是某种功能调节机制进行调节的结果。由于动脉压影响了搏出量，因此又常常继发地影响其他的调节机制，使搏出量恢复到原来的水平。例如，动脉压的突然升高首先导致搏出量减少；搏出量减少的结果造成心室内剩余血量增加，心室充盈量增加，心室舒张末期容积增加，后者又通过弗兰克-斯塔林机制的调节，搏出量可以恢复正常水平。在后负荷增加的初期，通过弗兰克-斯塔林机制调节，使搏出量恢复原有水平，后来随着搏出量的恢复，心室舒张末期容积也恢复到原来的水平。此时靠什么机制继续维持正常的搏出量，实验发现，此时的搏出量的维持是靠心肌收缩能力增强。至于这种情况下心肌收缩能力为什么增强，原因尚不十分清楚，可能是神经体液机制调节的结果。

在生理条件下，动脉血压改变对搏出量的影响不大且是短暂的，因为可通过其他机制进行调节。但是，如果动脉血压持续的长期升高，心室肌将因长期处于收缩加强状态而逐渐肥厚，随后发生病理性改变，导致泵血功能减退。

2. 心率的调节　心输出量是搏出量与心率(heart rate)的乘积，心率增快，心输出量增加；但这有一定的限度，如果心率增加过快，超过每分钟 170~180 次，心室充盈时间明显缩短，充盈量减少，搏出量可减少到仅有正常时的一半左右，心输出量亦开始下降。当心率增快但尚未超过此限度时，尽管此时心室充盈时间有所缩短，但由于回心血量中的绝大部分是在快速充盈期内进入心室的。因此，心室充盈量以及搏出量不至于减少或过分减少，而由于心率的增加，综合起来，心输出量增加。特殊情况下，如训练有素的运动员，在激烈运动过程中，心率有可能达到每分钟 200 次，但由于其心肌收缩能力强，搏出量并无明显降低，心输出量明显增加。反之，如心率太慢，低于每分钟 40 次，随着心率下降，心输出量亦不断减少。这是因为心室舒张期过长，心室充盈早已接近限度，再延长心室的舒张时间也不能相应增加充盈量和搏出量。可见，心跳频率最适宜时，心输出量最大，心率过快或过慢，心输出量都会减少。

窦房结的自律性是每分钟 100 次，即缺乏神经体液影响时，心脏的心跳频率应是每分钟 100 次。但健康成年人在安静状态下，心率平均为每分钟 75 次(正常范围为每分钟 60~100 次)。而在不同生理条件下，心率有很大的变动，可低到每分钟 50~60 次，高达每分钟 200 次，这是因为正常时窦房结经常受到神经、体液因素的调节。

窦房结有密集的心迷走神经和心交感神经的支配，心迷走神经兴奋可使心率减慢；心交感神经兴奋引起心率增快。平时，心迷走神经和心交感神经持续发放冲动调控心脏，分别称为心迷走紧张和心交感紧张。在安静状态下，心率为每分钟 75 次左右，明显低于窦房结的自律性(每分钟 100 次)。为什么正常人的心率明显低于窦房结的自律性？下列试验说明了这种差异的原因：在一组健康人，正常心率约为每分钟 75 次，首先给予胆碱受体拮抗药阿托品消除心迷走神经的作用后，心率将增高到每分钟 120 次，然后再给予 β 肾上腺素受体拮抗药普萘洛尔，消除心交感神经的作用后，心率下降到每分钟 100 次；如果首先给予普萘洛尔消除心交感神经的作用，心率降低到每分钟 50 次，然后再给予阿托品消除心迷走神经的作用，心率又增高至每分钟 100 次。这些结果说明，健康人安静状态下的心率在心迷走紧张和心交感紧张同时控制下，其中以心迷走紧张占优势；同时消除心迷走紧张和心交感紧张后，人的心率就相当于窦房结的自律性。

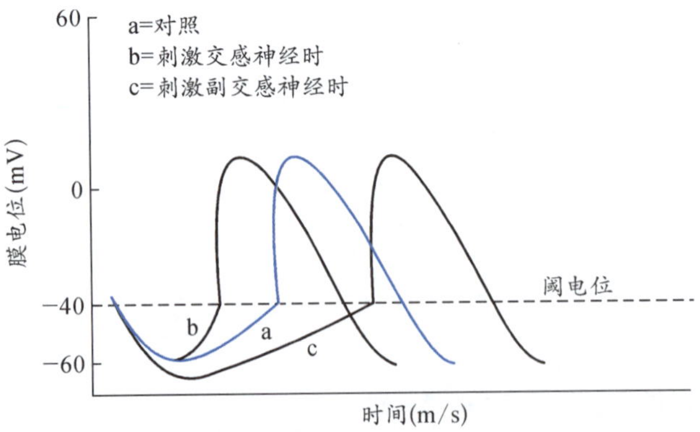

图 4-19　刺激交感神经和副交感神经对窦房结细胞 4 期自动去极化速率的影响(引自 Vander 等，2001)

图 4-19 说明心交感神经和心迷走神经是如何影响窦房结的功能。刺激交感神经增加 4 期自动去极化的速率，使窦房结 4 期自动去极化更迅速到达阈电位，因此心率加快；刺激心迷走神经则有相反的作用，使 4 期自动去极化的速率减慢，到达阈电位的时间延长。此外，刺激迷走神经还会使窦房结细胞超极化，使最大舒张电位负值更大，4 期自动去极化到达阈电位时间延长，也导致心率减慢。

这些神经释放的递质，通过影响窦房结细胞膜上的离子通道调节 4 自动去极化速率和到达阈电位时间。心交感神经末梢释放的递质是去甲肾上腺素，它与窦房结细胞膜 $β_1$ 肾上腺素受体结合，加强窦房结细胞 4 期的跨膜内向电流 I_f，使 4 期自动除极速度加快、自律性增高、心率加快；迷走神经节后纤维释放的递质 ACh，它与窦房结细胞膜上 M 型胆碱受体结合，提高 K^+ 通道的开放概率，促进 K^+ 外流，窦房结细胞复极化过程中 K^+ 外流增加的结果是最大复极化电位绝对值增大；4 期 K^+ 外流的增加也将使 I_K 衰减过程减弱，自动去极化速度减慢。这两方面因素均导致窦房结自律性降低，心率因而减慢。

心率除受自主神经调节外，还受其他因素影响。肾上腺髓质释放的肾上腺素也能与窦房结细胞膜上的 $β_1$ 肾上腺素受体结合使心率增快；此外，血液中电解质浓度的改变，心肌产生的腺苷和体温的变化(体温升高 1℃，心率可增加每分钟 10~18 次)都可改变心率，但这些因素在正常时对改变心率的作用不大。

由上所述，在不同生理状况下，人体可以通过调节搏出量和心率来改变心输出量，满足不同状况下的生理需要。

3. 心力储备　心脏的泵血功能能够广泛适应人体不同生理条件下的代谢需要，表现为心输出量可随人体代谢率的加强而增加。健康成年人安静状态下心率约为每分钟 75 次，搏出量约 70 mL/min，心输出量为 5 L/min 左右。强体力活动时，心率可达每分钟 180~200 次，搏出量可增加到 150 mL/min 左右，心输出量可达 25~30 L/min，为安静时的 5~6 倍。心脏每分钟能射出的最大血液量，称最大输出量。可以看出，在平时，心输出量不是最大的，但能够在需要时成倍地增长，表明健康人心脏泵血功能有一定的储备力量。心输出量随人体代谢需要而增加的能力，称为泵功能储备，或心力储备(cardiac reserve)。

心脏的储备能力取决于心率和搏出量可能发生的最大、最适宜的变化。心率的最大变化约为安静时心率的 2 倍。因为心率过快时，心室舒张时间缩短，心室充盈量减少，搏出量将因此减少。动用心率储备是心输出量调节中的主要途径。充分动用心率储备，就可以使心输出量增加 2~2.5 倍。

搏出量是心室舒张末期容积和收缩末期容积之差，而心室舒张末期容积和收缩末期容积都有一定的储备量，这两项储备共同构成搏出量的储备量。比较起来，舒张期储备比收缩期储备要小得多。安静情况下舒张末期容积约 145 mL，由于心室不能过分扩大，一般只能达到 160 mL 左右，即舒张期储备只有15 mL左右。左心室收缩末期容积通常约为 75 mL，当心肌收缩功能增强，心室收缩末期容积减小，从而能射出更多的血液。心室作最大量射血后，心室内尚剩余的血量称为余血量。静息状态下收缩末期容积与余血量之差，即为收缩期储备。心室最大射血后，心室余血量不足 20 mL。可见，通过充分动用收缩期储备就可以使搏出量增加约 55 mL。当进行强烈体力活动时，由于交感-肾上腺系统活性增加，主要通过动用心率储备和收缩期储备，使心输出量增加。坚持体育锻炼的人，其心肌纤维增粗，心肌收缩能力增强，因此收缩期储备增加；同时，其心率也较慢，心率储备也增加。这说明经常进行体育锻炼可以增进心脏健康，提高心力储备。

第三节　血管生理

血管是将心脏射出的血液运送到全身各组织然后又返回心脏的密闭的管道网络。心室射出的血液流经口径不断变小的各级动脉如主动脉、大动脉、小动脉、微动脉和毛细血管。毛细血管是连接动脉血流和静脉血流的微小血管。血液从毛细血管流经口径不断增大的微静脉、小静脉、大静脉，最后汇合成上、下腔静脉流回到心脏。

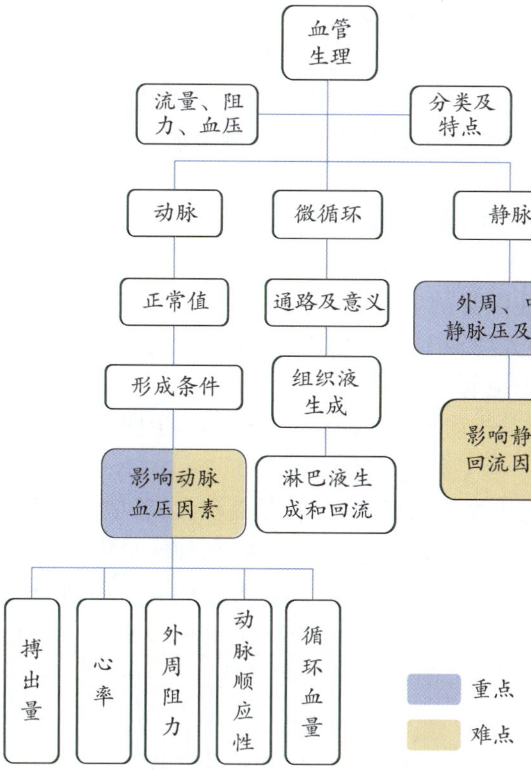

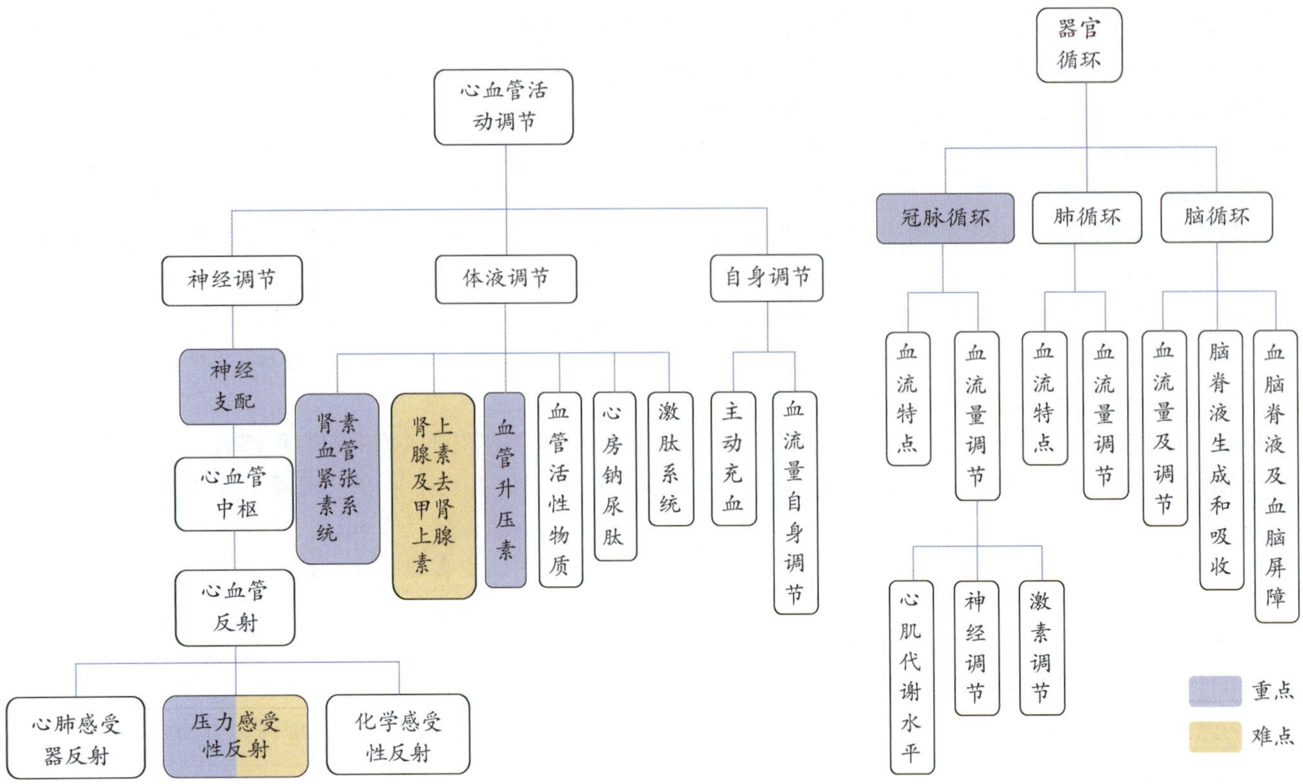

动脉和静脉的管壁都由外膜、中膜和内膜三层结构组成。外膜由结缔组织组成；中膜主要由平滑肌组成；内膜包括三层：最内层是内皮，内皮周围有内弹性膜，是由弹性蛋白组成，内皮和内弹性膜之间有较薄的基底膜，含有胶原纤维和弹性纤维。

虽然动脉和静脉都有相同的基本结构，但它们之间却有很大的差别。同样口径的血管，动脉比静脉含有更多的平滑肌，因此动脉在横断面上呈圆形，而静脉则部分塌陷。

一、各类血管的功能特点

1. 动脉　大动脉包括主动脉、肺动脉及其大的分支。管壁含有许多层的弹性纤维，有明显的可扩张性和弹性，可作为“压力储存器”(pressure reservoir)。当左心室射血时，主动脉压升高而使动脉扩张，容积增大；当心脏舒张时，主动脉瓣关闭，心脏射血停止，动脉血压下降，被扩张的大动脉管壁发生弹性回缩，维持舒张压，驱动血液继续向前流动，这是大动脉的重要的功能。大动脉的另一个重要功能是，由于它们口径大，对血流阻力小，因此，可把它们看作是低阻力血管运送血液到全身各个器官。大动脉继续分支，动脉的口径越来越小，直至分支为小动脉。这些动脉的功能主要是输送血液到小动脉。

二维码 4－2
动脉粥样硬化

小动脉(口径约 100 μm)和微动脉(口径 20～30 μm)，弹性很小，平滑肌层厚，管径狭窄，对血流阻力很大(微动脉是动脉系统中产生外周阻力最大的部位)，而且它们的管壁平滑肌可受神经体液因素的调节，它们的收缩、舒张可改变血管的口径，从而改变对血流的阻力。因此，它们是人体调节器官血流量和器官之间血液重新分配的主要部位。血液经由微动脉后便进入毛细血管。

动脉粥样硬化是指动脉的一种非炎症性的增生性病变，具体详见二维码 4－2。

2. 毛细血管　毛细血管是口径最窄(7～10 μm)、分布最广的血管，分支多，互相连通形成毛细血管网。毛细血管数量多，总横截面积大，管壁缺乏平滑肌和结缔组织，只由一层内皮细胞和很薄的基底膜组成，使血液和组织液之间能迅速进行物质交换，是理想的血液与组织液进行物质交换的部位。进入毛细血管的血流量主要受小动脉和微动脉对血流阻力的控制。小动脉和微动脉收缩，阻力增加，毛细血管的血流量就下降，而小动脉和微动脉舒张则阻力减小，血流量增加。此外，有些毛细血管的起始部有括约肌，称为毛细血管前括约肌，它们也可调节毛细血管的血流量。在某些组织，血液可通过动静脉吻合不经毛细血管直接从微动脉到达微静脉。

3. 静脉　静脉和相应的动脉比较，数量较多，口径较粗，管壁较薄，顺应性大，可容纳 60%～70% 的循环血量(图4-20)。因此,称为血液的“储存库”。虽然静脉内含有60%~70%的循环血量,但由于其顺应性大,故其平均静脉压只有2 mmHg,相对于动脉平均动脉压90~100 mmHg小得多。静脉内有许多瓣膜,称为静脉瓣。骨骼肌收缩、舒张及静脉瓣有助于下肢静脉回流(见下文)。

微静脉也有少量的平滑肌,它的舒缩可控制毛细血管的血液流出量和毛细血管内压力。

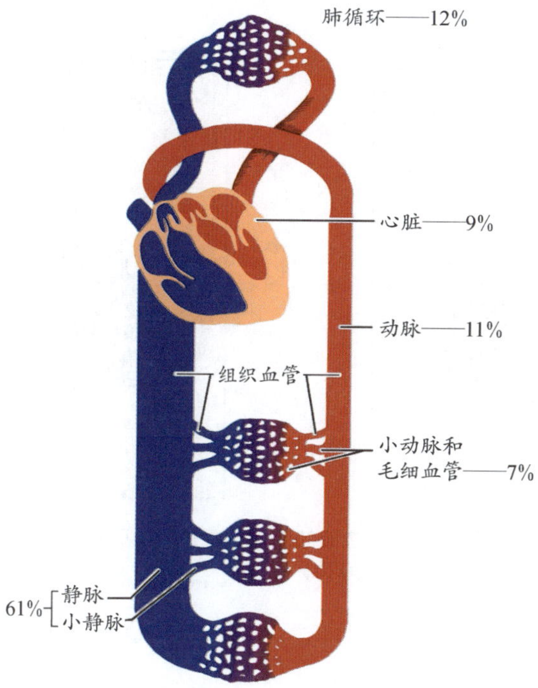

图4-20 心血管系统不同部位的血量分配(引自Vander等,2001)

二、流量、血流阻力和血压

血流动力学研究内容包括循环系统内血流量、血流阻力和血压之间的关系。由于血管具有弹性和可扩张性而不是硬质的管道系统,血液中含有血细胞和胶体物质等成分而不是理想液体。因此,血流动力学除与一般流体力学有共同点外,又有它自身的特点。

1. 血流量 单位时间内流过血管某一截面的血量称为血流量(blood flow),其单位通常以mL/min或L/min来表示。

血管两端没有压力差,血液是不会流动的。血流量(F)与血管两端的压力差(P_1-P_2)(ΔP)成正比。在循环系统内,血液所以能从主动脉一直流回右心房是由于主动脉与右心房之间存在压力差。主动脉平均动脉压约100 mmHg,右心房压约为0 mmHg,两者之间的压力差为100 mmHg,这是推动血液不断向前流动的动力。

血流量(F)与血管两端压力差(ΔP)成正比,压力差越大,血流量越大;与血流阻力(R)成反比,血流阻力越大,血流量越小。可用下式表示:

$$血流量(F)=\frac{\Delta P}{R}$$

血流量也可按泊肃叶定律(Poiseuille law)来计算。

$$血流量(F)=\frac{\pi \Delta P r^4}{8\eta L}$$

式中,L为血管长度;η为血液黏度;r为血管半径。

血流量与血管两端的压力差和血管半径的4次方成正比,与血管的长度和血液的黏度成反比。例如,如果一条血管,其半径是另一条血管的1/2,其他因素一样,那么半径较小的血管的阻力将是半径较大血管阻力的16倍。因此较大血管的血流量将是较小血管的16倍(图4-21)。

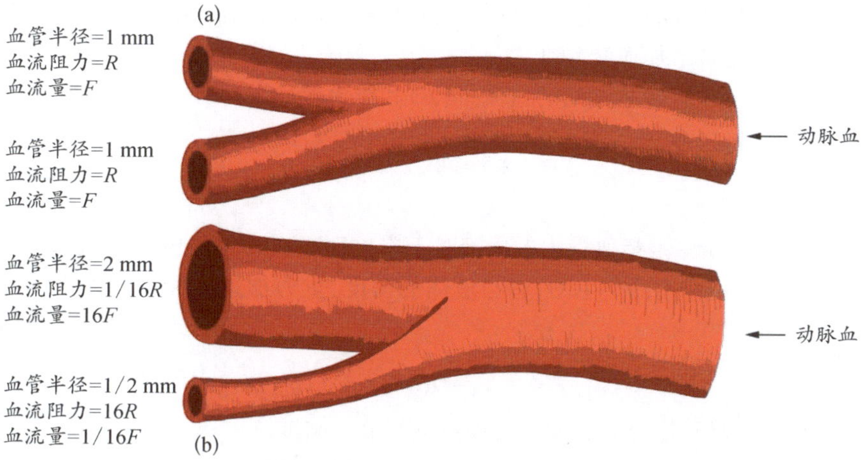

图4-21 血流量、血流阻力和血管半径的关系(引自Fox,2002)

血液在血管内的流动方式可分为层流和湍流。在层流(laminar flow)的情况下,液体每个质点的流动方向都一致,与血管的长轴平行;但各质点的流速不相同,在血管轴心处流速最快,越靠近管壁,流速越慢。因此,可以设想血管内

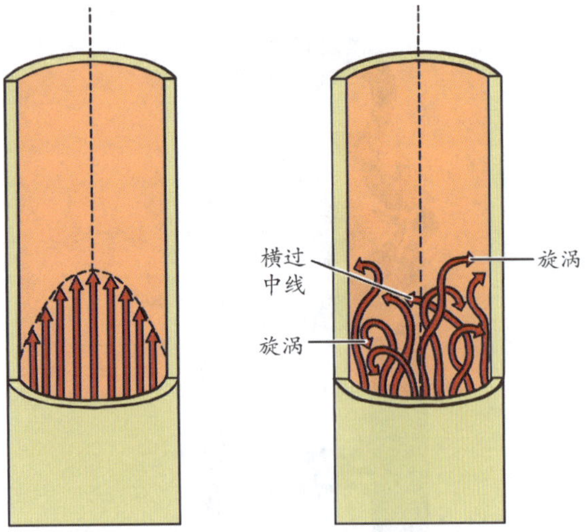

图 4-22 血液的流动方式(引自 Guyton 等,2020)

的血液由无数层同轴的圆柱面构成,在同一层的液体质点流速相同,由轴心向管壁,各层液体的流速依次递减,如图 4-22 所示。图中的箭头指示血流的方向,箭的长度表示流速,在血管的纵剖面上各箭头的连线形成一抛物线。泊肃叶定律适用于层流的情况。当血液的流速加快到一定程度后,会发生湍流(turbulent flow)。此时血液中各个质点的流动方向不再一致,出现旋涡(图4-22)。在湍流的情况下,泊肃叶定律不再适用,血流量不是与血管两端的压力差成正比,而是与压力差的平方根成正比。不像层流不会产生振动和不出现声音,湍流时会产生振动,产生声音,而且耗费更多的能量。

2. 血流阻力　血液在血管内流动时所遇到的阻力,称为血流阻力(resistance to blood flow)。血流阻力的产生是由于血液流动时与血管壁摩擦以及血液各流层之间的摩擦过程中消耗能量,一般是表现为热能。这部分热能不可能再转换成血液的势能或动能,故血液在血管内流动时压力将逐渐降低。

血流阻力与血管长度成正比,也与血液的黏度(viscosity)成正比,而与血管的半径(r)的 4 次方成反比。

$$R \propto \frac{\eta L}{r^4}$$

在体循环系统内的所有血管阻力的总和称为外周总阻力(total peripheral resistance)。在整个血管系统中,外周阻力最大的部位是在小动脉和微动脉。供应各个器官的动脉彼此之间相互独立。所以一个器官内的血流阻力改变只影响该器官的血流量,而不影响其他器官的血流量。

根据上述公式,血流量与血管的长度和血液的黏滞度成反比,与血管两端压力差和血管半径的 4 次方成正比。由于在正常生理情况下,血管的长度和黏度变化不大,对器官的血流量影响不大。因此,一个器官的血流量的多少主要受平均动脉压和血管半径的影响。平均动脉压不变时,器官血流量就靠该器官的小动脉和微动脉的舒缩活动来调节,这些血管半径的改变,就会明显改变器官的血流量。一个器官的小动脉和微动脉收缩,血流阻力就会明显增加,该器官的血流量就明显下降;如果一个器官的血管舒张,血流阻力减小,血流量就增加。血流从一个器官转移到另一个器官也是通过小动脉和微动脉的收缩和舒张来实现的。一个器官的血管收缩,另一个器官的血管舒张,血液就从前一个器官流向后一个器官。由此可见,小动脉和微动脉口径的变化是调节器官血流量和器官之间血液重新分配的最主要的因素。

由于血液比较黏稠,黏度比水大。血浆的黏度约为水的 1.7 倍,全血的黏度约比水大 4 倍。一般情况下,血液的黏度变化不大。影响血液黏度最主要的因素是红细胞比容。红细胞比容愈大,血液黏度就愈高,血流阻力越大。从平原到高原生活的人们,红细胞生成增加,或某些疾病都可引起红细胞比容增大,血液黏度升高,血流阻力升高。血液中免疫球蛋白、纤维蛋白原浓度升高也会增加血液黏度。

血流阻力不能直接测量,但可从直接测量到的血流量(F)和压力差(ΔP)中计算出来,即:

$$R = \Delta P / F$$

式中,R 单位为 mmHg/(mL·min)。

3. 血压　血压(blood pressure)是指血管内的血液对于单位面积血管壁的侧压力,也即压强。与大气相通的液体所产生的压强是由于液体受重力作用而产生的,它与液体的密度、重力加速度和被测点上的液柱高度有关,可用下列公式计算:

$$P = \rho g h$$

式中,P 为压强;ρ 为液体密度;g 为重力加速度;h 为被测点上的液柱高度。

由于重力加速度是固定的,同一种液体的密度相同,因此,可以用被测点上的液柱高度来测定液体压强。心血管系统是一密闭系统,一般采用间接法测血压。如果外加压强刚好能使某部位的血管血流被阻断,则此压强就是该部位的血压。如果受测部位的血管可以直接与测压计相连,则该部位的血压可以直接由测压计读出。血压常用厘米水柱(cmH_2O)或毫米汞柱(mmHg)来表示。汞的密度是水的 13.6 倍,动脉血压比静脉血压高很多。因此常用 mmHg 柱作为动脉血压的单位，而用 cmH_2O 柱作为静脉血压或心房内压的单位。按照国际标准计量单位规定，压强的单位为帕（Pa），即牛顿/米^2（N/m^2）。因帕的单位很小，故血压数值通常用千帕（kPa）表示（1 mmHg=0.133 kPa）。

血压的形成，首先是由于心血管系统内有血液充盈。循环系统中血液充盈的程度可用循环系统平均充盈压（mean circulatory filling pressure）来表示。在狗的实验中发现，循环系统平均充盈压约为7 mmHg。人的循环系统平均充盈压估计接近这一数值。循环系统平均充盈压的高低取决于血量和循环系统容量之间的相对关系。如果血量增多，或血管容量缩小，则循环系统平均充盈压就增高；反之，如果血量减少或血管容量增大，则循环系统平均充盈压就降低。其次是心脏射血。心室肌收缩时所释放的能量用于推动血液流动，是血液的动能；此外用于形成对血管壁的侧压力。在心缩期，血液射入大动脉，使血管壁扩张，管壁储存一部分势能，即压强能。在心舒期，心脏停止射血，被扩张的大动脉发生弹性回缩，又将部分势能转变为推动血液的动能，使血液在血管中继续向前流动，并维持舒张压。

三、动脉血压和动脉脉搏

（一）动脉血压

二维码 4-3
动脉血压的发现

1. 动脉血压的发现 详见二维码 4-3。

2. 动脉血压的正常值 图 4-23 记录的血压曲线是大动脉典型的血压曲线。心室收缩射血高峰时，主动血脉压最高，在收缩期最高的血压值称为收缩压（systolic pressure）。心室舒张时，主动脉压下降，在心舒末期的动脉血压最低值称为舒张压（diastolic pressure）。收缩压和舒张压的差值称为脉搏压（pulse pressure），简称脉压，这是人们在动脉上摸到的动脉脉搏。一个心动周期中每一瞬间动脉血压的平均值，称为平均动脉压（mean arterial pressure）。精确的测定平均压要通过复杂的运算才能计算出来。它不是收缩压与舒张压之和的平均值。由于在一个心动周期中，舒张期时间约占 2/3，收缩期时间约占 1/3。因此，简略估算，平均动脉压大约等于舒张压加 1/3 的脉压。

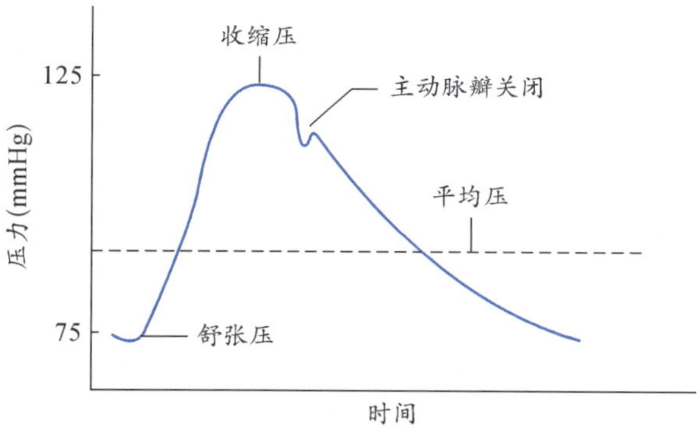

图 4-23 记录的大动脉血压曲线
（引自 Vander 等，2001）

一般所说的动脉血压是指主动脉压。因为在大动脉中血压降落很小，故通常将在上臂测得的肱动脉压代表主动脉压。我国健康青年人在安静状态时的收缩压为 100~120 mmHg，舒张压为 60~80 mmHg，脉搏压为 30~40 mmHg，平均动脉压在 100 mmHg。

动脉血压除存在个体差异外，还有性别和年龄的差异。一般来说，女性在更年期前动脉血压比同龄男性的低，更年期后动脉血压升高。男性和女性的动脉血压都随年龄的增长而逐渐升高，收缩压的升高比舒张压的升高更为显著。新生儿的收缩压仅 40 mmHg左右。出生后第 1 个月内，收缩压很快升高，到第 1 个月末约可达 80 mmHg。以后，收缩压继续升高，到 12 岁时约为 105 mmHg。在青春期，收缩压又较快地上升，17 岁的男性青年，收缩压可达 120 mmHg。青春期以后，收缩压随年龄增长而缓慢升高，至 60 岁时，收缩压约 140 mmHg。高血压的具体定义详见二维码 4-4。

二维码 4-4
高血压的定义

当血液从主动脉流向外周时，因不断克服血管对血流的阻力而消耗能量，血压也就逐渐降低。在各段血管中，血压降落的幅度与该段血管对血流的阻力的大小成正比。在主动脉和大动脉段，血压降落较小。如果主动脉的平均压为100 mmHg，则到直径为 3 mm 的动脉处，平均压仍在 95 mmHg。到小动脉时，血流阻力大，血压降落的幅度也变大。在体循环中，微动脉段的血流阻力最大，血压降落也最为显著。在微动脉起始端的血压约为 85 mmHg，但血液流经微动脉后压力降落约 55 mmHg，故在毛细血管起始端，血压仅约30 mmHg（图 4-24）。

从主动脉到动脉远端的不同部位记录到的血压波的波形发生了改变（图 4-25）。除了血压波升支的起始不断延迟外，还有血压波形变窄，幅度增高，如膝部动脉的收缩压比主动脉弓记录的高39 mmHg；产生这种现象的原因，主要是由于血压压力波的折返。当动脉的压力波动在传播至较小的动脉分支处，特别是到微动脉时，因受到阻碍而发生折返。折返的压力波逆流而上，如果遇到下行的波动，两者可以发生叠加，形成一个较大的波。在股动脉记录血压时，常可看到在一个大的波后面有一个较小的返折波。

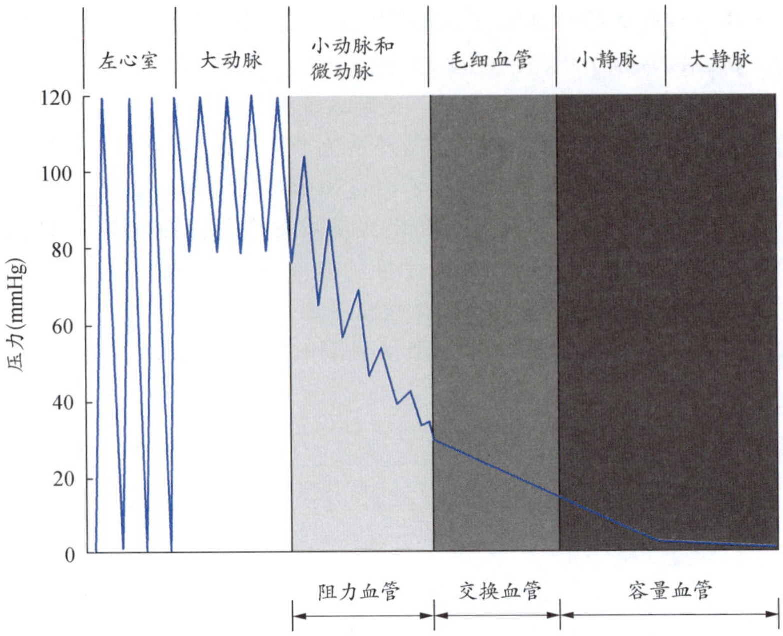

图 4-24 体循环不同血管的血压(引自 Fox, 2002)

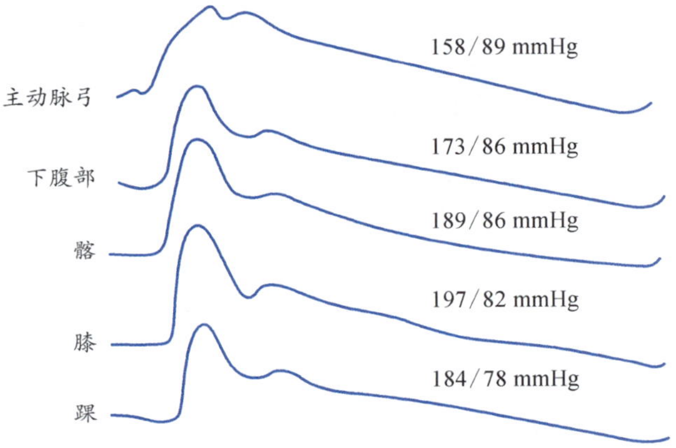

图 4-25 麻醉狗不同部位记录动脉血压曲线(引自 Berne 等,1998)

3. 动脉血压的形成条件　动脉血压形成的条件有两个:一是动脉内的血容量,它是由心脏的射血量和外周阻力决定的;二是动脉管壁的弹性。例如,一个充满水的球囊,球囊内的压力取决于:① 球囊内的水容量;② 球囊壁被牵张的难易。如果球囊壁很易被牵张,加入大量的水进球囊,只引起小的压力升高;相反,如果球囊不易被牵张,加入小量的水也起明显的压力升高。球囊被牵张的难易程度可用顺应性(compliance, C)来表示,即单位压力改变引起的容积改变。

$$C = \Delta V/\Delta P$$

式中,ΔV 为容积变化;ΔP 为压力变化。

球囊的顺应性越大,就越容易被牵张。同样的道理可用于分析动脉血压。当心室收缩把血液射入动脉内,如果射入动脉的血量完全等于同时从动脉流出的血量,动脉内的总血量仍然不变,那么动脉血压也不变。但在生理情况下,心室收缩期射入动脉的血量(搏出量)只有1/3从动脉流出,其余的搏出量仍留在动脉内,使动脉扩张和血压升高。当心室收缩停止进入舒张期后,被扩张的动脉就因动脉弹性而被动回缩,推动血液继续向微动脉流动,随着动脉血的流出,动脉内的血量逐渐减少,血压也逐渐下降到达舒张压。接着的心室收缩,射入血液到动脉。因此,舒张期动脉压不会下降到0。

控制动脉内血液流出量的因素是外周阻力。外周阻力主要是指小动脉和微动脉对血流的阻力。左心室的射血是间断性的。在每个心动周期中,左心室内压随着心室的收缩和舒张发生较大幅度的变化。由于小动脉和微动脉对血流有较高的阻力,以及主动脉和大动脉管壁具有较大的可扩张性,左心室一次收缩所射出的血液,使主动脉和大动脉壁扩张,主动脉压随之升高。这样,心室收缩时释放的能量中有一部分以势能的形式储存在主动脉和大动脉的管壁中;心室舒张时,半月瓣关闭,射血停止,被扩张的主动脉和大动脉管壁发生弹性回缩,推动血液继续向外周流动,并使舒张期的主动脉压能维持在较高的水平,大动脉的弹性起着"压力储存器"的作用(图 4-26)。总之,正常时,大动脉的弹性对血压起"缓冲"作用,使动脉的收缩压不会过高,舒张压不会过低;也使心室射入动脉的间断性血流变成动脉内连续性的血流。

4. 影响动脉血压的因素　如前所述,动脉压的大小取决于动脉内血容量和动脉的顺应性。动脉顺应性不变时,动脉血压就取决于动脉内血容量。其他因素不变,动脉内血容量增加,动脉压就升高,反之则下降。动脉内血容量受心输出量和外周阻力调节。心输出量是射入动脉的血量,外周阻力是控制动脉内血量流出动脉的因素。平均动脉

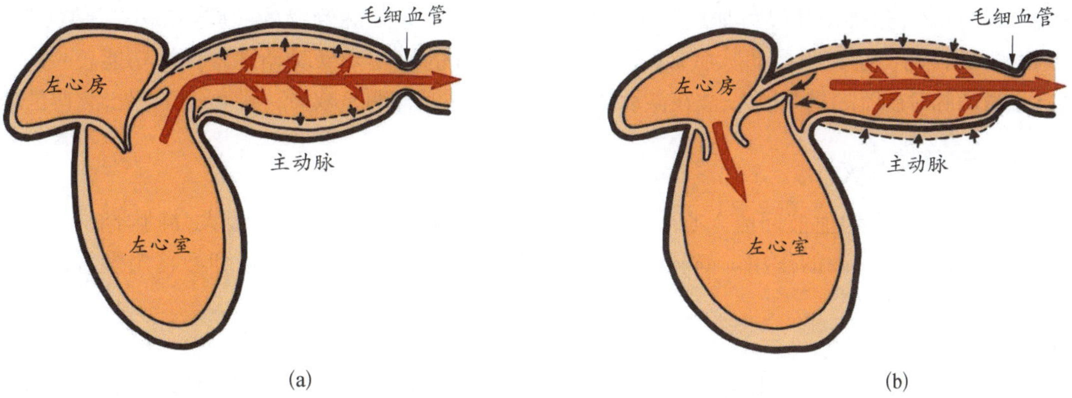

图 4-26 大动脉的“压力储存器”作用(引自 Berne 等,1998)

(a) 心室收缩期;(b) 心室舒张期

压是心输出量与外周阻力的乘积。因此,凡是能影响心输出量和外周阻力的各种因素,都能影响动脉血压。现假设在其他因素不变的前提下,分析某一因素发生变化对动脉血压的影响:

(1) 每搏输出量:如果每搏输出量增大,外周阻力和心率不变的情况下,心缩期射入主动脉的血量增多,此时主动脉和大动脉内的血量增多,收缩期动脉血压就明显升高。由于动脉血压升高,在舒张期加速血液通过阻力血管流出动脉。因此,在舒张期末,大动脉内存留的血量和每搏输出量增加之前相比,增加并不多。所以,每搏输出量增加时,动脉血压的升高主要表现为收缩压的升高,舒张压可能升高不多,故脉压增大。反之,当每搏输出量减少时,则主要是收缩压降低,脉压减小。可见,在一般情况下,收缩压的高低主要反映心脏每搏输出量的多少。

(2) 心率:如果心率加快,而每搏输出量和外周阻力都不变,则由于心舒期缩短,在心舒期内流至外周的血液就减少,心舒期末主动脉内存留的血量增多,舒张压就升高。在心缩期,在已升高舒张压基础上加上每搏输出量,动脉内存留的血量进一步增加,使收缩压升高。由于动脉血压升高,血液加速从动脉流至外周,收缩压的升高不如舒张压升高显著,脉压比心率增加前减小。相反,心率减慢时,舒张压降低的幅度比收缩压降低的幅度大,故脉压增大。

(3) 外周阻力:如果心输出量和心率不变而外周阻力加大,则心舒期中血液从动脉向外周流动的速度减慢,心舒期末期存留在动脉中的血量增多,舒张压升高。在心缩期,在已升高舒张压基础上加上每搏输出量,动脉内存留的血量进一步增加,使动脉血压升高,血液加速从动脉流至外周,存留在动脉的血量增多不如心舒期。因此,收缩压的升高不如舒张压的升高明显,脉压也相应减小。反之,当外周阻力减小时,舒张压的降低比收缩压的降低明显,故脉压加大。可见,在一般情况下,舒张压的高低主要反映外周阻力的大小。

外周阻力的改变,除了小动脉和微动脉的口径改变外,血液黏度也影响外周阻力。如果血液黏度增高,外周阻力就增大,血压升高,尤其舒张压升高更明显。

(4) 主动脉和大动脉的顺应性:由于主动脉和大动脉的顺应性对血压有缓冲的作用,使心缩期的收缩压不会过高,心舒期,血压不会过低,故脉压不会很大。老年人的动脉管壁硬化,顺应性低,对血压缓冲作用减弱,导致收缩压升高,舒张压下降,脉压差增大。

(5) 循环血量:循环血量主要影响回心血量。循环血量多,回心血量也多,左室舒张末期容积增大,每搏输出量增加。所以,循环血量的改变是通过每搏输出量来影响血压的。

上述影响动脉血压的各种因素,都是在假设其他因素不变的前提下,分析某一因素发生变化时对动脉血压可能产生的影响。实际上,在各种不同的生理情况下,上述各种影响动脉血压的因素可同时发生改变。因此,在某种生理情况下动脉血压的变化,往往是各种因素相互作用的综合结果。例如,运动时(如跑步、游泳等)心率加快,每搏输出量增加,心输出量增加,引起血压升高,事实上,运动时平均动脉压几乎不变。这是因为运动时骨骼肌的阻力血管舒张,外周阻力下降,代偿了心输出量增加引起的血压升高,从而保持血压几乎不变。

(二) 动脉脉搏

在每个心动周期中,动脉内的压力发生周期性的波动。这种周期性的压力变化可引起动脉血管发生搏动,称为动脉脉搏。在手术时暴露动脉,可以直接看到动脉随每次心搏而发生的搏动。用手指也可摸到身体浅表部位的动脉搏动。

动脉脉搏可以沿着动脉管壁向外周血管传播,其传播的速度远较血流的速度为快。一般说来,动脉管壁的顺应性愈大,脉搏波的传播速度就愈慢。由于主动脉的顺应性最大,故脉搏波在主动脉的传播速度最慢,为 3~5 m/s,在大动脉的传播速度为 7~10 m/s,到小动脉段可加快到 15~35 m/s。老年人主动脉管壁的顺应性减小,脉搏波的传播速度可增加到大约 10 m/s。临床上,通过测量动脉血管两点间脉搏波传导的速度来反映动脉壁弹性功能。

由于小动脉和微动脉对血流的阻力很大,故在微动脉段以后脉搏波动即明显减弱。到毛细血管处,脉搏已基本消失。

四、静脉血压和静脉回流

静脉在功能上不仅仅是作为血液回流入心脏的通道,而且整个静脉系统的容量很大,静脉容易被扩张,又能够收缩。因此,静脉还起着血液储存库的作用。静脉的收缩或舒张可有效地调节回心血量和心输出量,使循环功能能够适应人体在各种生理状态时的需要。

(一) 静脉血压

小动脉和微动脉是外周阻力最大的部位。当体循环血液经过小动脉、微动脉后,因克服外周阻力而使血压降落的幅度最大,在通过毛细血管到达微静脉时,血压已下降至约 10 mmHg。右心房血压最低,接近于零。通常将右心房和胸腔内大静脉的血压称为中心静脉压(central venous pressure),而胸腔外各器官静脉的血压称为外周静脉压(peripheral venous pressure)。外周静脉压与中心静脉压的血压差就成为推动血液从静脉回流至右心房的动力。中心静脉压的高低取决于心脏射血能力和静脉回心血量之间的相互关系。如果心脏射血能力较强,能及时将回流入心脏的血液射入动脉,心室舒张末期压力就较小,中心静脉压就较低,静脉回流就加快。反之,心脏射血能力减弱,中心静脉压就升高,静脉回流就减慢。另一方面,如果静脉回流速度加快,中心静脉压也会升高。因此,在血量增加,全身静脉收缩,或因微动脉舒张而使外周静脉压升高等情况下,中心静脉压都可能升高。可见,中心静脉压是反映心血管功能的又一指标。临床上在用输液治疗休克时,除须观察动脉压变化外,也要观察中心静脉压的变化。中心静脉压的正常变动范围为 4~12 cmH_2O。如果中心静脉压偏低或有下降趋势,常提示输液量不足;如果中心静脉压高于正常并有进行性升高的趋势,则提示输液过快或心脏射血功能不全。当心脏射血功能减弱而使中心静脉压升高时,静脉回流将会减慢,较多的血液滞留在外周静脉内,故外周静脉压升高。

(二) 重力对静脉压的影响

如图 4-27 所示,当人站立时,重力对静脉压的作用很明显。人在仰卧位时,身体各部位的静脉压在 2~10 mmHg 之间,与大气压相差不大。但是,当人在站立位时,由于重力对血液的作用,心脏水平以上部位的静脉压可低于大气压,成为负压,颈部的静脉塌陷,头部与心脏距离最远,重力造成的静脉压最低,约-40 mmHg。而心脏水平以下的静脉压随与心脏距离增加而升高,足部与心脏的距离最大,其静脉压也最高,高达90 mmHg。

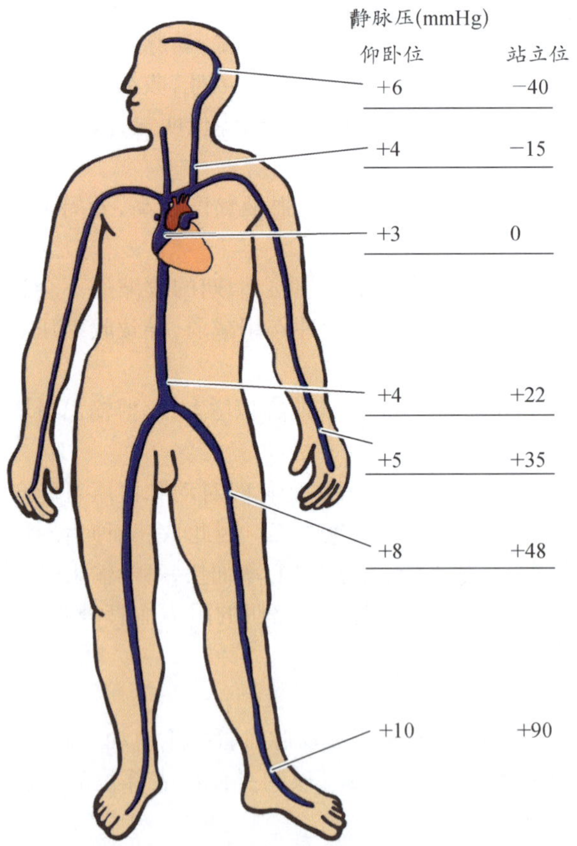

图 4-27 重力对静脉血压的影响(引自 Rhoades 等,2023)

在站立时,因重力作用引起的下肢静脉压增高可通过下列的方式影响有效循环血量:① 因静脉顺应性大,静脉压轻度升高就会引起静脉容量明显增加。因此,心脏以下部位的静脉因重力作用引起的静脉压升高而明显扩张,静脉容积明显增大,血液积聚在静脉内,可比在卧位时多容纳 400~600 mL 血液,回心血量明显减少。② 与此同时,因重力引起的下肢静脉压明显升高,导致毛细血管血压明显升高,液体从毛细血管大量滤出到毛细血管外(见下文),导致有效循环血量减少。血液积聚在静脉以及体液从毛细血管滤出增加,两者都可导致有效循环血量下降,回心血量减少,中心静脉压降低,每搏输出量减少和血压降低,从而导致脑部供血不足。这就可解释为什么有些人从卧位突然转为直立位或长时间的站立不动会发生晕厥。通常这种晕厥是相当短暂的。因为动脉血压下降会发动神经和体液的调节机制,使动脉血压恢复。直立时重力对下肢静脉压的作用可被下肢骨骼肌的活动所消除(见下文)。

(三) 静脉回流及其影响因素

左心室搏出的血液通过动脉进入毛细血管,然后再由毛细血管进入微静脉、静脉回流至右心房。静脉系统储存总血量的 60%~70%,平均静脉压只有 2 mmHg;动脉系统的血量占总血量的 10%～12%，动脉压为 90～100 mmHg。静脉压较低的原因是，由于静脉管壁薄，管壁的平滑肌和弹性纤维少，口径大，因而顺应性大；其次是由于血液通过动脉和毛细血管后，动脉与毛细血管之间的压力降落幅度大，血液流经微静脉时，剩下的压力只有 10 mmHg。所以，静脉回流的动力只有 10 mmHg，即微静脉与右心房之间的压力差。因此，静脉是低阻力血管，这样小的压力差也足于推动血液从微静脉通过低阻力静脉回流至心脏。

静脉回心血量取决于循环血量、外周静脉压和中心静脉压之差。故凡能影响循环血量、外周静脉压和中心静脉压的因素，都能影响静脉回心血量。

1. 循环血量　血管系统内循环血量多，静脉回流速度快，回心血量多；反之，循环血量减少，静脉回流速度慢，回心血量减少。

2. 心脏收缩力量　心脏收缩力量强，射血时心室射血较多，心舒期心室内压和心房内压就较低，外周静脉压与右心房压力差加大，静脉回流速度加快；右心衰竭时，射血力量显著减弱，心舒期右心室和右心房内压升高，静脉回流慢，回心血量明显减少，血液淤积在右心房和静脉内，造成静脉压相应升高。患者可出现颈外静脉怒张，肝充血肿大，下肢浮肿等体征。左心衰竭时，左心房压和肺静脉压升高，造成肺淤血和肺水肿。

3. 交感神经　交感神经兴奋，其末梢释放去甲肾上腺素，引起静脉平滑肌收缩，静脉口径减小，静脉压升高，驱动更多的血液回流到心脏。交感神经是静脉口径最重要的调节者，但静脉口径还受体液因素和旁分泌的缩血管物质和舒血管物质的调节。

4. 骨骼肌的挤压作用　心脏水平以下的外周静脉内有静脉瓣，它保证静脉血流只能向心脏方向流动。当骨骼肌收缩时，挤压肌肉内的静脉，使静脉压升高，近心端的静脉瓣开放，血液向心脏方向流去，远心端的静脉瓣关闭，防止血液倒流。骨骼肌舒张时，肌肉内的静脉解除挤压，静脉压下降，近心端的静脉瓣因两边的压力差引起关闭，远心端的静脉瓣因两边的压力差而开放，使远端的静脉血回流，这样肌肉的收缩和舒张对静脉回流就起着“泵”的作用，称为“肌肉泵”（muscle pump）（图 4－28）。下肢肌肉进行节律性舒缩活动，如在步行时，能充分发挥肌肉泵的作用。这种作用对于站立位情况下降低下肢静脉压和减少血液在下肢静脉内潴留有十分重要的生理意义。例如，在站立不动时，足部的静脉压为 90 mmHg，而在步行时则降低至25 mm Hg以下。在这种情况下，静脉瓣起着重要作用。如果静脉瓣关闭不全，肌肉泵的作用就明显减弱，步行不能降低足部静脉压（图 4－29）。在跑步时，两下肢肌肉泵每分钟挤出的血液可达数升，在这种情况下，下肢肌肉泵的做功在相当程度上加速了全身的血液循环，对心脏的泵血起辅助的作用。但是，如果肌肉不是作节律性的舒缩，而是维持在紧张性收缩状态，则静脉持续受压，静脉回流反而减少。

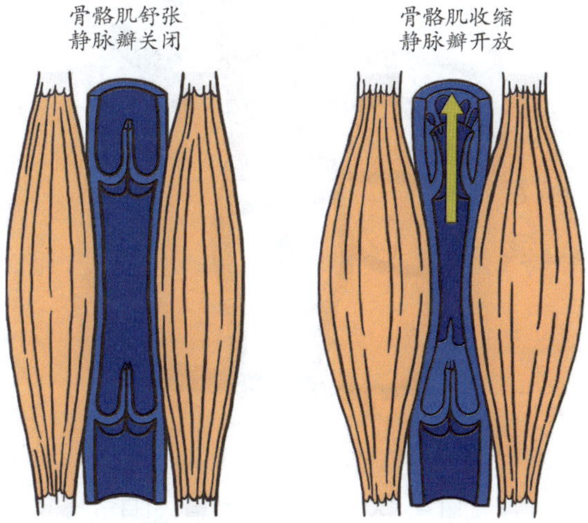

图 4－28　肌肉泵（引自 Vander 等，2001）

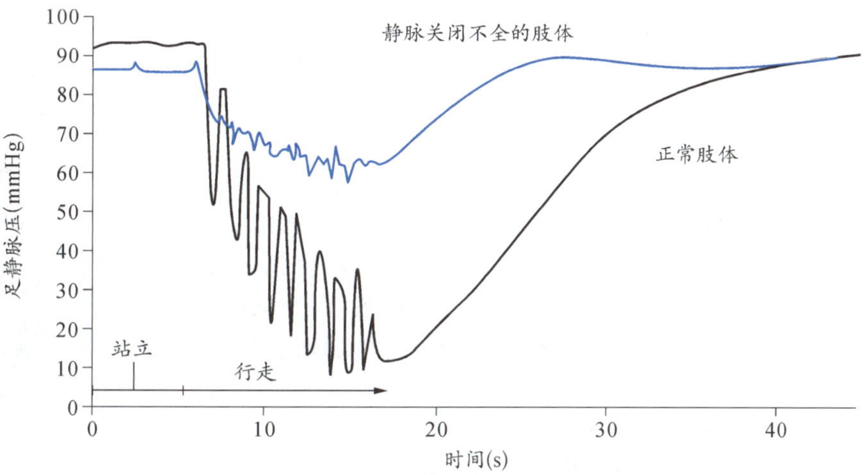

图 4－29　肌肉泵对降低下肢静脉压的作用（引自 Bergan 等，2006）

无论是健康人还是静脉瓣关闭不全的患者，长时间站立后，足部的静脉压均约为 90 mmHg；步行期间，肌肉泵可使正常腿的静脉压迅速降低，但在有静脉瓣关闭不全的下肢无效

5. 呼吸运动　呼吸运动也能影响静脉回流。在吸气时，胸腔容积加大，胸膜腔负压值进一步增大，使胸腔内的大静脉和右心房更进一步扩张，压力也进一步降低；同时，膈肌下降，增加腹腔内压，挤压腹腔器官的静脉，升高腹腔内的静脉压，有利于外周静脉内的血液回流至右心房。由于回心血量增加，心输出量也相应增加。呼气时，胸膜腔负压值减小，腹腔内压下降，静脉回流入右心房的血量也相应减少。可见，呼吸运动对静脉回流也起着“泵”的作用。人在站立时加深呼吸，显然可以促进身体低垂部分的静脉血液回流。需要指出，呼吸运动对肺循环静脉回流的影响和对体循环的影响不同。吸气时，随着肺的扩张，肺部的血管容积显著增大，能潴留较多的血液，故由肺静脉回流至左心房的血量减少，左心室的输出量也相应减少。呼气时的情况则相反。

五、微循环

微循环(microcirculation)是指微动脉和微静脉之间的血液循环。任何瞬间大约占5%的循环血量流经毛细血管和微静脉，以完成心血管系统最重要的功能，即血液和组织之间营养物质、水分、气体、激素和代谢产物等的物质交换。

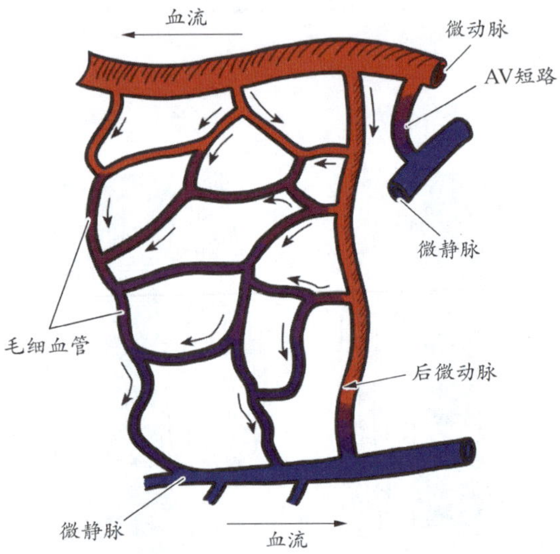

图4-30　微循环的结构(引自 Berne 等，1998)

1. 微循环的组成　各器官、组织的结构和功能不同，微循环的结构也不同。人手指甲皱皮肤的微循环形态比较简单，微动脉和微静脉之间仅由呈襻状的毛细血管相连。骨骼肌和肠系膜的微循环形态则比较复杂。典型的微循环由微动脉(arteriole)、后微动脉(metarteriole)、毛细血管前括约肌(precapillary sphincter)、真毛细血管(true capillary)、通血毛细血管(preferential channel)(或称直捷通路)、动-静脉吻合支(arteriovenous anastomosis)和微静脉(venule)等部分组成。图4-30是一个典型的微循环结构。

微动脉管壁有环行的平滑肌，其收缩和舒张可控制微循环的血流量。微动脉分支成为管径更细的后微动脉。每根后微动脉又分出一根至数根真毛细血管。真毛细血管通常从后微动脉以直角方向分出。在真毛细血管起始端通常有1~2个平滑肌细胞，形成一个肌肉环，即毛细血管前括约肌，该括约肌的收缩状态决定进入真毛细血管的血流量。

毛细血管的血液经微静脉进入静脉。最细的微静脉管径不超过20~30 μm，管壁没有平滑肌，在功能上有交换血管的作用。较大的微静脉管壁有平滑肌，在功能上是毛细血管后阻力血管。微静脉的舒缩状态可影响毛细血管血压，从而影响毛细血管处的液体交换和静脉回心血量。

另外，微动脉和微静脉之间还可通过直捷通路和动-静脉短路发生沟通。直捷通路(thoroughfare channel)是指血液从微动脉经后微动脉和通血毛细血管进入微静脉的通路。通血毛细血管是后微动脉的直接延伸，其管壁平滑肌逐渐稀少以至消失。直捷通路经常处于开放状态，血流速度较快，其主要功能并不是物质交换，而是使一部分血液能迅速通过微动脉进入微静脉。直捷通路在骨骼肌组织的微循环中较为多见。动-静脉短路(arterio-venous shunt)是吻合微动脉和微静脉的通道，其管壁结构类似微动脉。在人体某些部分的皮肤和皮下组织，特别是手指、足趾、耳郭等处，这类通路较多。动-静脉吻合支在功能上不是进行物质交换，而是在体温调节中发挥作用的。当环境温度升高时，动-静脉吻合支开放增多，皮肤血流量增加，皮肤温度升高，有利于发散身体热量。环境温度低时，则动-静脉短路关闭，皮肤血流量减少，有利于保存体热。动-静脉短路开放，会使真毛细血管血流量减少，从而组织与血液之间的物质交换减少。在某些病理状态下，如感染性休克和中毒性休克时，动-静脉短路大量开放，减少血液流经真毛细血管，可加重组织的缺氧状况。

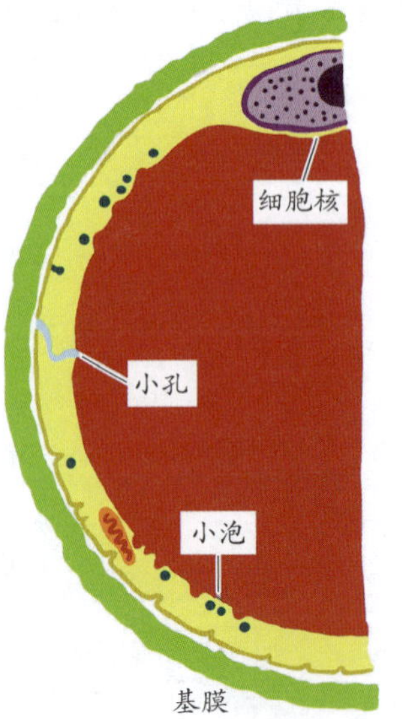

图4-31　毛细血管壁亚显微结构示意图(引自 Vander 等，2001)

2. 毛细血管壁的结构和通透性　毛细血管壁不含血管平滑肌和弹性纤维，由单层内皮细胞构成，外面有基底膜包围，总的厚度约0.5 μm，在细胞核的部分稍厚。内皮细胞之间存在着细微缝隙，缝隙内含有充满水的通道，它是沟通毛细血管内外的通道。内皮细胞还有吞饮功能，在细胞内可看到大量的入胞囊泡和出胞囊泡。有时数个囊泡可融合成一个贯通内皮细胞壁并充满水的融合囊泡通道(图4-31)。

3. 毛细血管的数量和交换面积　有人粗略估计，人体全身约有400亿根毛细血管。不同器官组织中毛细血管的密度有很大差异，例如，在心肌、脑、肝、肾，毛细血管的密度为每立方毫米组织2 500~3 000根；骨骼肌为每立方毫米组织100~400根；骨、脂肪、结缔组织中毛细血管密度较低。假设毛细血管的平均半径为3 μm，平均长度为750 μm，则每根毛细血管的表面积约为14 000 μm^2。由于微静脉的起始段也有交换功能，估计每根毛细血管的有效交换面积为22 000 μm^2。由此可以估计全身毛细血管（包括有交换功能的微静脉）总的有效交换面积将近1 000 m^2。

4. 微循环的血流动力学　微循环中的血流一般为层流。毛细血管的血流速度很慢，有利于血液与组织液在毛细血管进行物质交换。血液在流经微循环血管网时血压逐渐降低。在直径为8~40 μm的微动脉处，对血流的阻力最大，血压降落也最大。到靠动脉端的毛细血管，血压为30~40 mmHg，毛细血管中段血压约25 mmHg，至靠静脉端为10~15 mmHg。毛细血管血压的高低取决于毛细血管前阻力和毛细血管后阻力的比值。一般说来，当这一比例为5∶1时，毛细血管的平均血压约为20 mmHg。这一比值增大时，毛细血管血压就降低；比值变小时毛细血管血压就升高。某一组织中微循环的血流量与微动脉和微静脉之间的血压差成正比，与微循环中血流总阻力成反比。由于在血流总阻力中微动脉处的阻力占较大比例，故微动脉的阻力对微循环血流量的控制起主要作用。

测量一个器官的血流量时，常可见到在一定时间内其血流量是稳定的。但如果在显微镜下观察微循环中单个血细胞的移动速度，则可看到在同一时间内不同微血管中的流速是有很大差别的，而且同一血管在不同时间内流速也有较大变化。其原因是后微动脉平滑肌和毛细血管前括约肌不断发生每分钟5~10次的交替性收缩和舒张，称为血管舒缩活动。后微动脉平滑肌和毛细血管前括约肌收缩，其后的真毛细血管网关闭，舒张时真毛细血管网开放。在安静状态下，骨骼肌组织中在同一时间内只有20%~35%的真毛细血管处于开放状态，其余的真毛细血管则处于关闭状态。血管舒缩活动主要与局部组织的代谢活动有关。毛细血管关闭时，该毛细血管周围组织中代谢产物积聚，氧分压（P_{O_2}）降低。代谢产物和低氧都能导致该处的后微动脉平滑肌和毛细血管前括约肌舒张，毛细血管开放。于是局部组织内积聚的代谢产物被血流清除，后微动脉和毛细血管前括约肌又收缩，使毛细血管关闭。如此周而复始。当组织代谢活动加强时，愈来愈多的微动脉平滑肌和毛细血管前括约肌发生舒张，使愈来愈多的毛细血管处于开放状态，从而使血液和组织、细胞之间发生交换的面积增大，交换的距离缩短，有利于进行物质交换。因此，微循环的血流量和组织的代谢活动水平是相适应的。

5. 血液和组织液之间的物质交换　组织、细胞之间的空间称为组织间隙，其中为组织液所充满。组织液是组织、细胞直接所处的环境。细胞通过细胞膜和组织液发生物质交换。组织液与血液之间则通过毛细血管壁进行物质交换。毛细血管与细胞之间的物质交换过程如下：血浆的营养物质通过毛细血管壁进入组织液，再从组织液进入细胞；细胞的代谢终产物通过细胞膜进入组织液，再从组织液通过毛细血管内皮细胞进入毛细血管。因此，组织、细胞和血液之间的物质交换需通过组织液作为中介。

血液和组织液之间的物质交换主要通过以下几种方式进行。

（1）扩散：扩散是血液和组织液之间进行物质交换的最主要方式。毛细血管内外液体中的分子，只要其直径小于毛细血管壁的小孔，就能通过扩散。血液内的溶质分子可以扩散入组织液，组织液内的溶质分子也可以扩散入血液。通过毛细血管壁进行扩散的驱动力是该物质在管壁两侧的浓度差，即从浓度高的一侧向浓度低的一侧移动。对于非脂溶性物质来说，溶质分子在单位时间内通过毛细血管壁进行扩散的速率与该溶质分子在血浆和组织液中的浓度差、毛细血管壁对该溶质分子的通透性、毛细血管壁的有效交换面积等因素成正比，与毛细血管壁的厚度（即扩散距离）成反比。毛细血管壁的通透性（紧密连接内皮除外）与溶质分子的大小有关，分子愈小，通透性愈大。毛细血管壁孔隙的总面积虽仅占毛细血管壁总面积的约千分之一，但由于血液通过毛细血管时速度很慢，血浆和组织液的溶质分子仍有足够的时间进行扩散交换。脂溶性物质如O_2、CO_2等可直接通过内皮细胞进行扩散，因此整个毛细血管壁都成为扩散面，单位时间内扩散的速率更高。

在不同的器官毛细血管对溶质的通透性有很大不同，如脑和肝脏是两个极端的例子。在脑的毛细血管，内皮细胞之间没有孔隙，只有紧密连接，因此，水和分子量小的溶质进出毛细血管仅靠载体介导的转运通过血-脑屏障。在肝的毛细血管的基底膜上，内皮细胞之间有很大的空隙和孔洞，甚至蛋白质大分子物质也很容易通过毛细血管。这对肝脏合成血浆蛋白和代谢与血浆蛋白结合的物质都具有重要作用。其他器官和组织的毛细血管的孔洞大小在这两个极端例子之间。

（2）滤过和重吸收：当毛细血管壁两侧的静水压不等时，水分子就会从压力高的一侧向压力低的一侧移动。水中的溶质分子，如果其分子直径小于毛细血管壁的孔隙，也随同水分子一起移动。另外，当毛细血管壁两侧的渗透压不等时，可导致水分子从渗透压低的一侧向渗透压高的一侧移动。由于小分子的晶体物质可自由通过毛细血管壁，所以组织液与血浆的晶体渗透压相同；但血浆蛋白质等胶体物质难以通过毛细血管壁的孔隙。因此，血浆的胶体渗透压可保留血浆的水分子不向毛细血管外移动;同样,组织液的胶体渗透压则对抗组织液的水分子向毛细血管内移动。在生理学中,由于管壁两侧静水压和胶体渗透压的差异而引起的液体由毛细血管内向毛细血管外的移动称为滤过(filtration),而将液体向相反方向的移动称为重吸收(reabsoption)。血液和组织液之间通过滤过和重吸收进行物质交换量很少,并不重要,但在组织液的生成中却起重要的作用。

(3) 吞饮、吞噬:在毛细血管内皮细胞一侧的物质可被内皮细胞膜包围并吞饮入细胞内,形成吞饮囊泡。囊泡被运送至细胞的另一侧,并被排出至细胞外。因此,这也是血液和组织液之间通过毛细血管壁进行物质交换的一种方式。一般认为,较大的分子如血浆蛋白等可以由这种方式通过毛细血管壁进行交换。

六、组织液的生成

正常成人体重的60%左右是水,其中约5/8存在于细胞内,称为细胞内液;其余3/8存在于细胞外,称为细胞外液。在细胞外液中,约有1/5在血管内,即血浆的水分;其余4/5在血管外,即组织液和各种腔室内液体(脑脊液、眼球内液等)的水分。组织液存在于组织、细胞的间隙内,绝大部分呈胶冻状,不能自由流动,因此不会因重力作用而流至身体的低垂部分;将注射针头插入组织间隙内,也不能抽出组织液。组织液凝胶的基质是胶原纤维和透明质酸细丝。组织液中有极小一部分呈液态,可自由流动。组织液中各种离子成分与血浆相同。组织液中也存在某些血浆蛋白质,但其浓度明显低于血浆。

1. 组织液的生成　组织液是血浆从毛细血管壁滤过而形成的。液体通过毛细血管壁的滤过和重吸收取决于四个因素,即毛细血管血压(P_c)、组织液静水压(P_{if})、血浆胶体渗透压(π_p)和组织液胶体渗透压(π_{if})。其中,P_c和π_{if}是促使液体由毛细血管内向血管外滤过的力量,而π_p和P_{if}是将液体从血管外重吸收入毛细血管内的力量。滤过的力量(即$P_c+\pi_{if}$)和重吸收的力量(即π_p+P_{if})之差,称为有效滤过压(effective filtration pressure)。单位时间内通过毛细血管壁滤过的液体量V等于有效滤过压与滤过系数Kf的乘积,即:

$$V=Kf[(P_c+\pi_{if})-(\pi_p+P_{if})]$$

滤过系数的大小取决于毛细血管壁对液体的通透性和滤过面积。以图4-32所设的各种压力数值为例,通过计算可得出如下的结果:在毛细血管动脉端的有效滤过压为10 mmHg,液体滤出毛细血管;而在毛细血管静脉端的有效滤过压为负值,发生重吸收,但这种重吸收略少于滤过,多余的部分进入毛细淋巴管,成为淋巴液而进入循环。

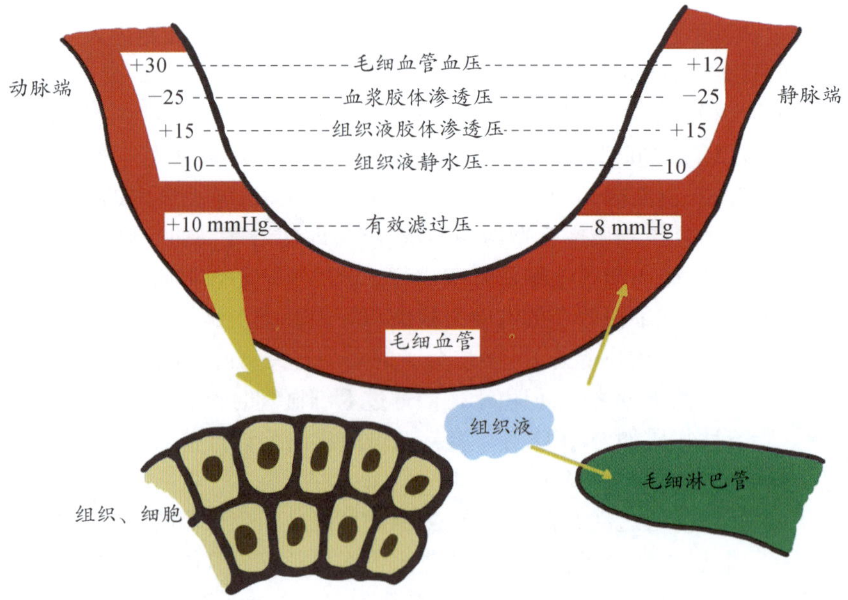

图4-32　组织液生成与回流示意图

+:液体滤出毛细血管的力量;-:液体吸收回毛细血管的力量

上述的例子是从理论上说明,在毛细血管的动脉端发生滤过,静脉端发生重吸收。事实上,体内的毛细血管压受各种因素如体位改变,尤其是神经体液因素的影响。某微循环单元的微动脉舒张,其支配的毛细血管压就升高,滤过增多;相反,微动脉收缩引起毛细血管血压下降,有利于组织液进入毛细血管。甚至支配该毛细血管床的微动脉可能舒张或收缩如此强烈，以致整段毛细血管表现为完全滤过或完全重吸收。

上述用于分析体循环中毛细血管滤过和重吸收的原理同样适用于肺循环。但肺循环是低阻力、低压力系统，正常时推动毛细血管内液体滤过的毛细血管压较低，约为 15 mmHg。因此，在正常情况下，肺毛细血管全长都发生重吸收，没有滤过。

2. 影响组织液生成的因素　在正常情况下，组织液不断生成，又不断被重吸收，保持动态平衡，故血量和组织液量能维持相对稳定。如果这种动态平衡遭到破坏，发生组织液生成过多或重吸收减少，组织间隙中就有过多的液体潴留，形成组织水肿。相反，组织液生成过少或重吸收过多，就会造成脱水。上述决定有效滤过压的各种因素，如毛细血管血压升高和血浆胶体渗透压降低时，都会使组织液生成增多，甚至引起水肿。静脉回流受阻时，毛细血管血压升高，组织液生成也会增加。淋巴回流受阻时，组织间隙内组织液积聚，可导致组织水肿。此外，在某些病理情况下，毛细血管壁的通透性增高，一部分血浆蛋白质也可滤过进入组织液，使组织液胶体渗透压升高，故组织液生成增多，发生水肿。

七、淋巴液的生成和回流

淋巴管系统是由淋巴结和淋巴管组成的网状结构，淋巴液在其中流动。淋巴管系统虽然不属于心血管系统，但它是组织液向血液回流的一个重要的辅助系统。毛细淋巴管以末梢膨大的盲端起始于组织间隙，彼此吻合成网，并逐渐汇合成大的淋巴管。全身的淋巴液经淋巴管收集，最后由右淋巴导管和胸导管导入静脉。

（一）淋巴液的生成

组织液进入淋巴管，即成为淋巴液（lymph）。因此，来自某一组织的淋巴液的成分和该组织的组织液非常接近。在毛细淋巴管起始端，内皮细胞的边缘像瓦片般互相覆盖，形成向管腔内开启的单向活瓣。另外，固定细丝将内皮细胞边缘固定在周围的结缔组织中，当组织液积聚在组织间隙内时，固定细丝可以将互相重叠的内皮细胞边缘拉开，使内皮细胞之间出现较大的缝隙。因此，组织液包括其中的血浆蛋白质分子可以自由地进入毛细淋巴管，但不能从毛细淋巴管内反流回组织液（图 4－33）。正常成人在安静状态下，每天毛细血管滤出的液体比从组织液中重吸收回毛细血管液体大约多 4 L。这些多余的未被重吸收回血液的组织液进入毛细淋巴管，形成淋巴液流回静脉。因此，每天生成的淋巴液总量约为 4 L，大致相当于全身血浆总量。可见，淋巴液回流在组织液生成和重吸收的平衡中起着重要的作用。

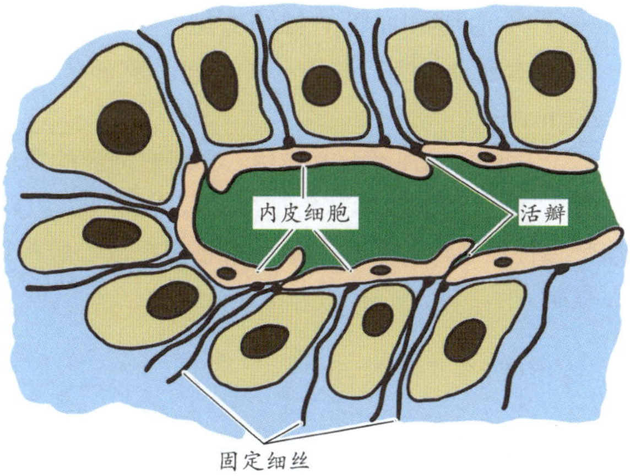

图 4－33　毛细淋巴管的特殊结构，容许大分子物质进入（引自 Guyton 等，2006）

组织液和毛细淋巴管内淋巴液的压力差是组织液进入淋巴管的动力。组织液压力升高时，能加快淋巴液的生成。

（二）淋巴液的回流及影响淋巴液回流的因素

毛细淋巴管汇合形成集合淋巴管，后者的管壁中有平滑肌，可以收缩。另外，淋巴管中有瓣膜，只容许淋巴液向静脉单一方向流动而不能倒流。淋巴管壁平滑肌的收缩活动和瓣膜共同构成“淋巴管泵”，能推动淋巴液向静脉方向流动。淋巴管平滑肌对牵张起收缩反应，当管内没有淋巴液时，平滑肌不活动；但是，当毛细血管滤过增加，淋巴液生成增多时，淋巴液进入淋巴管增加，牵张淋巴管平滑肌引起淋巴管收缩，加速淋巴液回流，防止水肿形成。淋巴管平滑肌也受交感神经支配，交感神经兴奋可引起淋巴管收缩，加速淋巴回流。淋巴管周围组织对淋巴管的压迫也能推动淋巴流动，如肌肉收缩、相邻动脉的搏动、呼吸运动及外部物体对身体组织的压迫和按摩等。凡能增加淋巴生成的因素也都能增加淋巴液的回流量。淋巴回流障碍，如丝虫病，淋巴管被丝虫堵塞，导致堵塞部位的淋巴液堆积而形成水肿（象皮腿）。

淋巴液回流的生理功能，是将从毛细血管滤出的未被重吸收的多余液体经由淋巴液回流至静脉；更重要的是，将组织液中的蛋白质分子带回至血液中，并且能清除组织液中不能被毛细血管重吸收的较大的分子以及组织中的红细胞和细菌等。小肠绒毛的毛细淋巴管对营养物质特别是脂肪的吸收起重要的作用。由肠道吸收的脂肪，80%～90%是经过这一途径被输送入血液的。因此小肠的淋巴呈乳糜状。此外，癌细胞经常通过淋巴管将癌细胞转移到身体的其他部位。

第四节 心血管活动的调节

血液循环最基本的功能是运输血液,血液到达毛细血管,在那里与组织细胞进行物质交换,将血液中的 O_2 和营养物质运送给组织细胞,组织细胞产生的 CO_2 和代谢终产物进入血液,然后排出体外。要实现这最基本的功能就要心脏和血管的生理功能协调,维持血压在正常水平,推动血液不断流动。人体在不同的生理状况下,各器官组织的代谢水平不同,对血流量的需要也不同。例如,运动时,心输出量显著增加,骨骼肌的小动脉和微动脉舒张,血流量显著增加,以满足骨骼肌的需要;与此同时,消化道的小动脉和微动脉收缩,血流阻力增加,血流量下降,消化道的部分血流量转移到运动中的骨骼肌,达到器官血流量重新分配的目的。因此,为了维持血压的相对恒定和适应各器官组织在不同生理条件下对血流量的需要,协调各器官之间的血流分配,人体必须对心血管活动进行调节。人体可以通过神经和体液机制对心脏和血管的活动进行调节。

一、神经调节

神经调节(neuroregulation)是通过各种心血管反射活动来实现的。当人体处于不同生理状态,如活动、睡眠时,或体内、外环境发生变化时,可引起各种心血管反射,使动脉血压、器官血流量能适应人体当时的生理需要。反射活动的基础是反射弧。首先分析心血管反射弧的传出部分,即支配心脏和血管平滑肌的自主神经,也即交感神经和副交感神经。

(一) 心脏和血管的神经支配

1. 心脏的神经支配 支配心脏的传出神经为心交感神经(cardiac sympathetic nerve)和心迷走神经(cardiac vagus nerve)。

(1) 心交感神经及其作用:心交感神经的节前神经元位于脊髓第 1~5 胸段的中间外侧柱,其轴突末梢释放的递质为 ACh,后者能激活节后神经元膜上的 N 型胆碱受体(cholinergic receptor)。心交感节后神经元位于星状神经节或颈交感神经节内。节后神经元的轴突组成心脏神经丛,支配心脏各个部分,包括窦房结、房室交界、房室束、心房肌和心室肌。

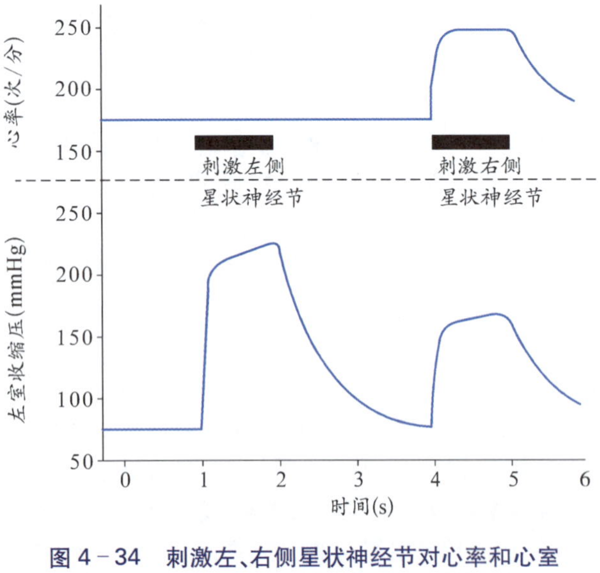

图 4-34 刺激左、右侧星状神经节对心率和心室收缩力的作用(引自 Berne 等,1998)

在动物实验中看到,两侧心交感神经对心脏的功能有所差别。刺激右侧心交感神经引起的效应是心率加快为主,而刺激左侧心交感神经的效应是加强心肌收缩能力为主(图 4-34)。

心交感节后神经纤维末梢释放的递质为去甲肾上腺素,故称这些纤维为肾上腺素能纤维(adrenergic fiber)。它们释放的去甲肾上腺素与心肌细胞膜上的 β 肾上腺素受体结合,引起心率加快,传导速度加快,心房肌和心室肌收缩能力加强,这些效应分别称为正性变时作用(chronotropic effect)、正性变传导作用(dromotropic effect)和正性变力作用(inotropic effect),总的效应是心输出量增加。刺激心交感神经可使心肌收缩力加强,心搏出量增加;舒张加速,有利于心室在舒张期的充盈。交感神经末梢释放的去甲肾上腺素和循环血液中的儿茶酚胺的正性变力性作用机制已在心脏搏出量调节中叙述;而正性变时性作用和正性变传导性的机制已在心肌电生理特性中叙述。

(2) 心迷走神经及其作用:支配心脏的副交感神经节前纤维行走于迷走神经干中。这些节前神经元的细胞体位于延髓的迷走神经背核和疑核。在胸腔内,心迷走神经纤维和心交感神经一起组成心脏神经丛,并和交感纤维伴行进入心脏,与心内神经节细胞发生突触联系。心迷走神经的节前和节后神经元都是胆碱能神经元。节后神经纤维支配窦房结、心房肌、房室交界、房室束及其分支。有人认为心室肌也有很少量的迷走神经支配。两侧心迷走神经对心脏的效应也有差别,但不如两侧心交感神经效应的差别显著。右侧心迷走神经对窦房结的影响占优势;左侧心迷走神经对房室交界的作用占优势。

心迷走神经节后纤维末梢释放的 ACh 作用于心肌细胞膜的 M 型胆碱受体,可导致心率减慢,心房肌收缩能力减弱,心房肌不应期缩短,房室传导速度减慢,即具有负性变时、负性变力和负性变传导作用。这些作用机制请参见本章第一节。

2. 血管的神经支配　除真毛细血管外,血管壁都有平滑肌分布。血管平滑肌受自主神经支配,调节它们的活动。支配血管平滑肌的神经纤维可分为缩血管神经纤维和舒血管神经纤维两大类,两者又统称为血管运动神经纤维。

(1)缩血管神经纤维:缩血管神经纤维(vasoconstriction fiber)都是交感神经纤维,又称为交感缩血管纤维,其节前神经元位于脊髓胸、腰段的中间外侧柱内,末梢释放的递质为ACh。节后神经元位于椎旁和椎前神经节内,末梢释放的递质为去甲肾上腺素。血管平滑肌细胞有α和β_2两类肾上腺素受体。去甲肾上腺素与α肾上腺素受体结合,可导致血管平滑肌收缩;与β_2肾上腺素受体结合,则导致血管平滑肌舒张。去甲肾上腺素与α肾上腺素受体结合的能力较与β受体结合的能力强,故缩血管纤维兴奋时引起缩血管效应。

在体内不同部位的血管中,缩血管纤维分布的密度不同。皮肤血管的缩血管纤维分布最密,骨骼肌和内脏的血管次之,冠状血管和脑血管中分布较少。在同一器官中,动脉的缩血管纤维的密度高于静脉,微动脉的密度最高,但毛细血管前括约肌的神经纤维分布很少。

在安静状态下,交感缩血管纤维持续每秒发放1~3次的低频冲动,称为交感缩血管紧张(sympathetic vasoconstrictor tone),这种紧张性活动使血管平滑肌保持一定程度的收缩状态。当交感缩血管紧张增强时,血管平滑肌进一步收缩;交感缩血管紧张减弱时,血管平滑肌收缩程度减低,表现为血管舒张。在不同的生理状况下,交感缩血管纤维的放电频率在每秒低于1次至每秒8~10次的范围内变动。这一变动范围足以使血管口径在很大范围内发生变化,从而调节不同器官的血流阻力和血流量。当支配某一器官血管床的交感缩血管纤维兴奋时,可引起该器官血管床的血流阻力增高,血流量减少;同时该器官毛细血管血压降低,组织液的生成减少而有利于重吸收;此外,该器官血管床的容量血管收缩,器官内的血容量减少。

(2)舒血管神经纤维:体内有一部分血管除接受缩血管纤维支配外,还接受舒血管神经纤维支配。舒血管神经纤维(vasodilator fiber)主要有以下几种:

1)交感舒血管神经纤维:有些动物如狗和猫,支配骨骼肌微动脉的交感神经中除有缩血管纤维外,还有舒血管纤维。交感舒血管纤维末梢释放的递质为ACh,阿托品可阻断其效应。交感舒血管纤维在平时没有紧张性活动,只有在动物处于情绪激动状态和发生防御反应时才发放冲动,使骨骼肌血管舒张,血流量增多。在人体内可能也有交感舒血管纤维存在。

2)副交感舒血管神经纤维:少数器官如脑膜、唾液腺、胃肠外分泌腺和外生殖器等,其血管平滑肌除接受交感缩血管纤维支配外,还接受副交感舒血管纤维支配。例如,面神经中有支配软脑膜血管的副交感纤维,迷走神经中有支配肝血管的副交感纤维,盆神经中有支配盆腔器官和外生殖器血管的副交感纤维等等。副交感舒血管纤维末梢释放的递质为ACh,后者与血管平滑肌的M型胆碱受体结合,引起血管舒张。副交感舒血管纤维的活动只对器官组织局部血流起调节作用,对循环系统总的外周阻力的影响很小。

3)非胆碱能、非肾上腺素能纤维:这类纤维也是自主神经的节后纤维,但它们的末梢释放的不是ACh或去甲肾上腺素,而是释放使血管舒张的一氧化氮(NO)和可能其他非胆碱因子。这些纤维主要分布在肠神经丛,在胃肠道血管活动调节中起重要作用;这些纤维也支配其他部位,如阴茎的微动脉,调节阴茎的勃起功能。

(二)心血管中枢

在生理学中将与控制心血管活动有关的神经元集中的部位称为心血管中枢(cardiovascular center)。控制心血管活动的神经元并不是只集中在中枢神经系统(CNS)的一个部位,而是分布在CNS从脊髓到大脑皮层的各个水平上,它们各具不同的功能,又互相密切联系,使整个心血管系统的活动协调一致,并与整个机体的活动相适应。

1. 延髓心血管中枢　19世纪70年代就提出,延髓是最基本的心血管中枢。目前所知的延髓心血管中枢至少可包括以下四个部位的神经元。

(1)延髓头端的腹外侧部:延髓头端腹外侧部接受来自延髓尾端腹外侧部神经元轴突的投射,并发出它们的轴突下行到脊髓中间外侧柱支配交感节前神经元。刺激延髓头端腹外侧部神经元引起血压明显升高,心率加快;破坏该部位可导致血压下降至40 mmHg水平,相当于延髓与脊髓之间横断的脊髓动物的血压水平。这些结果说明,延髓头端腹外侧部神经元平时有紧张性活动,控制心交感和交感缩血管纤维的紧张,分别称为心交感紧张(cardiac sympathetic tone)和交感缩血管紧张(sympathetic vasoconstrictor tone)。

(2)延髓尾端腹外侧部:延髓尾端腹外侧部神经元接受来自孤束核神经元轴突的直接投射,并发出它们的轴突直接投射到延髓头端腹外侧部。该部的神经元兴奋时可抑制延髓头端腹外侧部神经元的紧张性活动,导致心交感紧张性和交感缩血管紧张性降低,心率减慢,血管舒张。

(3) 孤束核:孤束核的神经元接受由颈动脉窦、主动脉弓和心脏感受器经舌咽神经和迷走神经传入的信息,然后发出纤维至延髓尾端腹外侧部和 CNS 其他部位的神经元,继而影响心血管活动。

(4) 心迷走中枢:心迷走中枢的神经元位于延髓的迷走运动背核和疑核。它们接受来自孤束核神经元轴突的直接投射。使心迷走中枢兴奋,增加心迷走紧张(cardiac vagal tone),使心跳减慢。心迷走中枢的神经元平时也有紧张性活动,控制心迷走紧张性活动。

综上所述,延髓的心血管中枢之间的联系现在了解较多。一般认为,来自心血管感受器的信息,通过相关的传入神经首先终止在延髓的孤束核,由此发出纤维一方面到达延髓的心迷走中枢,通过心迷走神经调节心脏的活动;另一方面发出纤维支配延髓尾端腹外侧部神经元,由这些神经元发出轴突投射到延髓头端腹外侧部神经元,再由这些神经元的轴突直接投射到脊髓中间外侧柱的交感节前神经元,影响心交感紧张和交感缩血管紧张,从而调节心血管活动。此外,孤束核神经元还发出轴突到达延髓以上的心血管中枢,调节心血管活动,但没有轴突直接支配脊髓中间外侧柱交感节前神经元(图 4-35)。

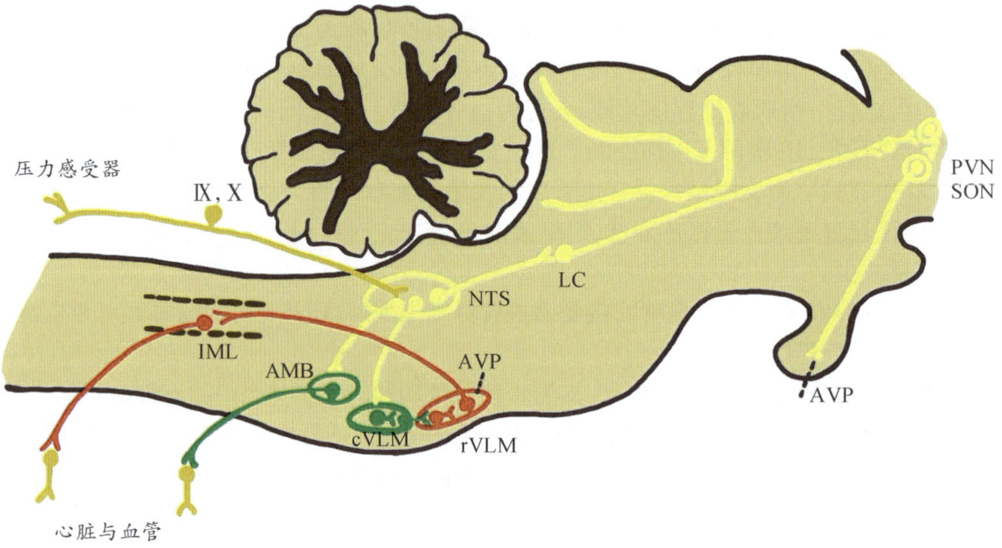

图 4-35 动脉压力感受性反射途径的示意图(引自 Dampney,1994)

rVLM:延髓头端腹外侧部;cVLM:延髓尾端腹外侧部;NTS:孤束核;AMB:疑核;IML:脊髓中间外侧柱;SON:视上核;PVN:室旁核;LC:蓝斑;Ⅸ:舌咽神经;Ⅹ:迷走神经;AVP:血管升压素

2. 延髓以上的心血管中枢 在延髓以上的脑干部分以及大脑和小脑中,也都存在与心血管活动有关的神经元。它们在心血管活动调节中所起的作用较延髓心血管中枢更加高级,负责心血管活动和机体其他功能之间的复杂的整合。例如,下丘脑是一个非常重要的整合部位,它整合体温调节、摄食、水平衡和发怒、恐惧等情绪反应以及相应的心血管活动的变化。在动物实验中可以看到,电刺激下丘脑的"防御反应区"引起的整合效应,即防御反应(defence reaction),表现为:在行为上,愤怒、攻击、战斗、发出嘶嘶声、咆哮、口吐白沫、竖毛肌收缩、瞳孔扩大、撕咬等;在心血管反应上,心搏出量增加、心率加快、心输出量增加、血压稍升高、骨骼肌血管舒张、血流量增加、皮肤和内脏血管收缩。这些心血管反应显然是与当时机体所处的状态相协调的,主要是使骨骼肌有充足的血液供应,以适应防御、搏斗或逃跑等行为的需要。

大脑的一些部位,特别是边缘系统的结构,如颞极、额叶的眶面、扣带回的前部、杏仁、隔、海马等,能影响下丘脑和脑干其他部位的心血管神经元的活动,并和机体各种行为的改变相协调。大脑新皮层的运动区兴奋时,除引起相应的骨骼肌收缩外,还能引起该骨骼肌的血管舒张。刺激小脑的一些部位也可引起心血管活动的反应。例如,刺激小脑顶核可引起血压升高,心率加快。顶核的这种效应可能与姿势和体位改变时伴随的心血管活动变化有关。

(三) 心血管反射

1. 颈动脉窦和主动脉弓压力感受性反射 这些反射的主要作用是防止动脉血压发生大波动,维持动脉血压在正常的水平范围,它们是由动脉内的压力感受器感受动脉血压的变化所始动的反射。

(1) 动脉压力感受器:供应头部血液的颈总动脉,在颈的高位分支为颈外动脉和颈内动脉。在分叉处的颈内动脉,管壁较薄管腔膨大,含有大量的窦神经末梢,这个部位称为颈动脉窦。这些神经末梢位于颈动脉窦的血管外膜下,感受窦内压的改变，因此，将窦神经末梢称为颈动脉窦压力感受器（carotid baroreceptor）。在主动脉弓也发现有功能与颈动脉窦相似的神经末梢，称为主动脉弓压力感受器（aortic baroreceptor）（图 4-36）。

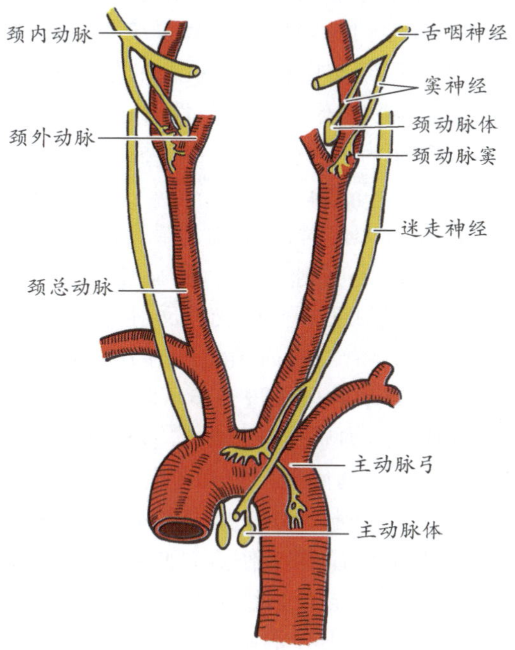

图 4-36 颈动脉窦区与主动脉弓区的压力感受器与化学感受器

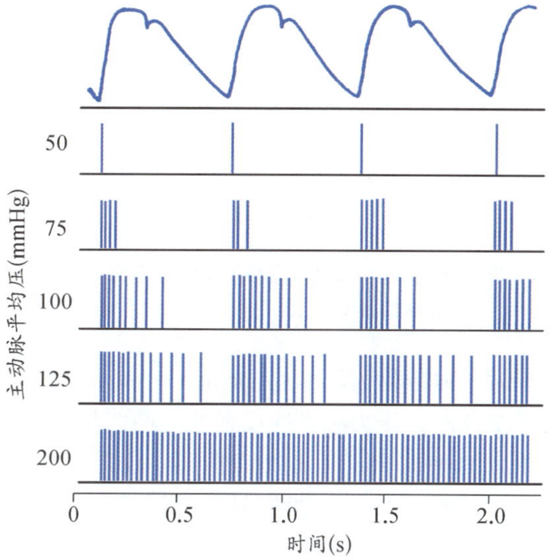

图 4-37 单根神经压力感受器传入纤维在不同动脉血压时的放电活动

图中最上方为主动脉血压波，左侧的数字为主动脉平均压

在隔离颈动脉窦的动物实验中，可人工改变颈动脉窦内的压力，记录单根颈动脉窦的传入纤维的活动，然后，将记录的单根窦神经纤维的动作电位与窦内压做成关系曲线进行分析，就会发现，当窦内压处于相当于正常平均动脉血压水平，即 100 mmHg 时，记录到一定数目的动作电位。当窦内压升高，放电频率增加；当窦内压下降，放电频率下降（图 4-37）。可见，窦神经的动作电位频率与窦内压成正比（图4-37）。如果重复上述实验，但把平均窦内压从非搏动性变为搏动性，在同样的平均窦内压时，搏动性血压比非搏动性血压引起更大的放电频率。说明颈动脉窦感受器对搏动性的压力改变比非搏动性的压力改变更敏感。事实上，颈动脉窦感受器并不是直接感受血压的变化，而是对血压波动引起对血管壁的牵张高度敏感，管壁的牵张程度与动脉内压成正比。

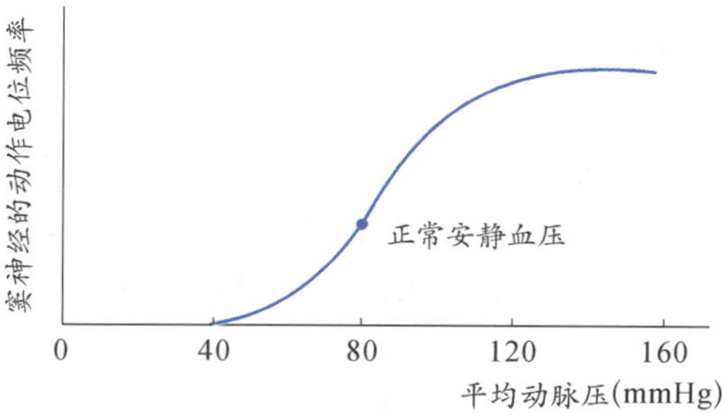

图 4-38 窦神经动作电位频率与平均动脉压的关系（引自 Vander 等，2001）

从图 4-38 的曲线可见，窦内压要高至一定水平后（40 mmHg），压力升高才引起窦神经放电增加，窦内压超过一定水平后进一步升高也不引起窦神经放电进一步增加，这一水平的窦内压称为饱和压。刚引起窦神经放电的窦内压称为阈压。阈压与饱和压之间的窦内压与窦神经的放电频率成正变关系。

（2）传入神经和中枢联系：颈动脉窦压力感受器的传入神经纤维组成颈动脉窦神经。窦神经加入舌咽神经，进入延髓，终止在孤束核的神经元。主动脉弓压力感受器的传入神经纤维行走于迷走神经干内，然后进入延髓，到达孤束核。兔的主动脉弓压力感受器传入纤维自成一束，与迷走神经伴行，称为主动脉神经。

动脉压力感受器的传入神经冲动到达孤束核后，从孤束核发出冲动兴奋延髓尾端腹外侧部神经元，后者的轴突到达延髓头端腹外侧部神经元并抑制它们的活动，从而使心交感紧张和交感缩血管紧张活动减弱；孤束核神经元还与延髓内其他神经核团以及脑干其他部位如脑桥、下丘脑等的一些神经核团发生联系，其效应也是使心交感神经紧张和交感缩血管紧张活动减弱。另外，压力感受器的传入冲动到达孤束核后还与心迷走中枢发生联系，使心迷走神经的活动加强。

（3）动脉压力反射效应：从上述可知，正常情况下，动脉压力感受器经常有冲动到达孤束核，通过各部位的中枢整合后，以维持正常血压水平。当动脉血压升高时，动脉压力感受器的传入冲动增多，通过上述的中枢机制，使心迷走紧张加强,心交感紧张和交感缩血管紧张减弱,其效应为心率减慢、搏出量下降、心输出量减少、外周血管阻力降低,使升高的动脉血压恢复至正常水平。反之,当动脉血压降低时,动脉压力感受器传入冲动减少,使迷走紧张减弱,心交感紧张加强,于是心率加快,心输出量增加;交感缩血管紧张加强,外周血管阻力增高,血压回升至正常水平。

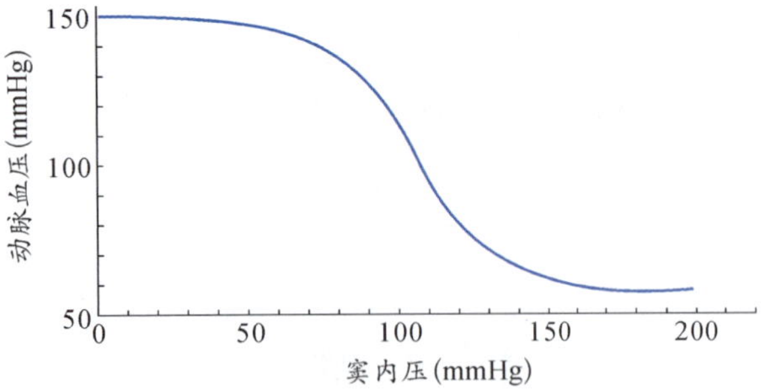

图 4-39 在实验中测得的颈动脉窦内压力与动脉血压的关系

在动物实验中,将颈动脉窦区和循环系统其余部分隔离开来,但仍保留完整的窦神经与中枢的联系。在这样的制备中,人为地改变颈动脉窦内的灌注压,观察反射性引起的体循环动脉压的变化,以体循环动脉压为纵坐标,窦内压为横坐标,可画出压力感受性反射功能曲线(baroreflex function curve)(图 4-39)。由图可见,窦内压低于约 60 mmHg 时,动脉血压最高,当窦内压升高超过 60 mmHg 以后,才开始反射性使动脉血压下降。因此,60 mmHg 的窦内压称为颈动脉窦压力感受性反射的阈压,随着窦内压的升高,动脉压不断下降,当窦内压超过约 160 mmHg 后,窦内压进一步升高,并不引起动脉血压进一步下降。因此,160 mmHg 的窦内压称为颈动脉窦压力感受性反射的饱和压。窦内压与动脉压相等时的血压称为工作点(operating point)或调定点(set point)。颈动脉窦的阈压与饱和压之间称为压力感受性反射的工作范围。压力感受性反射功能曲线呈 S 形,在工作范围内,窦内压与动脉血压呈反变关系,说明是负反馈调节。在曲线的中间部分(工作点附近)较陡,向两端渐趋平坦。说明当窦内压在工作点(如在正常平均动脉压 100 mmHg 时)附近发生变动时,压力感受性反射最为敏感,窦内压的轻微改变就会反射性引起血压明显的改变,纠正偏离正常水平的血压的能力最强;动脉血压偏离工作点愈远,压力感受性反射纠正异常血压的能力愈低,反射的敏感性愈低。

(4) 动脉压力感受性反射的生理意义:动脉压力感受性反射在维持正常血压中具有重要意义。当血压偏离正常水平时,立即通过这些反射进行调节,使血压快速恢复到正常水平,缓冲动脉血压的波动。因此,生理学上将动脉压力感受性反射的传入神经称为缓冲神经。另外,在动物实验中可看到,正常狗 24 h 内动脉血压的波动范围一般在平均动脉压(约 100 mmHg)附近 10~15 mmHg 范围内;但在切除两侧缓冲神经的狗,血压经常出现很大的波动,其变动范围可超过平均动脉压上下各 50 mmHg。而一天中血压的平均值并不明显高于正常。因此,可认为动脉压力感受性反射在防止动脉血压波动中也起重要作用。

虽然动脉压力感受性反射在血压调节中具有十分重要的作用,但它们只是在瞬时的、短期调节中起作用。如果动脉血压偏离正常工作点超过数小时或数天,压力感受性反射将在新的工作点下进行调节。例如,在慢性高血压患者或实验性高血压动物中,压力感受性反射功能曲线向右向上移位,表示在高血压的情况下,工作点的血压比正常人高,压力感受性反射的工作范围发生右移,即在较正常高的血压水平上进行压力感受性反射。同样,失血引起的血压下降时,压力感受性反射也在新的工作点下进行调节,表现为压力感受性反射功能曲线向左向下移位。表示在低血压的情况下,工作点的血压比正常人低,压力感受性反射的工作范围发生左移,即在较正常低的血压水平上进行压力感受性反射。这些现象称为压力感受性反射的重调定。压力感受性反射重调定的机制比较复杂。重调定可发生在感受器的水平,也可发生在反射的中枢部分。

2. 心肺感受器引起的心血管反射　　在大静脉与心房交界处、心房和心室等部位存在许多感受器,总称为心肺感受器(cardiopulmonary receptor),其传入神经纤维行走于迷走神经干内。引起心肺感受器兴奋的适宜刺激有两大类:一类是机械牵张。当大静脉、心房和心室中压力升高或血容量增多而使心脏或血管壁受到牵张时,这些机械或压力感受器就发生兴奋。和颈动脉窦、主动脉弓压力感受器相比较,心肺感受器位于循环系统压力较低的部分。因此,称为低压力感受器,而动脉压力感受器则称为高压力感受器。在生理情况下,心房壁的牵张主要是由血容量增多而引起的。因此,心房壁的牵张感受器也称为容量感受器;另一类心肺感受器的适宜刺激是一些化学物质,如前列腺素、缓激肽等。有些药物如藜芦碱等也能刺激心肺感受器。

大多数心肺感受器受刺激时引起的反射效应是交感紧张降低、心迷走紧张加强,导致心率减慢、心输出量减少、外周血管阻力降低、血压下降。在多种实验动物中,心肺感受器兴奋时肾交感神经活动的抑制特别明显,使肾血流量增加,肾排水和排钠量增多;同时心肺感受器的传入冲动可抑制下丘脑视上核和室旁核的血管升压素释放。血管升压素的减少也导致肾排水增多。表明心肺感受器引起的反射在血量及体液量和成分的调节中有重要的生理意义。

3. 颈动脉体和主动脉体化学感受性反射　　在颈总动脉分叉处和主动脉弓区域分别存在颈动脉体和主动脉

体，它们可被血液中某些化学成分的变化，如缺氧，二氧化碳分压（P_{CO_2}）增高，H^+浓度增高等刺激而兴奋。因此，把颈动脉体和主动脉体称为化学感受器（chemoreceptor）。这些化学感受器受到刺激后，其感觉信号分别由颈动脉窦神经和迷走神经传入至延髓孤束核，然后使延髓内呼吸神经元和心血管神经元的活动发生改变。

化学感受性反射的效应主要是使呼吸加深加快（详见本书第五章）。在动物实验中人为地维持呼吸频率和深度不变，则化学感受器传入冲动对心血管活动的直接效应是心率减慢、心输出量减少、冠状动脉舒张、骨骼肌和内脏血管收缩。由于外周血管阻力增大的作用超过心输出量减少的作用，故血压升高。在动物保持自然呼吸的情况下，化学感受器受刺激时引起的呼吸加深加快，可间接地引起心率加快、心输出量增加、外周血管阻力增大、血压升高。

化学感受性反射在平时对心血管活动并不起明显的调节作用。只有在低氧、窒息、失血、动脉血压过低和酸中毒等情况下才发生作用。

二、体液调节

心血管活动的体液调节（humoral regulation）是指血液和组织液中一些化学物质可调节心脏和血管平滑肌的活动。这些化学物质中，有些是内分泌腺分泌的，通过血液携带，广泛作用于心血管系统；有些则在组织中局部形成的，通过旁分泌作用于局部的心血管组织。

（一）肾素-血管紧张素系统

肾素（renin）是由肾近球细胞合成和分泌的一种酸性蛋白酶，经肾静脉进入血液循环。血浆中的肾素底物为肝脏合成的血管紧张素原，在肾素的作用下水解，产生一个10肽的血管紧张素Ⅰ。在血浆和组织中，特别是在肺循环血管内皮表面，存在有血管紧张素转换酶（angiotensin-converting enzyme，ACE），在后者的作用下，血管紧张素Ⅰ水解，生成一个8肽的血管紧张素Ⅱ。血管紧张素Ⅱ在血浆和组织中的血管紧张素酶A的作用下，再水解失去1个氨基酸，成为7肽血管紧张素Ⅲ。上述过程可由图4－40表示。血管紧张素Ⅱ和血管紧张素Ⅲ作用于心肌、血管平滑肌和肾上腺皮层等细胞的血管紧张素受体，引起相应的生理效应。

血管紧张素原（肾素底物，在肝合成）
↓ ←肾素（酶，由肾近球细胞分泌）
血管紧张素Ⅰ（10肽）
↓ ←血管紧张素转换酶（主要在肺血管）
血管紧张素Ⅱ（8肽）
↓ ←血管紧张素酶A
血管紧张素Ⅲ（7肽）

图4－40　肾素-血管紧张素系统

在血压调节中血管紧张素Ⅱ的作用最重要。血管紧张素Ⅱ与心肌和血管平滑肌上的血管紧张素Ⅱ受体（AT_1受体）结合后发挥它的生物效应。静脉注射血管紧张素Ⅱ可使动脉血压明显升高。血压升高的原因有：① 血管紧张素Ⅱ可直接使全身微动脉收缩，外周阻力增加。② 使静脉收缩，回心血量增多。③ 血管紧张素Ⅱ可作用于交感缩血管纤维末梢接头前的血管紧张素受体，起接头前调制的作用，促进交感神经末梢释放去甲肾上腺素。④ 血管紧张素Ⅱ还可作用于中枢神经系统（CNS）内一些神经元的血管紧张素受体，使交感缩血管紧张加强。可见，血管紧张素Ⅱ可以通过中枢和外周机制，使外周血管阻力增大，血压升高。⑤ 血管紧张素Ⅱ可强烈刺激肾上腺皮层球状带细胞合成和释放醛固酮，后者可促进肾小管对Na^+和水的重吸收，导致循环血量增加，引起血压升高。血管紧张素Ⅲ的缩血管效应仅为血管紧张素Ⅱ的10%～20%，但它刺激肾上腺皮层合成和释放醛固酮的作用则较强。因此，有人把肾素，血管紧张素，醛固酮称为肾素-血管紧张素-醛固酮系统（renin-angiotensin-aldosterone system）。

在失血时，肾素-血管紧张素系统（renin-angiotensin system）的活动加强，循环血液中的血管紧张素Ⅱ水平明显升高，对防止血压下降，维持正常血压起重要作用。

已有大量证据表明，心肌和血管平滑肌等组织局部也可以生成血管紧张素Ⅱ，它会刺激心肌细胞肥大和血管平滑肌的增殖。因此，它在心肌肥大、心力衰竭和高血压的发生中起重要作用。临床上应用抑制血管紧张素Ⅱ生成的药物，如血管紧张素转换酶抑制剂，或用阻断血管紧张素Ⅱ作用的药物如血管紧张素Ⅱ受体拮抗药治疗这些疾病，都取得了良好的疗效。

当各种原因引起肾血流灌注减少时，肾素分泌就会增多。血浆中Na^+浓度降低，K^+浓度升高时，肾素分泌也增加。肾素分泌受神经和体液机制的调节（详见第八章）。

（二）肾上腺素和去甲肾上腺素

肾上腺素（adrenaline，A）和去甲肾上腺素（noradrenaline，NA）在化学结构上都属于儿茶酚胺（catecholamine，CA）。循环血液中的肾上腺素和NA主要来自肾上腺髓质的分泌。肾上腺素能神经末梢释放的递质去甲肾上腺素也有一小部分进入血液循环。肾上腺髓质释放的儿茶酚胺中，肾上腺素约占80%，NA约占20%。

血液中的肾上腺素和NA对心脏和血管的作用有许多共同点，但也不完全一致。表现在它们都可与α和β肾上腺素受体结合，但结合能力[又称亲和力（affinity）]不完全相同。肾上腺素与β肾上腺素受体结合能力强于α肾上腺素受体，而NA则与α肾上腺素受体的结合能力强于β肾上腺素受体。其次，在不同器官的血管上，α和β肾上腺素

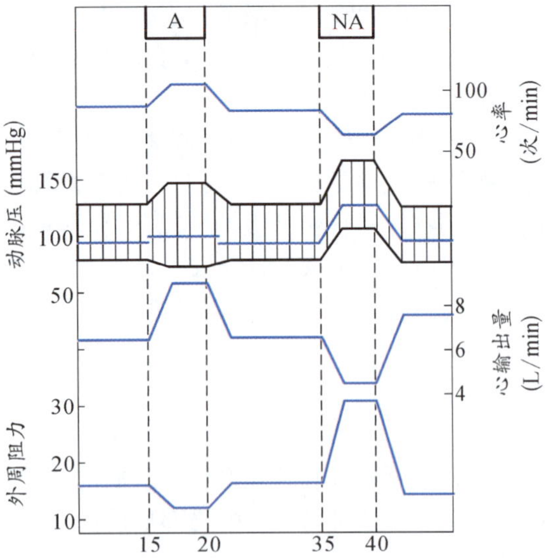

图 4-41 人静脉注射肾上腺素和去甲肾上腺素引起的循环改变(引自 Ganong 等,1999)

A:肾上腺素;NA:去甲肾上腺素

受体的分布的数量也不同。在肝脏、心脏和骨骼肌血管,主要分布的是 β_2 肾上腺素受体,而胃肠道、皮肤和肾脏的血管则以 α 肾上腺素受体分布为主。在心脏,儿茶酚胺与 β_1 肾上腺素受体结合,产生正性变时作用和正性变力作用,使心输出量增加;在血管,儿茶酚胺与 α 肾上腺素受体结合引起包括小动脉和微动脉的血管收缩,外周阻力升高;与 β_2 肾上腺素受体结合则引起血管舒张,外周阻力下降。实验发现,静脉注射小剂量的肾上腺素常以兴奋 β 肾上腺素受体的效应为主,引起心肌收缩力增强,搏出量增加,心率加快,心输出量增多,骨骼肌血管舒张,外周阻力下降。因此,收缩压升高,舒张压下降,脉压增大;大剂量时也兴奋 α 肾上腺素受体,引起血管收缩,但是由于骨骼肌在血管的外周总阻力中占较大比例,因此外周阻力不变或下降。NA 主要与 α 肾上腺素受体结合,也可与心肌 β_1 肾上腺素受体结合。静脉注射 NA,可使全身血管广泛收缩,外周阻力明显升高,动脉血压升高,收缩压和舒张压都升高,但心率减慢,心输出量下降。心率减慢是由于血压升高通过压力感受性反射活动加强造成的,而且压力感受性反射对心脏的效应超过 NA 对心脏的直接效应。心率减慢和后负荷增加(血压升高)导致搏出量下降,从而导致心输出量下降(图 4-41)。

(三)血管升压素

血管升压素(vasopressin)是下丘脑视上核和室旁核中部分神经元内合成的。这些神经元的轴突在下丘脑垂体束中下行并进入垂体后叶,其末梢释放的血管升压素作为垂体后叶激素进入血液循环。血管升压素的合成和释放过程也称为神经分泌。

血管升压素在肾集合管可促进水的重吸收,所以又称为抗利尿激素(antidiuretic hormone)(见第八章尿的生成和排出)。血管升压素作用于血管平滑肌的 V_1 受体,引起全身血管平滑肌收缩,是已知的最强的缩血管物质之一。在正常情况下,血浆中血管升压素浓度升高时首先出现抗利尿效应;只有当其血浆浓度明显高于正常时,才引起血压升高。这是因为血管升压素能提高压力感受性反射的敏感性,故能缓冲升血压效应。血管升压素对体内细胞外液量的调节起重要作用。在禁水、失水、失血等情况下,血管升压素释放增加,不仅对保留体内液体量,而且对维持动脉血压,都起重要的作用。

(四)血管内皮生成的血管活性物质

多年来一直以为血管内皮只是衬在心脏和血管腔面的一层细胞屏障。后来证实,内皮细胞是生物活性物质释放的重要部位,其中许多活性物质调控血管平滑肌的舒张或收缩。

1\. 血管内皮生成的舒血管物质　血管内皮生成和释放的舒血管物质有多种。内皮细胞内的前列环素合成酶可以合成前列环素(也称前列腺素 I,即 PGI),可使血管舒张。血管内的搏动性血流对内皮产生的切应力可使内皮释放 PGI。

另一类重要的舒血管物质是内皮舒张因子(endothelium-derived relaxing factor,EDRF)。在 20 世纪 70 年代,在离体动脉条实验时偶然观察到,灌流液中加入 ACh 引起血管舒张。但是,如果损伤血管内皮后,加入 ACh 却引起血管收缩,说明 ACh 引起的血管舒张需要血管内皮完整,并怀疑 ACh 引起的血管舒张不是 ACh 的作用,而可能是通过内皮细胞释放某种舒张物质引起的。经过科学家的无数次的实验,证实 ACh 作用于内皮细胞,可引起后者释放 EDRF。后来证实,ACh 引起血管舒张的 EDRF 就是 NO。NO 是由 L-精氨酸分解而来的。内皮细胞含有 NO 合酶(nitric oxide synthase, NOS)。在 NOS 作用下,L-精氨酸生成 NO 和瓜氨酸。NO 很不稳定,10 s 左右就转变为亚硝酸盐和硝酸盐而失去活性。因此,它只能在局部起作用。

生成的 NO 扩散至血管平滑肌细胞内,使平滑肌细胞内的鸟苷酸环化酶激活,cGMP 生成增加,后者使依赖 cGMP 的蛋白激酶(PKG)活性增加,细胞内 Ca^{2+} 浓度降低,引起血管舒张。在正常情况下,内皮细胞连续释放 NO,保持血管处于一定的舒张状态;NO 可能在局部血流量的调节中起重要作用。cGMP 可被磷酸二酯酶水解而失去活性。

增加 NOS 活性就可增加 NO 生成。ACh、缓激肽、P 物质、5-HT、ATP 作用于血管内皮细胞以及血流对血管内皮产生的切应力都可使细胞内 Ca^{2+} 浓度升高,增加 NOS 的活性,从而增加 NO 的生成和释放。有些缩血管物质,如去甲肾上腺素、血管升压素、血管紧张素Ⅱ等,也可使内皮释放 EDRF,后者可减弱缩血管物质对血管平滑肌的直接的收缩效应。

2. 血管内皮生成的缩血管物质　血管内皮细胞也可产生多种缩血管物质,称为内皮缩血管因子(endothelium-derived vasoconstrictor factor,EDCF)。研究得较深入的是内皮素(endothelin)。它是内皮细胞合成和释放的由21个氨基酸残基构成的多肽,是已知最强烈的缩血管物质之一。给动物注射内皮素可引起持续时间较长的升血压效应。但在升血压之前常先出现一个短暂的降血压过程。有人解释,内皮素也可引起EDRF的释放,故有一短暂的降血压反应。在生理情况下,血管内血流对内皮产生的切应力可使内皮细胞合成和释放内皮素。内皮素可能在动脉硬化、肺动脉高压、心力衰竭等疾病的发生中起作用。

(五) 心房钠尿肽

心房钠尿肽(ANP)是由心房肌细胞合成和释放的一类多肽。在人的循环血液中,ANP是由28个氨基酸残基构成的多肽。ANP可使血管舒张,外周阻力降低;也可使每搏输出量减少,心率减慢,心输出量减少,血压下降。ANP作用于肾脏,使肾排水和排钠增多,血容量下降。此外,ANP还能抑制肾的近球细胞释放肾素,抑制肾上腺球状带细胞释放醛固酮;在脑内,ANP可抑制血管升压素的释放。这些作用都可导致体内细胞外液量减少,血容量下降。

心房扩张、内皮素、血管紧张素Ⅱ、血管升压素和交感神经兴奋都能刺激心房肌细胞释放ANP。在生理情况下,当血容量增多心房壁受到牵拉时、取头低足高的体位时、身体浸入水中(头露出水面)时,血浆ANP浓度升高,引起利尿和尿钠排出增多等效应。因此,ANP是体内调节水盐平衡的一种重要的体液因素。ANP和另外一些体液因素在血压和水盐平衡的调节中还起相互制约的作用。

(六) 激肽释放酶-激肽系统

激肽释放酶是体内的一类蛋白酶,可使某些蛋白质底物激肽原分解为激肽。激肽具有舒血管活性,可参与血压和局部组织血流的调节。

激肽释放酶分为两大类:一类存在于血浆,称为血浆激肽释放酶;另一类存在于肾、唾液腺、胰腺等器官组织内,称为腺体激肽释放酶或组织激肽释放酶。激肽原是存在于血浆中的一些蛋白质,分为高分子量激肽原和低分子质量激肽原。在血浆中,血浆激肽释放酶作用于高分子量激肽原,使之水解,产生一种9肽,即缓激肽。在肾、唾液腺、胰腺、汗腺以及胃肠黏膜等组织中,腺体激肽释放酶作用于血浆中的低分子质量激肽原,产生一种10肽,为赖氨酰缓激肽,也称胰激肽或血管舒张素。后者在氨基肽酶的作用下失去赖氨酸,成为缓激肽。缓激肽在血管紧张素转换酶的作用下水解失活。

激肽可使血管平滑肌舒张和毛细血管通透性增高,但对其他的平滑肌则引起收缩。在人体和动物实验中证实,缓激肽和血管舒张素是已知的最强烈的舒血管物质。在一些腺体器官中生成的激肽,可以使器官局部的血管舒张,血流量增加。

三、血流量局部调节

血流量局部调节是指器官或组织的微动脉阻力或血流量的改变不取决于神经和激素机制,而是取决于器官和组织本身的调节,所以又称为自身调节。这种自身调节现象包括主动充血和血流量自身调节等。

(一) 主动充血

大多数器官和组织代谢活动增强时表现为血流量增加,称为主动充血(active hyperemia)。例如,骨骼肌活动时,活动骨骼肌的血流量与骨骼肌的活动程度成正比。主动充血是由于器官或组织活动增强时微动脉舒张的结果。

主动充血时导致微动脉舒张的因素是微动脉周围的细胞外液化学成分的改变。这些改变是微动脉附近的细胞代谢活动增强造成的。这些因素包括P_{O_2}降低,CO_2浓度、H^+浓度、腺苷、ATP、K^+浓度和渗透压等升高,有些腺体可能还有缓激肽生成增多。这些因素都能使局部的微动脉舒张。因此,当器官和组织的代谢活动加强时,局部的血流量增多,向组织提供更多的O_2和营养物质,并带走CO_2和代谢产物。这种代谢性局部舒血管效应在骨骼肌、腺体等组织相当明显和相当有效,甚至是这些组织、器官的血液供应的主要的决定因素。

(二) 血流量自身调节

当供应器官的动脉血压发生改变时,该器官的微动脉阻力也发生相应的改变,使器官的血流量保持相对恒定,这种因器官灌注压改变仍能维持器官血流量相对恒定的现象称为血流量自身调节(blood flow autoregulation)。如图4-42所示,动脉血压从70 mmHg增至175 mmHg时,血压增加了约150%,而血流量仅增加30%,器官血流量不因动脉血压的改变而保持相对的恒定。

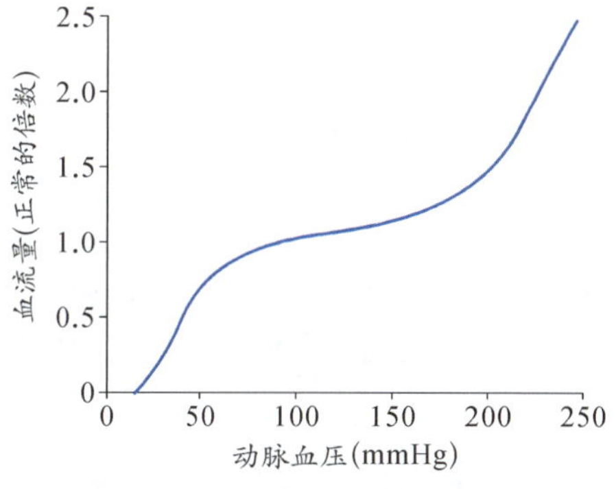

图4-42　骨骼肌血流量自身调节(引自Guyton等,2006)

血流量自身调节有一定的血压变动范围,一般来说,动脉血压在 60 mmHg 至 170 mmHg 之间波动,血流量仍能维持正常,一旦动脉压低于 60 mmHg,微动脉已处于最大舒张,血压进一步下降微动脉不能进一步舒张。因此,器官血流量就随血压下降而减少;同样,当动脉血压超过170 mmHg 时,微动脉已处于最大收缩,血压进一步升高将导致器官血流量进一步增加。

不同器官血流量自身调节的效能不同。脑血管、心脏血管和肾血管的血流自身调节效能最高、骨骼肌和小肠血管次之,而皮肤血管不存在血流量自身调节。

血流量自身调节的机制包括:① 代谢性机制:当动脉血压下降、器官血流量减少时,由于 O_2 供应减少和代谢产物不能及时带走,造成局部的 P_{O_2} 下降,CO_2 浓度、H^+ 浓度和其他代谢产物的浓度升高,使局部的微动脉舒张,使该器官的血流量恢复到原来的水平。这种机制与主动充血的机制相似,都是因为代谢产物增多造成的;但两者又有不同。主动充血是由于代谢活动增强造成的代谢产物增多;而血流量自身调节是器官的代谢活动水平正常,因血流量不足导致代谢产物不能及时带走而引起的代谢产物积聚。相反,当动脉血压突然升高时,该器官的代谢产物很快被带走,O_2 浓度升高,引起微动脉收缩,该器官的血流量维持不变。② 肌源性机制:当器官的灌注压突然升高时,微动脉平滑肌受到牵拉,会产生收缩反应,使微动脉阻力增加,其结果是器官的血流量不致因血压升高而增多,因此保持相对稳定。当器官的血压突然降低时,则发生相反的变化,即阻力血管舒张,血流量仍保持相对稳定。微动脉平滑肌对牵拉引起的收缩反应可能与平滑肌细胞膜上的牵拉敏感 Ca^{2+} 通道有关。血压突然升高,微动脉平滑肌受到牵拉,引起牵拉敏感 Ca^{2+} 通道开放,Ca^{2+} 内流,造成平滑肌细胞内 Ca^{2+} 浓度升高,导致微动脉收缩。

四、血量与动脉血压长期调节

动脉血压的神经调节主要是在短时间内血压发生变化的情况下起调节作用,而当血压在较长时间内(数小时,数天,数月或更长时间)发生变化时,神经反射的效应常不足以将血压调节到正常水平。动脉血压长期调节主要不决定于神经调节,而主要依赖于血容量的改变。如前所述,血容量是动脉血压的主要决定因素,它依次影响静脉压、静脉回流、心室舒张末期容积、搏出量和心输出量。此外,血流量增加可通过器官血流量的自身调节引起血管收缩,外周阻力增加。因此,增加血容量就会增加动脉血压。但动脉压升高反过来通过增加肾脏对水和盐的排出,即压力性利尿,使血容量减少和血压恢复到正常水平。体内血容量减少时,发生相反的变化,即肾排水和排钠减少,使体液量和动脉血压恢复(图 4-43)。由此可见,肾脏通过对体内细胞外液量的调节而对动脉血压起调节作用。有人将这种机制称为肾-体液控制系统。

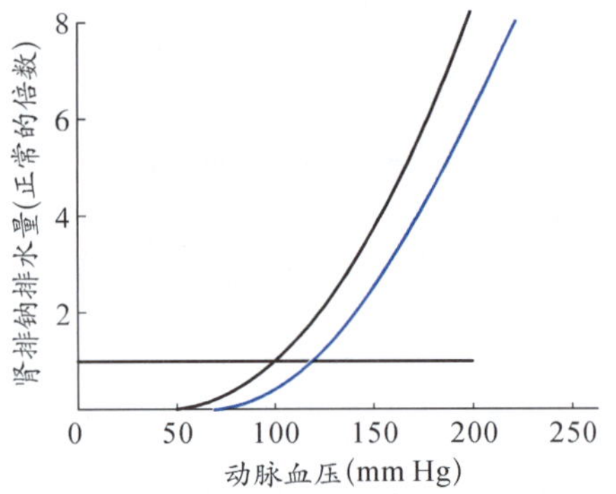

图 4-43 肾排钠排水量与动脉血压的关系(引自 Guyton 等,2006)

左侧曲线显示血压正常的人;右侧曲线显示高血压患者,要升高动脉血压才能维持正常的肾排钠排水量

肾-体液控制系统调节血压的效能取决于血压的变化能引起多大程度的肾排水排钠的变化。实验证明,血压只要发生很小的变化,就可导致肾排尿量的明显变化。血压从正常水平(100 mmHg)升高 10 mmHg,肾排尿量可明显增加,从而使细胞外液量减少,动脉血压下降。反之,动脉血压降低时,肾排尿明显减少,使细胞外液量增多,血压回升。

肾-体液控制系统的活动也可受体内若干因素的影响,其中较重要的是血管升压素和肾素-血管紧张素-醛固酮系统。前面已述,血管升压素在调节体内细胞外液量中起重要作用。血管升压素使肾集合管增加对水的重吸收,导致细胞外液量增加。当血量增加时,血管升压素的释放减少,使肾排水增加。血管紧张素Ⅱ除引起血管收缩、血压升高外,还能促使肾上腺皮层分泌醛固酮。醛固酮可增加肾小管对 Na^+ 的重吸收,并分泌 K^+ 和 H^+。在重吸收 Na^+ 同时也增加水的重吸收,故细胞外液量和体内的 Na^+ 量增加,血压升高。

总之,血压的调节是复杂的过程,有许多机制参与。每一种机制都在一个方面发挥调节作用,但不能完成全部的、复杂的调节。神经调节一般是快速的、短期内的调节,主要是通过对阻力血管口径及心脏活动的调节实现的;而长期调节则主要是通过肾脏对循环血量的调节实现的。

第五节 器官循环

体内每一器官的血流量取决于主动脉压和中心静脉压之间的压力差及该器官阻力血管的舒缩状态。由于各器官的结构和功能各不相同,器官内部的血管分布又各有特征。因此,其血流量的调节除服从前已述的一般规律外,还有其本身的特点。本节主要介绍心、肺、脑的血液循环特征。

一、冠脉循环

(一) 冠脉循环的功能解剖

左冠状动脉和右冠状动脉分别起自主动脉左后窦和前窦。冠状动脉(简称"冠脉")及其分支行走于心室壁的表面,较小的心肌内动脉以垂直于心脏表面的方向穿入心肌,供应沿途的心肌,然后在心内膜下层即分支成丰富的心内膜下动脉丛。这种分支方式使冠脉血管容易在心肌收缩时受到压迫。正常人冠脉之间侧支互相吻合不明显。因此,当冠脉突然阻塞时,不易很快建立侧支循环,常可导致心肌梗死。但如果冠脉阻塞缓慢地形成,则侧支可逐渐扩张,并可建立新的侧支循环,起代偿作用。左、右冠脉及其分支的走向可有多种变异。在多数人中,左冠脉主要供应左心室的前部和左侧部,右冠脉主要供应左心室的后部和右心室。来自左心室的大部分冠状静脉血液流经冠状窦回流入右心房,而来自右心室的冠状静脉血则主要经较细的心前静脉直接回流入右心房。另外还有一小部分冠脉血液可通过心最小静脉直接流入左、右心房和心室腔内。

(二) 冠脉血流的特点

在安静状态下,成人的冠脉血流量(coronary blood flow)平均约为225 mL/min,占心输出量的4%~5%。在剧烈运动时冠脉血流量可从安静时的每百克心肌60~80 mL/min增加到每百克心肌300~400 mL/min,这说明冠脉有一定的储备力。

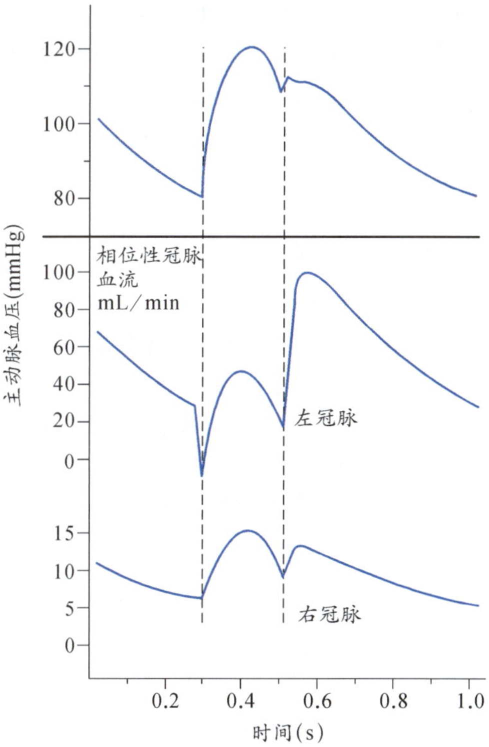

图4-44 一个心动周期中左、右冠脉血流量变化情况

一般来说,冠脉血流量应随灌注压(即主动脉压)的变化而变化,但由于冠脉血管的大部分的分支深埋于心肌内,心脏在收缩时会对埋于心肌内的血管产生血管外压迫,影响冠脉血流。因此,在一个心动周期中冠脉血流呈时相变化。图4-44示狗的左、右冠脉血流量在一个心动周期中的变化。在左心室等容收缩期,由于心肌收缩的强烈压迫,左冠脉血流急剧减少,甚至冠脉内的血液倒流回主动脉。在左心室快速射血期,主动脉压升高,冠脉血压也随着升高,冠脉血流量增加。到减慢射血期,冠脉血流量又随主动脉血流的下降而有所下降。心室舒张时,心肌对冠脉血管的血管外压迫解除,冠脉血流量明显增加。在等容舒张期,冠脉血流量突然增加,在舒张期的早期达到最高峰,然后随主动脉压下降逐渐回降。由于心肌收缩时心室壁各层所受到的压力不同。心脏收缩时是向心性压迫,心内膜层受到的压力最大,而心壁最外层受到的压力最小,所以从心壁的心内膜层到心外膜层存在压力梯度。因此,在心室收缩期,心内膜层受到的压力最大,该层几乎没有血流,心外膜层血流量最大;但在舒张期,由于有心内膜下丰富的动脉丛。因此,舒张期心内膜下的血流量明显多于心外膜层,以代偿收缩期的无血流。一般来说,左心室在收缩期的冠脉血流量只有舒张期的20%~30%。由此可见,动脉舒张压的高低和心舒期的长短是影响冠脉血流量的重要因素。体循环外周阻力增大时,动脉舒张压升高,冠脉血流量增多。心率加快时,由于心动周期的缩短主要是心舒期缩短,故冠脉血流量减少,尤其是心内膜层血流减少。在冠脉血流不足时,心内膜层最易受损伤。

右心室肌肉比较薄弱,收缩时对血流的影响远不如左心室明显。在安静情况下,右心室收缩期的血流量和舒张期的血流量相差不多,或甚至多于后者。

(三) 冠脉血流量的调节

冠脉血管平滑肌受交感和副交感神经支配,但它们在冠脉血流量调节(regulation of coronary blood flow)中不起主要作用,起主要作用的是心肌本身的代谢水平。

1. 心肌代谢水平 心肌代谢水平是冠脉血流量的主要调节因素。心脏活动加强时,代谢增加,耗氧量增加,冠脉血流量也增加;相反,心脏活动减弱时,代谢减弱,血流量减少。冠脉血流量与心肌的代谢水平、耗氧量成正相关。由于血液循环心脏一次,血液中约70%的O_2都被心肌所摄取。因此,冠脉与冠状静脉之间的氧差很大,心脏活动增强时不能进一步从血液中摄取更多的O_2。因此,主要靠冠脉血流量的增加提供更多的O_2供应。

心肌代谢增强、耗氧量增加引起冠脉血管舒张的机制还未完全解决。目前认为,冠脉血管舒张的原因并非低氧本身,而是由于心肌细胞释放血管舒张物质,其中最重要的舒血管物质是腺苷。当心肌代谢增强、心肌中氧分压(P_{O_2})降低时,心肌细胞中的 ATP 分解为 ADP 和 AMP。在冠脉血管周围的间质细胞中有 5′-核苷酸酶,后者可使 AMP 分解产生腺苷。腺苷具有强烈的舒张小动脉的作用。腺苷生成后,在几秒钟内即被破坏,因此不会引起其他器官的血管舒张。腺苷不是唯一负责冠脉血管舒张的物质,其他物质包括 H^+、CO_2、K^+、缓激肽和前列腺素等均参与冠脉血管舒张。

2. 神经调节　冠脉受迷走神经和交感神经支配。刺激这些神经对冠脉血流量有直接作用和间接作用。直接作用是迷走神经末梢释放的递质 ACh 和交感神经末梢释放的递质去甲肾上腺素直接作用于冠脉平滑肌;而间接作用是这些神经递质改变了心脏的活动,导致代谢水平改变,从而改变冠脉血流量。

迷走神经兴奋对冠脉血管的直接作用是引起舒张。但迷走神经兴奋又使心率减慢,心肌代谢率降低,耗氧量减少,AMP 分解生成腺苷减少,间接地引起冠脉血管收缩,从而抵消并超过了迷走神经对冠脉的直接舒张作用,引起冠脉血流量下降。刺激心交感神经时,直接作用是激活冠脉平滑肌的 α 肾上腺素受体,使血管收缩。但交感神经兴奋又同时激活心肌的 β 肾上腺素受体,使心率加快,心肌收缩加强,耗氧量增加,AMP 分解生成腺苷增加,间接地引起冠脉舒张,使冠脉血流量增加。总之,在整体条件下,冠脉血流量主要是由心肌本身的代谢水平来调节的。神经因素对冠脉血流的影响在很短时间内就被心肌代谢改变所引起的血流变化所掩盖。

3. 体液调节　肾上腺素和去甲肾上腺素可通过增强心肌的代谢活动和耗氧量使冠脉血流量增加;也可直接作用于冠脉血管的 α 或 β 肾上腺素受体,引起冠脉血管收缩或舒张。甲状腺素增多时,心肌代谢加强,耗氧量增加,使冠脉舒张,血流量增加。大剂量血管升压素使冠脉收缩,冠脉血流量减少。血管紧张素Ⅱ也能使冠脉收缩,冠脉血流量减少。

二、肺循环

肺循环(pulmonary circulation)的功能是使血液流经肺泡时和肺泡之间进行气体交换。肺循环的血流分布和血流动力学比较特殊,对肺的气体交换很重要。因此,本节主要讨论有关肺循环的特征。

(一) 肺循环的功能解剖特点

由右心室发出的肺动脉分支为左、右肺动脉,它们分别供应血液到左、右肺。与体循环相应的血管相比,肺动脉管壁较薄,管壁厚度仅为主动脉的 1/3。由于肺动脉及其分支短、口径粗、管壁薄,对血流的阻力小,可扩张性大,因此顺应性大,使肺动脉可容纳 2/3 的右心室的搏出量。肺静脉短,可扩张性大,与体循环的静脉相似。

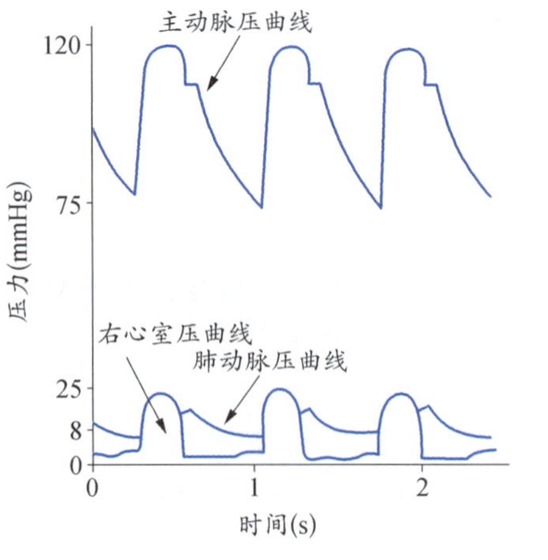

图 4-45　右心室、肺动脉和主动脉的压力曲线(引自 Guyton 等,2006)

从体循环来的血液可经支气管小动脉流经肺,这些支气管小动脉的血流量占心输出量的 1%~2%。支气管小动脉的血液是经氧合的,供应肺的支持组织,包括结缔组织、隔膜和大、小支气管,然后汇集到肺静脉进入左心房。因此,左心房和左心室的心输出量比右心室多 1%~2%。

(二) 肺循环的压力

图 4-45 显示右心室和肺动脉在心动周期中的压力变化。正常人右心室的收缩压平均为25 mmHg,舒张压为0~1 mmHg,约为左心室的 1/5。在收缩期,肺动脉压基本上与右心室压相同;在收缩期末,肺动脉瓣关闭,右心室压迅速下降,而肺动脉压随血液流入肺毛细血管而缓慢下降。图4-46显示正常人的肺动脉平均收缩压为 25 mmHg、舒张压为8 mmHg,平均肺动脉压为 15 mmHg。用间接法估计平均肺毛细血管压平均约7 mmHg。

左心房和大肺静脉的平均压范围较大,从最低的 1 mmHg 到最高的 5 mmHg,卧位时平均为2 mmHg。

(三) 肺的血容量

肺部的血容量约为 450 mL,约占全身血量的 9%。大约其中的 70 mL 在毛细血管,其余的血量分布在动脉和在静脉各占一半。由于肺组织和肺血管的可扩张性大,因此肺部血容量变动范围较大。在用力呼气时,肺部血容量可减少至约 200 mL,其余 250 mL 的血液从肺循环转移至体循环;而在深吸气时可增加到约1 000 mL,由体循环转移到肺循环。由于肺的血容量较多,而且变动范围较大,故肺循环血管起着储血库的作用。当机体失血时,肺循环可将一部分血液转移至体循环,起代偿作用。在每一个呼吸周期中,肺循环的血容量也发生周期性的变化,并对左心室输出量和动脉血压发生影响。在吸气时,由腔静脉回流入右心房的血量增多,右心室射出的血量也就增加。由于肺扩张时可将肺循环的血管牵拉扩张,使其容量增大,能容纳较多的血液,而由肺静脉回流入左心房的血液则减少。但在几次心搏后,扩张的肺循环血管已被充盈，故肺静脉回流入左心房的血量逐渐增加。在呼气时，发生相反的过程。因此，在吸气开始时，动脉血压下降，到吸气相的后半期降至最低点，以后逐渐回升；在呼气相的后半期达到最高点。在呼吸周期中出现的这种血压波动，称为动脉血压的呼吸波。

（四）肺循环毛细血管处的液体交换

图4－46所示，肺毛细血管血压平均约7 mmHg，这样低的毛细血管压对维持肺泡的“干燥”有重要意义。据估计，肺毛细血管液体的滤过与重吸收相比，约有1 mmHg的净滤过压力。因此，有很少量的液体从肺毛细血管滤出。这些滤出液大部分被毛细淋巴管泵回循环系统，小部分进入肺泡，用于湿润肺泡，并从呼吸过程中作为水分排出体外。由于胸膜腔是负压，所以使毛细血管、毛细淋巴管和组织间隙也保持负压，因此，如果有滤出液进入肺泡也将会被吸回组织间隙，保持肺泡的“干燥”，有利于肺毛细血管与肺泡之间的气体交换。但在某些病理情况下，如左心衰竭或二尖瓣狭窄或二尖瓣反流时，左心房和肺静脉压力升高，肺循环毛细血管压也随之升高，可使液体从肺毛细血管滤出，积聚在肺组织间隙和肺泡中，形成肺水肿。

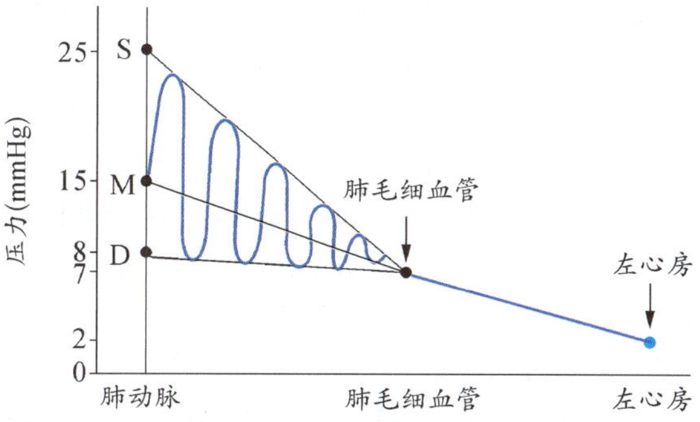

图4－46 肺血管不同部位的压力（引自Guyton等，2006）

S：收缩压；M：平均压；D：舒张压

（五）肺循环血流量的调节

1. 肺泡气 P_{O_2}　肺泡气 P_{O_2} 对肺部血管的舒缩活动有明显的影响。当肺泡气 O_2 浓度低于正常的70%时，（即 P_{O_2} 低于73 mmHg），这些肺泡周围的微动脉收缩，血流阻力增加。在肺泡气的 P_{CO_2} 升高时，低氧引起的肺部微动脉的收缩更加显著。可见肺循环血管对局部低氧发生的反应和体循环血管不同，体循环对低氧的反应是血管舒张。肺部血管对低氧发生缩血管反应的机制，目前还不完全清楚。有人推测低氧可能使肺泡上皮分泌某种缩血管物质。

肺泡气低氧引起局部缩血管反应，具有一定的生理意义。当一部分肺泡因通气不足而 P_{O_2} 降低时，这些肺泡周围的血管收缩，血流减少，让较多的血液流经通气充足、肺泡气 P_{O_2} 高的肺泡。假如没有这种缩血管反应，血液流经通气不足的肺泡时，血液不能充分氧合，这部分含 O_2 较低的血液回流入左心房，就会影响体循环血液的含氧量。当吸入气 P_{O_2} 过低时，例如在高海拔地区，可引起肺循环的微动脉广泛收缩，血流阻力增大，肺动脉压显著升高。长期居住在高海拔地区的人，常可因肺动脉高压使右心室负荷长期加重而导致右心室肥厚。

2. 神经调节　肺循环血管受交感神经和迷走神经支配。刺激交感神经对肺血管的直接作用是引起收缩和血流阻力增大。但在整体情况下，交感神经兴奋时体循环的血管收缩，将一部分血液挤入肺循环，使肺循环内血容量增加。循环血液中的儿茶酚胺也有同样的效应。刺激迷走神经可使肺血管舒张。ACh也使肺血管舒张，但在流经肺部后即分解失活。

3. 血管活性物质对肺血管的影响　肾上腺素、去甲肾上腺素、血管紧张素Ⅱ、血栓素 A_2、前列腺素等能使肺循环的微动脉收缩。组胺、5－HT能使肺循环的微静脉收缩，但在流经肺循环后即分解失活。

三、脑循环

脑血流量对脑的功能有极其重要的影响。例如，脑血流停止5～10 s便丧失意识，持续几分钟就会导致脑细胞不可逆损害。这是因为脑细胞缺氧而停止代谢。同样，长时间的脑脊液的成分或压力的异常也可严重影响脑的功能。

（一）脑血流量及其调节

在安静情况下，正常成年人每百克脑组织血流量（cerebral blood flow）为50～60 mL/min。整个脑的血流量为750～900 mL/min。脑的重量虽仅占体重的约2%，但血流量却占心输出量的15%左右。脑组织的耗氧量也较大，在安静状态下，100 g脑耗氧3～3.5 mL/min；或者说，整个脑的耗氧量占全身耗氧量的约20%。

1. CO_2、H^+和 P_{O_2} 对脑血流量的影响　脑血流量与脑组织的代谢活动高度相关。至少有三个代谢有关的因子在脑血流量的调节中起重要作用。它们是 CO_2 浓度、H^+ 浓度和 O_2 浓度。

脑动脉血液中的 P_{CO_2} 升高时，脑血管舒张，脑血流量明显增加。CO_2 首先与水结合形成 H_2CO_3，其后 H_2CO_3 离解形成 H^+，然后，H^+ 引起脑血管舒张，脑血流量增加。凡是能引起 H^+ 浓度升高的物质都可使脑血流量增加，如乳酸、丙酮酸和代谢过程中产生的其他酸性物质。过度通气时，CO_2 呼出过多，动脉血 P_{CO_2} 过低，脑血管收缩，脑血流量减少，可引起头晕等症状。

CO_2和H^+调节脑血流量有重要的生理意义。H^+浓度的增加会明显抑制神经元的活动,但H^+浓度增加同样引起脑血流量增加,会将形成H^+的物质从脑组织中冲走,使H^+浓度降低到正常水平。因此,有助于维持脑组织液中H^+浓度的恒定和维持正常的神经元活动。

在安静情况下,每百克脑组织每分钟耗氧约3.5 mL。如果脑血流量不能提供足够的O_2给脑组织,缺氧就会立即使脑血管舒张,增加脑血流量,使O_2的供应恢复到正常水平。如果脑组织的P_{O_2}低至约30 mmHg(正常值是35~40 mmHg)时就会立即开始增加脑血流量。如果低于这个水平,甚至低于20 mmHg,就会引起脑功能失调甚至昏迷。因此,P_{O_2}对脑血流量的局部调节是防止神经元活性下降和防止脑功能损害的非常重要的保护性反应。

2. 脑血流量的自身调节　脑血流量的自身调节是指动脉血压在一定范围内波动时,脑血流量仍保持相对恒定。动脉压在60~140 mmHg范围内波动时不会引起脑血流量显著改变。如果动脉压降低到60 mmHg以下时,脑血流量就会显著减少,引起脑的功能障碍。反之,当动脉压超过脑血管自身调节的上限(140 mmHg)时,脑血流量显著增加。高血压患者,这种自身调节血压的上限转移到更高的血压水平,高达180~200 mmHg。此时,脑内的小动脉管壁明显增厚,处于收缩状态,防止高压力传递至毛细血管,引起毛细血管破裂和脑水肿。

3. 脑的代谢对脑血流的影响　脑的各部分的血流量与该部分脑组织的代谢活动程度有关。实验证明,在同一时间内脑的不同部分的血流量是不同的。当脑的某一部分活动加强时,该部分的血流量就增多。例如,在一只手握拳时,对侧大脑皮层运动区的血流量就增加;阅读时脑的许多区域血流量增加,特别是皮层枕叶和颞叶与语言功能有关的部分血流量增加更为明显。代谢活动加强引起局部脑血流量增加的机制,可能是通过代谢产物如H^+、K^+、腺苷,以及P_{O_2}降低等引起脑血管舒张。

4. 神经调节　颈上神经节发出的肾上腺素能纤维,其末梢分布至脑的动脉和静脉,并分布至软脑膜的血管,还有少量分布至脑实质的血管。脑实质内的小血管有起自蓝斑去甲肾上腺素神经元的轴突末梢。副交感胆碱能神经末梢也分布至脑血管。此外,脑血管还有血管活性肠肽等神经肽纤维末梢分布。神经对脑血管活动的调节作用不很明显。刺激或切除支配脑血管的交感或副交感神经,脑血流量没有明显的变化,这是由于脑血流量的自身调节机制超过神经的作用。但是,有实验表明,在激烈运动或其他情况引起血压显著升高时,交感神经使脑的大动脉和中动脉收缩,足以防止高压传递到脑的小血管,这对防止脑血管破裂脑出血有重要意义。

(二)脑脊液的生成和吸收

脑脊液(cerebrospinal fluid)存在于脑室系统、脑周围的脑池和蛛网膜下腔内。脑室系统、脑池和蛛网膜下腔之间相互联通。脑脊液的压力非常恒定。成年人的脑脊液总量约150 mL。每天生成的脑脊液约500 mL,为脑脊液总量的3~4倍。约2/3或2/3以上的脑脊液是由脑室的脉络丛分泌的,其余的脑脊液是由室管膜细胞分泌的。软脑膜血管和脑的毛细血管滤过的液体,一部分被重吸收,其余的则沿着血管周围间隙进入蛛网膜下腔,也成为脑脊液的一部分。

侧脑室分泌的脑脊液首先经室间孔流入第三脑室,然后与第三脑室分泌的脑脊液一起经导水管进入第四脑室,然后加入第四脑室分泌的脑脊液后,进入小脑延髓池和蛛网膜下腔。

脑脊液主要通过蛛网膜被吸收入静脉窦的血液内。蛛网膜有活瓣状的细微管道,其直径为4~12 μm。当蛛网膜下腔压力高于静脉窦的压力时,这些管道就开放。这时,脑脊液(包括其中所含的蛋白质分子甚至小的颗粒如红细胞等)可进入静脉窦血液。当蛛网膜下腔的压力低于静脉窦压力时,管道关闭,液体不能由静脉窦向蛛网膜下腔倒流。脑脊液压力的高低取决于其生成和吸收之间的平衡关系。正常人在取卧位时,脑脊液压平均为10 mmHg。当脑脊液的吸收受到阻碍时,脑脊液压就会升高,并影响脑血流和脑的功能。

脑脊液的主要功能是在脑、脊髓和颅腔、椎管之间起缓冲作用,有保护性意义。脑浸浴于脑脊液中,由于浮力的作用,使脑的重量减轻到仅50 g左右。另外,脑脊液还作为脑和血液之间进行物质交换的中介。脑组织中没有淋巴管,由毛细血管壁漏出的少量蛋白质,主要经血管周围间隙进入蛛网膜下腔的脑脊液中,然后通过蛛网膜血管流回血液。

(三)血-脑脊液屏障和血-脑屏障

脑脊液主要是由脉络丛分泌的。脑脊液的渗透压大致与血浆相同,Na^+浓度也大致与血浆一样,但Cl^-浓度较血浆高15%,而K^+浓度比血浆低约40%,葡萄糖浓度比血浆低约30%。可见,脉络膜分泌脑脊液不是一种被动的转运过程,而是主动转动过程。另外,脑脊液中的蛋白质含量极微,说明一些大分子物质较难从血液进入脑脊液。看来在血液和脑脊液之间存在一种特殊的屏障称为血-脑脊液屏障(blood-cerebrospinal fluid barrier)。这种屏障对不同物质的通透性是不同的。例如,对水、O_2、CO_2和大多数的脂溶性物质可很容易通过屏障;对电解质如Na^+、Cl^-、K^+的通透性则较低,依靠脉络丛细胞中各种物质的特殊载体系统进行转运;对蛋白质和大多数的非脂溶性大分子有机物质几乎完全不能通过。由于这种屏障的存在,使治疗性药物如蛋白抗体和非脂溶性药物不能在脑脊液中达到有效的浓度。

血-脑脊液屏障通透性低的原因是毛细血管的内皮细胞之间是紧密连接,没有像身体其他部位的毛细血管有孔隙。

血液和脑组织之间也存在着类似的屏障，可限制物质在血液和脑组织之间的自由交换，称为血-脑屏障（blood-brain barrier）。脂溶性物质如 O_2、CO_2、某些麻醉药以及乙醇等，很容易通过血-脑屏障。对于不同的水溶性物质来说，其通透性并不一定和分子的大小相关。例如，葡萄糖和氨基酸的通透性较高，而甘露醇、蔗糖和许多离子的通透性则很低，甚至不能通透。这说明脑内毛细血管处的物质交换和身体其他部分的毛细血管是不同的，也是一种主动的转运过程。用电子显微镜观察，脑内大多数毛细血管表面都被星状胶质细胞伸出的突起（血管周足）所包围。因此推测，毛细血管内的血液和神经元之间的物质交换可能都要通过胶质细胞作为中介。因此，毛细血管的内皮、基底膜和星状胶质细胞的血管周足等结构可能是血-脑屏障的形态学基础。另外，毛细血管壁对各种物质特殊的通透性也和这种屏障作用有重要的关系。

血-脑脊液屏障和血-脑屏障的存在，对于保持脑组织周围稳定的化学环境和防止血液中有害物质侵入脑内具有重要的生理意义。例如，脑脊液中 K^+浓度较低，即使在实验中使血浆 K^+浓度加倍，脑脊液中 K^+浓度仍能保持在正常范围。因此，脑内神经元的兴奋性不会因血浆 K^+浓度的变化而发生明显的变化。由于血-脑屏障的存在，循环血液中的 ACh、去甲肾上腺素、多巴胺、甘氨酸等物质就不易进入脑。在脑缺氧、损伤或肿瘤情况下，血-脑屏障作用减弱，血浆中这些物质浓度的改变将会明显地扰乱脑内神经元的正常功能活动。

需要指出，脑的某些部分，如下丘脑第三脑室周围和延髓最后区等处的室周器官，血-脑屏障比较薄弱，毛细血管壁对许多物质的通透性高于脑的其他部分。因此循环血液中的有些物质，如血管紧张素Ⅱ和其他肽类物质，可以在这些部位进入脑内，作用于相应的受体，引起各种效应。另外，当脑组织发生缺氧损伤等情况以及在脑肿瘤部位，毛细血管壁的通透性增加，平时不易透过血-脑屏障的物质此时较易进入受损部位的脑组织。在临床上可以用放射性核素标记的白蛋白注入体内，这些蛋白质进入正常脑组织的速度很慢，但较易进入脑肿瘤组织，因此可用这种方法来检查脑瘤的部位。在用药物治疗神经系统疾病时，必须明确所用的药物是否容易通过血-脑屏障。

在脑室系统，脑脊液和脑组织之间为室管膜所分隔；在脑的表面，脑脊液和脑组织之间为软脑膜所分隔。室管膜和软脑膜的通透性都很高，脑脊液中的物质很容易通过室管膜或软脑膜进入脑组织。因此，在临床上可将不易通过血-脑屏障的药物直接注入脑脊液，使之能较快地进入脑组织。

（陈腾祥　徐国强　谈　智　潘际刚　温二生　曾丽梅）

二维码 4-5
思政：中国在全国范围消除丝虫病

二维码 4-6
第四章思考题

第五章 呼吸生理

- 呼吸生理
  - 肺通气
    - 肺通气的动力
      - 呼吸运动
        - 平静呼吸
        - 用力呼吸
        - 腹式呼吸
        - 胸式呼吸
      - 胸膜腔内压
        - 形成及意义
      - 肺内压
    - 肺通气的阻力
      - 弹性阻力
        - 胸廓弹性阻力
        - 肺弹性阻力
      - 非弹性阻力
        - 气道阻力
        - 惯性阻力
        - 粘滞阻力
    - 肺通气功能的评价
      - 肺容积
        - 潮气量
        - 补吸气量
        - 补呼气量
        - 余气量
      - 肺容量
        - 深吸气量
        - 功能余气量
        - 肺活量
        - 用力肺活量
      - 功能评价
        - 每分通气量
        - 肺泡通气量
  - 气体交换
    - 气体交换的原理
    - 肺内气体交换
      - 肺泡气的更新率
      - 呼吸膜的厚度与面积
      - 通气血流比值
    - 组织内气体交换
      - 影响因素：代谢强度和组织血流量
  - 气体运输
    - O_2的运输
      - 98.5% 与血红蛋白结合
      - O_2解离曲线：S型，分上、中、下三段
      - 影响O_2解离曲线的因素
    - CO_2的运输
  - 节律调节
    - 呼吸中枢及节律发生
      - 呼吸中枢
        - 脊髓
        - 低位脑干
        - 高位脑
      - 节律性呼吸发生机制
        - 起步神经元学说
        - 呼吸神经元网络学说
    - 呼吸运动的反射性调节
      - 肺牵张反射
      - 呼吸肌本体感受器反射
      - 防疫性呼吸反射
      - 化学感受性反射
        - 化学感受器
          - 外周化学感受器
          - 中枢化学感受器
        - CO_2、H^+、O_2对呼吸的影响
        - 低压对呼吸的影响
    - 异常呼吸

重点（呼吸运动、胸膜腔内压、肺弹性阻力、肺泡通气量、肺内气体交换、O_2的运输、化学感受性反射）

难点（胸膜腔内压、呼吸中枢、化学感受性反射）

组织细胞在新陈代谢过程中,不断消耗 O_2,并产生 CO_2。因此,机体需要不断地从外界空气中摄取 O_2,排出 CO_2。这种机体与外界环境之间的气体交换过程,称为呼吸(respiration)。呼吸是维持机体新陈代谢和其他功能活动所必需的,一旦呼吸障碍,将导致组织缺氧和血液 CO_2 积蓄,影响新陈代谢正常进行,造成内环境紊乱和器官功能障碍,严重时将危及生命。

人和其他高等动物的组织细胞不能直接与外界环境进行气体交换,需要通过呼吸器官进行。整个呼吸过程由相互紧密联系的三个环节来完成:① 外呼吸,包括肺与外界空气之间的气体交换过程(肺通气)和肺泡与肺毛细血管血液之间的气体交换过程(肺换气)。② 气体在血液中的运输。③ 内呼吸,血液与组织、细胞之间的气体交换过程(组织换气)和细胞内的氧化代谢过程。人体呼吸生理学主要讨论外呼吸(包括肺通气、肺换气)、气体运输、内呼吸和呼吸运动的调节等方面。狭义上的"呼吸",一般指外呼吸而言。

第一节 肺 通 气

肺与外界环境之间的气体交换过程,称为肺通气(pulmonary ventilation)。实现肺通气的器官包括呼吸道、肺泡和胸廓等。气体进出肺取决于两方面因素的相互作用:一是推动气体流动的通气动力;另一个是阻止其流动的通气阻力。肺通气功能是由通气动力克服通气阻力实现的。肺通气过程中,气体进出肺是由于大气和肺泡气之间存在着压力差的缘故。在自然呼吸条件下,此压力差产生于肺的张缩所引起肺内压的变化。可是肺本身不具有主动张缩能力,它的张缩是由胸廓的扩大和缩小引起,而胸廓的扩大和缩小又是通过呼吸肌的收缩和舒张实现的。所以,大气与肺泡气之间的压力差是肺通气的直接动力,由呼吸肌张缩引起的节律性呼吸运动则是实现肺通气的原动力。

一、肺通气的动力

(一) 呼吸运动

呼吸肌收缩或舒张引起的胸廓扩大或缩小称为呼吸运动(respiratory movement),包括吸气运动和呼气运动。主要的吸气肌有膈肌和肋间外肌,主要的呼气肌有肋间内肌和腹肌。此外,还有一些辅助吸气肌,如斜角肌、胸锁乳突肌等。呼吸运动由于参与运动的呼吸肌用力程度、多少和主次不同可呈现不同的呼吸型式(breathing pattern)。

1. 平静呼吸 安静状态下的呼吸运动称为平静呼吸(eupnea)。

(1) 吸气运动:平静呼吸时,吸气运动主要由膈肌和肋间外肌收缩来完成(图 5-1)。膈肌位于胸腔和腹腔之间,构成胸腔的底,静止时向上隆起,形似钟罩,收缩时,隆起的中心下移(安静吸气时约下降 1.5 cm,深吸气时可达 7 cm)从而增大了胸腔的上下径。肋间外肌起自上一肋骨的下缘,斜向前下方走行,止于下一肋骨的上缘。由于脊椎的位置固定,而胸骨可上下移动,所以当肋间外肌收缩时,肋骨和胸骨向上提,肋骨下缘向外侧偏转,从而增大胸腔的前后径和左右径。胸腔的上下、前后和左右径增大,引起胸腔和肺容积增大,肺内压低于大气压,外界气体进入肺内,完成吸气。

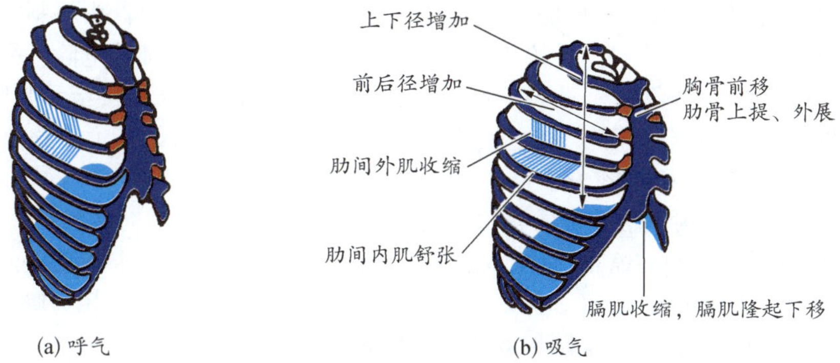

图 5-1 呼吸运动时胸廓的位置

(a) 呼气末,胸廓缩小;(b) 吸气末,膈肌下移,胸廓上下径增大;肋骨上提、外展,胸骨向上、向前移动,胸廓前后左右径增大

(2) 呼气运动:平静呼吸时,呼气运动不是由呼气肌收缩引起的,而是由膈肌和肋间外肌舒张所致。膈肌和肋间外肌舒张时,胸廓借弹性回位,肺依靠其自身的回缩力而缩小,从而引起胸腔和肺容积减小,肺内压高于大气压,肺内气体被呼出,完成呼气。

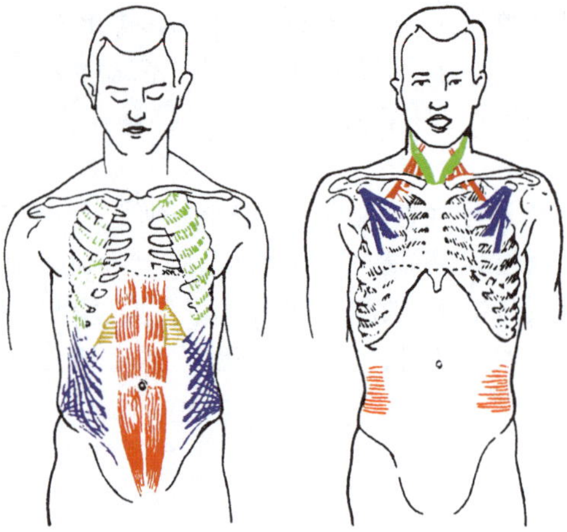

图 5-2 辅助呼气肌(左)及主要的辅助吸气肌(右)

平静呼吸的特点是呼吸运动较为平稳均匀,呼吸频率为每分钟 12~18 次,吸气是主动的,呼气是被动的。

2. 用力呼吸 由于机体活动或吸入气中 CO_2 含量增加或 O_2 含量减少等原因引起的呼吸运动加深、加快,这种呼吸运动形式称为用力呼吸(forced breathing)或深呼吸(deep breathing)。

用力吸气时,除膈肌和肋间外肌收缩外,辅助吸气肌(图 5-2)也参与收缩,使胸廓进一步扩大,吸气运动增强,吸入更多的气体。

用力呼气时,除吸气肌舒张外,还有呼气肌和辅助呼气肌(图 5-2 左)参与收缩。肋间内肌的走行方向与肋间外肌相反,收缩时使肋骨和胸骨下移,肋骨还向内侧旋转,使胸腔的前后、左右径进一步缩小,呼气运动增强,呼出更多的气体。腹肌收缩可压迫腹腔器官,推动膈肌上移,同时也牵拉下部肋骨向下向内移位,从而使胸腔容积缩小,协助呼气。

在严重缺 O_2 和 CO_2 增多的情况下,会出现呼吸困难(dyspnea),这时,不仅呼吸大大加深,而且出现鼻翼扇动、发绀、主观困压感等。

3. 腹式呼吸和胸式呼吸 根据参与活动的呼吸肌的主次、多少可将呼吸运动型式分成腹式呼吸和胸式呼吸。

(1) 腹式呼吸:膈肌收缩、舒张引起腹腔内器官位移,造成腹部的起伏,这种以膈肌舒缩活动为主的呼吸运动称为腹式呼吸(abdominal breathing)。

(2) 胸式呼吸:肋间外肌收缩、舒张时主要表现为胸部的起伏,因此,以肋间外肌舒缩活动为主的呼吸运动称为胸式呼吸(thoracic breathing)。

一般情况下,呼吸运动为腹式和胸式混合式呼吸,只有在胸部或腹部活动受限时才可能出现某种单一的呼吸形式。如胸部疾患(胸膜炎、胸腔积液),因胸部活动受限,主要表现为以膈肌舒缩活动为主的腹式呼吸;而在妊娠后期、腹膜炎症等情况下,由于膈肌活动受阻碍,则主要表现为以肋间肌活动为主的胸式呼吸。

(二) 胸膜腔内压和肺内压

1. 胸膜腔内压 呼吸运动过程中,肺随胸廓的运动而运动。在肺和胸廓之间存在一密闭的潜在的胸膜腔,胸膜腔由两层胸膜构成,即紧贴于肺表面的脏层和紧贴于胸廓内壁的壁层。胸膜腔内仅有少量浆液,没有气体,这一薄层浆液有两方面的作用:一是在两层胸膜之间起润滑作用,由于浆液的黏滞性很低,所以在呼吸运动过程中,两层胸膜可以互相滑动,减小摩擦;二是浆液分子的内聚力使两层胸膜贴附在一起,不易分开,所以肺就可以随胸廓的运动而运动。因此,胸膜腔的密闭性和两层胸膜间浆液分子的内聚力作用在于维持肺的扩张状态,阻止肺回缩力引起肺萎缩。

(1) 胸膜腔内负压:胸膜腔内的压力称为胸膜腔内压(intrapleural pressure)。测量表明胸膜腔内压通常比大气压低,为负压。

胸膜腔内压可用两种方法进行测定:一种是直接法,将与检压计相连接的注射针头斜刺入胸膜腔内,检压计的液面即可直接指示胸膜腔内的压力(图 5-3)。直接法的缺点是有刺破胸膜脏层和肺的危险。另一方法是间接法,让受试者吞下带有薄壁气囊的导管至下胸段食管,由测量呼吸过程中食管内压变化来间接指示胸膜腔内压的变化。因为食管在胸内介于肺和胸壁之间,食管壁薄而软,在呼吸过程中食管与胸膜腔两者的压力变化值基本一致,故可以测食管内压力的变化来间接反映胸膜腔内压的变化。

在每一呼吸周期中,胸膜腔内压随胸腔和肺的容积变化而发生相应变化。吸气时胸廓扩大,肺被动扩张,回缩力加大,胸膜腔内压也加大。呼气时胸廓和肺缩小,回缩力减小,负压也减小。平静呼气末胸膜腔内压为-0.665~0.399 kPa(-5~-3 mmHg),吸气末为-1.33~-0.665 kPa(-10~-5 mmHg)(图5-3 右)。关闭声门,用力吸气时,胸膜腔内压可降至-11.97 kPa(-90 mmHg),用力呼气时,可升高到 14.63 kPa(110 mmHg)。

(2) 胸膜腔内负压的形成:胸膜腔内负压是出生以后发展起来的。蜷缩在子宫内的胎儿,胸廓容量很小,肺泡内仅有液体,不含空气。出生后胸廓由于弹性而舒展开来,肺也被动扩张,肺组织有弹性,在被动扩张时产生弹性回缩力,进入肺泡内的空气也使肺泡壁具有表面张力。这两种向内牵引的力量都倾向于使脏层胸膜与壁层胸膜相分离,即肺总倾向于回缩。而胸廓是一硬性结构,两层胸膜由于浆液的吸附力互相贴附,不能分离,不会跟随肺回缩,于是使胸膜腔内压低于大气压形成胸膜腔负压。婴儿时期胸膜腔内负压很小,随着胸壁和肺组织的长大发育,胸廓的生长速度比肺快,胸膜腔内负压逐渐加大。

因此,胸膜腔内负压的形成与作用与胸膜腔的两种力有关:一是肺内压,使肺泡扩张;二是肺的回缩力,使肺泡缩

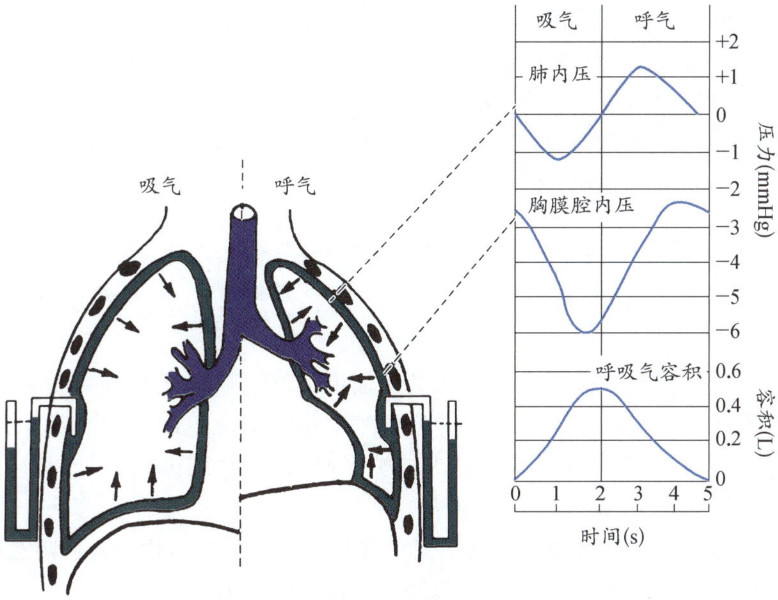

图 5-3 胸膜腔内压与肺内压

小(图 5-3 箭头所示)。胸膜腔内的压力是这两种方向相反的力的代数和,即

胸膜腔内压=肺内压-肺回缩力

在吸气末或呼气末,肺内压=大气压,因而,胸膜腔内压=大气压-肺回缩力。若以大气压为 0,则

胸膜腔内压=-肺回缩力

如果肺回缩力是 0.665 kPa(5 mmHg),胸膜腔内压就是-0.665 kPa(-5 mmHg),实际压力值为 101.08 kPa-0.665 kPa=100.415 kPa(760 mmHg-5 mmHg =755 mmHg)。所以,胸膜腔内负压实际上是由肺的回缩力造成的,负压力的方向与肺的回缩力相反。

(3)胸膜腔内负压的意义:胸膜腔内负压具有重要生理意义:① 保持肺处于扩张状态,使肺跟随胸廓的运动而张缩。② 促进血液及淋巴液的回流。胸膜腔内负压作用于胸腔内静脉血管、淋巴管,使其扩张;胸膜腔内负压具有"抽吸"作用,促进血液、淋巴液向心脏方向回流。

如果胸膜破裂,胸膜腔与大气相通,空气将立即进入胸膜腔内,形成气胸(pneumothorax)。此时两层胸膜彼此分开,肺将因其本身的回缩力而塌陷,将严重影响肺通气功能。血液、淋巴液的回流也将受到阻碍。具体详见二维码 5-1。

二维码 5-1
气胸

2. 肺内压 肺内压(intrapulmonary pressure)是指肺内气道和肺泡内的压力。在呼吸暂停、声带开放、呼吸道畅通时,肺内压与大气压相等。吸气之初,肺容积增大,肺内压下降,低于大气压,空气在此压差推动下进入肺泡,随着肺内气体逐渐增加,肺内压也逐渐升高,至吸气末,肺内压已升高到与大气压相等,气流也就停止。反之,在呼气之初,肺容积减小,肺内压升高并超过大气压,肺内气体便流出肺,使肺内气体逐渐减少,肺内压逐渐下降,至呼气末,肺内压又降到与大气压相等(图 5-3)。

呼吸过程中肺内压变化的程度,视呼吸运动的缓急、深浅和呼吸道是否通畅而定。呼吸浅慢,呼吸道通畅,则肺内压变化较小;若呼吸深快,呼吸道不够通畅,则肺内压变化较大。平静呼吸时,呼吸运动缓和,肺容积的变化也较小,吸气时,肺内压较大气压低 0.133~0.266 kPa(1~2 mmHg),即肺内压为-0.266~-0.133 kPa(-2~-1 mmHg);呼气时较大气压高 0.133~0.266 kPa(1~2 mmHg)。用力呼吸时,肺内压变动的程度增大。当呼吸道不够通畅时,肺内压的升降将更大。例如,紧闭声门,尽力吸气时,肺内压可低至-3.99~-3.3 kPa(-100~- 30 mmHg),而尽力呼气时可高达 7.98~18.62 kPa(60~140 mmHg)。

3. 人工呼吸 在呼吸运动中,由于肺内压的周期性交替升降,造成肺内压和大气压之间的压力差,这一压力差成为气体进出肺的直接动力。一旦呼吸停止,便可根据这一原理,用人为的方法改变肺内压,建立肺内压和大气压之间的压力差来维持肺通气,这便是人工呼吸(artificial respiration)。根据产生压力差的方式不同,人工呼吸又可分为正压人工呼吸和负压人工呼吸。通常在呼吸停止时,肺内压等于大气压,正压人工呼吸通过在患者口鼻处施加一个大于肺内压的压力(即正压)使气体被压入肺内,随后解除正压,释放出压入气体完成呼吸过程。现在所有的呼吸机,以及经典的口对口人工呼吸法都是正压人工呼吸。负压人工呼吸则是通过外力等方式使患者肺内压力降低到大气压以下形成压力差(即负压),让气体流入肺的人工呼吸方式。由于负压人工呼吸产生的通气量比较小,现已较少使用。经典的仰卧压胸人工呼吸法,俯卧压背人工呼吸法,以及早期"铁肺"呼吸机均是负压人工呼吸。

二、肺通气的阻力

肺通气的动力需克服肺通气的阻力才能实现肺通气。肺通气的阻力有两种,一是弹性阻力,包括肺的弹性阻力和胸廓的弹性阻力,是平静呼吸时的主要阻力;二是非弹性阻力,包括气道阻力、惯性阻力、组织黏滞阻力。

(一)弹性阻力和顺应性

肺的弹性阻力是平静呼吸时的主要通气阻力,约占总阻力的70%。肺因吸气而被扩张时会产生弹性回缩力。弹性回缩力与肺扩张的方向相反,因而是吸气阻力。肺弹性回缩力由两部分组成:① 肺组织本身的弹性回缩力。肺泡壁、小气道的管壁等组织富含弹性纤维和胶原纤维。当肺扩张时,这些纤维因被拉长而倾向于回缩。肺扩张程度越大,回缩力也越大。② 肺泡表面张力导致的弹性回缩力。

1. 弹性阻力和顺应性的概念 物体对抗外力所引起的变形作用的力称为弹性阻力(elastic resistance)。弹性阻力大者不易变形,弹性阻力小者易变形。一般用顺应性来度量弹性阻力。

顺应性(compliance)是指在外力作用下弹性组织的可扩张性,容易扩张者,顺应性大,弹性阻力小;不易扩张者,顺应性小,弹性阻力大。可见顺应性(C)与弹性阻力(R)成反变关系 $C=1/R$。顺应性的大小用单位压力变化(ΔP)所引起的容积变化(ΔV)来表示,单位是 L/cmH_2O,即 $C=\Delta V/\Delta P\ L/cmH_2O$。

2. 肺的弹性阻力和顺应性

(1)肺的顺应性:肺在被扩张变形时,会产生回缩力,回缩力的方向与肺扩张的方向相反,因而是吸气的阻力,即肺的回缩力构成了肺扩张的弹性阻力。肺的弹性阻力用肺顺应性(lung compliance)表示:

$$肺顺应性(C_L)=\frac{肺容积的变化(\Delta V)}{跨肺压的变化(\Delta P)}\ L/cmH_2O$$

式中,跨肺压是指肺内压与胸膜腔内压之差。

1)肺静态顺应性曲线:在屏气无气流的情况下,测定肺容积和胸膜腔内压的变化,所绘制成的容积-压力($V-P$)曲线,即肺静态顺应性曲线。测定肺顺应性时,可采用分步吸气(或打气入肺)或分步呼气(或从肺内抽气)的方法,每步吸气或呼气后,屏气,保持气道通畅,测定肺容积的变化和胸膜腔内压(因为这时呼吸道内没有气体流动,肺内压等于大气压,所以只测胸膜腔内压就可知道跨肺压)。然后绘制成容积-压力($V-P$)曲线(图5-4),这就是肺的顺应性曲线。因为测定是在屏气无气流的情况下进行的,所以测得的顺应性是肺的静态顺应性。曲线的斜率反映不同肺容量下顺应性或弹性阻力的大小。曲线斜率大,表示顺应性大,弹性阻力小;曲线斜率小,表示顺应性小,弹性阻力大。正常成年人在平静呼吸时,肺顺应性约为0.2 L/cmH_2O,位于斜率最大的曲线中段,表明平静呼吸时肺弹性阻力小,呼吸省力。

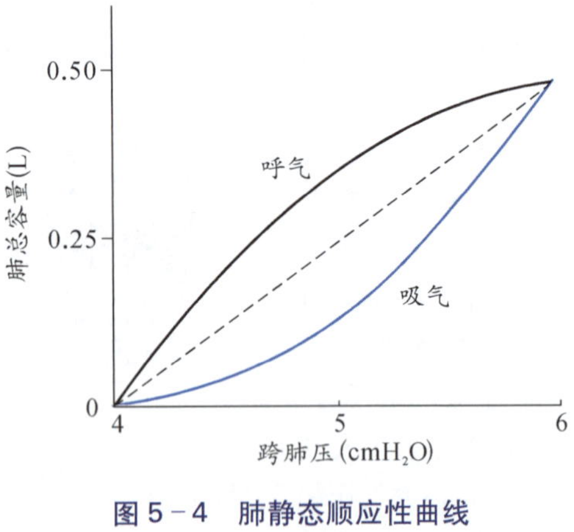

图5-4 肺静态顺应性曲线

1 cmH_2O = 0.098 kPa

2)比顺应性:测定单位肺容量下的顺应性为比顺应性(specific compliance)。

$$比顺应性=测得的肺顺应性(L/cmH_2O)/肺总容量(L)$$

肺顺应性大小受肺总容量的影响。肺总容量大,其顺应性较大;反之,肺总容量较小,则顺应性也较小。例如,若用0.5 kPa(5 cmH_2O)的压力将1 L气体注入一个人的两肺,计算得出全肺顺应性为0.2 L/cmH_2O。假如左、右两肺的容积和顺应性都相同,那么每侧肺容量仅增加0.5 L,则每侧肺的顺应性只有0.1 L/cmH_2O,而不是0.2 L/cmH_2O,可见,如果吸入同样容积的气体,肺总量较大者,肺扩张程度较小,回缩力也较小,弹性阻力小,仅需较小的跨肺压变化即可完成,故顺应性大;而在肺总量较小者,肺扩张程度大,回缩力也大,弹性阻力大,需较大的跨肺压变化才能完成,故顺应性小。由于不同个体间肺总量存在着差别,所以在比较其顺应性时应排除肺总量的影响。

(2)肺弹性阻力的构成:构成肺弹性阻力主要有两点:一是肺组织本身的弹性回缩力;二是肺泡内液体分子层同肺泡内气体之间的液-气界面的表面张力所产生的回缩力。两者均使肺具有回缩倾向,构成肺扩张的弹性阻力。

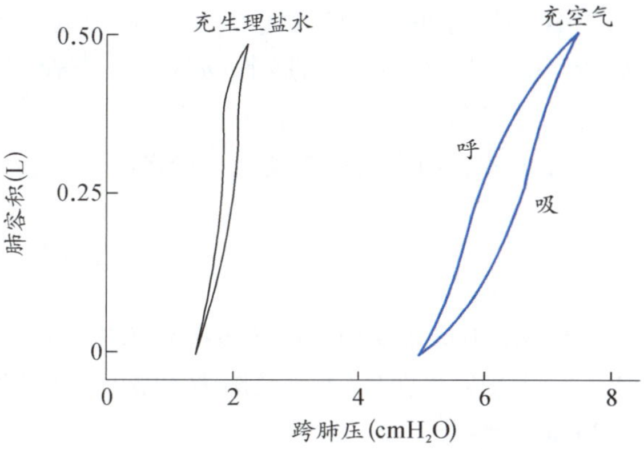

图 5－5　充生理盐水和充空气时的肺顺应性曲线

1 cmH_2O =0.098 kPa

肺组织本身的弹性阻力主要来自弹性纤维和胶原纤维等弹性成分，当肺扩张时，这些纤维被牵拉而倾向于回缩。肺扩张越大，其牵拉作用越强，肺的回缩力和弹性阻力便越大；反之，就越小。

肺泡表面张力也是构成弹性阻力的主要成分，图 5－5 显示的是分别用生理盐水和空气扩张离体肺时各自的肺顺应性曲线。可以看出，如将肺扩张到某一容量，用空气扩张比用盐水扩张所需的跨肺压要大得多，前者约为后者的 3 倍。这是因为用空气扩张肺，肺泡表面的液体具有表面张力，使弹性阻力增大；而用生理盐水扩张肺，消除了肺泡内的液－气界面，此时肺回缩力完全来自肺本身的弹性组织，仅为空气扩张肺时的 1/3。由此可见，肺泡表面张力所形成的回缩力占总回缩力的 2/3。

（3）肺表面活性物质（pulmonary surfactant，PS）：是指分布于肺泡内衬中具有降低液－气界面表面张力作用的物质。它主要由肺泡Ⅱ型上皮细胞产生。这是一种成分复杂的脂蛋白复合物，由脂质、蛋白质和糖基组成。有效成分是二棕榈酰卵磷脂（dipalmitoyl lecithin，DPL 或 dipalmitoyl phosphatidyl choline，DPPC）。该物质分子的一端是非极性疏水的脂肪酸，另一端是亲水的胆碱。当分散于肺泡内液体分子层表面时呈垂直排列，亲水端位于液体中，疏水端朝向肺泡气，分子密度随肺泡的张缩而改变。

肺表面活性物质具有很强的降低表面张力的作用。肺泡表面张力的存在将对呼吸带来下述不利影响：① 阻碍肺泡的扩张，降低肺顺应性，增加吸气阻力。② 使不同大小的肺泡内压不稳定，使小肺泡内气体进入大肺泡，出现小肺泡陷闭和大肺泡过度膨大。③ 易产生肺水肿。肺表面活性物质通过降低表面张力可以避免这些不利影响。不存在肺表面活性物质时，肺泡内表面液体的表面张力系数为 50×10^{-3} N/cm，存在时降至 $5\times10^{-3}\sim30\times10^{-3}$ N/cm。肺表面活性物质的这一作用具有重要的生理功能：① 有助于维持肺泡的稳定性。由于肺表面活性物质的密度随肺泡半径的变小而增大，也随半径的增大而减小，所以在肺泡缩小或呼气时，表面活性物质的密度大，降低表面张力的作用强，肺泡表面张力小，可防止肺泡塌陷；在肺泡扩大或吸气时，表面活性物质的密度减小，肺泡表面张力有所增加，可防止肺泡过度膨胀，这样就保持了肺泡的稳定性。② 减少肺回缩力，减弱对肺间质的抽吸作用，从而减少肺间质和肺泡内的组织液生成，防止肺水肿的发生。③ 降低吸气阻力，减少吸气做功。

临床上的急性呼吸窘迫综合征（acute respiratory distress syndrome，ARDS）的主要病理改变为肺泡－毛细血管膜通透性增高和肺表面活性物质减少所引起的急性肺水肿和肺泡透明质膜形成。新生儿呼吸窘迫综合征（newborn respiratory distress syndrome，NRDS）也可因缺乏肺表面活性物质，发生肺不张和肺泡内表面透明质膜形成，造成呼吸窘迫综合征，导致死亡。临床观察哮喘发作时有 PS 功能障碍，PS 的合成、生物储存及生物物理学活性均降低。哮喘急性发作时吸入 PS 后 5 min 症状缓解，肺功能明显改善，证实哮喘发作时的气道阻力增加与 PS 功能下降有关。常规的抗气道阻塞药物如 β 受体激动剂、糖皮质激素、茶碱等均可促进 PS 分泌。

总之，当肺充血、肺组织纤维化或肺表面活性物质减少时，肺的弹性阻力增加，顺应性降低，患者表现为吸气困难；而在肺气肿时，肺弹性成分大量破坏，肺回缩力减小，弹性阻力减小，顺应性增大，患者则表现为呼气困难。

3. 胸廓的弹性阻力和顺应性　呼吸运动时，胸廓也有弹性阻力，胸廓的弹性阻力来自胸廓的弹性成分。胸廓处于自然位置时的肺容量，相当于肺总量的 67%左右，此时胸廓无变形，不表现有弹性阻力。肺容量小于肺总量的 67%时，胸廓被牵引向内而缩小，其弹性阻力向外，是吸气的动力，呼气的阻力；肺容量大于肺总量的 67%时，胸廓被牵引向外而扩大，其弹性阻力向内，成为吸气的阻力，呼气的动力。所以胸廓的弹性阻力既可能是吸气或呼气的阻力，也可能是吸气或呼气的动力，视胸廓的位置而定。这与肺的情况不同，肺的弹性阻力总是吸气的阻力。胸廓的弹性阻力用胸廓的顺应性表示：

$$\text{胸廓的顺应性}(C\text{chw})=\frac{\text{胸廓容积的变化}(\Delta V)}{\text{跨胸壁压的变化}(\Delta P)}\text{L/cmH}_2\text{O}$$

其中，跨胸壁压为胸膜腔内压与胸壁外大气压之差。正常人胸廓顺应性也是 0.2 L/cmH_2O。胸廓顺应性可因肥胖、胸廓畸形、胸膜增厚和腹内占位病变等而降低。

（二）非弹性阻力

非弹性阻力主要是气道阻力，此外，还包括惯性阻力和黏滞阻力。惯性阻力是气流在发动、变速、换向时因气流和组织的惯性所产生的阻止肺通气的力。平静呼吸时,呼吸频率低、气流速度慢,惯性阻力小,可忽略不计。黏滞阻力来自呼吸时组织相对位移所发生的摩擦,亦较小。非弹性阻力是在气体流动时产生的,并随流速加快而增加,故为动态阻力。

1. 气道阻力　气道阻力(airway resistance)是气体在气道内流动时气体分子间和气体分子与气道壁之间的摩擦力,是非弹性阻力的主要成分,占80%~90%。

$$气道阻力=\frac{大气压与肺内压之差(cmH_2O)}{单位时间内气体流量(L/s)}$$

气道阻力可用维持单位时间内气体流量所需的压力差来表示。健康人平静呼吸时,总气道阻力为1~3 cmH_2O/(L/s),主要发生在鼻(约占总阻力50%)、声门(约占25%)及气管和支气管(约占15%)等部位,仅10%发生在口径小于2 mm的细支气管。

2. 影响气道阻力的因素

(1) 气流形式:气流形式有层流和湍流,层流阻力小,湍流阻力大。气流太快和管道不规则容易发生湍流。如气管内有黏液、渗出物或肿瘤、异物等,可用排痰、清除异物、减轻黏膜肿胀等方法减少湍流,降低阻力。

二维码 5-2
支气管激发试验

(2) 气流线速度:不论层流或湍流,流速快,阻力大;流速慢,阻力小。如经过狭窄管道时,线速度增大,阻力也增大。

(3) 气道管径:管径大小是影响气道阻力的另一重要因素,管径缩小,阻力增大,因为流体的阻力与管道半径的4次方成反比,即 $R\propto 1/r^4$。在呼吸过程中,气道阻力发生周期性变化。主要由于小气道口径随呼吸而改变。气道阻力受下述因素影响:① 肺泡周围组织弹性纤维对小气道的牵引作用。吸气时,呼吸道内压力高、跨壁压增大、弹性成分对小气道的牵引作用增强,使气道口径增大,阻力减小;呼气时发生相反的变化。② 支气管平滑肌紧张性随呼吸时相而改变。吸气时紧张性降低,气道阻力变小;呼气时紧张性增高,气道阻力增大。这也是支气管哮喘患者呼气比吸气更为困难的主要原因。③ 气道顺应性。慢性气道炎症时,气道壁上皮下基膜及肌层增厚,气道顺应性降低,气道阻力增大。④ 神经体液因素对呼吸道平滑肌紧张性的调节。迷走神经兴奋时,通过其末梢释放的ACh与平滑肌细胞膜上M胆碱受体结合,可使呼吸道平滑肌收缩,口径缩小,气道阻力增大。交感神经和肾上腺素使呼吸道平滑肌舒张,口径扩大,气道阻力减小。呼吸道黏膜受到强烈的化学刺激时,可通过反射作用引起细支气管平滑肌的痉挛性收缩。组胺、5-HT、缓激肽、前列腺素F2及免疫反应物质,对呼吸道平滑肌有强烈的收缩作用,可用于评估气道的反应性,具体详见二维码5-2。

(三) 呼吸功

在呼吸过程中,呼吸肌为克服弹性阻力和非弹性阻力而实现肺通气所做的功称为呼吸功(work of breathing)。通常以单位时间内压力变化乘以容积变化来计算呼吸功,单位是kg·m。正常人平静呼吸时,只有吸气时有骨骼肌收缩,呼气几乎完全是被动的。此时呼吸肌要克服的阻力主要有弹性阻力,肺、胸廓等结构的惯性阻力及组织黏滞性阻力和气道阻力。克服这些阻力所做的功分别叫作弹性功、组织阻力功和气道阻力功。平静呼吸时,呼吸功不大,每分钟为0.3~0.6 kg·m,其中2/3用来克服弹性阻力,1/3用来克服非弹性阻力。劳动或运动时,呼吸频率、深度增加,呼气也有主动成分的参与,呼吸功可增至10 kg·m。病理情况下,弹性或非弹性阻力增大时,也可使呼吸功增大。

三、肺通气功能的评价

(一) 肺容积

肺容积包括以下几个部分(图5-6)。

1. 潮气量　每次呼吸时吸入或呼出的气量为潮气量(tidal volume,TV)。平静呼吸时,潮气量为400~600 mL,平均500 mL。运动时,潮气量增大,最大时可达肺活量的大小。

2. 补吸气量(吸气储备量)　平静吸气末,再尽力吸气所能吸入的气量为补吸气量(inspiratory reserve volume,IRV)。正常成年人补吸气量为1 500~2 000 mL。

3. 补呼气量(呼气储备量)　平静呼气末,再尽力呼气所能呼出的气量为补呼气量(expiratory reserve volume,ERV)。正常成人补呼气量为900~1 200 mL。

4. 余气量　最大呼气末尚存留于肺内不能再呼出的气量为余气量(residual volume,RV)。余气量只能用间接方法测定,正常成人为1 000~1 500 mL。支气管哮喘和肺气肿患者,余气量增加。

上述四种基本肺容积,它们互不重叠,全部相加后等于肺总量。

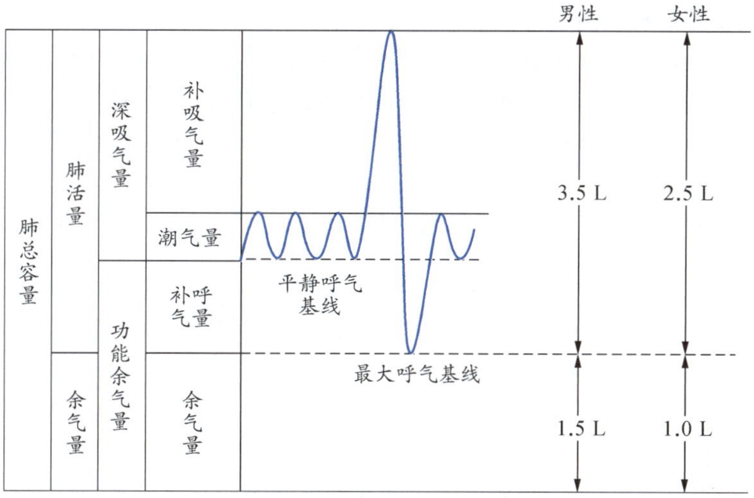

图 5-6 肺容积和肺容量

（二）肺容量

肺容量是肺容积中两项或两项以上的联合气量(图 5-6)。

1. 深吸气量　从平静呼气末做最大吸气时所能吸入的气量为深吸气量(inspiratory capacity,IC)。它是潮气量和补吸气量之和,是衡量最大通气潜力的一个重要指标。胸廓、胸膜、肺组织和呼吸肌等的病变,可使深吸气量减少而降低最大通气潜力。

2. 功能余气量　平静呼气末尚存留于肺内的气量为功能余气量(functional residual capacity,FRC)。功能余气量等于余气量与补呼气量之和,正常成年人约为 2 500 mL,肺气肿患者的功能余气量增加,肺实质性病变时减小。功能余气量的生理意义是缓冲呼吸过程中肺泡气 P_{O_2} 和 P_{CO_2} 的变化幅度。由于功能余气量的稀释作用,吸气时,肺内 P_{O_2} 不致突然升得太高,P_{CO_2} 不致降得太低;呼气时,P_{O_2} 则不会降得太低,P_{CO_2} 不致升得太高。这样,肺泡气和动脉血液的 P_{O_2} 和 P_{CO_2},就不会随呼吸而发生大幅度的波动,以利于肺换气。

3. 肺活量　尽力吸气后,从肺内所能呼出的最大气量称为肺活量(vital capacity,VC)。即:肺活量=潮气量+补吸气量+补呼气量。肺活量反映了肺一次通气的最大能力,在一定程度上可作为肺通气功能的指标。正常成年男性平均约 3.5 L,女性约 2.5 L。其值有较大的个体差异,与身材大小、性别、年龄、体位、呼吸肌强弱等有关。

4. 用力肺活量与 1 秒用力呼气量　由于测定肺活量时不限制呼气的时间,所以不能充分反映肺组织的弹性状态和气道的通畅程度,即不能充分反映通气功能的状况。例如,肺组织弹性降低或气道狭窄的患者,通气功能已受到损害,但如果延长呼气时间,所测得肺活量可以是正常的。因此有人提出用力肺活量和用力呼气量的概念。

用力肺活量(forced vital capacity, FVC)是指尽力最大吸气后,尽力尽快呼气所能呼出的最大气量(图 5-6),正常时略小于在没有时间限制条件下测得的肺活量。用力肺活量的呼气流量峰值,可用于评估气道通畅性和呼吸肌力量,具体详见二维码 5-3。

二维码 5-3
最大呼气流量

用力呼气量(forced expiratory volume,FEV)是指尽力最大吸气后再尽力尽快呼气时,在一定时间内所能呼出的气量,通常以它所占用力肺活量的百分数来表示,即 FEV_1/FVC%。其中,第 1 秒钟内呼出的气量称为 1 秒用力呼气量(FEV_1),在临床上最为常用,正常时 FEV_1/FVC%约为 80%。在肺纤维化等限制性肺部疾病患者,FEV_1 和 FVC 均下降,但 FEV_1/FVC%仍可正常甚至超过 80%;而在哮喘等阻塞性肺部疾病患者,FEV_1 的降低比 FVC 更明显,因而 FEV_1/FVC%也降低,往往需要较长时间才能呼出相当肺活量的气体。因此,1 秒用力呼气量是一种动态指标,不仅能反映肺活量容量的大小,也反映了呼吸所遇阻力的变化,是评价肺通气功能的较好指标。

5. 肺总容量　肺所能容纳的最大气量为肺总容量(total lung capacity,TLC)。它是肺活量和余气量之和。个人的肺总量因性别、年龄、身材、运动锻炼情况和体位改变而异,成年男性平均约 5 L,女性约3.5 L。

（三）肺通气功能的评价

1. 每分通气量　每分通气量(minute ventilation volume)是指每分钟进或出肺的气体总量。每分通气量=潮气量×呼吸频率。平静呼吸时,正常成年人呼吸频率每分钟 12~18 次,潮气量500 mL,则每分通气量为 6~9 L。每分通气量随性别、年龄、身材和活动量的不同而有差异。为便于比较,应在基础条件下测定,并以通气量/每平方米体表面积

(L/m^2)为单位来计算(参见第七章相关内容)。

最大随意通气量(maximal voluntary ventilation)是指尽力做深快呼吸时,每分钟所能吸入或呼出的最大气量,或称最大通气量。它反映单位时间内充分发挥全部通气能力所能达到的通气量,是估计一个人能进行多大运动量的生理指标之一。测定时,一般只测量 10 s 或 15 s 的最深最快的呼出或吸入气量,再换算成每分钟的最大通气量。最大通气量一般可达 70~120 L。

通气储量百分比:通过对平静呼吸时的每分通气量与最大通气量进行比较,可以了解通气功能的贮备能力,通常用通气储量百分比表示:

$$通气储量百分比=\frac{最大通气量-每分平静通气量}{最大通气量}\times 100\%$$

通气储量百分比的正常值等于或大于 93%。

2. 肺泡通气量　不是所有吸入的气体都能与血液中的气体进行交换。从鼻到呼吸性细支气管以前的呼吸道(包括鼻、口腔、咽、喉、气管和支气管)中的气体不参与肺泡与血液之间的气体交换,这部分传导气道的容积称为解剖无效腔(anatomical dead space),正常成年人,其容积约为 150 mL。进入肺泡的气体,也可因血流在肺内分布不均而未能都与血液进行气体交换,未能发生交换的这一部分肺泡容量称为肺泡无效腔(alveolar dead space)。肺泡无效腔与解剖无效腔一起合称生理无效腔(physiological dead space)。健康人平卧时,生理无效腔等于或接近于解剖无效腔。

每次吸气时,先进入肺泡的是存在于解剖无效腔内的那部分气体,然后才是从外界吸入的新鲜空气。呼气时则先将解剖无效腔内的部分新鲜空气呼出,然后才将肺泡内气体呼出。由于无效腔的存在,每次吸入的新鲜空气不能都到达肺泡进行气体交换。因此,为了计算真正有效的气体交换量,应以肺泡通气量为准。肺泡通气量(alveolar ventilation)是每分钟吸入肺泡的新鲜空气量。

$$肺泡通气量=(潮气量-无效腔气量)\times 呼吸频率$$

在机体的某个时间段,无效腔气量是一个相对的稳定值,影响肺泡通气量的因素主要是潮气量和呼吸频率,这两个因素又互相影响。当呼吸频率增加时,潮气量会相对减少。例如,某人潮气量为 500 mL,无效腔气体量为 150 mL,每次吸入肺泡的新鲜空气为 350 mL,若呼吸频率为每分钟 16 次,肺通气量为 8 000 mL/min,肺泡通气量为 5 600 mL/min。假设呼吸频率加倍为每分钟 32 次,潮气量相应减半为 250 mL,肺通气量保持不变,但肺泡通气量明显减少[(250-150)×32=3 200 mL/min]。因此,浅而快的呼吸对肺换气不利。

第二节　呼吸气体的交换

一、气体交换的原理

气体分子在空间不停地进行着不规则的运动,分子运动导致气体分子之间发生碰撞,从而产生气压,在空间气体分子的数量越多,它们发生碰撞的概率越大所产生的气压也越大。如果气体在空间的浓度不均匀,亦即气压不均匀,则分子运动的结果是气体分子从气压高处向气压低处发生净转移,这一过程称为气体扩散(gas diffusion)。

气体分子在肺泡气与血液之间的交换以及在血液与组织细胞之间的交换就是以扩散方式进行的。

(一) 气体的分压差与张力

在混合气体的总压力中,某种气体分子运动所产生的压力为该气体的分压(partial pressure,P)。

$$气体分压=总压力\times 该气体的容积百分比$$

两个区域之间的分压差是气体扩散的动力,分压差大,则扩散快,扩散速率大;反之,分压差小则扩散速率低。

空气是混合气,主要由 N_2、O_2、CO_2组成。在海平面上,干燥空气的 O_2含量约 20.84%,N_2含量约78.62%,CO_2含量约 0.04%。如大气压为 760 mmHg 时,则 P_{O_2}约为 159 mmHg,P_{N_2}约为600 mmHg,P_{CO_2}仅约为 0.3 mmHg。

在液体中,溶解的气体分子也按它们的各自分压在液体中互相弥散交换,达成动态平衡。

气体与液体相遇时,气体分子可扩散而溶解于液体中,溶解在液体中的气体分子也可从液体中逸出。溶解的气体分子从液体中逸出的力,称为张力(tension),亦即液体中气体的分压,其数值与分压相同。空气、肺泡、血液与组织中的各种气体的分压见表 5-1。表 5-1 所示血液和组织中的 P_{O_2}和 P_{CO_2}值仅为安静状态下的大致估计值。不同组织的 P_{O_2}、P_{CO_2}不同,在同一组织,它们还受组织活动水平的影响。

表 5-1 海平面上空气、肺泡气、血液与组织中的各种气体的分压 [单位: kPa (mmHg)]

	空 气	肺泡气	动脉血	静脉血	组 织
P_{O_2}	21.15(159)	13.83(104)	13.75(100)	5.32(40)	4.0(30)
P_{CO_2}	0.04(0.3)	5.32(40)	5.3(40)	6.12(46)	6.7(50)
P_{N_2}	79.4(597)	75.68(569)	75.68(573)	75.68(573)	75.68(573)
H_2O	0.49(3.7)	6.25(47)	6.35(47)	6.3(47)	6.3(47)
合计	101.08(760)	101.08(760)	101.08(760)	93.42(706)	92.68(700)

(二) 气体的物理特性与扩散速率

单位时间内气体扩散的容积为气体扩散速率(diffusion rate, D)。气体的扩散速率不仅取决于分压差大小,也与气体的分子质量有关,质量轻的气体扩散较快。在相同条件下,如果扩散发生于气相和液相之间,则气体扩散速率与气体在溶液中的溶解度成正比,与气体分子质量(MW)的平方根成反比。溶解度(S)是单位分压下溶解于单位容积的溶液中的气体量。一般以 1 个大气压,38℃时,100 mL 液体中溶解的气体的毫升数来表示。溶解度与分子质量的平方根之比($S/\sqrt{\text{MW}}$)为扩散系数(diffusion coefficient),它取决于气体分子本身的特性。因为 CO_2 在血浆中的溶解度(51.5)约为 O_2(2.14)的 24 倍,CO_2的分子质量略大于 O_2的分子质量,所以 CO_2的扩散系数是 O_2的 20 倍。

此外,气体扩散速率还与温度、扩散面积和距离有关。气体扩散速率与温度(T)成正比,与扩散面积(A)成正比,与扩散距离(d)成反比。在人体,体温相对恒定,温度因素可忽略不计。故气体扩散速率(D)与其影响因素: 分压差(ΔP)、扩散面积(A)、溶解度(S)、扩散距离(d)和气体分子质量(MW)的关系是:

$$D \propto \frac{\Delta P \cdot A \cdot S}{d \cdot \sqrt{\text{MW}}}$$

二、肺内气体交换

(一) 肺内气体交换过程

在肺内,肺泡气 P_{O_2}是 13.83 kPa(104 mmHg),混合静脉血流经肺毛细血管时,血液 P_{O_2}是 5.32 kPa (40 mmHg),肺泡气 P_{O_2}比血液高,因此,肺泡气中 O_2便由分压差驱动向血液净扩散,血液的 P_{O_2}逐渐上升,最后接近肺泡气的 P_{O_2}。而混合静脉血的 P_{CO_2}是 6.12 kPa(46 mmHg),肺泡气的 P_{CO_2}是 5.32 kPa (40 mmHg),所以,CO_2向相反的方向净扩散,即从血液到肺泡。经过肺内气体交换,血液离开肺泡时已成为动脉血(图 5-7)。O_2和 CO_2的扩散都极为迅速,仅约0.3 s即可达到平衡。通常情况下,血液流经肺毛细血管的时间约0.7 s,所以当血液流经肺毛细血管全长约 1/3 时,已经基本上完成肺换气过程。

(二) 影响肺内气体交换的因素

1. 肺泡气的更新率 肺泡气与血液之间的气体分压差是肺内气体交换的动力,肺泡气 O_2和 CO_2的分压取决于肺泡气的更新率。通常每次呼吸只能使部分肺泡气得到更新。若每次呼吸潮气量为 500 mL,吸入肺泡的新鲜空气为 350 mL,功能余气量为 2 500 mL,则每次呼吸仅使肺泡内气体更新 1/7 (14.3%) 左右。无效腔量增大(如支气管扩张)或功能余气量增加(如肺气肿),均使肺泡气体更新率降低,肺泡气与血液之间的 O_2和 CO_2的分压差减小,不利于肺换气。

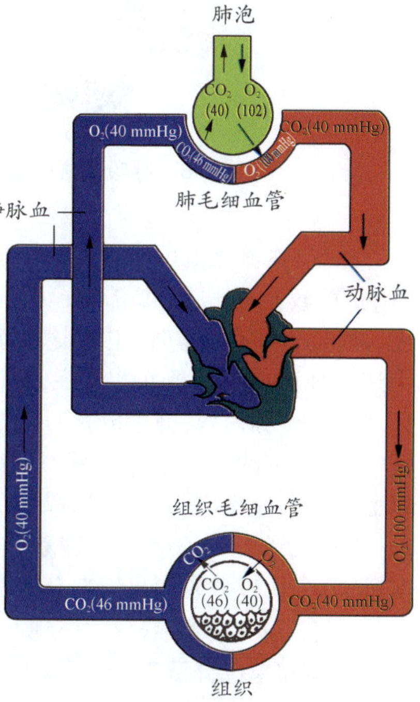

图 5-7 肺内气体交换和组织内气体交换

2. 呼吸膜的厚度 肺泡气通过呼吸膜(肺泡-毛细血管膜)与血液气体进行交换。气体扩散速率与呼吸膜厚度成反比关系,膜越厚,单位时间内交换的气体量就越少。呼吸膜由六层结构组成(图 5-8): 含肺泡表面活性物质的液体分子层、肺泡上皮细胞层、上皮基底膜、肺泡上皮和毛细血管膜之间很小的间隙、毛细血管的基底膜和毛细血管内皮细胞层。正常情况下,呼吸膜的总厚度不到 1 μm,气体通过呼吸膜的扩散极为迅速。任何使呼吸膜增厚或扩散距离增加的病理因素(如肺纤维化、肺水肿等),都会降低扩散速率,减少扩

二维码 5-4
肺水肿

散量,具体详见二维码 5-4。特别是运动时,由于机体耗氧量增加,血流加速,肺换气时间缩短,这时呼吸膜的厚度或扩散距离的改变对肺换气的影响便更加明显。

3. 呼吸膜的面积　气体扩散速率与扩散面积成正比。正常成人的肺约有 3 亿个肺泡,总扩散面积约 70 m^2。安静状态下,呼吸膜的扩散面积约 40 m^2,故有相当大的贮备面积。运动时,因肺毛细血管开放数量和开放程度增加,扩散面积也大大增加。肺不张、肺实变、肺气肿或肺毛细血管关闭和阻塞均使呼吸膜扩散面积减小。

4. 通气/血流比值　肺泡与血液交换后的气体靠血液运送,要达到最佳换气效率,不仅需要足够的肺泡通气量和肺血流量,而且两者还必须配合恰当。每分肺泡通气量($\dot{V}_A$)和每分肺血流量($\dot{Q}$)之间的比值,称为通气/血流比值(ventilation/perfusion ratio, $\dot{V}_A/\dot{Q}$)。正常成年人安静时约为 4.2/5 =0.84。只有适宜的 $\dot{V}_A/\dot{Q}$ 才能实现适宜的肺换气。$\dot{V}_A/\dot{Q}$ 增大或减小,都会影响有效的气体交换。如果$\dot{V}_A/\dot{Q}$比值增大,就意味着通气过剩,血流不足,部分肺泡气未能与血液气充分交换,致使肺泡无效腔增大。反之,$\dot{V}_A/\dot{Q}$减小,则意味着通气不足,血流过剩,部分血液流经通气不良的肺泡,混合静脉血中的气体未得到充分更新,未能成为动脉血就流回了心脏,犹如发生了功能性动-静脉短路(图 5-9)。

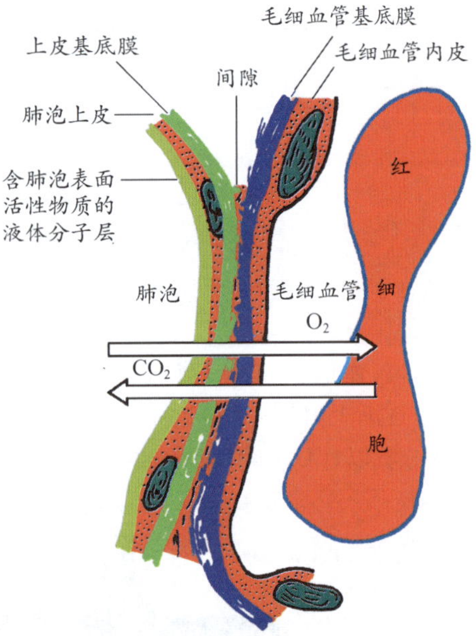

图 5-8　呼吸膜结构示意图

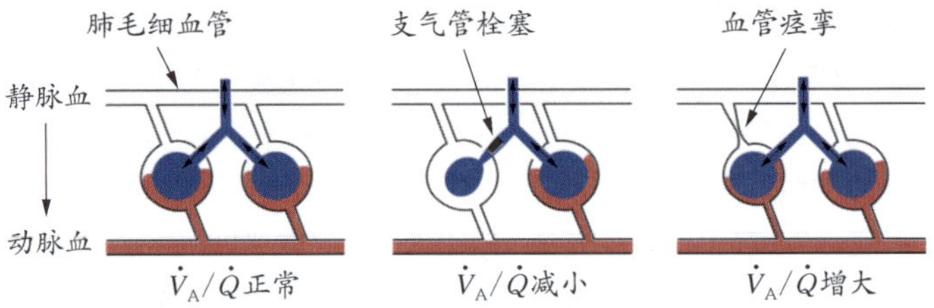

图 5-9　通气/血流比值($\dot{V}_A/\dot{Q}$)及其变化示意图

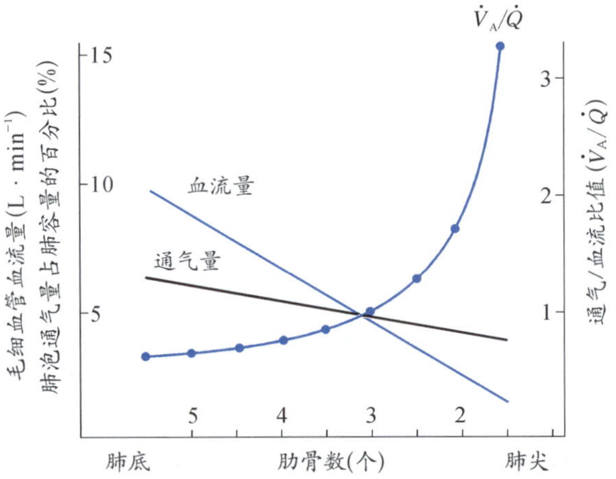

图 5-10　正常人在直立位时肺泡通气量和毛细血管血流量的分布

通气/血流比值可作为衡量肺换气功能的指标。当存在$\dot{V}_A/\dot{Q}$异常的情况下,可导致血液缺 O_2和 CO_2潴留。由于 CO_2扩散较 O_2为快,不易滞留;动、静脉血液之间 O_2分压差远大于 CO_2分压差,动脉血 P_{O_2}下降的程度大于 P_{CO_2}升高的程度。所以,$\dot{V}_A/\dot{Q}$异常时,主要表现为血液缺 O_2为主。肺气肿等肺阻塞性疾患,因许多细支气管阻塞和肺泡壁的破坏,上述两种$\dot{V}_A/\dot{Q}$异常都可以存在,致使肺换气效率受到极大损害,造成肺换气功能异常。

对整个肺而言,健康成人的$\dot{V}_A/\dot{Q}$是0.84。但肺内各部分的肺泡通气量和肺毛细血管血流量的分布是不均匀的,因此,各个局部的$\dot{V}_A/\dot{Q}$也不相同。例如,人在直立位时,由于重力等因素的作用,肺尖部的通气和血流都较肺底的小,而以血流量的减少更为显著,所以肺尖部的$\dot{V}_A/\dot{Q}$较大,可高达 2.5 以上,而肺底部的$\dot{V}_A/\dot{Q}$比值较小,可低至0.6 以下(图 5-10)。虽然正常情况下存在着肺泡通气和血流的不均匀分布,但从总体上来说,由于呼吸膜面积远远超过肺换气的实际需要,所以并未明显影响 O_2的摄取和 CO_2的排出。

(三)肺扩散容量

气体在单位分压差(0.133 kPa, 1 mmHg)作用下每分钟通过呼吸膜扩散的气体的毫升数为肺扩散容量(diffusion capacity of lung, D_L)。D_L是测定呼吸气通过呼吸膜的能力的一种指标。

1. O_2的肺扩散容量　正常人安静时 O_2的 D_L平均约为 20 mL/(min·mmHg)。剧烈运动时,由于肺通气量增加，从外界获得足够的 O_2；肺血流量也增加，肺毛细血管开放，增大了交换面积；通气、血流的不均匀分布也得到改善。因而，O_2的肺扩散容量大大增加，D_L可增加到 60 mL/(min · mmHg)。肺部疾病，可因有效扩散面积减小或扩散距离增加而使 D_L降低。

2. CO_2的肺扩散容量　CO_2的 D_L为 O_2的 20 倍。由于 CO_2的扩散速度快，存在于呼吸膜两侧的 CO_2分压差很小（平均值小于 1 mmHg），因此难以准确测定 CO_2的肺扩散容量。

三、组织内气体交换

在组织中，由于细胞代谢不断地消耗 O_2，产生 CO_2，故组织 P_{O_2}(4.0 kPa，30 mmHg 以下）低于动脉血 P_{O_2}(13.75 kPa，100 mmHg)，P_{CO_2}(6.65 kPa，50 mmHg 以上）高于动脉血 P_{CO_2}(5.3 kPa，40 mmHg)。动脉血流经组织毛细血管时，O_2便顺分压差由血液向细胞扩散，CO_2则由细胞向血液扩散（图 5－7)，动脉血因失去 O_2和得到 CO_2而变成静脉血。气体在组织内的交换发生于血液、组织液、细胞内液之间，而且扩散膜两侧的 O_2和 CO_2的分压差随细胞内氧化代谢的强度和组织血流量而异。血流量不变时，代谢增强、耗 O_2多，则组织液中 P_{O_2}低，P_{CO_2}高；代谢率不变时，血流量大，则 P_{O_2}高，P_{CO_2}低。

第三节　气体在血液中的运输

O_2和 CO_2都以物理溶解和化学结合两种形式存在于血液中。气体分压和溶解度是决定溶解与结合量以及它们之间相互转化的重要因素。气体分压越高，溶解能力越强，则溶解于液体中的气体分子浓度越高，将有更多的同样气体分子溶解入液体。反之，气体分压降低，则液体中溶解的同样气体分子离开液体，回到气体状态。当温度 38℃时，1 个大气压(760 mmHg)下，O_2和 CO_2在 100 mL 血液中溶解的量分别是 2.36 mL 和 48 mL。血液中实际的 O_2和 CO_2含量如表 5－2。

表 5－2　血液中实际的 O_2和 CO_2含量　　（单位：mL/100 mL 血液）

	动　脉　血			混　合　静　脉　血		
	物理溶解	化学结合	合　计	物理溶解	化学结合	合　计
O_2	0.31	20.0	20.31	0.11	15.2	15.31
CO_2	2.53	46.4	48.93	2.91	50.0	52.91

由表中可见，O_2、CO_2主要都是以化学结合的形式进行运输，以溶解形式存在的 O_2、CO_2比例极小，但气体的溶解却是实现化学结合所必需的步骤。气体必须先溶解后，才能发生化学结合，而结合状态的气体，也必须分解成溶解状态后才能逸出血液。在肺换气或组织换气时，进入血液的 O_2、CO_2都是先溶解，提高分压，再出现化学结合；O_2、CO_2从血液释放时，也是溶解的先逸出，分压下降，结合的再分离出来补充所失去的溶解的气体。溶解的和结合的两者之间处于动态平衡。

一、氧的运输

血液中约 98.5%的 O_2以化学结合形式进行运输，物理溶解的 O_2量仅约占血液总 O_2含量的 1.5%。O_2的结合形式是氧合血红蛋白(HbO_2)。

（一）O_2与血红蛋白的结合

血红蛋白(hemoglobin，Hb)是红细胞内的色蛋白，每一个 Hb 分子由 1 个珠蛋白和 4 个血红素（又称亚铁原卟啉）组成。每个血红素又由 4 个吡咯基组成一个环，中心为一个 Fe^{2+}。每个珠蛋白有 4 条多肽链，每条多肽链与 1 个血红素相连接，构成 Hb 的单体或亚单位。Hb 是由 4 个单体构成的四聚体。Hb 的 4 个亚单位之间和亚单位内部由盐键连接。1 个亚单位可以结合 1 个 O_2分子，Hb 与 O_2的结合或解离将影响盐键的形成或断裂，使 Hb 四级结构的构型发生改变，Hb 与 O_2的亲和力也随之改变。

1. O_2与 Hb 结合的特征　血液中的 O_2主要以 HbO_2形式运输。O_2与 Hb 的结合有以下一些重要特征。① 反应快、可逆、不需酶的催化、受 P_{O_2}的影响。当血液流经 P_{O_2}高的肺部时，Hb 与 O_2结合，形成 HbO_2；当血液流经 P_{O_2}低的组织时，O_2迅速解离，释放 O_2，成为去氧 Hb。② Fe^{2+}与 Hb 结合后仍是二价铁，所以该反应是氧合(oxygenation)，不是氧化(oxidation)。③ 1分子Hb可以结合4分子O_2。Hb分子质量是64~67 kDa,所以1 g Hb可以结合1.34~1.39 mL O_2,视Hb纯度而异。

2. 血氧容量、血氧含量与血氧饱和度 100 mL血液中,Hb所能结合的最大O_2量称为Hb的氧容量(oxygen capacity)。而Hb实际结合的O_2量称为Hb的氧含量(oxygen content)。Hb氧含量和氧容量的百分比为Hb的氧饱和度(oxygen saturation)。即:氧饱和度=(氧含量/氧容量)×100%。例如,Hb浓度在150 g/L血液时,Hb的氧容量为1.34×150=201 mL/L血液,如Hb的氧含量是201 mL/L,则Hb氧饱和度是100%;如果Hb氧含量是150 mL,则Hb氧饱和度为150/201 × 100%=75%。通常情况下,血液中溶解的O_2极少,可忽略不计,因此,Hb氧容量,Hb氧含量和Hb氧饱和度可分别称为血氧容量、血氧含量和血氧饱和度。正常人动脉血P_{O_2}较高,Hb氧含量高,Hb氧饱和度约为98%,故HbO_2也高,呈鲜红色。去氧Hb呈紫蓝色,当体表表浅毛细血管床血液中去氧Hb含量达5 g/100 mL以上时,皮肤、黏膜呈浅蓝色,称为发绀(cyanosis)。

(二) O_2解离曲线

O_2解离曲线(oxygen dissociation curve)是表示P_{O_2}与Hb氧结合量或Hb氧饱和度关系的曲线(图5-11)。它表示在不同P_{O_2}下,O_2与Hb的分离和结合的情况。

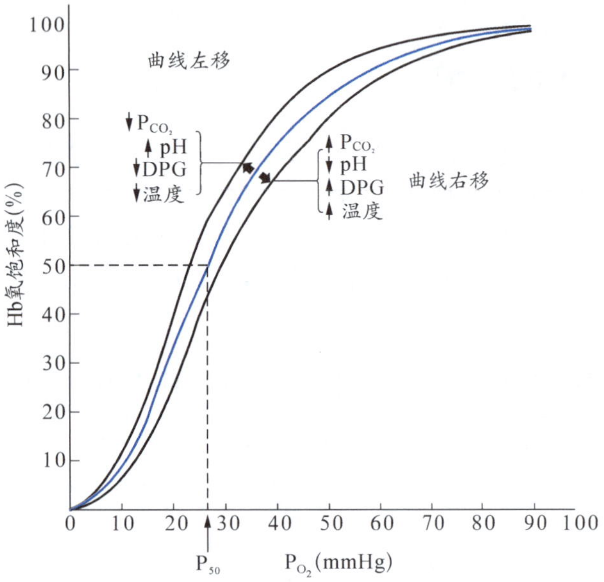

图5-11 O_2解离曲线及其影响因素

Hb O_2解离曲线呈S形,与Hb的变构效应有关。目前认为Hb有两种构型:去氧Hb为紧密型(tense form,T型),氧合Hb为疏松型(relaxed form,R型)。当O_2与Hb的Fe^{2+}结合后,盐键逐步断裂,Hb分子逐步由T型变为R型,对O_2的亲和力逐步增加,R型Hb对O_2的亲和力为T型的数百倍。也就是说,Hb的4个亚单位无论在结合O_2或释放O_2时,彼此间有协同效应,即1个亚单位与O_2结合后,由于变构效应,其他亚单位更易与O_2结合;反之,当HbO_2的1个亚单位释出O_2后,其他亚单位更易释放O_2。

O_2解离曲线的特点和功能意义是:① 血液P_{O_2}在7.98~13.3 kPa(60~100 mmHg)之间,曲线较平坦,Hb氧饱和度变化很小。P_{O_2}为13.3 kPa(100 mmHg)时,Hb氧饱和度为97.4%,如将吸入气P_{O_2}提高到19.95 kPa(150 mmHg),Hb氧饱和度为100%,只增加了2.6%。反之,如使P_{O_2}下降到9.31 kPa(70 mmHg),Hb氧饱和度为94%,也仅降低了3.4%。因此,即使在高原、高空或某些呼吸系统疾病时,吸入气或肺泡气P_{O_2}有所下降,但只要不低于7.98 kPa(60 mmHg),Hb氧饱和度仍能保持在90%以上,血液仍可携带足够量的O_2,不致发生明显的低氧血症。② 血液P_{O_2}在5.32~7.98 kPa(40~60 mmHg)之间,曲线较陡。动脉血液流过组织时释放出O_2,P_{O_2}从100 mmHg下降到40 mmHg,Hb氧饱和度从97%下降到75%,血O_2含量从19.4 mL%下降到14.4 mL%,即每100 mL血液流过组织时释放了5 mL O_2。血液流经组织释放出的O_2容积占动脉血O_2含量的百分数称为O_2的利用系数,安静时为25%左右。③ 血液P_{O_2}在2~5.32 kPa(15~40 mmHg)之间,是曲线坡度最陡的一段,即P_{O_2}稍有降低,Hb氧饱和度就大幅度下降。在组织活动加强时,P_{O_2}可降至2 kPa(15 mmHg),HbO_2进一步解离,氧饱和度降至更低的水平,血氧含量仅约4.4 mL%。这样,每100 mL血液能供给组织15 mL O_2,O_2的利用系数可提高到75%,是安静时的3倍。所以血液运输O_2也有很大的储备能力。

(三) 影响O_2解离曲线的因素

血红蛋白对O_2亲和力的变化可引起O_2解离曲线的位置发生偏移。通常用P_{50}表示Hb对O_2的亲和力。P_{50}是使Hb氧饱和度达50%时的P_{O_2},正常情况下为3.52 kPa(26.5 mmHg)。P_{50}增大,曲线右移,表明Hb对O_2的亲和力降低,需更高的P_{O_2}才能达到50%的Hb氧饱和度;P_{50}降低,曲线左移,表示Hb对O_2的亲和力增加,达50% Hb氧饱和度所需的P_{O_2}降低。影响Hb与O_2亲和力或P_{50}的因素有血液的pH、P_{CO_2}、温度和有机磷化合物(图5-11)等。

1. pH和P_{CO_2}的影响 pH降低或P_{CO_2}升高,Hb对O_2的亲和力降低,P_{50}增大,曲线右移;pH升高或P_{O_2}降低,Hb对O_2的亲和力增加,P50降低,曲线左移。pH对Hb氧亲和力的这种影响称为波尔效应(Bohr effect)。波尔效应的机制与pH改变时Hb的构型发生变化有关。酸度增加时,H^+与Hb多肽链某些氨基酸残基的基团结合,促进盐键形成,可促使Hb分子构型变为T形,从而降低Hb对O_2的亲和力;酸度降低时,则促使盐键断裂放出H^+,Hb变为R型,对O_2的亲和力增加。P_{CO_2}的影响,一方面是P_{CO_2}改变时,可通过pH改变发生间接效应;另一方面可通过CO_2与Hb结合而直接影响 Hb 与 O_2 的亲和力，但这一效应对 O_2 解离曲线的影响较小。

波尔效应具有重要的生理意义，当血液流经肺时，CO_2 从血液向肺泡扩散，血液 P_{CO_2} 下降，H^+ 浓度也降低，均使 Hb 对 O_2 的亲和力增大，血液结合的 O_2 量增加，促进肺毛细血管血液的氧合。当血液流经组织时，CO_2 从组织扩散进入血液，血液 H^+ 浓度升高，Hb 对 O_2 的亲和力降低，促进 HbO_2 解离，有利于毛细血管内的血液向组织释放 O_2。

2. 温度的影响　温度升高，O_2 解离曲线右移，促进 O_2 的释放；温度降低，曲线左移，不利于 O_2 的释放。临床低温麻醉手术时应考虑到这一点。温度对 O_2 解离曲线的影响，可能与温度影响了 H^+ 活度有关。温度升高，H^+ 活度增加，降低了 Hb 对 O_2 的亲和力。组织代谢活跃时，局部温度升高，CO_2 和酸性代谢产物增加，都有利于 HbO_2 解离，使活动组织可获得更多的 O_2 以适应其代谢的需要。

3. 2,3-二磷酸甘油酸　2,3-二磷酸甘油酸（2,3-diphosphoglycerate，2,3-DPG）是红细胞无氧糖酵解的产物，在调节 Hb 与 O_2 的亲和力中起重要作用。2,3-DPG 浓度升高，Hb 对 O_2 的亲和力降低，O_2 解离曲线右移；2,3-DPG 浓度降低，Hb 对 O_2 的亲和力增加，曲线左移。其机制可能是 2,3-DPG 与 Hbβ 链形成盐键，促使 Hb 变成 T 型的缘故。此外，2,3-DPG 可以提高 H^+ 浓度，通过波尔效应来影响 Hb 对 O_2 的亲和力。用枸橼酸，葡萄糖液保存三周后的血液，由于糖酵解停止，红细胞 2,3-DPG 含量下降，Hb 不易与 O_2 解离。所以，用大量储存血液给患者输血，其运 O_2 功能降低。

二维码 5-5
高铁血红蛋白血症

4. 其他因素　Hb 的 Fe^{2+} 氧化成 Fe^{3+} 时，即失去运 O_2 能力，可引起高铁血红蛋白血症，详见二维码 5-5。胎儿 Hb 与 O_2 的亲和力大，有助于胎儿血液流经胎盘时从母体摄取 O_2。CO 与 Hb 的亲和力是 O_2 的 250 倍，可占据 Hb 与 O_2 的结合位点，阻断 O_2 与 Hb 结合使 HbO_2 下降。此外，当 CO 与 Hb 分子中某个血红素结合后，将增加其余 3 个血红素对 O_2 的亲和力，使 O_2 解离曲线左移，妨碍 O_2 的解离。所以 CO 中毒既妨碍 Hb 与 O_2 的结合，又妨碍对 O_2 的解离，可造成机体组织细胞的严重缺氧，详见二维码 5-6。

二维码 5-6
CO 中毒

二、二氧化碳的运输

（一）CO_2 的运输形式

血液中的 CO_2 也以物理溶解和化学结合两种形式运输。

1. 物理溶解　物理溶解的 CO_2 约占 CO_2 总运输量的 5%，从组织扩散入血的 CO_2 首先溶解于血浆，一小部分溶解的 CO_2 缓慢地与水结合生成 H_2CO_3，H_2CO_3 又解离成 HCO_3^- 和 H^+，H^+ 被血浆缓冲系统缓冲，pH 无明显变化。在血浆中溶解的 CO_2 绝大部分扩散进入红细胞，在红细胞内以碳酸氢盐和氨基甲酸血红蛋白形式运输。溶解的 CO_2 也与血浆蛋白的游离氨基反应，生成氨基甲酸血红蛋白，但形成的量极少，而且动静脉血中的含量接近，表明它对 CO_2 的运输所起作用不大。

2. 化学结合　化学结合的 CO_2 约占 CO_2 总运输量的 95%。化学结合的形式主要是碳酸氢盐和氨基甲酸血红蛋白，其中碳酸氢盐形式占 CO_2 总运输量的 88%，氨基甲酸血红蛋白形式占 7%。

（1）碳酸氢盐：从组织扩散进入血液的 CO_2，大部分在红细胞内在碳酸酐酶（carbonic anhydrase）的催化下与水反应生成 H_2CO_3，H_2CO_3 又解离成 HCO_3^- 和 H^+。在此反应过程中，红细胞内 HCO_3^- 浓度不断增加，HCO_3^- 除小部分在红细胞内与 K^+ 结合生成 $KHCO_3$ 外，大部分顺浓度梯度通过红细胞膜扩散进入血浆，与 Na^+ 结合成 $NaHCO_3$。红细胞内负离子的减少应伴有同等数量的正离子向外扩散，可是红细胞膜对正离子的通透性很小，H^+ 不能伴随 HCO_3^- 外移，而小的负离子可以通过红细胞膜，于是 Cl^- 便由血浆扩散进入红细胞，以维持电荷平衡，这种现象称为氯转移（chloride shift）。在红细胞膜上有特异的 HCO_3^--Cl^- 载体，运载这两种离子跨膜交换。这样 HCO_3^- 便不会在红细胞内堆积，有利于反应向右进行和 CO_2 的运输。反应中产生的 H^+，大部分与 HbO_2 结合，使 Hb 呈酸性，有利于 HbO_2 解离 O_2。

$$CO_2 + H_2O \xrightleftharpoons{\text{碳酸酐酶}} H_2CO_3 \rightleftharpoons HCO_3^- + H^+$$

上述反应是双向的。在血液，反应向右进行。在肺部，反应向相反方向（向左）进行。因为肺泡气 P_{CO_2} 比静脉血的低，血浆中的 CO_2 扩散入肺泡。

（2）氨基甲酸血红蛋白：血中一部分 CO_2 也可与 Hb 的自由氨基结合生成氨基甲酸血红蛋白（carbaminohemoglobin，HbNHCOOH）。

$$HbNH_2O_2 + CO_2 \underset{在肺}{\overset{在组织}{\rightleftharpoons}} HbNHCOOH + O_2$$

这一反应无须酶的催化，而且迅速、可逆。调节这一反应的主要因素是氧合作用。血液流经组织时，HbO_2解离释出O_2，去氧Hb增多，与CO_2结合力增强，生成HbNHCOOH，反应向右进行。在肺，HbO_2生成增多，促使HbNHCOOH解离释放CO_2和H^+，反应向左进行。虽然以氨基甲酸血红蛋白形式运输的CO_2仅约占总运输量的7%，但在肺排出的CO_2中却有17.5%是从氨基甲酸血红蛋白释放出来的，可见其运输效率较高。

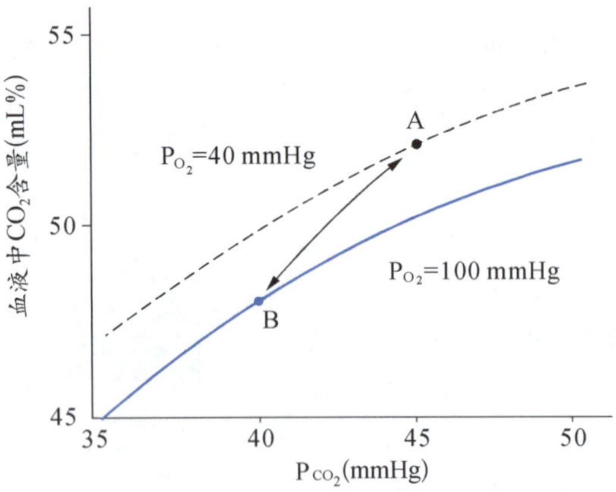

图 5-12 CO_2解离曲线

A：静脉血；B：动脉血

（二）CO_2解离曲线

CO_2解离曲线(carbon dioxide dissociation curve)是表示血液中CO_2含量与P_{CO_2}关系曲线(图5-12)。血液中CO_2含量随P_{CO_2}上升而增加。与氧解离曲线不同，两者之间接近线性关系而不是S形曲线，而且没有饱和点。因此，CO_2解离曲线的纵坐标不用饱和度而用浓度表示。

从图中可知，当静脉血P_{O_2}为40 mmHg，P_{CO_2}为45 mmHg时，CO_2含量约为52 mL%(A点)；当动脉血P_{O_2}为100 mmHg，P_{CO_2}为40 mmHg时，CO_2含量约为48 mL%(B点)。所以血液流经肺时每100 mL血液释出4 mL CO_2。

（三）O_2与Hb的结合对CO_2运输的影响

O_2和CO_2的运输是相互影响的。O_2与Hb结合可促使CO_2释放，这一现象称为何尔登效应(Haldane effect)。在相同的P_{CO_2}下，动脉血(HbO_2多)携带的CO_2比静脉血少。因为HbO_2酸性较强，而去氧Hb酸性较弱，所以去氧Hb容易与CO_2结合，生成HbNHCOOH，也容易与H^+结合，使H_2CO_3解离过程中产生的H^+被及时移去，有利于反应向右进行，可提高血液运输CO_2的量。因此，在组织中，由于HbO_2释出O_2而成为去氧Hb，通过何尔登效应可促使血液摄取并结合CO_2；在肺，则因Hb与O_2结合，促使CO_2释放。

第四节　节律性呼吸的调控

节律性呼吸活动是维持生命的基本条件。机体的组织细胞在新陈代谢过程中，不断地消耗O_2和产生CO_2，呼吸的主要功能就是通过呼吸运动不断地从外界获取O_2并从机体排出CO_2，才能使机体内环境P_{O_2}、P_{CO_2}和[H^+]维持在正常水平，即内环境的稳定状态。机体处在永远不断变化的外部环境之中，机体的内环境随新陈代谢的不断进行也永远处在不断变化之中。节律性呼吸运动随体内、外环境的变化而改变。例如在劳动或运动时，代谢增强，或血液中P_{O_2}降低、P_{CO_2}增高时，都可使呼吸加深加快，肺通气量增大，以摄取更多的O_2，排出更多的CO_2，从而保持和机体的代谢水平相适应。本节将重点讨论节律性呼吸的产生，节律性呼吸的中枢调控及节律性呼吸运动是如何随机体内外环境的变化而变化。

一、呼吸中枢与节律性呼吸的产生

（一）呼吸中枢

呼吸中枢是指位于中枢神经系统(CNS)内，负责产生呼吸节律并调节呼吸运动的神经细胞群体。这些细胞广泛分布于CNS的各个层级，涵盖大脑皮层、间脑、脑桥、延髓以及脊髓等区域。正常的呼吸运动依赖于各级呼吸中枢之间的协同作用。

1923年，英国生理学家拉姆斯登(Lumsden)为探究呼吸中枢的确切位置，对猫的脑干实施了横切实验。实验结果显示，当在脊髓与延髓之间实施横切(图5-13，D平面)时，呼吸运动即刻停止，这表明脊髓本身及其呼吸肌并不具备产生节律性呼吸的能力。脊髓内的呼吸神经元扮演着连接高位呼吸中枢与呼吸肌的中继站角色，并作为整合某些呼吸反射的初级中枢。

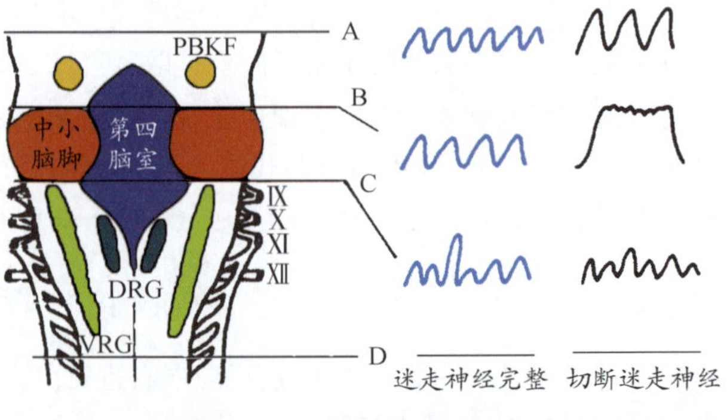

图 5-13 在不同水平切断脑干后呼吸的变化(右)示意图

DRG：背侧呼吸群；VRG：腹侧呼吸群；PBKF：脑桥呼吸群；A、B、C、D为不同水平切面

而在中脑与脑桥之间横切(图 5-13,A 平面)时,呼吸节律未出现明显变化;但若在脑桥的上、中部之间实施横切(图 5-13,B 平面),则呼吸将变得缓慢而深沉;进一步切断双侧迷走神经后,吸气显著延长,仅偶尔伴有短暂的呼气,这种呼吸模式被称为长吸式呼吸。这一结果提示,脑桥上部为呼吸调整中枢,对长吸中枢具有抑制作用;而脑桥下部则为长吸中枢,对吸气活动产生紧张性易化作用,从而延长吸气过程。来自肺部的迷走神经传入冲动同样具有抑制吸气并促进吸气向呼气转换的功能。当脑桥下部失去来自脑桥上部及迷走神经的双重传入作用时,吸气无法及时中断并转为呼气,从而引发长吸式呼吸。此外,若在延髓与脑桥之间实施横切(图 5-13,C 平面),则无论迷走神经是否保持完整,均会出现喘息样呼吸,表现为不规则的呼吸运动。这一结果提示延髓为喘息中枢,能够产生最基本的呼吸节律。基于上述研究及后续的深入探讨,美国神经生理学家史密斯(Smith)等进一步指出,呼吸节律主要产生于延髓的前包钦格复合体。

(二)节律性呼吸发生机制

基本节律性呼吸形成的机制,迄今尚未完全阐明,目前主要流行以下两种学说。

1. 起步神经元(pacemaker neuron)学说　该学说认为在延髓中存在具有起步性质的呼吸相关神经元,它们表现内在的节律性活动,这种活动影响和决定了其他呼吸相关神经元的活动。横断脑干切片实验发现,在靠近 pre-BÖtC 的区域横切,使呼吸节律性放电消失,而从背侧向腹侧水平横切脑干,直至疑核水平都不会改变呼吸节律性放电。进一步在包含有 pre-BÖtC 和舌下神经核呼吸运动神经元及舌下神经的脑薄片上可以记录到呼吸节律性放电活动。使用全细胞膜片钳记录技术(whole-cell patch-clamp recording techniques)检验脑薄片上的神经元放电振荡特性,观察到这些神经元具有与运动输出同步的膜电位的周期性去极化,证实这些神经元具有类似于窦房结细胞自动去极化的起步(pacemaker)特征,将这种自律细胞称为条件起步细胞(conditional pacemaking cell)。但此实验是用新生大鼠或胚胎鼠,这些鼠的中枢抑制机制发育尚不够完善,更易显示孤立呼吸神经元核团的独立节律功能。而在成年鼠的脑薄片上则观察不到上述实验结果,提示成年鼠的呼吸节律产生机制更为复杂。

2. 呼吸神经元网络学说　该学说认为呼吸神经元在呼吸中枢形成网络,这些神经元相互作用和影响形成呼吸节律。呼吸神经元网络由呼吸节律发生器(RRG)和吸气形式发生器(IPG)组成。呼吸节律发生器在吸气和呼气的发生与切断中起关键作用,吸气形式发生器则在调整呼吸运动的模式中起主要作用。网络中的呼吸相关神经元并不是单纯被动地接受其他神经元的传入影响,神经元膜的内在特性在呼吸节律发生中也起重要作用。

此外,尚有呼吸神经元交互抑制学说、局部神经元回路反馈控制学说、中枢吸气活动发生器和吸气切断机制等学说,但这些假说对解释基本呼吸节律发生机制,都还需要在实验上得到进一步的证据和理论上的进一步完善。

二维码 5-7
呼吸节律的
研究简史

呼吸节律究竟是怎样产生的?详见二维码 5-7。

二、呼吸运动的反射性调节

基本节律性呼吸运动产生于延髓呼吸神经元的自主节律性活动,受 CNS 呼吸相关神经元网络的调控,同时接受来自呼吸肌、呼吸器官、其他器官感受器传入冲动的反射性调节。

(一)肺牵张反射

肺牵张反射(pulmonary stretch reflex)又称黑-伯二氏反射(Hering Breuer reflex)。早在 1868 年,黑林(Hering)和布洛伊尔(Breuer)发现,在麻醉动物肺充气或扩张,可抑制吸气;肺放气或肺缩小,则引起吸气;切断迷走神经,上述反应消失。故把这种由肺扩张或缩小引起的吸气抑制或兴奋的反射性反应称为肺牵张反射,它包括肺扩张反射和肺缩小反射。

1. 肺扩张反射　肺扩张反射是肺充气或扩张时抑制吸气的反射。该反射的感受器位于从气管到细支气管的气道平滑肌中,属于牵张感受器,阈值低,适应慢。当肺扩张时,牵拉呼吸道使之也扩张,感受器受到牵拉而兴奋,冲动经迷走神经粗纤维传入延髓。在延髓内通过一定的神经联系使吸气停止,转入呼气。切断迷走神经后,吸气延长、加深,呼吸变深变慢。平静呼吸时,肺扩张反射不参与成年人的呼吸调节。但在新生婴儿,存在这一反射,在出生 4~5 d 后,反射就显著减弱。病理情况下,肺顺应性降低,肺扩张时扩张了气道,可引起肺扩张反射,使呼吸变得浅快。

2. 肺缩小反射　肺缩小反射又称肺萎缩反射,是肺回缩时引起吸气的反射。感受器也位于气道平滑肌内,但其性质尚不十分清楚。该反射在较强缩肺时才出现,对平静呼吸的调节意义不大,但对呼气过深和肺不张等可能起一定作用。

(二) 呼吸肌本体感受性反射

该反射的感受器是肌梭和腱器官,属于骨骼肌的本体感受器,所引起的反射为呼吸肌本体感受性反射(respiratory muscle proprioception reflex),为呼吸肌的牵张反射。在动物实验中,切断双侧迷走神经,消除肺牵张反射传入的影响;颈7横断脊髓,去除延髓呼吸中枢的传出;此时,牵拉膈肌,膈肌电活动仍然增强;切断胸脊神经背根,呼吸运动减弱。说明呼吸肌本体感受性反射参与正常呼吸运动的调节,在呼吸肌负荷改变时将发挥更大作用。

(三) 防御性呼吸反射

在呼吸道黏膜上皮内分布有迷走神经末梢,它们是呼吸道的感受器,当受到机械或化学刺激时,引起防御性呼吸反射(defensive respiratory reflex),以清除激惹物,避免其进入肺泡。

1. 咳嗽反射　感受器位于喉、气管和支气管的黏膜。大支气管以上部位的感受器对机械刺激敏感,二级支气管以下部位的感受器对化学刺激敏感。传入冲动经迷走神经传入延髓,触发一系列协调的反射效应,引起咳嗽反射。咳嗽时,先是短促的深吸气,接着声门紧闭,呼气肌强烈收缩,肺内压和胸膜腔内压急速上升,然后声门突然打开,由于气压差大,气体便以极高的速度从肺内冲出,将呼吸道内异物或分泌物排出。剧烈咳嗽时,因胸膜腔内压显著升高,可阻碍静脉回流,使静脉压和脑脊液压升高。

2. 喷嚏反射　喷嚏反射是和咳嗽类似的反射,不同的是,刺激作用于鼻黏膜感受器,其传入神经为三叉神经,反射效应是腭垂下降,舌压向软腭,声门不关闭,呼出气主要从鼻腔喷出,以清除鼻腔内的刺激物。

(四) 化学感受性反射

化学感受性反射(chemoreceptor reflex)调节是指化学因素刺激化学感受器所引起的反射性调节。呼吸调节的化学因素主要是指动脉血或脑脊液中的 P_{O_2}、P_{CO_2} 和 H^+。

1. 化学感受器　化学感受器(chemoreceptor)是指其适宜刺激为化学物质的感受器。由于分布部位不同,将参与呼吸调节的化学感受器分为中枢化学感受器和外周化学感受器。

(1) 中枢化学感受器:在延髓腹外侧浅表部位存在着左右对称的头、中、尾三个化学敏感区,称中枢化学感受器(central chemoreceptor)(图 5-14a)。头端和尾端区具有化学感受性,中间区是头端区和尾端区传入冲动向脑干呼吸中枢投射的中继站。

关于中枢化学感受器的作用机制,一般认为,中枢化学感受器的适宜刺激是 H^+,由于血液中的 H^+ 不易通过血-脑屏障,故血液 pH 的变动对中枢化学感受器的直接作用不大,也较缓慢。但是,血液中的 CO_2 很容易透过血-脑屏障,进入脑脊液和脑组织细胞外液的 CO_2 与 H_2O 结合生成 H_2CO_3,再解离出 H^+,使化学感受器周围液体中的 H^+ 浓度升高,从而刺激中枢化学感受器,再引起呼吸中枢兴奋(图5-14b)。可是,脑脊液中碳酸酐酶含量很少,CO_2 与 H_2O 的水合反应很慢,所以对 CO_2 的反应有一定的时间延迟。中枢化学感受器不感受缺 O_2 刺激。中枢化学感受器的作用是调节脑脊液的 H^+,使 CNS 有一稳定的 pH 环境。

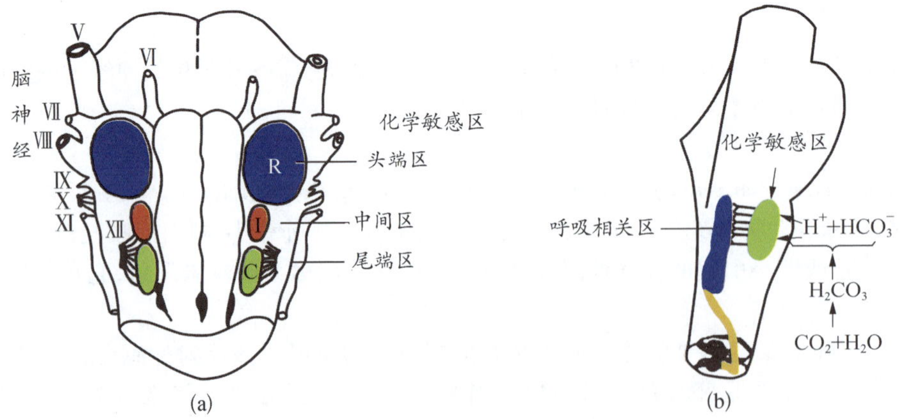

图 5-14　中枢化学感受器

(a) 延髓腹外侧的三个化学敏感区;(b) 血液或脑脊液 P_{CO_2} 升高时,刺激呼吸的中枢机制

(2) 外周化学感受器:外周化学感受器(peripheral chemoreceptor)是指颈动脉体和主动脉体对血液 P_{O_2}、P_{CO_2} 和 H^+ 变化敏感的感受装置,详见二维码 5-8。在缺 O_2、CO_2 过多、H^+ 浓度升高等刺激下,可引起动脉血压升高及呼吸加强等化学感受性反射活动。在调节血压方面,颈动脉体和主动脉体的作用大致相等;在调节呼吸方面,颈动脉体起主要作用。

由于颈动脉体体积较大，位于颈内外动脉分叉处，易于解剖，所以对外周化学感受器的研究主要集中在颈动脉体。颈动脉体含Ⅰ型细胞（球细胞）和Ⅱ型细胞（鞘细胞），周围包绕以毛细血管窦，血供十分丰富。Ⅰ型细胞呈球形，有大量囊泡，内含递质，如ACh、儿茶酚胺、神经活性肽等。Ⅱ型细胞数量较少，没有囊泡，功能上类似神经胶质细胞，与颈动脉体其他成分之间没有特化的接触。Ⅰ型细胞与窦神经的传入纤维末梢形成特化接触（包括单向突触、交互突触、缝隙连接等），被认为是化学感受细胞。当Ⅰ型细胞受到刺激时，细胞质内 Ca^{2+} 升高，触发递质释放，引起传入神经兴奋。P_{O_2} 下降与 P_{CO_2} 升高、H^+ 升高引起细胞质内 Ca^{2+} 升高的机制不同。P_{O_2} 下降可抑制细胞膜 K^+ 通道的开放，K^+ 外流减少，细胞膜去极化，从而促使电压依从性 Ca^{2+} 通道开放，Ca^{2+} 进入细胞内。而 P_{CO_2} 升高或 H^+ 升高时，进入细胞内的 H^+ 增多，激活了细胞的 Na^+-H^+ 交换机制，Na^+ 进入细胞内，使细胞内 Na^+ 升高，继而使细胞内 Na^+-Ca^{2+} 交换机制活动增强，Na^+ 出细胞外，Ca^{2+} 入细胞内，引起细胞质内 Ca^{2+} 升高。

实验表明，血液中 P_{O_2} 下降、P_{CO_2} 升高、H^+ 浓度升高或血流量减少时，化学感受器的传入冲动增多。但在贫血或CO中毒时，血 O_2 含量虽然下降，但只要血流量充分，P_{O_2} 正常，化学感受器传入冲动并不增加。所以化学感受器所感受的刺激是 P_{O_2}，而且是感受器所处环境内的 P_{O_2}，而不是动脉血 O_2 含量。实验还发现，上述各种刺激对化学感受器有相互增强的协同效应。

2. CO_2、H^+ 和 O_2 对呼吸的影响

二维码 5-8
CO_2 麻醉

（1）CO_2 对呼吸的影响：一定浓度的 CO_2 是维持正常呼吸的重要生理性刺激。吸入气中 CO_2 浓度适当增加，可使呼吸加强。如在海平面，吸入气中 CO_2 浓度到1%时，肺通气量即已增加；增加到4%，肺通气量加倍；增加到10%时，肺通气量可达静息时的8~10倍，并出现头昏、头痛等症状。但吸入气中 CO_2 浓度达30%时，引起呼吸中枢麻痹。再增加到40%时，导致呼吸停止。CO_2 麻醉相关内容详见二维码5-8。而人在过度通气后发生的呼吸暂停，是因为过度通气排出了较多的 CO_2，使血液中 P_{CO_2} 下降，以致对呼吸中枢的刺激减弱所造成。

CO_2 对呼吸的刺激作用是通过两条途径实现的：一条是刺激中枢化学感受器，进而引起延髓呼吸中枢兴奋，使呼吸加深、加快；另一条刺激外周化学感受器，冲动传入延髓，作用于延髓呼吸相关核团，反射性地使呼吸加深、加快，增加肺通气。在这两条途径中，中枢化学感受器的作用是主要的。因为动物切断外周化学感受器的传入神经后，吸入 CO_2 仍能发生呼吸加强反应，而且与完好的动物反应类似（图5-15）。但当中枢化学感受器受到抑制，对 CO_2 反应降低时，外周化学感受器就起主要作用。或当动脉血 P_{CO_2} 突然大增时，由于中枢化学感受器的反应较慢，外周化学感受器在引起呼吸快速反应中可能起主要作用。

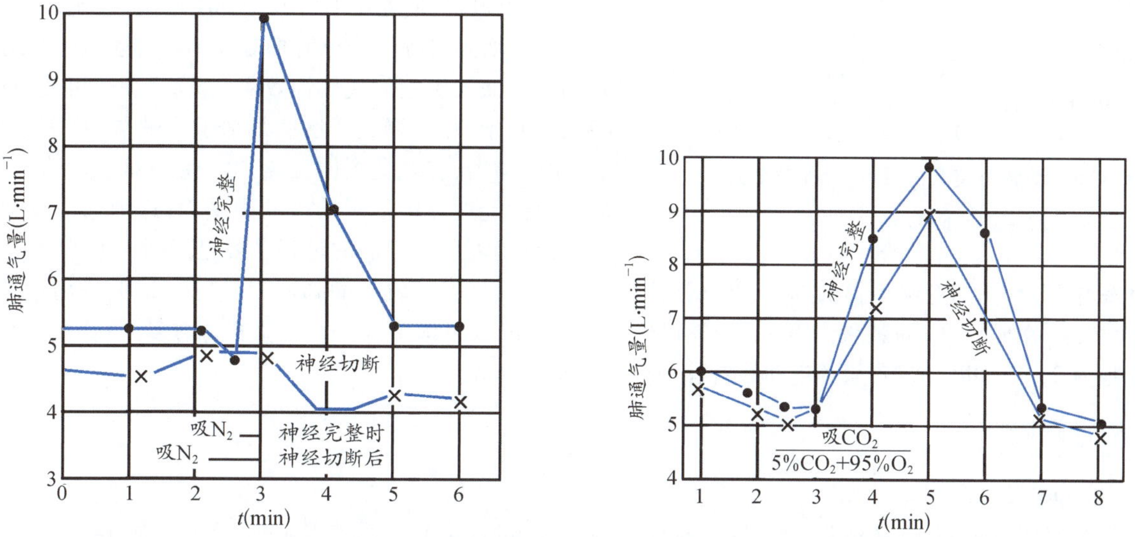

图5-15　未麻醉狗，切断窦神经前、后吸 N_2（左）和吸 CO_2（右）的呼吸反应

（2）H^+ 对呼吸的影响：血液 H^+ 升高，呼吸加强；H^+ 降低，呼吸抑制。H^+ 升高刺激呼吸的途径与 CO_2 类似，也是通过外周化学感受器和中枢化学感受器而引起的。中枢化学感受器对 H^+ 的敏感性约为外周化学感受器的25倍。但是，由于 H^+ 不易透过血-脑屏障，限制了它对中枢化学感受器的作用。所以血液中 H^+ 对呼吸的影响主要是通过刺激外周化学感受器所引起。此外，当血液 H^+ 升高引起呼吸加强时，会造成 CO_2 过多地被排除，

以致 P_{CO_2}降低,从而限制了呼吸的加强。因此血液 H^+升高对呼吸的刺激作用不如血液 P_{CO_2}升高的刺激作用明显。

(3) 缺氧对呼吸的影响:吸入气中 P_{O_2}在一定范围内下降可以刺激呼吸。由于吸入气中 P_{O_2}降低(缺氧),血液中 P_{O_2}也随之降低。血液中 P_{O_2}降低引起呼吸加强的作用途径与血液 P_{CO_2}升高时不完全一样。如图 5-15 左图所示,吸入 N_2、切断颈动脉窦神经的动物,缺氧不再引起呼吸加强;而吸入 CO_2、切断颈动脉窦神经的动物仍有呼吸加强的反应。这些结果表明,缺氧刺激呼吸完全是通过外周化学感受器发动的反射所造成;另一方面还说明,在外周化学感受器中颈动脉体起主要作用。

缺氧对呼吸中枢的直接作用是抑制其活动。外周化学感受器能耐受缺氧,并能为缺氧刺激所兴奋。因此,缺氧时来自外周化学感受器的传入冲动,能对抗缺氧对中枢的抑制作用,促使呼吸中枢兴奋,反射的使呼吸加强。但在严重的缺氧时,来自外周化学感受器的传入冲动不能抗衡缺氧对呼吸中枢的抑制作用,因而可使呼吸减弱,甚至停止。

血液中 P_{O_2}对正常呼吸的调节作用不大,仅在特殊情况下低 O_2刺激才有重要意义。如严重肺气肿、肺心病患者,肺换气受到障碍,导致低 O_2和 CO_2潴留。长时间的 CO_2潴留使中枢化学感受器对 CO_2刺激作用发生适应,而外周化学感受器对低 O_2刺激适应很慢,这时低 O_2对外周化学感受器的刺激成为驱动呼吸的主要刺激。

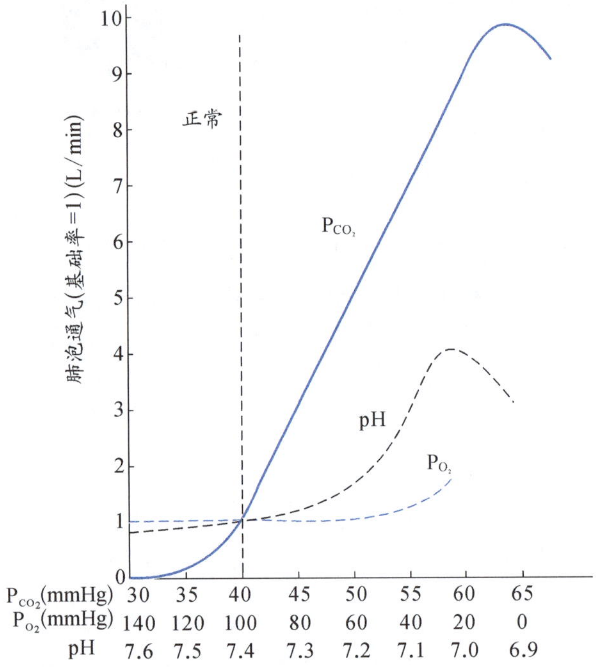

图 5-16 动脉血液 P_{O_2}、P_{CO_2}、pH 改变对肺泡通气的影响

总之,血液 P_{CO_2}升高、P_{O_2}下降和 H^+升高,均能刺激呼吸(图 5-16)。如保持其他两个因素不变,只改变其中一个因素时的单因素通气效应,则 P_{O_2}下降对呼吸的影响较慢较弱。但实际上单因素的改变的可能性是很小的,往往是一种因素改变会引起其余一两种因素相继改变或同时改变,三者间相互影响、相互作用,既可因相互总和而加大,也可因相互抵消而减弱。因此,必须全面分析,综合考虑。

3. 低气压对呼吸的影响　在高原,由于海拔逐渐升高,空气也逐渐稀薄,大气压随之逐渐降低,空气中各种气体分压也按比例的越来越低。高海拔低气压主要缺氧影响呼吸。低氧对呼吸功能的影响,首先是肺通气量增加,这是低氧刺激化学感受器,反射的引起呼吸增强所致。肺通气量增加,有助于增加肺泡气 P_{O_2},从而增加血氧饱和度,以弥补缺氧。但肺通气量增加,将使 CO_2排出过多,使血中 CO_2减少,pH 增高,甚至产生呼吸性碱中毒。pH 增高对呼吸中枢有抑制作用,并能减弱化学感受器刺激,削弱了缺氧引起的代偿性效应。pH 增高还可使氧解离曲线左移,不利于 O_2 的释放。这些都加重了缺氧,特别是脑组织对缺氧耐受力弱,首先受到损害,产生一系列症状。人长期生活在高原环境,能逐渐增强对缺氧的耐受力,逐渐适应低氧环境,这一过程称为习服。习服的过程主要是通过:① 肾脏排出 HCO_3^-增加,纠正碱中毒,解除对呼吸中枢的抑制,并加强化学感受性反射,保持较大的肺通气量;② HCO_3^-排出增多,可降低对 pH 缓冲能力,增加了 CO_2的刺激作用;③ 缺氧可使红细胞生成数目增多,O_2 的运输工具增多,动脉血氧容量增加;④ 使红细胞内 2,3-DPG 增多,氧解离曲线右移,有利于 O_2 的释放。

三、异常呼吸

(一) 潮式呼吸

潮式呼吸(tidal breathing)又称陈-施呼吸(Cheyne-Stokes respiration),其特点是呼吸逐渐增强、增快,又逐渐减弱、减慢与呼吸暂停交替出现,每个周期 45 s 到 3 min(图 5-17)。潮式呼吸产生的基本机制是因为某种原因使呼吸受到刺激,肺通气量增加,呼出过多的 CO_2,使血液 P_{CO_2}降低,呼吸中枢因缺少 CO_2的刺激开始受到抑制,呼吸变慢、变浅甚至停止。呼吸的抑制又使血液 P_{CO_2}逐渐升高,P_{CO_2}升高了的血液随后到达脑,又开始刺激呼吸,呼吸又复变快变深,再次使 P_{CO_2}下降,呼吸再次受到抑制。如此周而复始,周期性进行,产生潮式呼吸。陈-施呼吸常见的原因是:① 肺-脑循环时间延长(心力衰竭),使脑 P_{CO_2}升高,增强了对呼吸的刺激,触发陈-施呼吸;② 呼吸中枢反馈增益增加,即呼吸中枢对 P_{CO_2}或 pH 变化引起的肺通气反应过强。低 O_2或某种脑干损伤可出现增益增大。

（二）比奥呼吸

比奥呼吸（Biöt respiration）特点是一次或多次强呼吸后，继而长时间呼吸停止，之后又出现第 2 次这样的呼吸（图 5－17）。周期持续时间变动较大，短的仅 10 s，长的可达 1 min。比奥呼吸见于脑损伤、脑脊液压力升高、脑膜炎等疾病时，常是死亡前出现的危急症状。发生的原因尚不清楚，可能是疾病已侵犯延髓，损害了呼吸中枢。

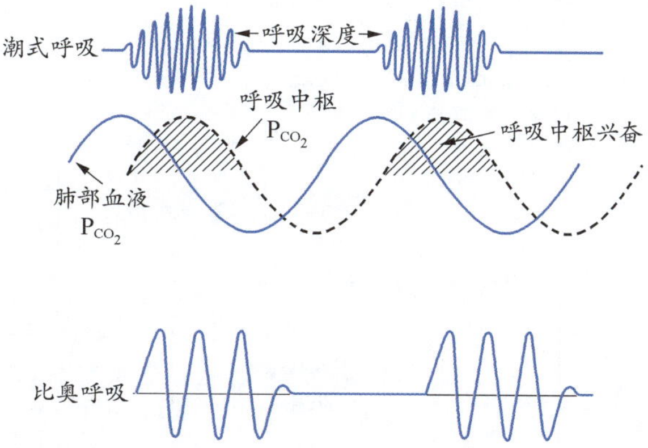

图 5－17　异常呼吸型式示意图

（三）睡眠呼吸暂停

部分正常人在睡眠时会出现周期性呼吸暂停。在睡眠的各个时相均可出现呼吸暂停，但以快速眼球运动睡眠期和慢波睡眠期多见。呼吸暂停一般持续 10 s 以上，并伴有血氧饱和度下降。睡眠呼吸暂停（sleep apnea）可分为中枢性和阻塞性两类。中枢性睡眠呼吸暂停以暂停期呼吸运动完全消失为特征。阻塞性睡眠呼吸暂停是由于上呼吸道塌陷阻塞所造成，因而以有呼吸运动而无气流为特征，呼吸暂停可因觉醒而中断，打鼾是阻塞性睡眠呼吸暂停的早期表现。长期发生睡眠呼吸暂停对健康是非常不利的，常会导致乏氧、嗜睡，严重时会导致肺动脉高压、右心衰竭等。

（唐俊明　吴　艳　郑宏涛）

二维码 5－9
思政：海曼斯
和他的狗

二维码 5－10
第五章思考题

第六章 消化与吸收

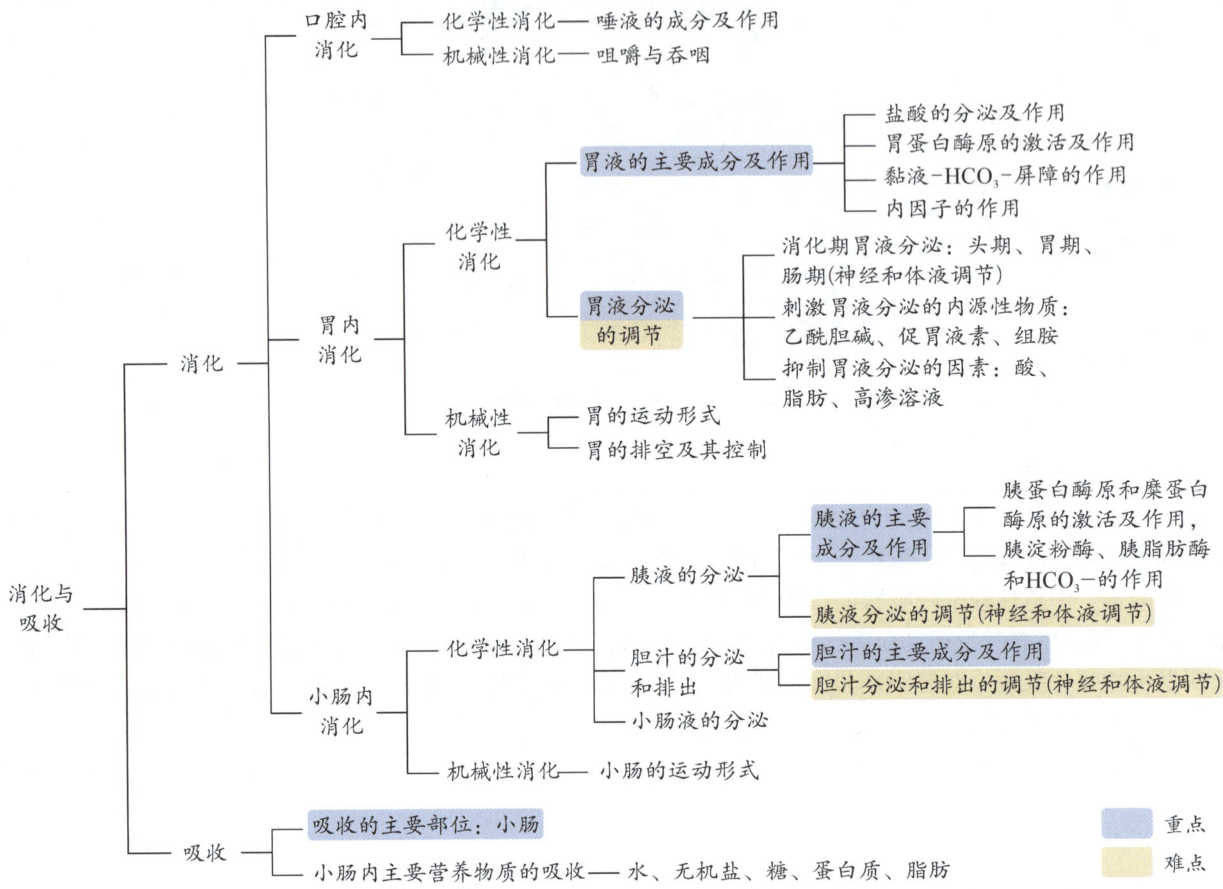

第一节 概 述

消化系统由消化道和消化腺组成。消化系统具有把摄入的食物变成可吸收的小分子物质并吸收入体内的基本功能。食物中的无机盐、水和大多数维生素可以直接吸收利用，而蛋白质、脂肪、糖类等大分子物质必须在消化道内分解成小分子物质，才能通过消化道黏膜被吸收。这种食物在消化道内被分解成可吸收的小分子物质的过程称为消化(digestion)。消化的方式有两种：一是机械性消化(mechanical digestion)，即通过消化道肌肉的运动将食物磨碎，并使之与消化液充分混合，同时将食物不断向远端消化管推进；二是化学性消化(chemical digestion)，即通过消化道黏膜和消化腺分泌的消化酶，将食物分解成小分子物质。食物经过消化后，透过消化道黏膜进入血液或淋巴液的过程，称为吸收(absorption)。

一、消化道平滑肌的特性

在整个消化道中，除了口腔、咽、食管上端和肛门外括约肌是骨骼肌外，其余部分均由平滑肌组成。消化道通过平滑肌的舒缩活动，完成对食物的机械性消化。消化道平滑肌除具有一般平滑肌的共性外，还具有其自身的特性。

(一) 消化道平滑肌的一般特性

1. 自动节律性收缩　消化道平滑肌能够自动节律性收缩，但收缩很缓慢，节律性远不如心肌规则。在适宜的环境中，离体消化道平滑肌仍能够进行自动节律性收缩运动。

2. 富有伸展性　消化道平滑肌能适应实际的需要而作很大的伸展。作为空腔脏器，这一特性具有重要的生理意义，它可使消化道特别是胃能容纳好几倍于自己初体积的食物。

3. 兴奋性较低 消化道平滑肌的兴奋性较骨骼肌低。收缩的潜伏期、收缩期和舒张期比骨骼肌长得多，而且变异很大。

4. 具有紧张性 消化道平滑肌经常保持着一种微弱的持续收缩状态，称为紧张性(tonicity)。紧张性使消化道各部分，如胃、肠等维持一定的形状和位置，还使消化道的管腔内保持一定的基础压力。消化道平滑肌的各种收缩活动都是在此紧张性基础上发生的。

5. 对不同理化刺激的敏感性不同 消化道平滑肌对于机械牵张、温度和化学刺激特别敏感，如微量的 ACh 可引起强烈的收缩，而对烧灼、切割、电刺激等敏感性较低。消化道平滑肌的这一特性与它所处的生理环境是分不开的。

（二）消化道平滑肌的电生理特性

消化道平滑肌的活动与骨骼肌和心肌的活动一样，均伴有电的变化。但是，平滑肌电活动要比骨骼肌和心肌复杂得多，其电生理变化大致可分为三种，即静息电位、慢波电位和动作电位。

1. 静息电位 消化道平滑肌的静息电位不稳定，波动较大，其测定值为−60～−50 mV，静息电位主要由 K^+的平衡电位形成，但 Na^+、K^+、Cl^-及生电性钠泵活动也参与了静息电位的产生。

2. 慢波电位 消化道平滑肌细胞膜在静息电位的基础上，自发产生周期性缓慢去极化和复极化，由于其频率较慢，称为慢波(slow waves)，又称基本电节律(basic electrical rhythm, BER)。它的波幅为10～15 mV，持续时间由数秒至十几秒，频率因不同的组织而异，胃为每分钟 3 次，十二指肠为每分钟 11～13 次。从十二指肠开始向下其频率逐渐下降，至回肠末端为每分钟 8～9 次。切断支配胃肠的外来神经后慢波依然存在，表明它的产生可能是肌源性的。研究表明，产生节律性慢波的起搏细胞(pacemaker cell)是纵行肌与环行肌之间的卡哈尔间质细胞(interstitial cell of Cajal, ICC)，是一种兼有成纤维细胞和平滑肌细胞特性的间质细胞，与两层平滑肌细胞均形成缝隙连接(gap junction)，可直接将慢波传给平滑肌。有关慢波产生的确切机制目前仍不清楚，细胞膜某种特殊的离子通道周期性开放可能是其产生的原因之一。如细胞内 Ca^{2+}浓度增高时激活 Cl^-通道，使 Cl^-外流，膜电位去极化。

3. 动作电位 当消化道平滑肌受到各种理化因素刺激，或者当慢波去极化达到阈电位时，即可产生动作电位。动作电位时程短(10～20 ms)，故又称快波。平滑肌动作电位与骨骼肌和神经细胞相比，有以下特点：① 峰电位上升慢，持续时间长；② 不受 Na^+通道阻断剂的影响，但可被 Ca^{2+}通道阻断剂所阻断；③ 锋电位的幅度低，而且大小不等。实验表明，平滑肌动作电位上升支的产生主要与慢钙通道开放引起的大量 Ca^{2+}和少量 Na^+内流有关，降支主要是 K^+通道开放使 K^+外流所致。由于 Ca^{2+}通道开放和失活均较缓慢，导致了峰电位上升慢和持续时间长的特点。

慢波、动作电位和肌肉收缩的关系为：平滑肌的收缩出现于动作电位之后，动作电位发生在慢波去极化的基础上。肌肉收缩的张力与动作电位的数目有关，而动作电位的频率和个数决定于慢波的上升幅度。慢波越大，产生的动作电位越多；慢波是平滑肌收缩的起步电位，是收缩节律的控制波(图 6－1)。

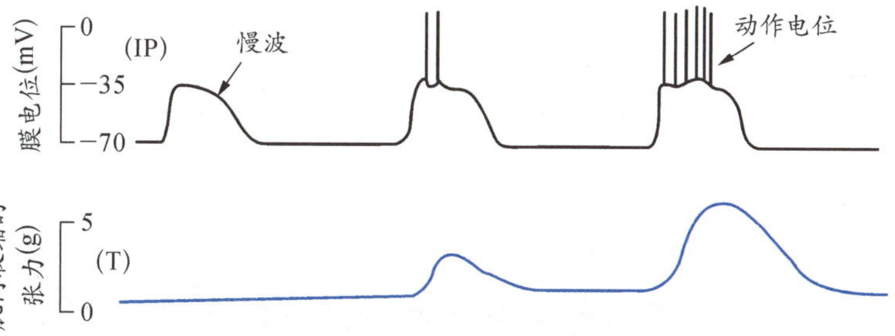

图 6－1 消化道平滑肌的电活动

上线为细胞内电极记录的基本电节律，慢波上出现数量不等的动作电位；下线为与电活动相对应的平滑肌的机械收缩活动

二、消化腺的分泌功能

整个消化道内存在许多能够分泌消化液的消化腺，包括唾液腺、胃腺、胰腺、肝脏、大肠腺和小肠腺。消化液主要由各种消化酶、离子和水组成，正常人每日由各种消化腺分泌的消化液总量为 6～8 L(表 6－1)。消化液的主要功能为：① 消化液中大量的水分稀释和溶解食物，有利于消化和吸收；② 改变消化道内的 pH，使之适应于消化酶活性的需要；③ 消化液中的消化酶能分解复杂的食物成分，使之成为可吸收的小分子；④ 消化液中的黏液、抗体和大量的液体保护消化道黏膜，防止物理性和化学性损伤。

表 6-1 各种消化液的成分及其酶的主要作用

消化液	分泌量(L/d)	pH	主要成分	酶的底物	酶的水解产物
唾液	1~1.5	6.6~7.1	黏液		
			α-淀粉酶	淀粉	麦芽糖
胃液	1.5~2.5	0.9~1.5	黏液		
			盐酸		
			内因子		
			胃蛋白酶原	蛋白质	胨、多肽
胰液	1~2	7.8~8.4	HCO_3^-		
			胰蛋白酶原	蛋白质	氨基酸、寡肽
			糜蛋白酶原	蛋白质	氨基酸、寡肽
			羧基肽酶原	肽	氨基酸
			核糖核酸酶	RNA	单核苷酸
			脱氧核糖核苷酸酶	DNA	单核苷酸
			α-淀粉酶	淀粉	麦芽糖、寡糖
			胰脂肪酶	三酰甘油	脂肪酸、甘油、甘油酯
			胆固醇酯酶	胆固醇酯	脂肪酸、胆固醇
			磷脂酶	磷脂	脂肪酸、溶血磷脂
胆汁	0.8~1	6.8~7.4	胆盐、胆固醇		
			胆色素		
小肠液	1~3	7.8~8.0	黏液		
			肠致活酶	胰蛋白酶原	胰蛋白酶
大肠液	0.5	8.3	黏液		
			HCO_3^-		

消化液的分泌过程是腺细胞主动活动的过程,包括从血液中摄取原料,在细胞内合成并储存,在适当的刺激(进食)时分泌出来等一连串活动。

三、消化道的神经支配及其作用

神经系统对消化道功能的调节比对体内其他器官、系统的功能调节更为复杂。在整体水平,消化道既受外来自主神经支配,同时又受胃肠道内在神经丛的支配。胃肠道有自己的局部神经系统称为内在神经系统(enteric nervous system),它是由存在于消化道内的大量神经元和神经纤维构成,根据神经元所在的位置又分两个神经丛:一个是位于黏膜下的黏膜下神经丛(submucous plexus);另一个是位于环行肌与纵行肌之间的肌间神经丛(myenteric plexus)(图 6-2)。内在神经丛内的神经元与神经元之间或与平滑肌细胞、腺细胞和上皮细胞之间发生突触联系。许多肌间

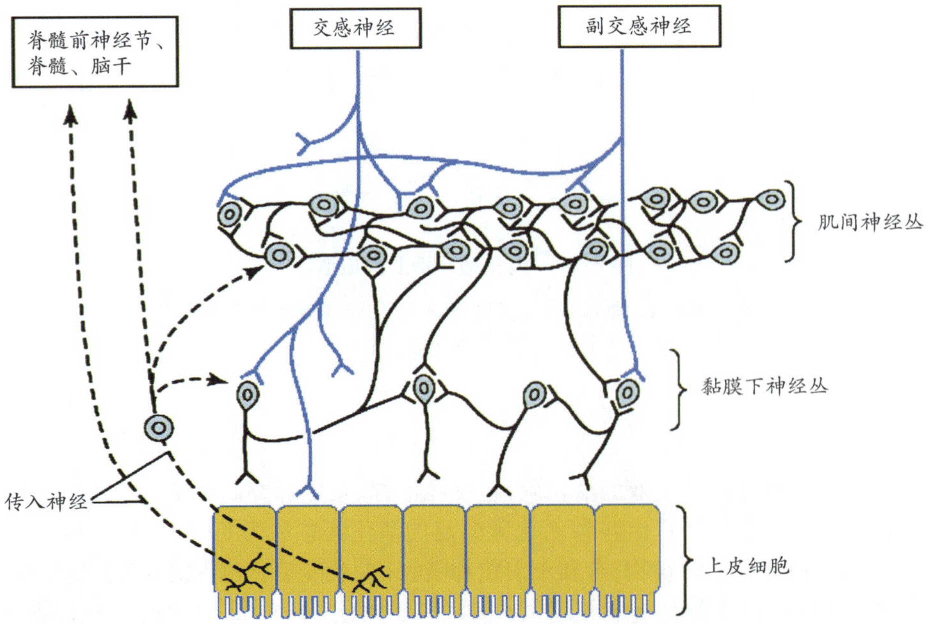

图 6-2 消化道的神经支配

神经丛神经元的轴突与黏膜下神经丛神经元发生突触联系，所以两个神经丛相互影响。另外，当刺激神经丛的某一部位，兴奋可以传递到上段和下段消化道，如刺激小肠上段的神经丛会影响胃平滑肌和腺体的活动，同时也影响小肠下段平滑肌和腺体活动。

内在神经的绝大多数起兴奋性效应的递质是 ACh，而起抑制性效应的递质除少数是去甲肾上腺素外，多数是多肽如血管活性肠肽（vasoactive intestinal polypeptide，VIP）、P 物质（substance P）、NO 和 ATP 等。消化道内的内在神经丛构成了一个完整的、相对独立的整合系统，在消化道活动调节中具有十分重要的作用。

支配胃肠的外来自主神经有交感神经和副交感神经。除口腔、咽、食管上段及肛门外括约肌为骨骼肌，受躯体神经支配外，其余消化器官都受交感和副交感神经的双重支配，其中副交感神经的影响较大。交感神经从脊髓胸腰段侧角发出，经过腹腔神经节、肠系膜神经节或腹下神经节更换神经元后，节后纤维分布在胃肠的各个部位，其节后纤维末梢释放的递质为去甲肾上腺素。通常情况下，交感神经兴奋可抑制胃肠运动和分泌。副交感神经的节后纤维主要为胆碱能纤维，其兴奋可引起胃肠道运动增强，消化腺分泌增加。少数胃肠道副交感神经的节后纤维是非胆碱、非肾上腺素能纤维，它们的作用视具体部位而异。交感神经和副交感神经纤维与胃肠道内的两类内在神经丛发生突触联系，中枢神经系统通过这一途径调节消化道运动和分泌活动。

由于内在神经的存在，消化道内形成两种神经反射（图 6－3）：一是短反射（short reflex arc），即感受器－内在神经丛－效应细胞；二是长反射（long reflex arc），即胃肠道内的感受器－中枢神经系统－内在神经丛－效应细胞。神经系统对胃肠道功能的调节可以只通过短或长反射实现，也可以通过两种反射同时参与调节。必须指出的是并不是所有神经反射的刺激都来自消化道，食物的视觉、味觉刺激和情绪变化可以直接通过中枢神经系统和自主神经影响胃肠的功能。

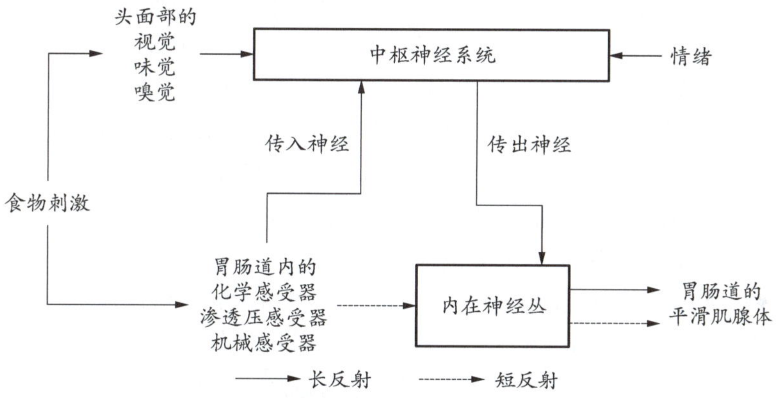

图 6－3　胃肠道两种神经反射示意图

胃肠道的各种刺激激发两种反射途径，即长反射和短反射

四、胃肠激素

胃肠激素（gastrointestinal hormone）是由分散存在于胃肠黏膜的内分泌细胞分泌的具有多种生物活性的化学物质。主要的胃肠激素有 5 种，即促胃液素、促胰液素、缩胆囊素、促胃动素和抑胃肽（表 6－2）。

表 6－2　胃肠道主要的内分泌细胞的种类、分布、分泌的激素和作用

分泌细胞	激　　素	分　　布	主 要 作 用
G 细胞	促胃液素	胃窦、十二指肠	刺激胃黏膜壁细胞分泌胃酸 胃窦平滑肌收缩
I 细胞	缩胆囊素	小肠上部	胆囊收缩 刺激胰腺和胆管上皮分泌
K 细胞	抑胃肽	小肠上部	刺激胰岛素分泌 抑制胃运动和胃液分泌
Mo 细胞	促胃动素	小肠	空腹期在胃和十二指肠 引起胃肠移行性复合运动
S 细胞	促胰液素	十二指肠和空肠	促进胰腺和胆管上皮分泌 水和碳酸氢盐

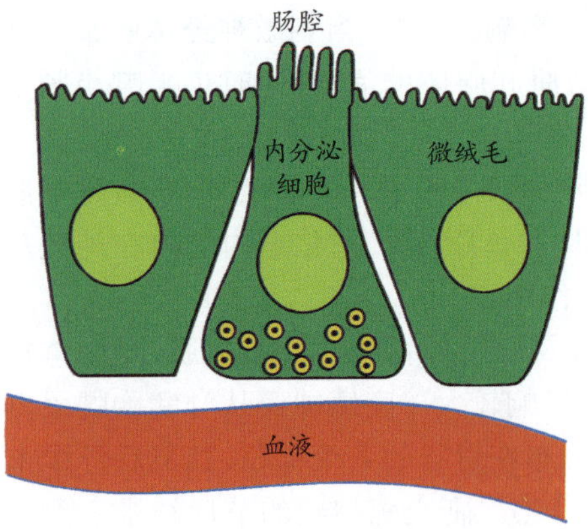

图 6-4 胃肠道的内分泌细胞

内分泌细胞分泌颗粒集中在血管侧,而感受各种刺激的微绒毛直接暴露在肠腔

(一) 胃肠道的内分泌细胞

从胃到大肠的黏膜层内,存在有 40 多种内分泌细胞,它们分散地分布在胃肠黏膜的非内分泌细胞之间。由于胃肠黏膜的面积大,所含的内分泌细胞种类多,而且总数很大,远远超过体内所有内分泌腺中内分泌细胞的总和,因此,消化道不仅仅是消化器官,也是体内最大、最复杂的内分泌器官。这些内分泌细胞的分泌表面在血管侧,所分泌的激素可直接进入血液。大部分内分泌细胞接近肠腔,可以直接感受肠内容物的理化刺激进而引起激素的分泌(图 6-4)。除通过血液循环途径起作用外,某些胃肠激素还通过局部扩散或进入胃肠腔而发挥作用。

(二) 胃肠激素的作用

1. *促胃液素* 促胃液素(gastrin)属于多肽,又称胃泌素。根据所含氨基酸残基数目的不同分很多种,体内促胃液素主要以 34 肽和 17 肽促胃液素两种形式存在,其中 17 肽的作用远强于 34 肽促胃液素。研究发现,在促胃液素肽链中,C 端的 4 个氨基酸残基(色-甲硫-门冬-苯丙-NH_2)组成主要的活性片段,因此,在实验和临床用的人工合成的促胃液素是 4 或 5 肽促胃液素。促胃液素主要由胃窦部 G 细胞分泌,少量由小肠上段的 G 细胞分泌。刺激促胃液素分泌的主要因素是内在神经释放的 ACh。此外,胃的扩张、胃内蛋白质分解产物也可以刺激促胃液素分泌,胃窦部的 pH 也影响促胃液素的分泌,如胃窦部 pH 在 3.5 以下时促胃液素分泌受到抑制,下降到 1.5 时促胃液素分泌完全停止。促胃液素的主要作用是:刺激胃黏膜分泌胃酸和胃蛋白酶;促进胃肠运动、胆囊收缩以及胰液和胆汁分泌;促进组胺的分泌;促进胃肠黏膜的生长。

2. *促胰液素* 促胰液素(secretin)又称胰泌素,是由 22 个氨基酸残基组成的多肽,由位于十二指肠黏膜上的 S 细胞分泌。引起促胰液素分泌的主要刺激是十二指肠内的 pH,当 pH 降到 4.5 以下时开始分泌。促胰液素的主要作用是刺激胰导管上皮细胞和胆管上皮细胞分泌 $NaHCO_3$和水分,防止十二指肠内的 pH 过度下降。

3. *缩胆囊素* 缩胆囊素(cholecystokinin, CCK)是由 33 个氨基酸残基组成的多肽,由小肠黏膜中 I 细胞分泌。引起缩胆囊素分泌的主要刺激物有蛋白分解产物、脂肪酸和盐酸等。

缩胆囊素的主要作用是引起胆囊收缩,使胆囊内的胆汁排入十二指肠;刺激胰腺腺泡细胞分泌消化酶;加强促胰液素对胰腺导管和胆管上皮细胞分泌水和 $NaHCO_3$的作用;促进胰腺的生长。

4. *抑胃肽* 抑胃肽(gastric inhibitory peptide, GIP)是由小肠黏膜 K 细胞分泌并由 43 个氨基酸残基组成的多肽。

因为抑胃肽抑制胃运动和胃黏膜的分泌活动,所以称为抑胃肽,但后来研究发现抑胃肽在血液的浓度达到正常浓度的好几倍时才表现出对胃运动和分泌的抑制效应,所以这一作用被认为不是生理作用。抑胃肽对胰岛 B 细胞分泌胰岛素具有促进作用,因为该激素具有促进葡萄糖刺激胰岛素分泌的作用,所以也称为糖依赖性胰岛素释放肽(glucose-dependent insulinotropic peptide, GIP)。

5. *促胃动素* 促胃动素(motilin)是由小肠黏膜 Mo 细胞分泌,由 22 个氨基酸残基组成的多肽。

促胃动素在非消化期的空腹状态下呈间隔为 1.5~2 h 的周期性分泌,可引起胃和小肠的移行性复合运动(migrating motor complex, MMC),诱发强烈的蠕动运动,使蠕动波从胃和十二指肠开始传播到回肠。

(三) 脑-肠肽

研究证明,许多在胃肠道发现的肽类物质,也在中枢神经系统中存在,而原来只在中枢神经系统发现的神经肽,也存在于胃肠道中。这些双重分布并起重要生理作用的肽类物质统称为脑-肠肽(brain-gut peptide)。已知的脑-肠肽有神经降压素、生长抑素、缩胆囊素、促胃液素、P 物质等 20 多种。

第二节 口腔内消化

消化过程从口腔开始。食物在口腔内可被咀嚼、湿润形成食团便于吞咽,同时唾液可对食物进行初步的化学性消化。虽然食物在口腔内停留的时间很短暂,只有 15~20 s,但可以为胃肠内的消化创造有利条件。

一、唾液的分泌

人的口腔内有三对大的唾液腺:腮腺(parotid gland)、颌下腺(submaxillary gland)和舌下腺(sublingual gland)。此

外，还有许多散在的小唾液腺。大小唾液腺均开口于口腔内，所分泌的混合液，称为唾液(saliva)。

1. 唾液的性质和成分　唾液是无色无味近于中性(pH 6.6～7.1)的低渗液体。唾液成分的99%是水分，还有少量的有机物和无机物。有机物主要为黏蛋白、球蛋白、唾液淀粉酶(salivary amylase)、溶菌酶、氨基酸等，无机物的种类大致与血浆相同。通常每天唾液的分泌量为800～1 500 mL。

2. 唾液的作用　唾液可以湿润和溶解食物，溶解的食物刺激味蕾(taste bud)引起味觉并易于吞咽；唾液可以清洁和保护口腔黏膜，冲淡和中和进入口腔内的有害物质，唾液中的溶菌酶还可以杀死细菌；唾液中的淀粉酶把食物中的淀粉分解为麦芽糖。食物进入胃后，唾液淀粉酶还可继续作用一段时间，直至胃内容物pH约为4.5为止。

3. 唾液分泌的调节　唾液的分泌受交感和副交感神经的控制。与调节许多其他系统的活动时所表现出的相互拮抗作用不同，交感和副交感神经都可促进唾液腺分泌唾液。唾液分泌的神经调节通过条件反射和非条件反射来完成。

口腔内有两种与唾液分泌有关的感受器：一种是对酸性物质特别敏感的化学感受器(chemoreceptor)；另一种是分布在口腔壁和舌上的压力感受器(pressure receptor)。唾液分泌的基本中枢在延髓，在下丘脑和大脑皮层存在更高级中枢。

支配唾液腺的传出神经主要是副交感神经，其递质为ACh，作用于唾液腺细胞膜M受体，通过G-蛋白途径生成三磷酸肌醇(IP_3)引起胞内肌质网释放Ca^{2+}，促进唾液腺分泌、肌性上皮细胞收缩、血管扩张、细胞代谢增强，最终唾液腺分泌量增加。胆碱能M受体阻断剂如阿托品可以阻断上述作用，抑制唾液分泌。交感神经也支配唾液腺，其神经递质是去甲肾上腺素(NA)，作用于唾液腺细胞膜β受体，通过G蛋白途径激活腺苷酸环化酶，引起细胞内cAMP含量增高，使某些唾液腺分泌增加。

在进食活动中，食物的外观、气味、进食环境乃至语言文字的描述，都能通过条件反射途径引起唾液分泌。食物在口腔内被咀嚼时，溶解在唾液中的化学成分刺激化学感受器或口腔内食物刺激压力感受器，可通过非条件反射途径引起唾液分泌。

二、咀嚼与吞咽

咀嚼(chewing)是由咀嚼肌按一定顺序的收缩活动完成的，是一种受大脑皮层支配的复杂的反射性动作。咀嚼是食物消化的第一步，它的作用在于把食物团块磨碎，并使之与唾液充分混合，以形成食团，便于吞咽。此外，咀嚼运动还能反射性地引起胃液、胰液和胆汁的分泌，为随后的消化过程准备有利的条件。

吞咽(swallowing)是指食物由口腔经咽、食管进入胃的过程，是一种复杂的神经反射性动作。根据食物通过的部位，可将吞咽过程分为三期。

第一期口腔期(oral phase)：食团由口腔到咽。此期的发动受大脑皮层的随意控制，通过舌肌和下颌舌骨肌的顺序收缩，把食团推向软腭而至咽部。舌的运动对于这一期的吞咽动作是非常重要的。

第二期咽期(pharyngeal phase)：食团由咽进入食管上端，约需0.1 s。当食团刺激了软腭部的感受器后，引起一系列肌肉的反射性收缩，出现以下结果：软腭上升，咽喉壁向前压，封闭鼻咽通路；声带内收，喉头上升并向前紧贴会厌，封闭咽与气管的通路；喉头前移，食管上括约肌舒张，使咽与食管的通路开放，食团由咽被推入食管。

第三期食管期(esophageal phase)：食团沿食管下行至胃。当食团刺激了软腭、咽及食管等处的感受器时，反射性地引起食管的蠕动，即食管肌肉的顺序性收缩，表现为食团上端的食管收缩，食团下端肌肉舒张，并且收缩波与舒张波顺序地向前推进，结果使食团沿食管推进。同时，食团对食管壁的刺激，反射性地引起食管下括约肌(lower esophageal sphincter，LES)的舒张，这样食团便顺利地进入胃中。

食管和胃之间，虽然在解剖上并不存在括约肌，但用测压法可以观察到，在食管与胃贲门连接处以上，有一段长4～6 cm的高压区，其内压力一般比胃高出0.67～1.33 kPa(5～10 mmHg)，因此是正常情况下阻止胃内容物逆流入食管的屏障，起到了类似生理括约肌的作用，通常将这一段食管称为食管下括约肌或食管-胃括约肌。当食物经过食管时，刺激食管壁上的机械感受器，可反射性地引起LES舒张，食物便进入胃内。LES张力受神经体液因素的调节。当食管蠕动开始时，迷走神经抑制性纤维末梢释放血管活性肠肽(VIP)或一氧化氮，使LES张力下降，便于食物进入胃；而食物进入胃引起促胃液素、促胃动素等胃肠激素分泌，则使LES张力增加，防止胃内容物逆流入食管。在临床上，当LES张力的调节异常时，可以导致胃内酸性食物逆流入食管引起反流性食管炎。

总之，吞咽是一连串按顺序发生的复杂的反射活动，其基本反射中枢在延髓。传入神经包括来自软腭和咽后壁的第Ⅴ、Ⅸ对脑神经和来自会咽和食管的第Ⅹ对脑神经。传出神经则包括支配舌、喉、咽部肌肉的第Ⅴ、Ⅸ、Ⅻ对脑神经和支配食管的迷走神经。

第三节 胃内消化

胃(stomach)是消化道内最膨大的部分,一般成人胃容量为 1~2 L,其主要功能是暂时储存食物,对蛋白质进行初步消化。食物进入胃后,受到胃液的化学性消化和胃壁肌肉运动的机械性消化。

一、胃液的分泌

胃黏膜是一个复杂的分泌器官,含有外分泌和内分泌两类细胞。外分泌细胞可组成消化腺,主要包括贲门腺、胃底腺和幽门腺三种。贲门腺位于胃与食管连接处,为黏液腺,主要分泌稀薄的碱性黏液;胃底腺位于胃底和胃体,其数量最多,由壁细胞、主细胞和黏液颈细胞组成,壁细胞分泌盐酸和内因子,主细胞分泌胃蛋白酶原,黏液颈细胞分泌黏液;幽门腺位于幽门部,分泌碱性黏液。内分泌细胞散在分布于胃黏膜中,其中 G 细胞分泌促胃液素,D 细胞分泌生长抑素,肠嗜铬样细胞分泌组胺。

(一) 胃液的性质、成分和作用

纯净的胃液是无色透明呈酸性的液体(pH 为 0.9~1.5),胃液中除含大量的水外,主要成分有盐酸、胃蛋白酶原、黏液、内因子和碳酸氢盐。

1. 盐酸　**盐酸**(hydrochloric acid)也称为胃酸,由胃底腺(fundic gland)中的壁细胞分泌。胃液中盐酸的量常以单位时间内所分泌的盐酸的毫摩尔数表示,称为总酸排出量。正常成人空腹时的总酸排出量很少,为 0~5 mmol/h,称为基础胃酸排出量。进食刺激或注射促胃液素或组胺,可使胃酸分泌大量增加,正常人的最大胃酸排出量为 20~25 mmol/h。

胃液 H^+浓度最高时可达 150 mmol/L,比血浆浓度高 300 万~400 万倍。可见,壁细胞分泌是逆着巨大的浓度差进行的,要消耗大量能量,能量来源于有氧代谢。研究证明,H^+的分泌是靠质子泵(proton pump)实现的。

质子泵位于壁细胞顶膜内陷形成的分泌小管膜上,具有 ATP 酶活性,每水解 1 分子 ATP 可将 1 个 H^+分泌入小管腔并逆向交换 1 个 K^+。分泌盐酸所需的 H^+来自壁细胞胞质内的水。水解离产生 H^+和 OH^-,H^+被质子泵主动地转运入小管腔内。壁细胞胞质中含有丰富的碳酸酐酶(carbonic anhydrase),在它的催化下,细胞代谢产生的 CO_2以及由血液扩散入细胞的 CO_2迅速与 H_2O 结合成 H_2CO_3,后者解离成 H^+和 HCO_3^-,其中 H^+即用来中和由于 H^+的分泌而留在细胞内的 OH^-,壁细胞内将不至于因 OH^-的蓄积而导致 pH 升高。随着 H^+的分泌,壁细胞中的 HCO_3^-将有升高的趋势,而 HCO_3^-在壁细胞的底侧膜与 Cl^-交换进入血液。因此,餐后大量胃酸分泌的同时,血和尿的 pH 往往升高而出现"餐后碱潮"。与 HCO_3^-交换而进入壁细胞的 Cl^-则通过分泌小管膜上特异性的 Cl^-通道进入小管腔,与 H^+形成 HCl(图 6-5)。临床上用于治疗消化性溃疡的药物奥美拉唑(omeprazole)可抑制质子泵的活动,使胃酸分泌减少。

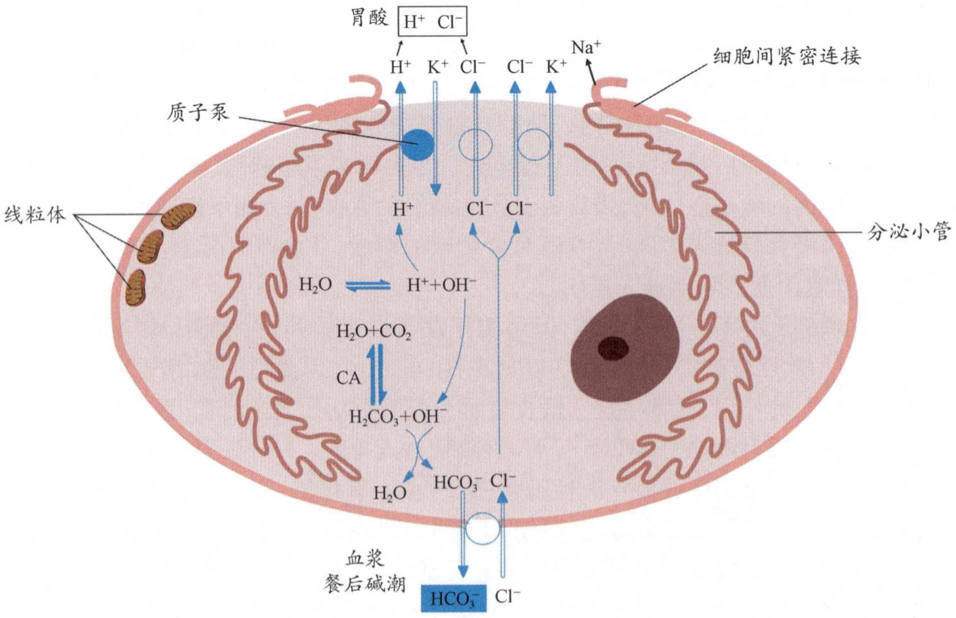

图 6-5　壁细胞分泌盐酸的基本过程

CA:碳酸酐酶

盐酸具有多种生理作用，包括：① 激活胃蛋白酶原，并为胃蛋白酶提供适宜的作用环境，同时还可使蛋白质变性而易于水解；② 杀死进入胃内的细菌（见二维码 6-1）；③ 盐酸随食糜排入小肠后，可间接地引起胰液、胆汁和小肠液的分泌；④ 盐酸造成的酸性环境，有助于小肠内铁和钙的吸收。但是，如果盐酸分泌过多，将会侵蚀胃十二指肠黏膜，是导致溃疡病的重要原因之一。

二维码 6-1
在胃内存活的细菌
——幽门螺杆菌

2. 胃蛋白酶原　**胃蛋白酶原**（pepsinogen）由胃底腺的主细胞（chief cell）合成并分泌。胃蛋白酶原本身无生物学活性，进入胃腔后，在盐酸的作用下，它被水解掉一个小分子的肽链，转变为有活性的胃蛋白酶。胃蛋白酶本身也可激活胃蛋白酶原。

胃蛋白酶主要水解苯丙氨酸或酪氨酸所形成的肽键，结果使蛋白质水解成胨和胨。胃蛋白酶作用的最适 pH 为 2.0~3.5，随着 pH 的升高，酶活性逐步降低；当 pH 超过 5.0 时，失去活性；当 pH 超过 6.0 时，将发生不可逆的变性。因此，胃蛋白酶进入小肠后，将失去水解蛋白质的能力。

3. 黏液　**黏液**（mucus）由胃黏膜表面的上皮细胞、胃底腺的黏液颈细胞、贲门腺和幽门腺分泌，化学成分为糖蛋白。胃底腺、幽门腺和贲门腺分泌的黏液存在于胃液中，是可溶性黏液，空腹时很少分泌，食物刺激其分泌。表面上皮细胞分泌的黏液呈胶冻状，有人称之为不溶性黏液，覆盖于胃黏膜表面。它的分泌是持续性的，当酸分泌增多时，其分泌速度也加快。

黏液的作用是保护胃黏膜。一方面，它可润滑食物，防止食物中粗糙成分对胃黏膜的机械损伤；另一方面，更重要的是，覆盖于黏膜表面的黏液凝胶层，与表面上皮细胞分泌的 HCO_3^- 一起，共同构成"黏液- HCO_3^- 屏障"（mucus-bicarbonate barrier）。这一屏障不仅可延缓胃腔中的 H^+ 向胃黏膜表面扩散的速度，而且其中的 HCO_3^- 可中和扩散入黏液凝胶层中的 H^+，使胃黏膜表面总是处于中性或偏碱状态，导致胃蛋白酶在此处失去活性，从而有效地防止盐酸和胃蛋白酶的侵蚀，保护胃黏膜。

除"黏液-碳酸氢盐屏障"外，还存在其他保护机制［详见后文"（三）胃黏膜自身防御机制"相关内容］。由胃上皮细胞顶端膜和相邻细胞紧密连接构成的胃黏膜屏障（gastric mucosal barrier）可防止 H^+ 回渗；胃黏膜分泌的某些前列腺素可抑制胃酸和胃蛋白酶原的分泌、促进黏液和 HCO_3^- 的分泌以及扩张微血管使胃黏膜血流增加等；另外，胃黏膜上皮有强大的再生和修复功能。

4. 内因子　**内因子**（intrinsic factor）由胃底腺的壁细胞（parietal cell）分泌，是一种分子质量约为 60 kDa 的糖蛋白。内因子的一个活性部分可与维生素 B_{12} 结合成复合物，以防止小肠内水解酶对维生素 B_{12} 的破坏，另一活性部分与回肠黏膜上皮细胞的特异性受体结合，促进维生素 B_{12} 的吸收，但内因子不被吸收。如果内因子分泌不足，将引起维生素 B_{12} 的吸收障碍，从而影响红细胞的生成而出现巨幼红细胞性贫血。

（二）胃液分泌的调节

人在空腹时，胃液分泌量很少，进食将刺激胃液大量分泌。空腹时的胃液分泌称为基础胃液分泌或非消化期胃液分泌，进餐后的胃液分泌称为消化期胃液分泌。

1. 影响胃液分泌的内源性物质

（1）ACh：由外来神经中的迷走神经末梢和部分内在神经丛的胆碱能神经末梢分泌。ACh 直接与壁细胞膜上的 M 受体结合，刺激胃酸分泌，这一作用可被胆碱能 M 受体阻断剂，如阿托品所阻断。另外，ACh 还可促进组胺的分泌。

（2）促胃液素：是胃内食物的化学刺激和机械刺激或迷走神经兴奋时胃窦黏膜和小肠段黏膜的 G 细胞分泌的。可刺激胃黏膜分泌胃酸和胃蛋白酶原；促进胃肠运动、胆囊收缩以及胰液和胆汁分泌；促进组胺的分泌；促进胃肠黏膜的生长。

（3）组胺：由胃泌酸区黏膜中的肠嗜铬样细胞（ECL 细胞）分泌。组胺通过旁分泌的形式扩散到壁细胞，与壁细胞膜上的 H_2 受体结合，具有强烈的刺激胃酸分泌的作用。临床上用的西咪替丁（cimetidine）及其类似物阻断组胺与 H_2 受体结合而抑制胃酸分泌。

（4）生长抑素：是由 14 个氨基酸残基组成的多肽，由胃体和胃窦黏膜内 D 细胞分泌。生长抑素通过以下三个途径强烈抑制胃酸分泌：① 抑制胃窦 G 细胞释放促胃液素；② 抑制 ECL 细胞释放组胺；③ 直接抑制壁细胞的分泌功能。

目前已知，调节胃液分泌的相关因子通过不同的信号转导途径影响胃酸分泌。组胺主要通过胞内 cAMP 介导；促胃液素和 ACh 通过胞内钙依赖途径介导；生长抑素通过抑制性 G 蛋白调节腺苷酸环化酶活性而起作用。另外，上述各类因子不仅作用于壁细胞而且相互之间有着复杂的联系（图 6-6）。

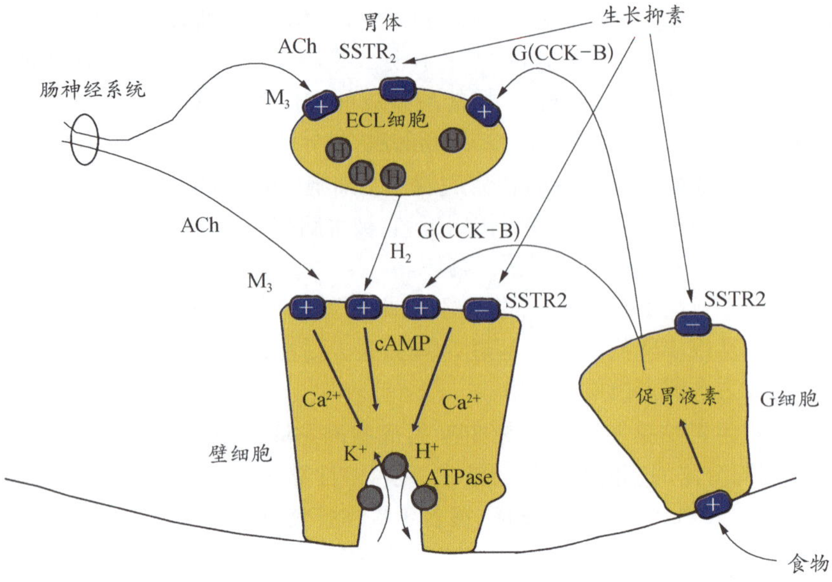

图 6-6 组胺、促胃液素、ACh 和生长抑素对胃酸分泌的影响

H：组胺；M_1和M_3：毒蕈碱受体；H_2：组胺受体；
SSTR2：生长抑素受体；G(CCK-B)：促胃液素-CCK 受体

2. 消化期胃液分泌　根据感受食物刺激的部位，可人为地将进食引起的胃液分泌分为头期、胃期和肠期(图 6-7)。实际上，这三个期几乎是同时开始、互相重叠的。

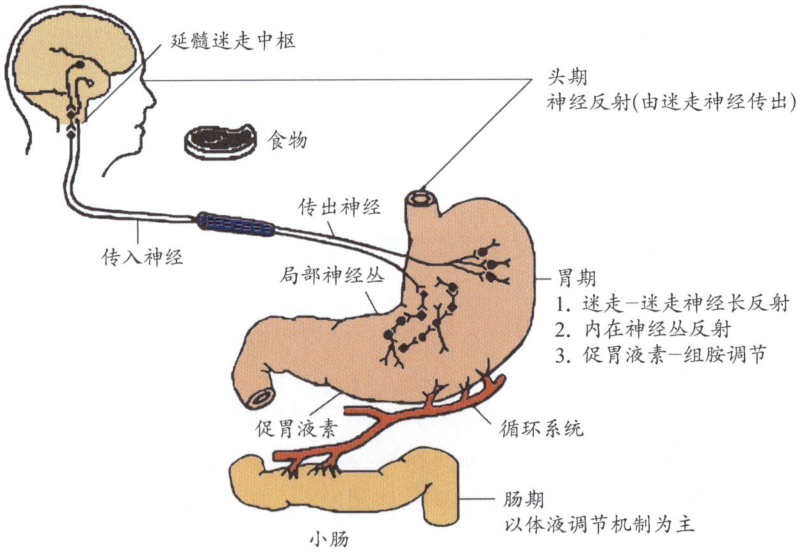

图 6-7 消化期胃液分泌调节机制

(1) 头期胃液分泌：食物进入胃前，可刺激头面部的感受器，如眼、耳、鼻、口腔、咽等，通过传入冲动反射性引起胃液分泌。头期胃液分泌的机制与神经反射有关。

头期胃液分泌的机制曾用慢性实验方法作了较详细的分析，即用事先施行过食管切断术并具有胃瘘的狗进行假饲：当食物经过口腔进入食管后，随即从食管的切口流出体外，食物并未进入胃内，但却引起胃液的分泌，胃液从胃瘘流出。引起头期胃液分泌的机制包括条件反射和非条件反射。非条件刺激是食物对口腔、咽等处的机械和化学刺激，而条件刺激是与食物有关的形象、声音、气味等对视、听、嗅觉器官的刺激。反射的中枢包括延髓、下丘脑、边缘系统和大脑皮层，但最终都汇聚于延髓的迷走中枢。传出神经是迷走神经，主要支配胃腺，同时还支配胃窦部的 G 细胞。支配 G 细胞的迷走神经节后纤维释放的递质不是 ACh，而可能是一种引起促胃液素释放的肽类物质。目前认为，支配 G 细胞的迷走神经末梢释放的递质是铃蟾肽(bombesin)，也称促胃液素释放肽(gastrin-releasing peptide, GRP)。食物刺激引起迷走神经兴奋时，一方面直接刺激胃腺分泌胃液；同时，还可刺激 G 细胞释放促胃液素，后者经血液循环到胃腺，刺激胃液分泌。

头期胃液分泌特点：分泌的量较大（约占进食后总分泌量的30%），酸度较高，胃蛋白酶原含量很丰富；分泌量的多少与食欲有很大关系，受情绪因素影响明显；而且头期刺激停止后，胃液分泌仍持续一段时间。

（2）胃期胃液分泌：食物进入胃后，可进一步刺激胃液分泌。此期特点是，分泌量大（约占进食后总分泌量的60%），酸度很高，但胃蛋白酶原的含量较头期少。

胃期胃液分泌的机制包括神经调节和体液调节。一方面，食物的扩张刺激，可兴奋胃体和胃底部的感受器，通过迷走-迷走神经长反射和壁内神经丛的短反射，引起胃液分泌；另一方面，食物刺激可通过下述途径引起促胃液素释放，引起胃液分泌：① 食物的扩张刺激引起迷走神经兴奋，导致促胃液素释放；② 食物的扩张刺激胃窦部，通过壁内神经丛兴奋G细胞，引起促胃液素释放；③ G细胞的顶端有微绒毛样突起伸入胃腔，可以直接感受胃腔内食物的化学刺激，主要是蛋白分解产物肽和氨基酸的刺激，引起促胃液素释放。因此，进食后血浆促胃液素水平会显著升高。

（3）肠期胃液分泌：食物进入小肠后，食物的扩张和化学刺激直接作用于十二指肠和空肠上部，也可以引起胃液分泌。引起分泌的机制主要是体液因素，因为切断支配胃的迷走神经后，食物刺激小肠仍能引起胃液分泌。已知十二指肠黏膜也存在较多的G细胞，因此促胃液素可能是肠期胃液分泌的重要调节物之一。在食糜的作用下，小肠黏膜还可能释放一种叫"肠泌酸素"（entero-oxyntin）的化学物质刺激胃酸分泌。

肠期胃液分泌的特点是量较少，约占进餐后胃液分泌总量的10%，这可能与食物在小肠内同时还产生许多对胃液分泌起抑制作用的调节机制（见下文"3. 胃液分泌的抑制性调节"相关内容）有关。

3. *胃液分泌的抑制性调节* 正常消化期胃液的分泌，除受到上述各种兴奋性因素的调节外，还受到多种抑制性因素的调节。实际表现的胃液分泌是两种因素共同作用的结果。抑制胃液分泌的因素除精神、情绪因素外，主要有食糜中的酸、脂肪、高渗溶液三种。

（1）酸的作用：当胃窦内pH降到1.2~1.5时，盐酸可直接抑制G细胞释放促胃液素。盐酸还可通过刺激胃黏膜内D细胞释放生长抑素，间接抑制促胃液素和胃液的分泌。临床上因胃黏膜萎缩引起胃酸分泌不足的患者，血液中促胃液素含量比正常人高2~30倍；如果给这种患者的胃窦注入盐酸使胃窦酸化，血浆促胃液素含量即下降，说明胃窦部酸度对促胃液素释放起非常重要的作用。

盐酸随食糜进入十二指肠后（pH<2.5时）也抑制胃液分泌。其可能的机制是进入小肠的盐酸刺激小肠黏膜释放促胰液素，后者可抑制促胃液素引起的胃酸分泌。此外，十二指肠球部在盐酸的刺激下还可能产生一种抑制胃液分泌的肽类物质——球抑胃素（bulbogastrone），但其化学结构尚未确定。

（2）脂肪作用：脂肪进入小肠后可明显抑制胃液的分泌。我国生理学家林可胜先生，早在20世纪30年代，就发现脂肪可刺激小肠黏膜（主要是十二指肠和空肠上部）释放抑制胃液分泌的激素，并命名为肠抑胃素（enterogastrone）。目前认为，肠抑胃素并不是一个单独的激素，而是一类激素，可能包括缩胆囊素、抑胃肽、促胰液素、神经降压素等多种激素。它们经血液循环到胃后，或可抑制促胃液素对壁细胞的刺激作用，或可直接、间接地（通过生长抑素）抑制G细胞释放促胃液素，导致胃酸分泌的抑制。

（3）高渗溶液的作用：十二指肠内高渗溶液对胃液分泌的抑制作用可能通过两种途径来实现，一是激活小肠内渗透压感受器引起肠-胃反射（entero-gastric reflex）抑制胃酸分泌；二是通过刺激小肠黏膜释放一种或几种抑制性激素而抑制胃液分泌。

（三）胃黏膜自身防御机制

胃液中的盐酸和胃蛋白酶，随食物进入胃内的伤害性物质（如乙醇），反流入胃的胆盐，以及一些药物（如阿司匹林），经常刺激着胃黏膜。但在正常情况下，胃黏膜很少发生损伤，这主要归功于胃黏膜有一套比较完善的自身防御机制。① 覆盖于胃黏膜表面的黏液-HCO_3^-屏障，防止了H^+和胃蛋白酶的侵蚀。② 胃黏膜上皮细胞顶部的细胞膜与相邻细胞间的紧密连接，有防止离子透过的作用，这一结构称为胃黏膜屏障（gastric mucosal barrier）。即使部分H^+通过了黏液-HCO_3^-屏障，也很难穿透这一屏障。③ 胃黏膜血流十分丰富，它不仅为胃黏膜细胞提供了丰富的代谢原料，还可及时带走反渗入黏膜的H^+和有害物质。④ 胃黏膜局部还存在着自身保护性物质，具有细胞保护作用，如胃黏膜内的前列腺素类物质、生长抑素等。这些物质保护胃黏膜的机制，可能与抑制胃酸分泌、刺激黏液和HCO_3^-分泌、改善微循环、促进细胞增生等有关，有些还可能直接增强胃黏膜对伤害物质的抵抗力。另外，胃黏膜上皮有强大的再生和修复功能。胃黏膜自身防御功能的减弱，可能在一些溃疡病的发病中起重要作用。

二、胃的运动

胃既有储存食物的功能，又具有把胃内容物排入十二指肠的功能。根据胃壁肌层的结构和功能特点，可将胃划分为头区和尾区。前者包括胃底和胃体上1/3,后者包括胃体的下2/3及胃窦。头区的运动较弱,其主要功能是储存食物;尾区运动较明显,其功能是磨碎进入胃内的食团,使之与胃液充分混合,以形成食糜,并将食糜进一步地推进至十二指肠。

（一）胃的运动形式

1. 容受性舒张　正常成人空腹时胃的容量仅约50 mL,进餐后可达1.5 L,结果使胃能够接受吞咽入胃的大量食物,而胃内压则无显著升高。进食时,食物刺激口腔、咽、食管等处的感受器后,可通过迷走神经反射性地引起胃底和胃体肌肉的舒张,称之为胃的容受性舒张(receptive relaxation)。这一运动形式使胃的容积明显增大,其生理意义是使胃更好地完成容受和储存食物的功能。引起胃容受性舒张反射的传出神经是迷走神经,但有关的神经末梢释放的递质不是ACh,也不是去甲肾上腺素,而是一种肽类物质。内在神经丛释放的NO和5-HT也可能介导这种舒张过程。

2. 紧张性收缩　空腹时胃有一定的紧张性收缩,进餐结束后略有加强。其作用在于:使胃保持一定的形状和位置;保持一定的胃内压,有利于胃液渗入食团中;是胃的其他运动形式有效进行的基础;进食后加强的头区紧张性收缩,将食物缓慢地推进至胃的尾区。

3. 蠕动　胃的蠕动波(peristaltic waves)是一种起始于胃的中部向幽门方向推进的收缩环(图6-8)。空腹时基本见不到胃的蠕动,食物进入胃后约5 min,便引起明显的蠕动。蠕动波约需1 min到达幽门,而频率约每分钟3次,因此前一个蠕动波还在传播途中,后一个蠕动波已经开始,所以常形容为一波未平,一波又起。蠕动波开始时较弱,在传播途中逐步加强,速度也明显加快,一直传播到幽门,并将1~2 mL食糜排入十二指肠,常把这种作用称为幽门泵。一旦收缩波超越胃内容物,并到达胃窦终末时,由于胃窦终末部的有力收缩,部分胃内容物将被反向地推回到近侧胃窦和胃体。食糜的这种后退,非常有利于食物和消化液的混合,还可机械地磨碎块状固体食物。蠕动的生理意义主要在于:① 磨碎进入胃内的食团,使其与胃液充分混合,以形成糊状的食糜。② 将食糜逐步地推入十二指肠中。

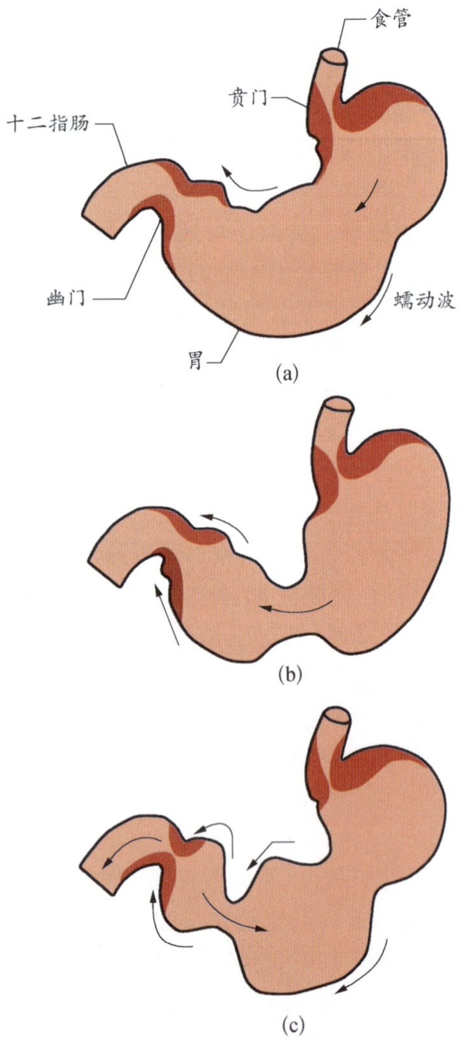

图6-8　胃蠕动

胃蠕动运动受胃平滑肌慢波的控制,缺少神经、体液因素时慢波的去极化不足以引起有力的蠕动。迷走神经兴奋、促胃液素和促胃动素可以使慢波和动作电位频率增加,从而使胃蠕动频率和强度增加;相反交感神经兴奋、促胰液素和抑胃肽可抑制胃蠕动。

（二）胃的排空及其控制

1. 胃的排空　食糜由胃排入十二指肠的过程称为胃排空(gastric emptying)。不同食物的排空速度不同,这和食物的物理性状和化学组成都有关。稀的、流体食物比稠的或固体食物排空快;切碎的、颗粒小的食物比大块的食物排空快;等渗液体比非等渗液体排空快。在三种主要食物中,糖类的排空时间较蛋白质短,脂肪类食物最慢。对于混合食物,由胃完全排空通常需要4~6 h。

2. 胃排空的控制

(1) 胃内的食物促进胃排空:食物对胃的扩张刺激可通过迷走-迷走神经反射(vagovagal reflex)和内在神经丛反射,引起胃运动的加强。食物的化学和扩张刺激还可直接或间接地刺激胃窦黏膜中的G细胞释放促胃液素,促胃液素对胃的运动具有中等程度的兴奋作用,但同时能增强幽门括约肌的收缩,其综合效应是延缓胃的排空。

(2) 食物进入十二指肠后抑制胃排空:食糜中的酸、脂肪、高渗液及扩张刺激,可兴奋十二指肠壁上的相应感受器,反射性地抑制胃的运动,使胃排空减慢,此反射称为肠-胃反射(entro-gastric reflex),其传出冲动可通过迷走神经、内在神经和交感神经等几条途径传到胃。肠-胃反射对酸的刺激特别敏感,当十二指肠内pH降到3.5~4.0时,即可引起反射,它抑制幽门泵的活动,从而阻止酸性食糜进入十二指肠。另一方面,食糜中的酸和脂肪还可刺激十二指肠黏膜释放促胰液素、抑胃肽、缩胆囊素等胃肠激素，它们经血液循环到达胃后，也可以抑制胃的运动，这些激素统称为肠抑胃素。

食糜进入十二指肠后，通过肠-胃反射和肠抑胃素的作用，抑制了胃的运动，使胃排空暂停。随着胃酸被中和，食糜被推进到十二指肠远端并被消化吸收，食糜对胃的抑制逐渐消失，胃运动又加强，再推送少量食糜进入十二指肠。通过如此反复进行的协调活动，使胃内食糜的排空很好地适应十二指肠内消化和吸收的速度。

（三）消化间期的胃运动

研究表明，胃在空腹状态下（消化间期）出现一种特殊的运动形式，称为消化间期移行性复合运动（interdigestive migrating motor complex，MMC），表现为伴有较长静息期的间歇性强力收缩（图6－9）。即在消化间期内，在胃远端和十二指肠上端同时发生强烈的收缩，持续25 min后突然停止，紧跟着很长的静止期，持续45～60 min。然后收缩波从胃沿着小肠向回肠末端传播。MMC每个周期90～120 min，可分为四个时相：Ⅰ相（静止期），此时只记录到慢波电位，不出现胃肠收缩；Ⅱ相（少锋电位期）出现不规律的峰电位，胃开始散发的蠕动，持续30～45 min；Ⅲ相（强烈收缩期），每个慢波电位上均负载峰电位，胃肠有规律的高振幅收缩，持续5～10 min；Ⅳ相（过渡期）是从Ⅲ相转至下一个周期Ⅰ相之间的短暂过渡期，持续5 min。

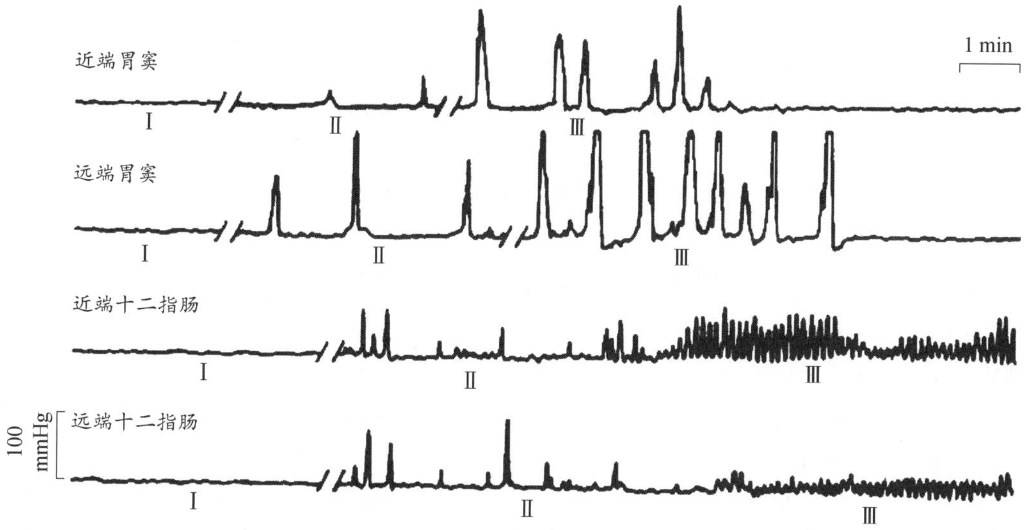

图6－9 从胃窦和十二指肠记录到的消化间期移行性复合运动（MMC）的不同时相变化

Ⅲ相波从近端胃窦移行至远端胃窦并扩布到十二指肠；Ⅱ相波为短暂过渡时相，本图没有显示Ⅳ相

从功能的观点来看，从胃近端向远端推进的MMC都会引起近端胃张力增加和强有力收缩，出现近端至远端的高振幅蠕动波，在幽门开放、胃窦和十二指肠的协调下，造成胃-十二指肠压力梯度，推动胃内容物流入十二指肠。特别是Ⅲ相强力收缩通过胃肠道时，可将胃肠内容物，包括上次进食后遗留下来的残渣、脱落的细胞碎片和细菌等清除干净，因而起着“清道夫”的作用。如果消化间期的胃肠运动发生减退，可引起功能性消化不良或引起肠道内细菌过度繁殖导致疾病。

MMC发生的机制包括神经和激素机制。研究发现，切断迷走神经后胃的MMC仍然存在，所以目前认为MMC受控于肠神经系统，这些局部神经系统与启动MMC周期有关。激素对MMC调节方面，近来的研究发现促胃动素与MMC Ⅲ相的启动有关，而5－HT和ACh参与MMC Ⅲ相调节。

（四）呕吐

呕吐（vomiting）是胃和小肠上端内容物通过口腔强力驱出体外的动作。呕吐和吞咽动作一样是在延髓呕吐中枢参与下的复杂反射活动。引起呕吐的刺激可以来自身体的不同部位，如小肠和胃的过度扩张、化学物质对小肠壁或脑内的化学感受器刺激、颅内压增加、旋转运动对前庭器官刺激、剧烈疼痛刺激和对咽喉部的机械刺激等都可以引起呕吐。

呕吐前通常先出现唾液分泌增多、出汗、心率增加、脸色苍白和恶心等反应，且这些反应诱发呕吐。呕吐时，胃和食管下端舒张，膈肌和腹肌猛烈收缩，从而挤压胃内容物通过食管而进入口腔。此时十二指肠和空肠的运动变得强烈，蠕动加快并可以转为痉挛，而胃和食管舒张，压力差倒转，使十二指肠内容物进入胃，所以呕吐物中常混有胆汁和小肠液。

呕吐是一种反射活动。引起呕吐的各种刺激引起的传入冲动由迷走神经和交感神经传入到延髓呕吐中枢。传出冲动则沿迷走神经、交感神经、膈神经和脊神经等支配胃、小肠、膈肌和腹肌等。呕吐中枢的位置在延髓外侧网状结构的背外侧缘，在这一中枢附近存在一个特殊的化学感受区域。在脑出血、脑水肿和脑肿瘤等情况下引起的颅内压增高直接刺激呕吐中枢引起呕吐，而某些中枢性催吐药物通过刺激化学敏感区兴奋呕吐中枢。

呕吐是具有保护意义的防御性反射，如当机体摄入有毒物质时通过呕吐反射把毒物排出体外。但长期剧烈的呕吐会影响进食和正常消化活动，同时丢失大量的消化液，造成机体水、电解质和酸碱平衡紊乱。

第四节 小肠内消化

食糜由胃进入十二指肠后，即开始了小肠内的消化。在整个消化过程中小肠内消化是最重要的阶段。在小肠内食糜通过胰液、胆汁和小肠液的化学性消化及小肠运动的机械性消化转变成可吸收的物质。因此，食物通过小肠后，消化过程基本完成，未被消化的食物残渣进入大肠。

食物在小肠内停留的时间，随食物的性质而有不同，一般为 3~8 h。

一、胰液的分泌

胰腺由外分泌腺和胰岛两部分组成。胰岛内分泌功能主要与糖代谢的调节有关，将在内分泌章中讨论。胰腺的外分泌腺可分泌胰液，主要由腺泡细胞和小导管管壁细胞所分泌，在食物消化中具有重要的作用。

（一）胰液的成分和作用

胰液无色无味，呈弱碱性，pH 为 7.8~8.4。成人每日分泌 1~2 L 胰液，其中含有丰富的蛋白质（主要为各种消化酶），HCO_3^-的含量也较高，还有 Na^+、K^+、Cl^-等无机离子以及水。

1. HCO_3^-　胰腺内的小导管管壁细胞可分泌水、HCO_3^-、Na^+、K^+、Cl^-等。其中 HCO_3^-的浓度随分泌率的增加而增加，最高可达 140 mmol/L。HCO_3^-的作用包括：① 中和进入十二指肠的盐酸，防止盐酸对肠黏膜的侵蚀。② 为小肠内的多种消化酶提供最适的 pH 环境（pH 7~8）。

2. 消化酶　胰腺的腺泡细胞分泌多种消化酶。消化酶可将淀粉、多糖、蛋白质、脂肪和核酸等转变为可吸收的单糖、氨基酸、脂肪酸和核苷酸等。

（1）胰蛋白酶原（trypsinogen）和糜蛋白酶原（chymotrypsinogen）：这两种酶原无活性，随胰液进入十二指肠后，小肠液中的肠致活酶（enterokinase）迅速激活胰蛋白酶原，使其被水解掉一个小分子的肽，转变为有活性的胰蛋白酶，胰蛋白酶本身也能使胰蛋白酶原活化。胰蛋白酶进一步活化糜蛋白酶原，使之转变为糜蛋白酶。胰蛋白酶和糜蛋白酶都能水解蛋白质为胨和䏡，但两者同时作用时，可将蛋白质水解为小分子多肽和氨基酸。胰液中还含有羧基肽酶，它可以作用于多肽末端的肽链，释放出具有自由羧基的氨基酸。

在正常情况下，胰蛋白酶不消化自身蛋白质，这是因为胰腺分泌蛋白酶时以无活性的酶原形式分泌。此外，胰腺腺泡细胞也分泌少量的胰蛋白酶抑制物（trypsin inhibitor）。胰蛋白酶抑制物可以和等量分子的胰蛋白酶结合形成无活性的化合物，防止部分胰蛋白酶原在胰腺组织内被激活消化自身蛋白质，因为胰蛋白酶抑制物分泌量有限，上述作用只限于正常生理情况（见二维码 6-2）。

二维码 6-2
胰腺自我保护机制与急性胰腺炎

（2）胰淀粉酶（pancreatic amylase）：胰淀粉酶是一种 α-淀粉酶，它对生的或熟的淀粉水解效率都很高，消化产物为糊精、麦芽糖及麦芽寡糖。胰淀粉酶作用的最适 pH 为 6.7~7.0。

（3）胰脂肪酶（pancreatic lipase）：胰脂肪酶可分解三酰甘油为脂肪酸、单酰甘油和甘油。胰液中还有胆固醇酶和磷脂酶，能分别水解胆固醇和磷脂。胰脂肪酶作用的最适 pH 为 7.5~8.5。

研究表明，胰脂肪酶只有在胰腺分泌的另一种叫辅脂酶（colipase）的小分子蛋白质存在下才能发挥作用。胰脂肪酶和辅脂酶在三酰甘油的表面形成一种高亲和度的复合物，牢固地附着在脂肪颗粒表面。因此，辅脂酶的作用可比喻为固定在三酰甘油表面的“锚”。

（4）核酸酶：包括脱氧核糖核酸酶和核糖核酸酶，分别水解 DNA 和 RNA 为单核苷酸。

胰液中含有水解三大营养物质的消化酶，是所有消化液中消化力最强和最重要的。如果胰液分泌障碍，将造成食物消化不良，特别是蛋白质和脂肪的消化和吸收障碍。由于大量的蛋白质和脂肪随粪便排出，产生胰性腹泻。脂肪吸收障碍还可影响脂溶性维生素的吸收。

（二）胰液分泌的调节

空腹时，胰液基本不分泌。进食时，通过刺激头面部、胃、小肠的感受器，特别是小肠上端的感受器，引起神经反射和胃肠激素的释放，使胰液分泌。其中，体液因素的作用更为重要。

1. 神经调节　食物的形象、气味、食物对消化道的刺激，都可通过神经反射（条件反射和非条件反射），引起胰液分泌，也通过促胃液素分泌间接地促使胰液分泌。传出神经主要是迷走神经，主要支配胰腺腺泡细胞，因此迷走神经兴奋引起的胰液分泌特点是：胰酶含量丰富，而水和碳酸氢盐量却很少。

2. 体液调节

（1）促胰液素（secretin）：酸性食糜进入小肠后，可刺激十二指肠和空肠上端黏膜中的 S 细胞释放促胰液素。中国生理学家王志均教授在有移植胰腺的狗身上首次发现盐酸是引起促胰液素释放的最强因素。肽和氨基酸也有刺激作用，但较盐酸弱。促胰液素经血液循环至胰腺后，主要作用于小导管管壁细胞，使水和 HCO_3^- 的分泌量显著增加。因此胰液的量大大增多，HCO_3^- 浓度较高，而酶的含量较少。

（2）缩胆囊素（CCK）：食物中的蛋白质分解产物、脂肪酸、盐酸、脂肪等，可刺激十二指肠和空肠上端黏膜中的 I 细胞释放 CCK。它主要作用于胰腺腺泡细胞，引起胰酶的大量分泌，所以也称促胰酶素。此外，CCK 对胰外分泌腺还有营养作用。有实验表明，CCK 和促胰液素对胰液分泌的促进作用，存在着协同作用，即一个激素加强另一个激素的作用。

3. 胰液分泌的反馈调节　研究发现小肠上段分泌一种肽类物质，它刺激小肠黏膜 I 细胞释放 CCK，这一物质被称为 CCK－释放肽。在动物实验中进一步发现，将胰液引流到肠外，或向十二指肠内灌注胰蛋白酶抑制剂，可以使 CCK 的释放和胰酶分泌增加；相反，向十二指肠内灌注胰蛋白酶则抑制 CCK 的释放和胰酶分泌。以上现象说明，食物中的蛋白质分解产物刺激小肠上段分泌 CCK－释放肽，而在它的作用下 CCK 的释放和胰酶分泌增加。此时，分泌到肠腔内的胰蛋白酶又使 CCK－释放肽失活，反馈地抑制 CCK 和胰酶分泌。

在慢性胰腺炎患者，因为胰腺分泌胰蛋白酶减少，它对 CCK－释放肽的失活作用减弱，导致 CCK 分泌增加，增强对胰腺分泌的刺激作用，结果胰腺导管的压力增加引起持续的疼痛。经过胰酶的补偿性治疗不仅可以补充胰酶的不足，更重要的是胰酶加速 CCK－释放肽的失活，减少 CCK 和胰酶分泌，减轻胰导管内压力可以缓解疼痛。因此，胰酶分泌的反馈性调节在防止胰酶过度分泌方面具有重要的生理意义。

二、胆汁的分泌和排出

胆汁（bile）是由肝细胞分泌的。平时，肝细胞持续地分泌胆汁，但在非消化期，肝胆汁不流入十二指肠，而是经肝管、胆囊管流入胆囊储存。进食时，胆囊胆汁排入十二指肠，同时，肝细胞分泌的胆汁也经肝管、胆总管排入十二指肠。

（一）胆汁的成分和作用

肝胆汁为金黄色，pH 为 7.4，胆囊胆汁为深棕色，因 HCO_3^- 在胆囊中被吸收，pH 为 6.8。成人每日分泌胆汁 0.8～1.0 L，其中除水分外，还有胆盐、胆固醇、卵磷脂、脂肪酸、黏蛋白、胆色素和无机盐，但无消化酶。

在正常情况下，胆汁中的胆盐（bile salt）、胆固醇和卵磷脂的适当比例是维持胆固醇成溶解状态的必要条件。当胆固醇分泌过多，或胆盐、卵磷脂合成减少时，胆固醇就容易沉积下来，这是形成胆石的一种原因。

胆汁对脂肪的消化和吸收具有重要意义。胆汁的主要生理作用如下：

1）胆汁中的胆盐、胆固醇和卵磷脂等都可作为乳化剂，减低脂肪的表面张力，使脂肪乳化成微滴，分散在肠腔内，增加脂肪酶与脂肪的接触面积，从而有利于脂肪的消化。

2）胆盐因其结构特点，当达到一定浓度后，可聚合形成微胶粒（micelle）。脂肪酸、单酰甘油等均可掺入到微胶粒中，形成水溶性复合物，这对脂肪消化产物的吸收具有重要意义。

3）胆汁通过促进脂肪分解产物的吸收，对脂溶性维生素（维生素 A、维生素 D、维生素 E、维生素 K）的吸收也起促进作用。

此外，胆汁进入十二指肠后中和一部分胃酸；胆盐在小肠内吸收后促进肝胆汁的分泌；胆色素等有机物或某些药物可从胆汁中排泄。

（二）胆汁分泌和排出的调节

空腹时，胆汁由肝细胞分泌后进入胆囊内储存。胆囊吸收胆汁中的水分和无机盐，使之浓缩，从而增加储存效果。在消化期，胆汁可直接由肝以及胆囊中大量排出至十二指肠。因此，消化道内的食物是引起胆汁分泌和排出的自然刺激物。胆汁分泌的调节受到神经因素和体液因素的影响（图 6－10）。

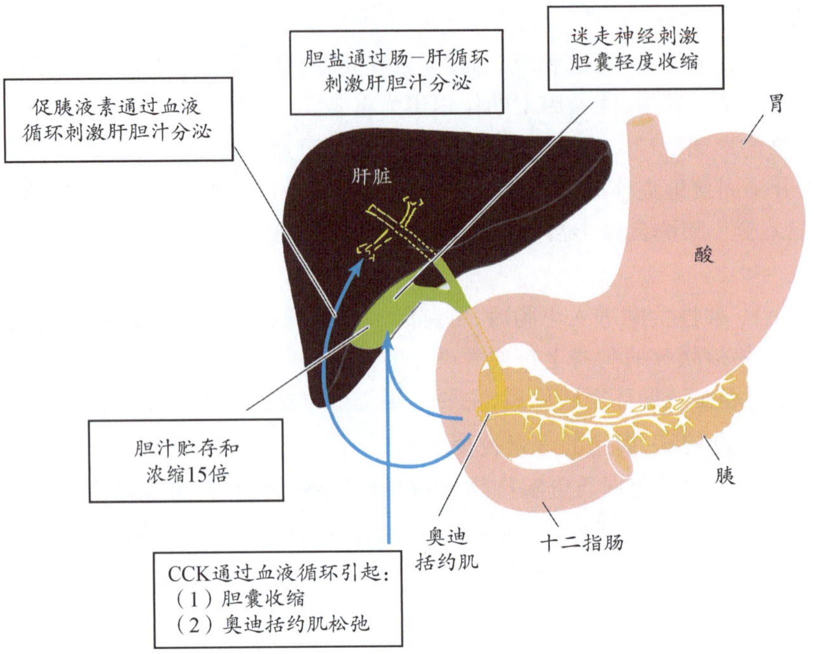

图 6-10 胆汁分泌调节

1. 神经因素的作用　神经对胆汁分泌和胆囊收缩的作用均弱。进食刺激消化道的感受器(头面部、咽、胃、小肠),可引起迷走神经的兴奋导致肝胆汁分泌少量增加,胆囊收缩也轻度增加。迷走神经兴奋可刺激促胃液素释放而间接地引起肝胆汁分泌和胆囊收缩。

2. 体液因素的作用

(1) 促胃液素:促胃液素通过血液循环作用于肝细胞和胆囊,引起肝胆汁分泌和胆囊收缩。它可先引起胃酸分泌,后者再作用于十二指肠黏膜,引起促胰液素释放而促进肝胆汁分泌。

(2) 促胰液素:促胰液素的主要作用是刺激胰液分泌,但还有一定的刺激肝胆汁分泌的作用。促胰液素主要作用于胆管系统,引起胆汁分泌量和 HCO_3^- 含量的增加,胆盐的分泌并不增加。

(3) 缩胆囊素:在蛋白质分解产物、盐酸和脂肪等物质作用下,小肠黏膜I细胞分泌缩胆囊素,它通过血液循环引起胆囊平滑肌收缩,同时降低奥迪括约肌的紧张性,使大量胆汁排入十二指肠。

缩胆囊素也能刺激胆管上皮细胞,使胆汁流量和 HCO_3^- 的分泌增加,但其作用较弱。

(4) 胆盐:排至小肠的胆盐约90%以上由小肠黏膜重吸收入血,经门静脉系统回肝,再组成胆汁分泌入小肠,这一过程称为胆盐的肠肝循环(enterohepatic circulation of bile salts)。返回到肝的胆盐可刺激肝胆汁分泌,称为胆盐的利胆作用。

三、小肠液的分泌

小肠内有两种腺体,即十二指肠腺和肠腺。十二指肠腺又称为勃氏腺(Brunner gland),分布于十二指肠黏膜下层中,分泌碱性液体,内含黏蛋白,因而黏稠度很高。这种小肠液保护十二指肠黏膜不被胃酸侵蚀。肠腺又称为李氏腺(Lieberkuhn crypt),分布于全部小肠的黏膜层内,其分泌液是小肠液的主要组成部分。

小肠液是一种弱碱性液体,pH为7.6,渗透压接近于血浆。成人每日分泌量为1~3 L,其中除水分外,还含有无机盐、黏蛋白和肠致活酶。肠致活酶可激活胰蛋白酶原,从而有利于蛋白质的消化。小肠液中还常混有脱落的肠上皮细胞、白细胞,以及由肠上皮细胞分泌的免疫球蛋白。在小肠液中还可检测到少量的寡肽酶、二肽酶和二糖酶等,但一般认为这些酶由脱落的肠黏膜上皮细胞释放,而非肠腺所分泌,它们在小肠消化液中不起作用。但存在于小肠上皮细胞刷状缘上和细胞内的这些酶可将寡肽和双糖进一步分解为氨基酸和单糖,从而阻止没有完全分解的消化产物被吸收入血。

小肠液的分泌量因条件不同有很大的变化。食糜对小肠黏膜的机械或化学刺激都可引起小肠液的分泌。小肠黏膜对扩张刺激最敏感,食糜增多扩张小肠时通过肠壁内的局部反射引起小肠液分泌。在胃肠激素中,促胃液素、促胰液素、缩胆囊素和血管活性肠肽均有刺激小肠液分泌的作用。

四、小肠的运动

小肠壁的肌层有两层肌肉，内层为环行肌，外层为纵行肌。小肠运动是由这两层肌肉的收缩完成。

（一）小肠的运动形式

1. 紧张性收缩　小肠的紧张性收缩是其他运动形式有效进行的基础，并使小肠保持一定的形状和位置，也使小肠腔中保持一定的压力，后者有利于食糜在小肠内的混合和运送。

2. 分节运动　分节运动（segmentation contraction）是一种以环行肌为主的节律性舒缩运动。表现为，在食糜所在的肠管，环行肌每隔一定间距多点同时收缩，把食糜分割成许多节段；数秒后，原收缩处舒张，原舒张处收缩，使食糜原来的节段分成两半，邻近的两半合在一起，形成新的节段（图 6－11），如此反复进行。空腹时，分节运动几乎不存在，食糜进入小肠后逐步加强。由上至下，小肠的分节运动存在着一个频率梯度，即小肠上部较快，如在十二指肠约每分钟 12 次，向小肠远端频率逐渐减慢，在回肠末端仅每分钟 6～8 次。

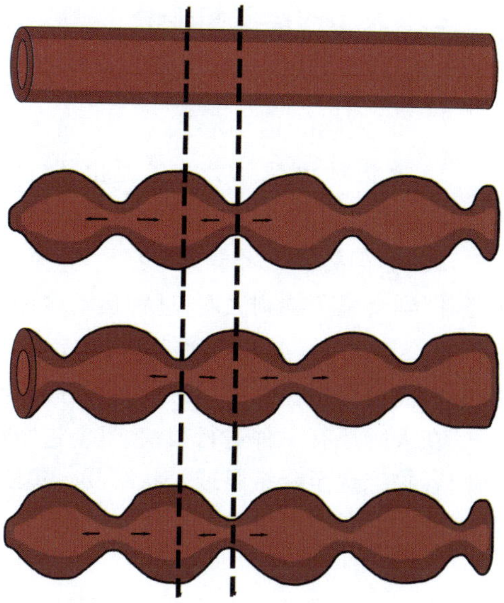
图 6－11　小肠的分节运动

分节运动的生理意义是：① 使食糜与消化液充分混合，有利于化学性消化；② 增加小肠黏膜与食糜的接触，并不断挤压肠壁以促进血液与淋巴液的回流，这都有助于吸收；③ 由于分节运动存在着由上至下的活动梯度，因此对食糜有较弱的推进作用。

3. 蠕动　蠕动（peristalsis）是一种纵行肌和环行肌共同参与的运动。表现为向小肠远端传播的环状收缩波，可起始于小肠的任何部位，推进速度为每秒 0.5～2 cm，行约数厘米后消失。蠕动的意义在于使经过分节运动作用的食糜不断向前推进，到达一个新肠段，再开始分节运动。有时在小肠还可见到一种称为蠕动冲（peristaltic rush）的运动，其传播速度很快（每秒 2～25 cm），一直可到达回肠末端，将食糜推送至回肠末端及结肠。

（二）小肠运动的调节

1. 外来神经的作用　一般情况下，副交感神经的兴奋能加强肠运动，而交感神经的兴奋则产生抑制作用，但上述效果还依小肠平滑肌当时的状态而定。如平滑肌的紧张性高，则无论副交感或交感神经兴奋，都使之抑制；相反，如平滑肌的紧张性低，则这两种神经兴奋都有增强其活动的作用。

2. 内在神经的作用　肌间神经丛对小肠运动起主要调节作用。当机械和化学刺激作用于肠壁感受器时，可通过局部反射引起平滑肌的蠕动。

3. 体液因素的作用　小肠内在神经丛和平滑肌对各种化学物质具有广泛的敏感性。除对两种重要的神经递质 ACh 和去甲肾上腺素敏感外，一些肽类激素和胺，如 P 物质、脑啡肽和 5－HT，也可促进小肠运动。

（三）回盲括约肌的功能

回肠末端与盲肠交界处的环行肌明显加厚，具有括约肌的作用，称为回盲括约肌（ileocecal sphincter）。它在平时保持轻度的收缩状态，一方面防止了小肠内容物过快地排入结肠，延长了食糜在小肠内停留的时间，有利于小肠内容物的完全消化和吸收；另一方面也阻止了结肠内的食物残渣倒流。食物进入胃后，可通过胃-回肠反射引起回肠蠕动，当蠕动波传播到近回盲括约肌数厘米时，括约肌舒张，随着蠕动波进一步向括约肌传播，约 4 mL 食糜被推入结肠。食糜对盲肠的机械扩张刺激，可通过内在神经丛的局部反射，使回盲括约肌收缩。

第五节　大肠内消化

大肠内没有重要的消化活动，其主要功能是吸收水分，并为消化后的残余物质提供暂时储存场所。

一、大肠液的分泌

大肠液是由大肠黏膜表面的柱状上皮细胞和杯状细胞分泌的。大肠分泌黏液和碳酸氢盐，其 pH 为 8.3～8.4。大肠液的主要作用是保护肠黏膜和润滑大便。

大肠液的分泌主要是由食物残渣对肠壁的机械性刺激引起的。刺激副交感神经可使大肠液分泌增加,而刺激交感神经则可使正在进行着的分泌减少。尚未发现重要的体液调节。

二、大肠的运动和排便

大肠的运动较小肠少、弱和慢,对刺激的反应也较迟缓,这些特点都适应于大肠作为粪便暂时储存场所的功能。

(一) 大肠的运动形式

1. 袋状往返运动　这是由环行肌无规律地收缩所引起的,是空腹时最多见的运动形式。这种运动使结肠袋中的内容物向两个方向做短距离的位移,但并不向前推进。

2. 分节或多袋推进运动　这是一个结肠袋或一段结肠收缩,把内容物推进到下一段的运动。进食后或结肠受到拟副交感药物刺激时,这种运动增加。

3. 蠕动　大肠的蠕动运动是由一些稳定向前的收缩波所组成。收缩波前方的肌肉舒张,往往充有气体;收缩波的后面则保持在收缩状态,使这段肠管闭合并排空。

在大肠还有一种进行很快,且前进很远的蠕动,称为集团蠕动(mass peristalsis)。它开始于横结肠,可将一部分大肠内容物推送至降结肠或乙状结肠。集团蠕动常见于进食后,可能是胃内食物进入十二指肠,由十二指肠-结肠反射所引起。

(二) 排便

食物残渣中的一部分水分被大肠黏膜吸收,同时经过大肠内细菌的发酵和腐败作用,形成了粪便。粪便中除食物残渣外,还包括脱落的肠上皮细胞和大量的细菌。此外,机体代谢后的废物,包括由肝排出的胆色素衍生物,以及由血液通过肠壁排至肠腔中的某些重金属,如钙、镁、汞等的盐类。

正常人的直肠中平时没有粪便。一旦结肠的蠕动将粪便推入直肠,就会引起排便反射(defecation reflex)(图 6-12)。直肠壁内的感受器受到粪便刺激时,冲动沿盆神经和腹下神经传入脊髓腰骶段,兴奋此处的初级排便中枢,同时上传到大脑皮层引起便意。初级排便中枢的兴奋,一方面使盆神经的传出冲动增加,引起降结肠、乙状结肠和直肠的收缩,肛门内括约肌的舒张;同时,使阴部神经的传出冲动减少,引起肛门外括约肌舒张,使粪便排出体外。此外,由于支配腹肌和膈肌的神经兴奋,腹肌和膈肌也发生收缩,腹内压增加,促进粪便的排出。

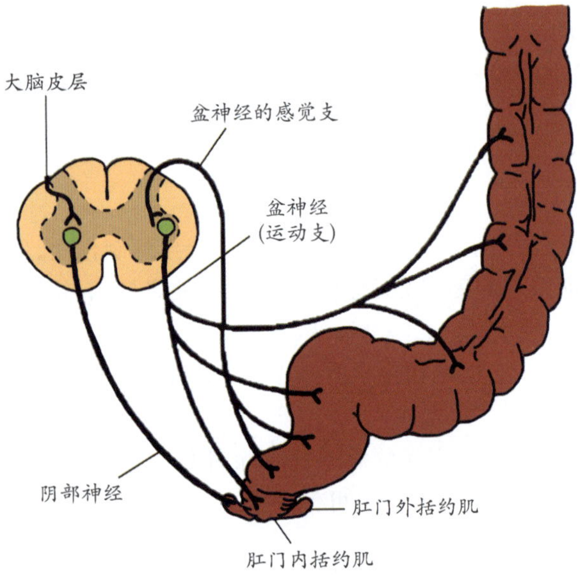

图 6-12　排便反射

大脑皮层可以加强或抑制排便。人们如对便意经常予以制止,可使直肠渐渐地对粪便压力的刺激失去正常的敏感性,加之粪便在大肠内停留过久,水分吸收过多而变得干硬,引起排便困难,这是产生便秘的最常见的原因之一。

(三) 大肠内细菌活动

大肠内有许多细菌,占粪便固体重量的20%~30%,它们主要来自食物和空气。因为大肠内的pH和温度对一般细菌的繁殖极为适宜,细菌便在这里大量繁殖。细菌分解糖和脂肪,其产物有乳酸、醋酸、CO_2、沼气、脂肪酸、甘油、胆碱等,这一过程称为发酵。细菌也分解蛋白质,称为腐败,其产物有胨、胨、氨基酸、硫化氢、氨、组胺、吲哚等。

大肠内的细菌还利用较为简单的物质合成维生素B复合物和维生素K,它们由肠内吸收后,对人体有营养作用。

第六节　吸　　收

一、吸收过程概述

机体赖以生存的食物除了少量的物质,如维生素(vitamins)和矿物质(minerals)外,可以归类到三大营养物质:蛋白质、糖和脂肪。这些物质一般在自然状态不能从胃肠道黏膜吸收,而必须在消化道内消化分解成可吸收的小分子物质才能够吸收。消化道内吸收是指各种营养物质的分解产物、盐类和水分通过消化道黏膜的上皮细胞,进入血液和淋巴液的过程。消化腺每日分泌 6~8 L 的消化液，机体每日从外界摄取 1.5~2 L 的液体，两者之和达8~10 L，它们经过消化道时几乎全部被吸收，可见消化道的吸收能力是巨大的。

消化道不同部位的吸收能力相差很大。口腔和食管基本没有吸收功能；胃的吸收能力也很小，仅能吸收少量的水、乙醇及某些药物；小肠是吸收的主要部位，每日吸收 8 L 左右的水分，50~100 g 盐，数百克营养物质的消化产物；大肠主要吸收食物残渣中剩余的水和盐类。图 6-13 为各种主要营养物质在消化道内吸收部位的示意图。

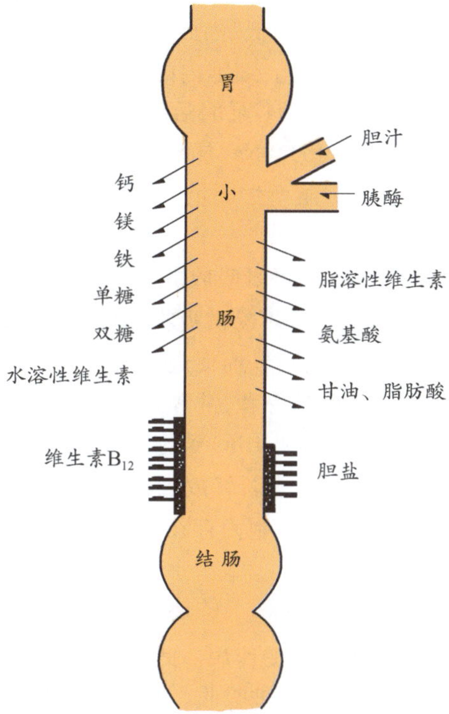

图 6-13 各种主要营养物质在消化道内吸收的部位

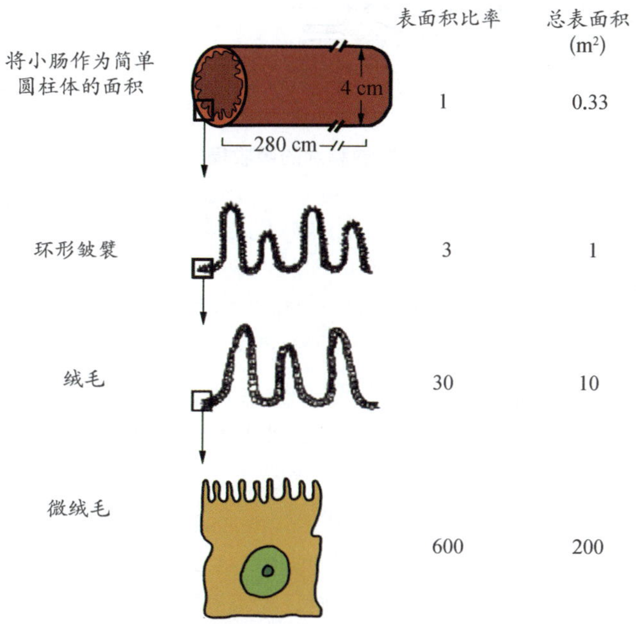

图 6-14 增加小肠表面积的几种结构

一般认为，绝大部分糖类、脂肪、蛋白质的消化产物在十二指肠和空肠吸收。当食糜到达回肠时，吸收基本完毕，因此回肠是吸收功能的贮备。但是，回肠可主动吸收维生素 B_{12}和胆盐，在吸收中具有独特的作用。食物之所以基本在小肠全部被吸收，这与小肠的组织结构特点、食物在小肠停留时间较长、食物主要在小肠内消化等有关。

成人的小肠长 4~5 m。它的黏膜有许多环状皱褶伸向肠腔。皱褶上拥有大量的绒毛，绒毛的表面是一层柱状上皮细胞，这些细胞的顶端又有许多微绒毛。这样就使小肠的表面积比同样长度的简单圆筒的面积增加约 600 倍，达到 200 m^2以上，为食物的吸收提供了巨大的场所（图 6-14）。在绒毛内部，有较丰富的毛细血管、毛细淋巴管，还有平滑肌和神经纤维。其中平滑肌的舒缩，可使绒毛发生节律性伸缩和摆动，促进毛细血管内血液和毛细淋巴管内淋巴液的回流，也有利于吸收。

二、小肠内主要营养物质的吸收

营养物质的吸收机制，大致可分为被动转运和主动转运两种方式。在肠黏膜的上皮细胞膜上，存在着能把物质逆着浓度差转运至黏膜内的泵，如 Na^+泵、K^+泵、I^-泵等。通过这些泵的活动，不仅使 Na^+、K^+等主动吸收，而且还可促进其他物质的被动吸收。其中，Na^+泵的作用最为重要。

（一）水的吸收

人体每日由胃肠道吸收的液体量约 8 L。十二指肠和空肠上段对水的吸收量很大，但消化液的分泌量也很大，因此水分的净吸收量较少。回肠对水分的净吸收量较大，而结肠虽然对水分的吸收能力很大，但结肠内容物的水分已经很少，所以结肠的水分吸收总量每天只有 400 mL 左右。

水分的吸收都是被动的，各种溶质，特别是 NaCl 的主动吸收所产生的渗透压梯度是水分吸收的主要动力。细胞膜和细胞间的紧密连接对水的通透性都很大，驱使水吸收的渗透压一般只有 3~5 mOsm/L。

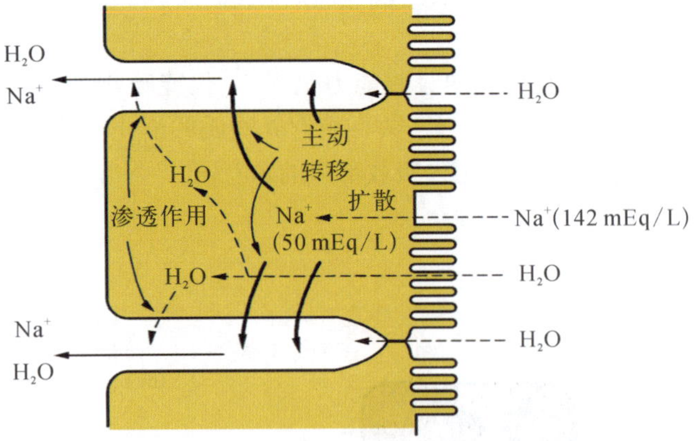

图 6-15　小肠黏膜对钠和水的吸收模式图

（二）无机盐的吸收

一般来说，单价碱性盐类如钠、钾、铵盐的吸收很快，多价碱性盐类则吸收很慢。凡能与钙结合而形成沉淀的盐，如硫酸盐、磷酸盐、草酸盐等，则不能被吸收。

1. 钠的吸收　钠的吸收是通过主动吸收来完成的。由于细胞内的电位较黏膜面低 40 mV，同时细胞内 Na^+的浓度远较周围液体为低，因此，Na^+可顺电化学梯度通过扩散作用进入细胞内。细胞内的 Na^+能通过底-侧膜进入血液，这是通过膜上 Na^+泵的活动逆着电化学梯度进行的主动过程(图 6-15)。Na^+泵是一种 Na^+-K^+依赖性 ATP 酶，它可使 ATP 分解产生能量，以维持 Na^+和 K^+逆浓度梯度的转运。

2. 铁的吸收　人每日吸收的铁约为 1 mg，仅为每日膳食中含铁量的 1/10。食物中的铁绝大部分是三价的高铁形式，因有机铁和高铁都不易被吸收，故须还原为亚铁后方被吸收。亚铁的吸收速度比相同量的高铁要快 2~5 倍。维生素 C 能将高铁还原为亚铁而促进铁的吸收。铁在酸性环境中易溶解而便于被吸收，故胃液中的盐酸有促进铁吸收的作用。胃大部分切除的患者，常常会伴有缺铁性贫血。

铁主要在十二指肠和小肠上部被吸收。这些部位的上皮细胞释放转铁蛋白(transferrin)到达肠腔，与 Fe^{2+}结合为复合物，然后以受体介导的入胞形式进入细胞。在细胞内，释放了 Fe^{2+}的转铁蛋白被重新释放到肠腔中，而游离的部分 Fe^{2+}在细胞底部膜以主动转运形式进入血液，大部分 Fe^{2+}被氧化为 Fe^{3+}，并和黏膜细胞内存在的铁蛋白(ferritin)结合形成结合铁，暂时储存在细胞内，慢慢向血液中释放。

3. 钙的吸收　肠道中的钙主要来自食物。正常人每日钙的净吸收量约为 100 mg。影响钙吸收的主要因素是 1,25-二羟维生素 D_3 和机体对钙的需要。1,25-二羟维生素 D_3 有促进小肠对钙吸收的作用。此外，钙盐只有在水溶液状态(如氯化钙、葡萄糖酸钙)，而且在不被肠腔中任何其他物质沉淀的情况下，才能被吸收。肠内容的酸度对钙的吸收有重要影响，在 pH 约为 3 时，钙呈离子化状态，吸收最好。肠内容中磷酸盐过多，会形成不溶性的磷酸钙，使钙不能吸收。此外，脂肪食物对钙的吸收有促进作用，脂肪分解释放的脂肪酸，可与钙结合形成钙皂，后者可和胆汁酸结合，形成水溶性复合物而被吸收。

钙的吸收主要是通过主动转运完成的。小肠黏膜上有一种钙结合蛋白，每次可将 4 个 Ca^{2+}运入胞内，Ca^{2+}也可通过肠黏膜细胞膜上的 Ca^{2+}通道进入上皮细胞内，Ca^{2+}可在上皮细胞基底膜由 Ca^{2+}泵转运入血液中，部分 Ca^{2+}也通过 Ca^{2+}/Na^+交换机制进入血液。

4. 负离子的吸收　在小肠内吸收的负离子主要是 Cl^-和 HCO_3^-。由钠泵产生的电位差可促进肠腔负离子向细胞内转运。但也有证据认为，负离子也可以独立地转运。

（三）糖的吸收

食物中的糖类包括多糖(淀粉、糖原)、双糖(蔗糖、麦芽糖、乳糖)和单糖(葡萄糖、果糖、半乳糖)。一般认为，小肠黏膜仅能对单糖吸收。食物中的淀粉，在唾液淀粉酶和胰淀粉酶的作用下，被水解成麦芽糖。麦芽糖和蔗糖分别在肠黏膜上皮细胞刷状缘上的麦芽糖酶、蔗糖酶的作用下进一步水解成葡萄糖和果糖。乳糖在肠黏膜上皮细胞刷状缘上的乳糖酶作用下，可被水解成半乳糖和葡萄糖。经过消化而产生的单糖，可被小肠黏膜上皮细胞以主动转运的形式吸收。

如果小肠缺乏水解双糖的酶，将会因肠腔双糖过多而引起小肠内液体吸收减少，使肠内容物体积增加；而且双糖进入结肠后，经细菌的发酵作用而产生大量气体。结果，将引起腹胀和腹泻等症状。许多成年人(尤其是亚洲人)，小肠中乳糖酶的活性较婴幼儿时期显著降低，因此在饮牛奶以后，会产生腹胀和腹泻的症状。

一般认为，小肠黏膜上皮细胞的刷状缘上存在有钠依赖性同向转运体，即 Na^+-葡萄糖同向转运体(sodium-glucose cotransporter-1，SGLT1)，它在肠腔中存在 Na^+的条件下，可以与肠腔中的葡萄糖以及 Na^+结合，并将二者转运至细胞内。当肠腔葡萄糖浓度较低时(图 6-16a)，葡萄糖可被 SGLT1 逆浓度差运入细胞内，然后被位于基底膜面的另一不依赖于钠的葡萄糖转运体(glucose transporter，GLUT2)，顺着浓度差运出胞，之后进入血液循环。SGLT1 活动所需的能量来源于 Na^+的浓度差所提供的势能，而 Na^+浓度差的维持有赖于基底外侧膜上 Na^+泵的活动。当进餐后使肠腔内的葡萄糖浓度高于细胞内时(图 6-16b)，可使 SGLT1 饱和，促进位于细胞内小囊泡膜上的 GLUT2 转移到黏膜面的细胞膜上，通过易化扩散的形式加快葡萄糖的转运。

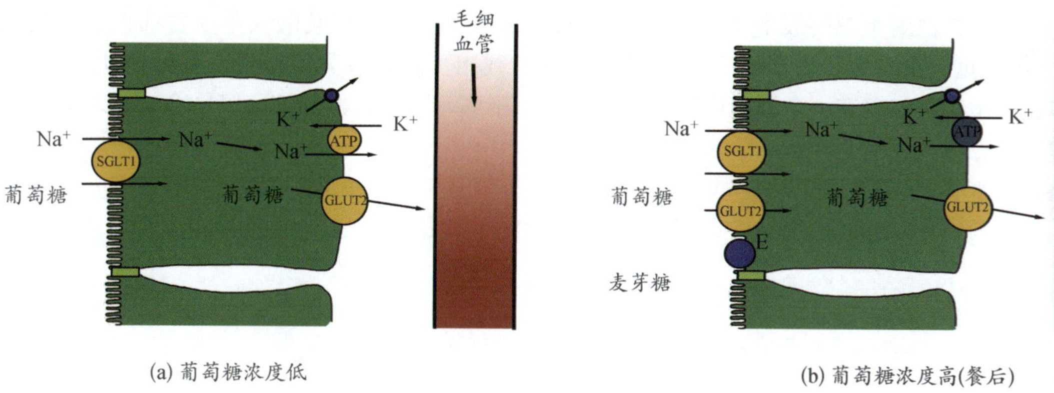

图 6-16 小肠吸收葡萄糖的过程

SGLT1：钠依赖性葡萄糖转运体；GLUT2：葡萄糖转运体；E：麦芽糖酶

（四）蛋白质的吸收

食物中的蛋白质经胃蛋白酶的消化，被水解成大分子量的多肽；再进一步经胰蛋白酶和糜蛋白酶的共同作用，被消化为小肽和游离的氨基酸。小肠上皮细胞的刷状缘上，存在有氨基肽酶和寡肽酶（二肽酶、三肽酶），前者可以从氨基端把小肽上的氨基酸一个一个地水解下来，后者可将 2 肽和 3 肽水解成单个的氨基酸。许多实验证明，少量的食物蛋白质可完整地进入血液，如母亲初乳中的一些蛋白质抗体，可被婴儿完整地吸收而进入血液，这对提高婴儿对病原体的免疫力具有重要意义。随着年龄的增加，完整蛋白质的吸收越来越少。外来蛋白质被吸收入血后，会引起淋巴细胞产生特异性的抗体，如果以后又有同样蛋白质被吸收，将会发生特异性的抗原-抗体反应而出现过敏症状。因此有些人再次摄入相同蛋白（如虾等）后常发生过敏反应。

小肠吸收氨基酸的过程也是主动转运过程，具体机制类似于葡萄糖的吸收，即也是与 Na^+ 的主动吸收相偶联的过程，但是上皮细胞刷状缘上的载体对氨基酸具有选择性。目前认为，刷状缘上存在着三类转运氨基酸的载体，它们分别运载中性、酸性和碱性氨基酸。有些实验提示，小肠上皮细胞的刷状缘上还存在着第 4 种转运载体，可将肠腔中的 2 肽和 3 肽转运到细胞内，在细胞内 2 肽和 3 肽被水解成氨基酸后，扩散入血而吸收。因此，2 肽和 3 肽也可能是蛋白质吸收的一种形式。

（五）脂肪的吸收

食物中的脂肪在胆盐的作用下，经胰脂肪酶的消化，被水解成游离的脂肪酸、单酰甘油和少量的甘油。食物中的胆固醇酯在胰脂肪酶的作用下分解成胆固醇和脂肪酸。脂肪酸、单酰甘油、甘油及胆固醇均可被小肠黏膜上皮细胞吸收（图 6-17）。

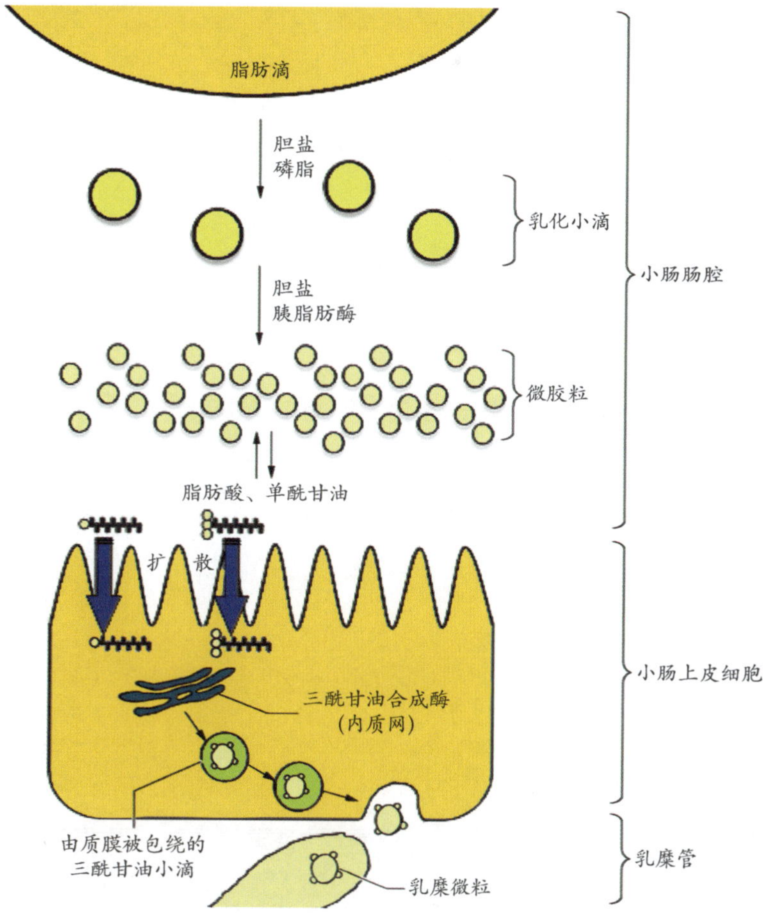

图 6-17 脂肪在小肠内消化和吸收的主要方式

在小肠上皮细胞刷状缘的表面，有一层非流动性的水分子层。肠腔中的脂肪酸、单酰甘油、甘油和胆固醇，因为是脂溶性分子，很难通过水分子层，它们必须与胆盐形成混合微胶粒，方可通过这一水分子层而到达刷状缘表面。在这里，脂肪酸、单酰甘油、甘油和胆固醇又被逐渐地从混合微胶粒中释放出来，通过单纯扩散进入细胞内，而胆盐在此并不被吸收。

进入细胞内的脂肪酸、单酰甘油等随后的去向取决于脂肪酸分子的大小。其中，短链脂肪酸（10~12 碳原子的脂肪酸）和含短链脂肪酸的单酰甘油,可直接从细胞内扩散到组织间液中,随后扩散入血液而被吸收。长链脂肪酸及单酰甘油被吸收后,在肠上皮细胞的内质网中大部分重新合成为三酰甘油,并与细胞中生成的载脂蛋白合成乳糜微粒。乳糜微粒一旦形成即进入高尔基体中,许多乳糜微粒被包裹在一个囊泡内。囊泡移行到细胞底-侧膜时,便与细胞膜融合,释放出乳糜微粒进入细胞间隙,再扩散入淋巴液。

中、短链三酰甘油水解产生的脂肪酸和单酰甘油,在小肠上皮细胞中不再变化,它们是水溶性的,可以直接进入门静脉而不入淋巴。由于膳食中的动、植物油中含有15个以上碳原子的长链脂肪酸很多,所以脂肪的吸收途径主要以淋巴为主。

(何 惠 黎 静)

二维码 6-3
第六章思考题

第七章 能量代谢和体温

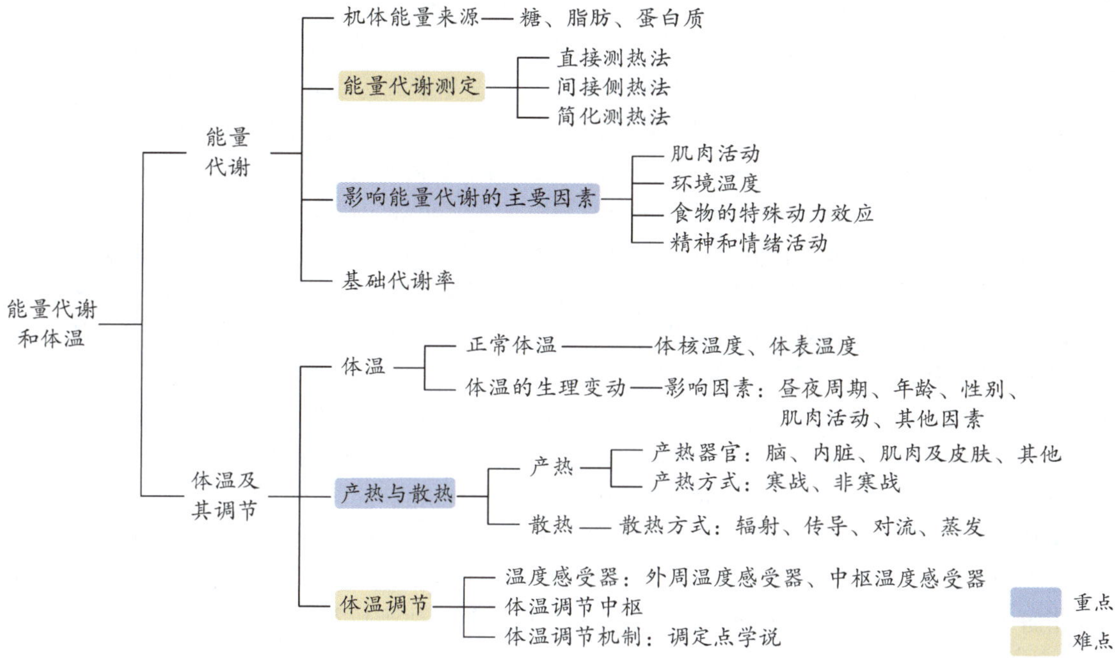

第一节 能量代谢

一、代谢的基本概念

新陈代谢(metabolism)是生命活动的基本特征之一。新陈代谢表现为机体一方面不断地从外界环境中摄取各种营养物质,以合成机体自身的物质,并在此过程中储存能量,这一过程为合成代谢,又称为同化作用;另一方面,又不断地分解机体原有的物质,将分解的代谢产物排出体外,并在此过程中释放能量供机体利用,这一过程为分解代谢,又称异化作用。体内需能活动包括:肌肉活动、腺体分泌、肌纤维和神经纤维膜电位的维持、细胞内物质的合成和消化道营养物质的吸收等。可见,在新陈代谢过程中,物质代谢与能量转换是紧密相连而不可分割的。通常将生物体内物质代谢过程中所伴随的能量释放、转移和利用总称为能量代谢(energy metabolism)。

二、机体能量的来源、去路与平衡

(一) 机体能量的来源

在人体组织细胞内,各种生理生化活动和各类代谢及细胞分裂增殖过程都要消耗能量,食物中的糖、脂肪、蛋白质分子中所蕴含的化学能是人体各种功能活动中唯一能够利用的能量。外部供给的任何其他形式的能量(如电能和机械能等),除太阳能外,都不能直接被机体利用。

1. 糖　糖是人体主要的供能物质。中国人摄入的食物中糖所占的比例最大,通常人体所需要能量的70%都是依靠糖供给的。食物中糖的消化产物主要是葡萄糖,葡萄糖被吸收入血后,一般以易化扩散的方式进入机体组织细胞而被利用。在机体 O_2 供应充足的情况下,葡萄糖经过有氧氧化完全分解为 CO_2 和 H_2O,并释放大量的能量。如果 O_2 供应不足,葡萄糖经过无氧酵解分解为乳酸,释放较少的能量(约为有氧氧化的1/18)。在正常生理状态下,绝大多数的组织细胞有足够的 O_2 供应,通过葡萄糖的有氧氧化能够获得能量。1 mol 葡萄糖完全氧化所释放的能量为686 kcal。在机体缺氧或由于骨骼肌剧烈运动处于相对缺氧的情况下,糖酵解是主要的供能方式。此外,某些细胞(如成熟的红细胞)由于缺乏有氧氧化的酶系,在一般情况下也主要依靠糖酵解途径获取能量。脑组织生理活动时能量来源主要依靠糖的有氧氧化,所以脑组织对 O_2 的变化极为敏感,同时由于脑组织本身储存的糖原较少,其活动对血糖的依赖性较大，所以在机体缺氧或血糖水平明显降低时，可引起脑功能活动障碍，严重的可导致意识丧失。

人体体内的葡萄糖能够以糖原的形式储存于肝脏和肌肉中，分别称为肝糖原和肌糖原。肌糖原是骨骼肌中随时可以动用的贮备能源，可在骨骼肌应急活动时作为能量来源。肌糖原作为储备能源，在需要时骨骼肌随时可以动用这一能源。肝糖原所贮备的能量较少，当血糖水平下降时，肝糖原可以分解为葡萄糖释放入血，从而维持血糖水平的相对恒定，保证组织细胞(特别是对血糖依赖性大的脑组织)有足够的能量供应。

在肝脏内，乳酸、丙酮酸、甘油和某些氨基酸等非糖物质也可以被合成糖原或葡萄糖，这称为糖异生作用。通过糖异生作用，可以保持肝内有一定的糖原储备，从而保证机体在能量消耗增加或能源物质供应不足(如饥饿)时的能量供应。

2. 脂肪 脂肪一方面是人体内重要的供能物质，另一方面又是能源物质储存的主要形式。体内的脂肪包括组织脂质和储存脂质两大类。前者主要是磷脂、胆固醇等，是机体细胞的组成成分，不能作为能源来利用。储存脂质主要为脂肪，也称为中性脂肪(化学名三酰甘油)。一般储存在皮下组织、内脏器官周围、肠系膜、肌间质等处。在成年男性，脂肪储存量可达体重的10%~20%，女性的脂肪的储存量一般多于男性。机体需要时，储存的脂肪可迅速分解为甘油和脂肪酸，经过血液循环系统运输到各组织以供利用。脂肪在氧化分解过程中可释放大量的能量，约为同等质量糖原或蛋白质分解时释放的2倍。在一般情况下，人体所消耗的能源物质中，有40%~50%来自体内脂肪(有些是糖转变而来)，短期饥饿时，机体主要利用体内脂肪的氧化途径供能。一般认为，当人体摄入的能量物质过多，又活动过少而不能被充分利用时，储存脂肪就会增多，从而使体重增加。

3. 蛋白质 在组织细胞内蛋白质分解所产生的氨基酸也可作为机体的能源物质，但不是主要的能源物质。食物中的蛋白质分解为氨基酸，经消化道吸收入血后，与体内组织蛋白质分解产生的氨基酸一起主要用于合成自身成分，以实现自我更新，也用于合成酶、激素等生物活性物质。但某些氨基酸可以转变为糖或脂肪后来供能，这些氨基酸在体内经过脱氨基或氨基转换，可分解非氮成分和氨基，其中非氮成分——α-酮酸可以氧化供能，氨基则通过肾脏排出体外。在正常生理状态下，糖和脂肪是主要的供能物质，但在长期不能进食或能量消耗极大的特殊的情况下，体内的糖原和储存脂肪大量消耗后，机体通过分解自身蛋白质，提供生命活动所必需的能量。

(二) 机体能量的转化与利用

食物中的糖、脂肪、蛋白质分子的能量蕴藏于它们分子结构中的碳氢键中，在氧化过程中碳氢键断裂，生成 H_2O 和 CO_2，同时释放出它们所蕴藏的大量能量。在三大营养物质氧化所释放的能量中约50%以上迅速转化为热能，只有不足一半的能量可用于做功。这部分能量的载体是含有高能磷酸键的化合物——ATP。ATP 存在于机体内各类细胞中，1 分子 ATP 断裂一个高能磷酸键，转变为 ADP 时可释放 33.47 kJ 的能量。在机体的各种生理活动中，如细胞成分的合成、细胞膜对物质的主动转运、肌肉的活动、消化道和肾小管对各种物质的主动吸收、腺体的分泌等生理活动中，所需要的能量都是直接来自 ATP 的分解(图 7-1)。因此，ATP 是三大营养物质与机体功能系统之间的能量传递者。

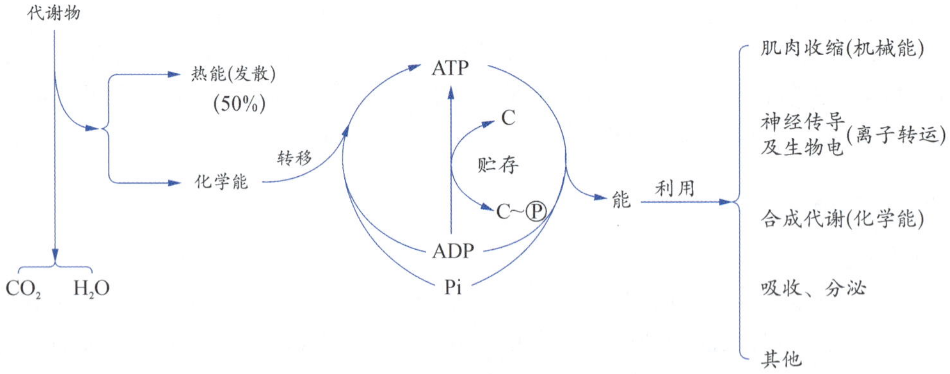

图 7-1 能量的转移、储存和利用

组织细胞内 ATP 所储存能量是有限的，但它所载荷的能量可转移给肌酸使之生成磷酸肌酸，储存于肌肉组织当中。磷酸肌酸不能直接被细胞利用，当肌肉收缩使细胞内 ATP 被利用而减少时，磷酸肌酸的高能磷酸键则转移给 ADP，从而生成 ATP。这样，细胞内 ATP 的浓度可以保持在相对稳定的水平。可见，磷酸肌酸在能量释放与利用之间具有缓冲作用。

机体在利用 ATP 完成各种生理活动中，除骨骼肌活动作了一定量的外功之外，其余在体内所做的各种功最终被转变成热能。在人体内，热能是最终的能量形式，不能再由热能转化为其他形式的能，因而不能再被机体利用，这些热能在维持体温中发挥了重要的作用。

（三）机体能量的平衡

能量的平衡是指机体摄入的能量与机体消耗的能量之间的平衡。若在一段时间内，体重基本不变，便可以认为机体摄入的能量基本等于机体所消耗的能量，即达到了能量的平衡。如果机体摄入的能量多于消耗的能量，机体将剩余的能量储存起来，因而体重增加，即为能量的正平衡；反之，若摄入的能量少于消耗的能量，机体则动用储存的能源物质，从而使机体体重减轻，即为能量的负平衡。一个中等身材的成年男子在基础代谢状况下，每天消耗的能量约为 5 860 kJ；一个轻体劳动者每天要消耗能量约为 10 467 kJ；一个重体劳动者每天需要能量 16 748 kJ。为了达到能量平衡，必须根据不同的劳动强度供应足够的能量。

三、能量代谢测定的原理和方法

据热力学第一定律，能量由一种形式转化为另一种形式时，既不会增加，也不会减少。这是所有能量相互转化的普遍规律。因此，在机体能量代谢过程中，由营养物质氧化所释放的能量应等于机体散热和所做外功之和。若没有外功，机体所产生的能量最终应全部以热的形式散发于体外，如果做了外功，可以将外功折算成热能一并计入。这样测定机体一定时间内所散发的热量就可以反映机体能量代谢的情况。

能量代谢的测定方法有直接测热法、间接测热法和简化测热法。

（一）直接测热法

直接测热法（direct calorimetry）是指应用测热装置直接测定受试者在一定时间内所散发的总热量的方法。此法测量精确，常作为间接测热法的参考标准。直接测热装置为隔热壁密封的房间，其中有一铜制的受试者居室。隔热壁与居室之间空气的温度由温控装置控制，防止居室内热量因传导而散失。因此，受试者所散发的大部分热量就可被居室内管道中流动的水吸收，根据管道中流过的水量和温度差，就可测出水中吸收的热量。测量时还应将人体皮肤和呼吸道中散发的热量计算在内。由于直接测热法的仪器复杂，价格昂贵，难以广泛应用，目前多用于肥胖和内分泌障碍的研究。

（二）间接测热法

间接测热法（indirect calorimetry）是先测定被试者一定时间内耗氧量和 CO_2 产生量，然后根据有关数据计算出一定时间内产热量的方法，又称气体代谢法。间接测热法测定耗氧量和 CO_2 产生量通常有开放式和闭合式两种。示例见二维码 7－1。

二维码 7－1
间接测热法示例

1\. **开放式测定法** 开放式测定法是在呼吸空气的条件下，利用储气袋收集受试者一定时间内的呼出气，用气量计测定其容积，然后取样分析其中 O_2 与 CO_2 容积百分比，并与空气中 O_2 与 CO_2 容积百分比进行比较，算出受试者在一定时间内的耗氧量和二氧化碳产生量。这种方法适用于劳动、运动等情况下的能量代谢的测定。受试者可将储气袋背在身上，携带方便。

2\. **闭合式测定法** 闭合式测定法是用代谢率测定器（也称气量计）进行测定。受试者不断从气量计中摄取 O_2，呼出的 CO_2 则被仪器内 CO_2 吸收剂所吸收。根据一定时间内气量计内 O_2 减少的量和吸收剂在测试前后重量增加的情况，测定出受试者在单位时间内的耗氧量和 CO_2 产生量。

用上述两种方法测得受试者耗氧量和 CO_2 产生量以后，还必须知道食物的热价、氧热价、呼吸商等有关数据（表 7－1）才能计算出产热量。

表 7－1 三种营养物质氧化时几种数据

营养物质	产热量（kJ/g）		耗氧量（L/g）	CO_2 产生量（L/g）	氧热价（kJ/L）	呼吸商（RQ）
	物理热价	生物热价				
糖	17.00	17.00	0.83	0.83	21.00	1.00
脂肪	39.75	39.75	2.03	1.43	19.67	0.71
蛋白质	23.43	18.00	0.95	0.76	18.80	0.80

（1）食物的热价：食物的热价（thermal equivalent）也称卡价（caloric value），是指 1 g 食物在体内完全氧化或在体外燃烧所释放的热量。在生理学和卫生学中惯用单位是千卡（kcal），1 kcal 是指使 1 L 蒸馏水从 15℃ 加热到 16℃ 所需的热量。而国际单位系统规定，能量的单位是焦耳（J），1 kcal等于 4.187 kJ。食物的热价分为物理热价和生物热价。食物在体外燃烧所释放的能量称物理热价，在体内氧化所产生的热量称生物热价。糖和脂肪在体内可以彻底氧化成 CO_2 和 H_2O，所以它们的物理热价和生物热价相同。蛋白质在体内不能彻底氧化，一部分以尿素的形式从尿排出，所

以蛋白质的生物热价低于物理热价。

(2) 氧热价：氧热价(thermal equivalent of oxygen)是指每消耗1 L O_2 用以氧化某种营养物质所产生的热量称该物质的氧热价。它可由食物的热价和反应的定比关系推算。

(3) 呼吸商：在一定时间内，机体氧化营养物质时，CO_2 产生量与耗氧量的比值称为呼吸商(respiratory quotient, RQ)。糖、脂肪、蛋白质氧化时它们各自 CO_2 产生量、耗氧量不同，因而三者的呼吸商也不同。机体氧化每种营养物质时的呼吸商都可以根据它氧化成终产物(CO_2 和 O_2)的化学反应式来计算。例如，1 分子葡萄糖氧化时，需消耗 6 分子 O_2，产生 6 分子 CO_2 和 6 分子 H_2O，并释放一定的能量。即：$C_6H_{12}O_6+6O_2 \rightarrow 6CO_2+6H_2O+$能量。因而，葡萄糖氧化时的呼吸商为 1.00。一般认为，呼吸商能够反映当时一段时间体内营养物质氧化的种类和比例。例如，呼吸商接近于 1.00，说明机体能量主要来自葡萄糖的氧化；呼吸商若接近 0.71，机体能量主要来自脂肪的分解。糖尿病患者的呼吸商即接近 0.71。在长期不能进食的情况下，机体能量来自脂肪和蛋白质的分解，呼吸商接近蛋白质代谢的呼吸商，即 0.80。正常人的呼吸商变动于 0.70~1.00 之间。一般进食混合食物时的呼吸商约为 0.85。

(4) 非蛋白呼吸商：呼吸商可以反映体内三种营养物质氧化的比例，但由于蛋白质在体内氧化不完全，它分解时产生的氮在体内不能继续氧化，而从尿中排出。因此，必须了解非蛋白质代谢的呼吸商，即非蛋白呼吸商(nonprotein respiratory quotient, NPRQ)，它是指糖和脂肪氧化时 CO_2 和耗氧量的比值，是估算糖和脂肪氧化比例的依据，而且，非蛋白呼吸商与氧热价之间有一定的比例关系(表 7-2)。

表 7-2 非蛋白呼吸商与氧热价

非蛋白呼吸商	氧化的百分比(%)		氧热价(kJ)	非蛋白呼吸商	氧化的百分比(%)		氧热价(kJ)
	糖	脂肪			糖	脂肪	
0.707	0.00	100.00	19.62	0.86	54.10	45.90	20.41
0.71	1.10	98.90	19.64	0.87	57.50	42.50	20.46
0.72	4.76	95.20	19.69	0.88	60.80	39.20	20.51
0.73	8.40	91.60	19.74	0.89	64.20	35.80	20.56
0.74	12.00	88.00	19.79	0.90	67.50	32.50	20.62
0.75	15.60	84.40	19.84	0.91	70.80	29.20	20.67
0.76	19.20	80.80	19.89	0.92	74.10	25.90	20.72
0.77	22.80	77.20	19.95	0.93	77.40	22.60	20.77
0.78	26.30	73.70	19.99	0.94	80.70	19.30	20.82
0.79	29.90	70.10	20.05	0.95	84.00	16.00	20.87
0.80	33.40	66.60	20.10	0.96	87.20	12.80	20.93
0.81	36.90	63.10	30.15	0.97	90.40	9.58	20.98
0.82	40.30	59.70	20.20	0.98	93.60	6.37	21.03
0.83	43.80	56.20	20.26	0.99	96.80	3.18	21.08
0.84	47.20	52.80	20.31	1.00	100.00	0.00	21.13
0.85	50.70	49.30	20.36				

测定非蛋白呼吸商必须在测定机体总呼吸商的同时，测定尿氮量，根据尿氮量来计算蛋白质的分解量。1 g 蛋白质氧化分解产生 0.16 g 尿氮，若产生 1 g 尿氮则有 6.25 g 蛋白质分解，因此，测出尿氮量乘以 6.25，就可以求出蛋白质分解的量。然后根据表 7-1 的有关数据算出蛋白质分解时的耗氧量和 CO_2 产生量，从测得的总耗氧量和 CO_2 产生量中减去蛋白质分解时的耗氧量和 CO_2 产生量，由此计算出非蛋白呼吸商。

已知非蛋白呼吸商，就可以从表 7-2 中查找氧热价。用氧热价乘以耗氧量即可得到非蛋白质代谢的产热量，再加上蛋白质分解的产热量，即为机体总产热量。

(三) 简化测热法

上述间接测热法的步骤繁而多，还要求测尿氮，操作烦琐，应用困难，因而实际工作中常采用简化测热法。由于人通常进食混合食物，机体主要利用糖和脂肪氧化供能，因此，可将蛋白质代谢的呼吸商忽略不计。这种方法要求受试者前一日吃清淡混合食物，呼吸商定为 0.82，由表 7-2 可查知氧热价为20.20 kJ。这样，只需测定受试者一定时间内的耗氧量，然后，将氧热价乘以耗氧量，即可求得一定时间内的产热量。算出单位时间内的产热量即为能量代谢率。实践表明，简化测热法简单易行，测算方便，而且这种方法所得的数值与间接测热法结果非常接近，因而被广泛应用。

四、影响能量代谢的主要因素

（一）肌肉活动

对能量代谢影响最为显著的因素是肌肉活动。当人体处在安静情况下，用以维持姿势的肌肉收缩活动的产热量约占机体总产热量的25%。所以，任何轻微活动都可影响能量代谢。实验表明，轻微劳动比安静时的耗氧量增加25%~60%，中等强度劳动时增加1~2倍，剧烈运动或劳动时增加10~20倍。机体运动和肌肉收缩时，必须通过营养物质的不断氧化来补充机体所需能量，使O_2的消耗量增加，呼吸和循环系统的功能活动也随之加强，以适应机体对O_2的需求量的增加，但当运动量过大，机体的需氧量仍不能满足时，骨骼肌可处于缺氧状态，这时就会产生氧债（oxygen debt）。可见，肌肉活动强度与耗氧量的增加成正比。因此，在测定能量代谢时被测试者肌肉应处于放松状态，必须排除肌肉活动的影响。在一般活动后，应休息半小时再测定能量代谢。

（二）环境温度

人体安静并处在20~30℃的环境时，肌肉处于相对松弛状态，这时能量代谢最为稳定；当环境温度低于20℃时，代谢率开始增加；当温度继续下降至10℃后，代谢率可明显增加，这主要是由于寒冷刺激使肌肉紧张性增强并反射性引起寒战的结果。当环境温度超过30℃时，代谢率也会逐渐增加，这可能是由于机体组织细胞内酶的活性增强，化学反应速度加快以及循环、呼吸、汗腺活动加强所致。另外，体温对代谢影响也很大，体温每升高1℃，代谢率增加13%。因此，发热患者在测定能量代谢之前应先测量体温。

（三）食物的特殊动力效应

在进食以后一段时间内，机体虽然处于安静状态，但所产生的热量却要比进食前有明显增加。食物使机体产生热量增加的作用称食物的特殊动力效应（specific dynamic effect）。在三种营养物质中，以蛋白质食物的特殊动力效应最高。有人发现，在进食蛋白质食物后，代谢率增加25%~30%；进食糖类和脂肪食物后，代谢率增加4%~6%；进食混合食物后，可使产热量增加约10%。食物的特殊动力效应持续的时间因食物种类不同而不同，蛋白质食物在食入后约1 h出现，并可持续3~12 h。

食物的特殊动力效应产生的原因尚不清楚。目前认为可能与营养物质吸收后在肝内进行中间代谢有关，因为有实验发现，在肝脏摘除后，静脉注入氨基酸的特殊动力效应会消失。有学者认为，食物的特殊动力效应可能与氨基酸的脱氨基反应和尿素的形成等耗能过程有关。

（四）精神和情绪活动

脑组织代谢水平很高，其循环血量和耗氧量明显多于其他组织。虽然脑的重量仅占体重的2%，但进入脑循环的血量却占到了总循环血量的15%左右。安静状态时每100 g脑组织的耗氧量为3.5 mL/min，比肌肉组织耗氧量高出20倍。人处于愤怒、恐惧、焦急等精神紧张状态时，能量代谢可明显增加，其机理是通过神经途径，引起骨骼肌紧张性增加，使代谢显著加强；同时，交感-肾上腺髓质系统和下丘脑-垂体-肾上腺皮层轴功能活动加强，导致一些促进机体代谢的激素，如肾上腺素、去甲肾上腺素、糖皮质激素和甲状腺激素等分泌增加，使机体代谢进一步加速，产热量增加。因而在测定基础代谢率（BMR）时应避免精神因素的影响。

五、基础代谢

基础代谢是指机体在基础条件下的能量代谢。基础代谢率（basal metabolic rate，BMR）是指单位时间内的基础代谢。基础条件包括：受试者空腹，一般要求在进食12~14 h以后测定，以排除食物特殊动力效应的影响；平卧，使肌肉处于松弛状态，以排除肌肉活动的影响；清醒、安静，以排除精神紧张的影响；环境温度保持在20~25℃之间，以排除环境温度的影响。BMR实际上反映了人体在基础条件下用于维持心跳、呼吸、血液循环、神经活动和腺体分泌等基本生理功能所需的能量。

（一）BMR的衡量标准及正常值

因为BMR是在各种生理活动比较稳定的基础条件下测定的，所以，对同一个体来说，在一定时期内，重复测定的数值是相当稳定的。但不同个体之间，BMR可有较大的差异。因此，要衡量不同个体代谢率高低时就必须有一个标准。事实表明，BMR的高低与体重并不呈严格的比例，但却与体表面积成正比关系。所以，BMR通常以体表面积（m^2）来表示。表示方法是：kJ/（m^2·h）。

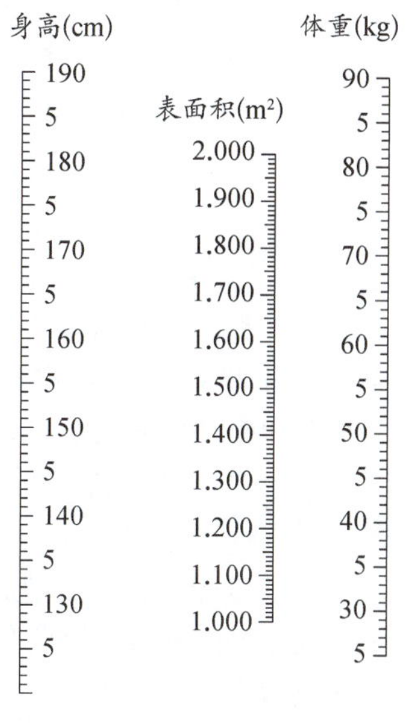

图7-2 体表面积测算用图

计算体表面积的方法有两种：一是根据下面史蒂文森（Stevenson）公式计算即：

$$体表面积(m^2)= 0.006\,1×身高(cm)+0.012\,8×体重(kg)-0.152\,9$$

另一种方法是根据图 7－2 直接测出，即：先在身高和体重两条列线上找到受试者身高和体重两个点，然后，将两点连成一直线，此直线与体表面积列线的交点就是受试者的体表面积。实践表明，中国人的体表面积按史蒂文森公式计算更符合实际情况。

由于年龄、性别的不同，BMR 也有所不同。一般说来，男子的 BMR 略高于女子，儿童、青少年的 BMR 高于成人。中国人正常 BMR 平均值见表 7－3。

表 7－3 中国人正常 BMR 平均值

年龄(岁)	男性[kJ/(m^2·h)]	女性[kJ/(m^2·h)]
11～15	195.6	172.5
16～17	193.5	181.7
18～19	166.3	154.0
20～30	157.9	146.5
31～40	158.8	147.0
41～50	154.2	142.0
>51	149.2	138.0

(二) 测定 BMR 的临床意义

BMR 的测定在临床上常用来协助诊断某些代谢性疾病(尤其是甲状腺疾病)。习惯上采用实测值与同年龄、同性别的正常值相差的百分率来表示。一般规定，测得的 BMR 和正常值相差不超过±15%的范围都可视为正常。若超过±20%，则视为异常。测定 BMR 是临床诊断甲状腺疾病和其他相关疾病的重要方法之一，甲状腺功能亢进患者的 BMR 一般比正常值高出 25%～80%，而甲状腺功能低下患者的 BMR 比正常值一般低 20%～40%。此外，糖尿病、红细胞增多症、白血病、肾上腺皮质功能亢进等患者的 BMR 往往升高，而肾病综合征、垂体性肥胖、肾上腺皮质功能减退患者和病理性饥饿往往伴有 BMR 降低。

第二节 体温及其调节

人体新陈代谢的正常进行和各组织器官的正常运行都需要有一个合适而稳定的温度，如体温过高或过低都会严重影响组织细胞内酶的活性，进而影响细胞内以酶促反应为基础的各种生理生化反应过程，最终导致细胞功能障碍和机体损伤。因此，维持体温的相对稳定对于人类的生存至关重要。人和鸟类以上的高等动物由于体内有完善的体温调节机构，其体温不会随环境温度或机体活动状态的变化而发生明显变化，当环境温度在一定范围内发生变化时，通过其较完善的产热和散热机制，可保持体温的相对恒定，称为恒温动物(homeothermic animal)或温血动物(warm-blooded animal)。爬虫类及两栖类以下的动物则不能在环境温度变化时保持体温的相对恒定，称为变温动物(poikilothermic animal)或冷血动物(ectotherm animal)。

一、体温

(一) 正常体温

人体各部位的温度并不相同。机体表层的温度称为体表温度(shell temperature)，体表各处的温度差异很大，如环境温度为 23℃时，额部皮肤为 33～34℃、躯干皮肤为 32℃、手部皮肤为 30℃、足部皮肤为 27℃。四肢皮肤温度明显低于躯干和头部皮肤的温度，而且体表温度易受环境温度变化的影响，当环境温度急剧下降时，手足皮肤温度也可出现显著的下降。皮肤温度的变化与局部血流的增减密切相关，皮肤中有丰富的血管，任何影响皮肤血管舒张和收缩的因素均可影响皮肤的温度。寒冷时，为了减少体热散失，皮肤血管收缩，血流减少，皮肤温度下降；炎热时，为了加速散热，皮肤血管舒张，血流增加，皮肤温度上升。

机体深部的温度称为体核温度(core temperature)，受环境变化的影响较小，比较稳定，不同部位之间无明显差异。体核温度高于体表温度。

在生理学中，体温是指机体深部的平均温度。机体深部各器官因代谢水平不同，其温度略有差别，如肝脏是全身产热最高的器官(大于38℃),脑的产热量也较多(接近38℃),其他内脏的温度略低。但是,全身循环的血液使各器官的温度趋向一致。全身的血液均回流于右心房,故右心房的血液温度可作为机体深部温度的平均值的代表。如果将温度计插入到直肠6 cm以上,直肠温度就接近于机体深部温度,其正常值为36.9~37.9℃;口腔温度的正常值为36.7~37.7℃;腋窝温度在正常值为36.0~37.4℃。值得注意的是,测量腋窝的温度时腋窝不得有汗,而且要使上臂紧贴胸廓测足10 min,以便深部的体热有足够的时间传到腋窝外表。另外,特殊情况下,也测量鼓膜和食管的温度来分别反映脑组织和机体的深部温度。

（二）体温的生理变动

在生理情况下,人体温度可以随昼夜周期、年龄、性别、肌肉活动、环境温度及精神活动等因素的影响而变化。

1. 昼夜周期　正常人(新生儿除外)体温按昼夜变化呈期性波动,变动一般不超过1℃(0.5~0.7℃)。清晨2~5时体温最低,然后渐渐上升,午后2~5时体温最高,入夜后又渐渐降低。这种昼夜周期性波动称为体温的昼夜节律或日周期节律(circadian rhythm),受体内生物钟的控制。

2. 年龄　新生儿的体温调节机制尚未发育成熟,其体温不规则,易受机体活动以及环境变化的影响。新生儿体温通常高于成人,而且没有明显昼夜节律。老年人活动减少,BMR降低,循环功能虚弱,其体温往往低于正常成人。新生儿和老年人对于环境温度的激烈变化耐受力差,临床护理中应特别关注。

3. 性别　女性的体温平均比男性高0.3℃。除体温的昼夜节律外,成年女性的基础体温还随月经周期而变动(图7-3)。

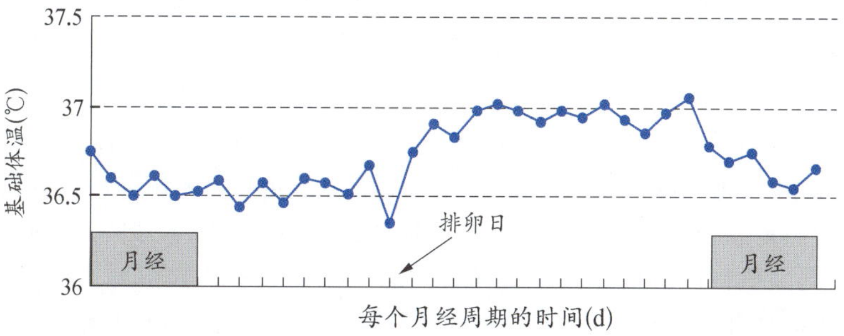

图7-3　成年女性的基础体温曲线

在月经前(黄体期)体温升高,月经期降低0.2~0.3℃,月经后(卵泡期)转为低体温期。在排卵之日体温有一过性下降(约0.2℃),随后体温骤升0.5℃,并维持此高体温状态至下一经期。据认为,女性的这种周期性体温变化与性激素分泌的周期性变化有关。黄体酮或其代谢产物通过增加产热和(或)使下丘脑体温调节中枢的“调定点”上移而导致月经前的体温升高。通过测定受试成年女性的基础体温,可帮助判断受试者的排卵功能与排卵日期。

4. 肌肉活动　肌肉活动时,代谢增强,产热量明显增加,结果导致体温升高。如一般体力劳动和运动后随即测量体温时,体温可上升1~2℃。而中长跑后体温甚至可短暂上升至40~41℃。所以,测量体温时应先让受检者休息一定的时间,以排除肌肉活动对体温的影响。

5. 其他因素　精神紧张、情绪激动和进食均可使体温升高。环境温度变化也可改变体温。此外,使用全身麻醉药后患者体温可出现下降,其原因是麻醉药有抑制体温调节中枢和扩张皮肤血管的作用。所以术中和术后要特别注意给患者保温。

二、机体产热与散热的平衡

在体温调节机制的控制下,人的体温维持在37℃左右,这是机体的产热过程与散热过程之间动态平衡的结果。如机体的产热量多于或少于机体的散热量,将引起体温的升高或降低。

（一）机体的产热过程

1. 机体产热器官　机体任何器官、组织的代谢活动都要产热,不同的器官、组织因代谢水平不同而产热量各异(表7-4)。内脏器官、脑和骨骼肌是体内主要的产热器官。器官的产热量与机体所处的状态有关。安静状态下,内脏器官产热量大且稳定,是机体的主要产热器官,其中肝脏是体内代谢最为旺盛的器官,产热量也最大,其次分别是脑、心脏和肾脏。骨骼肌是运动或劳动时机体的主要产热器官,其产热量随肌肉的活动强度增大而增加,轻度活动,如一般散步时的产热量是安静时产热量的3~5倍,而在激烈运动时骨骼肌的产热量可达到机体总产热量的90%左右。

表 7-4 机体器官、组织产热量的百分比 （单位：%）

器官\组织	占体重百分比	产热量	
		安静时	劳动或运动时
脑	2	16	1
内脏	34	56	8
肌肉及皮肤	56	18	90
其他	8	10	1

2. 机体的产热方式　在寒冷的环境中，人体主要依靠寒战（shivering）产热和非寒战（non-shivering）产热两种方式来增加产热量。

在寒战发生之前，机体在寒冷的刺激下即可出现寒战前肌紧张，此时代谢率和产热量就有所增加。主要表现在骨骼肌发生不随意的节律性收缩，寒战节律为每分钟 9~11 次。寒战的特点是屈肌和伸肌同时收缩，几乎不做外功，最高产热量是每分钟 39.2 kJ/kg，机体代谢率可因此增加 4~5 倍，产热量极高，是生理性御寒有效的方式。

非寒战产热又称代谢产热，指机体在基础状态下的代谢产热。体内各组织器官都具有代谢产热功能，其中以褐色脂肪组织（brown adipose tissue）的代谢产热量最大，大约占非寒战产热量的 70%。褐色组织细胞内线粒体丰富，富含物质氧化和能量转换的酶系，代谢产热的潜能很大。褐色脂肪组织出生后分布在腹股沟、腋窝、肩胛下区和颈部大血管周围。由于新生儿不具备寒战产热能力，所以褐色脂肪组织的非寒战产热具有重要意义。

3. 机体产热的调节　产热过程受多种因素的调节。一般来说，环境温度为 28~32℃时机体的代谢率最低，产热最少。随着环境温度降低，人体代谢率增加，产热也增多。神经和体液因素对机体产热过程具有重要的调节作用。寒冷刺激作用于机体，一方面通过下丘脑体温调节中枢发出神经冲动到脊髓前角运动神经元，引起肌肉发生不随意的节律性收缩，出现寒战，使产热量急增；另一方面，可通过中枢神经系统（CNS）使腺垂体的促甲状腺激素释放增加，进而使甲状腺激素释放增多，提高机体代谢率，此时交感神经兴奋，肾上腺素和去甲肾上腺素分泌也可提高机体代谢率而使产热量增加。对于一些动物和人类新生儿，通过兴奋 β 受体使褐色脂肪分解氧化而引起的非寒战产热增加，可能在寒冷条件下的体热平衡中有重要作用。

（二）机体的散热过程

皮肤散热是机体散热的主要途径，只有小部分热量是随呼吸、尿和粪排出体外。皮肤散热的方式包括辐射、传导、对流及蒸发。

1. 辐射散热　辐射（radiation）散热是机体以热射线（红外线）的形式将热量传给外界较冷物体的一种散热方式。任何温度高于绝对零度的物体均可以向比它冷的物体辐射热量。辐射散热不需要传递媒介。在安静状态下，以辐射方式散失的热量约占机体总散热量的 60%；机体运动时，辐射散热所占的比例明显减小。影响机体辐射散热的主要因素是皮肤与空气的温度差以及机体的有效辐射面积。皮肤与空气的温差越大，有效辐射面积越大，辐射散热越多；反之则越少。四肢的表面积较大，在散热中具有重要的作用。当人体在环境温度高于皮肤温度的场所工作时，机体就不能再以辐射方式散热，而且还会从高温环境中吸收其他物体的辐射热。

2. 传导和对流散热

（1）传导（conduction）散热：是指机体的热量直接传递给与它接触的较冷物体的一种散热方式。机体深部的热量以传导的方式传到体表皮肤，再由皮肤传给与之接触的较冷物体。由于脂肪组织的导热性差，故深部热量向体表皮肤传导的速度随皮下脂肪层的薄厚而增减，脂肪组织越多，传导散热就越少。在严寒环境中生存的动物一般都具有很厚的皮下脂肪组织，这对保持体热有重要意义。影响传导散热的主要因素是皮肤同与之接触的物体的温差及接触面积。温差越大，接触面积越大，则传导散热越快，反之则越慢。此外，与皮肤接触的物体的导热性对传导散热也有重要的影响。日常生活中与皮肤直接接触的物体如空气、衣被、木制家具、护肤油脂等导热性都差，均不利于传导散热。水和金属的导热性好，当人体与温度较低的水和金属接触后，由于热传导作用，可引起体热较快的散发。炎夏冲冷水浴降温解暑、临床上用冰袋和冰帽给高热患者退热降温就是利用这一原理。

（2）对流（convection）散热：是指机体通过气体或液体来交换热量的一种散热方式。人体表面环绕有一薄层空气，体热使这层空气加温到与皮肤同温，此时该层空气因密度降低而上升并离开体表，周围冷空气便对流过来补充这层空气而实现交换。显然，风速对对流散热有很大的影响，风速越大，则体表空气层流动越快，对流散热越快。电风扇不同风速时的降温效果不同就是这个道理。棉袄和棉被的保暖效果好则是因为棉制品间空气不易流动的原因。

在以上辐射、传导和对流三种方式中，热量转移的方向都是由温度高的物体向温度低的物体。因此，只有当皮肤温度高于环境温度时，机体的这三种散热方式才可实现。环境温度等于或高于皮肤温度时，这三种方式停止散热甚至逆转，此时机体散热的唯一方式是蒸发。

3. 蒸发散热　蒸发(evaporation)散热是指体表的水分蒸发而散热。每蒸发 1 g 水需要 0.58 kcal 热量，因此，蒸发散热的效率极高。蒸发散热有不感蒸发和发汗两种形式。

(1) 不感蒸发：是指机体内水分直接透出体表皮肤和呼吸道黏膜，在形成明显的水滴之前就被蒸发的一种散热方式，它与汗腺的活动无关。即使在非常冷的环境中，不感蒸发依然在持续地进行。它是机体在正常状态下一种有效的散热方式。不感蒸发一方面是通过呼吸道蒸发，另一方面是经过皮肤组织间隙蒸发。在 30℃ 以下的环境中，不感蒸发的水分较为稳定，人体每日不感蒸发量为 1 000 mL，其中通过皮肤的为 600～800 mL，通过呼吸道黏膜的为 200～400 mL。在临床上给患者补液时，不感蒸发的水分也应该计算在内。

(2) 发汗：是指汗腺分泌汗液的活动，汗液在皮肤表面以明显的汗滴形式蒸发散热，故发汗又可称为可感蒸发。在寒冷的环境中，汗液的分泌量可以为零。在安静的状态下，通常在环境温度达到 30±1℃ 时，机体才开始发汗。但是，在运动或劳动时，即使气温低于 20℃，机体也可发汗。在一定条件下，运动或劳动强度越大，产热量就越多，机体的可感蒸发量也就越多。同时，可感蒸发也受空气湿度和风速的影响。在空气湿度大和通风不好的环境中，汗液不易蒸发，使体热散发受阻，严重时可导致人体中暑。

在汗液中水分占 99% 以上，固体成分不到 1%。固体成分中大部分是 NaCl，也有少量的 KCl、尿素、氨、乳酸、微量葡萄糖和氨基酸等。由汗腺刚分泌出来的汗液与血浆等渗，其中 Na^+ 和 Cl^- 的浓度分别是 142 mmol/L 和 104 mmol/L。当汗液经导管排向体表时，其中大部分 NaCl 被导管细胞重吸收，最后集聚于体表的汗液为低渗液。当大量汗液快速通过导管排向体表时，NaCl 被重吸收量减少，因而汗液中的 NaCl 含量较高。导管对 NaCl 的重吸收受醛固酮调节。

在高温环境中进行劳动强度较大的工作时，由于大量出汗而会丢失较多的 NaCl，因此要特别注意及时补充 NaCl，以防止机体发生电解质紊乱。

4. 散热的调节

(1) 循环系统的调节反应：皮肤温度与环境温度之差可以决定辐射、传导和对流散热的多少。而皮肤温度又受皮肤血流量的控制。皮肤血液循环的结构特点（乳头下层的动脉网、丰富的静脉丛及大量的动-静脉吻合支）决定了皮肤血流量可在很大范围内变动。机体通过交感神经系统可以控制皮肤血管口径的大小，从而增减皮肤血流量，改变皮肤温度，调节散热过程，实现体热平衡。

在寒冷环境中，交感神经紧张度增强，皮肤血管收缩，血流量剧减，皮肤隔热层加厚，机体散热量大大减少，同时，四肢深部与动脉伴行的静脉也通过逆流交换将部分体热送回体核，因此减少了体热散失。

在炎热的环境中，机体的代谢率并不降低，机体通过增加皮肤血流量和发汗来增加散热以求得体热平衡。此时，交感神经紧张度降低，皮肤血管扩张，动静脉吻合支开放，使皮肤血流量大增，最多时可达到心输出量的 12%，于是大量的体热从体内传至体表，使皮肤温度升高，散热作用增强。皮肤血流量增加也同时为汗腺提供了必要的水分。此外，在炎热环境中，四肢静脉回流主要是通过体表怒张的浅静脉，逆流热交换减弱也有助于散热（图 7－4）。

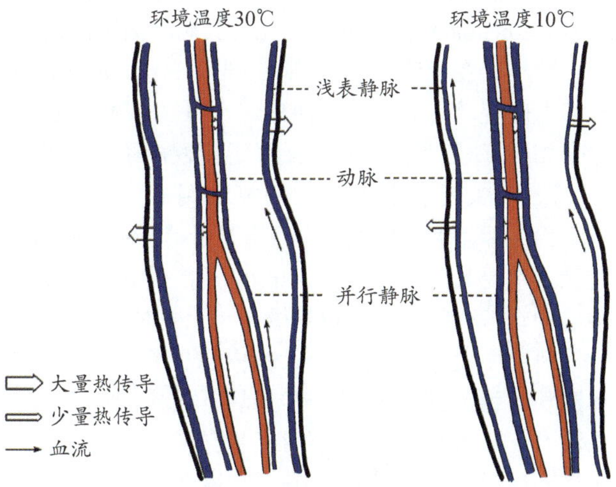

图 7－4　上肢的逆流热交换

(2) 发汗的调节：发汗中枢位于自脊髓到大脑皮层的各级 CNS，但最主要的发汗中枢位于下丘脑体温调节中枢之中或其近旁。发汗属于反射性活动。汗腺有局泌汗腺和顶泌汗腺之分。局泌汗腺遍布全身皮肤，以手掌和足跖密度最大，其次为额部和手背，再次为四肢，躯干局泌汗腺最少但分泌能力最强。支配局泌汗腺的主要是交感神经胆碱能纤维，局泌汗腺的活动在体温调节中具有重要作用。顶泌汗腺为数不多，主要局限于腋窝、阴部等处。顶泌汗腺分泌物中有机物较多，并常常因含有细菌分解产物而引起体臭。顶泌汗腺的活动与体温调节无关。

局泌汗腺的发汗活动包括温热性发汗和精神性发汗。前者是指机体在炎热环境中，血液温度升高兴奋下丘脑前部热敏神经元,以及皮肤温度感受器受温热刺激而产生的传入冲动均可兴奋发汗中枢,使全身局泌汗腺分泌活动增强,散热作用增强。在炎热的环境中,出汗量可达每小时1.5 L以上。因此,温热性发汗对体温调节有重要的作用。所谓精神性发汗是指精神紧张或情绪激动时,手掌、足跖部出现暂时性发汗增强,其发汗中枢位于大脑皮层运动区。精神性发汗不受环境影响,所以在体温调节中意义不大。值得注意的是,运动或劳动时温热性发汗和精神性发汗经常是同时出现。

(三)体温调节

人和恒温动物能在环境温度发生变化时维持体温相对稳定,有赖于体温调节机制控制下的产热和散热之间的热平衡。人体体温调节机制包括两个方面:一是以下丘脑为中心的自主性体温调节;二是受控于大脑皮层的行为性体温调节。前者是指机体在环境温度变化时通过中枢神经系统,特别是下丘脑的控制,改变皮肤血管紧张度以及骨骼肌、内分泌腺、汗腺的活动,从而维持体温相对稳定的机制。后者是指机体在不同温度环境中,为了保暖或降温而有意识地采取的特殊的姿势和行为,如增减衣服和棉被、创设人工气候环境等。不言而喻,这两种体温调节机制相互关联,自主性体温调节是基础,行为性调节是重要的补充。自主性体温调节是通过机体生物自动控制系统实现的,该系统由温度感受器、体温调节中枢和效应器组成。

1. *温度感受器* 温度感受器(temperature receptor)分布于体表和黏膜、内脏和中枢神经系统,感受机体各部位的温度变化,在体温调节中发挥重要作用。

(1) 外周温度感受器(peripheral temperature receptor):指分布于人体皮肤、黏膜和内脏中对温度变化敏感的游离神经末梢。

皮肤表面的有些点对寒冷刺激敏感称为冷感受器或冷敏点;另一些点对热刺激敏感称为温感受器或热敏感点。人体皮肤冷敏感点比热敏感点多4~10倍。不同部位的皮肤,冷敏感点的数目也不一样,位于脸和手的冷敏感点数目远比腿和胸廓的多。皮肤温度感受器可感受皮肤温度的变化及其变化率。感受器神经纤维的性质特点决定了每个感受器只对一定范围的温度变化发生反应,例如,猫、狗和猴的皮肤温度为40℃时,温感受器发放冲动频率最高;皮肤温度为32℃时冷感受器发放冲动频率最高;当皮肤偏离这两个温度值时,两种温度感受器的活动都减弱。人类在实际生活中,当皮肤温度为30℃时产生冷觉;皮肤温度为35℃时产生温觉。值得提出的是,皮肤对温度的感觉有空间总和的特征,大面积皮肤对温度的感觉比小块皮肤的感觉灵敏得多。

内脏器官有内脏温度感觉器。选择性改变内脏温度时,可改变内脏神经丛传入神经冲动频率,进而影响中枢体温调节系统的活动。内脏温度增加时,可引起机体散热反应加强。

(2) 中枢温度感受器(central temperature receptor):指分布于脊髓、延髓、脑干网状结构、下丘脑及大脑皮层运动前区对中枢温度变化敏感的一些神经元。其中一些神经元在其局部温度升高时放电增加,称为热敏神经元(warm-sensitive neuron);另一些神经元在其局部温度降低时放电增加,称为冷敏神经元(cold-sensitive neuron)。这两种温度敏感神经元在视前区-下丘脑前部(preoptic anterior hypothalamus, PO/AH)较多,而且对其局部温度变化非常敏感。局部温度变动0.1℃,这两种神经元的放电频率就会发生改变,而且无适应现象。PO/AH区中这两种神经元的数量不完全相同,一般是热敏神经元多于冷敏神经元。应该指出,PO/AH区中大多数神经元为温度不敏感神经元。

2. *体温调节中枢及其调节机制*

(1) 体温调节中枢:体温调节中枢(thermotaxic center)结构广泛分布于中枢神经系统的各级水平。中枢温敏神经元除了感受其局部的温度变化外,还接受皮肤、内脏的温度感受器的传入冲动,以及上位、下位中枢温敏神经元传来的神经冲动,这就表明,中枢温敏神经元同时具有感受和整合温度信息的功能。

研究中发现,切除动物大脑皮层及部分皮层下结构后,只要保持下丘脑及以下的神经结构的完整,动物仍能维持体温相对稳定,但如果进一步损坏下丘脑,则动物不再具有保持体温相对恒定的能力。临床上,当患者脑部与病变损伤波及下丘脑时,患者体温可发生异常变化。这些结果表明,体温调节的基本中枢位于下丘脑。若下丘脑的PO/AH区受到广泛破坏,散热和产热反应减弱或消失,说明PO/AH区是体温调节中枢的核心部位,PO/AH区可汇聚并整合体表、内脏及中枢温度感受器的传入神经冲动。体内其他体温调节的物质(如单胺类、肽类物质和前列腺素E及各种致热原)可直接作用于PO/AH区的温度敏感神经元,而参与体温的调节反应。

(2) 体温调节机制:自主性体温调节是由体温自身调节系统,即生物控制系统来完成的。如图7-5所示,包括调定点(set-point)在内的下丘脑体温调节中枢属于控制系统,它控制着产热器官(如骨骼肌、肝脏)及散热器官(如汗腺、皮肤血管)等受控系统的活动,使机体体温维持在一个稳定的水平。在正常情况下,机体主要依靠其外周和中枢温度感受器来接收体内外环境温度的变化信息,并经过一定的神经联系,将各种温度变化信息以神经冲动的形式传到下丘脑的体温调节中枢,经过体温调节中枢的整合,再通过传出途径从三方面实现对体温的调节:一是通过交感神经系统调节血管的舒收和汗腺的分泌，影响机体散热过程；二是通过躯体运动神经控制骨骼肌的收缩活动，影响产热过程；三是通过调节内分泌腺的活动改变机体的代谢水平和产热量，最终达到不同条件下的机体热平衡，保持体温的相对稳定。

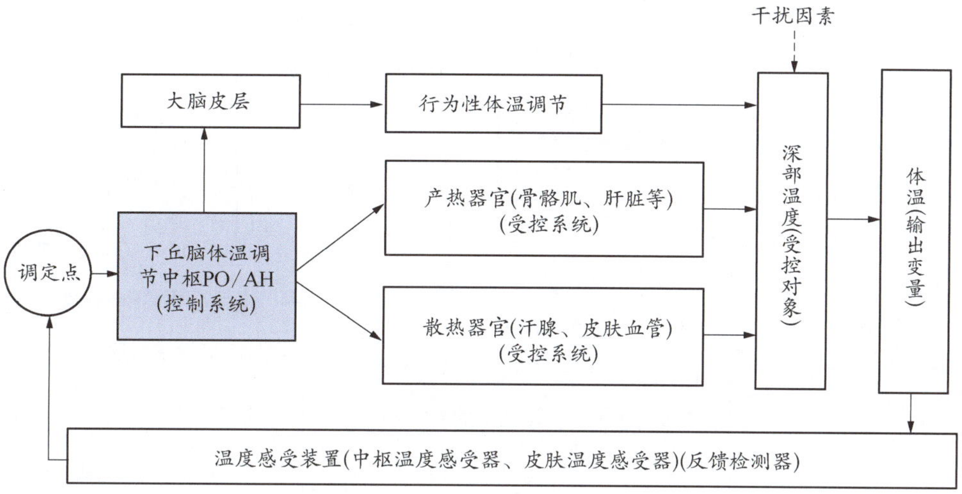

图 7-5 体温调节生物控制系统示意图

人体正常体温为何维持在37℃左右，目前通常用调定点学说解释。该学说认为，在下丘脑体温调节中枢 PO/AH 区存在着与恒温器相类似的调定点，它由中枢温度敏感神经元的温度反应阈值所决定。体温调节中枢就是以这个调定点温度值为标准来调节体温，并使正常体温维持于此调定点水平，即 37℃ 左右。在正常状态下，人体体温维持在 37℃左右，这时中枢热敏和冷敏神经元活动相对平衡；如果体温超过 37℃，热敏神经元发生兴奋，活动加强，产热减少，散热增加，使偏离调定点数值的体温回落至 37℃；如果体温低于 37℃，则冷敏神经元发生兴奋，活动加强，产热增加，散热减少，使偏离调定点数值的体温回升至 37℃。关于细菌感染引起人体发热的机制，目前的解释是：细菌致热原（pyrogen）可使中枢热敏神经元的反应阈值升高，调定点上移（如 39℃），使原有体温低于这个新的调定点，这时冷敏神经元发生兴奋，活动加强，引发畏寒和寒战等产热反应，当体温上升至 39℃时，热敏和冷敏神经元活动又相对平衡，使体温维持在 39℃。当细菌致热原消除后，调定点降到原来的 37℃，这时热敏神经元发生兴奋，产热减少，散热增加，最终使体温恢复正常。通常认为下丘脑体温调节中枢 Na^+/Ca^{2+} 比值与调定点高低的密切相关。Na^+/Ca^{2+} 比值增加时表现为持续性体温升高；Na^+/Ca^{2+} 比值降低表现为持续性体温降低，其机制有待进一步探索。

（温二生）

二维码 7-2
第七章思考题

第八章 尿的生成和排出

- 尿的生成和排出
  - 尿生成的过程
    - 肾小球的滤过
      - 滤过的结构基础–滤过膜
      - 滤过的动力–有效滤过压
      - 影响滤过的因素
        - 肾小球毛细血管血压
        - 肾小囊内压
        - 血浆胶体渗透压
        - 肾血浆流量
        - 滤过膜的面积及其通透性
    - 肾小管和集合管的选择性重吸收
      - Na^-、Cl^-、水的重吸收
      - HCO_3^- 的重吸收
      - K^+的重吸收
      - 葡萄糖和氨基酸的重吸收
      - 尿素的重吸收
    - 肾小管和集合管的分泌
      - H^+的分泌
      - K^+的分泌
      - NH_3的分泌
  - 尿液的浓缩和稀释
    - 尿液的浓缩机制
      - 肾髓质高渗的形成
        - 髓襻U型结构
        - NaCl
        - 尿素
      - 直小血管逆流交换
    - 尿液的稀释 —— 抗利尿激素分泌减少，集合管对水的重吸收减少
  - 尿生成的调节
    - 自身调节
      - 肾血流量的自身调节
      - 球–管平衡现象（定比重吸收）
      - 渗透性利尿现象（小管液溶质浓度）
    - 神经调节 —— 肾交感神经
      - 肾脏血管平滑肌收缩
      - 球旁细胞释放肾素
      - 肾小管上皮细胞的重吸收
    - 体液调节
      - 抗利尿激素（ADH）
        - ADH的作用：促进集合管对水的重吸收
        - 影响ADH分泌的因素
          - 血浆晶体渗透压
          - 循环血量
          - 动脉血压
      - 肾素–血管紧张素–醛固酮系统
        - 肾素分泌调节
          - 肾内机制
          - 神经机制
          - 体液机制
        - 血管紧张素的作用：收缩血管，影响肾小球滤过
        - 醛固酮的作用：作用于远曲小管和集合管，保钠保水排钾
      - 心房钠尿肽：舒张血管平滑肌，促进肾脏排出钠水
  - 尿的排放
    - 排尿反射
    - 排尿异常

重点（蓝色标记）：肾小球的滤过；Na^-、Cl^-、水的重吸收；H^+的分泌；渗透性利尿现象（小管液溶质浓度）；肾交感神经；抗利尿激素（ADH）；肾素–血管紧张素–醛固酮系统

难点（黄色标记）：尿液的浓缩机制

肾脏是维持机体内环境稳定的重要器官。血液在流经肾脏时，血浆成分经过肾小球毛细血管滤过后形成几乎不含蛋白质的肾小球超滤液，超滤液进入肾小管后经肾小管和集合管的重吸收与分泌，最终形成终尿排出体外。在肾小球滤过过程中，除了蛋白质不能自由滤过外，其他溶解于血浆中的物质均可自由滤出到超滤液中。超滤液进入肾小管后，其中的葡萄糖、氨基酸、电解质和水全部或绝大部分被重吸收回血液中，代谢废物、异物、毒物不仅不被重吸收，还可被肾小管、集合管主动分泌到管腔内，最后排出体外。通过这种高度选择性重吸收和分泌，可将代谢产物、异物、毒物清除，以维持机体内环境的稳定。若出现肾功能衰竭，可引起“尿毒症”，危及生命，具体参见二维码 8－1。

除排泄功能外，肾脏还具有内分泌功能，可以分泌促红细胞生成素（EPO），促进红细胞的生成；分泌肾素，调节醛固酮分泌，调节血容量及电解质浓度；分泌羟化维生素 D_3，调节钙磷代谢；释放前列腺素 E_2（PGE_2）和前列环素（PGI_2），舒张肾脏小动脉，增加肾血流量。

肾脏的排泄功能受神经、体液及肾脏自身的调节。

二维码 8－1
肾功能衰竭与尿毒症

第一节　肾脏的结构与血液循环特点

肾脏（kidney）分为肾皮层和肾髓质。肾髓质形成若干个锥形结构，称为肾锥体。锥体的顶部形成肾乳头。尿液经集合管在肾乳头处的开口进入肾小盏，然后进入肾大盏和肾盂。肾盂中的尿液经输尿管进入膀胱储存，在排尿反射时由尿道排出体外。

一、肾的功能解剖

（一）肾单位和集合管

肾单位（nephron）是肾的基本功能单位，由肾小体和肾小管组成。肾小体由肾小球和肾小囊两部分组成。肾小管包括近端小管（proximal tubule）、远端小管（distal tubule）和髓襻细段（thin segment of Henle loop）三部分。其中，近端小管包括近曲小管和髓襻降支粗段；远端小管包括髓襻升支粗段和远曲小管。髓襻降支粗段、降支细段和升支细段、升支粗段总称髓襻（loop of Henle）。肾单位的结构和组成见图 8－1。

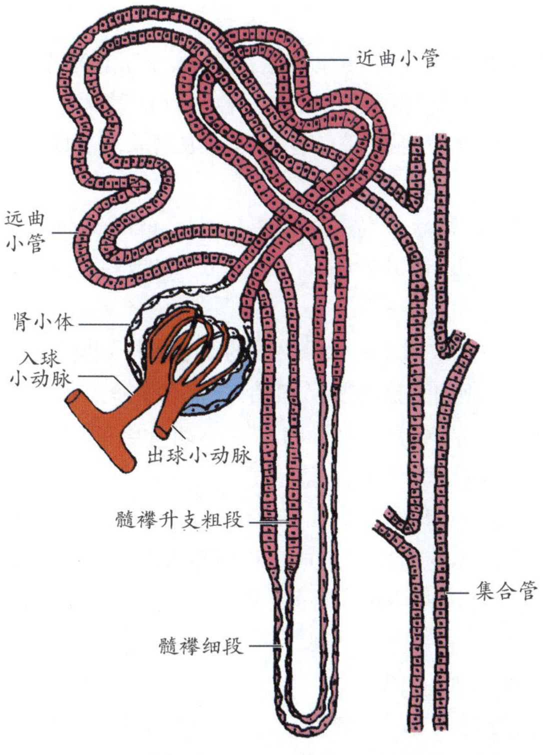

图 8－1　肾单位的结构模式图

集合管不属于肾单位，但在尿液的生成，特别是尿液浓缩过程中起重要作用。每条集合管都与多条远曲小管相连，收集各肾单位的小管液经进一步分泌和重吸收后形成尿液。尿液经肾小盏、肾大盏、肾盂和输尿管后进入膀胱。

人两侧肾有 170 万～240 万个肾单位。肾单位不能再生，但贮备功能巨大。由于损伤、疾病以及年龄的增加，肾单位数量会逐步减少，但剩余的肾单位足以完成正常的泌尿功能。

（二）皮质肾单位和近髓肾单位

根据在肾脏中所在位置的不同，肾单位又分为皮质肾单位（cortical nephron）和近髓肾单位（juxtamedullary nephron）（图 8－2）。

1. 皮质肾单位　主要分布于皮质层外 2/3，占肾单位总数的 85%～90%。其特点为：① 肾小球的体积较小。② 入球小动脉的口径比出球小动脉粗，两者口径之比约为 2∶1。由于入球小动脉口径粗，出球小动脉口径细，使肾小球毛细血管压力高，有利于滤过。③ 出球小动脉离开肾小球后再次分支，形成肾小管周围血管网，包绕在肾小管的外面。管周毛细血管压力低，血浆渗透压相对高，有利于对水的重吸收。④ 髓襻较短，只到达外髓，有的甚至不到髓质。尿液浓缩能力不强。由于上述基本特征，皮质肾单位的基本功能主要是滤过和重吸收，对尿液浓缩和稀释所起的作用不大。

2. 近髓肾单位　分布于靠近髓质的皮质层内 1/3，占肾单位总数的10%～15%。其特点为：① 肾小球的体积较大。② 入、出球小动脉口径大致相当，约为1∶1。肾小球毛细血管压力不如皮质肾单位的高，不利于滤过。③ 出球小动脉离开肾小球后部分分支形成肾小管周围毛细血管网，部分分支形成细长的“U”形直小血管伴随髓襻走行，深入

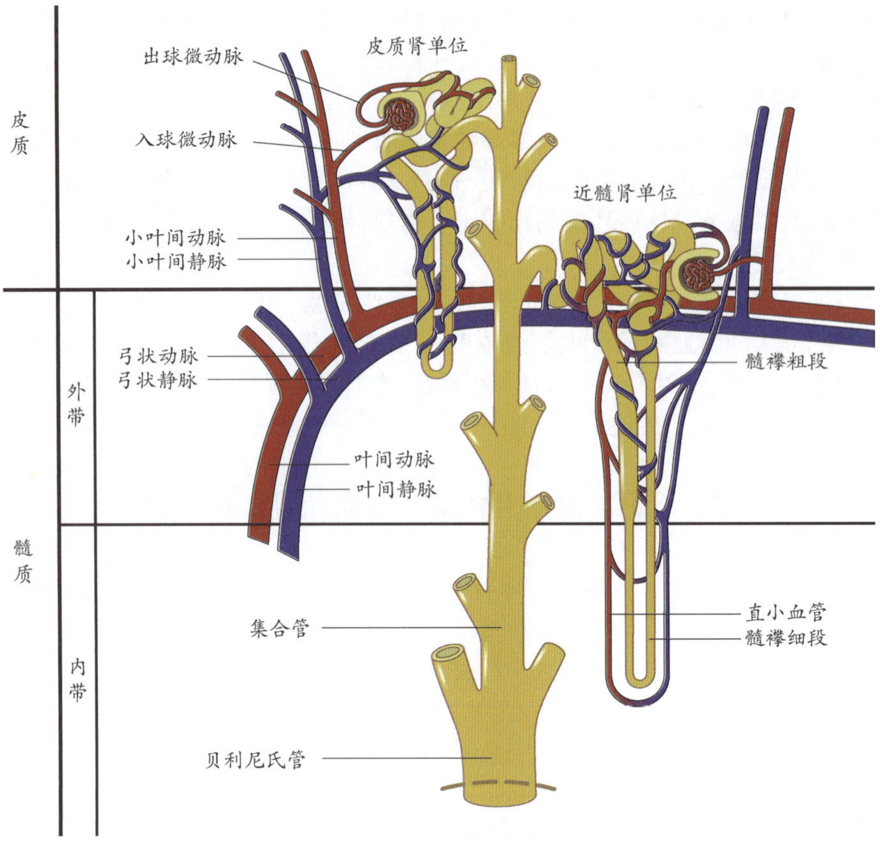

图 8-2 皮质肾单位与近髓肾单位

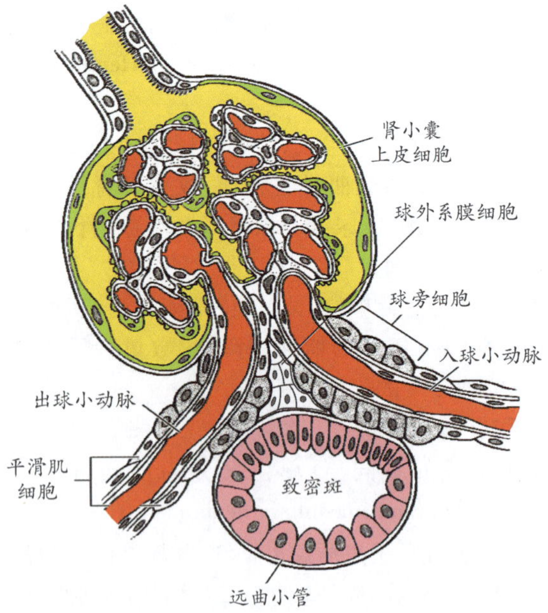

图 8-3 球旁器

髓质,直小血管在维持肾脏髓质高渗和尿液浓缩稀释方面起重要作用(见本章“第三节尿液的浓缩和稀释”相关内容)。④ 髓襻长,可深入内髓层(有的甚至可到达肾乳头部),有较强的浓缩尿液功能。

(三)球旁器

球旁器主要分布在皮质肾单位,由球旁细胞(juxtaglomerular cell)、球外系膜细胞(extraglomerular mesangial cell)和致密斑组成(macula densa)(图 8-3)。

1. *球旁细胞* 是位于入球小动脉中膜内的肌上皮样细胞,由血管平滑肌细胞演变而来。细胞内有分泌颗粒,能合成、储存及释放肾素。

2. *球外系膜细胞* 是入球小动脉和出球小动脉之间的一群具有吞噬功能的细胞,内含肌丝,具有收缩能力。

3. *致密斑* 位于同一肾单位入球小动脉和出球小动脉之间的远曲小管起始部,该处肾小管上皮细胞成高柱状密集排列,故称为致密斑。致密斑可感受小管液中 NaCl 含量的变化,将信息传递至球旁细胞,调节肾素的分泌。

(四)肾的神经支配和血液供应

肾交感神经主要由脊髓的第 12 胸椎至第 2 腰椎节段发出,其节前纤维进入腹腔神经节和主动脉、肾动脉部的神经节;节后纤维与肾动脉伴行进入肾内,支配肾动脉、肾小管和球旁细胞。交感神经末梢释放去甲肾上腺素,可调节肾血流量、肾小球滤过率、肾小管的重吸收和肾素的释放。有资料表明,肾神经中有少量释放多巴胺的神经纤维,可引起肾血管舒张。肾的传入神经进入脊髓后投射到中枢的不同部位,特别是下丘脑,调节血压和水盐平衡。

肾动脉由腹主动脉垂直分出,其分支经叶间动脉、弓形动脉、小叶间动脉分支为入球小动脉后进入肾小囊。在肾小囊中,入球小动脉分支形成肾小球毛细血管球。肾小球毛细血管汇集成出球小动脉后离开肾小囊,然后再次分支形成毛细血管网包绕于肾小管和集合管的周围,然后经小叶间静脉、弓形静脉、叶间静脉汇聚成肾静脉出肾汇入下腔静脉。

肾脏有肾小球毛细血管网和肾小管周围毛细血管网这两套串联的毛细血管网，两者之间由出球小动脉相连。皮质肾单位的入球小动脉的口径比出球小动脉粗，位于入球小动脉和出球小动脉之间的肾小球毛细血管网的血压较高，有利于肾小球的滤过。肾小管和集合管周围毛细血管的压力较低，血浆胶体渗透压较高，有利于小管液的重吸收。

肾脏血液供应的另一个特点是血流量大，且肾内血液供应不均匀。正常成人安静时每分钟约有1 200 mL血液流经两肾，相当于心输出量的1/5~1/4，其中约94%的血液供应肾皮层，仅约5%的血液供应外髓质，内髓部的血液供应不到总量的1%。这种特征有利于肾脏的滤过（皮层）和重吸收（髓质）。

肾脏的肾血管分布见图8－4。

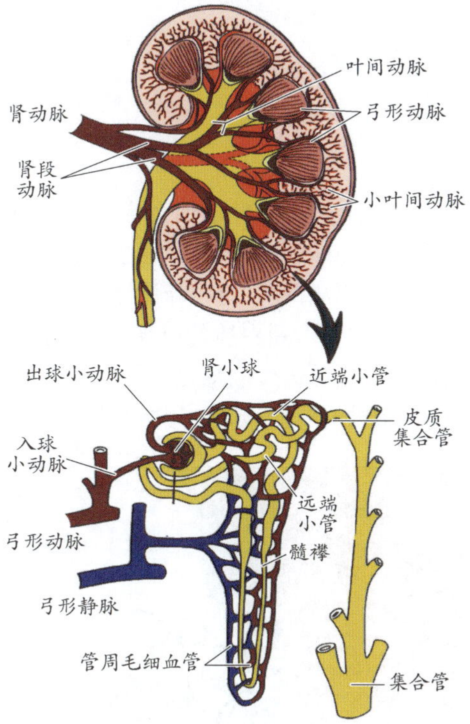

图8－4 肾血管分布

二、肾血流量及其调节

（一）肾血流量的自身调节

在离体肾实验中观察到，当肾动脉的灌注压在20~80 mmHg（2.7~10.7 kPa）的范围内变动时，**肾血流量**（renal blood flow，RBF）与灌注压成正变关系；当灌注压在80~180 mmHg（10.7~24 kPa）范围内变动时，肾血流量保持相对稳定；在灌注压超过180 mmHg（24 kPa）后，肾血流量随灌注压的升高而增加（图8－5）。这种在没有外来神经、体液因素影响时，动脉血压在一定范围内变动时肾血流量能保持相对稳定的现象，称为**肾血流量的自身调节**。通过肾血流量的自身调节可使肾小球滤过率不因血压的波动而发生明显的改变，从而维持肾小球滤过率的相对恒定。

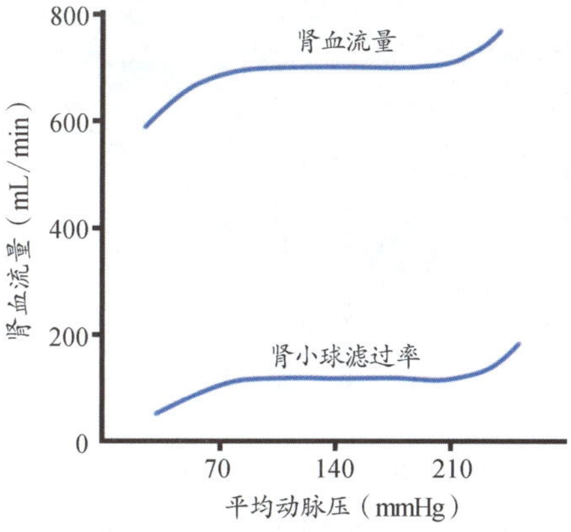

图8－5 肾血流量的自身调节

平均动脉压在80~180 mmHg范围内变动时，肾血流量和肾小球滤过率维持相对稳定

关于肾血流量自身调节的机制，目前倾向用“肌源学说”和“管-球反馈学说”来解释。

1. 肌源学说　该学说认为，在一定范围内，当肾灌注压增高时，肾小动脉的血管平滑肌受到牵张刺激而出现反射性收缩，使血管口径缩小，血流阻力增大，使肾血流量不随灌注压的升高而增加；当肾灌注压降低时血管舒张，血流阻力减小，血流量不随灌注压的下降而降低。当灌注压低于80 mmHg或高于180 mmHg时，血管平滑肌的舒张或收缩达到极限，肾血流量的自身调节便不能维持，肾血流量将随血压的变动而出现波动。

罂粟碱、水合氯醛或氰化钠等药物可抑制血管平滑肌的舒缩活动，使肾血流量的自身调节作用消失，这为肾血流量自身调节的肌源学说提供了实验证据。

2. 管-球反馈（tubuloglomerular feedback）学说　该学说认为，当动脉血压下降时，肾血流量减少使肾小球滤过率降低，到达致密斑处的小管液中的Na^+流量减少，致密斑感受此信息后，通过某种机制使入球小动脉舒张，肾血流量增加；同时致密斑也将此信息传递给球旁细胞，使之释放肾素增多，使出球小动脉收缩，有效滤过压增加，从而使肾小球滤过率恢复至正常。同理，当肾血流量和肾小球滤过率增加时，流经致密斑处的小管液中Na^+的量增多，致密斑感受此信息后，通过上述机制使肾血流量减少、有效滤过压降低，从而使肾小球滤过率恢复至正常。这种小管液流量变化影响肾血流量和肾小球滤过率的现象称为“管-球反馈”。

（二）肾血流量的神经-体液调节

肾入球小动脉和出球小动脉的血管平滑肌均受肾交感神经支配，且入球小动脉的交感神经分布密度较出球小动脉高。肾交感神经活动加强时，神经末梢释放去甲肾上腺素作用于血管平滑肌的α受体，引起肾血管（特别是入球小动脉）收缩，肾血流量减少，尿液生成减少。肾交感神经中还含有少量能释放多巴胺的神经纤维，能引起肾血管舒张，肾血流量增加。

球旁细胞直接接受肾交感神经支配。肾交感神经兴奋可使球旁细胞释放肾素增多。肾素释放后引起“肾素-血管紧张素系统”的激活，导致血管收缩，肾血流量减少，尿生成减少（详见本书第四章和本章相关章节内容）。

肾上腺素、去甲肾上腺素、血管升压素、血管紧张素等均可使肾血管收缩，肾血流量减少，使肾小球滤过率降低，尿量生成减少。血管内皮细胞释放的内皮素也可引起肾血管收缩，肾血流量减少。血管内皮细胞也可以释放一氧化氮（NO）、前列腺素（PGI_2、PGE_2）、缓激肽等引起肾血管舒张。

第二节　尿的生成过程

一、肾小球滤过

血液流经肾小球毛细血管时,在滤过压力的驱使下,血浆中的水、小分子溶质以及少量小分子蛋白从毛细血管滤出形成肾小球超滤液,这是尿生成的第一步。

微穿刺法证明,肾小球滤液就是血浆的超滤液,除了蛋白质含量极低外,其余成分与血浆相同。所以,肾小球超滤液也称为"不含蛋白质的血浆"。微穿刺法是用显微操纵器将微细玻璃吸管(外径为 6~10 μm)插入肾小囊内,抽取囊腔内的液体并进行微量化学分析。结果表明,肾小囊内的超滤液除不含或含极微量蛋白质外,其余成分如葡萄糖、氯化物、无机磷酸盐、尿素、尿酸和肌酐等的浓度与血浆非常接近,渗透压及酸碱度也与血浆非常接近。

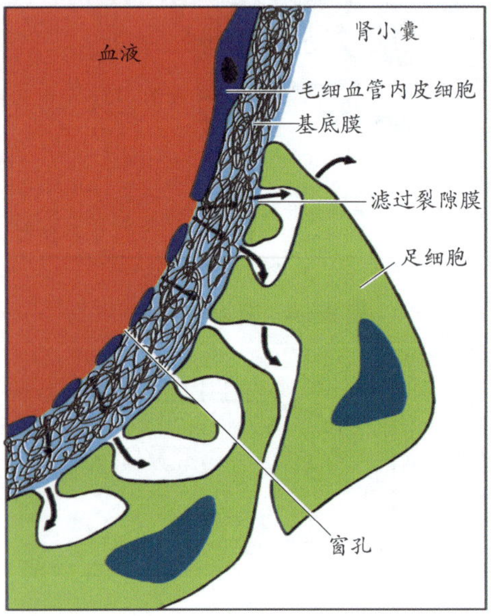

图 8-6　滤过膜的结构

单位时间内(每分钟)两肾生成的肾小球超滤液量称为**肾小球滤过率**(glomerular filtration rate, GFR)。GFR 与体表面积呈正相关关系。据测定,体表面积为 1.73 m^2 的个体,其肾小球滤过率约为 125 mL/min。照此计算,24 h 两侧肾脏肾小球滤过的血浆总量将高达 180 L,说明肾小球有强大的滤过功能。

肾小球滤过率和肾血浆流量的比值称为**滤过分数**(filtration fraction, FF)。若肾血浆流量为每分钟660 mL,则滤过分数为:125/660×100% = 19%,即流经肾的血浆约有 1/5 由肾小球滤过到囊腔中。

肾小球滤过率与**有效滤过压**(effective filtration pressure, EFP)及滤过系数(K_f)正相关。滤过系数与滤过膜的通透性及有效滤过面积正相关。

(一) 滤过膜及其通透性

1. 滤过膜的结构　**滤过膜**是指血浆成分从肾小球毛细血管滤过的屏障膜,由三层结构组成(图 8-6)。① 内层为肾小球毛细血管内皮细胞。内皮细胞上有许多直径为50~100 nm 的小孔,称为**窗孔**(fenestrae)。水、小分子溶质(如各种离子、尿素、葡萄糖及小分子蛋白质等)可自由地通过。② 中间层为毛细血管基底膜,是主要的滤过屏障。基底膜是由水合凝胶构成的纤维网状结构,含有胶原蛋白、层粘连蛋白、纤维粘连蛋白,以及一些带负电荷的蛋白质。纤维网上有直径为 4~8 nm 多角形网孔,是阻止血浆蛋白滤过的重要屏障。③ 外层是具有足突的肾小囊上皮细胞,又称**足细胞**。足细胞相互交错的足突形成滤过膜**裂隙**(slit),裂隙间有一层**滤过裂隙膜**(filtration slit membrane),膜上有直径4~14 nm 的小孔,它是滤过的最后一道屏障。足细胞滤过裂隙膜的主要蛋白质成分是裂隙素(nephrin),是防止蛋白质滤出的重要因素。

除上述的三层机械滤过屏障外,滤过膜上还有负电荷屏障。近年来研究发现,滤过膜各层均含有许多带负电荷的糖蛋白,能阻止带负电荷的血浆蛋白的滤过。病理情况下,滤过膜上带负电荷的糖蛋白减少或消失,或足细胞滤过裂隙膜上的裂隙素蛋白减少,将导致带负电荷的血浆白蛋白滤过增加,从而出现蛋白尿。

2. 滤过膜的通透性　由滤过膜的结构可知,不同物质通过滤过膜的能力取决于被滤过物质的分子大小及其所带的电荷。一般来说,分子有效半径小于2.0 nm的中性物质,可自由通过滤过膜,如葡萄糖分子,有效半径为0.36 nm,它可以自由地被滤过;分子有效半径在 2.0~4.2 nm 之间的物质,随着有效半径的增加,它们被滤过的量逐渐降低;分子有效半径大于 4.2 nm 的物质则不能滤过。这是因为滤过膜上存在着大小不同的孔道,用不同有效半径的中性右旋糖酐分子进行实验,可见有效半径小于2.0 nm的中性右旋糖酐能自由通过滤过膜;有效半径大于4.2 nm的右旋糖酐则完全不能通过;有效半径在 2.0~4.2 nm 的右旋糖酐其滤过量与有效

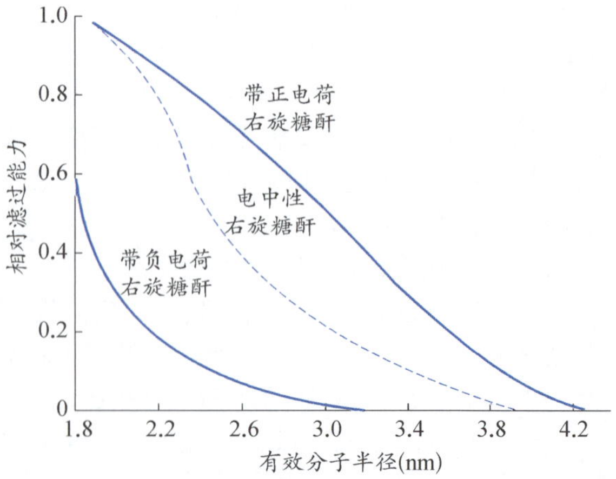

图 8-7　有效分子半径和所带电荷对右旋糖酐滤过能力的影响

纵坐标:1.0 表示能自由滤过;0 表示不能滤过

半径成反比。该实验清楚说明了物质的分子大小与滤过的关系。

除分子大小外，物质通过滤过膜的能力还取决于该物质所带电荷的性质。用带不同电荷的右旋糖酐进行实验，观察到有效半径相时，带正电荷的右旋糖酐易被滤过，而带负电荷的右旋糖酐则较难通过滤过膜（图 8－7）。所以，白蛋白虽然有效分子半径为3.6 nm，但因带负电荷仍很难被滤过。

（二）有效滤过压

促使血浆成分从肾小球毛细血管滤出的“净压力”称为**有效滤过压**（effective filtration pressure，EFP），等于促进滤过与阻止滤过因素的代数和，即有效滤过压＝（肾小球毛细血管血压＋肾小囊内液胶体渗透压）－（血浆胶体渗透压＋肾小囊内压）。由于肾小囊内液中蛋白质浓度极低，其胶体渗透压可忽略不计。因此，肾小球有效滤过压＝肾小球毛细血管血压－（血浆胶体渗透压＋肾小囊内压）（图 8－8）。其中，毛细血管血压是促进滤过的，血浆胶体渗透压和肾小囊内压都是阻止滤过的。

皮质肾单位的入球小动脉口径较出球小动脉粗 1 倍，因此，肾小球毛细血管血压较高。用微穿刺法测得大鼠肾毛细血管血压平均值为 45 mmHg。肾小囊内压与近曲小管内压力相近，约为 10 mmHg。据测定，大鼠肾小球毛细血管入球端的血浆胶体渗透压约为 25 mmHg，因此在入球端的有效滤过压＝45－（25＋10）＝ 10 mmHg。从肾小球毛细血管的入球端到出球端，血压下降不多。但因水分不断从肾小球毛细血管滤出而血浆蛋白不能滤出，导致肾小球毛细血管内的血浆胶体渗透压逐渐升高，有效滤过压也因此而逐渐下降。当有效滤过压下降到零时，滤过作用停止，即达到了**滤过平衡**（图 8－9）。由此可见，肾小球毛细血管不是全段都有滤过功能，只有从入球小动脉端到出现滤过平衡处的一段才有滤过功能。滤过平衡点距入球小动脉端越近，有滤过功能的毛细血管越短，总有效滤过面积越小，肾小球滤过率越低。反之，滤过平衡点越靠近出球小动脉端，有滤过功能的毛细血管越长，肾小球滤过率就越高。

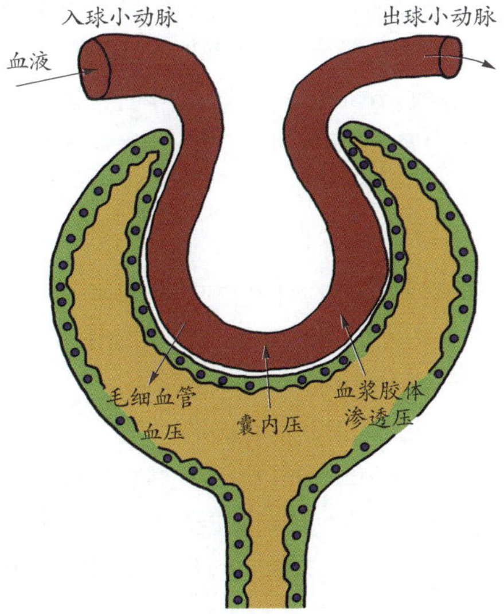

图 8－8　肾小球有效滤过压示意图

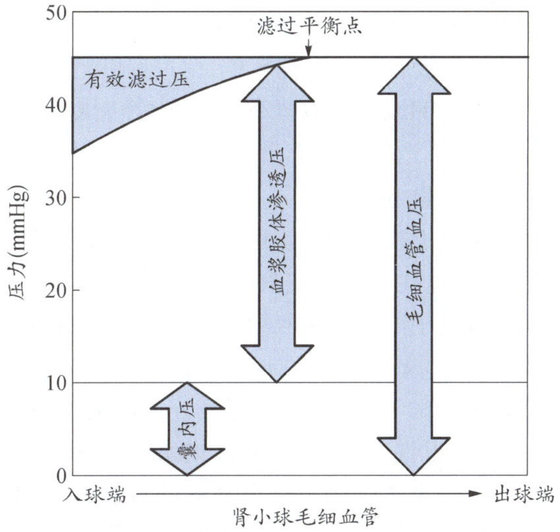

图 8－9　有效滤过压与滤过平衡

（三）影响肾小球滤过的因素

1. 肾小球滤过膜的通透性和滤过面积　**滤过膜面积**是指有滤过功能的肾小球毛细血管面积的总和，正常情况在 1.5 m^2以上。在某些疾病状态下（如急性肾小球肾炎），肾小球毛细血管管腔变窄或阻塞，导致有滤过功能的肾小球数量减少，有效滤过面积随之减少，肾小球滤过率降低，具体参见二维码 8－2。滤过平衡点移动也会引起有效滤过面积改变。滤过平衡点越靠近入球动脉端，有效滤过面积就越小。反之，滤过平衡点越靠近出球动脉端，有效滤过面积就越大。当肾血流减少时，肾小球毛细血管压力下降使有效滤过压降低，滤过平衡点向入球小动脉端移动，有滤过作用的毛细血管总长度下降，有效滤过面积减少，肾小球滤过率下降。肾血流量增加情况相反。

二维码 8－2
急性肾小球
肾炎案例思考

2. 有效滤过压　因为有效滤过压＝肾小球毛细血管血压－（血浆胶体渗透压＋肾小囊内压）。因此，凡是其中某一因素的变化都会影响有效滤过压。

（1）肾小球毛细血管血压：由于肾血流量的自身调节，当动脉血压在 80～180 mmHg 范围内变动时，肾小球毛细血管血压可保持相对稳定，从而使肾小球滤过率基本保持不变。但当动脉血压降到80 mmHg以下时，肾小球毛细血管血压也相应下降，有效滤过压降低，肾小球滤过率减少。当动脉血压下降至 40～50 mmHg 以下时，肾小球滤过率可下降到零，尿液的生成停止。

在急性大失血、严重感染、剧烈运动、强烈的伤害性刺激、情绪激动等情况下均可使交感神经系统活动加强,引起入球小动脉收缩,肾血流量减少,肾小球毛细血管血压下降,有效率过压下降,使尿生成减少,严重者可引起肾功能衰竭。

(2) 肾小囊囊内压:在正常情况下,肾小囊囊内压是比较稳定的。当肾盂或输尿管结石、肿瘤压迫或其他原因引起输尿管阻塞时,肾盂内压力升高,可引起肾小囊囊内压也升高,使有效滤过压降低,肾小球滤过率因此而降低。

(3) 血浆胶体渗透压:正常情况时血浆胶体渗透压不会有很大的变动。但当血浆蛋白浓度降低时,血浆胶体渗透压降低,有效滤过压升高,肾小球滤过率增加。如由静脉快速输注大量晶体溶液(生理盐水或葡萄糖溶液)时,血液被稀释,血浆蛋白浓度下降,血浆胶体渗透压降低,肾小球滤过率增加,尿量增加。严重低蛋白血症时血浆蛋白浓度下降,也会引起尿生成增加。

3. 肾血浆流量　**肾血浆流量**(renal plasma flow,RPF)指单位时间内流过肾脏的血浆量。一般情况下肾血浆流量与肾血流量变化一致。肾血浆流量的改变主要通过影响滤过平衡的位置来影响肾小球滤过率。肾血浆流量加大时,肾小球毛细血管内血浆胶体渗透压上升速度减慢,滤过平衡的位置就靠近出球小动脉端,肾小球滤过率随之增加。如果肾血浆流量进一步增加,血浆胶体渗透压上升速度进一步减慢,可使肾小球毛细血管全段都有滤过功能,此时肾小球滤过率就进一步增加。相反,肾血浆流量减少,肾小球毛细血管内血浆胶体渗透压上升速度加快,滤过平衡出现的位置就比较靠近入球小动脉端,肾小球滤过率减少。在严重缺氧、中毒性休克等病理情况下,由于交感神经兴奋,肾血流量和肾血浆流量显著减少,肾小球滤过率也显著减少,尿量将减少。

二、肾小管和集合管的物质转运

血浆从肾小球毛细血管滤出形成超滤液是生成尿液的第一步。肾小球超滤液进入肾小管后称为**小管液**。小管液在流经肾小管和集合管的过程中,质和量均发生了显著的变化。小管液中的营养物质如葡萄糖、氨基酸、NaCl、$NaHCO_3$、水等被重新吸收回血液循环中,此过程即肾小管与集合管的**重吸收**(reabsorption)。体内代谢和肾小管、集合管上皮细胞产生的代谢废物可被肾小管、集合管上皮转运至小管腔内,此为肾小管、集合管的**分泌**(secretion)过程。经过重吸收和分泌,肾脏选择性地排出代谢废物,最大限度地保留了营养成分,有效地维持了内环境的稳定性。

(一) 物质转运的方式

肾小管和集合管上皮的物质转运方式包括被动转运和主动转运。**被动转运**(passive transport)是指不需由代谢供能,被转运的物质顺电化学梯度或浓度梯度通过上皮细胞的过程。浓度差和电位差(电化学差)是溶质被动重吸收的动力。水的重吸收属于溶质重吸收后的被动渗透,渗透压差是其重吸收的动力。

主动转运(active transport)是指需要通过代谢来提供能量,使物质逆电化学梯度移动的跨膜物质转运。根据物质转运过程中能量来源的不同,主动转运又分为**原发性主动转运**(primary active transport)和**继发性主动转运**(secondary active transport)。原发性主动转运(简称主动转运)所需能量由 ATP 或高能磷酸键水解直接提供。继发性主动转运所需能量不是直接来源于 ATP 或其他高能键的水解,而是来自其他溶质顺电化学梯度移动所释放的能量。继发性主动转运多通过联合转运体转运,并与 Na^+的转运相偶联。

联合转运体是存在于细胞膜上的一种特殊的载体蛋白,可同时转运两种或两种以上物质。其中一种物质顺电化学梯度通过细胞膜,释放能量逆电化学梯度转运另外的物质。如几种物质转运的方向相同(向同一方向由膜的一侧转移到膜的另一侧),则称为**同向转运**(symport),如肾小管上皮细胞通过同向转运的方式将葡萄糖、氨基酸等物质与 Na^+ 一同从小管液中重吸收。如两种物质转运的方向相反,则称为**逆向转运**(antiport),如 Na^+-H^+、Na^+-K^+的逆向转运。

(二) 几种重要物质的重吸收与分泌

肾小球超滤液中物质的重吸收主要在近端小管进行。近端小管上皮形成皱褶,可增大吸收面积。滤过液中大约有 67%的 Na^+、Cl^-、K^+和水在近端小管被重吸收;约 85%的 HCO_3^-在近端小管被重吸收;全部的磷酸盐、葡萄糖、氨基酸及滤过的少量蛋白质均在近端小管被重吸收。髓袢、远端小管和集合管能重吸收少量溶质,分泌 NH_3、K^+和其他一些代谢产物。肾小管和集合管各段均有泌 H^+功能,能将 H^+主动分泌到管腔中,最后排出体外。

1. Na^+、Cl^-和水的重吸收　小管液流经近端小管时,65%~70%的 Na^+、Cl^-和水被重吸收,其中 2/3 在近端小管前半段经跨上皮转运被重吸收,1/3 在近端小管后半段经细胞旁途径被重吸收。髓袢可重吸收滤过量 20%的 Na^+、Cl^-和 15%的 H_2O;远曲小管和集合管可根据机体水和盐平衡的状况重吸收不等量的 Na^+、Cl^-和 H_2O。

近端小管重吸收 Na^+、Cl^-和水不受体内钠、水需求的调节;远曲小管、集合管重吸收 Na^+、Cl^-和水则受到体内钠、水需求的影响,受到神经、体液因素的调控。

(1) 近端小管:在近端小管前半段,小管液中的 Na^+进入小管上皮细胞的过程与 H^+的分泌或葡萄糖、氨基酸的重吸收相偶联。近端小管细胞的管周膜和侧膜面上有大量的 Na^+ 泵，能分解 ATP 释放能量，将小管细胞内的 Na^+ 泵出至组织间液，使小管细胞内 Na^+ 浓度降低，电位降低，从而使小管上皮细胞与小管液之间形成电化学梯度。Na^+ 顺电化学梯度进入细胞，同时释放能量，通过同向转运体将葡萄糖和氨基酸一起转运入细胞，或通过 Na^+-H^+ 交换体将 H^+ 分泌到小管中。进入细胞的 Na^+ 再通过细胞底基侧膜上的 Na^+ 泵泵至组织间液，进而扩散入血，以维持细胞内低 Na^+ 浓度和负电位。有利于管腔内的 Na^+ 不断扩散进入细胞，转运到组织间液的 Na^+ 扩散入血液循环后被重吸收。

由于与 Na^+ 的同向偶联转运，葡萄糖、氨基酸不断进入小管上皮细胞，使上皮细胞内的葡萄糖、氨基酸浓度高于小管外组织间液。进入细胞的葡萄糖、氨基酸通过易化扩散进入组织间液后被重吸收入血（图 8－10）。

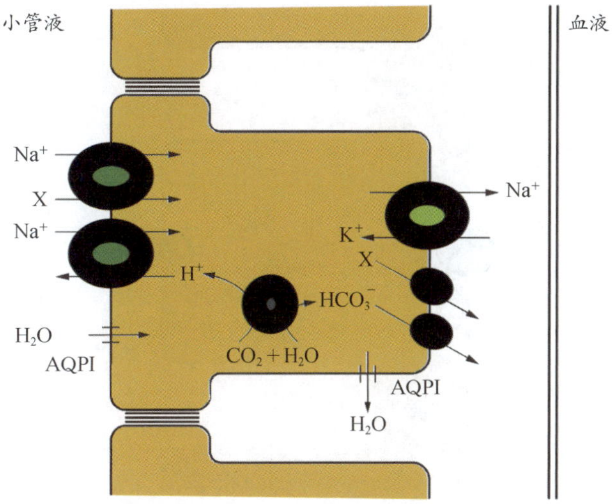

图 8－10 近端小管前半段的物质转运示意图

X：葡萄糖、氨基酸、磷酸盐等；AQPI：水通道蛋白 I

近端小管对 Na^+ 的重吸收是主动转运过程，此过程所需能量由细胞膜上的 Na^+ 泵水解 ATP 提供。

在近端小管后半段，由于小管液中的大多数葡萄糖、氨基酸已被重吸收，水也随着 Na^+ 的重吸收被重吸收，但 Cl^- 不被重吸收，使得小管液中 Cl^- 浓度比周围组织液中的高 20%～40%。Cl^- 便顺着浓度梯度经细胞旁路（即通过小管上皮细胞间的紧密连接进入组织间液）被重吸收入血液。Cl^- 被重吸收后使小管液中正离子相对增多，造成管腔内带正电，管腔外带负电。在电位差的作用下，Na^+ 顺电位梯度通过细胞旁路而被动重吸收。因此，此段近端小管对 Na^+ 和 Cl^- 的重吸收是被动的。

近端小管对水的通透性高，水与溶质一起被重吸收。当溶质中的 Na^+、葡萄糖、氨基酸、Cl^-、HCO_3^- 被重吸收后，小管液渗透浓度降低，细胞间液的渗透浓度增高。水在渗透压作用下透过小管上皮细胞和细胞间的紧密连接进入细胞间隙。由于近端小管周围毛细血管内静水压较低，胶体渗透压较高，使水由小管旁组织间液进入小管旁毛细血管。近端小管部位水的重吸收与溶质的重吸收一同进行，该段小管内小管液与血浆渗透压相同。近端小管管壁对水的通透性很高，对水的重吸收与体内是否缺水无关，不受体内 Na^+、水需求的调节。

由于近端小管管壁细胞间的紧密连接对 Na^+ 及水有通透性，重吸收入组织间液的 Na^+ 在静水压和电化学梯度的作用下，有少量回漏入小管腔。有人将这种方式称为泵-漏模式。

（2）髓襻：髓襻降支细段对 Na^+、Cl^- 不通透，NaCl 不能重吸收。微灌流实验表明，髓襻升支粗段 Na^+、Cl^- 与 K^+ 一同被重吸收。有人提出了 Na^+：$2Cl^-$：K^+ 同向转运模式。该模式认为，该段小管基底侧膜上的 Na^+ 泵将 Na^+ 泵入组织间液，使细胞内 Na^+ 浓度降低，形成管腔内与细胞内的 Na^+ 的浓度梯度；管腔内的 Na^+ 顺浓度梯度进入细胞。此过程中 Na^+ 与管腔膜上的同向转运体相结合，形成 Na^+：$2Cl^-$：K^+ 同向转运复合体。Na^+ 顺浓度梯度进入细胞的同时将 $2Cl^-$ 和 K^+ 一同转运至细胞内。进入细胞后，Na^+ 由 Na^+ 泵泵到组织间液，Cl^- 顺浓度梯度经管周膜上的 Cl^- 通道进入组织间液，K^+ 顺浓度梯度经管腔膜返回管腔内，再次参与转运。由于 Cl^- 进入组织间液，K^+ 返回管腔，导致管腔内出现正电位，管腔液中的 Na^+ 等正离子顺电位差从细胞旁路进入组织液中，此过程不需消耗能量（图 8－11）。呋塞米等利尿药

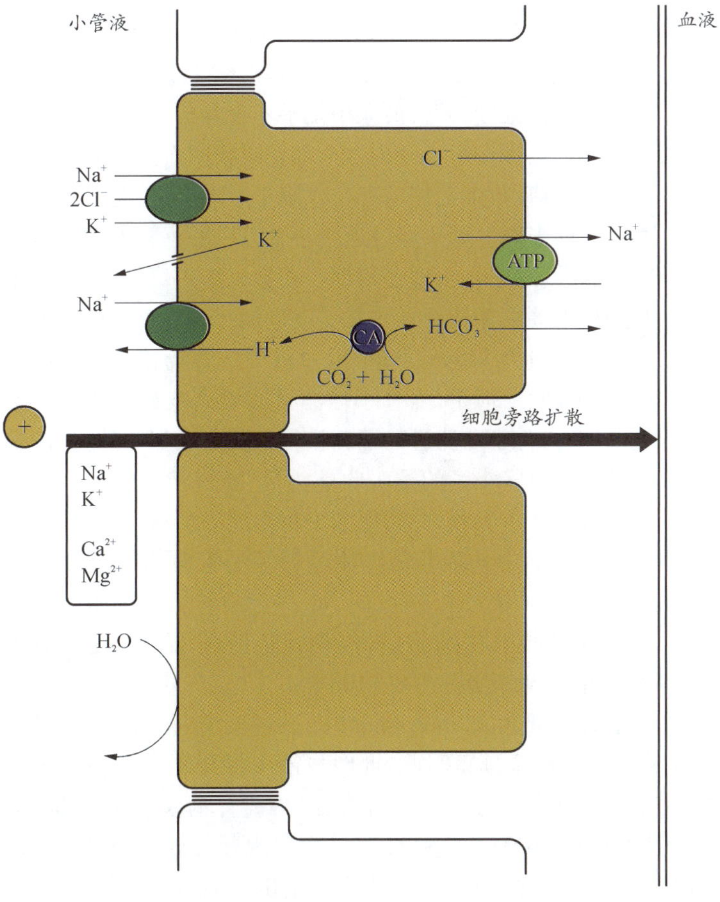

图 8－11 髓襻升支粗段对 Na^+、Cl^- 的重吸收

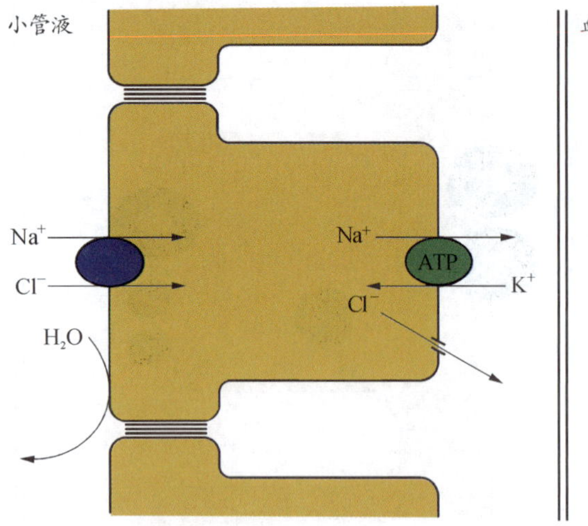

图 8－12　远曲小管重吸收 NaCl 示意图

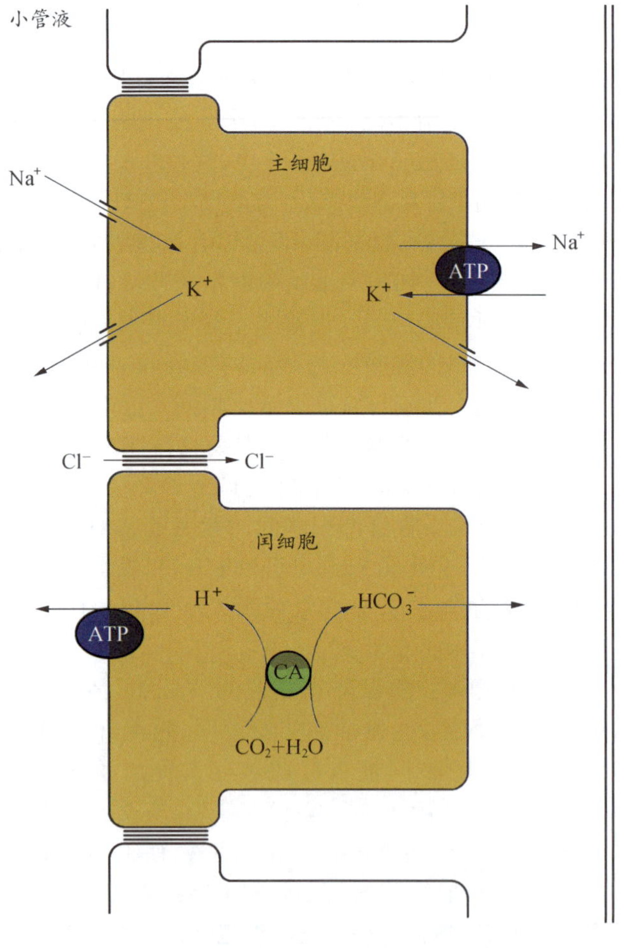

图 8－13　集合管的物质转运

可选择性抑制髓襻升支粗段的 $Na^+-2Cl^--K^+$ 同向转运体,抑制 NaCl 和水的重吸收,从而起到利尿作用。

(3) 远曲小管和集合管:远曲小管对 Na^+ 的重吸收是逆电化学梯度进行的。远曲小管的起始段上皮细胞对水不通透,水不吸收,小管液中的 Na^+ 和 Cl^- 由 Na^+-Cl^- 同向转运机制进入细胞。进入细胞的 Na^+ 由 Na^+ 泵将其转运入细胞间隙,Cl^- 则通过基底侧膜上的 Cl^- 通道进入细胞间隙(图 8－12)。由于此段 NaCl 被重吸收而水不吸收,小管液被稀释。噻嗪类利尿药可抑制此处的 Na^+-Cl^- 同向转运,抑制 NaCl 和水的重吸收,从而起到排钠利尿的作用。

集合管含两类细胞:主细胞和闰细胞。主细胞可以主动重吸收 Na^+ 和水,分泌 K^+;闰细胞主要分泌 H^+(图 8－13)。主细胞基底侧膜上的 Na^+ 泵将细胞内 Na^+ 泵出细胞,使细胞内 Na^+ 浓度低于管腔,管腔内 Na^+ 顺着浓度差扩散进入细胞,然后被 Na^+ 泵泵出。这样,Na^+ 源源不断地从管腔进入细胞,然后被 Na^+ 泵泵出到细胞间隙被吸收回血液。由于 Na^+ 的重吸收造成管腔内 Cl^- 过剩,管腔内呈现负电位,使 Cl^- 经细胞旁路进入小管外的细胞间隙,继而扩散进入血液而被重吸收。

远端小管和集合管对 NaCl 和水的重吸收主要受醛固酮和抗利尿激素的调节。机体缺水时,抗利尿激素分泌增加,使水的重吸收增强。反之则水的重吸收减弱。机体 NaCl 不足时,醛固酮分泌增多,NaCl 重吸收增强。反之则吸收减少(详见本章"尿生成的调节"部分)。

2. 葡萄糖的重吸收　肾小球滤过液中的葡萄糖浓度与血糖浓度相同,但尿中几乎不含葡萄糖,这说明滤过液中的葡萄糖在肾小管内被全部重吸收回血液。微穿刺实验表明,重吸收葡萄糖的部位仅限于近端小管,尤其是近端小管的前半段。如果经过近端小管以后的小管液中仍含有葡萄糖,则尿中将出现葡萄糖。正常成年人,肾小管上皮细胞的最大葡萄糖转运量平均为 320 mg/min,而肾小球的葡萄糖滤过量为 125 mg/min,滤过液中的葡萄糖可被肾小管完全重吸收。但是,当肾小球滤过率增高或血糖浓度大幅度增加时,肾小球滤过的葡萄糖量也随之增加,当滤过的葡萄糖量超过肾小管的重吸收能力后,滤过液中的葡萄糖将不能被完全重吸收,此时尿液中将出现葡萄糖。

小管液中的葡萄糖在流经近端小管时与管腔膜上的葡萄糖同向转运体结合,同 Na^+ 一起被转运入细胞。葡萄糖进入管腔上皮细胞后,经易化扩散进入组织间液后被重吸收回血液。葡萄糖的重吸收是继发于 Na^+ 主动转运的,为**继发性主动转运**(图 8－10)。

近端小管对葡萄糖的重吸收有一定限度,当肾小球滤过的葡萄糖量达 220 mg/min 时,滤过液中所含的葡萄糖超过了部分肾单位的近端小管对葡萄糖重吸收能力,滤过的葡萄糖不能被全部重吸收,此时尿液中将开始出现葡萄糖。

通常将尿液中开始出现葡萄糖时的血糖浓度(或尿中不出现葡萄糖时的最高血糖浓度)称为肾糖阈(renal glucose threshold,RGT)。肾糖阈因人而异,一般情况下,当血糖浓度达 180 mg/100 mL 时尿中将开始出现葡萄糖。如果血糖进一步升高,滤过的葡萄糖量随之增加,不能被重吸收的葡萄糖量也随之增加,即尿糖含量随血糖增高而增加(图 8－14),意味着到达葡萄糖吸收极限量的肾单位越来越多。当血糖浓度增高到使全部肾单位对葡萄糖的重吸收能力均达极限时，肾脏对葡萄糖的重吸收能力达到极限，此时的葡萄糖滤过量为葡萄糖吸收极限量（transport maximum）。葡萄糖吸收极限量反映肾小管吸收葡萄糖的最大能力，代表所有肾小管重吸收葡萄糖的能力均达到饱和。成年人肾的葡萄糖吸收极限量男性为 375 mg/min，女性为 300 mg/min。

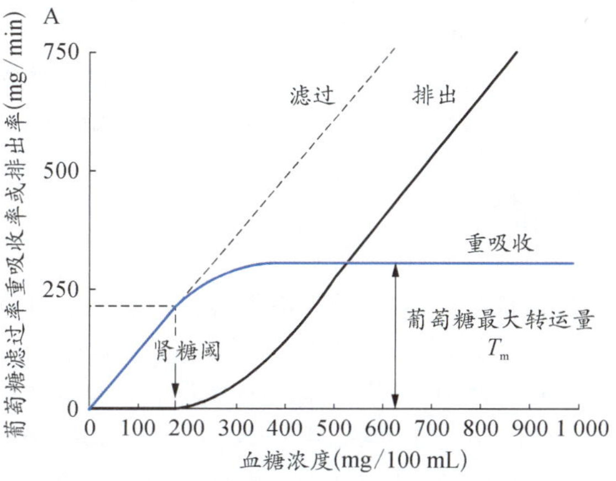

图 8－14　葡萄糖的重吸收和排泄

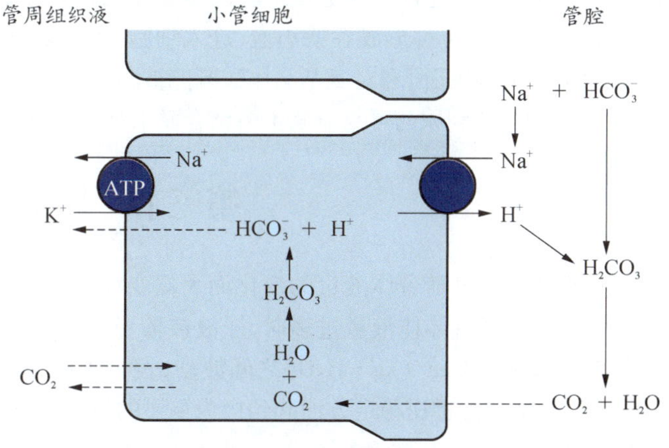

图 8－15　HCO_3^-的重吸收与 H^+的分泌

正常人血糖浓度稳定，滤过液中的葡萄糖可以被全部重吸收，尿中不含葡萄糖。糖尿病患者的血糖较高，滤过液中葡萄糖含量也高，滤出的葡萄糖不能全部被肾小管重吸收，尿中会出现葡萄糖。

3. HCO_3^-的重吸收与泌 H^+、泌 NH_3　滤过液中约有 80%的 HCO_3^-在近端小管被重吸收。HCO_3^-的重吸收与小管上皮细胞管腔膜上的 Na^+－H^+交换有关。小管液中的 HCO_3^- 不易通过管腔膜，它与小管上皮细胞分泌的 H^+结合生成 H_2CO_3，H_2CO_3分解为 CO_2和 H_2O。CO_2是高度脂溶性物质，能迅速通过管腔膜进入细胞内。在细胞内的碳酸酐酶作用下，进入细胞的 CO_2和水结合生成H_2CO_3。H_2CO_3又解离成 H^+和 HCO_3^-。细胞内的 H^+通过 Na^+－H^+交换被主动分泌到小管液中，HCO_3^-与 Na^+一起转运回血液（图 8－15）。因此，肾小管重吸收 HCO_3^-是以 CO_2的形式进行的，而且优先于 Cl^-被重吸收（CO_2易于扩散进入细胞）。肾小管上皮细胞每分泌 1 个 H^+，可使 1 分子 $NaHCO_3$重吸收回血液。H^+的分泌与 HCO_3^-的重吸收成比例地进行，如果滤过的 HCO_3^-量超过了 H^+的分泌量，HCO_3^-就不能被全部重吸收，多余部分将随尿排出。利尿剂乙酰唑胺可抑制碳酸酐酶的活性，使 Na^+－H^+交换减少，Na^+和 HCO_3^-的重吸收减少，$NaHCO_3$、NaCl 和水的排出增加，尿量增加。

髓襻对 HCO_3^-的重吸收主要发生在髓襻升支粗段，机制与近端小管相同。

远曲小管与集合管的闰细胞可以主动分泌 H^+。闰细胞分泌 H^+是一个逆电化学梯度的主动转运过程。有人认为此处小管上皮细胞管腔膜侧有 H^+泵或 H^+－K^+ATP 酶，能水解 ATP 释放能量将细胞内的 H^+泵入管腔（图8－15）。H^+的分泌受小管液中 pH 和细胞内碳酸酐酶活性的影响。当小管液中 pH 下降时，上皮细胞泌 H^+减少。上皮细胞内 pH 下降时，细胞内碳酸酐酶活性增强，有利于 H^+的分泌。酸中毒时远曲小管、集合管上皮细胞的碳酸酐酶活性增强，H^+的分泌和 HCO_3^-的重吸收增强，有利于“排酸保碱”，维持酸碱平衡。

远端小管和集合管的上皮细胞内的谷氨酰胺经脱氨基代谢后可产生 NH_3。NH_3 具有脂溶性，能自由通过细胞膜。当小管液中 pH 较低时，细胞内的 NH_3 易向小管液中扩散。NH_3 进入小管液后，与小管液中的 H^+结合生成 NH_4^+后随尿液排出体外。NH_4^+的排出使小管液中 NH_3浓度降低，有利于 NH_3向小管液中扩散。可见，H^+分泌增加可促进 NH_3的分泌。因此，血 NH_3增加（如肝性脑病，临床上也称“肝昏迷”）时可以通过酸化尿液来增加 NH_3的分泌，以降低血 NH_3危害。

4. K^+的重吸收与分泌　肾小球每日滤过 35 g 的 K^+，但尿中排出的 K^+仅 2～4 g，说明滤出的 K^+大部分被重吸收了。微穿刺实验证明，肾小球滤过的 K^+有 65%～70%在近端小管被重吸收回血液，有 25%～30%在髓襻重吸收。终尿中的 K^+主要是由远端小管和集合管分泌的。在近端小管，小管液中 K^+浓度为 4 mmol/L，远远低于细胞内 K^+浓度（150 mmol/L）。K^+的重吸收是逆浓度梯度进行的，属于主动重吸收，具体机制仍不明确。

远曲小管和集合管小管液中的 Na^+被主细胞重吸收，使管腔内为负电位（-40～-10 mV）。远曲小管和集合管上皮细胞内的 K^+浓度明显高于小管液中 K^+的浓度，K^+顺电化学梯度由细胞内分泌至小管液中。同时，Na^+进入主细胞后，可刺激细胞基侧膜上的 Na^+泵，将细胞内的 Na^+泵出，将周围组织液中的 K^+泵入，增加细胞与小管液中的 K^+浓度差，促进 K^+的分泌，因此，K^+的分泌与 Na^+的重吸收有密切的关系。

5. 其他物质的重吸收与分泌　其他物质的重吸收也主要在近端小管中进行。小管液中氨基酸的重吸收与葡萄糖的重吸收相似,都是经 Na^+-氨基酸同向转运体与 Na^+一起转运至细胞内。此过程继发于 Na^+的主动转运,属于继发性主动转运。Na^+顺电化学梯度转运入细胞,释放能量将氨基酸转运入细胞,氨基酸经易化扩散进入组织液,进而进入血液。

HPO_4^{2-}、SO_4^{2-}的重吸收也与 Na^+的重吸收相关联,可能也经同向转运体与 Na^+同向转运。正常情况下,进入滤过液中的微量蛋白质可通过肾小管上皮细胞的吞饮作用被重吸收。吞饮作用是个耗能的过程,肾小管上皮细胞刷状缘接触蛋白质分子,将其包裹形成吞饮小泡,进入细胞,再将之分解为氨基酸,进而重吸收回血液。

体内的代谢产物肌酐和对氨基马尿酸既能被肾小球滤过,又能通过肾小管被排泄至小管液中排出体外。进入体内的青霉素、酚红和多数利尿药可与血浆蛋白结合而不被滤过,但它们均可在近端小管被主动分泌到小管液中而被排出。

第三节 尿液的浓缩和稀释

尿液的渗透压可随着体液量的变化而大幅变动。当机体缺水时,尿液被浓缩,排出的尿液渗透压明显高于血浆渗透压,即高渗尿;当机体体液量过多时,尿液被稀释,排出尿液的渗透压低于血浆渗透压,为低渗尿。正常人尿液的渗透压在 50~1 200 mOsm/(kg · H_2O)之间波动,表明肾脏有较强的浓缩和稀释能力。肾脏对尿液的浓缩和稀释能力在维持体内液体平衡和渗透压稳定方面起到极为重要的作用。根据机体缺水与否,正常成年人 24 h 尿量变动于 1.0~2.0 L 之间。24 h 尿量超过 2.5 L 称为多尿;24 h 尿量少于 400 mL 称为少尿;如果 24 h 尿量不足 100 mL,则称为无尿。少尿和无尿是肾功能衰竭的重要表现。

一、尿液的稀释

肾小球超滤液流经近端小管时,水和溶质被等渗性重吸收,小管液的渗透压变化很小,小管液的渗透压与血浆渗透压相同,约为 300 mOsm/(kg · H_2O)。髓襻降支对 NaCl 不通透,对水通透。水在渗透压的作用下被重吸收而 NaCl 不吸收,小管液渗透压因此而增加。在髓襻升支,尤其是髓襻升支粗段,Na^+、Cl^-与 K^+被主动重吸收,而该段小管对水的通透性较低,水不吸收。这种水盐分离的重吸收形成低渗的小管液。流过髓襻升支粗段后,小管液的渗透浓度可降至 100 mOsm/(kg · H_2O)。当低渗的小管液流经远端小管和集合管时,水的重吸收受 ADH 的调节。当机体“水过量”时,ADH 分泌减少,此时远端小管和集合管的上皮细胞对水的通透性低,水重吸收少或不吸收;机体“水过量”时意味着 Na^+相对不足,使醛固酮分泌增多。本已稀释的小管液中的 Na^+、Cl^-在醛固酮的作用下被进一步重吸收。这种“水盐分离”的重吸收使小管液的渗透浓度进一步降低,形成稀释尿。

二、尿液的浓缩

在严重脱水、禁水等情况下,血浆晶体渗透压升高,可引起尿量明显减少,同时尿液渗透压显著增高,说明尿液被浓缩。尿液的浓缩是因为小管液中的水被重吸收,而溶质仍留在小管液中造成的。水重吸收的动力来自肾髓质部小管外组织间液的高渗。用冰点降低法测定鼠肾的渗透浓度,观察到肾皮质组织间液的渗透浓度与血浆渗透浓度相同。髓质部组织液的渗透浓度从髓质外层到乳头部逐渐升高,与血浆渗透压之比可从 2∶1~4∶1。在肾乳头处,渗透浓度可达 1 200 mOsm/(kg · H_2O)。即肾髓质的渗透浓度由外向内逐步增加,有明显的渗透压梯度(图 8 - 16)。当有 ADH 存在时,远端小管和集合管对水的通透性增加,由于周围组织液渗透浓度较高,小管液中的水在渗透作用下进入组织间液,小管液被浓缩,形成高渗尿。可见,肾髓质渗透压梯度是尿液浓缩的必要条件。在体内缺水的情况下,血液浓缩,血浆渗透压(主要是晶体渗透压)增加,通过渗透压感受器反射性引起 ADH 释放增加,使远曲小管和集合管对水的通透性增加,水的重吸收增多,使尿液浓缩,产生高渗尿。

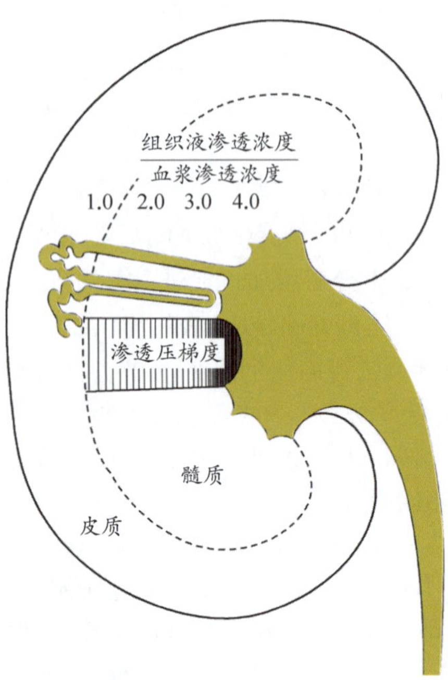

图 8 - 16 肾脏的渗透压梯度

有人用肾小管各段对水及溶质的通透性的不同(表 8 - 1)和逆流倍增、逆流交换现象来解释肾髓质渗透压梯度的形成。髓襻、集合管结构排列类似于物理学中的逆流倍增模型。直小血管的结构排列近似于逆流交换模型。物理学中逆流的含义是指两个并列的管道中液体流动的方向相反,逆流系统是指两并列的管道下端连通,且两管间的隔膜容许液体中的溶质或热能进行交换。在逆流系统中,由于管壁通透性和管周环境的作用,产生逆流倍增和逆流交换现象。

表 8-1 各段肾小管和集合管对不同物质的通透性

肾小管、集合管	水	Na^+	尿 素
髓襻降支细段	易通透	不易通透	中等通透
髓襻升支细段	不易通透	易通透	不易通透
髓襻升支粗段	不易通透	Na^+主动重吸收 Cl^-继发性主动重吸收	不易通透
远曲小管	不易通透	Na^+主动重吸收	不易通透
集合管	有 ADH 时易通透	Na^+主动重吸收	皮质和外髓部不易通透 内髓部易通透

(一) 尿液浓缩的逆流倍增机制

由于髓襻各段对水和溶质的通透性和重吸收机制不同,以及在髓襻的 U 形结构和小管液的流动方向等因素作用下,建立起肾髓质从外髓部至内髓部的渗透浓度梯度。以下详细讨论肾髓质渗透压梯度形成的过程及机制(图 8-17)。

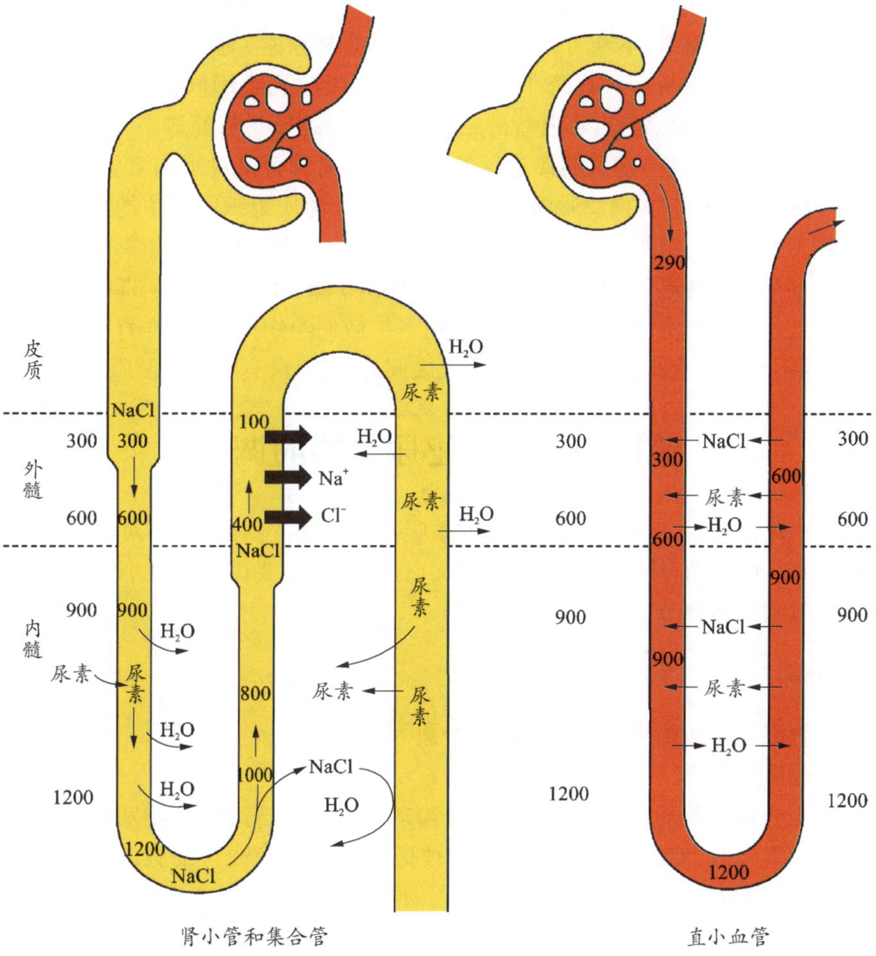

图 8-17 肾髓质渗透压梯度的形成和维持示意图

图中数字代表该处的渗透浓度(单位: mOsm/kg · H_2O)

外髓部髓襻升支粗段可主动重吸收 NaCl 而对水的通透性较低,所以髓襻升支粗段内的小管液向皮质部流动时小管液的渗透浓度逐渐下降,而其周围组织液的渗透浓度增加。故外髓部渗透压梯度主要是由髓襻升支粗段对 NaCl 的重吸收形成的。

在内髓部,渗透压梯度的形成与尿素循环和 NaCl 的重吸收有关。① 连接小管及皮质部和外髓部的集合管对尿素通透性低,而在 ADH 作用下对水的通透性增加,由于外髓部组织间液高渗,小管液中的水在渗透压作用下被重吸收,使小管液中尿素的浓度逐渐增加;② 内髓部集合管管壁对尿素的通透性大,小管液中的尿素顺浓度梯度进入内髓部的组织间液,内髓部组织间液中尿素浓度增加,渗透浓度增加;③ 髓襻降支细段对 Na^+的通透性低而对水的通透性高,水被“抽吸”进入组织间液，NaCl 被留在小管液中，使小管液的 NaCl 浓度不断升高；同时组织间液高浓度的尿素可通过肾小管上皮细胞上的尿素通道蛋白从组织间液不断进入到小管腔。这样就形成了髓襻降支细段内小管液从外髓到内髓逐渐升高的浓度梯度，至髓襻折返处，小管液的渗透压达到峰值。当小管液折返流入髓襻升支细段时，它同组织间液形成明显的 NaCl 浓度梯度。由于升支细段对 Na^+易通透，而对水的通透性较低，故 NaCl 顺浓度梯度进入组织间液。在髓襻升支细段小管液从内髓部向外髓部流动过程中渗透浓度逐渐降低；④ 髓襻降支细段与升支细段形成了一个逆流倍增系统，使内髓组织间液形成渗透压梯度。这些过程不断进行，等渗的小管液不断由近端小管流入髓襻，低渗的小管液进入远曲小管，髓质组织间液形成高渗。髓襻的长度越长，这种逆流倍增现象越明显；⑤ 尿素在内髓部高渗的形成和集合管小管液的浓缩中起重要作用。髓襻降支细段上存在尿素通道蛋白，因此对尿素具有一定通透性，且内髓部组织间液的尿素浓度较高，故尿素可从内髓部扩散进入降支细段中，并随小管液重新沿髓襻升支上行，经远曲小管流向内髓部集合管，再次扩散进入内髓部组织间液，这一过程称为**尿素的再循环**(urea recycling)，尿素的再循环增加了内髓质组织间液的渗透浓度。因此，内髓部组织间液高渗是由 NaCl 和尿素共同形成的。

从肾髓质渗透压梯度形成的全过程看，髓襻升支粗段对 NaCl 的主动重吸收是形成肾髓质渗透压梯度的主要动力，而尿素和 NaCl 是形成肾髓质渗透压梯度的主要溶质。

(二) 直小血管的逆流交换作用

在肾髓质渗透压梯度形成的过程中，不断有溶质(主要是 NaCl 和尿素)通过小管上皮细胞进入髓质的组织间液中，使肾髓质中形成渗透压梯度，也不断有水被肾小管和集合管重吸收到组织间液中。那么要维持髓质的渗透压梯度，必须除去组织间液中多余的溶质和水。直小血管的结构特征呈“U”形并与髓襻平行，其可通过逆流交换作用适度带走小管周围组织中的溶质和水分，保持髓质的渗透压梯度。直小血管管壁对水和溶质的通透性高，其进入髓质的入口处，血浆的渗透压约为 300 mOsm/L，它在向髓质深部下行的过程中，髓质组织间液中的溶质顺浓度梯度进入直小血管的降支中，而血液中的水则不断渗透到组织液中，直至血浆的渗透浓度与组织间液中的渗透浓度达到平衡。因此，越向内髓部深入，直小血管内血浆的渗透压越高，在折返处可达 1 200 mOsm/(kg · H_2O)。由于直小血管是逆流系统，当直小血管升支从髓质深部返回外髓时，血浆中的溶质又在渗透压的作用下扩散回组织间液，这样直小血管离开外髓部时仅将多余的溶质和水带回血液。溶质不断地在直小血管的降支和升支之间进行循环，有利于肾髓质渗透压梯度的维持(图 8 - 17)。

第四节 肾脏泌尿功能的调节

尿的生成过程包括肾小球的滤过、肾小管和集合管的重吸收与分泌。因此，机体对尿生成的调节也就是通过对滤过、重吸收和分泌的调节来实现的。肾小球滤过的调节前文已述，本节主要讨论对肾小管和集合管重吸收和分泌的调节，包括自身调节、神经调节和体液调节。

一、肾内自身调节

肾内自身调节包括小管液中溶质浓度的调节、球-管平衡等。

(一) 小管液中溶质浓度的调节

小管液中溶质是对抗水分重吸收的重要力量。小管液渗透压高，妨碍肾小管(特别是近端小管)对水的重吸收；小管液中因本该吸收的水未被重吸收，使得 Na^+被稀释。Na^+被稀释又使小管液与细胞内的 Na^+浓度差变小，Na^+的重吸收也减少，因此，在排尿量增多的同时，NaCl 的排出也增多。如糖尿病患者，由于小管液中葡萄糖含量增多，小管液渗透压增高，水和 NaCl 的重吸收减少，患者出现多尿。

渗透性利尿(osmotic diuresis)是指小管液中溶质浓度增加，对抗了水的重吸收而引起多尿的现象。糖尿病患者的多尿属于典型的渗透性利尿。临床上使用能被肾小球自由滤过，但不能被肾小管重吸收的甘露醇快速静脉注射，使小管液的溶质浓度增高，引起渗透性利尿，可达到利尿的目的。

(二) 球-管平衡

近端小管对水和溶质的重吸收量随肾小球滤过率的变动而发生变化。如果肾小球滤过率增加，近端小管对水及 NaCl 的重吸收也增加，反之亦然。实验证明，不论肾小球滤过率增大或减小，近端小管总是**定比例重吸收**(constant fraction reabsorption)的，即不管肾小球滤过率升高或降低，肾小球滤过液的重吸收率始终占肾小球滤过率的 65%~70%。这种现象被称为**球-管平衡**(glomerulotubular balance)，其生理意义在于可使排出的尿量及其成分不因肾小球滤过率的变动而出现大幅度的变化。例如，正常情况下，肾小球滤过率为 125 mL/min，近端小管重吸收率为 87.5 mL/min(为滤过量的 70%)，流到远端小管部分的量为 37.5 mL/min。如果肾小球滤过率增加到 175 mL/min，近端小管的重吸率变为 122.5 mL/min(仍为滤过量的 70%),而流到远端小管部分的量为 52.5 mL/min。这表明肾小管滤过率增加 50 mL/min,但流到远端小管部分的量仅增加 15 mL/min。同理,肾小球滤过率降低时肾小管也保持定比重吸收。

近端小管对 Na^+的重吸收也是定比重吸收,以维持 Na^+摄入与排出的平衡,维持体内电解质浓度的稳定。

定比重吸收的机制与近端小管管周毛细血管血压和胶体渗透压的改变有关。在肾血流量不变的情况下,肾小球滤过率增加,使较多血浆成分(蛋白质除外)滤出,使得进入近端小管旁毛细血管的血液胶体渗透压增高,导致小管旁组织液加速进入毛细血管,组织间液的静水压因此而降低,有利于 Na^+和水的重吸收,这样就可以保持 Na^+和水的重吸收量仍为滤过量的 65%~70%。

肾小管重吸收功能对肾小球滤过率也有影响。当肾小管重吸收减少时,小管内压增高,引起肾小囊囊内压升高,有效滤过压降低,肾小球滤过率降低,有利于维持尿量的稳定。

在渗透性利尿时,球-管平衡会被打乱。此时,肾小球滤过率不变而近端小管重吸收率减少,重吸收率小于滤过率的 65%~70%,尿量及尿中排出的 NaCl 增多。充血性心力衰竭时肾灌注压和血流量明显下降,但由于出球小动脉发生代偿性收缩,肾小球滤过率仍保持原水平,使滤过分数变大,引起近端小管旁的毛细血管血压下降而血浆胶体渗透压增高,导致近端小管重吸收增加,重吸收率大于肾小球滤过率的 65%~70%,可引起水、钠潴留,发生水肿。

二、体液调节

(一) 抗利尿激素

1. 抗利尿激素的来源与作用　抗利尿激素(antidiuretic hormone,ADH)又称**血管升压素**(arginine vasopressin,AVP),是由下丘脑的视上核、室旁核的神经元分泌的一种由 9 个氨基酸残基组成的多肽。它在神经元内合成,经下丘脑-垂体束运输到神经垂体储存,需要时释放入血。VP 有 V_1、V_2 两种受体。V_1 受体分布于血管平滑肌,可使血管收缩;V_2 分布于集合管上皮细胞,可使集合管对水的通透性增加。

ADH 作用于集合管,可以提高集合管上皮细胞对水的通透性,促进其对水的重吸收,使尿液浓缩,尿量减少(抗利尿作用);ADH 还可以增加内髓部集合管对尿素的通透性,促进髓襻升支粗段对 NaCl 的重吸收,增加髓质间质组织液的浓度,利于尿液的浓缩(图 8-18)。

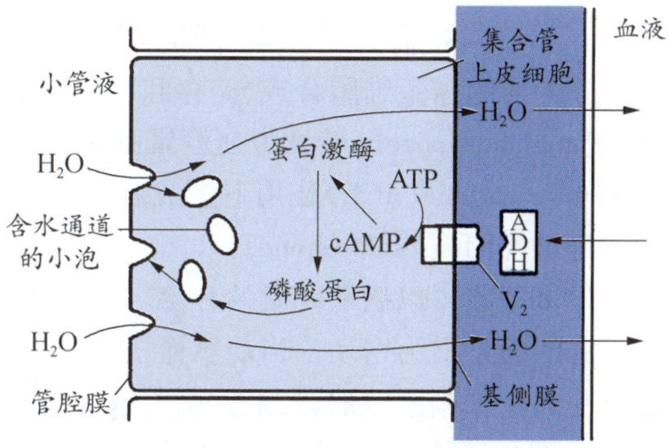

图 8-18　ADH 的作用机制

ADH 的抗利尿作用与 V_2 受体有关。ADH 与集合管的上皮细胞管周膜上 V_2受体结合,激活膜内的腺苷酸环化酶,使上皮细胞中 cAMP 的生成增加,激活蛋白激酶 A。蛋白激酶 A 使膜蛋白磷酸化,使细胞内管腔膜附近的含有水通道的小泡镶嵌在管腔膜上,改变细胞膜的构型,增加对水的通透性。当 ADH 缺乏时,细胞膜上的水通道回到细胞内原来的部位,细胞膜上的水通道数量减少,细胞膜对水通透性降低。ADH 通过调节远曲小管和集合管管腔膜上水通道的数目,调节其对水的通透性,调节尿液的形成。

2. 抗利尿激素分泌的调节　血浆晶体渗透压、循环血量和动脉血压的变化均可调节 ADH 的分泌,其中晶体渗透压的变化是调节 ADH 释放的最敏感因素。血浆晶体渗透压改变,刺激位于下丘脑前部室周器的**渗透压感受器**(osmoreceptor),引起 ADH 分泌量的改变。渗透压感受器对由 Na^+和 Cl^-引起的血浆晶体渗透压的变化敏感。当血浆晶体渗透压升高 1%~2%时,即可引起 ADH 分泌增加。大量出汗、严重腹泻、呕吐、高热等导致机体大量失水时,血浆晶体渗透压升高,视上核及其周围区域渗透压感受器受刺激,使神经垂体释放 ADH,使集合管管腔膜对水通透性增加,水的重吸收增多,尿液浓缩,尿量减少。当大量饮清水后,血液被稀释,血浆晶体渗透压降低,使 ADH 分泌减少,集合管对水的重吸收减少,尿液稀释,尿量增加。例如,一次饮 1 000 mL 清水后,约过 30 min 尿量就开始增加,1 h 末尿量增加可达最高峰,2~3 h 后尿量逐步恢复到原水平。若饮 1 000 mL 生理盐水,则排尿量不出现饮清水后那样的变化。这种大量饮清水后引起尿量增多的现象,称为**水利尿**(water diuresis)(图 8-19)。临床上可利用此现象来检测肾的稀释能力。

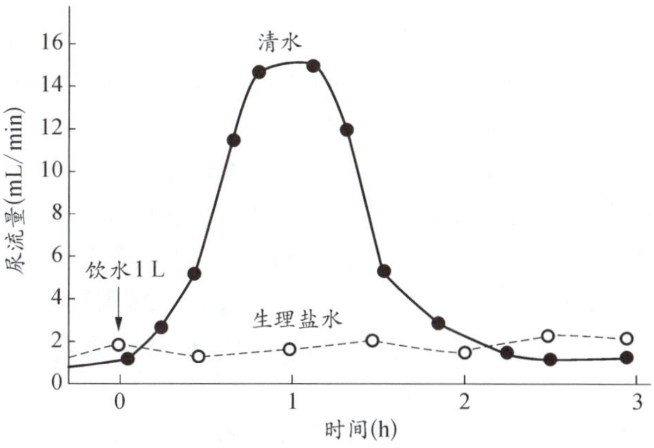

图 8-19　水利尿

循环血量的改变也可影响 ADH 的释放。过度输液时血容量过多,刺激心房内膜下的容量感受器,传入冲动经迷走神经传入中枢,可抑制下丘脑视上核、室旁核,使垂体后叶释放 ADH 减少,导致神经集合管对水的通透性降低,对水重吸收量减少,尿量增多,以排出体内多余的液体,维持体液量稳定。相反,严重脱水、大量失血、高热等情况下,水分或血液直接丢失导致循环血容量下降,可通过上述途径使 ADH 分泌增加,使集合管对水的通透性增加,结果是水的重吸收增加,尿量减少。其生理意义在于恢复循环血量,减少循环血量不足对机体的影响。

动脉血压的变化也可以通过压力感受器来影响 ADH 的释放。动脉血压升高时,刺激颈动脉窦压力感受器,传入冲动经窦神经传到中枢,抑制 ADH 的释放,增加体内水分的排出以调节体内液体量,维持血压的稳定。反之,动脉血压下降时,AHD 分泌增加,以减少水的排出,有利于维持血压稳定。

此外,痛刺激、情绪紧张也可刺激 ADH 的释放,增加远曲小管和集合管对水的通透性,增加水的重吸收,引起尿量减少。弱冷刺激、乙醇则抑制 ADH 的释放,使尿量增加,寒冷和饮酒后尿量增多与此有关。当病变累及视上核、室旁核时,ADH 合成与释放障碍,使远曲小管和集合管对水的重吸收减少,尿液不能浓缩,出现大量排尿,临床上称为“尿崩症”。尿崩症患者 24 h 尿量可多达 5~10 L,最多者甚至可达 30 L。影响 ADH 分泌的因素见表 8-2。

表 8-2 影响 ADH 分泌的因素

促进 ADH 分泌的因素	抑制 ADH 分泌的因素
血浆晶体渗透压↑	血浆晶体渗透压↓
细胞外液量↓	细胞外液量↑
疼痛、运动、情绪、应急刺激	动脉血压↑
恶心、呕吐	
直立体位	
血管紧张素Ⅱ	

(二)肾素-血管紧张素-醛固酮系统

球旁器的球旁细胞合成、储存和释放肾素(renin)。肾素是一种蛋白水解酶,可以催化血浆中来自肝脏的血管紧张素原(angiotensinogen)转变为**血管紧张素Ⅰ**(angiotensin Ⅰ)。血管紧张素Ⅰ(10 肽)在血管紧张素转换酶(angiotensin converting enzyme,ACE)作用下生成血管紧张素Ⅱ(angiotensin Ⅱ)(8 肽)。血管紧张素Ⅱ可刺激肾上腺皮层球状带合成和分泌醛固酮(aldosterone)。

许多因素可以调节肾素的分泌。目前认为,肾内入球小动脉处的牵张感受器及肾内的致密斑感受器与调节肾素的分泌的关系最为密切。当动脉血压下降、循环血量减少时,肾入球小动脉血流量减少,入球小动脉管壁的牵张感受器所受的牵张刺激减弱,反射性引起肾素释放增加;同时,由于肾血流量和入球小动脉的血压降低,肾小球滤过率降低,流经致密斑的小管液中 NaCl 量减少,可刺激致密斑感受器,引起肾素释放。

球旁细胞受交感神经支配,当交感神经兴奋时,肾素分泌增多。肾上腺素和去甲肾上腺素也可刺激球旁细胞释放肾素。

血管紧张素Ⅱ可直接刺激近端小管,使 NaCl 的重吸收增加, 排出减少。血管紧张素Ⅱ作用于脑内血管紧张素Ⅱ受体,可刺激 ADH 的释放,使远曲小管和集合管对水的重吸收增加。血管紧张素Ⅱ还可刺激肾上腺皮层球状带,增加醛固酮的合成和释放,以调节 Na^+的重吸收和 K^+的分泌。

醛固酮是肾上腺皮层球状带分泌的一种激素,作用于远曲小管和集合管,可促进主细胞重吸收 Na^+排出 K^+,有保 Na^+排 K^+的作用。醛固酮进入远曲小管和集合管上皮细胞后,与胞内受体结合,形成激素-受体复合物,复合物进入细胞核,调节 mRNA 的转录,影响蛋白的合成。醛固酮可使细胞合成多种醛固酮诱导蛋白(aldosterone-induced protein),醛固酮诱导蛋白可导致 Na^+的重吸收和 K^+的排出增加。其可能机制有:① 醛固酮诱导蛋白本身是管腔膜上的 Na^+通道,合成增加即管腔膜上 Na^+通道数量增加;② 可增加线粒体中 ATP 的合成,为 Na^+主动转运提供能量;③ 醛固醇诱导蛋白可增强基侧膜上 Na^+泵活性,促进 Na^+进入组织间液,并使 K^+从组织间液进入细胞,使小管上皮细胞内 Na^+浓度降低,K^+浓度升高,有利于 Na^+的重吸收和 K^+的分泌。Na^+重吸收增加,使管腔内形成负电位,有利于 K^+的分泌和 Cl^-的重吸收。这样,醛固酮可促进远曲小管和集合管对 Na^+的重吸收和 K^+的分泌,并促进 Cl^-和水的重吸收。醛固酮主要在肝脏灭活,肝硬化时醛固酮灭活减少,导致 Na^+、Cl^-和水的重吸收及 K^+的分泌增多,引起水、Na^+潴留和低 K^+血症,出现水肿、腹水,尿量减少。

醛固酮分泌的调节:① 血 K^+和血 Na^+浓度可影响醛固酮的分泌。血 K^+浓度升高和血 Na^+浓度降低可直接刺激肾上腺皮层球状带,使醛固酮分泌增加,导致 Na^+重吸收和 K^+排出增加,保 Na^+排 K^+,维持血中电解质浓度的稳定;当血

K^+浓度降低或血 Na^+浓度升高，醛固酮分泌减少。醛固酮的分泌对血中 K^+浓度的改变较敏感，血 K^+浓度仅增加 0.5～1.0 mmol/L 就能引起醛固酮分泌。而血中 Na^+浓度必须降低很多才能引起同样的反应。② 血管紧张素Ⅱ也可影响醛固酮的合成释放。肾素-血管紧张素-醛固酮系统激活，是“肾性高血压”的重要因素（二维码 8－3）。

二维码 8－3
肾性高血压

肾素-血管紧张素-醛固酮系统的作用及分泌调节见图 8－20。

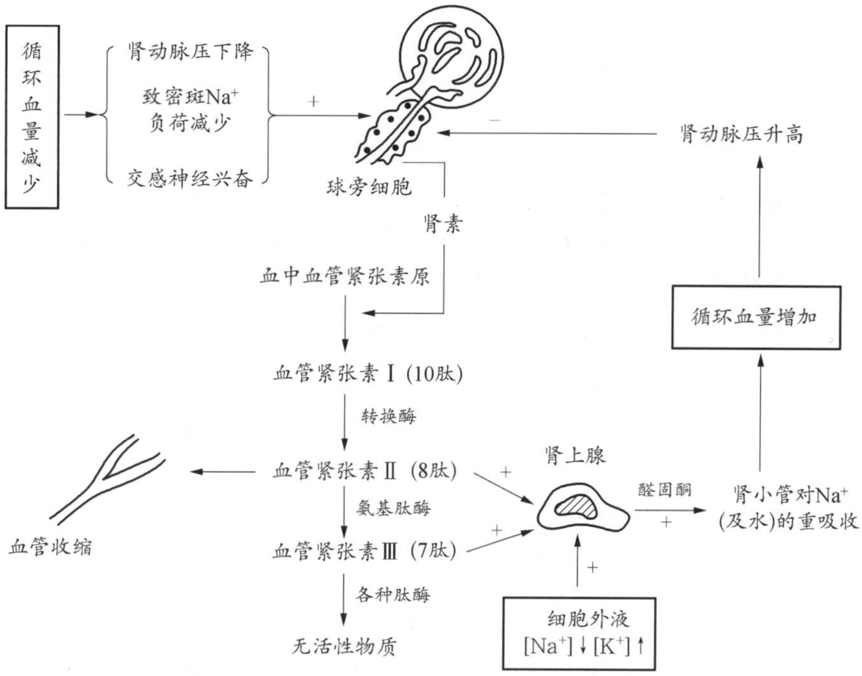

图 8－20　肾素-血管紧张素-醛固酮系统的作用及分泌调节

（三）心房钠尿肽

心房钠尿肽（ANP）是由心房肌细胞合成的由 28 个氨基酸残基组成的多肽，它可明显促进 NaCl 和水的排出。其作用机制可能为：① 抑制集合管对 NaCl 的重吸收：ANP 与集合管上皮细胞基侧膜上的受体结合，激活鸟苷酸环化酶，使细胞内 cGMP 含量增加。cGMP 可使管腔膜上的 Na^+通道关闭，抑制 Na^+的重吸收。② 舒张入球小动脉和出球小动脉，增加肾血浆流量和肾小球滤过率。③ 抑制肾素、醛固酮、ADH 的分泌。

三、神经调节

肾交感神经兴奋时，其神经末梢释放去甲肾上腺素，引起肾脏的小动脉收缩，从而使肾血流量减少，肾小球滤过率降低。在球旁器细胞上也有交感神经分布，交感神经兴奋时可以引起球旁细胞释放肾素增加，进而导致血液中的血管紧张素Ⅱ和醛固酮含量增加，肾小管对 H_2O 和 NaCl 的重吸收增加，使尿量减少。交感神经支配肾小管，其兴奋时可促进近端小管和髓襻对 Na^+、Cl^-和 H_2O 的重吸收。通过以上作用，肾交感神经兴奋时，尿的生成减少。

当机体出现功能紊乱时，如严重失血等情况下，机体处于应激状态，肾交感神经兴奋，传出冲动使肾小球滤过率减少，以保证重要器官的血供。

第五节　血浆清除率

一、血浆清除率的概念和计算方法

血浆清除率（plasma clearance，C）是指两肾在单位时间（每分钟）内能将多少毫升血浆中所含的某种物质完全清除出去，这个被完全清除了的某种物质的血浆毫升数，就叫作该物质的血浆清除率（mL/min），简称清除率，它反映肾脏对不同物质的清除能力。

血浆清除率 C（mL/min）= 尿中某物质的浓度 U（mg/100 mL）×每分钟尿量 V（mL/min）/血浆中某物质的浓度

P(mg/100 mL)。据此公式可以计算出各种物质的血浆清除率。不同物质的血浆清除率各不相同,如葡萄糖的清除率为 0(滤出的葡萄糖可全部重吸收),尿素的血浆清除率为 70 mL/min。通过血浆清除率可以了解肾对各种物质的排泄能力。

血浆清除率是一个推算出的,而不是直接测量到的数值。在多数情况下,肾脏并不能一次性地把流经肾脏的血浆中的某物质完全清除。因此,血浆清除率只表示清除某物质的量相当于多少毫升血浆中所含的该物质的量。

二、测定血浆清除率的意义

测定血浆清除率可以了解肾功能,测定肾小球滤过率、肾血流量和推测肾小管转运功能。

(一) 肾小球滤过率的测定

通过测定菊粉清除率、内生肌酐清除率可测定肾小球滤过率。

1. 菊粉清除率　**菊粉**(inulin)可由肾小球自由滤过,既不被重吸收,也不被分泌,故测定菊粉的血浆清除率可代表肾小球滤过率。例如,静脉滴注一定量菊粉以保持血浆菊粉浓度恒定,然后测得每分钟尿量(V_{In})为 1 mL/min,尿中菊粉浓度(U_{In})为 125 mg/100 mL,血浆中菊粉的浓度(P_{In})为1 mg/100 mL,则菊粉的清除率为:

$$C=(U_{In}\times V_{In})/P_{In}=(1\ \text{mg}/100\ \text{mL}\times 125\ \text{mg}/100\ \text{mL})/1\ \text{mL/min}=125\ \text{mL/min}$$

故肾小球滤过率为 125 mL/min,与前文所提相同。

2. 内生肌酐清除率　内生肌酐是指体内组织代谢所产生的肌酐。临床可用内生肌酐清除试验测定肾小球的滤过率。比测定菊粉清除率更方便。

肌酐可被肾小球自由滤过,但在肾小管中很少被重吸收。但当血浆肌酐较高时,近端小管会有少量分泌。正常情况下血浆中的内生肌酐浓度相当低(仅 1 mg/L),近端小管的分泌量可忽略不计,所测得的内生肌酐清除率可反映肾小球的滤过功能。

在测试前 2~3 日受试者需要禁食肉类,其他饮食照常,避免重体力劳动和剧烈运动,使受试者血浆肌酐浓度及 24 h 尿中肌酐排出量保持稳定。然后从清晨开始收集 24 h 尿量,测定其中肌酐浓度。抽静脉血测定血中肌酐浓度,计算出 24 h 的肌酐清除率。

肌酐清除率=[尿肌酐浓度(mg/L)×24 h 尿量(L/24 h)]/血浆肌酐浓度(mg/L)

由于测定方法上的原因(用苦味酸显色),实际测得的内生肌酐清除率一般偏低。我国成年人内生肌酐清除率平均为 128 L/24 h(相当于 88 mL/min),比用菊粉测得的数值低。

(二) 肾血流量的测定

如果血液流经肾脏一次后,某种物质可经肾小球滤过肾小管分泌,但完全不被重吸收,该物质被完全清除,在静脉血中浓度为零。则这种物质的清除率就等于每分钟流经两肾的血浆量,即肾血浆流量。

碘锐特(diodrast)、**对氨基马尿酸**(PAH)静脉注射后,血液流经肾后可被完全清除掉(通过滤过和分泌),即在肾动脉中该物质有一定浓度,流到肾静脉中时其浓度接近 0,那么该物质每分钟的尿中排出量($U\times V$),应等于每分钟通过肾脏的血浆中所含的量,该物质血浆清除率则为每分钟通过肾脏的血浆量。$U\times V = X\times P$,其中 X 表示每分钟通过肾脏的血浆流量(mL/min),V 表示每分钟尿量(mL/min),P 表示血浆中该物质的浓度(mg/100 mL),则:

$$X=(U\times V)/P=C$$

此时,可通过测定血浆清除率 C 来代表每分钟肾血浆流量,再估计出肾血流量。两种物质的血浆清除率平均为 660 mL/min。注意此时清除率 C 等于肾血浆流量,但不等于肾血流量。如果血浆量占全血量的 55%,则:

肾血流量 = 肾血浆流量 ÷ 55% = 660/0.55 = 1 200 mL/min

供应肾的血液量包括供应肾脏生成尿的部分和非生成尿的部分的血流量。用血浆清除率算得的肾血流量仅为生成尿液的部分,因此应称为**肾有效血浆流量**和**肾有效血流量**。

(三) 对肾小管转运功能的推测

通过对肾小球滤过率和其他物质血浆清除率的测定可知哪些物质可被肾小管重吸收,哪些可被肾小管分泌。当一种物质血浆清除率 C>125 mL/min 时,提示肾小管能分泌该物质。但当某种物质的血浆清除率 C<125 mL/min 时,说明该物质存在重吸收(不能说明是否被分泌)。例如,K^+和尿素的血浆清除率均小于125 mL/min,可以肯定物质被重吸收,但不能推断该物质不被分泌。因为当重吸收量大于分泌量时,该物质的血浆清除率仍小于 125 mL/min。

三、肾功能的测量方法

1. 尿浓缩和稀释试验　可以反映肾小管功能。尿浓缩试验主要反映肾小管对水重吸收的功能。浓缩功能正常时，排出尿的比重可达 1.030。尿稀释试验主要反映体内水较多情况下尿液变淡程度。正常成人短时间内饮水 1~1.5 L，尿比重可小于 1.003。

2. 酚红排泄试验　可反映肾小管的分泌和排泄功能。将 0.6%的酚红试剂 1 mL 由静脉注射，正常情况下 15 min可排出注入量的 25%以上，2 h 可达 60%以上。在病理情况时，肾小管的分泌和排泄功能受损，注入酚红 15 min 后的排泄量小于注入量的 12%，2 h 后排泄量小于注入量的 40%。

3. 血浆清除率试验　可反映肾小球滤过率、肾血流量（见本节“血浆清除率”相关内容）。

第六节　尿 的 排 出

尿液的生成过程是连续不断的，但膀胱的排尿是间歇地进行的。肾脏不断地生成尿液，经肾盂、肾盏、输尿管进入膀胱。当膀胱内的尿液达到一定量时引起排尿反射，将尿液排出体外。

一、输尿管的运动

输尿管与肾盂连接处的平滑肌细胞有自律性，可产生规则的蠕动波（每分钟 1~5 次），其推进速度为2~3 cm/s，平滑肌的蠕动将尿液送入膀胱。肾盂中尿量越多，内压越大，输尿管与肾盂连接处的平滑肌自动节律性频率越高，蠕动越强。

二、膀胱与尿道的神经支配

膀胱逼尿肌和膀胱内括约肌受交感和副交感神经双重支配（图 8－21）。副交感神经由骶髓发出，走行于盆神经中。盆神经兴奋时可使膀胱逼尿肌收缩、膀胱内括约肌松弛，促进排尿。支配膀胱的交感神经纤维由腰段脊髓发出，经腹下神经到达膀胱。交感神经兴奋时膀胱逼尿肌松弛、膀胱内括约肌收缩，抑制排尿。在排尿活动中交感神经的作用比较次要。

尿道外括约肌由骶段脊髓发出的阴部神经支配，阴部神经属躯体运动神经，其活动可受人的意识控制。阴部神经兴奋时尿道外括约肌收缩，可阻止排尿。排尿反射时阴部神经活动受抑制，尿道外括约肌松弛。

膀胱内感受器的传入神经纤维也存在于上述三种神经中。膀胱充盈感、膀胱痛觉和尿道感觉的传入分别走行于盆神经、腹下神经和阴部神经传入中枢。

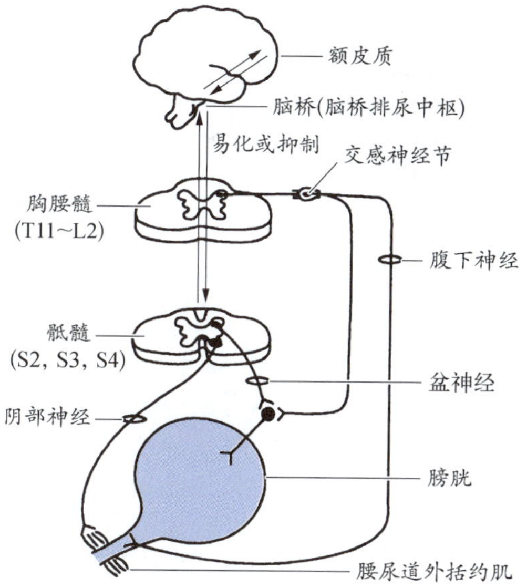

图 8－21　膀胱的神经支配

T、L、S 分别代表脊髓的胸段、腰段、骶段；数字代表相应脊髓节段

三、排尿反射

在一般情况下，膀胱逼尿肌在副交感神经紧张性冲动的影响下处于轻度收缩状态，使膀胱内保持约 0.98 kPa（10 cm H_2O）的压力。由于膀胱具有较大的伸展性，因此膀胱内压力稍升高后可以很快回降。当膀胱内尿量增加到 400~500 mL 时，膀胱内压力可超过 0.98 kPa（10 cm H_2O）。随膀胱内尿量的增加，膀胱内压力明显升高。当膀胱内尿量增加至 700 mL 时，膀胱内的压力增加到 3.34 kPa（35 cm H_2O）。此时，膀胱逼尿肌出现节律性收缩，排尿欲明显增强，但此时还可以有意识地控制排尿。当膀胱内压达到 6.86 kPa（70 cm H_2O）以上时，便出现明显的痛感以至不得不排尿。

排尿活动是一种反射活动。当膀胱内尿量充盈到一定程度时（400~500 mL），位于膀胱壁上的牵张感受器受刺激而兴奋。神经冲动沿盆神经传至位于骶髓排尿反射的初级中枢，引起排尿反射神经冲动同时上传到脑干和大脑皮层的排尿反射高位中枢，产生排尿欲。初级中枢的冲动沿盆神经传出，引起逼尿肌收缩、膀胱内括约肌松弛，尿液进入后尿道。排尿开始后会产生正反馈调节，即尿液进入后尿道，能刺激后尿道壁上的感受器，通过反射进一步加强膀胱逼尿肌的收缩和外括约肌的松弛。这一过程不断反复进行，直至膀胱完全排空为止。排尿后期，残留在尿道内的尿液，在男性可通过球海绵体肌的收缩排尽;女性则靠重力作用排尽。此外,在排尿时,腹肌和膈肌的强力收缩可产生较高的腹内压协助排尿。

排尿反射由位于骶髓的低级中枢和脑桥、大脑皮层的高级中枢共同控制,其中任何一个组成部分出现问题时,都可能造成排尿的异常。位于大脑的高级中枢能对脊髓初级中枢的反射施加易化或抑制性的影响,以控制排尿反射,所以排尿活动又部分地受意识控制。小儿的大脑未发育完善,高级中枢对初级中枢的控制能力较弱,排尿受意识控制较弱,所以小儿排尿次数多,且易发生夜间遗尿现象。

临床上常见的排尿异常有尿频、尿潴留和尿失禁。排尿次数过多者称为**尿频**,可由于膀胱炎症、机械刺激(如膀胱结石)或精神紧张所致。膀胱中尿液过多而不能排出者称为**尿潴留**。腰骶部脊髓损伤、麻醉使排尿反射初级中枢的活动发生障碍可导致尿潴留。老年男性可因前列腺增生压迫尿道,造成排尿困难,易发生尿潴留。当脊髓损伤使初级中枢与大脑皮层失去功能联系时,便失去对排尿的意识控制,出现**尿失禁**。

(徐明锋　吴洪福　张秀娟)

二维码 8-4　思政:吴阶平院士与中国泌尿外科发展

二维码 8-5　思政:水通道蛋白 AQPs 的研究简史

二维码 8-6　第八章思考题

第九章 感觉器官

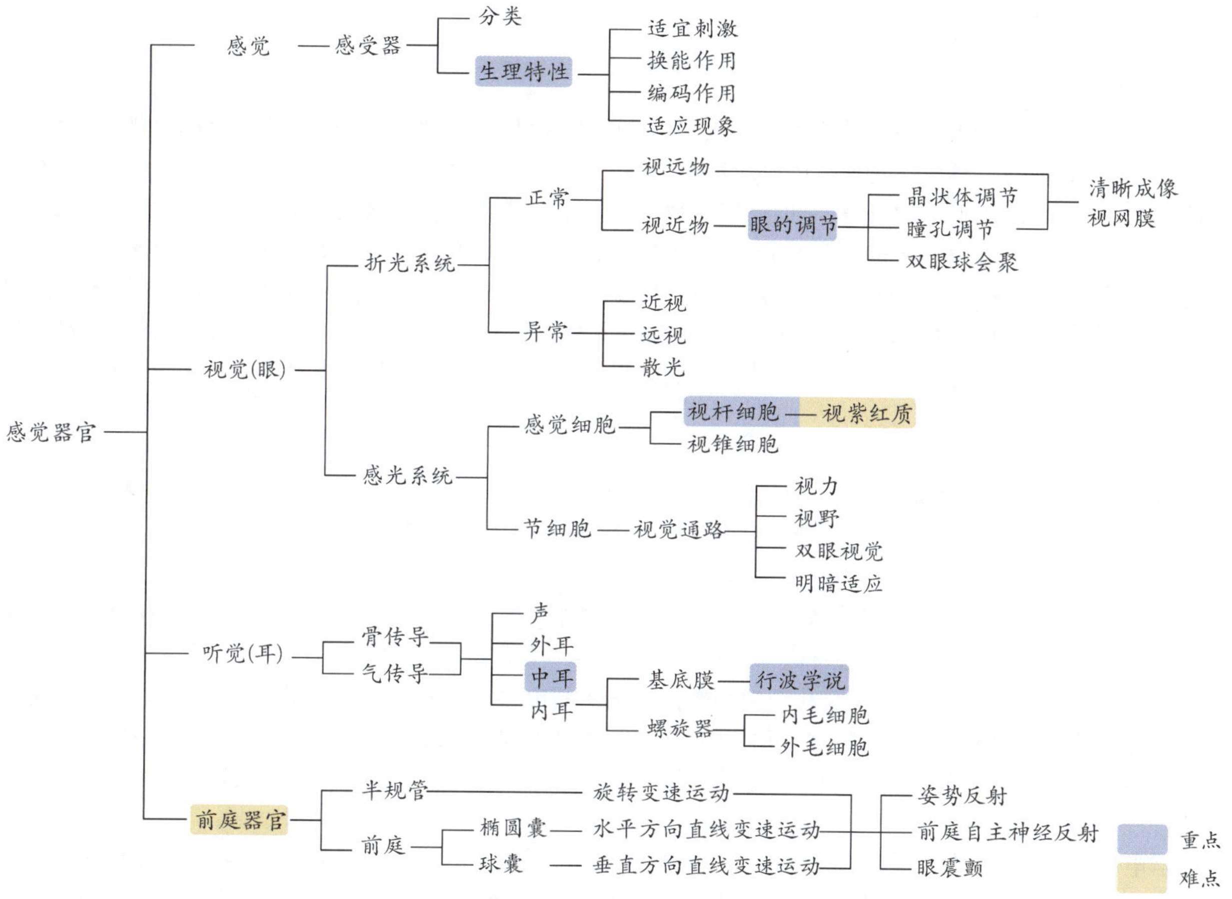

人和高等动物生活的外环境及机体的内环境经常发生变化，这些内、外环境变化的信息通过机体的感受器(receptor)或感觉器官(sense organ)，转变成电信号，并以神经冲动(动作电位)的形式，沿一定的感觉神经传导通路传到大脑皮层的特定部位，产生相应的感觉。任何一种感觉的产生都是由感受器或感觉器官、神经传导通路和大脑皮层的感觉中枢三部分共同活动来完成的。通常把机体接受刺激后，立即产生的最简单的意识活动称为**感觉**(sensation)，是客观物质世界在脑的主观反映。然而，由感受器传向中枢的神经冲动并不一定都能引起感觉，有些神经冲动在神经传导通路中间的低级感觉中枢进行分析处理，并通过传出神经传向肌肉或腺体引起反应，此时并不产生意识活动，如肌梭的传入冲动可反射性地引起肌肉收缩，但不产生主观感觉。

第一节 概　　述

一、感受器和感觉器官的定义和分类

感受器(sensory receptor)是指分布于体表或组织内部的专门感受机体内、外环境变化的结构或装置。其结构形式多样，功能各异。最简单的感受器是广泛分布体表或组织内部，与痛觉感受、温度觉有关的游离神经末梢；有些感受器由神经末梢和包绕在其周围的结缔组织被膜构成，如环层小体和肌梭等；而那些在结构和功能上高度分化的感觉细胞，如视网膜的光感受细胞视杆细胞(rod cell)和视锥细胞(cone cell)，耳蜗中的声感受细胞毛细胞(hair cell)等，连同它们的附属结构，构成各种复杂的**感觉器官**(sense organ)。通常把分布于高等动物头部与脑神经相连的感觉器官，称为**特殊感官**(special sense organ)，如眼、耳、前庭、嗅黏膜、味蕾等。

感受器的分类方法有很多种。根据所接受刺激性质的不同，可把感受器分为**机械感受器**(mechanoreceptor)、**化学感**

受器(chemoreceptor)、**电磁感受器**(electromagnetic receptor)、**伤害性感受器**(nociceptor)和**温度感受器**(thermoreceptor)等。按分布部位的不同,又可将感受器分为内感受器和外感受器。内感受器位于体内,感受机体内部环境变化,而外感受器位于体表和头部,感受外界环境变化。外感受器还可进一步分为距离感受器(如视觉、听觉和嗅觉)和接触感受器(如触觉、压觉、味觉及温度觉等)。内感受器可再分为平衡感受器、本体感受器和内脏感受器。目前普遍按照感受器接受刺激的性质和所引起的感觉或效应的性质来分类,如冷、热感受器,触-压感受器,视觉感受器等。

二、感受器的一般生理特性

(一)感受器的适宜刺激

感受器对不同形式刺激的敏感性差异很大。通常一种感受器只对某种特定形式刺激或能量变化最敏感,极弱的刺激即能引起相应的感觉。这种特定形式的刺激称为该感受器的**适宜刺激**(adequate stimulus)。各种感受器都有自己的适宜刺激,如视网膜视锥细胞和视杆细胞的适宜刺激是一定波长的电磁波、耳蜗毛细胞的适宜刺激是一定频率的机械振动波。适宜刺激必须具有一定的刺激强度(强度阈值)、持续时间(时间阈值)及作用面积(面积阈值)才能引起感觉,每种感受器都有其特有的感觉阈值(sensory threshold,包含上述3种阈值)。能够在感觉上分辨的同种性质刺激的最小强度差异,称为**感觉辨别阈**(sensory discrimination threshold)。适宜刺激并不是唯一能引起感受器兴奋的刺激,某些非适宜刺激有时也能引起感受器的兴奋,但所需的刺激强度要大得多。通常对大多数感受器来说,电刺激一般都能成为有效刺激。

(二)感受器的换能作用

各种感受器在功能上的共同任务是把作用于它们的各种能量形式的刺激转换为相应的感受器电位或发生器电位,继而引起传入神经的动作电位,这种能量转换称为**感受器的换能作用**(transducer function),即可以把感受器看作是生物换能器。在换能过程中,刺激首先引起感受器细胞膜或感觉神经末梢的膜蛋白分子构象改变,使细胞膜对离子通透性发生变化,通过跨膜信号转导,把物理、化学等能量形式的刺激转变为跨膜电变化,通常把这种电变化称为**感受器电位**(receptor potential)。在神经末梢作为感受器时,感受器电位本身能直接引起同一感觉神经纤维产生具有传导性的动作电位,该感受器电位又称为**启动电位**或**发生器电位**(generator potential),图9-1以环形小体为例说明发生器电位与动作电位的关系。在特殊分化了的感受器(如内耳的毛细胞),感受器电位通过突触传递方式兴奋与其相连接的感觉神经纤维末梢,后者产生动作电位(而不是在感受细胞产生动作电位),此时的感受器电位不能称为发生器电位。

感受器电位和发生器电位与终板电位一样,是一种过渡性慢电位,在性质上均属于局部电位。电位幅度在一定范围内随刺激强度增强而增大;只能以电紧张的形式作短距离扩布,不能作远距离传导;不具有"全或无"特征;可在局部实现时间性和空间性总和。所以,感受器电位和发生器电位的幅度、持续时间及幅度随时间变化情况,可以反映外界刺激的某些特性。由于作用在感受器上的刺激信息必须传送到中枢才能引起感觉,因此,只有当这些过渡性局部电变化使该感受器的传入神经纤维发生去极化达到阈电位(threshold potential)并产生"全或无"式动作电位时,才标志着这一感受器或感觉器官换能作用的完成。感受器的阈刺激强度是以引起传入纤维产生动作电位的最小强度来确定的。

(三)感受器的编码作用

当感受器把不同形式的刺激转变为跨膜电位变化时,不仅发生了能量形式的转换,还把包含刺激性质、强度等属性的各种信息也转移到传入神经动作电位的序列中并传至中枢,这就是**感受器的编码**(coding)作用。这是一个非常复杂的过程,除感受器以外,神经传入通路和各级感觉中枢在编码中也发挥重要作用。大脑皮层根据这些电信号的特定传导通路及对特定的动作电位排列组合形式进行分析综合,从而获得对外界的各种主观感觉。可以被编码的特征包括刺激的类型、空间位置、强度、频率和刺激持续时间等属性。

不同性质感觉的引起,不但取决于刺激的能量形式和被刺激的感受器类型,也决定于传入冲动沿着某一专用线路(labeled line)所到达的特定大脑皮层部位。由于感受器细胞在进化过程中高度分化,使得某一感受器细胞主要对某种特定性质的刺激发生反应,由此而产生的传入冲动只能循着特定路线到达特定的脑结构,引起特定的感觉。

刺激的空间位置,由感觉神经元的感受野(receptive field)编码。不同空间位置的刺激可兴奋具有特定感受野的感觉神经元所对应的感受器,产生相应的感觉传入冲动。

在感受器水平,刺激强度通过感受器电位的幅度和被激活的感受器数目进行编码,后者导致传入神经纤维上动作电位频率的差异。强刺激还可能激活不同类型的感受器。例如,轻触皮肤可能只会激活机械感受器,而对皮肤的强烈伤害性刺激则可能激活机械感受器和伤害感受器。在感觉传导通路中,强度编码还与参与信息传递的神经纤维数目有关(图9-2)。

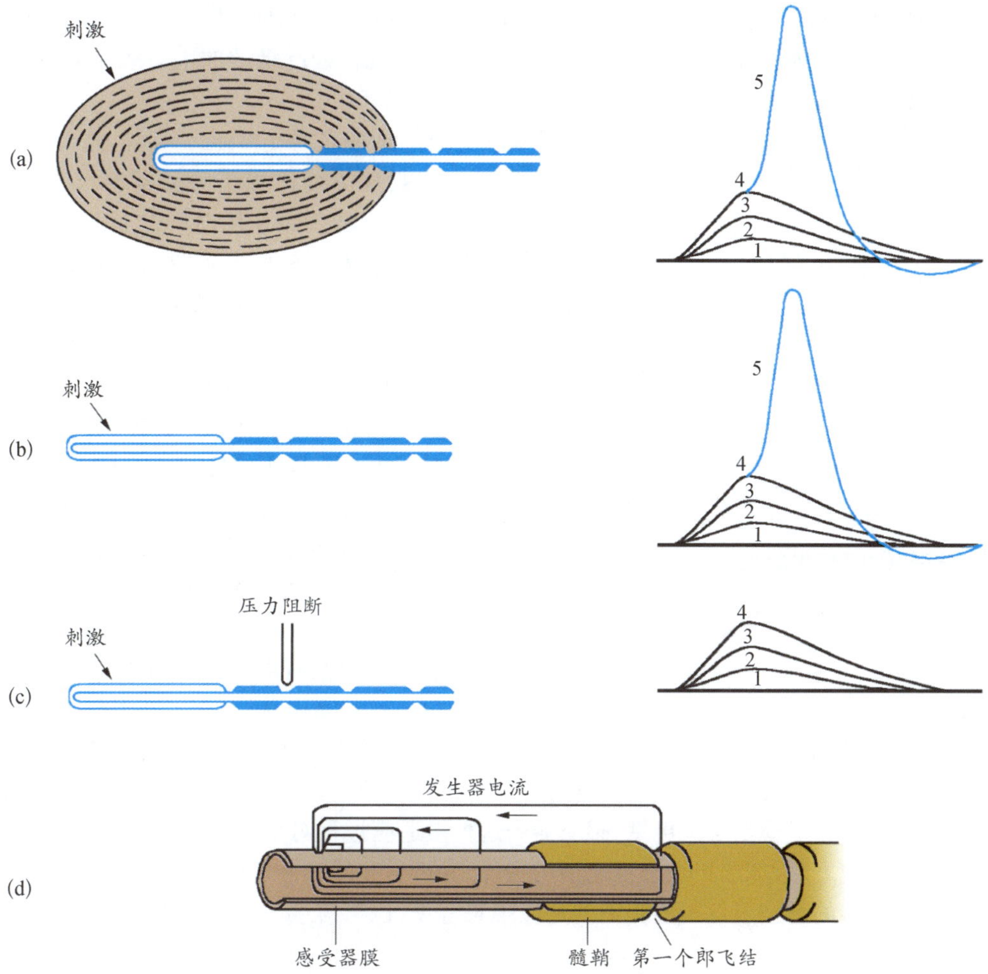

图 9-1 在环层小体记录到的发生器电位和动作电位(引自 Schmidt 等,1989)

(a) 当刺激不断增强时,发生器电位不断增大(1~4),达到阈电位时,触发动作电位(5);(b) 去除神经末梢周围的结缔组织被膜,直接刺激神经末梢得到同样的结果;(c) 在传入神经的第一个郎飞结处施以压力可阻断动作电位的产生,但不影响发生器电位;(d) 产生于神经末梢的发生器电位在第一个郎飞结触发动作电位

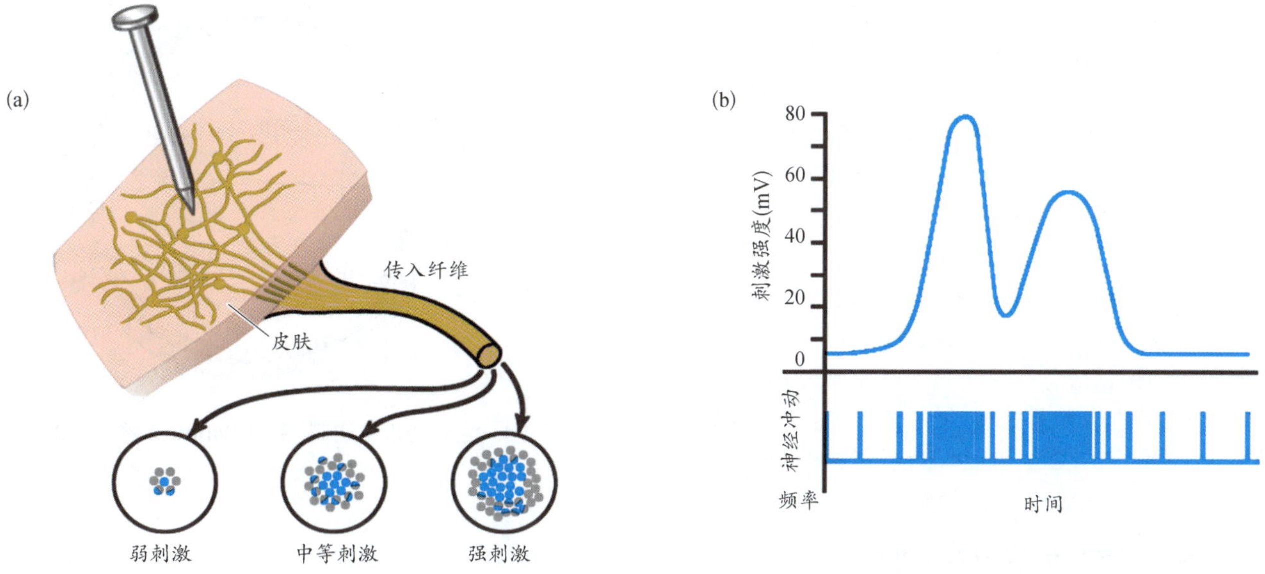

图 9-2 通过参与信息传递的神经纤维的数目(a)和(或)每条传入神经纤维上产生的神经冲动频率(b)来实现对刺激强度的编码

其他刺激信息以神经脉冲模式编码,包括平均放电频率、放电持续时间和时间放电模式。刺激频率可能直接编码在感觉神经纤维的放电间隔(称为脉冲间隔)中。刺激持续时间由感觉神经纤维的放电持续时间编码,在长时间刺激时,感受器会"适应"刺激并改变其放电频率。

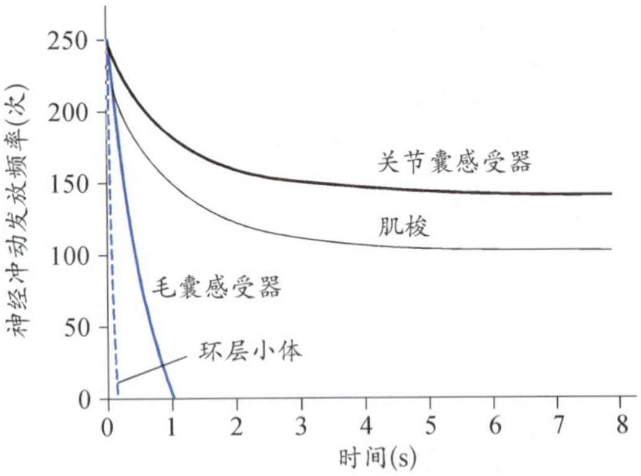

图 9-3 感受器的适应现象

慢适应——关节囊感受器、肌梭;快适应——毛囊感受器、环层小体

(四) 感受器的适应现象

当固定强度的刺激持续作用于感受器时,与其相连的感觉传入神经纤维上的冲动频率随刺激作用时间的延长而逐渐降低甚至消失的现象,称为**感受器适应**。各种感受器适应的时间快慢、程度大小存在很大差异,如环层小体等皮肤触觉感受器在接受刺激时,只在刺激开始后的短时间内有高频传入性冲动的发放,之后尽管相同的刺激仍继续作用,但冲动发放很快减少到零,这样的感受器称为**快适应感受器**(rapidly adapting receptor)。另外一些感受器的适应过程很缓慢且不完全,神经冲动频率只在刺激开始后不久出现轻微的降低,此后可在较长时间内维持于一定水平,如颈动脉窦和主动脉弓压力感受器的适应过程约 2 d;而化学感受器、痛觉感受器,可能永远不产生适应现象,这些感受器统称为**慢适应感受器**(slowly adapting receptor)(图 9-3)。

感受器适应速度的快慢有着不同生理意义。一般来说,快适应感受器有利于感受器和中枢接受新异刺激,适于传递快速变化的信息,感知新事物,如触觉的快适应对于不断探索新事物起重要作用。慢适应感受器的功能在于监测持续性变化。例如,来自肌梭和腱器官的信息使中枢神经系统(CNS)了解每一瞬间肌肉收缩的状态和肌腱的负荷,以便维持姿势平衡;颈动脉窦和主动脉弓压力感受器不断监测血压的变化,通过反射活动维持血压的相对稳定等。可见,感受器的这种慢适应过程对动物的生命活动具有重要意义。适应并非疲劳,对某一刺激产生适应之后,如果再增加该刺激的强度,又可引起传入冲动的增加。

在整体情况下,感觉功能的适应不仅与感受器的适应现象有关,也与信息传导途径和产生感觉的有关中枢的某些功能活动有关。

第二节 视 觉 器 官

视觉(vision)是由眼、视神经和视中枢共同活动完成的。自然界各种物体的形状、轮廓、颜色,以及文字和图形等,都通过视觉系统被感知。人脑所获得的外界环境信息中,约有 95%来自视觉系统。

眼(eye)是视觉系统的外周感觉器官,其基本结构如图 9-4 所示,生理学上通常把它区分为**折光系统**(dioptric system)和**感光系统**(photographic system)两部分。前者由角膜(cornea)、房水(aqueous humor)、晶状体(lens)和玻璃体(vitreous humor)组成;后者则指视网膜(retina)及其相连的视神经纤维(optic nerve fiber)。视网膜中含有对光刺激高度敏感的视杆细胞和视锥细胞及与其相联系的双极细胞和视神经节细胞。人眼的适宜刺激是 380~760 nm 的电磁波(即可见光),在这个范围内,来自外界物体的光线首先通过眼的折光系统折射,成像于视网膜上,外界光刺激所包含的视觉信息在视网膜上经由感光换能系统转变成电信号,并进行初步处理,最后以视神经纤维动作电位的形式,沿特定的线路传向大脑皮层视觉中枢,进行分析、处理并引起意识活动,产生视觉。

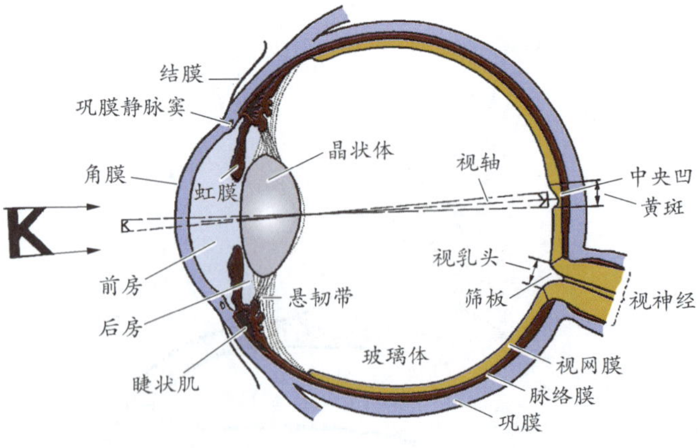

图 9-4 右眼的水平切面(引自 Schmidt 等,1989)

一、折光系统的功能与视调节

(一) 眼的折光系统及其光学特性

按照光学原理,当光线遇到两个折射率不同的透明介质的界面时,将发生折射,折射程度取决于两种介质的折射

率 n_1、n_2和曲率半径 R。其关系式为：

$$\frac{n_2 R}{n_2 - n_1} = F_2$$

其中，F_2为**后主焦距**(focal length)，指由折射面到后主焦点的距离，是表示折光体的折光能力的重要参数。F_2与物距 a 和像距 b 有如下关系：

$$\frac{1}{a} + \frac{1}{b} = \frac{1}{F_2}$$

从式中可知，如果物距 a 趋于无穷大时，像距 b 接近于 F_2，也就是说，无限远处的物体发出的光线接近于平行光线，经凸透镜折射后成像于后主焦点。对于人眼和一般的光学仪器来说，来自 6 m 以外物体的各点的光线，都可认为是近似于平行，可以在后主焦点所在的面上成像。

人眼的折光系统由一组“透镜”组合而成。外界物体发出的光线在成像于视网膜之前，必须经过角膜、房水、晶状体和玻璃体 4 种折光率(折射率)和曲率半径不同的球形介质界面(角膜的前面和后面及晶状体的前面和后面)，发生多次不同程度的折射。不同介质具有不同的折光率/折光指数(refractive index)：空气为 1，角膜为 1.38，房水为 1.33，晶状体为 1.40，玻璃体为 1.34。空气和角膜对光线的折光指数差异最大，因此，入眼光线的折射主要发生在角膜前表面。根据光学原理进行复杂的计算，可以追踪出光线在眼内的行进途径，并确定眼折光系统后主焦点的位置。

计算结果表明，正常人眼处于安静而不进行任何调节的状态时，折光系统的后主焦点恰好是视网膜所在的位置。因此，距眼前 6 m 以外的物体所发出的或反射出的光线都可以在视网膜上形成基本清晰的物像。

将上述复杂的折光系统简化为一个折光效果与实际眼基本相同的单球面折射的光学系统或模型，称为**简化眼**(reduced eye)模型。简化眼模型假定眼球是一个由均匀媒质构成的，前、后径为 20 mm 的单球面折光体，其折光指数与房水相同为 1.33；光线只在由空气进入角膜表面时折射一次；角膜球面曲率半径为5 mm，该球面中心即节点 n(在球形界面后方 5 mm 的位置)，光线经节点不折射，直线投射至视网膜上；前主焦点在角膜前表面之前 15 mm 处；后主焦点位于节点后 15 mm 处，距角膜前表面20 mm，正相当于此折光体的后极，即视网膜位置，平行光折射后聚集于后主焦点(图 9-5)。该模型与一个正常安静而又不进行调节的眼一样，正好使平行光折射后聚集在视网膜上。

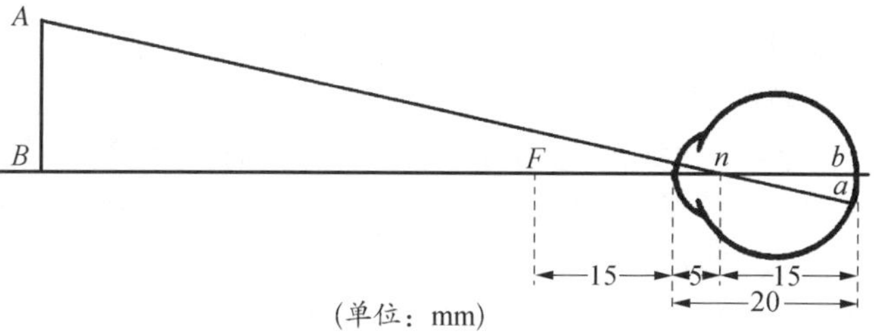

图 9-5 简化眼模型

利用简化眼模型可以方便算出不同远近的物体在视网膜上成像的大小。如图9-5所示，△AnB 和△anb 是具有顶角的两个相似直角三角形，因而有：

$$\frac{AB(\text{物体的大小})}{Bn(\text{物体至节点距离})} = \frac{ab(\text{物像的大小})}{nb(\text{节点距视网膜距离})}$$

式中，nb 固定不变，为 15 mm。因此，根据物体的大小和它与眼睛的距离，就可算出它在视网膜上成像(ab)的大小。正常人眼在光照良好的情况下，如果在视网膜上的像小于 4.5 μm，一般不能产生清晰的视觉，表明正常人的视力有一个限度。通常把 AnB 角(即来自物体 A、B 两点并通过节点 n 的两条光线的夹角)称为眼球对物体 AB 的**视角**(visual angle)。

视力又称**视敏度**(visual acuity)，即分辨物体两点间最小距离的能力。通常以视角(单位为分)的倒数来表示。物体与眼的距离一定时，视角与物体大小成正比；同一物体，视角与物体距离眼的远近成反比。正常人眼能分辨的最小视角为 1 分(1/60°)。所以，视力与视角成反变关系。测定视力时，一般是把国际上通用的视力表置于眼前 5 m 处，令被检者辨认表中不同大小“E”字形[或蓝道环(Landolt ring)]的缺口方向。如果能正确辨认的缺口为 1.5 mm(视角为 1′角)时，视敏度是 1.0。此时，视网膜上物像约为 4.5 μm，而视网膜中央凹处一个视锥细胞的直径为 1~3.3 μm，所以在视网膜上可辨认的 2 点之间，至少夹有 1 个未兴奋的视锥细胞。人眼所能看清的最小视网膜像的大小，大致相当于视网膜中央凹处一个视锥细胞的平均直径，即两点的像必须落在两个不同感光细胞上才能分辨，如果落在同一个感光细胞上则无法分辨。

(二) 眼的调节

眼处于静息(不作任何调节)状态下，能看清物体的最远距离叫**远点**(far point)。理论上，正常眼的远点为无限远，

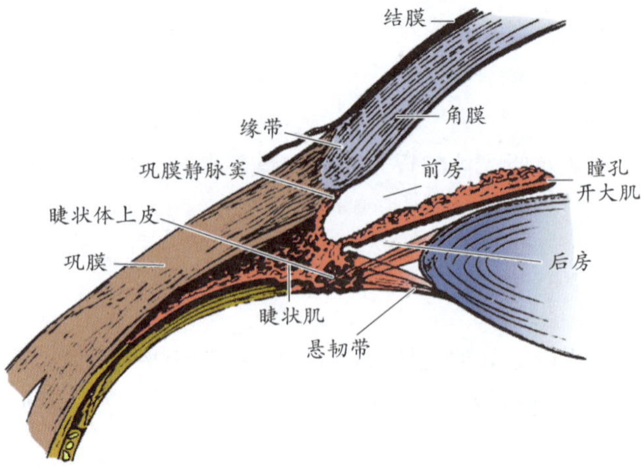

图 9-6 眼前部的结构(引自 Berne 等,1998)

显示睫状体、悬韧带、晶状体及虹膜的形状和位置关系

但实际上是有限度的。如果来自某物体的光线过弱、物体过小或者离眼的距离太远,在视网膜上成像太小,也不能产生视觉。

视近物(6 m 以内)时,由于近物发出或反射的光线有不同程度的辐散,如果眼不作调节,经过眼的折光系统折射后将成像于视网膜之后,在视网膜上形成模糊的物像。因此视近物时,眼必须进行调节,通过增加眼的折光力,使进入眼内的光线仍能清楚地成像于视网膜上。通常把这一过程称为**视调节**(visual accommodation)或眼的近反射(near reflex)。人眼的调节反射包括晶状体变凸,瞳孔缩小和眼球会聚,以晶状体变凸为主,图 9-6 展示晶状体与睫状肌的关系。

1. 晶状体变凸　晶状体是一个透明、富有弹性的半固体组织,形似双凸透镜,四周附着于悬韧带上,后者又系在睫状肌上。看远物时,睫状肌处于松弛状态,悬韧带保持一定的紧张度,晶状体受悬韧带的牵引,其形状相对扁平;当看近物时,睫状肌收缩,悬韧带松弛,晶状体由于其自身弹性回缩而向前方和后方凸出(以前凸为主),使眼的折光能力较静息时增大,从而使近物发出的辐散光线经折射后恰好聚焦成像于视网膜上。因此,人眼视近物时的调节能力,主要取决于晶状体变凸的最大限度,即取决于晶状体弹性的大小,常用**近点**(near point)表示。近点是指人眼能看清物体的最近距离。近点距眼越近,说明晶状体的弹性越好,即眼的调节能力越强。8 岁儿童的近点平均约 8.6 cm,20 岁左右的成人约为 10.4 cm,随着年龄增大,晶状体弹性逐渐变差,60 岁时近点可增大到 83.3 cm。近点变远,看远物正常,而看近物不清楚,通常把因年龄增长,晶状体弹性减小而调节力降低的状态称为**老视**(presbyopia)。正视眼的人出现老视时,能看清远处物体,但视近物时因调节力下降而视物模糊。一般人超过 45 岁时,近点为 25 cm 以上,因此会感到阅读困难,可用凸透镜矫正。与此相反,近视者若出现老视时,却无需用眼镜矫正,即可看清近物,但其调节力与正常人一样在逐渐减弱。

晶状体的调节是通过神经反射完成的,该反射称**视调节反射**(accommodation reflex),其具体过程如下:当物象模糊的信息传至视觉皮层时,皮层发出下行神经冲动经皮层-中脑束到达中脑正中核,然后通过动眼神经核发出动眼神经,经睫状神经节换元抵达睫状肌,使其收缩,引起悬韧带松弛,晶状体变凸,致使视网膜成像清晰。动眼神经中支配睫状肌的副交感节前纤维释放的递质是乙酰胆碱,临床上检查视力之前,常用阿托品点眼进行散瞳,阻断乙酰胆碱对睫状肌与虹膜环行肌的兴奋作用,睫状肌麻痹,晶状体无法变凸,从而放松由于眼肌长时间的过度紧张而产生的折光增强,以准确评估排除晶状体调节后眼的真实折光能力。

2. 瞳孔缩小　正常人眼瞳孔的直径可在 1.5~8.0 mm 之间变动。看近物时,可反射性地引起双侧瞳孔缩小,称为**瞳孔近反射**(near reflex of the pupil)或**瞳孔调节反射**(pupillary accommodation reflex)。瞳孔缩小可减少入眼的光线量并减少折光系统的球面差和色像差,使视网膜成像更清晰。

3. 双眼球会聚　两眼注视近物时,两眼球内收及视轴向鼻侧聚拢的现象,称为**眼球会聚**(convergence)。眼球会聚是两眼球内直肌反射性收缩所致,也称为**辐辏反射**(convergence reflex)。其生理意义在于可使双眼看近物时物体成像于两眼视网膜的对称点上,产生单一的清晰物像,避免复视(同一个物体产生两个物像)发生。

眼调节能力的大小,称为**调节力**(accommodation force)。

$$调节力 = \frac{1}{近点距离(m)} - \frac{1}{远点距离(m)}$$

式中,远点是指在非调节状态下能看清物体的最远点,近点则是指通过最大调节,能看清物体的最近点。其距离以 m 为单位表示时,调节力的单位为焦度(D)。正视眼的远点距离为∞,若近点距离为 0.1 m(10 cm),则其调节力为 10 D。

（三）折光异常

正常人眼无须进行任何调节,就可使平行光聚焦在视网膜上,看清远处物体;视近物(6 m 以内)时,只要物距不小于近点,经过调节就能使物体在视网膜上形成清晰的物像而被看清,称为**正视眼**(emmetropia)。若眼的折光能力或眼球的形态异常,使平行光线不能聚焦于未调节眼的视网膜上,称为**非正视眼**或屈光不正(ametropia),包括近视、远视和散光(图 9-7)。

1. 近视　在无调节的状态下，由于眼球前后径过长（轴性近视）或折光系统折光力过强（屈光性近视），使来自远处物体的平行光聚焦于视网膜之前者，称为**近视**（myopia）。近视眼看不清远处物体，只有将物体移近，使其成像于视网膜上，才能看清楚。近视眼的远点和近点均比正视眼近。

近视是世界范围的高发疾病，我国各年龄段青少年的近视呈现发病年龄早、进展快、程度深的趋势。除遗传、生活环境（照明欠佳、户外运动和睡眠过少、饮食结构不合理等）因素的影响，长期近距离、长时间用眼是青少年近视的主要诱因。近视一旦发生则不能逆转，利用角膜塑形镜压迫角膜，使角膜弯曲度变平、眼轴缩短，能延缓近视的发展。近视发生后的传统矫正方法是佩戴凹透镜（近视镜），现在还可通过激光手术进行角膜切削，从而降低眼的折光能力。

2. 远视　眼的折光系统在未调节的状态下，远处物体成像于视网膜后方者，称为**远视**（hyperopia）。这是由于眼球前后径过短（轴性远视）或折光系统的折光力过弱（屈光性远视）造成。远视眼只有通过晶状体调节，使焦点向前移到视网膜上，才能看清远处的物体。可见，远视眼的特点是在看远物时就需要进行调节，而不是比正视眼更能看清远处物体。看近物时需要更大程度的调节，晶状体前凸很快就达到它的最大限度，因而其近点较正视眼大，视近物能力下降。远视眼看远物和近物都需要调节，因此容易发生疲劳，尤其是近距离或长时间用眼时，可因调节疲劳而发生头痛。矫正方法是戴一适当焦度的凸透镜（老花镜）以增加折光力。新生儿眼轴往往过短，多呈远视，之后眼轴逐渐延长，至6岁左右接近正视眼。

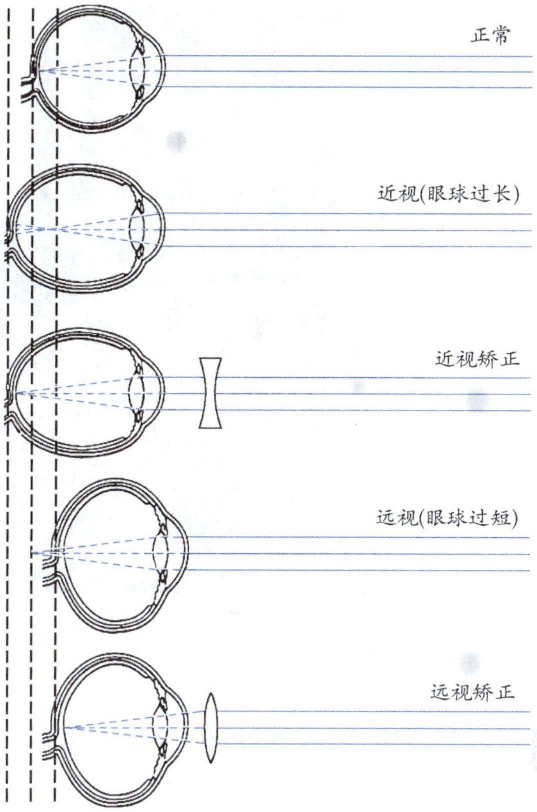

图9-7　眼的折光异常及其矫正（引自Vander等，2001）

3. 散光　正常眼的折光系统是一个正球面体，即其表面任何一个方位的曲率半径都是相等的，从整体折光面折射来的光线都聚焦于视网膜上。如果折光面在某一方位上的曲率发生改变使之与其他方位的曲率不同，即折光面的经线和纬线曲度不一致，则通过角膜不同方位的光线不能同时聚焦于视网膜上，导致成像不清晰或物像变形，称为**规则性散光**（astigmatism）。除角膜外，晶状体表面曲率异常也可引起散光。规则性散光可用柱面镜矫正。此外，因角膜表面凹凸不平可引起**不规则性散光**，可用角膜接触镜矫正。

由于年龄增长、外伤、代谢异常等原因，晶状体蛋白质混浊导致白内障，或者严重的折光异常影响视力，进行多焦点/可调节的人工晶状体置换术，可满足不同视物距离对晶状体调节的需求，有效提高视觉质量。

（四）房水和眼内压

房水指充盈于眼的前、后房中的液体，其成分类似血浆，但蛋白质含量较血浆低得多，而HCO_3^-含量却超过血浆，因而房水的总渗透压较血浆高。房水产生于睫状体脉络膜丛，生成后由后房经瞳孔进入前房，再由巩膜和角膜结合处的前房角处进入巩膜静脉窦，最后汇入静脉系统。房水的生成和回收之间保持着动态平衡，以使眼内房水量保持恒定，即眼内压相对稳定。眼内压正常值为10~21 mmHg，双眼相差小于5 mmHg，24 h波动不超过8 mmHg。如果房水循环障碍，前房液不被吸收，将导致眼内压增高，临床上称为**青光眼**（glaucoma）。青光眼可引起角膜、晶状体等结构的代谢障碍，导致眼的折光系统异常，严重时出现角膜混浊、视力丧失。眼压长期增高还造成视神经和视网膜供血血管的损伤，出现“管状视野”并逐渐缩小以致失明。β肾上腺素能受体拮抗剂或碳酸酐酶抑制剂可减少房水生成，降低眼压。激光或手术可用于药物治疗无效的青光眼，增加房水排出，使眼压降低。

二、视网膜的感光换能

（一）视网膜的结构和两种感光系统

1. 视网膜的结构特点　人眼**视网膜**（retina）是一层透明的神经组织膜，位于眼球最内层，厚0.1~0.5 mm，结构复杂，组织切片上可见10层结构，按主要细胞层可简化为四层（图9-8）。由外向内依次为：**色素细胞层**（pigment epithelium cell layer）、**感光细胞层**（photoreceptor cell layer）、**双极细胞层**（bipolar cell layer）和**节细胞层**（ganglion cell layer）。入射光线首先要穿过节细胞层和双极细胞层，才能作用于感光细胞。感光细胞把来自物体的光学信息转变为

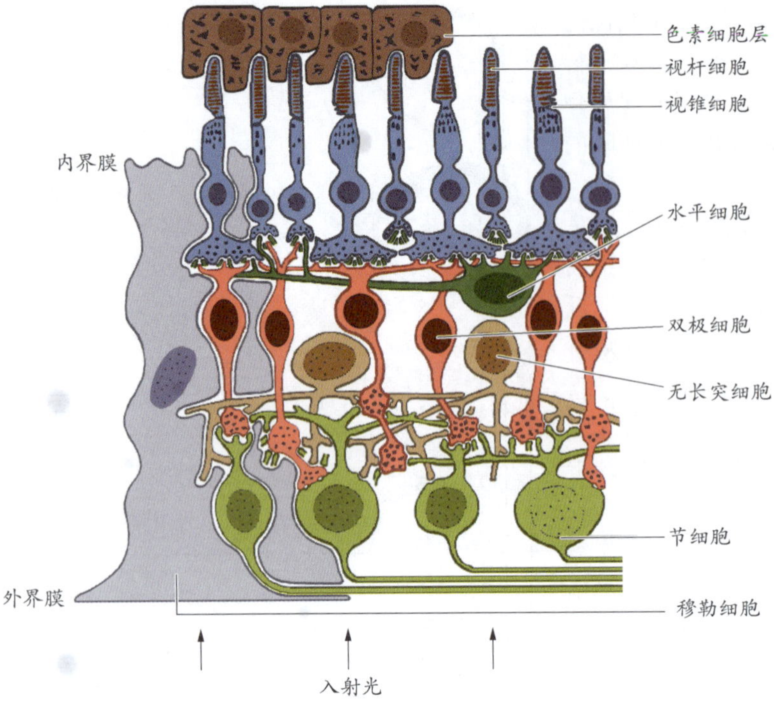

图 9-8 视网膜的基本结构(引自 Schmidt 等,1989)

电信号,继而通过化学突触或电突触依次经双极细胞、节细胞、视神经纤维(节细胞的轴突),把信息传向中枢。

色素细胞层是视网膜的最外层,从来源上它不属于神经组织,色素细胞层中的色素上皮细胞,含有黑色素颗粒,能吸收光线防止光线,反射影响视觉。色素上皮细胞还能为视网膜感光细胞合成感光色素提供必需的维生素 A,并吞噬感光细胞脱落的膜盘,参与感光细胞的代谢。强光照射时,色素上皮可通过伸出伪足,为视杆细胞提供色素屏障,保护感光细胞免受强光刺激的干扰和损伤。白化病患者的色素上皮细胞中缺乏色素,因此出现畏光和视力下降。色素上皮细胞间的紧密连接形成血-视网膜屏障(blood retina barrier, BRB),与眼部内环境中高度选择性的物质转运和免疫豁免有关,对于视网膜稳态的维持必不可少。年龄相关性黄斑变性和糖尿病视网膜病变等视网膜疾病均与色素上皮细胞功能受损有关。

成人视网膜的色素细胞层和感光细胞层之间的连接处在结构上很不牢固,容易分离,视网膜剥离常发生在这两层结构之间。视网膜剥离常引起失明,这是由于视网膜的焦点部位发生位移所致。此外,由于感光细胞层自身无血管,一旦发生视网膜剥离,感光细胞便得不到来自色素细胞层的营养物质供应和保护,可能造成死亡。

感光细胞层中有两种感光细胞,即**视杆细胞**和**视锥细胞**,胞内含有特殊的感光色素。视杆细胞和视锥细胞在形态上都可分为外段、内段、胞体和终足四部分(图 9-9)。视杆细胞外段呈长杆状,视锥细胞的外段呈圆锥状,外段含有大量整齐的重叠在一起囊状圆盘,称为**视盘**(optic disc)。视盘膜与细胞膜在形态上很相似,具有脂质双分子层结构,其中镶嵌着大量蛋白质——**感光色素**(photopigment)。视杆细胞的外段比视锥细胞的长,含感光色素比视锥细胞多,对光有很高的敏感性。两种感光细胞都通过终足与双极细胞发生化学性突触联系,双极细胞再与神经节细胞形成化学性突触联系。神经节细胞的轴突组成**视神经**(optic nerve),穿透视网膜,由眼的后极出眼球,在视网膜表面形成视神经乳头,此处无感光细胞,不能感受光刺激产生视觉,称为**盲点**(blind spot)。双眼视物时,一侧眼的盲点可被对侧眼的非盲区覆盖,不会感觉到视野中有盲点。

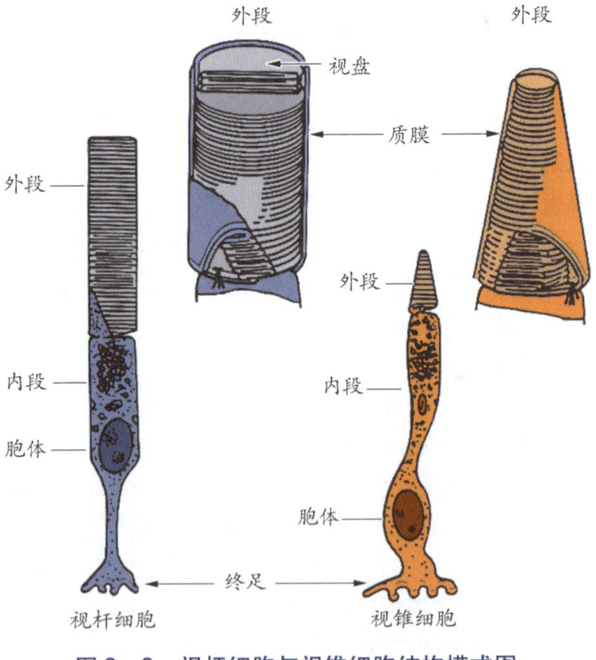

图 9-9 视杆细胞与视锥细胞结构模式图(引自 Berne 等,1998)

显示视杆细胞和视锥细胞外段的详细结构

在视网膜内,除了上述纵向的细胞联系外,还有横向联系的中间神经元。在感光细胞层与双极细胞层之间有**水平细胞**(horizontal cell),在双极细胞层与神经节细胞层之间有**无长突细胞**(amacrine cell),它们的突起和邻近细胞形成突触联系,在两层间横向延伸,在水平方向传递信号并起侧方干涉作用;有些无长突细胞可直接向节细胞传递信号,对视觉起调节作用。视网膜中除了有经典的化学性突触外,还存在大量的电突触(缝隙连接),表明视网膜各级细胞间存在着复杂的联系。视觉信息在感光细胞层换能变成电信号后,将在视网膜复杂的神经元回路中进行处理和加工。

2. 视网膜的两种感光系统 在人和多数脊椎动物的视网膜中存在着两种感光系统:一种是由视杆细胞及与它们相联系的双极细胞以及神经节细胞等组成,称为**视杆系统**或**晚光觉系统**(scotopic vision system)。视杆细胞对光的敏感性强，能感受弱光刺激而引起反应，但分辨率低，仅能粗略地分辨物体的轮廓，看不清微细结构，只能区别明暗而无色觉，具有晚光觉功能；另一种由视锥细胞及与它们相联系的双极细胞及神经节细胞等组成，称为**视锥系统**或**昼光觉系统**(photopic vision system)。与视杆细胞相反，视锥细胞对光的敏感性较低，产生反应所需要的光刺激比视杆细胞强几百倍，即只有在白昼的强光条件下才能感受光刺激引起视觉，但分辨率高，能看清物体表面的细节与轮廓界限，空间分辨能力强，还能分辨颜色，具有昼光觉功能。

上述两种感光系统相对独立存在的主要依据是：① 人视网膜中两种感光细胞在空间上的分布极不均匀(图 9－10)。愈近视网膜的周边部，视杆细胞愈多而视锥细胞愈少；愈近视网膜中心部，视杆细胞愈少而视锥细胞愈多；在黄斑中心的中央凹处，仅有视锥而无视杆细胞。与两种细胞分布相对应，人眼视觉的特点是中央凹处在亮光处有最高的视敏度和色觉，在暗处则较差；视网膜周边部则能感受弱光刺激，但清晰度较差且无色觉。② 两种感光系统与双极细胞及神经节细胞的联系方式有所不同。视杆细胞与双极细胞及神经节细胞呈会聚式联系，不可能有高的精细分辨能力。与此相比，视锥细胞与双极细胞及神经节细胞间联系的会聚程度较视杆细胞小得多，在中央凹处呈现一对一的单线联系。③ 从动物种系的活动特点来看，某些只在白天活动的动物，如鸡等，其视网膜中几乎全是视锥细胞；而另一些在夜间活动的动物，如猫头鹰等，其视网膜中不含视锥细胞，只有视杆细胞。④ 视杆细胞只含有一种感光色素，而视锥细胞却含三种吸收光谱特性不同的感光色素，这也有助于说明视网膜内存在两个感光系统，即无色觉的视杆系统和有色觉的视锥系统。

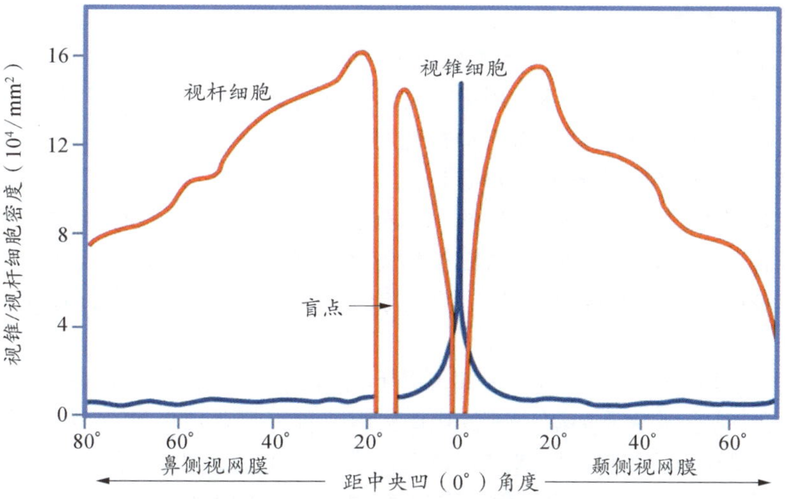

图 9－10　视锥细胞和视杆细胞在视网膜上的分布

（二）视杆细胞的感光换能机制

1877 年屈内(Kühne)从暗适应状态下的牛蛙和蟾蜍视网膜中，成功地提取了一种感光色素，它在暗处呈紫红色，经光照迅速变黄，最后变成白色。现在已知，它就是存在于视杆细胞外段视盘膜中的感光色素，即**视紫红质**(rhodopsin)。实验还证明，视紫红质的最大吸收光谱在 505 nm 附近，基本上与晚光系统对光谱不同部分的敏感性曲线相一致，提示视紫红质就是晚光觉的基础，也说明暗视觉与视杆细胞中所含视紫红质的光化学反应有直接的关系。

1. *视紫红质的光化学反应及其代谢*　　视紫红质是一种结合蛋白质，由 1 分子**视蛋白**(opsin)和 1 分子**视黄醛**(retinene)的生色基团结合而成。

视蛋白是由 348 个疏水性氨基酸残基组成的单链，属于 G 蛋白偶联受体，肽链中有 7 段跨膜螺旋区(类似 α－螺旋)穿过视杆细胞内膜盘的膜结构。顺型视黄醛由维生素 A 在体内转化而来，在暗处以 11－顺型视黄醛的形式存在，并连接在视蛋白第 7 个螺旋区的赖氨酸残基上。

光照时，视紫红质吸收光量子后迅速分解为视蛋白和视黄醛。目前认为，这是个多阶段反应。首先是视紫红质中的 11－顺型视黄醛分子在光照时，转变成全反型视黄醛。视黄醛分子的这种构象改变，可导致视蛋白分子构象也发生改变，经过较复杂的信号传递系统的活动，诱发视杆细胞出现感受器电位。这一过程中视色素失去颜色，称为**漂白**。据计算，一个光量子被视紫红质吸收就可以使生色基团变为全反型视黄醛，导致视紫红质最后分解为视蛋白和视黄醛。光照时分解的视紫红质，在暗处又可重新合成，即这是一个可逆反应。其反应的平衡点取决于光

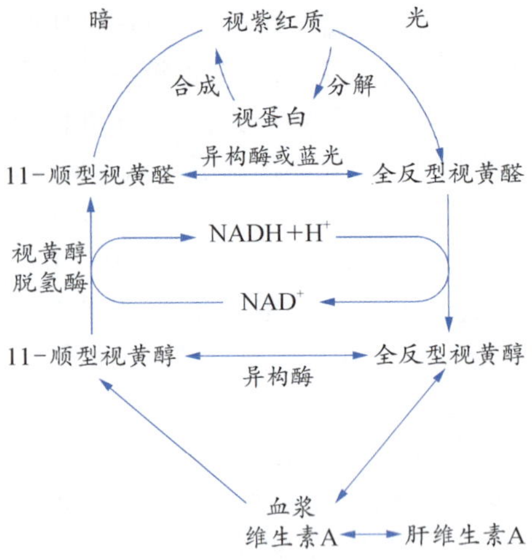

图 9－11 视紫红质的光化学反应示意图

照的强度。视紫红质的再合成首先是全反型视黄醛变为11-顺型视黄醛。11-顺型视黄醛的合成需要一种异构酶,视网膜色素细胞中存在这种异构酶。所以,全反型视黄醛必须从视杆细胞中释放出来,被色素细胞摄取,再异构化为11-顺型视黄醛,并返回到视杆细胞与视蛋白重新结合形成视紫红质。

此外,全反型视黄醛转变为11-顺型视黄醛还可通过另一条化学途径。全反型视黄醛首先转变为全反型视黄醇,后者是维生素A的一种形式(全反型维生素A),全反型视黄醇在异构酶的作用下转变为11-顺型视黄醇(即11-顺型维生素A),由色素细胞转运至视杆细胞外段时,转变为11－顺型视黄醛,然后与视蛋白结合形成视紫红质。另一方面,储存在色素中的维生素A,即全反型视黄醇,也可以转变为11－顺型视黄醛。在视紫红质分解和再合成的过程中,有一部分视黄醛被消耗,要靠食物中的维生素A来补充。长期维生素A摄入不足,会影响人的晚光视觉,引起**夜盲症**(nyctalopia)。上述光化学反应总结于图9－11。

在暗处视物时,视紫红质的合成大于分解,视网膜中视紫红质含量较多,对弱光刺激敏感度高,是视杆细胞形成晚光觉的生理基础。反之,在光亮处,视紫红质的分解大于合成,视杆细胞几乎失去对光刺激的感受能力,视锥系统取代视杆系统成为强光刺激的感受系统。

2. 视杆细胞感受器电位的产生机制　感光细胞的外段(outer segment)是进行光-电转换的关键部位。视杆细胞所含的视紫红质几乎全部集中在外段的视盘膜中。视紫红质的上述光化学反应实现了光-电能量转换。

一般来说,感受器电位大多为去极化电位,脊椎动物视网膜的感受器电位却表现为超极化型慢电位。它的产生主要与视杆细胞外段膜对Na^+的通透性减小有关(图9－12)。

在视杆细胞外段的细胞膜上存在受cGMP调控的Na^+通道。在暗处即无光照时,胞质内高浓度的cGMP使Na^+通道开放,Na^+顺浓度梯度流向细胞内,产生内向离子流,被称为**暗电流**(dark current)。该暗电流使视杆细胞维持相对稳定的去极化状态,静息电位在-40~－30 mV之间,比一般细胞膜的静息电位小得多。而内段膜上,Na^+泵的持续活动将Na^+移到膜外,从而维持了Na^+平衡。

光照时,光量子被视紫红质吸收后,使其分子内部带电生色基团变为全反型视黄醛,激活视盘中的一种称为传递蛋白(transducin,Gt)的G蛋白,进而激活磷酸二酯酶(PDE),PDE使外段胞质中的cGMP分解,导致cGMP浓度降低,致使细胞膜上cGMP门控Na^+通道关闭,外段膜对Na^+通透性降低,暗电流减少或消失,而内段的Na^+泵仍继续活动,导致超极化型感受器电位。据估计,一个分子的视紫红质被激活时,可使约500个传递蛋白被激活,每个激活了的磷酸二酯酶分子在1 s内可使约2 000多个cGMP降解。由于酶系统这种连锁性激活反应,产生了级联放大的生物效应,因此1个光量子的刺激就能引起外段膜上大量cGMP门控Na^+通道关闭,从而引起超极化。

视杆细胞没有产生动作电位的能力,因此光刺激在外段上引起的感受器电位只能以电紧张的形式扩布到终足部分,影响终足处的递质释放。目前认为,视杆细胞与双极、水平细胞相联系的突触所释放的兴奋性递质是谷氨酸。

视杆细胞cGMP门控通道也允许Ca^{2+}内流,Ca^{2+}可提供一个反馈环路来调节cGMP的合成。在弱光下,胞质中cGMP水平升高,通道处于开放状态,Na^+和Ca^{2+}进入细胞内,Na^+内流使细胞处于相对去极化状态,进入细胞内的Ca^{2+}则抑制鸟苷酸环化酶的活性,减少cGMP合成,这样,cGMP水平可保持相对稳定。当光量子增加时又会降低cGMP水平,使通道对Na^+和Ca^{2+}的通透性下降。

(三)视锥细胞的换能机制和颜色视觉

视锥细胞的光化学反应和换能机制基本上与视杆细胞相似。当光线作用于视锥细胞外段时,也产生超极化型感受器电位。视锥细胞功能的重要特点是它能辨别颜色。颜色视觉是一种复杂的物理心理现象,颜色的不同,主要是不同波长的光线作用视网膜后在人脑引起不同的主观印象。正常视网膜可分辨约150种颜色,每种颜色都由一定波长的光线所引起。在可见光谱范围内,波长只要有3~5 nm的增减,就可被视觉系统分辨出不同的颜色。然而,视网膜中根本不存在上百种的视锥细胞或感光色素,为什么能分辨出如此多的颜色呢?有代表性的颜色视觉假说包括三原色学说(trichromatic theory)和对比色学说(opponent color theory)。

1. 三原色学说　杨(Young)于1802年首先提出三原色学说,亥姆霍兹(Helmholtz)又发展了该学说,目前被广泛接受。该学说认为,在视网膜中存在着三种视锥细胞,分别含有对红、绿、蓝三种光特别敏感的感光色素。它们与视

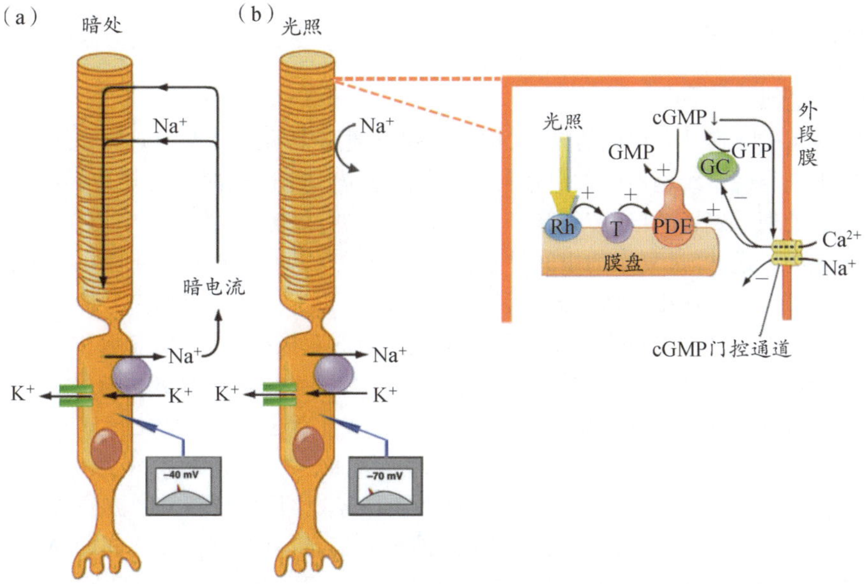

图 9－12　视杆细胞外段 Na^+ 电流与感受器电位形成机制

(a) 暗电流形成示意图;(b) 光刺激后细胞内信号传导和感受器电位形成机制 cGMP,环磷酸鸟苷;GC,鸟苷酸环化酶;GTP,三磷酸鸟苷;PDE,磷酸二酯酶;Rh,视紫红质;T,传导蛋白

紫红质一样,也由视黄醛和视蛋白构成。前者与视杆细胞内的视黄醛完全相同,只是视蛋白的分子结构稍有不同,这种微小差异决定了视黄醛分子对某种波长的光线最为敏感。有人用不超过单个视锥细胞直径的细小单色光束,逐个检查并绘制在体视锥细胞的光谱吸收曲线,发现有 3 种类型视锥细胞,其吸收峰值分别在 560～570 nm、530～540 nm、420～445 nm 附近,正好相当于红、绿、蓝三色光的波长(图 9－13)。某一定波长的光线作用于视网膜时,以一定的比例使 3 种视锥细胞分别产生不同程度的兴奋,信息传至中枢,就产生某一颜色的感觉。例如,红、绿、蓝 3 种视锥细胞兴奋程度的比例为 4∶1∶0 时,产生红色的感觉;三者的比例为 2∶8∶1 时,产生绿色的感觉。

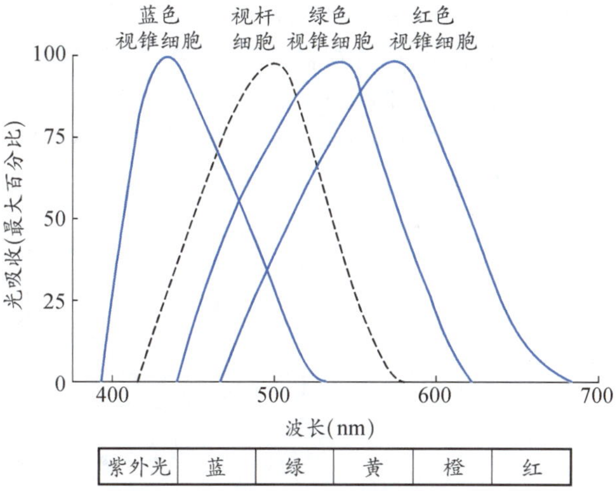

图 9－13　人视网膜中视杆细胞和 3 种视锥细胞的吸收光谱

三原色学说可以解释说明临床上常见的**色盲**(color blindness)和**色弱**(color weakness)的可能发病机制。色盲是一种色觉障碍,凡不能辨认三原色中的任一或全部颜色者均称为色盲,可分为全色盲和部分色盲。全色盲极为少见,表现为只能分辨光线的明暗,即单色视觉。而部分色盲可分为红色盲、绿色盲和蓝色盲。前两者较多,由于它们都不能区别红和绿,故常称为红绿色盲。色盲属于隐性遗传疾病,多因先天缺乏含有相应的感光色素的视锥细胞所致,男性居多,女性少见。色弱为对某种颜色的辨别能力较正常人差,通常由后天因素引起,是由于某种视锥细胞的反应能力较弱的缘故。

2. 对比色学说　实验中将蓝色纸块放在黄色背景上,观察者会觉得蓝色纸块特别蓝,同时背景显得更黄。这种现象称为颜色对比,黄和蓝则称为对比色或互补色。这种颜色对比现象只出现在对比色之间,而不是任意两种颜色之间。1892 年黑林(Hering)提出了对比色学说,也称为四色学说。该学说认为红色与绿色、蓝色与黄色分别形成对比色,任一颜色都是由红、绿、蓝、黄四色按不同比例混合而成。用多种不同色光刺激金鱼视网膜水平细胞并进行微电极记录,发现有些水平细胞在黄光刺激时出现最大的去极化反应,在蓝光刺激时出现最大的超极化型反应;另一些水平细胞则在红和绿色刺激时有类似的不同反应,这些现象与对比色学说是一致的。

这两种学说描述了视觉系统中不同水平对颜色视觉的处理过程。视网膜上存在三种不同类型的视锥细胞,在感光细胞层可能按照三原色学说的机制编码色觉,感光细胞以上的视觉通路则按照对比色学说的原则,综合三种视锥细胞的输出结果,通过交互抑制而实现其对比作用。

三、视觉信息的传导和处理

(一) 视网膜的信息处理

视杆细胞和视锥细胞在视网膜具有规律的排列,构成了视觉通路中的第一级感觉神经元。在光刺激作用下,由视杆细胞与视锥细胞产生的电信号(感受器电位),经过视网膜内复杂的细胞网络的传递和初步的信息处理,最后在神经节细胞产生动作电位,通过神经纤维传向中枢。视觉信息由感光细胞向节细胞的传递,经过复杂的中间神经元的中介联系,而且与细胞间信号传递相关的递质种类繁多,故光照下的反应也有所不同。目前初步肯定的是,在视网膜的信号传导通路中,只有神经节细胞及少数无长突细胞具有产生动作电位的能力。双极细胞、水平细胞和多数无长突细胞,均不能产生动作电位。它们在前一级细胞的影响下,可产生超极化型或去极化型慢电位变化。这些电位变化影响突触前膜的递质释放(二维码 9-1)。当这些电位变化传递到神经节细胞时,通过总和作用,使神经节细胞去极化到阈电位水平,从而产生动作电位,作为视网膜的最后输出信号传向中枢(二维码 9-2)。有事实说明,视网膜像经视网膜处理后,已被分解为不同的"像素",如有些神经节细胞向中枢传递有关图像中的波长的信息;有的则传递不同的亮度;有的传输光强度的短暂变化等。需要指出的是,视觉也与别的感觉一样,最复杂的信息处理和加工发生在中枢,特别是高级中枢。

二维码 9-1
视网膜神经细胞的反应特征和信息处理

二维码 9-2
神经节细胞对光照的反应

(二) 视觉传入通路与视皮层

视网膜中神经节细胞的轴突在视神经乳头处汇集并穿过眼球后壁形成视神经,其中来自两眼鼻侧视网膜的纤维交叉投射而形成视交叉,来自颞侧视网膜的纤维不交叉。因此,来自一侧眼颞侧视网膜和对侧眼鼻侧视网膜的纤维汇集成一侧视束,投射到同侧丘脑的外侧膝状体。两侧膝状体纤维各自经同侧膝状体距状束(也称视辐射)投射到同侧初级视皮层。初级视皮层位于枕叶皮层内侧面距状沟的上、下缘(17 区)。来自视网膜上、下半部的视觉信号分别投射到距状沟上、下缘;视网膜黄斑区投射到距状沟后部,周边区则投射到距状沟前部(图 9-14)。任何水平的视觉传入通路中断都会导致相应视野缺失,临床上进行视野检查有助于眼和视觉通路损伤的定位诊断。

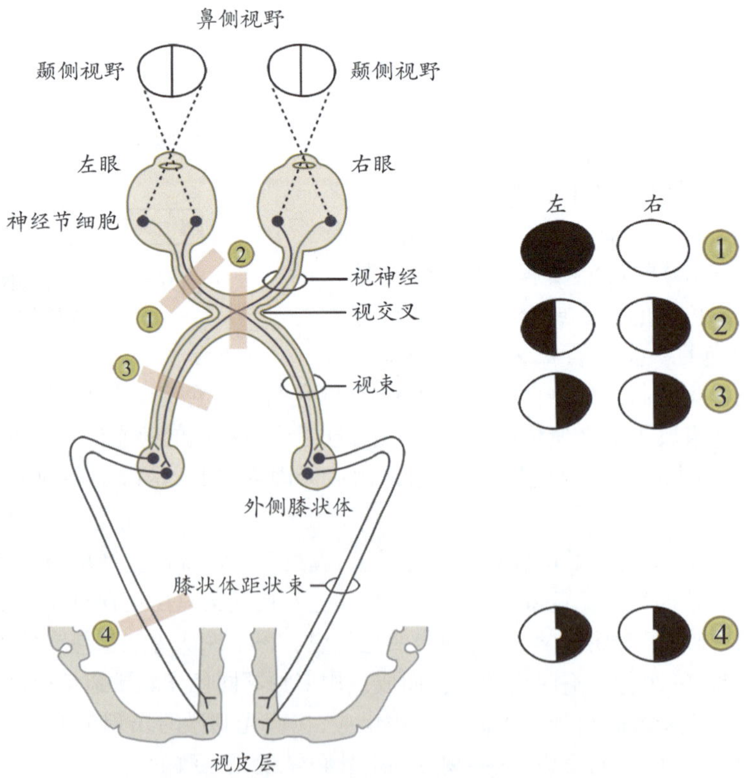

图 9-14 视觉传入通路和视野缺失示意图

左图为视觉传入通路示意图;右图中①②③④示视觉传入通路不同位置横断导致的视野缺失(深色部分)

四、与视觉有关的其他生理现象

（一）暗适应与明适应

1. 暗适应　人从亮处突然进入暗处，最初感到一片漆黑，看不清楚任何物体，经过一定时间逐渐恢复视力的过程，称为**暗适应**（dark adaptation）。暗适应是人眼在暗处对光的敏感度逐渐提高的过程。由较快的视锥细胞的暗适应过程和较慢的视杆细胞的暗适应过程两部分组成。当眼处于强光下时，视锥细胞和视杆细胞的感光色素虽然都被分解，但两者感光色素的剩余量却不同。视杆细胞的色素剩余量较少，已达到不能产生兴奋的程度；而视锥细胞的感光色素的分解和合成却建立了新的动态平衡状态，维持着昼光下视觉。这时以视锥细胞的活动为主，而视杆细胞基本上处于无作用状态。由明处进入暗处的最初 5～8 min 内（第一时相），视锥细胞（特别是中央凹处）的感光色素迅速合成，并在另一个新水平上开始活动；但视杆细胞的感光色素尚未恢复到足以发生兴奋的程度，暂时不起作用，故看不清物体。随着时间的延长，视紫红质逐渐恢复到足以发生兴奋的水平，暗视觉也逐渐恢复。到 25～30 min 时（第二时相），视紫红质基本恢复到适应的水平，暗视觉的光敏感度便达到最高值（图 9－15）。维生素 A 缺乏引起的夜盲症患者只有第 1 时相，第 2 时相即便有也极为缓慢。可见，暗适应过程与视细胞中感光色素的再合成有密切关系。

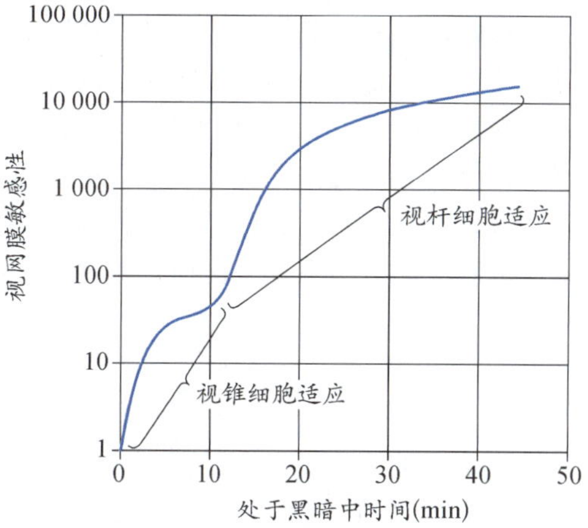

图 9－15　暗适应曲线

2. 明适应　当人从暗处到光亮处时，最初只有耀眼光亮而视物不清，稍等片刻视力即可恢复，这个过程称为**明适应**（light adaptation）。在暗处视杆细胞内蓄积了大量的对光高度敏感的视紫红质，当人从暗处到明处时，首先引起视紫红质迅速分解，因而产生耀眼的光感；待视杆色素迅速分解而浓度降低时，对光不敏感的视锥色素才能在光亮环境中发挥作用。明适应出现较快，仅数秒钟即可完成。

（二）瞳孔对光反射

瞳孔的大小可随光线的强弱而改变，弱光下瞳孔散大，强光使瞳孔缩小，这是一种神经反射，称为**瞳孔对光反射**（pupillary light reflex）。对光反射与视近物无关，其意义在于调节进入眼内的光量，使视网膜不致因光线过强而受到损害，也不会因光线过弱而影响视物。强光照射时的瞳孔反射途径为：强光照射视网膜产生的冲动经视神经上传到中脑的顶盖前区换元，到达双侧的动眼神经核，再经副交感神经节抵达瞳孔括约肌，使其收缩，瞳孔缩小。瞳孔对光反射的效应是双侧性的，光照一侧眼时，两眼瞳孔同时缩小，因而称为**互感性对光反射**（consensual light reflex）。瞳孔对光反射的中枢在中脑，反射灵敏，又便于检查，因此临床上常把该反射作为判断中枢神经系统病变部位、麻醉深度和病情危重程度的重要指标。

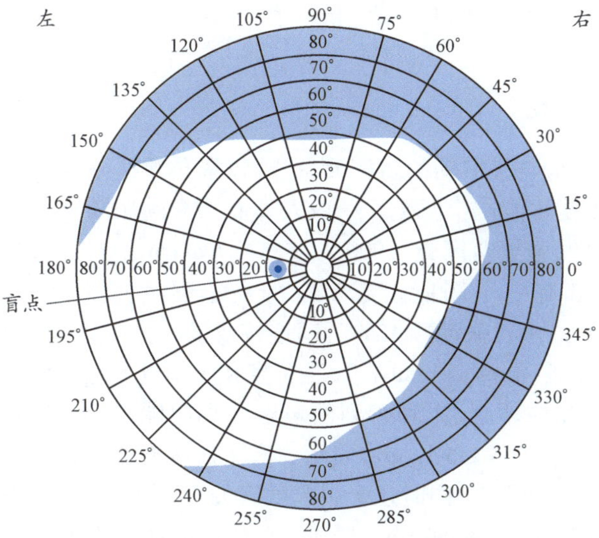

图 9－16　左眼的视野图

（三）视野

当人单眼注视正前方一点（视轴固定不动）时，该眼所能看到的空间范围称为**视野**（visual field）（图 9－16）。一般使用视野计检测。在同一光照条件下，用不同颜色光测的视野大小不同，白色视野最大，其次的排列顺序为：黄色、蓝色、红色，绿色视野最小。视野的大小可能与各类感光细胞在视网膜中的分布范围有关。此外，由于面部结构（鼻和额部）遮挡视线，也影响视野的大小和形状。一般人颞侧和下方视野较大，鼻侧与上方视野较小。神经系统的许多疾病可以出现特有的视野异常，在临床上测定视野可帮助诊断视神经、视觉通路和视网膜病变。如视网膜局部损伤可出现眼内盲点；视神经完全性阻断可导致一只眼全盲；视交叉部位损伤（如肿瘤压迫等）将出现双颞侧视野缺失，称双颞侧半盲等。

（四）双眼视觉和立体视觉

两眼同时视同一个物体产生的视觉，称**双眼视觉**（binocular vision）。当双眼注视同一物体时，虽然在两眼视网膜各形成一个完整的物象,但主观上却只能看到一个物体,即两眼只产生一个视觉形象,称为单视。这是因为物体成像在两眼视网膜的相称点上,当视神经冲动传至视觉皮层时恰好被融合成一个物像的缘故。**相称点**是指以两眼视网膜中心为准,同一方向、等距离的两点而言。两眼的黄斑相互对称,一眼的颞侧视网膜和另一眼的鼻侧视网膜互相对称。双眼凝视某一物体不动,用手指轻轻推压一侧眼球外缘时,双眼视网膜相称性受到破坏,双侧物像不在相称点上,因而物像不能完全融合,主观上产生部分重叠的视觉,称为复视(diplopia)。眼眶内肿瘤压迫眼球、外伤或眼外肌瘫痪等情况下,会出现复视。

双眼视觉的主要优点是可以弥补单眼视野中的盲区缺陷,扩大视野,并可形成立体视觉(stereoscopic vision),增强对物体大小和距离判断的准确性。虽然单眼视物和双眼视物所看到的物体像是一样的,但双眼看立体图形时,可以产生景深感。此时,左右眼的成像并不完全一致。但来自两眼的图像信息经过视觉高级中枢处理后,便产生一个有立体感的物像。立体视觉需要两个重要条件,一是双眼视像的融合,另一个条件则是双眼视差的存在(如左、右眼看物体时,各自对物体与其相对应的同侧一面看到多一些)。单眼视觉也可借助于物像大小、眼球运动、远近调节等因素,产生一定程度的立体视觉。这种立体感的产生与长期生活经验,物体表面的阴影等有关。

第三节 听觉器官

耳是听觉的外周感觉器官,由外耳、中耳和内耳的耳蜗部分所组成(图 9-17)。声源振动引起的空气疏密波,通过外耳道、中耳鼓膜和听小骨的传递,引起内耳淋巴液和基底膜的振动,经内耳蜗螺旋器的感音换能作用,将声波的机械能转变为听神经纤维上的神经冲动,传送到大脑皮层听觉中枢,产生听觉。

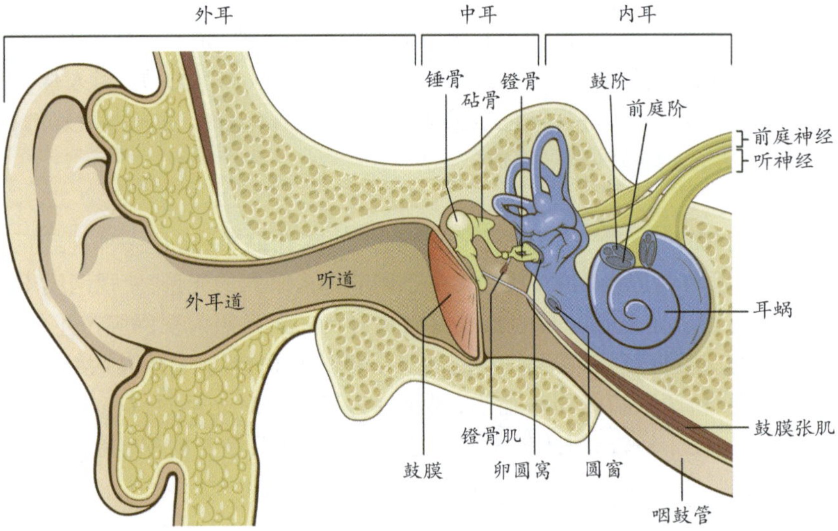

图 9-17 人耳结构示意图(引自 Guyton, 2020)

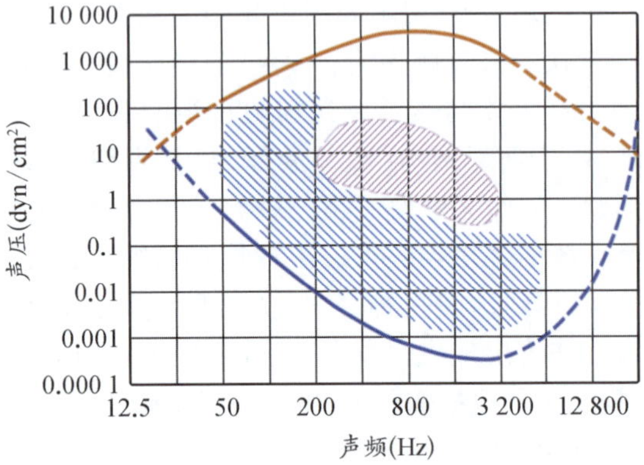

图 9-18 人的正常听域图

中心斜线区:通常的语言区;下方斜线区:次要语言区($1\ dyn = 10^{-5}\ N$)

一、听阈和听域

耳的适宜刺激是空气振动的疏密波,振动频率必须在一定范围内,并达到一定强度才能产生听觉。一般人耳能感受的振动频率范围是 20~20 000 Hz,强度范围为 0.000 2~1 000 dyn/cm^2。对于每一种频率的声波,都有一个刚能引起听觉的最小强度,称为**听阈**(hearing threshold)。由各振动频率的听阈连接成的一条曲线,称为**听力曲线**或**阈值曲线**(threshold curve)。当强度在听阈以上继续增加时,听觉的感受也相应增强,人耳听到的声音大小叫**响度**(loudness level),单位通常用分贝(decibel, dB)表示。但当强度增加到某一限度时,它引起的不但是听觉,同时还会引起鼓膜的疼痛感觉,这个限度称为**最大可听阈**(maximal hearing threshold)。各振动频率的最大可听阈也可连成一条曲线,即**最大可听阈曲线**。以上两条曲线之间所包含的区域则称为**听域**(audible area)(图9－18)。人耳的最低听阈处在1 000～3 000 Hz之间(即最敏感的声波频率),恰与日常语言的频率范围一致。这些频率的听阈接近于0 dB。按此比例,普通会话的声音大小约有65 dB的强度。用于说话的主频率介于300～3 500 Hz之间。声强超过100 dB,将对末梢听觉器官有损害;超过120 dB将引起疼痛。随年龄增长,高频率听力首先衰退即听阈逐渐升高,称为**老年性耳聋**(presbycusis)。

声音在空气中的传播速度为335 m/s。声波与压力变化相关,又称为声压。声压的单位是N/m^2,通常声压用声压水平(sound pressure level, SPL)表示,SPL单位是分贝(decibel, dB)。$SPL=20\lg(P/P_R)$,P代表声压,P_R表示参考压($0.000\ 2\ dyn/cm^2$)。

临床上检测听力时,一般不用声压绝对值表示,而是把20岁左右听力正常人的听阈的平均值作为标准值($0.000\ 2\ dyn/cm^2$)定义为0 dB,测定其听力损失的dB数。听力损失30 dB以上者可诊断为耳聋。

二、外耳和中耳的传音功能

(一)外耳的作用

外耳由耳郭和外耳道组成。耳郭的形状和表面的隆起有利于收集声波,具有集音和判断声源方位的作用。人的耳郭肌虽已退化,即无法转动耳郭,但可通过头部运动来判断声源的位置。外耳道是声波传导的通路,一端开口于耳郭,另一端终止于鼓膜。成人外耳道长约2.5 cm,它作为共鸣腔的最佳共振频率约在3 500 Hz,这样的声音由外耳道传到鼓膜时,其强度可以增强约10 dB。

(二)中耳的作用

中耳位于颞骨岩部含气小腔(中耳腔)内,由鼓膜、听骨链、咽鼓管和中耳肌肉、韧带组成。其功能是将进入外耳道内的声波,通过鼓膜振动和听骨链的机械传导,高效传至内耳,引起耳蜗内液体(淋巴液)的波动。

声波由气态介质射入液态介质面时,由于气液态的声阻抗差异,只有极少部分能量进入液体。假定没有中耳的传导,外耳道内的声波通过中耳气腔,直接撞击内耳卵圆窗膜,引起淋巴液的振动,将只有3%的声能进入内耳。这相当于大声说话变成刚能听及的耳语声。因此,中耳还需要对进入中耳的声音进行增压。

1. 中耳的传音作用　声波进入外耳道后首先引起鼓膜的振动。鼓膜由谐振特性极好的弹性膜组成,呈椭圆形,面积为50～90 mm^2,厚度约0.1 mm。紧张部是鼓膜振动的功能部分,面积约为55 mm^2,由环状和辐射状的胶原纤维相互重叠而成。从声学特性来看,鼓膜很像话筒中的振膜,为一种压力感受器,具有良好的频率响应特性和较小的失真度。鼓膜振动的振幅虽然极小,但能随声波的振幅而精细变化。因此,鼓膜的振动包含了外界声波信息。

听骨链系统(ossicular system)由**锤骨**、**砧骨**及**镫骨**三个听小骨及它们之间的韧带组成。锤骨柄位于鼓膜纤维层和黏膜层之间,自前上方向下终止于鼓膜脐部。锤骨的头部与砧骨体形成双鞍形关节。砧骨体位于上鼓室后部,分体突、长突和短突三部分,长突向下内行,与镫骨颈部相连形成砧镫关节。砧镫关节的刚性较强,但在运动方向的垂直面有较大的柔性。许多小韧带将听骨与中耳腔壁连接,保持其在中耳腔的空间位置。镫骨的底面板与耳蜗底部外侧壁上的卵圆窗膜(oval windows membrane)相贴合。当鼓膜向内运动时,通过听骨链传导,镫骨板将卵圆窗膜向内推入;鼓膜向外运动时镫骨板回缩,卵圆窗膜恢复至原位。因此,鼓膜的机械振动,通过听骨链系统的传导,引起内耳卵圆窗膜的振动(图9－19)。

2. 中耳的增压功能　所谓中耳增压,是声波通过鼓膜、听骨链作用于卵圆窗时,其振动的压强增大,而振幅减小。据测试,声波传导至卵圆窗膜的压强,相当于作用在鼓膜上的24倍。中耳的这种增压是通过鼓膜和镫骨板的面积比(area ratio),以及锤骨柄和砧骨长度的杠杆比(lever ratio)实现的(图9－19)。

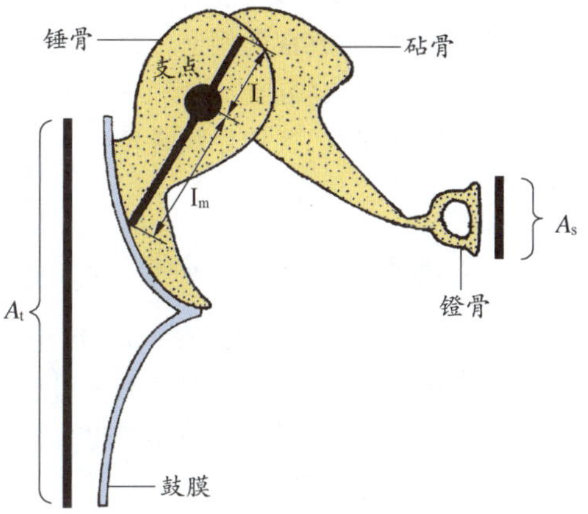

图9－19　中耳传音和增益功能

*At*和*As*分别为鼓膜和镫骨底板的面积,它们相当活塞两端;I_m和I_i分别为杠杆长臂和短臂;圆点为杠杆的支点

鼓膜和镫骨板相当一个活塞的两端,根据力学原理,作用于鼓膜和卵圆窗膜上的总压力相等(微量的机械摩擦耗损不计)。据测量,鼓膜的有效振动面积(*At*)约55 mm^2,镫骨底板面积,即卵圆窗膜面积(*As*)约3.2 mm^2。两者面积比为17.2,即作用卵圆窗上的压强增加17.2倍。听骨链中各关节主要起改变力的方向作用,锤骨的连接点(相当于杠杆的支点)位于锤骨靠近锤骨头处,锤骨支点到鼓膜I_m相当于杠杆长臂,锤骨支点到锤骨头I_i相当于短臂,前者长度是后者的1.3倍。声波通过鼓膜作用在锤骨柄上的压力,由于杠杆传导使砧骨作用于镫骨的压力增加1.3倍。通过中耳的增压作用使卵圆窗膜单位面积的压力增加$17.2\times1.3=22.4$倍,相当于

27 dB(dB = 20 lg 22.4/1 = 27)。声波从空气直接进入内耳淋巴液,因声阻抗不同所衰减的能量,通过中耳的增压作用,得到部分补偿。

3. 中耳肌反射——阻止过度能量传入内耳　中耳具有增压作用,但当声压 70 dB 以上的声音传入时,中耳又具有衰减声音的作用,阻止过度的声能传入内耳。这种作用通过反射性的镫骨肌和鼓膜张肌收缩实现。中耳肌反射是多突触双侧性反射。

当鼓膜张肌收缩时,锤骨柄被拉向内侧,带动鼓膜朝中耳腔内移动,鼓膜紧张度增加,各听骨之间连接更为紧密,中耳的劲度阻抗增加,传音效能降低。镫骨肌收缩将镫骨板沿垂直于其活塞振动方向移动,引起砧镫关节作平行其表面的轻微移动,增加中耳声阻抗,降低中耳传音效能。当鼓膜张肌和镫骨肌同时收缩时,传入内耳的声能可被衰减 30~40 dB。其生理意义是保护内耳,使其免受过度的声能刺激。另外,由于衰减的声音主要是低频部分,在强噪声环境中,通过中耳肌反射,有利于语言声音(中频部分)的分辨。由于中耳肌反射的潜伏期为 40~80 ms,其对突发性的短暂强噪声(如脉冲噪声)保护作用不够明显。

4. 咽鼓管——中耳腔气压调节　中耳腔通过咽鼓管(eustachian tube)与咽腔相连,是鼓室和鼻咽腔之间的唯一通道。正常情况下,咽鼓管的软骨部管道经常保持缝状闭合状态,有利于呼吸时鼻咽腔气压的变化不影响中耳腔的气压,也能防止咽喉部的发声直接向鼓室内传播。另一方面,人体通过吞咽、呵欠及打喷嚏等动作,使咽鼓管间歇性开放。通过短暂的开放,外界大气通过管道进入鼓室内,保持鼓室内压与外界大气压平衡。鼓室两侧压力相等,使中耳声阻抗保持最低值,有利于鼓膜的振动和听骨链的传导。

当咽鼓管阻塞时,鼓室内气体被吸收,鼓室内压力降低,引起鼓膜内陷及鼓室黏膜水肿,甚至液体和血浆渗出。严重时,鼓室压力可变为-30 mmHg,即比大气压低 30 mmHg(4 kPa),使鼓膜与听骨之间的联系更为紧密,中耳的劲度声抗增加,影响中耳对低频音的传导,但对高频声的影响较小。

咽鼓管的开放是通过腭帆张肌、腭帆提肌及咽鼓管咽肌的收缩实现的,其中腭帆张肌起主要作用。中耳腔和外界大气压的压力差,有时也能使咽鼓管被动开放。当鼓室内气压大于外界气压时,气体通过咽鼓管向外排出比较容易,而当外界气压大于鼓室内气压时,气体的进入则比较困难。特别是当外界气压大大超过鼓室压力达 90 mmHg(12 kPa)时,即使进行吞咽动作亦难以使管腔开放。这是因为咽鼓管的膜受压力的直接作用而闭合。飞机突然下降或迅速潜入深水时容易出现此现象,鼓室中造成负压,导致液体透出,黏膜充血,严重时可引起出血和鼓膜破裂。

咽鼓管还具有中耳腔的引流作用。鼓室黏膜的分泌物以及脱落的上皮细胞,借助于咽鼓管黏膜上皮的纤毛运动和黏液的流动,向鼻咽腔排出。黏膜表面的皱襞具有活瓣作用,阻止液体和异物从鼻咽腔倒流进入中耳。

(三) 声波传入内耳的途径

声音通过气传导与骨传导两种途径传入内耳。正常情况下,以气传导为主。

1. 气传导　声波经外耳道引起鼓膜振动,再经听骨链和卵圆窗膜传入内耳的传导途径称为**气传导**(air conduction),也称中耳骨传导,这是声波传导的主要途径。此外,鼓膜振动也可通过鼓室内空气的振动引起卵圆窗膜的振动进行传导,也称中耳气传导,但它在正常听觉功能中并不重要,仅在听骨链运动有障碍时,可发挥一定的传音作用。

2. 骨传导　声波通过颅骨耳蜗骨壁振动直接传向内耳液体的传导方式称为**骨传导**(bone conduction)。把音叉或其他振动物体直接贴在颅骨上,振动即可通过骨传导传入内耳。若将两耳塞住,阻断空气传导途径,将振动音叉柄放在后乳突处,或放在前额上,便可听到音叉振动的声音,证明声波是通过骨传导到达内耳的。骨传导的敏感性比气传导低得多。当鼓膜或中耳病变引起传音性耳聋时,气传导明显受损,骨传导却不受影响,甚至相对增强;当耳蜗病变引起感音性耳聋时,气传导和骨传导同样受损。因此,临床上可通过检查患者气传导和骨传导受损的情况来判断听觉异常的产生部位和原因。

三、内耳(耳蜗)的功能

内耳(inner ear)又称**迷路**(labyrinth),包括**耳蜗**(cochlea)、**前庭**(vestibule)和三个**半规管**(semicircular canal),其中耳蜗是感音器官,后两者为前庭器官(图 9-20)。耳蜗的功能是把耳蜗淋巴液的机械振动转变为感受器电位,引起递质释放,产生听神经纤维上的动作电位。换言之,耳蜗的作用就是感受声音刺激和对声音信息进行初步分析。

(一) 耳蜗的结构

耳蜗是由一条骨质管道围绕一锥形的蜗轴盘旋 2.5~2.75 周而成,形似蜗牛壳,称为骨迷路。蜗轴为骨质,中空,耳蜗神经纤维从中通过(图 9-20)。膜迷路为套在骨迷路中的膜性结构。在耳蜗的横断面上可以看到,骨管被斜行的前庭膜(vestibular membrane)和横行的基底膜(basilar membrane)分成三个腔,分别为前庭阶、鼓阶及两者之间的蜗管。前庭阶和鼓阶内充满外淋巴液,在蜗底部前庭阶被卵圆窗膜封闭,鼓阶由圆窗膜封闭,两阶借耳蜗顶部的蜗孔相互沟

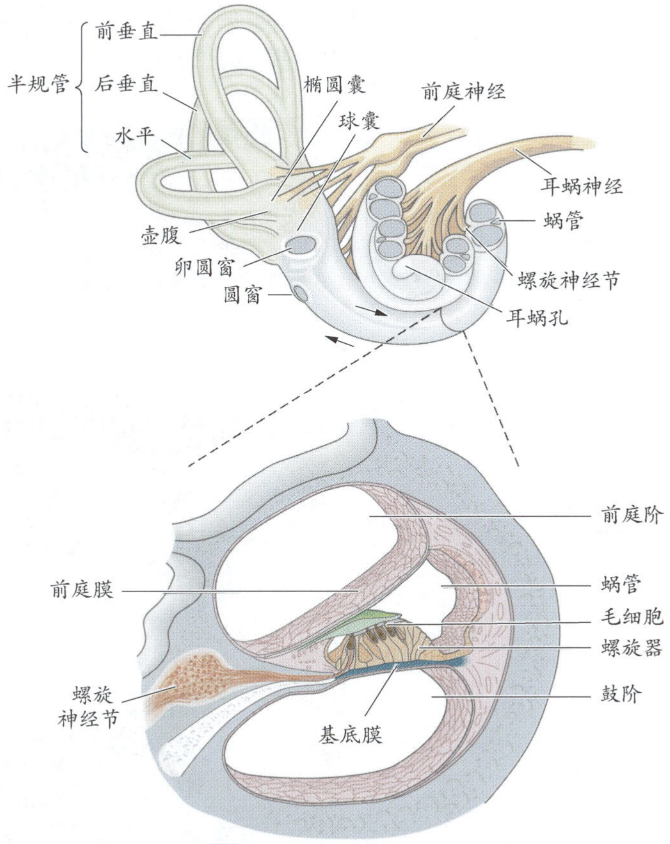

图 9-20 蜗管的横断面图(引自 Kandel E R 等,2000)

通。蜗管为一盲管,管内充满内淋巴液,浸浴着位于基底膜上的螺旋器[spiral organ,又称科蒂器(organ of corti)]表面。螺旋器是声音感受装置,由内、外毛细胞及支持细胞等组成。在蜗管的近蜗轴侧有一行纵行排列的内毛细胞,直径约 12 μm,约有 3 500 个;靠外侧有 3~5 行纵向排列的外毛细胞,直径约 8 μm,约有 16 000 个。每一个毛细胞的顶部表面都有上百条呈阶梯状排列整齐的听毛,外毛细胞中较长的一些纤毛接触或埋植于盖膜的胶冻状物质中。盖膜在内侧连接耳蜗轴,外侧则游离在内淋巴中。毛细胞的顶部与蜗管内淋巴接触,其底部则与鼓阶外淋巴相接触。毛细胞的底部有丰富的听神经末梢,包括传入和传出神经。

二维码 9-3
耳蜗基底膜结构和功能特点

(二)行波学说

当声音传到鼓膜,经听骨链传导到达卵圆窗膜。声波中的密波使鼓膜和听骨链内移,卵圆窗膜随之内移,前庭阶压力增大,基底膜下移,鼓阶的外淋巴液压力增加并压迫圆窗膜发生外移;反之,声波中的疏波使卵圆窗膜发生外移,前庭阶压力减小,前庭膜和基底膜上移,结果鼓阶中外淋巴压力下降,又使圆窗膜内移,如此反复,引起基底膜上下振动。

人的基底膜长约 31 mm,由 20 000~30 000 根横向的基底纤维组成,其结构特点见二维码 9-3。基底纤维是一种弹性纤维,粗而短的纤维共振频率高,易做高频振动,长而细的纤维共振频率低,易做低频振动。从基底膜底部至顶部,基底纤维长度增加而直径变细。这些因素决定了声音引起的基底膜振动是以行波(traveling wave)方式从基底膜底部向蜗顶方向传播的。振动由卵圆窗起始向前推进而逐渐增大,行至一定距离时振幅达到最大,而后迅速减小乃至消失(图 9-21)。基底膜不同部位的谐振(共振)频率不同,声波频率愈高,行波传播愈近,最大振幅出现的部位愈靠近蜗底卵圆窗处;而声音频率愈低,行波传播的距离愈远,最大振幅出现的部位愈靠近蜗顶(图 9-22)。基底膜上最大振幅所在部位的毛细胞受到刺激最大。来自基底膜不同部位的听神经纤维冲动传到大脑颞

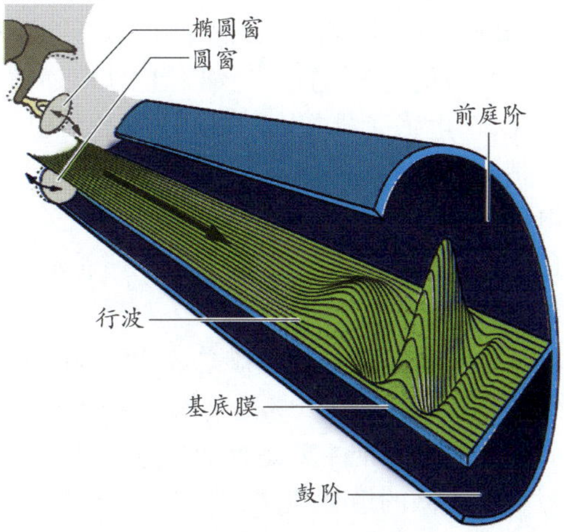

图 9-21 基底膜振动与行波学说(引自 Schmidt 等,1989)

叶听觉中枢的不同部位,便可引起不同音调(声音频率的主观反应)的感觉。这就是耳蜗对声音频率初步分析的基本原理。因此,耳蜗底部受损主要影响高频听力,顶部受损时则主要影响低频听力。

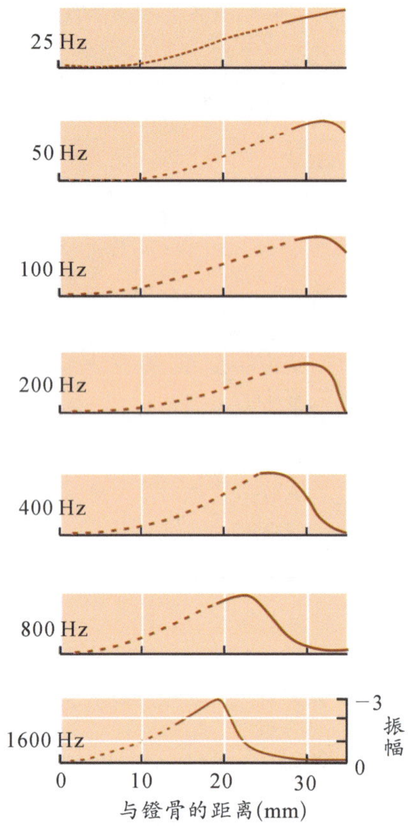

图 9-22 耳蜗对声音频率的初步分析

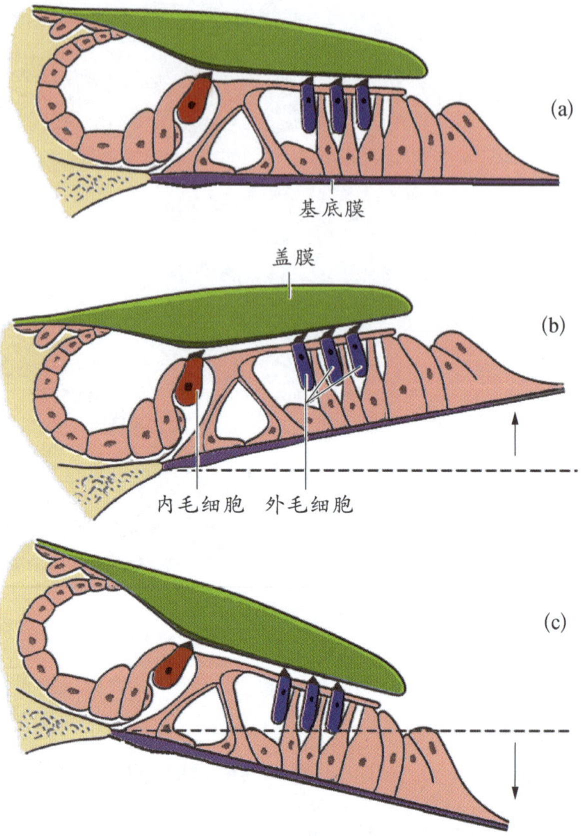

图 9-23 基底膜和盖膜振动时毛细胞顶部听毛受力情况示意图(引自 Kandel E R 等,2000)

(三)耳蜗的感音换能作用

1. 毛细胞的兴奋 螺旋器是内耳的感受器,毛细胞和支持细胞沿基底膜的长轴延伸。其中内、外毛细胞的主要功能是感受声音刺激。如图 9-23 所示,外毛细胞顶端的听毛有些埋植于盖膜的胶状物中,有些与盖膜相接触。由于基底膜与盖膜的附着点不在同一个轴上,故当行波引起基底膜振动时,盖膜与基底膜之间的相对位置发生横向交错的移动,使外毛细胞的听毛受到一个剪切力的作用而弯曲或偏转,内毛细胞顶端的听毛较短,不与盖膜相接触,听毛随着盖膜与基底膜之间的内淋巴流动而发生弯曲或偏转。听毛的弯曲或偏转引起毛细胞膜电位变化,从而实现机械-电的转换。

在动物毛细胞顶部膜中存在机械门控非特异性阳离子通道,K^+、Na^+、Ca^{2+}等离子均能通过。图 9-23a 表示基底膜处在振动的中点,听毛束处于静止位置。在静息状态下,有极少部分 K^+通道处于开放状态。当基底膜向上偏移时,使毛细胞顶部的听毛由短纤毛侧向长纤毛侧弯曲(图 9-23b),通过听毛间的顶端连接(tip link)将机械力传递给予其相连的机械门控 K^+通道,毛细胞上的 K^+通道开放增多,K^+由内淋巴液(高 K^+浓度,详见下文)流入细胞内,引起毛细胞去极化,产生感受器电位。膜的去极化可引起 Ca^{2+}内流,并使细胞基底部释放递质(谷氨酸),通过突触后膜(听神经纤维末梢)的 N-甲基-D-门谷氨酸(N-methyl-D-aspartate, NMDA)受体产生局部兴奋(类似于兴奋性突触后电位),达到阈电位时,则产生传入性神经冲动。反之,当基底膜下移时,毛细胞顶部的听毛由长纤毛侧弯向短纤毛侧(图 9-23c),使 K^+通道关闭,毛细胞产生超极化,听神经上的传入神经冲动发放减少。毛细胞感受器电位形成过程中的离子流顺序详见二维码 9-4。

人耳每侧听神经纤维总数约为 30 000 条,其中 90%~95%的耳蜗神经节细胞与内毛细胞相联系,接受其传来的听觉信息,仅有 5%~10%的传入纤维分布于外毛细胞,传向中枢的听觉信息主要来自内毛细胞。内毛细胞的听阈较高,一般认为其功能主要是换能或对声音的分析作用,即把不同频率的声音振动转变为神经冲动。外毛细胞的阈值较低,对声音刺激的敏感性高,其功能相当于耳蜗放大器。近年来的研究发现,交流的电场变化或机械振动能引起豚鼠耳蜗分离的外毛细胞产生快速的伸缩运动。超极化引起细胞伸长,去极化引起细胞缩短。该伸缩运动的频率(最高可达数千赫兹)和振幅与声波刺激同步。外毛细胞的这种电-机械换能特性称为电能动性,由膜上的快蛋白(prestin)所驱动。快蛋白能感受细胞膜电位的变化，发生构象改变，导致外毛细胞缩短或延长。故认为外毛细胞对行波振幅具有放大作用，能提高该部位内毛细胞对声波刺激的敏感性。尽管耳蜗的功能活动机制还有许多不明之处，但可以肯定，内、外毛细胞的结构与功能的相互关联是机械-电转换的关键。

2. 耳蜗的生物电现象　基底膜振动引起听毛弯曲，是耳蜗将机械能转变为神经电信号的开始，由此引起耳蜗内一系列过渡性的电变化，最后形成听神经纤维上的动作电位，才完成耳蜗的换能作用。通常从耳蜗内可记录到三种电位：耳蜗内电位、微音器电位、听神经动作电位。

(1) 耳蜗内电位：在耳蜗未受刺激时，如果将一个电极置于鼓阶外淋巴内作为参考零电位并接地，另一个测量微电极插入蜗管，可测得蜗管内淋巴电位为+80 mV 左右，称为**内淋巴电位**(endolymphatic potential)，又称**耳蜗内电位**(endocochlear potential)。毛细胞的静息电位为-80～-70 mV。毛细胞顶端膜外的浸浴液为内淋巴，故毛细胞顶端与内淋巴之间膜内外的电位差可达 150～160 mV，而毛细胞周围和底部的浸浴液为外淋巴，其膜内外的电位差约 80 mV，这是耳蜗毛细胞静息电位和一般细胞静息电位不同之处(图 9-24)。检测外淋巴与内淋巴的离子成分，前庭阶与鼓阶外淋巴的化学组成特点是 Na^+多 K^+少(类似于其他组织细胞外液成分)，而蜗管中的内淋巴则是 K^+浓度高于 Na^+的浓度(类似于其他组织细胞内液成分)。目前认为，内淋巴中的高 K^+与维持毛细胞机械性感受的敏感性有关。研究表明，内淋巴中正电位的产生和维持，与蜗管外侧壁血管纹的细胞活动有密切关系。实验证明，血管纹中的边缘细胞含有大量钠泵和 $Na^+-K^+-2Cl^-$同向转运体，通过分解 ATP 获能，将血管纹间液中的 K^+主动转运至边缘细胞内，继而经 K^+通道将 K^+转入内淋巴中，同时将内淋巴中的 Na^+泵入血浆中，导致内淋巴中 K^+的蓄积，形成一个较高的正电位。缺氧可使 ATP 生成及钠泵活动受限。临床上常因使用依他尼酸和呋塞米等利尿药引起一过性耳聋，其原因就是这些药物能抑制 $Na^+-K^+-2Cl^-$同向转运体，致使内淋巴的正电位不能维持而导致听力障碍。

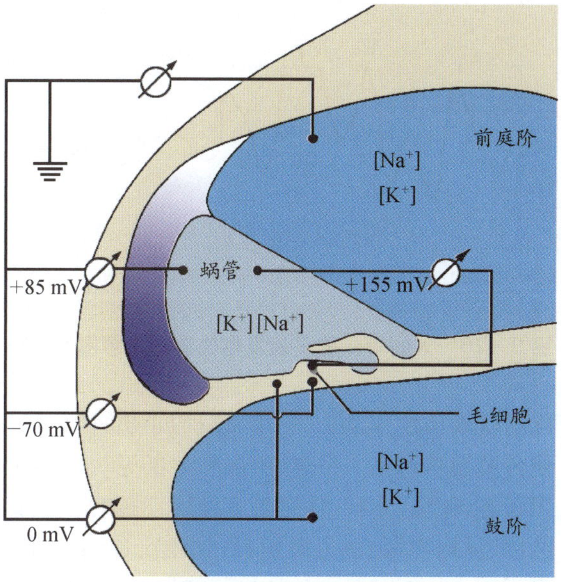

图 9-24　耳蜗不同部位的静息电位(引自 Schmidt 等，1989)

二维码 9-4
毛细胞感受器电位形成过程中的离子流顺序

(2) 耳蜗微音器电位：韦弗(Wever)和布雷(Bray)把电极置于猫的听神经上，引导出一个与刺激声波形相同的电变化，称为耳蜗微音器电位(cochlear microphonic potential，CMP)(图 9-25)。该电位是多个毛细胞受到声音刺激时所产生感受器电位的总和，可以和听神经干的复合动作电位一起被记录出来。CMP 的特点是发生迅速，潜伏期极短，小于 0.1 ms，没有不应期，不易疲劳，不发生适应现象；在一定强度范围内，CMP 的振幅与声压成线性关系，其频率与声波振动频率完全一致。由于 CMP 的位相可随刺激声音的位相倒转而逆转(动作电位则不能)(图 9-25)。CMP 对缺氧和深麻醉相对不敏感，即使在听神经纤维变性时微音器电位仍能出现。

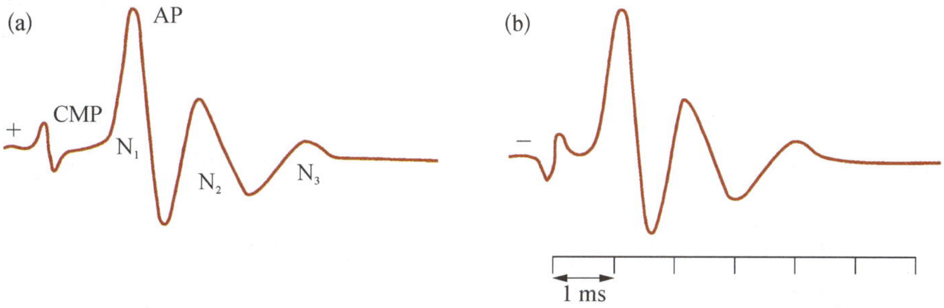

图 9-25　短声刺激诱发的耳蜗微音器电位(CM)和听神经动作电位(引自姚泰等，2000)

CMP：耳蜗微音器电位；AP：动作电位(包括 N_1，N_2，N_3 三个负电位)。(a)和(b)示当声音的位相改变时，CMP 倒转，但 AP 的位相不变

(3) 听神经动作电位：将引导电极放在猫的内耳圆窗附近，用短声刺激，可以获得听神经动作电位(图 9-25)。它是耳蜗微音器电位触发产生的，是从整个听神经上记录到的复合动作电位，其振幅取决于参与反应的纤维数目及放

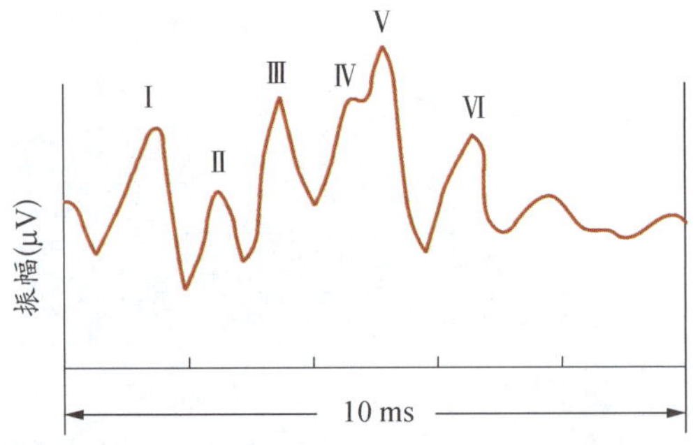

图 9-26 人的听觉脑干诱发电位波形示意图

电的同步化程度。如果把微电极刺入听神经纤维内，可记录到听神经单纤维动作电位，它是一种“全或无”式的反应，安静时有自发放电，声音刺激时放电增加。

(四) 听觉脑干诱发电位

20 世纪 70 年代朱厄特(Jewett)首次用短声刺激，在人的头顶皮肤上用记录脑电图的圆盘电极记录到诱发电位，后来确定这是来自脑干部的远场(far field)电位，称听觉脑干诱发电位(auditory brainstem evoked potential, ABEP)，也称听觉脑干反应(auditory brainstem response, ABR)。在人的典型 ABR 波型中，通常有 5~6 个波峰，分别称为Ⅰ、Ⅱ、Ⅲ、Ⅳ、Ⅴ、Ⅵ波(图 9-26)。该反应的潜伏期短，Ⅰ波约为 1.6 ms，以后各波的峰潜伏期依次递增 1 ms，整个反应不超过 10 ms。振幅很小，约 0.1 μV，人的 ABR 通常需用计算机平均叠加1 000次，才使各波清晰可见。在猫、豚鼠和大鼠等动物，叠加 200 次就可获得清晰的波形。ABR 受刺激声音的频率、刺激强度、意识状态、体温、年龄、性别等多种因素影响。关于 ABR 的起源问题，一般认为，Ⅰ、Ⅱ、Ⅲ、Ⅳ、Ⅴ、Ⅵ波分别来自听神经电位、耳蜗神经核、上橄榄核、外侧丘系、下丘和内侧膝状体。由于 ABR 潜伏期稳定，又是无损伤性记录，常作为一种客观听力检查和脑干功能检测的指标，广泛应用于耳科、小儿科和神经科等。

四、听觉冲动的传入途径

(一) 传入神经元和毛细胞的联结

在耳蜗骨性螺旋板内侧，有许多听觉传入神经元。它们被称为螺旋神经节细胞(spiral ganglion neurons)。95%为Ⅰ型神经元，它们的周围突(传入神经末梢)与内毛细胞构成突触联结，15~20 个Ⅰ型神经元的神经末梢连接 1 个内毛细胞；5%为Ⅱ型神经元，它们的周围突与外毛细胞构成突触联结，1 个Ⅱ型神经元的周围突分支后与约 10 个外毛细胞连接。Ⅰ型和Ⅱ型神经元的中枢突组成听神经，从内听道进入颅内。因此，在听神经内，95%的纤维来自内毛细胞，5%的纤维来自外毛细胞。

(二) 听觉冲动的中枢传入途径

如图 9-27 所示，听神经进入颅内后，在脑桥延髓接合处的脑干外侧进入后脑桥，终止于耳蜗核的背侧和腹侧核群。在该处换元后，多数神经纤维交叉至对侧终止脑桥的上橄榄复合体，少数纤维终止同侧上橄榄复合体，另有少数纤维交叉到对侧后，直接上行终止于中脑的下丘。上橄榄复合体神经元发出的纤维在外侧丘系中上行，部分纤维终止于外侧丘系核，多数纤维越过该核上行终止于下丘。在下丘换元后，神经纤维继续上行，终止于丘脑的内侧膝状体。再次换元后，内侧膝状体神经元发出的神经纤维(听放射)终止于初级听皮层。人脑的初级听皮层位于颞横回和颞上回(41 区和 42 区)。

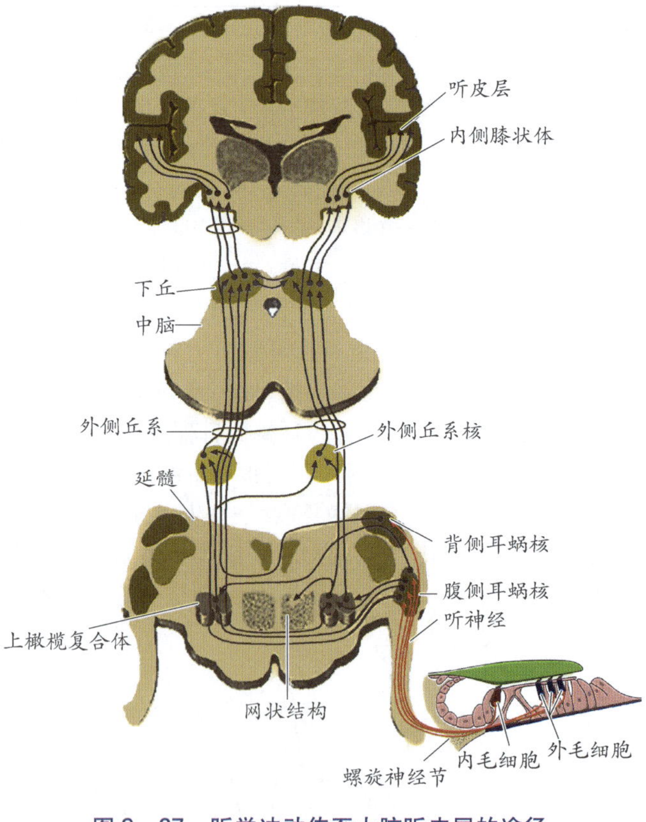

图 9-27 听觉冲动传至大脑听皮层的途径

中耳、内耳或听神经的损伤会导致单侧听觉障碍，而外侧丘系内含有双侧上行传入纤维，因此外侧丘系以上的一侧传导通路受损，不会产生明显听觉障碍。

第四节 前庭器官

身体只有保持正常的姿势才能进行各种活动。正常姿势的维持依赖于前庭器官、视觉器官和本体感受器的协同活动来实现。其中前庭器官的作用最为重要。前庭器官由椭圆囊、球囊和三个半规管组成，是人体对自身姿势运动状态和头在空间位置的感受器，是保持身体平衡的重要器官。

一、前庭器官的感受装置与适宜刺激

（一）前庭器官的感受细胞

哺乳类动物前庭器官的感受细胞也称毛细胞，它们具有耳蜗毛细胞类似的结构和功能。毛细胞顶部有两种纤毛，其中最长的一条位于细胞顶端的一侧边缘处，称为**动纤毛**（kinocilium）；其余的纤毛较短，数量较多，每个细胞有 60～100 条，呈阶梯状排列，称为**静纤毛**（stereocilium）。毛细胞底部与感觉神经纤维末梢形成突触。在突触的毛细胞侧有突触囊泡，能进行化学传递。各类毛细胞的适宜刺激是与纤毛面平行的机械作用力。当纤毛处于自然状态时，毛细胞膜内外存在约-80 mV 的静息电位，与毛细胞相连的神经纤维上有一定频率的持续放电；如果外力使静纤毛朝向动纤毛一侧偏转，对细胞形成有效刺激，毛细胞发生去极化，当达到阈电位（约-60 mV）后，毛细胞底部释放神经递质增多，与其相连接的传入神经纤维冲动发放频率增加，表现出兴奋效应；相反，当外力使动毛朝向静毛一侧弯曲时，毛细胞发生超极化（约-120 mV），传入神经纤维冲动减少，表现为抑制效应（图 9－28）。前庭毛细胞感受外界刺激所进行的机械-电换能机制与耳蜗毛细胞相似。在正常条件下，机体的运动状态和头在空间位置的改变均以特定的方式改变毛细胞纤毛的倒向，使相应的传入神经纤维的冲动发放频率发生改变，这些信息传到中枢，便引起特殊的运动感觉和位置觉，并伴有各种躯体和内脏功能的反射性变化。

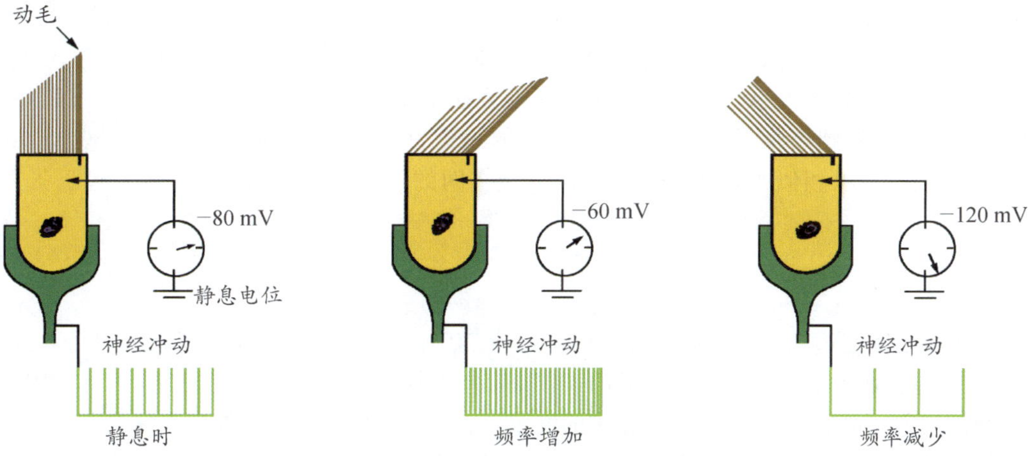

图 9－28　前庭器官中毛细胞顶部纤毛受力情况示影响毛细胞膜电位和传入神经冲动频率意图

人体两侧内耳各有 3 个相互垂直的半规管（semicircular canal），即上、外、后半规管，它们分别代表空间的 3 个平面。当头部前倾 30 度时，外侧（或水平）半规管与地面平行，其余两个半规管与地面垂直。每个半规管与椭圆囊相连处都有一个膨大的壶腹（ampulla）。各半规管的另一端虽然也都与椭圆囊相连，但后半规管与上半规管是在合成一个总脚之后才通向椭圆囊的，这样，半规管共有 5 个孔开口于椭圆囊。壶腹内有一隆起的壶腹嵴（crista ampullaris），嵴上的上皮组织内含有大量毛细胞，排列整齐，方向一致。毛细胞的纤毛上覆盖着较多的胶状物质，形如帽状称终帽（cupula）。毛细胞上动纤毛与静纤毛的相对位置是固定的，外侧半规管是动纤毛在椭圆囊侧，而上、后半规管则是动纤毛在靠近半规管侧。在外侧（或水平）半规管内，当内淋巴由管腔向壶腹的方向移动时，能使毛细胞的静纤毛向动纤毛一侧弯曲，引起毛细胞兴奋，该壶腹的传入神经向中枢发放大量的神经冲动（图 9－29）。反之，当内淋巴离开壶腹时，静纤毛向相反方向偏曲，引起毛细胞抑制。上、后半规管的毛细胞兴奋方向与水平半规管刚好相反，内淋巴远离壶腹流动时引起毛细胞兴奋，朝向壶腹流动时则引起毛细胞抑制。

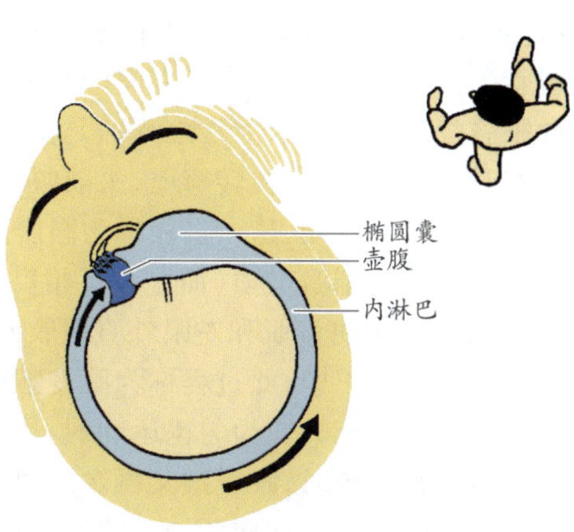

图 9－29　左侧水平半规管示意图（引自 Schmidt 等，1989）

（二）前庭器官的适宜刺激和生理功能

1. 半规管　半规管的适宜刺激是空间任何方向的角加速度，人的感受阈值约为 $2°/s^2$。当人体直立，绕身体纵轴旋转时，水平半规管的感受器受刺激最大。旋转开始时，由于管腔中内淋巴的惯性作用，它的启动将晚于人体和半

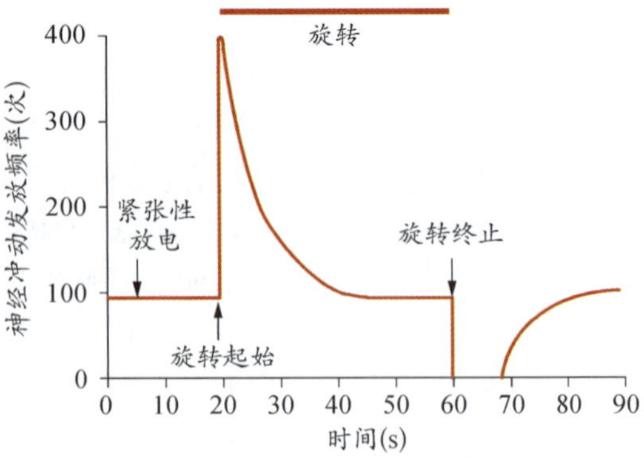

图 9-30 壶腹内毛细胞对旋转运动起始和终止时的反应

规管本身的运动,因此当人体向左转时,左侧半规管中的内淋巴将压向壶腹方向,使左侧毛细胞兴奋而产生较多的神经冲动;与此同时,右侧半规管中的内淋巴压力作用方向是离开壶腹,由该侧壶腹传向中枢的冲动减少。当旋转达到匀速状态时,管腔中的内淋巴与整个管腔呈同步运动,两侧壶腹中的毛细胞都处于不受力状态,也就无信息传向中枢。当旋转终止时,由于内淋巴的惯性作用,两侧壶腹中的毛细胞的受力方向和冲动发放情况正好与旋转开始时相反(图 9-30)。人脑正是根据来自两侧水平半规管传入信号的不同来判定旋转方向和旋转状态,并通过反射活动调节有关的骨骼肌张力,以保持身体姿势平衡。当头部以冠状轴为轴心进行旋转时,上、后半规管受到的刺激最大。在进行旋转运动中,除了肌肉张力有变化外,还可出现眩晕、恶心、呕吐等一系列植物神经性反应和眼震颤。

2. 椭圆囊和球囊　椭圆囊(utricle)和球囊(saccule)的毛细胞位于囊斑上,毛细胞的纤毛埋植于耳石膜(otolithic membrane)中。耳石膜是一种胶质板,内含耳石(otolith),主要由蛋白质和碳酸钙组成,比重大于内淋巴。在这两个囊斑的平面上,几乎每个毛细胞的排列方向都不完全相同。当人体直立静止时,椭圆囊的囊斑平面与地面平行,耳石膜在毛细胞纤毛的上方;球囊的囊斑平面则与地面垂直,耳石膜悬在纤毛的一侧。椭圆囊和球囊囊斑的适宜刺激是直线加速度运动。当人体在水平方向作直线变速运动时,由于耳石的惯性作用,使毛细胞与耳石膜的相对位置发生改变,因此,在椭圆囊囊斑上总会有一些毛细胞正好发生静毛向动毛一侧弯曲,从而引起某些特定的传入神经纤维发放冲动增加,信息传到中枢后,一方面引起相应的感觉,同时反射性地引起肌张力改变以保持身体的平衡。球囊囊斑上的毛细胞则以相似的机制感受头部在垂直空间的位置,同时也反射性地引起肌张力改变,以调整身体的姿势。

二、前庭反应与眼震颤

前庭器官的传入冲动除与运动觉和位置觉的引起有关外,还可引起各种姿势调节反射和自主神经功能改变。当前庭器官遭受刺激时,通过前庭核和网状核与脊髓的连接,机体的某些肌肉收缩,某些肌肉舒张,以调整身体姿势。这种反射称为前庭脊髓反射。例如,当人站立在前进中的汽车上,一旦突然停车,由于惯性人体会不自主地向前倾,椭圆囊内的耳石膜同样因惯性使囊斑毛细胞的纤毛向前弯曲,反射性引起颈背肌紧张性加强。而当车突然加速时,身体后仰,前庭器官的姿势反射加强躯干部屈肌和下肢伸肌张力,其意义在于维持机体一定的姿势和保持身体平衡。此外,当前庭器官受到过强刺激或前庭功能过敏时,常会引起恶心、呕吐、眩晕、皮肤苍白等现象,称为**前庭自主神经反应**(vestibular autonomic reaction)。

前庭反应中还有一种特殊反应,即伴随着躯体的旋转运动会引起两侧眼球出现同步的往复运动,称为**眼震颤**(nystagmus)。眼震颤主要是半规管受刺激引起的,在生理情况下,震颤方向依受刺激的半规管不同而异。外侧半规管受到刺激时,引起水平方向的眼震颤,上半规管受刺激时引起垂直方向的眼震颤,后半规管受刺激时引起旋转性眼震颤。一般临床上常检测的是由外侧半规管引起的水平旋转性眼震颤。它包括慢动相和快动相两个过程。检查时,令被检者坐在转椅上,头前倾 30°,使外侧半规管保持水平位,沿垂直轴开始向右旋转时,可以看到两眼球先缓慢向左侧移动,这一过程称为眼震颤的**慢动相**(slow component)。这是由于内淋巴的惯性作用使得右侧壶腹嵴内的毛细胞受刺激增强(而左侧正相反),冲动传入前庭核,再通过内侧纵束传至第Ⅳ(滑车神经)和第Ⅵ(外展神经)核,使右眼内直肌和左眼外直肌收缩,双眼球向左侧移动。当眼球移动到左眼角而不能继续再移时,两眼球又快速回到眼裂正中,此过程称为眼震颤的**快动相**(quick component)。接着再开始新的慢动相和快动相(图 9-31),反复不已。当旋转变为匀速运动时,由于两侧壶腹嵴所受压力相同,毛细胞的纤毛不再弯向动毛侧,眼震颤即停止。当停止旋转时,眼震颤又再次出现,这是由于内淋巴的惯性作用引发与旋转开始时方向相反的眼震颤。眼震颤慢动相的方向与旋转开始时的方向相反,是由于前庭器官受刺激而引起的,而快动相的运动方向与旋转方向一致,则认为是中枢矫正性运动。快动相便于观察,临床上将快动相的方向作为眼震颤的方向。眼震颤的正常持续时间为 20~40 s,频率为 10 s 内 5~10 次。持续时间过长说明前庭功能过敏,容易发生晕车、晕船等;持续时间过短,说明前庭功能减弱。

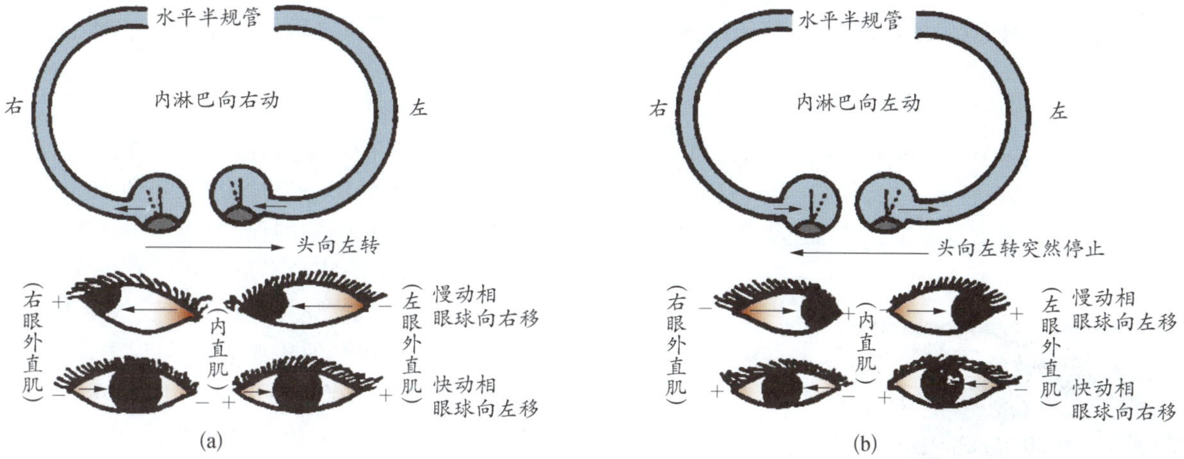

图 9-31 旋转运动时的眼震颤方向示意图

第五节 嗅觉与味觉

一、嗅觉

嗅觉(olfaction)感受器位于上鼻道和鼻中隔后上部的嗅上皮(olfactory epithelium)中,两侧总面积约为 5 cm^2。嗅上皮由嗅细胞(olfactory cell)、支持细胞、基底细胞和嗅腺[olfactory gland,又称鲍曼腺(Bowman's gland)]组成(图 9-32)。嗅细胞属神经元,是嗅觉的感受器细胞,呈细长的瓶形,顶部稍膨大有 4~25 条细又短的纤毛,称为嗅毛,埋于嗅腺所分泌的黏液之中;细胞的底端(中枢端)有一长轴突,形成嗅丝(嗅神经)后穿过筛板进入嗅球。

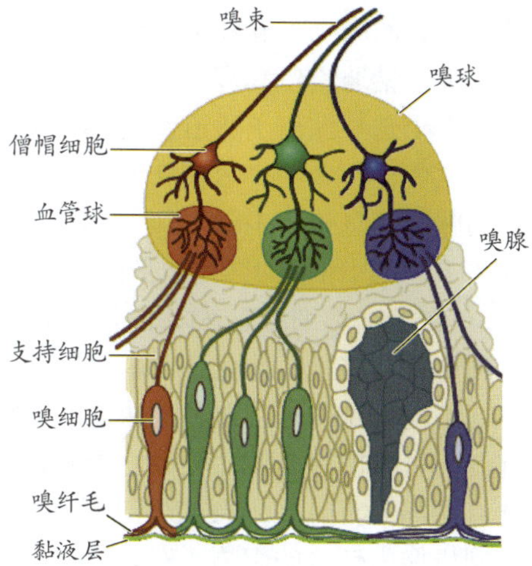

图 9-32 嗅上皮及嗅球结构示意图

嗅细胞的静息膜电位为-55 mV。在此状态下,其自发性放电频率较低(0.5~20 Hz)。嗅细胞的适宜刺激是空气中的化学物质,通过呼吸,这些分子溶解于黏液中,并扩散到嗅毛,与纤毛表面膜上的受体蛋白结合,可通过 G 蛋白引起第二信使 cAMP 产生,导致膜上化学门控 Na^+通道开放,这个过程具有级联放大的效应。Na^+的内流,在嗅细胞膜上产生去极化感受器电位,并以电紧张方式扩布至轴丘处触发膜产生动作电位,沿轴突传向嗅球,进而传向嗅觉中枢,引起嗅觉。

目前认为,嗅觉的多种感受是由基本气味(至少 7 种)组合而形成的。这 7 种基本气味是:薄荷味、樟脑味、花草味、乙醚味、麝香味、辛辣味和腐臭味。它们就像视觉三原色学说中的三原色一样,把这些气味适当混合便可生成各种不同的气味。大多数气味相同的物质,都具有共同的分子结构。有实验表明,每个嗅细胞只对一种或两种特殊的气味起反应,而嗅球中不同部位的细胞也只对某种特殊气味起反应。嗅觉细胞纤毛部的细胞膜表面具有 7 种对不同气味分子结构有特殊结合能力的受体蛋白,与气味分子结合时,首先是细胞的胞体膜上的 G 蛋白和腺苷酸环化酶相继活化产生 cAMP;细胞内 cAMP 浓度升高又使细胞膜上的阳离子(Na^+、K^+)通道开放,导致嗅细胞膜上产生去极化型感受器电位。可能存在的另一途径是受体蛋白与 G 蛋白偶合后激活磷酸酯酶,产生的 IP_3 作为第二信使,激活 Ca^{2+} 和 Na^+通道,其后发生膜电位去极化。当此电位达到阈电位时则引起轴突膜产生不同频率的动作电位,经嗅球-嗅脑上行,最后到达大脑皮层嗅觉中枢引起嗅觉。不同性质的气味刺激有其专用的感受位点和传入线路,非基本气味则由于它们在不同线路上引起的不同数量冲动的组合特点或组合模式,在中枢引起特有的主观嗅觉感受。

嗅敏度(olfactory acuity)是指能引起嗅觉的气味物质在空气中的最小浓度(mg/L)。不同动物的嗅觉敏感程度差异很大。据测定,狗的嗅敏度比人的高 100 万倍,人对醋酸的感觉阈值比狗高 1 000 万倍。人对不同气味物质的嗅敏度不同,对于相同的气味嗅敏度也因人而异。同一个人的嗅敏度变动范围也很大,特别是内在因素对嗅觉影响很大,如感冒或鼻腔阻塞时的嗅敏度就会大大降低。有人缺乏对某种气味的感觉能力,称为嗅盲。

嗅觉具有明显的适应现象。当某种气味突然出现时,可引起明显的嗅觉,但如果这种气味持续存在,则嗅觉逐渐减弱,甚至消失。嗅觉的这种适应现象,不等于嗅觉的疲劳,因为对某种气味适应之后,对其他气味仍能感受。

二、味觉

味觉感受器(gustatory receptor)是指位于舌、口腔及咽部黏膜上感受味觉的味蕾(taste bud)。味蕾主要分布于舌根、舌尖和舌侧面部的三种乳头内,软腭、会厌及前腭帆等处也有分布。味蕾的形态呈球形,直径约 50 μm,内部含有 40~50 个味细胞和许多支持细胞。味细胞更新率很高,平均 10 天更新一次。味细胞的顶端有纤毛,称作味毛,自味蕾表面的味孔伸出,其底部周围与味神经形成化学性突触(图 9－33)。在纤毛部的细胞膜上,有与味觉感受有关的离子(Na^+、K^+)通道及受体。把玻璃微电极插入大鼠或蛙的味细胞内,可以导出－40~－30 mV 的静息电位。当味觉刺激作用于纤毛部细胞膜时,可以引起去极化反应,即味细胞的感受器电位。去极化性感受器电位使位于细胞基底部的突触前膜释放神经递质,从而引起味觉神经纤维产生神经冲动传向中枢。来自舌前 2/3 的味神经经鼓索神经与面神经汇合,舌后 1/3 的味神经在舌咽神经内上行,两者进入延髓后终止于同侧的孤束核。由此发出来的神经冲动经丘脑最后到达同侧的皮层味觉区,引起味觉。

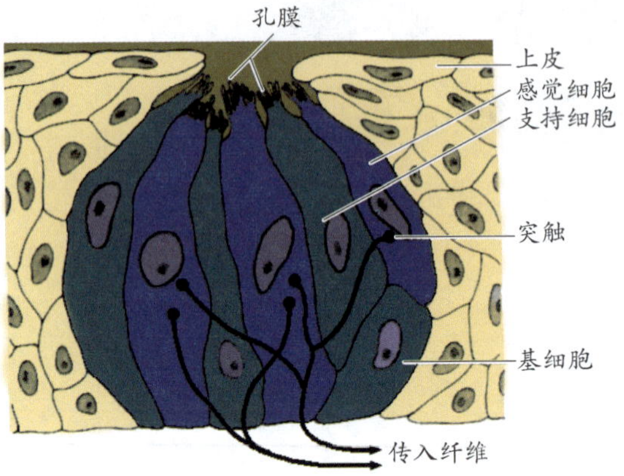

图 9－33 味蕾的模式图(引自 Schmidt 等,1989)

人和动物可以感受和辨别许多种味道,但众多的味道都是由咸、酸、甜、苦和鲜五种味道组合而成。因此把咸、酸、甜、苦和鲜五种味觉称为基本味觉。通常,不同物质的味道与其分子结构形式有关。NaCl 能引起典型的咸味;无机酸的 H^+ 和有机酸的带负电的酸根与引起酸味有关;葡萄糖的主体结构与引起甜味有关;奎宁和某些植物的生物碱结构能引起典型的苦味;鲜则是由谷氨酸钠所引起的味觉。五种基本味觉的跨膜信号转导机制也各不相同。引起咸味的 Na^+ 和引起酸味的 H^+ 通过味毛膜上特殊的上皮钠通道(ENaC)进入细胞内,使膜发生去极化,产生感受器电位。最近的研究表明,酸敏感离子通道(ASICs)和氢离子选择性离子通道(otopetrin 1)可能介导酸味觉感受细胞的反应。甜味、鲜味和苦味的感受由不同 G 蛋白偶联的味觉受体所介导。味质分子与 G 蛋白偶联受体结合后,激活细胞内的第二信使途径,引起不同味细胞去极化,将不同的味觉信息传入中枢,从而产生相应味觉。其中甜味是通过 T1R2 和 T1R3 蛋白组成的二聚体受体,鲜味通过 T1R1 和 T1R3 蛋白组成的二聚体受体,其信号转导过程完全相同。苦味觉的受体是另一个 G 蛋白偶联受体家族(T2R)所介导,单个苦味觉细胞表达多个 T2R,每个 T2R 识别一组独特的苦味化合物,这种受体表达模式允许通过单一类型的味觉细胞检测多种苦味化合物。

不同部位的味蕾对各种味道的敏感程度不同。舌尖部对甜味和咸味敏感;舌两侧缘对酸味比较敏感;软腭和舌根部是对苦味的感受性比较强。研究表明,各味细胞并不是只对一种味觉刺激产生反应,但对各种味觉刺激反应的敏感性有所不同。另外,味觉敏感度受食物或刺激物本身温度的影响,在 20~30℃,味觉敏感度最高。味觉的辨别能力也受到机体内环境的影响。例如,在体内缺少 NaCl 的情况下,则喜爱咸味,主动选择含盐类的食物。味觉感受器在接触化学物质的初始阶段,味觉神经末梢的冲动发放的频率最高,然后逐渐减少,维持在较低的水平,说明味觉感受器具有适应现象。在日常生活中也可体会到这种现象,即第一口的食物特别鲜美,此后这种鲜美的程度逐渐减轻,但不会完全消失。

总之,味觉物质的种类很多,目前对其换能机制的了解还很少。味觉感受细胞没有轴突,其产生的感受器电位通过突触传递引起感觉神经末梢产生动作电位,传向味觉中枢,中枢可能通过来自五种基本味觉专用线上的神经信号及其不同组合来区别这些基本味觉以外的多种味觉。

第六节 皮肤感觉

皮肤是机体与外界接触部位,分布着多种感受器。外界刺激作用于皮肤(含黏膜)内的感受器,通过神经冲动传入中枢,引起不同的皮肤感觉(skin sensation)。一般认为皮肤感觉主要有四种,即由对皮肤的机械刺激引起的触压觉,由温度刺激引起的冷觉和热觉,以及由伤害性刺激引起的痛觉。各种感觉分别具有不同的感受器。痛觉感受器是游离的神经末梢,而其他皮肤感受器是由神经末梢发展而成。不同感觉的感受区在皮肤表面呈相对独立的点状分布。如轻触皮肤表面时，只有当某些特殊的点被触及时，才能引起触压觉。用类似的方法可以找到冷点、热点和痛点等。皮肤感觉在机体获得外界信息，及时发现和躲避危害，维持体内外平衡方面有重要的生理意义。

一、触觉和压觉

触觉和压觉是作用在体表的非伤害性机械刺激所产生的感觉。微弱的机械刺激使皮肤的触觉感受器兴奋引起的感觉称为触觉（tactile sensation）；较强的机械刺激使皮肤深部组织变形而引起的感觉称为压觉（pressure sensation）。两者在性质上类似，故统称为触压觉。此外，每秒5~40次的机械振动还可刺激皮肤引起振动感觉，可能与触压觉有关。触觉和压觉的感受器换能机制都是通过机械门控通道实现的。两者相比，触觉的适应性较快，刺激阈值较低，比较敏感。触压觉的敏感程度与触压点（感受器）在皮肤表面的分布密度成正比，如鼻、口唇、指尖等处密度最高，腹、胸部次之，手腕、足等处最低；与此相应，密度最高部位的触压觉的阈值也最低，密度低的部位其触压觉的阈值高。触压觉的两点辨别阈（threshold of two-point discrimination，即分辨刺激来自体表不同位点的能力）是手指最低，口唇、脚趾、足背、腹、胸、背等依次增高（详见本书第十章）。

如图9－34所示，皮肤内有多种类型的触压觉感受器。

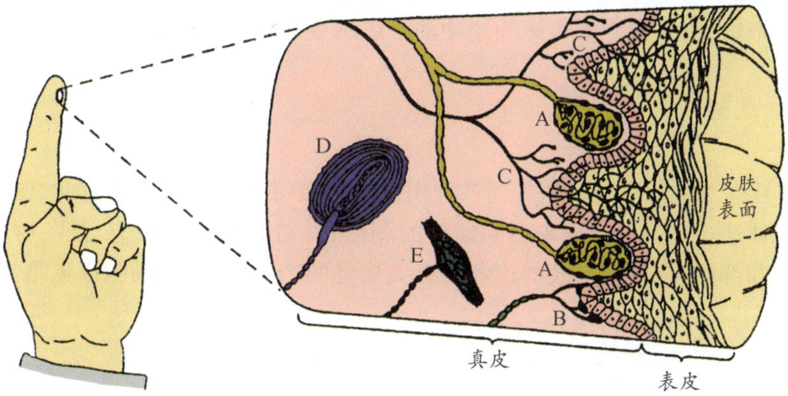

图9－34 触压觉感受器的类型

A：触觉小体；B：梅克尔小体；C：游离神经末梢；D：环层小体；E：鲁菲尼小体

1. 游离神经末梢　某些分布在表皮和真皮的游离神经末梢是触压觉感受器，可感受很轻的触觉刺激，如角膜上的神经末梢。

2. 环层小体　环层小体（lamellar corpuscle）又称帕奇尼小体（Pacinian corpuscle），由许多同心圆环组成的包囊及伸入到囊内的神经末梢组成。囊内充满着液体，分布于皮肤的深层组织。这类小体对刺激的适应极快，感受深层组织的压觉和发现高频振动刺激。

3. 触觉小体　触觉小体（tactile corpuscle）又称迈斯纳小体（Meissner corpuscle），由交织成网状的神经末梢和包绕在外的囊组成。多分布在无毛发的皮肤并紧贴于表皮下，在手指头皮肤下较密集。它们的生理功能是感受浅触觉。

4. 鲁菲尼小体（Ruffini corpuscles）　是一种圆柱状小体，内有神经末梢的众多分支。分布在皮肤的深层，对刺激的适应很慢，感受持续性的压觉，尤其是重压觉。

5. 梅克尔小体（Merkel corpuscles）　由神经末梢末端扩大成盘状物组成。盘状物紧贴于表皮下，往往成群排列。这样的小体在有无毛发的皮肤及手指头皮肤内部有分布，在形成触觉、触觉的定位及感觉物体的质地方面起重要作用。

机械刺激是触、压觉感受器的适宜刺激。机械刺激引起感觉神经末梢变形，导致机械门控 Na^+ 通道开放，产生感受器电位。当感受器电位使神经末梢纤维去极化达到阈电位时，就产生动作电位，传入大脑皮层感觉区产生触压觉。

二、温度感觉

冷觉和热觉合称温度感觉，分别由冷热两种感受器的兴奋所引起。呈点状分布于皮肤上的温度感受器的基本特性是：① 在一定温度下有基础放电；② 温度变化时可见动态性反应；③ 对机械刺激不反应；④ 在非伤害性温度范围内活动。这些感受器实质上也是游离的神经末梢，散在性分布于全身皮肤各部位。温度觉感受器在皮肤各部位分布不均匀，在唇部最密集，躯干部皮肤最少。在同一部位的皮肤，冷感受器比温感受器多3~10倍。根据温度感受器动态

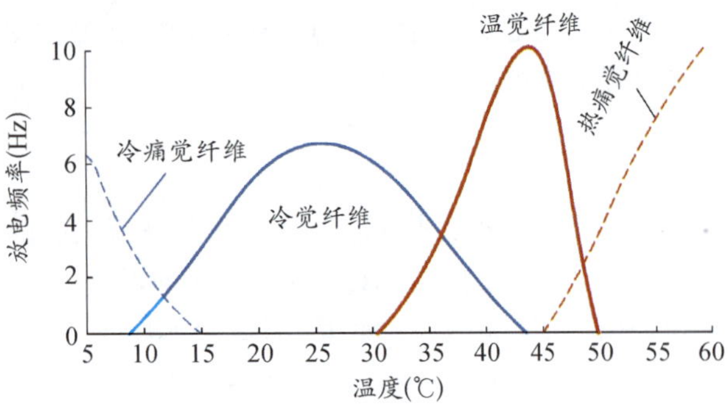

图 9－35　不同的温度感受器(游离神经末梢)在不同温度范围内的放电频率

活动,可把温度感受器分为冷感受器(或冷点)和热感受器(或热点)两种。冷感受阈值点和热感受阈值点,其分布密度远比触、压感受阈值点低。如用40℃温度刺激皮肤时,可找到皮肤的热点;15℃温度刺激可找到冷点。

图 9－35 是四种神经末梢在不同温度变化范围内的放电活动。当温度从 10℃向下降时,随着温度的下降,冷痛觉纤维放电频率增加,皮肤感觉疼痛。当温度从 10℃升至 15℃,这种神经末梢活动停止,冷感受器开始受到刺激,当温度继续上升到30℃以上,温感受器开始兴奋,冷感受器活动逐渐停止。而当温度升高到 45℃时,热痛觉纤维开始放电,皮肤感觉到疼痛。

皮肤对温度的感觉受皮肤的基础温度、温度变化的速度及被刺激的皮肤范围等因素的影响,在 25~40℃之间,皮肤温度越高,热觉的阈值越低;反之,皮肤温度越低,冷觉的阈值越低。在 30~36℃之间,温度感觉产生适应。36℃以上或以下,即使皮肤温度没有变化,也常常会有热或冷的感觉。另外,某些化学物质也可引起温度感觉,如给皮肤上涂抹薄荷油会产生冷觉;将 Ca^{2+} 剂注入静脉会有温热感觉。冷点下方主要分布有游离神经末梢,由Ⅲ类纤维传导神经冲动。热感受器也是游离神经末梢,由无髓的Ⅳ类纤维传导神经冲动。

三、痛觉

痛觉(pain sensation)是指当感觉神经末梢受到各种伤害性刺激时便产生疼痛的感觉,常伴有强烈的情绪反应,是临床上常见症状之一。机体通过痛觉及时发现引起疼痛的刺激,并对刺激作出反应,是一种保护性机制。临床上,根据体表和体内疼痛的性质和部位,有助于疾病的诊断。有关痛觉的产生、传导和调制详见第十章。

(柏　林　肖中举)

二维码 9－5
第九章思考题

第十章 神经系统

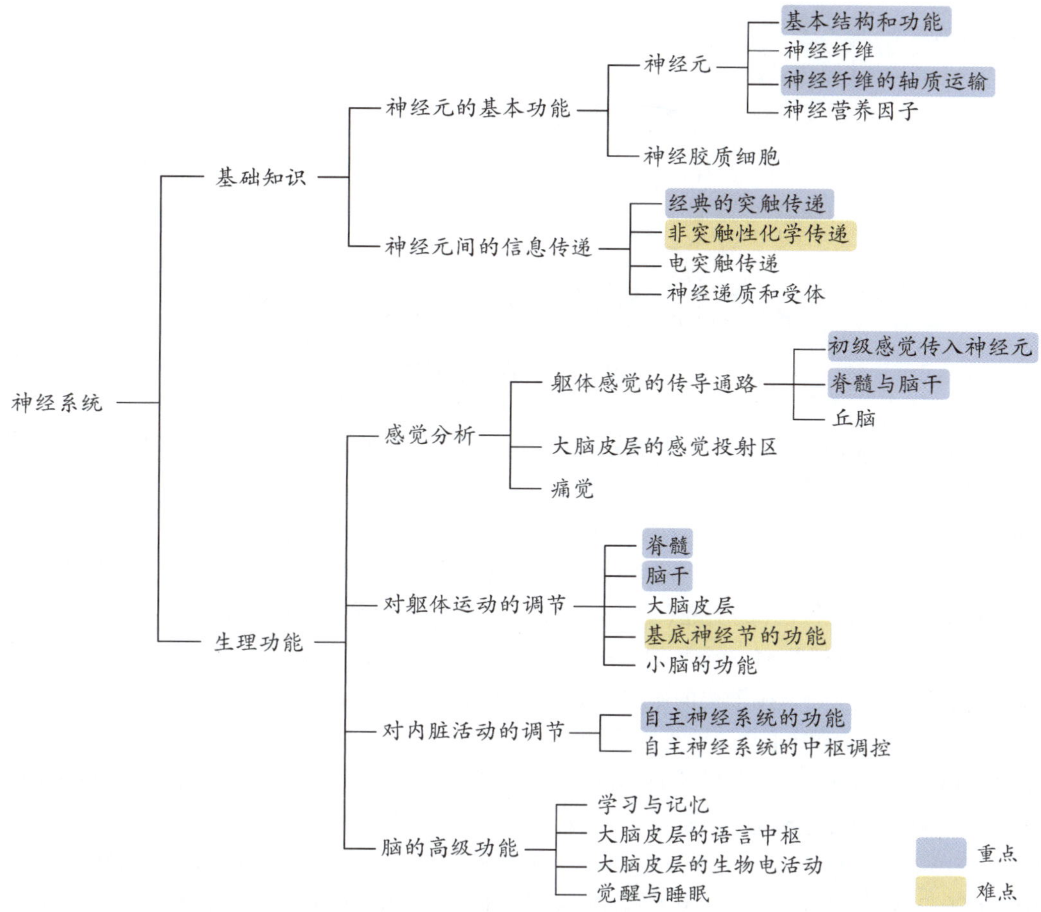

人体是由许多器官、系统所构成。在正常情况下,各器官、系统的活动是协调统一的,并与内、外环境的变化相适应。这是因为体内有两大功能调节系统,一是神经系统,二是内分泌系统,其中起主导作用的是神经系统。神经系统通过各种感受器,感受内、外环境变化的信息,经整合处理后,对各器官、系统的功能进行直接或间接的调节,使机体能够适应内、外环境的变化。

神经系统由**中枢神经系统**(central nervous system, CNS)和**外周神经系统**(peripheral nervous system, PNS)两部分组成。CNS 包括脑和脊髓;外周神经系统一般分为脑神经、脊神经和内脏神经。根据神经的分布情况,将分布于体表、骨、关节和骨骼肌的神经称为躯体神经,分布于平滑肌、心肌和腺体的神经称为自主神经。

本章首先介绍神经生理学的基础知识,即神经元的基本功能和神经元之间信息传递的基本原理,然后分别介绍神经系统的生理功能,包括感觉分析、对躯体运动的调节、对内脏活动的调节和脑的高级功能。

第一节 神经元与神经胶质细胞

一、神经元

神经元(即神经细胞)是神经系统结构和功能的基本单位。在人类 CNS 中,神经元数量巨大,约为 1 000 亿个。根据其功能,可分为三大类:**感觉神经元**(sensory neuron)或**传入神经元**(afferent neuron)、**运动神经元**(motor neuron)或**传出神经元**(efferent neuron)和**中间神经元**(interneuron)。

(一) 神经元的基本结构和功能

尽管神经元的大小和形态各异,但绝大多数神经元都是由以下四个部分组成(图 10-1)。

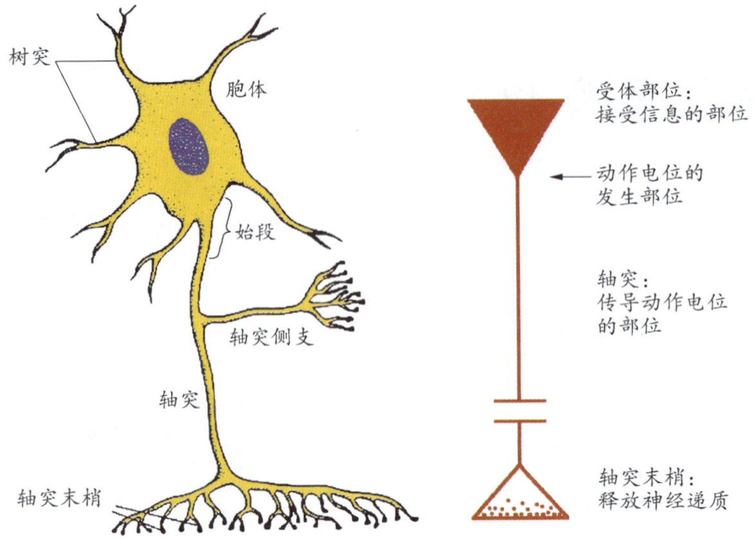

图 10－1 神经元模式图

1. 胞体 胞体(cell body)中含有蛋白质合成所必需的结构,如细胞核、核糖体、高尔基体、线粒体等。神经元突起的代谢和功能活动所需的蛋白质和酶类,绝大部分在胞体合成后再运输到突起。胞体还具有直接接受外来信号传入并进行整合的功能。

2. 树突 一个神经元可有一个或多个树突(dendrite),反复分支呈树枝状。树突上有许多细小的突起,称为**树突棘**(dendritic spine),常与其他神经元的突起(主要是轴突)构成突触。树突的功能主要是接收信息的传入。

3. 轴突 一个神经元一般只有一个轴突(axon)。轴突较为细长,轴突也有许多分支,较大的分支称为**侧支**(collateral)。轴突的起始部分连同紧接轴突的胞体部分称为**始段**(initial segment),是神经元中首先爆发动作电位的部位。轴突具有传导神经冲动(动作电位)和轴浆运输功能。

4. 轴突末梢(axon terminal) 轴突的末端形成许多分支,每个分支的末梢膨大形成**突触小体**(synaptic knob),与其他神经元相接触而形成**突触**(synapse)。当动作电位传至轴突末梢时,能引起末梢释放神经递质。一个神经元通过突触联系能影响许多神经元的活动。反过来,一个神经元也可以接受许多神经元的突触联系。例如,一个脊髓前角运动神经元上可有 2 000 个左右突触,一个大脑皮层锥体细胞约有 30 000 个突触。轴突末梢上的多种可与神经递质或神经调质结合的膜受体,调节轴突末梢递质的释放。因此,轴突末梢也是调节突触传递效能的一个重要部位。

综上所述,神经元是高度分化的细胞,可以接受刺激获得信息,对信息进行分析、整合,产生神经冲动,通过突触传递将信息传递到其他神经元或效应细胞。因此,一个神经元必须与其他神经元共同组成神经网络,才能完成某一功能,如一个躯体初级感觉神经元受刺激而兴奋后,信息需经脊髓背角、丘脑等多次接替,才能到达大脑皮层产生感觉。神经系统的功能实际上是神经网络的功能,而神经元是构成网络的元件。

(二) 神经纤维的功能和分类

轴突和感觉神经元的长树突统称为轴索,轴索外面包有髓鞘或神经膜,便成为**神经纤维**(nerve fiber)。根据髓鞘的有无,神经纤维分为**有髓纤维**(myelinated fiber)和**无髓纤维**(unmyelinated fiber)。实际上,无髓纤维也有一薄层髓鞘,并非完全无髓鞘。形成髓鞘的细胞,在外周神经系统为**施万细胞**(Schwann cell),在 CNS 为**少突胶质细胞**(oligodendrocyte)。髓鞘呈节段性分布,相邻两个节段之间的狭窄部分为**郎飞结**(node of Ranvier)。

1. 神经纤维的兴奋传导功能

(1) 神经纤维传导兴奋的原理:局部电流学说认为,神经纤维的兴奋部位与邻近未兴奋部位之间的电位差将引起局部电流,电流的方向在膜外是由未兴奋部位流向兴奋部位,在膜内是由兴奋部位流向未兴奋部位。这种电紧张电流足以使邻近未兴奋部位的膜去极化达到阈电位水平,从而产生动作电位(图 2－18)。

有髓(鞘)纤维的髓鞘区由很厚的脂质髓鞘包裹,具有较高的跨膜电阻。局部电流跨膜流动时,通过郎飞结区的电流将大于通过髓鞘区的电流。因此,兴奋将发生在结区,即有髓纤维兴奋的传导是**跳跃式传导**(saltatory conduction)(图 2－19)。因此,有髓纤维的传导速度大大高于无髓纤维。

(2) 神经纤维兴奋传导的特征

1) 完整性:神经纤维在结构和功能上的完整性是其传导兴奋的前提条件。当神经纤维的结构受到破坏(如切断神经）或功能障碍（如使用局部麻醉药利多卡因阻断神经纤维的 Na^+ 通道）时，都将影响局部电流通过这些区域，而发生神经传导阻滞。

2）绝缘性：一条神经干内包含有许多神经纤维，在正常情况下，各神经纤维在传导冲动时基本上互不干扰。这是由于局部电流主要在一条纤维上构成回路。此外，包裹神经纤维的髓鞘以及各神经纤维之间的结缔组织亦起一定的绝缘作用。

3）双向性：人为地刺激神经纤维上的任何一点引起兴奋时，可在兴奋点的两侧产生局部电流。因此，神经冲动可沿神经纤维向两端传导。但在体内自然情况下，由于突触传递的单向性，使神经纤维兴奋的传导表现为单向性。

4）相对不疲劳性：在实验情况下，连续电刺激神经十几个小时，神经纤维仍能保持传导兴奋的能力。这是由于神经冲动在神经纤维上的传导耗能极少。突触传递因神经递质的耗竭，较易发生疲劳。

（3）影响神经纤维兴奋传导速度的因素：神经纤维传导兴奋的速度与神经纤维的直径、有无髓鞘、髓鞘的厚度及温度有关。一般而言，神经纤维的直径越大，传导速度越快（表 10－1）。这是因为直径较大，神经纤维的内阻较小，局部电流的强度和空间跨度较大。有髓纤维的传导速度与直径成正比，其传导速度（m/s）约等于 6×直径（μm）。这里的直径是指包括轴索和髓鞘的总直径。轴索与总直径的比例也影响传导速度，二者的最佳比例为 0.6 左右。有髓鞘纤维上的兴奋传导是跳跃式传导，因而比无髓鞘纤维传导快。在一定范围内，温度升高可使兴奋传导速度加快。例如，直径相同的有髓鞘纤维的传导速度，恒温动物比变温动物快。相反，温度降低则使神经纤维的兴奋传导速度减慢。

用电生理方法可准确地测量神经纤维的兴奋传导速度。例如，人上肢正中神经的运动神经纤维和触压觉纤维的传导速度分别为 58 m/s 和 65 m/s。当外周神经病变时，传导速度减慢。因此，测定神经的兴奋传导速度有助于诊断神经纤维的疾患和估计神经损伤的预后。

2. 神经纤维的分类　神经纤维的分类通常采用以下两种方法。

（1）根据电生理特征分类：主要根据传导速度和锋电位等方面的不同，厄兰格（Erlanger）和加瑟（Gasser）将传入和传出神经纤维分为 A、B、C 三类。A 类和 B 类为有髓纤维，而 C 类为无髓纤维（表 10－1）。

表 10－1　哺乳类动物神经纤维的分类（Erlanger/Gasser 分类）

分类	作　用	直径（μm）	传导速度（m/s）	锋电位时程（ms）	绝对不应期（ms）
A_α	肌梭传入、运动传出	12～20	72～120	0.4～0.5	0.4～1.0
A_β	皮肤触压觉传入	5～12	30～72	0.4～0.5	0.4～1.0
A_γ	梭内肌的传出	3～6	18～30	0.4～0.5	0.4～1.0
A_δ	皮肤温痛觉和触觉传入	2～5	12～30	0.4～0.5	0.4～1.0
B	交感神经节前纤维	1～3	6～18	1.2	1.2
C	皮肤痛觉传入、交感神经节后纤维	0.3～1.3	0.5～2.0	2.0	2.0

（2）根据纤维直径和来源分类：劳埃德（Lloyd）和亨特（Hunt）将传入纤维分成Ⅰ、Ⅱ、Ⅲ、Ⅳ四类。Ⅰ类又包括 Ⅰa 和 Ⅰb 两个亚类（表 10－2）。

表 10－2　传入神经纤维的分类（Lloyd/Hunt 分类）

分类	作　用	直径（μm）	传导速度（m/s）	电生理学分类
Ⅰa	肌梭传入	12～22	72～132	A_α
Ⅰb	腱器官传入	12 左右	72 左右	A_α
Ⅱ	皮肤机械感受器传入（触-压、振动觉）	5～12	30～72	A_β
Ⅲ	皮肤痛、温度觉、肌肉的深部压觉传入	2～5	12～30	A_δ
Ⅳ	无髓的痛觉、温度、机械感受器传入	0.1～1.3	1	C

神经纤维的上述两种分类之间存在一定程度的交叉和重叠。目前通常对传出神经纤维采用第一种分类法，而对传入神经纤维采用第二种分类法。

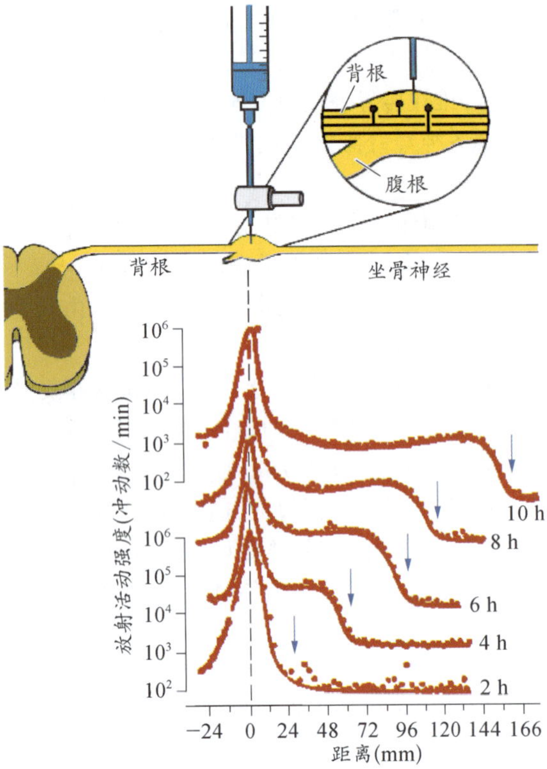

图 10－2 快速轴浆运输速度的测定
(引自 Schmidt 等,1989)

将氚标记的亮氨酸注射入背根神经节,分别于 2、4、6、8、10 小时后测量背根神经节和神经纤维蛋白质的放射活动强度。横坐标为背根神经节到检测部位(箭头)的距离(mm)。纵坐标表示放射活动强度(冲动数/min)。可见,随时间推移,放射标记的蛋白质不断向神经纤维的外周端移动。据此计算出的轴浆快速运输的速度为 410 mm/d。虚线表示氚的放射位点,箭头表示能够检测氚放射性的最近位置

(三) 神经纤维的轴浆运输

神经元是一个代谢的整体,胞体与突起之间必须经常进行双向的物质和信息交流。神经系统中,有的神经元突起较长。例如,支配小腿肌肉的运动神经元,其轴突可长达几十厘米甚至一米以上。然而,合成蛋白质所需的结构只存在于胞体,这意味着在胞体合成的蛋白质必须经**轴浆运输**(axoplasmic transport)到达神经末梢。1948 年维斯(Weiss)等首先发现,结扎坐骨神经几天后,结扎处的近心端(与胞体相连的一端)膨大。他们认为这是由于轴质从胞体流向神经末梢受阻所致。随后大量的实验证明,轴突内轴质流动是经常的、双向性的,既可从胞体流向轴突末梢,也可从轴突末梢流向胞体。胞体合成的物质借轴质流动向末梢运输,而从末梢向胞体的逆向轴质流动,对胞体蛋白质合成可能起反馈调节的作用。图 10－2 示测定快速轴浆运输速度的方法,实验中将氚标记的亮氨酸注射入背根神经节中。随着时间的推移,氚的放射性首先在神经元胞体被检测到,随后在轴突近端被检测到,最后在轴突远端被检测到。用显微镜观察组织培养或在体的神经纤维,确实见到有颗粒在轴质内双向流动的现象。如果将轴突切断,阻断轴质的双向流动,神经元的变性反应不仅发生在轴突的远端,也发生在胞体。说明轴质的物质运输功能对维持神经元结构和功能的完整性具有十分重要的作用。轴浆运输障碍已在多种神经退行性疾病中发现,提示其可能与这些疾病的发生相关。

1. 轴浆运输的方式

(1) 顺向轴浆运输(anterograde axoplasmic transport):即从胞体向末梢运输。按其运输速度又分为**快速运输**(rapid transport)和**慢速运输**(slow transport)两种。

快速运输的物质是具有膜性结构的细胞器,如线粒体、囊泡和分泌颗粒等。在温血动物,快速运输的速度约为 410 mm/d。该速度与神经元的种类(感觉或运动神经元)或神经纤维的粗细无关。

慢速运输可分为两种成分:一种为速度较慢(0.2~2.5 mm/d)的慢成分,所运送的物质为构成细胞骨架的纤维成分,包括微丝、微管的亚单位等;另一种成分的速度约为慢成分的两倍,所运送的物质为多种蛋白质,包括**网格蛋白**(clathrin)、**肌动蛋白**(actin)、**肌动蛋白结合蛋白**(actin-binding protein)和多种酶等。

(2) 逆向轴浆运输(retrograde axoplasmic transport):即从末梢向胞体运输。运输速度约为205 mm/d。逆向运输的物质,除经突触前膜再循环的突触囊泡外,还有神经末梢摄取的外源性物质,如神经营养因子等。这些物质对胞体的代谢和蛋白质合成起重要的调节作用。逆向运输还与某些病理过程有关,如**狂犬病病毒**(rabies virus)、**脊髓灰质炎病毒**(poliomyelitis virus)和**破伤风毒素**(tetanus toxin)都可逆向运输到胞体。此外,某些标志物,如**辣根过氧化物酶**(horseradish peroxidase, HRP),可被轴突末梢摄取后逆向运输到胞体,在神经解剖学研究中用于神经通路追踪。

2. 轴浆运输的分子机制 现已发现胞质中有两种与快速轴浆运输有关的运动蛋白:**驱动蛋白**(kinesin)和**动力蛋白**(dynein)。它们的分子构造与**肌球蛋白**(myosin)相似,有两个具 ATP 酶活性的球形头部和一个尾部(图 10－3)。驱动蛋白或动力蛋白的尾部与被运输的细胞器结合,头部与微管的结合位点结合并分解微管上的 ATP,释放出来的能量供颈部扭动,推动细胞器在微管上滚动前进。因此,有人把这些运动蛋白称为"分子马达"。由于微管有内在的极性,其正端向神经末梢,负端向胞体;驱动蛋白和动力蛋白又都是单向运动蛋白,驱动蛋白使细胞器向微管的正端移动,动力蛋白使细胞器向微管的负端移动。因此,与驱动蛋白结合的细胞器由胞体向神经末梢顺向运输,而与动力蛋白结合的细胞器由神经末梢向胞体逆向运输。慢速轴浆运输的分子机制未明。

(四) 神经的营养性作用和神经营养因子

1. 神经元的营养性作用 神经元对所支配的组织具有两方面的作用,一是**功能性作用**(functional action),神经元的兴奋传导到神经末梢,释放神经递质,作用于靶细胞上的受体,进而调节靶细胞的活动,如肌肉收缩、腺体分泌等;二是**营养性作用**(trophic action),神经末梢经常释放某些营养性因子,对靶组织的代谢活动进行持续性的调节,从而影响其生理、生化和结构的变化。

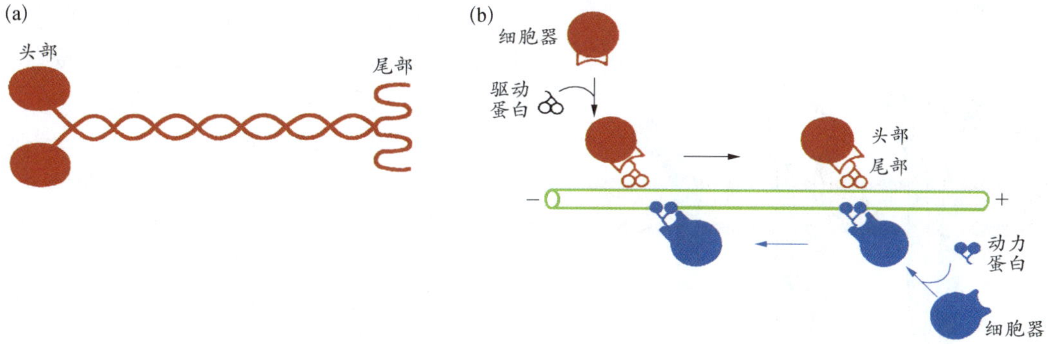

图 10-3 快速轴浆运输的机制

(a) 运动蛋白分子结构示意图;(b) 驱动蛋白和动力蛋白在微管上的运动方向

与功能性作用不同,神经元的营养性作用是一种持续性的长期作用,在正常情况下不易被察觉,但在神经被切断后就能够明显地表现出来。例如,实验性切断运动神经后,肌肉内糖原合成减慢、蛋白质分解加速,导致肌肉萎缩。当缝合神经使其再生后,肌肉内糖原合成加速、蛋白质合成增加而分解减慢,肌肉将逐渐恢复。神经的营养性作用是通过神经末梢经常释放某些营养性因子而完成的,与神经冲动无关。用局部麻醉药持续地阻断神经冲动的传导,并不引起肌肉代谢的明显改变。实验还观察到,如果神经的切断部位较靠近肌肉,肌肉萎缩出现较早;如果神经的切断部位离肌肉较远,则肌肉萎缩出现较晚。这可能是由于营养性因子在胞体合成后,通过顺向轴浆运输流向末梢,因而切断部位越靠近肌肉,营养因子耗竭就越快。脊髓灰质炎(小儿麻痹症)患者及脊髓运动神经元损伤患者出现的明显肌肉萎缩,主要是由于肌肉失去运动神经元的营养性作用所致。

神经的营养性作用还影响所支配组织的生理特性。如将支配慢肌和快肌的神经分别切断,然后将支配快肌神经的中枢端与支配慢肌神经的外周端缝合,待神经再生后,慢肌就可转变为快肌。

2. 神经营养因子 神经元分泌营养性因子调节靶细胞的代谢和功能,反过来,靶细胞和星形胶质细胞也分泌支持神经元的**神经营养因子**(neurotrophin, NT)。神经营养因子作用于神经末梢上的特异性受体,然后被末梢摄取,经逆向轴浆运输到达胞体,调节神经元的代谢和蛋白质合成,从而维持神经元的生长、发育、存活及功能的完整性。

目前,已发现几十种神经营养因子,它们都是蛋白质分子。根据它们的同源性及信号转导机制,主要分为三大家族(表 10-3)。其中,**神经生长因子**(nerve growth factor, NGF)是发现最早,且研究较为深入的神经营养因子。NGF 广泛存在于多种动物,包括人类,并在许多不同组织中被发现。NGF 的主要生理效应为:① 影响神经元的发育和分化。在动物胚胎期注射 NGF 抗体以破坏其作用,将导致交感神经节和背根神经节的神经元受损。② 决定神经轴突的生长方向。虹膜在去除交感神经后,引起 NGF 产生增加,促进交感神经定向长入。③ 维持神经元存活。在**阿尔茨海默病**(Alzheimer's disease)患者,投射到大脑皮层和海马的基底前脑胆碱能神经元大量凋亡。老年大鼠注射 NGF 可防止基底前脑胆碱能神经元的丧失,具有明显的保护作用。

表 10-3 神经营养因子家族

家族	例子
1. 神经生长因子家族	神经生长因子(NGF) 脑源性神经生长因子(BDNF) 神经营养因子-3(NT3) 神经营养因子-4/5(NT4/5) 神经营养因子-6(NT6)
2. 胶质细胞源性神经营养因子家族	胶质细胞源性神经营养因子(GDNF) neurturin persephin
3. 睫状神经营养因子家族	睫状神经营养因子(CNTF) 白细胞介素-6(IL-6) 白血病抑制因子(LIF)
4. 其他	上皮生长因子(EGF) 胰岛素样生长因子(IGF) 成纤维细胞生长因子(FGF)等

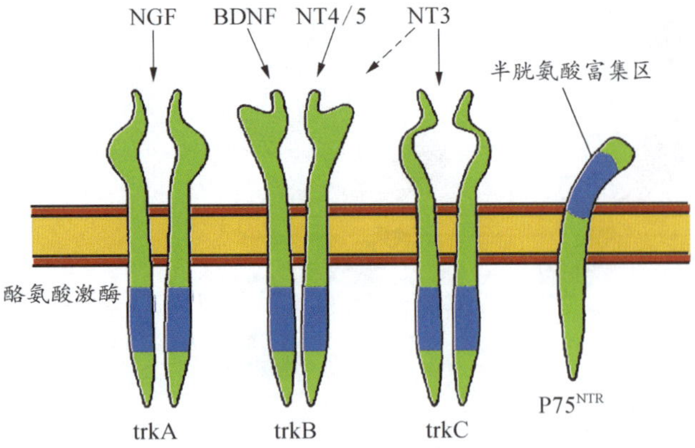

图 10－4 NGF 家族的受体

——►亲和力强；---►亲和力弱

NGF 家族的受体有两类：一类是高亲和力受体——**酪氨酸激酶**(tyrosine kinase)受体(trk 受体)，包括 trkA、trkB 和 trkC 三种，它们以二聚体形式存在。受体与 NGF 家族的结合有一定的特异性，如 NGF 选择性地作用于 trkA，脑源性神经生长因子(brain-derived growth factor, BDNF)和 NT4/5 主要作用于 trkB。NT3 主要作用于 trkC，对 trkA、trkB 也有较弱的作用。NGF 等与受体结合后，激活受体的酪氨酸激酶，导致受体自动磷酸化，通过一系列信号传递的级联反应，而产生生物效应；另一类是低亲和力受体——$P75^{NTR}$受体，该受体可与 NGF 家族的各种神经营养因子结合，但亲和力低。$P75^{NTR}$本身并不介导神经营养因子的作用，但可增强 trkA 与 NGF 的结合(图 10－4)。

二、神经胶质细胞

神经胶质细胞(neuroglial cell)的数量是神经元数量的 10~50 倍，人类有 10 000 亿~50 000 亿个神经胶质细胞。神经胶质细胞一词来源于希腊语名词“glue”(胶，黏着之意)。它们也有一定程度的静息膜电位，但没有产生动作电位的能力。事实上，神经胶质细胞的功能并不仅仅是对神经元起支持作用。神经胶质细胞位于神经元的胞体、树突和轴突的周围，但与邻近的细胞不形成突触样结构，因此不直接参与信息的处理。但是，它们对保持神经系统的正常结构和功能都有重要作用。与神经元不同，成熟的胶质细胞仍然保持分裂增殖的能力，下面介绍几种神经胶质细胞的功能。

1. *星形胶质细胞*　在胶质细胞中，星形胶质细胞(astrocyte)的数量最多，功能也比较复杂，现简要介绍如下。

(1) 机械支持作用：纤维性星形胶质细胞具有较长的突起，它们交织成网，或相互连接构成支架，对神经元的胞体和突起具有支持作用。

(2) 屏障作用：某些星形胶质细胞长突起的末端膨大形成终足(end-feet)，与基底膜和毛细血管的内皮细胞一起构成血-脑屏障(blood-brain barrier)。

(3) 迁移引导作用：一个星形胶质细胞的众多突起可接触上万个神经突触，与突触前膜和突触后膜一起构成三重(tripartite)突触。星形胶质细胞通过吸收神经递质，如谷氨酸和释放统称为胶质细胞递质(gliotransmitter)的多种生物活性物质，如氨基酸、细胞因子和 ATP 等，调节突触传递。

(4) 细胞外液中 K^+浓度稳定作用：神经元的电活动使细胞外液的 K^+浓度升高，星形胶质细胞通过膜上的钠泵，把细胞外液中过多的 K^+泵入胶质细胞内，再通过缝隙连接将其扩散到其他胶质细胞，这对维持神经元的正常电活动有重要作用。当损伤造成神经胶质细胞过度增生时，胶质细胞泵 K^+的功能反而减弱。这时，细胞外液过多的 K^+使神经元去极化，兴奋性增高，形成癫痫病灶。

(5) 营养作用：星形神经胶质细胞分泌多种神经生长因子，如胶质细胞源性神经生长因子(glial cell line-derived neurotrophic factor, GDNF)，对神经元的生长、发育和存活有重要作用。

2. *小胶质细胞(microglia)*　约占全部胶质细胞的 5%，其来源尚有争议，林(Ling)在其 1981 年的实验中指出，小胶质细胞起源于血循环中的单核细胞，进入发育中的 CNS，血脑屏障形成后，留在 CNS，变成小胶质细胞。小胶质细胞是 CNS 中的免疫细胞，可表现为静息和活化两种状态。静息状态的小胶质细胞有较多的细长突起，对 CNS 进行免疫监视；病原体感染、损伤和炎症可激活小胶质细胞。激活状态的小胶质细胞突起减少，呈球状，分泌多种致炎细胞因子，与来源于血液的单核细胞和来源于血管壁的巨噬细胞一起，清除病原体和细胞碎片。

3. *其他神经胶质细胞*　施万细胞和少突胶质细胞分别构成外周和中枢神经纤维的髓鞘，对神经纤维的电信号传导起绝缘作用；在脑发育过程中，某些胶质细胞，如辐射状胶质细胞(radial glia)引导神经元的迁移和决定轴突的生长方向。

第二节　神经元间的信息传递

CNS 约有 1 000 亿个神经元，每个神经元平均可形成 1 000 个突触。神经元之间主要通过突触来进行快速、准确的信息传递，并进行某种形式的信息处理。神经元之间的信息传递是通过化学物质传递还是通过电信号直接传递，这个问题曾有过长期的激烈争论。大量研究表明，化学性突触传递是神经元间信息传递的主要形式。同时，神经元间也存在相当数量的直接电传递。

一、经典的突触传递

（一）突触的微细结构和分类

1. 突触的微细结构　经典的突触指**化学性突触**（chemical synapse）。由**突触前膜**（presynaptic membrane）、**突触后膜**（postsynaptic membrane）和二者之间的**突触间隙**（synaptic cleft）三部分组成（图10－5）。在电子显微镜下，突触前膜和突触后膜较一般神经细胞膜稍增厚，约7.5 nm，突触间隙宽为20～40 nm，内有糖胺聚糖和糖蛋白。在突触前膜内侧的轴质内，含有较多的线粒体和大量的含高浓度神经递质的**突触囊泡**（synapse vesicle）。突触囊泡直径为20～80 nm，一般分三类：① 小而清亮透明的囊泡，内含ACh或氨基酸类递质；② 小而有致密核心的囊泡，内含儿茶酚胺类递质；③ 大而有致密核心的囊泡，内含神经肽类递质。当冲动传导到突触前神经末梢时，靠近突触前膜的区域，即**活化区**（active zone），区内的神经递质可直接释放到突触间隙，而活化区以外的囊泡需先到达该区，然后才能释放。与突触前膜相对应的突触后膜增厚，形成**突触后致密区**（postsynaptic density），致密区上存在多种特异性受体、离子通道和多种激酶。

2. 突触的分类　根据突触前后成分的构成，经典的突触可分三类（图10－6）：**轴突-胞体式突触**（axo-somatic synapse），为前一神经元的轴突与后一神经元的胞体相互接触而形成的突触；**轴突-树突式突触**（axo-dendritic synapse），为前一神经元的轴突与后一神经元的树突形成的突触，这类突触如发生于树突干，称为**干突触**（shaft synapse），如发生于树突棘，则称为**棘突触**（spine synapse）；**轴突-轴突式突触**（axo-axonic synapse），为两个神经元的轴突而形成的突触。

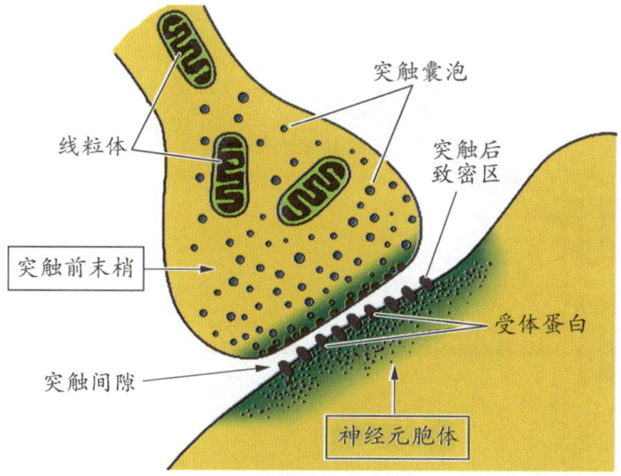

图10－5　突触的微细结构模式图（引自Vander等，2001）

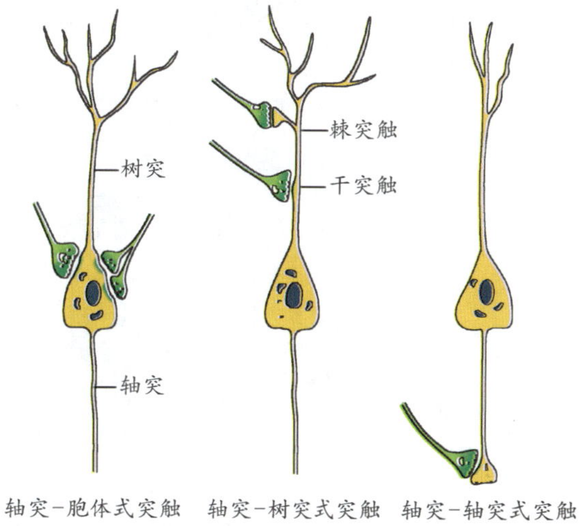

图10－6　突触的基本类型（引自Kandel E R等，2000）

（二）化学性突触传递的过程

1. 突触前过程　突触前神经元兴奋时，动作电位沿轴突传到突触前膜，突触前膜的去极化使前膜上的电压门控Ca^{2+}通道开放，Ca^{2+}由细胞外液进入突触前神经末梢内。突触前膜内Ca^{2+}浓度的升高引起突触囊泡与突触前膜接触、融合及胞裂，使神经递质释放入突触间隙，与突触后膜的受体-通道结合，使其开放，导致Na^+内流进入突触后神经元（图10－7）。

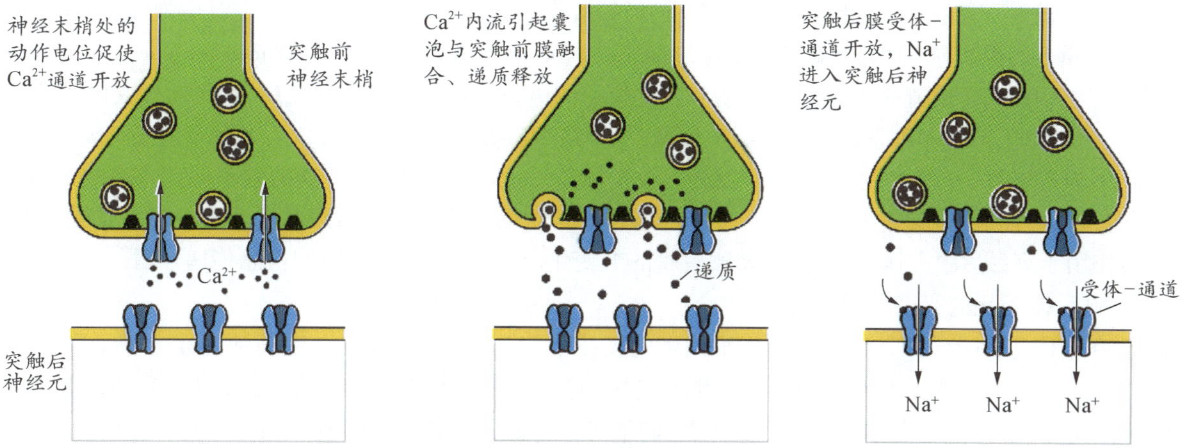

图10－7　化学性突触传递过程

Ca^{2+}是神经末梢兴奋—释放偶联的关键离子。在枪乌贼巨突触上的实验表明,动作电位期间,活化区内胞质Ca^{2+}浓度可在200~300 ms内升高上千倍。长期以来人们认为,Ca^{2+}在递质释放中可能起两方面作用:一是降低轴质的黏度,有利于突触囊泡的位移;二是消除突触前膜内的负电位,促进突触囊泡与突触前膜的接触。目前认为神经递质释放需经历突触囊泡的动员、摆渡、着位、融合和出胞等一系列步骤(图10-8),静息时,突触囊泡膜被突触蛋白(synapsin)锚定于细胞骨架丝上。当轴质中的Ca^{2+}浓度升高时,Ca^{2+}与轴质中的钙调蛋白(calmodulin, CaM)结合为Ca^{2+}-CaM复合物,激活了Ca^{2+}-CaM依赖的蛋白激酶Ⅱ(Ca^{2+}-CaM KⅡ),促使突触蛋白磷酸化,减弱了其与细胞骨架丝的结合力,使囊泡解脱出来,这一步骤称为动员(mobilization)。游离的突触囊泡在小分子G蛋白Rab3/Rab27帮助下摆渡(trafficking)到活化区。随后突触囊泡又在突触囊泡蛋白(v-SNARE或synaptobrevin)和突触前膜中的靶蛋白(t-SNARE)参与下着位(docking)到突触前膜上。最后,突触结合蛋白(synaptotagmin或p65)在轴质内高Ca^{2+}条件下发生变构,消除其对融合的钳制作用,于是突触囊泡膜和突触前膜发生融合(fusion),并形成暂时的融合孔,递质即从囊泡释出即出胞(exocytosis)。目前已鉴定的靶蛋白有突触融合蛋白(syntaxin)和Snap-25两种。

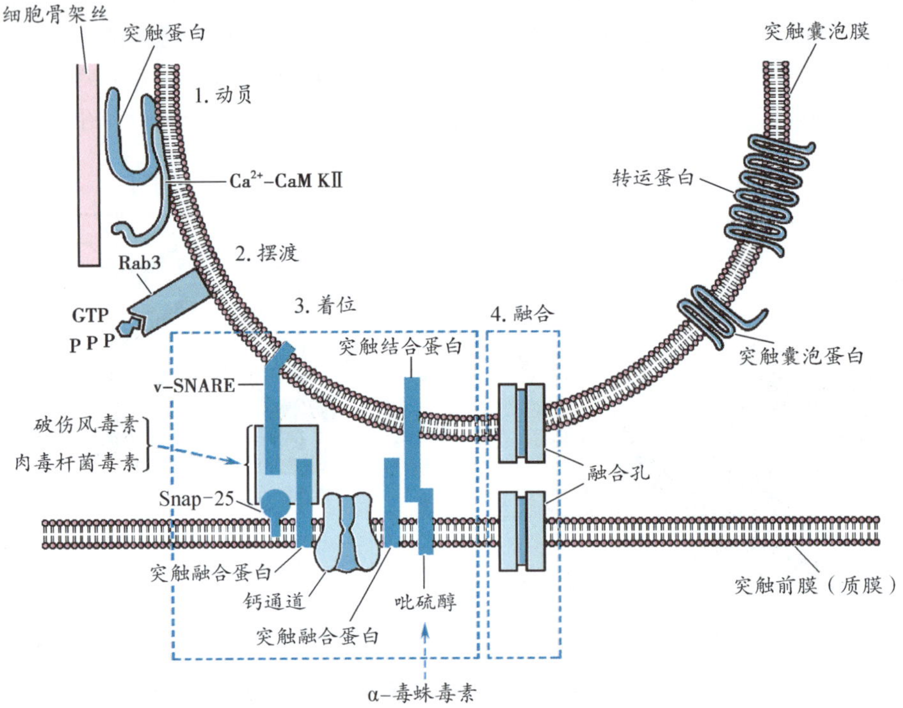

图10-8 突触传递过程中突触囊泡释放递质示意图(改自Kandel E R等,2000)

图示突触传递过程中突触囊泡在Ca^{2+}的触发下,须经动员、摆渡、着位和融合等一系列步骤才能将递质释放到突触间隙中

着位和融合分别用两个虚线框分开;虚线箭头表示多种神经毒素(如破伤风毒素、肉毒杆菌毒素、α-毒株毒素等)的作用部位

2. 突触后过程 释放入突触间隙的神经递质,经扩散作用于突触后膜受体,引起突触后神经元活动的改变(图10-7)。突触后膜上的受体有两类:**促离子型受体**(ionotropic receptor)和**促代谢型受体**(metabotropic receptor)。促离子型受体激活时直接引起离子通道的开放,使突触后膜发生快速的电位变化,持续仅数毫秒。促代谢型受体激动时可刺激细胞内第二信使的形成,如cAMP等。许多第二信使通过激活**蛋白激酶**(protein kinase),后者再直接或间接使离子通道磷酸化,从而导致离子通道的开放或关闭。代谢型受体可改变神经元的兴奋性和突触传递的效率,变化持续数秒到数分钟。

综上所述,化学性突触传递过程是一个电-化学-电相互转化的过程:突触前膜的动作电位转化为化学物质的释放,化学物质作用于突触后膜受体,再转化为突触后膜的电变化,从而完成神经元间的信息传递过程。

(三)突触后神经元的兴奋与抑制

20世纪50年代初,埃克尔斯(Eccles)使用胞内微电极技术,首次在脊髓前角α运动神经元上记录到两种变化相反的突触后电位:兴奋性突触后电位和抑制性突触后电位,它们分别使突触后神经元产生快速的兴奋或抑制。

1. 兴奋性突触后电位与突触后兴奋 膝反射是研究突触传递的有用模型(图10-9a)。在该反射中,肌梭传入神经纤维直接与支配伸肌的脊髓前角α运动神经元形成兴奋性突触,同时通过侧枝兴奋抑制性中间神经元,后者与

前角支配屈肌的 α 运动神经元形成抑制性突触。如图 10－9b 所示，如用微电极插入支配伸肌的脊髓前角 α 运动神经元胞体内，可测得其静息电位约为-70 mV。当刺激该神经元所支配肌肉的肌梭传入神经纤维时，经过约 0.5 ms 的潜伏期，α 运动神经元胞体的突触后膜即发生去极化，并以电紧张方式扩布到神经元胞体，使膜电位与阈电位距离缩小。因此，这种电位变化称为**兴奋性突触后电位**（excitatory postsynaptic potential，EPSP）。EPSP 的上升相较快，在 1.0～1.5 ms 时达到最大值，然后呈指数下降，整个电位持续 10～20 ms。EPSP 是一种分级电位，其幅度随刺激强度的增大而增大，这是由于刺激强度增大时，兴奋的传入纤维数目增多，参与活动的突触数目增多。当 EPSP 增大达到阈电位水平时（如膜电位由-70 mV 去极化到-52 mV 左右），则在轴突始段产生可扩布性的动作电位，动作电位向神经末梢和胞体及树突两个方向传导，从而使整个神经元发生一次兴奋。

动作电位首先在轴突始段爆发的原因是：轴突始段细胞膜上的电压门控 Na^+ 通道密度较高（比胞体细胞膜上高 7 倍），因此轴突始段的阈电位水平明显低于神经元的其他部位。在轴突始段，去极化 10～20 mV 就可达到阈电位，而在胞体则需去极化 30 mV 以上才达到阈电位。因此始段是第一个爆发动作电位的部位。

EPSP 和终板电位一样，都是突触后膜产生局部兴奋的表现。EPSP 的产生机制是：突触前末梢释放某种兴奋性递质（如谷氨酸）作用于突触后膜上的受体，使阳离子通道开放，突触后膜对 Na^+ 和 K^+ 的通透性增高，产生大量的 Na^+ 内流和少量的 K^+ 外流，形成了净的内向离子电流，从而导致突触后膜去极化（图 10－9b）。

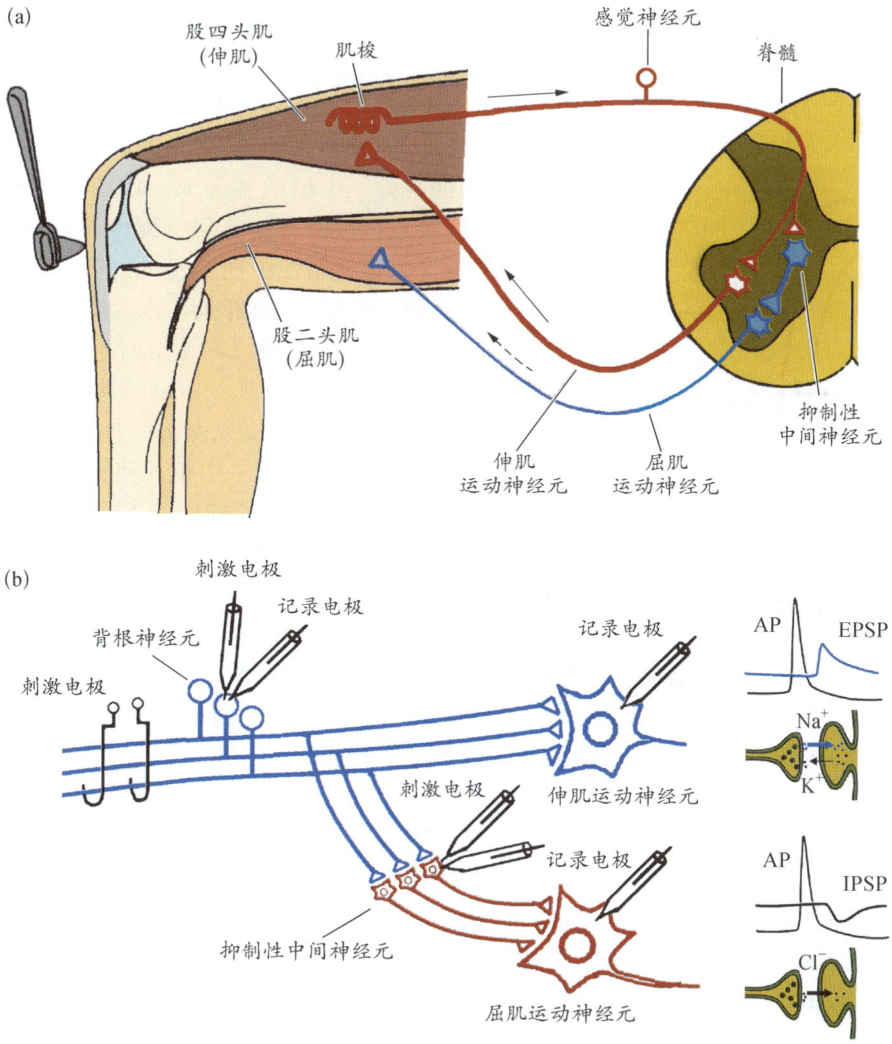

图 10－9 兴奋性突触后电位（EPSP）和抑制性突触后电位（IPSP）（改自 Kandel E R 等，2000）

（a）膝反射的神经环路；（b）兴奋性突触后电位和抑制性突触后电位的记录及产生机制

（b）左图示刺激电极和记录电极的位置。（b）右图示刺激伸肌的肌梭传入纤维（多根）可在伸肌运动神经元记录到 EPSP，在屈肌运动神经元记录到 IPSP。用微电极刺激支配伸肌的单个肌梭传入神经元的胞体可在支配同一肌肉的 α 运动神经元记录到 EPSP；刺激单个中间抑制性神经元在屈肌运动神经元记录到 IPSP。EPSP 的产生是由于肌梭传入末梢释放谷氨酸，引起突触后膜对 Na^+ 和 K^+ 的通透性增高（Na^+ 内流大于 K^+ 外流）；而 IPSP 则是由于抑制性中间神经元释放 GABA，引起突触后膜对 Cl^- 的通透性增高，导致 Cl^- 内流

综上所述,兴奋通过突触的过程如下:突触前神经元的轴突末梢兴奋→突触前膜释放兴奋性递质→递质通过突触间隙扩散并作用于突触后膜上的受体→突触后膜对 Na^+ 和 K^+ 的通透性增高,Na^+ 内流超过 K^+ 外流而出现 EPSP→EPSP 总和达到阈电位水平时,在突触后神经元的轴突始段产生动作电位→使整个突触后神经元兴奋。如果 EPSP 没有达到阈电位水平,虽不能引起动作电位,但由于膜电位与阈电位距离缩小,使突触后神经元兴奋性升高,而表现为**易化**(facilitation)。

2. 抑制性突触后电位与突触后抑制　在上述实验中,如果把微电极插入支配屈肌的脊髓前角 α 运动神经元内,电刺激伸肌的肌梭传入纤维,可记录到突触后膜发生超极化的电位变化,膜电位从 -70 mV 向 -80 mV 水平靠近,即膜电位远离阈电位,使该运动神经元的兴奋性降低,不容易发生兴奋。因此,把这种电位变化称为**抑制性突触后电位**(inhibitory postsynaptic potential,IPSP)(图 10-9b)。刺激引起 IPSP 的潜伏期较 EPSP 的潜伏期长,一般为 1~1.25 ms。说明伸肌肌梭的传入纤维不能直接引起屈肌运动神经元产生 IPSP,其间必须经过一个抑制性中间神经元传递。IPSP 和 EPSP 的变化在时程方面极为相似,但电位变化的方向刚好相反。IPSP 也具有局部反应的一般特点:分级反应,可以总和,电紧张扩布等。产生 IPSP 的机制是:抑制性中间神经元释放某种抑制性递质(如 GABA)作用于突触后膜的受体,使突触后膜对 Cl^- 通透性增高,Cl^- 顺浓度梯度内流,从而使突触后膜超极化,出现 IPSP。这种通过抑制性中间神经元释放抑制性递质,使突触后神经元产生 IPSP,而使突触后神经元发生的抑制称为**突触后抑制**(postsynaptic inhibition)。

在哺乳类动物,所有的突触后抑制都是由抑制性中间神经元的活动引起的。一个兴奋性神经元能直接引起另一神经元的兴奋,但不能直接引起另一神经元产生突触后抑制,它必须先兴奋一个抑制性中间神经元,转而抑制其他神经元。根据抑制性中间神经元的功能和联系方式,突触后抑制分为**传入侧支性抑制**(afferent collateral inhibition)和**回返性抑制**(recurrent inhibition)两种。

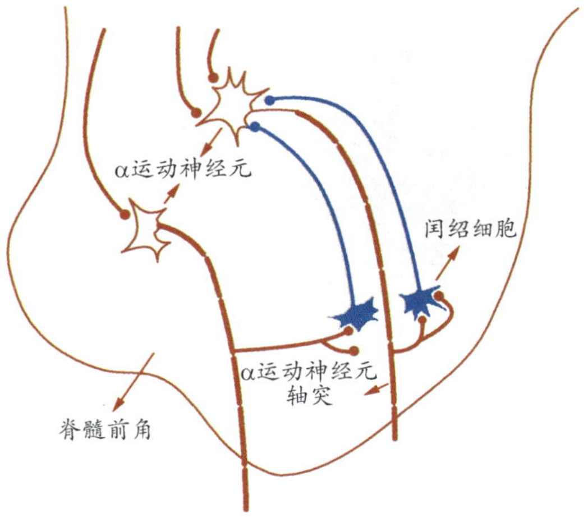

图 10-10　回返性抑制

(1) 传入侧支性抑制:是指感觉纤维进入中枢后,一方面使某一中枢的神经元产生突触后兴奋,另一方面发出侧支兴奋抑制性中间神经元,转而抑制另一中枢的神经元。如图 10-9a 所示,刺激伸肌肌梭的传入纤维直接兴奋脊髓前角支配伸肌的 α 运动神经元,同时传入纤维的侧支兴奋抑制性中间神经元,转而抑制支配屈肌的 α 运动神经元,导致伸肌收缩、屈肌舒张。传入侧支性抑制也称为**交互抑制**(reciprocal inhibition)。其意义在于协调不同中枢之间的活动。

(2) 回返性抑制:是指某一中枢的神经元兴奋时,其传出冲动沿轴突外传,同时经轴突的侧支兴奋另一抑制性中间神经元,转而抑制原先发动兴奋的神经元及同一中枢其他神经元的活动。如图 10-10 所示,脊髓前角 α 运动神经元的轴突支配骨骼肌,同时轴突在脊髓内发出侧支,与抑制性中间神经元**闰绍细胞**(Renshaw cell)形成兴奋性突触联系,闰绍细胞的轴突返回来与脊髓前角 α 运动神经元形成抑制性突触联系。闰绍细胞兴奋时释放抑制性递质甘氨酸,抑制原先发动兴奋的神经元及同一中枢其他神经元的活动。回返性抑制的意义是使神经元的活动及时终止,同时也促使同一中枢内许多神经元的活动同步。海马和丘脑神经元的同步化活动与这些部位存在的回返性抑制有关。使用甘氨酸受体拮抗剂(士的宁)或破伤风毒素破坏闰绍细胞的功能,将引起强烈的肌肉痉挛。

(四) 突触传递的特征

突触传递明显不同于冲动在神经纤维上的传导,故兴奋在中枢的传播有如下特征。

1. 单向传递　兴奋在神经纤维上的传导是双向性的,但突触传递是单向性的,即只能由突触前末梢向突触后神经元传递。因为只有突触前膜能释放神经递质。但是,近年来发现,突触后神经元也能释放一些化学物质[如一氧化氮(NO)、多肽等]可逆行性地扩布到突触前末梢,调节突触前神经元的递质释放过程。因此,突触前后的信息沟通是双向性的。

2. 突触延搁　据测定,兴奋通过一个突触耗时 0.3~0.5 ms,比兴奋在神经纤维上传导通过同样的距离要慢得多。这是因为突触传递过程包括多个环节,如突触前膜释放递质、递质扩散并发挥作用等。反射活动中,反射弧的中枢部分往往有多个突触接替。所以,兴奋通过反射弧的中枢部分比较缓慢,称为**中枢延搁**(central delay)。兴奋通过的突触数目愈多,中枢延搁时间就愈长。在一些多突触反射中,中枢延搁常达 10~20 ms。与大脑皮层活动相联系的反射,中枢延搁可达 500 ms 左右。

3. 总和　单根传入纤维的单一冲动只能使突触后神经元产生较小的 EPSP,仅能引起该神经元的局部阈下兴奋,不能发生扩布性兴奋。EPSP 必须**总和**(summation)才能使突触后神经元去极化达到阈电位水平,从而爆发动作电位。总和包括**空间总和**(spatial summation)和**时间总和**(temporal summation)(图 10-11)。在 CNS 中,一个突触后神经元通常与许多突触前神经元的末梢形成突触联系，例如，脊髓前角运动神经元上有上千个突触，其中有兴奋性突触也有抑制性突触。突触后神经元是兴奋还是抑制，取决于全部突触产生的突触后电位（包括 EPSP 和 IPSP）的总和。如果总和的结果是 EPSP 占优势，并达到阈电位水平，则突触后神经元产生动作电位；如果总和的结果是 IPSP 占优势，则突触后神经元发生超极化，处于抑制状态。

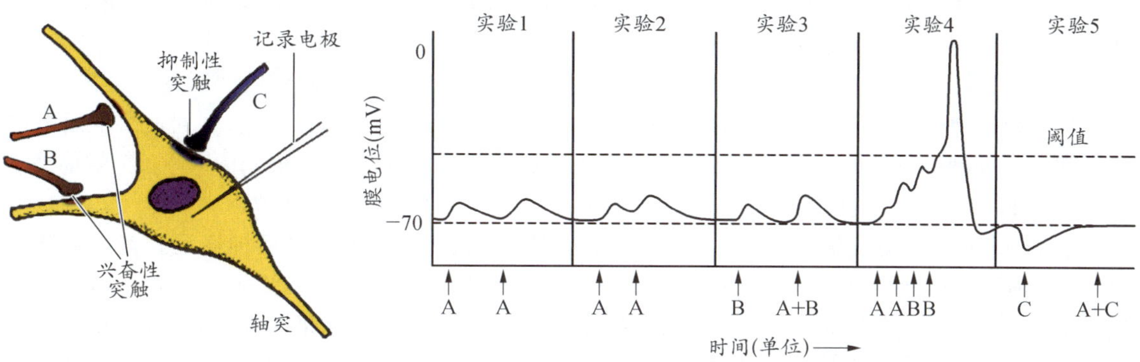

图 10－11　突触后电位的总和（引自 Vander 等，2001）

轴突 A 和轴突 B 与所记录的神经元形成兴奋性突触，而轴突 C 与其形成抑制性突触。实验 1：当间隔较长的两个刺激作用于轴突 A 时，在突触后神经元引起两个 EPSP。实验 2：缩短两个刺激之间的时间间隔，则在后一个 EPSP 出现时，前一个 EPSP 尚未完全衰减，两个去极化电位可以相加，产生一个较大的 EPSP，即时间总和。实验 3：单独刺激轴突 B 引起较小的 EPSP，同时刺激轴突 A 和轴突 B，则引起一个较大的 EPSP，即空间总和。实验 4：EPSP 总和（时间总和和空间总和）达到阈电位水平，突触后神经元产生动作电位。实验 5：刺激轴突 C 在突触后神经元引起 IPSP。同时刺激轴突 A 和轴突 C 时，IPSP 和 EPSP 发生总和，结果是突触后神经元膜电位不变。箭头表示刺激

4. *对内环境变化敏感和易疲劳*　由于突触间隙与细胞外液相沟通，因而内环境变化，如缺氧、CO_2 增加、麻醉剂以及某些药物等，可以通过突触间隙来影响突触传递的某些环节，改变突触的传递能力。突触也是反射弧中最易疲劳的环节。实验表明，用较高频率连续刺激突触前神经元时，几毫秒或几秒后，突触后神经元的放电频率即很快减少，反射活动也明显减弱。相比之下，高频连续刺激神经纤维，一般在数小时内其放电频率不会减少。突触传递易疲劳的原因可能与递质耗竭有关。

5. *后发放与反馈*　后发放可发生在环式联系的反射通路中。

（五）神经元之间的联系方式

单一神经元传递和处理信息的能力是十分有限的。神经元之间借助于突触联系形成复杂的网络系统，对信号进行传递和处理。神经元是构成神经网络的元件，神经元之间不同的联系方式决定了网络的功能。神经元之间常见的联系方式有以下几种（图 10－12）：**辐散**（divergence）式联系，即一个神经元的轴突通过分支与许多神经元建立突触联系。这种连接方式使一个神经元的兴奋可以同时引起多个神经元的兴奋或抑制；**聚合**（convergence）式联系，即一个神经元与多个神经元的轴突末梢形成突触，使多个神经元的兴奋或抑制在同一神经元进行整合；**环状**（recurrent circuit）联系，即多个神经元联结成一个神经回路。如果回路中的中间神经元为兴奋性神经元，则在刺激停止后的一定时间

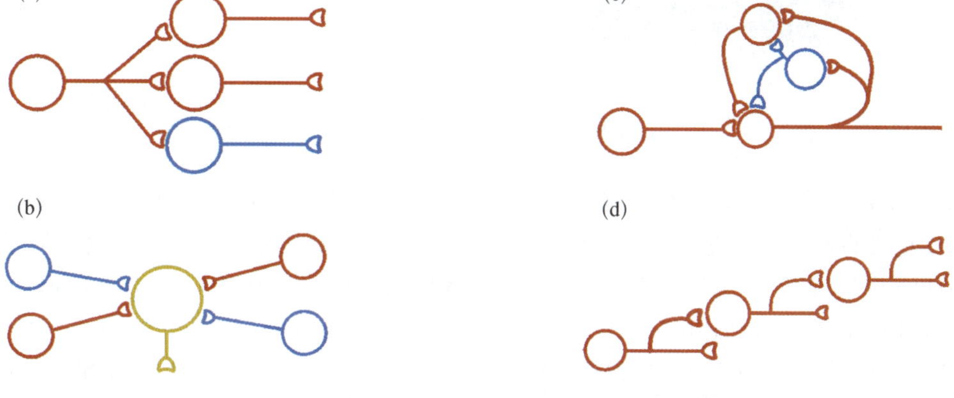

图 10－12　神经元之间常见的联系方式示意图

（a）辐散式联系；（b）聚合式联系；（c）环状联系；（d）链锁状联系

内,传出通路上仍然持续发放冲动(正反馈),这种情况称**后发放**(after discharge)。如果回路中的中间神经元为抑制性神经元,则使兴奋能及时终止(负反馈);**链锁状**(chain circuit)联系,一个神经元的活动可引起多个神经元的连锁反应,扩大了作用的空间范围。

(六)突触传递的调制

突触传递的效能受多种因素的调制,凡是能影响突触前末梢递质释放和突触后膜受体功能的因素都能调制突触传递的效率。

1. 突触前末梢上的轴突-轴突型突触对突触传递的调制　Ca^{2+}是兴奋-释放偶联的关键离子,突触前末梢上的轴突-轴突型突触,通过调制突触前末梢的Ca^{2+}内流量,改变突触前膜递质的释放量,从而使突触后电位减小或增大。前者称为**突触前抑制**(presynaptic inhibition),后者称为**突触前易化**(presynaptic facilitation)。突触前抑制和突触前易化在哺乳类动物的CNS中广泛存在,因而在调节CNS的生理活动中占有重要的地位。

(1)突触前抑制:通过改变突触前膜的活动,使神经递质释放减少引起的突触后神经元兴奋性降低称突触前抑制。如图10-13a所示,突触前末梢A与运动神经元形成轴突-胞体型突触,末梢A兴奋时释放兴奋性递质,引起运动神经元产生EPSP。末梢A还与中间神经元B的末梢形成轴突-轴突型突触。如果仅兴奋神经元B,运动神经元的膜电位不发生任何改变。如果先兴奋神经元B,一定时间后再兴奋末梢A,则在运动神经元内记录到的EPSP较单独兴奋末梢A时明显减小。说明神经元B的活动抑制了突触前末梢A和运动神经元之间的突触传递。

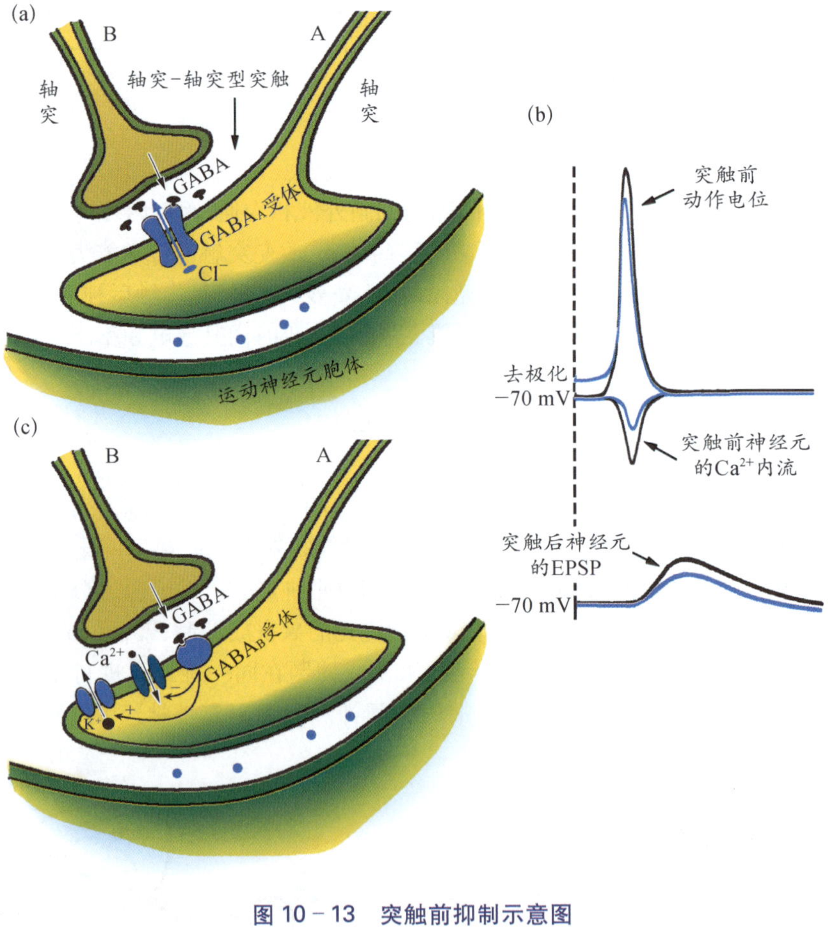

图10-13 突触前抑制示意图

突触前抑制的机制是,末梢B兴奋时释放递质GABA,激活末梢A上的$GABA_A$受体,该受体是一种氯通道。由于轴突末梢内Cl^-浓度比细胞外液高,氯通道开放导致Cl^-外流,引起末梢A去极化。(注意:这与前述的突触后抑制不同,由于神经元胞体内的Cl^-浓度比胞外低,Cl^-通道开放引起Cl^-内流而产生超极化。)当兴奋传到末梢A时,由于膜内外电位梯度减小,Na^+内流减少导致动作电位幅度变小。因为动作电位的幅度决定Ca^{2+}内流量,动作电位幅度变小导致流入末梢A的Ca^{2+}减少,使末梢A释放的兴奋性神经递质减少,导致运动神经元产生的EPSP减小(图10-13b)。此外,在脊髓背角的感觉传入神经元和交感神经末梢也存在如图10-13c中的突触前末梢A,存在有$GABA_B$受体,GABA与它结合后:通过G蛋白介导,使K^+通道开放,K^+外流增加,导致突触前末梢A兴奋时动作电位时程缩短,Ca^{2+}

内流减少;或者通过 G 蛋白直接使末梢 A 的 Ca^{2+}通道关闭,也将减少末梢 A 的 Ca^{2+}内流。上述 K^+通道开放和 Ca^{2+}通道关闭引起的 Ca^{2+}减少,都使末梢 A 释放的兴奋性递质减少,最终导致突触后神经元的 EPSP 减小(图 10－13c)。除 GABA 外,其他一些递质(如脑啡肽等)也能通过 G 蛋白影响 Ca^{2+}通道和 K^+通道的功能而介导突触前抑制。

突触前抑制在中枢神经系统中广泛存在,尤其多见于感觉传入途径,对感觉传入活动有重要的调节作用。与突触后抑制不同,突触前抑制可选择性地抑制特定信息的传入,而不影响神经元对其他信息的反应。突触前抑制可发生在不同种类的感受器传入活动之间,也可发生在同类感受器的不同感受野之间。一条感觉传入纤维的兴奋冲动传入中枢后,它沿本身特定的通路传向高位中枢,同时还通过突触前抑制的方式限制其他传入纤维的活动。突触前抑制的潜伏期较长,这可能是由于传入神经必须通过两个以上中间神经元的多突触接替,才能与其他传入神经末梢形成轴突-轴突型突触。突触前抑制约在刺激传入神经后 20 ms 左右发展到高峰,其后抑制作用逐渐减弱,整个抑制过程持续 100~200 ms。

(2) 突触前易化:突触前末梢上的轴突-轴突型突触不仅能抑制突触传递,也能易化突触传递。在图 10－14a 中,如果中间神经元 B 释放的递质抑制突触前末梢 A 的 K^+外流,使到达末梢 A 的动作电位的复极化过程减慢,动作电位时程延长,导致 Ca^{2+}内流增加,转而引起末梢 A 兴奋时释放的兴奋性递质增多,最终可使运动神经元产生的 EPSP 增大,即产生了突触前易化。对海兔(aplysia)缩腮反射敏感化机制的研究发现,易化性中间神经元兴奋时释放 5－HT,引起突触前末梢 A 内的 cAMP 水平升高,使 K^+通道发生磷酸化而关闭,从而延缓了末梢 A 兴奋时动作电位的复极化过程,进入末梢 A 的 Ca^{2+}数量增加,末梢 A 释放递质增多,导致运动神经元上的 EPSP 增大(图 10－14b)。

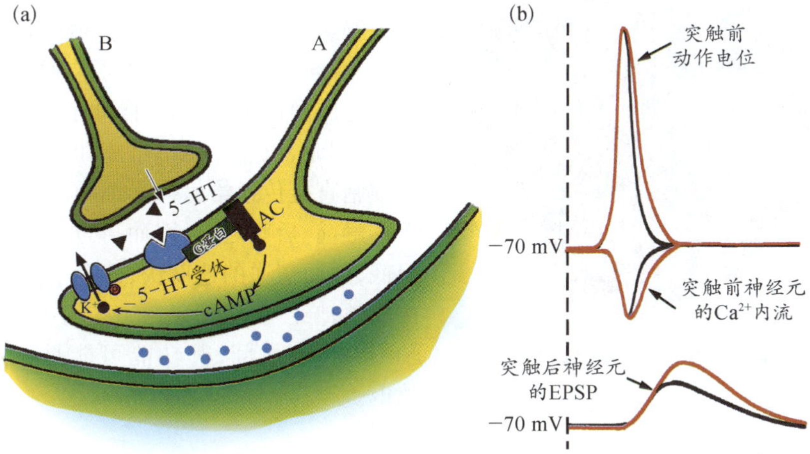

图 10－14　突触前易化示意图

2. 突触传递的活动依赖性调制　突触传递的效率并不是固定不变的,突触的重复活动可以使其传递效率发生短时程或长时程的增强或减弱,这种突触传递效率的改变,称为**突触传递的可塑性**(plasticity of synaptic transmission)。CNS 的可塑性是行为可塑性,特别是脑的学习和记忆等高级功能活动的基础。有关这方面的知识将在本章"第六节脑的高级功能"中介绍。

二、非突触性化学传递

非突触性化学传递(non-synaptic chemical transmission)最初是在研究交感节后神经元对平滑肌和心肌的支配方式时发现的。应用荧光组织化学等方法进行观察,发现交感神经肾上腺素能神经元的轴突末梢有许多分支,分支上有串珠状的膨大结构,称为**曲张体**(varicosity)。曲张体外无施万细胞包裹,内含大量小而有致密中心的突触囊泡,囊泡内含有高浓度的去甲肾上腺素。曲张体是递质释放的部位,但曲张体与效应器细胞之间并不形成经典的突触联系(图 10－15)。曲张体沿末梢分支分布于效应器细胞近旁,当神经冲动到达曲张体时,递质从曲张体释放出来,通过组织液扩散到效应器细胞膜受体,使效应器细胞发生反应。这样的结构使一个神经元能够支配许多效应器细胞。

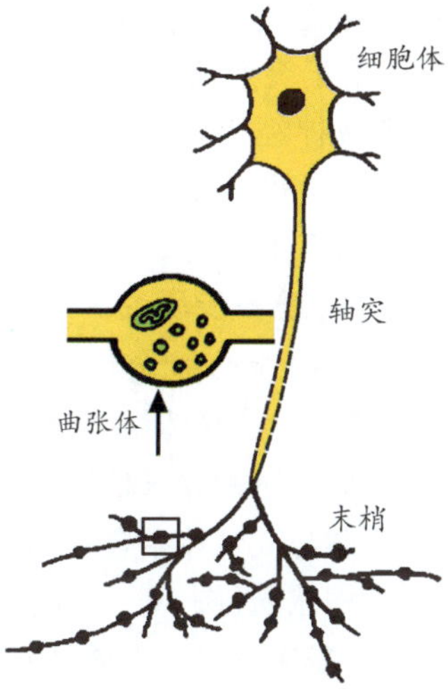

图 10－15　交感神经肾上腺素能神经元示意图

现已明确,非突触性化学传递也存在于 CNS 内。例如,大脑皮层内有直径很细的无髓鞘的去甲肾上腺素能纤维,其分支上有许多曲张体,这种曲张体绝大部分不与其支配的神经元形成经典的突触,所以其传递属于非突触性化学传递。在黑质中,多巴胺能纤维也有许多曲张体,且绝大多数也能进行非突触性化学传递。此外,中枢内 5 - HT 能纤维也能进行非突触性化学传递。由此看来,单胺类神经纤维都能进行非突触性化学传递。非突触性化学传递也能在轴突末梢以外的部位进行,如有的轴突膜能释放 ACh,有的树突膜能释放多巴胺。

与经典的化学性突触传递相比,非突触性化学传递具有以下特点:① 不存在突触前膜与后膜的特化结构;② 不存在 1∶1 的支配关系;一个曲张体能支配较多的效应器细胞;③ 曲张体与效应器细胞间的距离一般大于 20 nm,甚至可达几十微米;④ 递质扩散距离较远,传递费时较长,可长于 1 s;⑤ 释放的递质能否产生效应,取决于效应器细胞上有无相应受体。

三、电突触传递

在神经系统的某些区域,如大脑皮层感觉区的星状细胞,小脑皮层的篮状细胞和星状细胞,视网膜的水平细胞和双极细胞,嗅球的僧帽细胞等处,神经元之间还存在**电突触传递**(eletrical synaptic transmission)。电突触传递与化学性传递有本质上的差别。电突触的结构基础是**缝隙连接**(gap junction)(图 10 - 16)。在两个神经元紧密接触的部位,两层膜相隔仅约 2 nm,连接部位的细胞膜并不增厚,胞质内不存在突触囊泡,两侧膜上各有由6 个亚单位组成的**连接蛋白**(connexon)跨膜对接,形成了沟通两个细胞胞质的水相通道。这些通道允许带电小离子和分子量在1.5 kDa 以下的小分子通过,同时,也允许局部电流和 EPSP 以电紧张扩布方式从一个细胞直接传递给另一个细胞。电突触传递的特点是:由于无突触前、后膜之分,因而可进行双向传递;又由于通道的电阻低,因而传递的速度快,几乎不存在潜伏期。电突触主要连接同类神经元,常见于树突与树突、胞体与胞体、轴突与胞体、轴突与树突之间,其功能可能是促进相邻神经元的同步性放电。

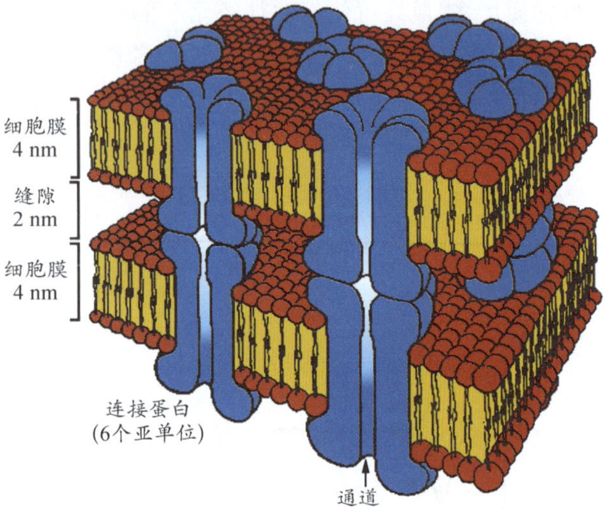

图 10 - 16 缝隙连接示意图(引自 Schmidt 等,1989)

四、神经递质和受体

(一) 神经递质

1. 神经递质的概念 **神经递质**(neurotransmitter)是指在突触前神经元内合成并在末梢处释放,在神经元之间或神经元与效应器之间起信息传递作用的化学物质。神经递质是化学性突触传递的物质基础。

神经系统内的化学物质不一定都是神经递质,只有满足或基本满足以下条件的化学物质才能被鉴定为神经递质:① 突触前神经元能够合成该物质;② 储存于突触前末梢的突触囊泡内,当末梢兴奋时能释放入突触间隙;③ 作用于突触后膜特异性受体而发挥生理作用,人为地直接施加该物质于突触后神经元或效应细胞旁,可引起与刺激神经相同的效应;④ 发挥生理作用后,通过失活机制可迅速终止其生理效应;⑤ 有特异的受体激动剂和拮抗剂。事实上,要完全满足上述条件是很困难的,但如一氧化氮(NO)、一氧化碳(CO)虽然不符合上述神经递质的 5 个条件,但其所起的作用与神经递质完全相同,故也将它们视为神经递质。因此,关于递质的鉴定标准,仍需进一步研究。

2. 神经调质的概念 与神经递质相同,**神经调质**(neuromodulator)也是由神经元产生、由突触前膜释放,然后与突触后膜特定的受体结合,与神经递质不同的是,神经调质不直接起信息传递作用,而是调节信息传递的效率。例如,阿片肽对交感神经末梢释放去甲肾上腺素(NA)的调制作用:支配血管壁的交感神经末梢上有 δ 和 κ 两种阿片受体,当阿片肽与 δ 受体结合时,交感末梢释放 NA 增多,血管收缩增强;而阿片肽与 κ 受体结合时,交感末梢释放 NA 减少,血管收缩减弱(图 10 - 17b)。神经调质的概念是从神经递质的概念中派生出来的,但实际上,两者之间并无明确的界限。许多递质在不少情况下也起调质的作用。另外,有些化学物质在一些突触起递质作用,而在另一些突触则可能起调质作用。因此,在实际工作中,对递质和调质往往不做严格区分,统称为递质。

3. 递质和调质的分类 根据神经递质和调质的化学结构,可将其分为以下几类(表 10 - 4)。

表 10-4　哺乳动物神经系统内神经递质和调质的分类

分　类	家　族　成　员
胆碱类	乙酰胆碱(ACh)
单胺类	多巴胺(DA)、NA、肾上腺素、5-HT、组胺
氨基酸类	谷氨酸(Glu)、门冬氨酸(Asp)、甘氨酸(Gly)、GABA
肽类	下丘脑调节肽类、垂体肽类、神经垂体激素类、阿片肽类、脑肠肽类等
嘌呤类	腺苷、ATP
气体类	NO、CO
脂类	花生四烯酸及其衍生物(前列腺素类)、神经类固醇

其中,胆碱类、单胺类及氨基酸类递质被称为“经典神经递质”。神经肽类则根据其分布的不同,同一神经肽有可能起递质、调质或激素样作用。

4. 递质的共存　长期以来一直认为,一个神经元只能释放一种递质。这一原则被称为戴尔原则(Dale principle)。随着20世纪70年代免疫组织化学技术在神经肽研究中的应用,发现在脑、脊髓和周围神经组织中存在有多种神经肽,而且有些神经肽还和其他递质共同存在于同一神经纤维末梢甚至同一突触囊泡内。这种同一神经元内存在两种或两种以上递质(或调质)的现象,称为**递质共存**(neurotransmitter coexistence)。由于在神经系统中递质共存并非个别的偶然现象,因此,戴尔原则需要修改。目前已知的递质共存有几种类型:① 多种神经肽共存(较多见);② 神经肽与经典递质共存;③ 多种经典递质共存(较少见)。

递质共存的意义在于协调某些生理过程。一个神经元释放两种或两种以上的神经调节物,可以起相互协同或相互拮抗作用,使神经调节的范围更为扩大,调节更加精确。如支配猫唾液腺的副交感神经末梢内 ACh 和血管活性肠肽(VIP)共存,ACh 能引起唾液分泌,但不影响唾液腺的血供;而 VIP 并不直接引起唾液分泌,但能增加唾液腺的血供,并增加唾液腺上 ACh 受体的亲和力,从而增强 ACh 分泌唾液的作用。

（二）受体

受体(receptor)是指细胞膜或细胞内能与某些化学物质(如递质、调质、激素等)发生特异性结合并诱发生物效应的特殊生物分子。因此,受体具有两个重要的特性:一是能识别并特异性地与特定的化学物质结合;二是诱发效应细胞产生生物效应。凡能与受体发生特异性结合的化学物质均称为**配体**(ligand)。其中,结合后产生生物效应的化学物质称为**激动剂**(agonist);结合后不产生生物效应的化学物质称为**拮抗剂**(antagonist)。受体与配体的结合具有三个特性:① 特异性,特定的受体只能和特定的配体结合,但这种特异性是相对的而不是绝对的;② 饱和性,由于受体的数量是有限的,因此它们能结合配体的数量也是有限的;③ 可逆性,受体和配体结合后可以解离。不同配体的解离常数不同,有些拮抗剂与受体结合后很难解离,几乎是不可逆性结合。

1. 受体的分类和作用机制　神经递质的受体是细胞膜上带有糖链的跨膜蛋白质分子。根据其跨膜信号转导机制,可将受体分为两大类:一类是**与离子通道偶联的受体**(ion channel coupling receptor),又称**配体门控通道**、**化学门控通道或促离子型受体**。该类受体一般由5个亚单位组成,共同围成一个中空的离子通道(图 10-17a)。受体激活时发生构型改变,直接引起离子通道开放,允许离子顺电-化学梯度跨膜流动,导致效应细胞的膜电位迅速改变,从而介导快速的突触传递。属于这一类型的受体有 N 型乙酰胆碱门控通道、$GABA_A$受体、甘氨酸受体、NMDA 受体、AMPA 受体、KA 受体、5-HT_3受体等;另一类是**与 G 蛋白偶联的受体**(G-protein coupling receptor),又称**促代谢型受体**。目前已知的神经递质的受体,多数属于这一类型,如 M 型 ACh 受体、肾上腺素能受体、神经肽类受体、组胺受体、腺苷受体、促代谢型谷氨酸受体等。该类受体的蛋白质分子七次跨越细胞膜,受体激活时通过 G 蛋白和第二信使系统发挥生理效应。如图 10-17b 所示,促代谢型受体与递质结合后,通过激活 G 蛋白,使腺苷酸环化酶活化,cAMP 浓度增加,后者激活 cAMP 依赖的蛋白激酶或蛋白磷酸酶,最终使离子通道磷酸化或脱磷酸化,从而调节离子通道的开放或关闭。此外,G 蛋白的激活也可以直接引起某些离子通道的开放和关闭,而无须第二信使系统参与。例如,心肌的**毒蕈碱受体**(muscarinic receptor)兴奋,通过激活 G 蛋白而直接使 K^+通道开放,引起细胞膜超极化。与促离子型受体相比,促代谢型受体兴奋引起的反应出现较慢,持续的时间也较长。促代谢型受体大大增加了递质调节靶细胞电活动的复杂性和灵活性。除调节离子通道活动外,促代谢型受体还可通过第二信使产生其他的特定生物效应。例如,使**转录蛋白**(transcription protein)磷酸化而改变细胞的基因表达,诱导新蛋白质的合成,导致神经元功能发生长时间的变化,这可

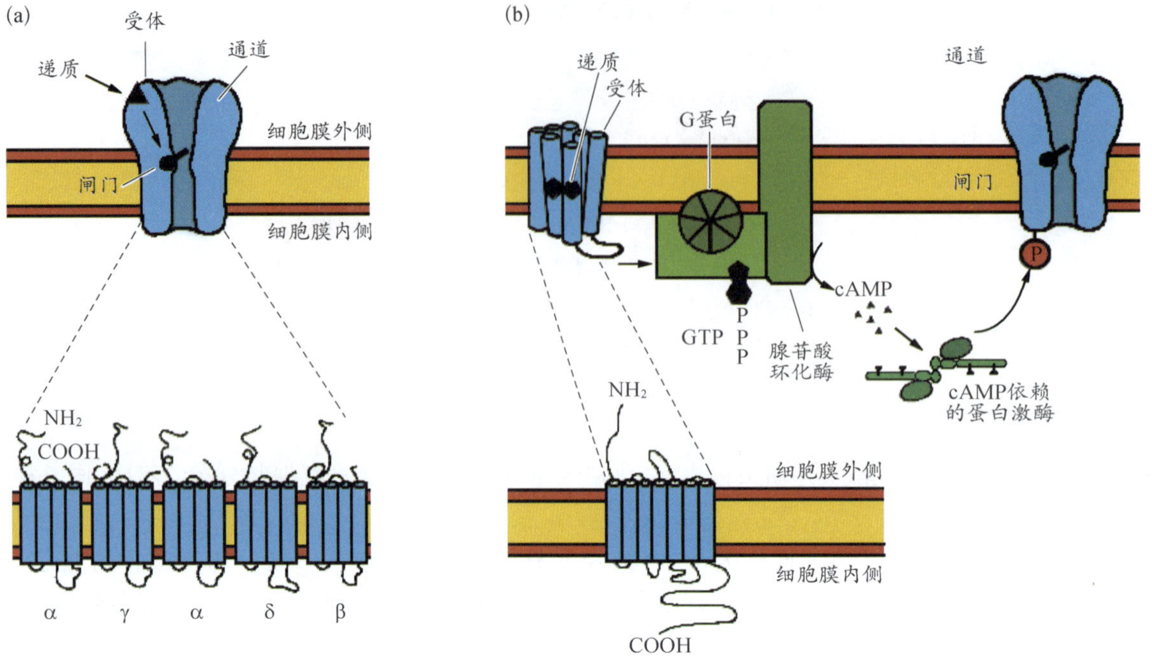

图 10-17 神经递质受体(引自 Kandel E R 等,2000)

(a) 离子通道偶联受体模式图;(b) G 蛋白偶联受体模式图

能与神经发育及长时性记忆有关。

2. 突触前受体　受体除存在于突触后膜外,也存在于突触前膜,这类受体称为**突触前受体**(presynaptic receptor)。与突触后受体的作用不同,突触前受体的作用是调节突触前末梢递质的合成和释放,从而调制突触传递的效率。根据所结合配体的来源和性质,突触前受体可分为两类:① **自身受体**(autoreceptor),能结合受体所在神经末梢释放的递质。例如,去甲肾上腺素能神经元末梢释放的递质 NA,一方面作用于突触后受体(α_1、α_2、β_1、β_2)引起生理效应,另一方面作用于突触前受体(α_2)。当突触间隙内 NA 浓度超过一定程度时,激活突触前 α_2受体,抑制突触前末梢 NA 的释放,起负反馈调节作用(图 10-18a)。临床上使用 α_2受体激动剂**可乐定**(clonidine)治疗高血压,就是根据这一原理。此外,有些突触前受体能易化递质的释放,如突触前 β_2受体;② **异源性受体**(heteroreceptor),能结合其他神经末梢所释放的、并与受体所在神经末梢的递质性质不同的递质。如前所述,交感神经末梢上存在有 δ 和 κ 型阿片受体,与阿片肽结合后能分别促进或抑制 NA 的释放(图 10-18b)。在同一神经末梢上可以存在有多种突触前受体(包括自身受体和异身受体),这有利于对递质合成和释放进行更精细的调节。

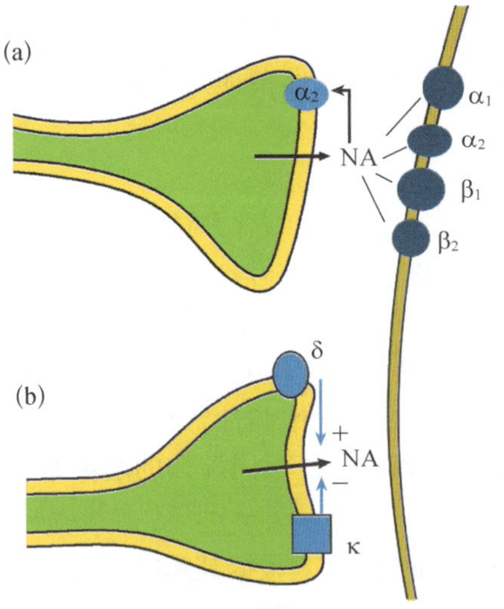

图 10-18 自身受体和异源性受体

(a) 自身受体;(b) 异源性受体

(三) 几种重要的神经递质和受体

1. ACh 及其受体　ACh 是人类发现的第一个神经递质。1921 年勒维(Loewi)发现,刺激迷走神经引起蛙心活动的抑制,1929 年戴尔(Dale)进一步证实,ACh 是骨骼肌的神经肌肉接头的递质。1936 年勒维和戴尔因此项研究中的成就而共同获得了诺贝尔奖生理学或医学奖(二维码 10-4)。

(1) ACh 在神经组织中的分布:在周围神经系统,以 ACh 为递质的神经纤维称为**胆碱能纤维**(cholinergic fiber)。支配骨骼肌的运动神经纤维、自主神经的节前纤维、大多数副交感神经的节后纤维(除少数肽能纤维外)和部分交感神经的节后纤维(引起汗腺分泌和骨骼肌血管舒张的交感舒血管纤维)都属于胆碱能纤维(图 10-19)。

在 CNS,以 ACh 为递质的神经元称为**胆碱能神经元**(cholinergic neuron)。胆碱能神经元在 CNS 中分布极为广泛,主要有:① 脊髓前角运动神经元,其轴突末梢与骨骼肌形成的神经-肌肉接头以 ACh 为递质;此外,其轴突在离开脊髓前发出侧支,与抑制性中间神经元闰绍细胞形成的突触(图 10-10),也是以 ACh 为递质。微电泳 ACh 于闰绍细胞能引起其放电，而 N 受体拮抗剂可阻断 ACh 对闰绍细胞的兴奋作用。② 丘脑后部腹侧的特异性感觉投射神经元，它们与相应的皮层感觉区神经元形成的突触以 ACh 为递质。例如，刺激视神经将引起枕叶皮层 17 区等处的 ACh 释放增多。③ 脑干网状结构上行激动系统的各个环节都存在有 ACh。例如，刺激中脑网状结构引起大脑皮层的脑电波出现快波，而且皮层 ACh 的释放量明显增加。④ 脑内胆碱能神经元核团（ch1～ch8）主要集中在基底前脑和上部脑干，它们发出的纤维广泛投射到 CNS 的多个部位。例如，投射到感觉皮层和边缘系统，可能与感觉和情感的调节有关；投射到海马的纤维可能与学习和记忆有关。此外，基底神经节的尾核、壳核和苍白球也含有胆碱能的中间神经元。

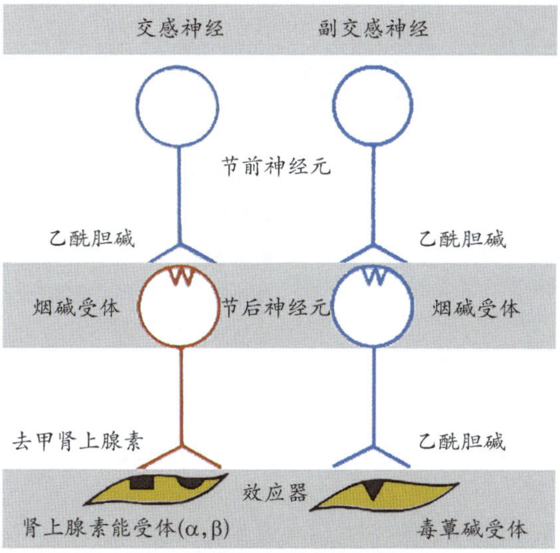

图 10－19 自主神经系统的神经递质和受体（引自 Schmidt 等，1989）

（2）ACh 的生物合成、释放与灭活：**胆碱**（choline）和**乙酰辅酶 A**（acetyl coenzyme A）在**胆碱乙酰转移酶**（choline acetyltransferase）的催化下合成 ACh。ACh 合成后从胞质转运入囊泡内储存。当突触前末梢兴奋时，ACh 以量子方式释放入突触间隙。已释放入突触间隙内 ACh 的灭活，主要靠**胆碱酯酶**（choline esterase）将其水解为胆碱和**乙酸**（acetic acid），胆碱被突触前膜上特异的高亲和力载体转运入胞内，用于重新合成 ACh。胆碱酯酶对 ACh 水解极为迅速，能在 2 ms 内将末梢释放的 ACh 完全水解，从而保持突触传递的灵活性。有机磷农药和神经毒气（如 sarin，soman，tabun 等）是不可逆的胆碱酯酶抑制剂，造成 ACh 聚集在突触间隙，持续地作用在效应细胞的胆碱能受体，导致胆碱能纤维所支配的神经中枢和外周器官功能亢进，最终衰竭以至死亡（二维码 10－1）。

二维码 10－1
有机磷农药中毒

（3）胆碱能受体：根据对不同生物碱的反应，**胆碱能受体**（cholinergic receptor）分为两大类：① **毒蕈碱受体**（muscarinic receptor，M 受体），可被毒蕈碱激活，而被**阿托品**（atropine）阻断。M 受体存在于大多数副交感神经节后纤维（除少数肽能纤维外）和少数交感神经节后纤维（引起汗腺分泌和骨骼肌舒张的舒血管纤维）所支配的效应器细胞膜上。M 受体激活时产生一系列副交感神经兴奋的效应，如心脏活动的抑制、支气管平滑肌收缩、胃肠平滑肌收缩、膀胱逼尿肌收缩、消化腺分泌增多等。M 受体属于促代谢型受体，通过 G 蛋白和第二信使发挥生理效应。现已发现的 M 受体有 5 种亚型，其中 M_1受体在脑内含量丰富，M_2受体存在于心脏，M_3和 M_4受体存在于平滑肌，M_4受体在胰腺腺泡和胰岛中介导胰酶和胰岛素分泌，M_5受体的功能尚不清楚。② **烟碱受体**（nicotinic receptor，N 受体），可被**烟碱**（nicotine）激活，而被**筒箭毒**（curare）阻断。N 受体属于与离子通道偶联的受体，有 N_1和 N_2两种亚型。N_1受体存在于自主神经节神经元，又称**神经元型烟碱受体**（neuron-type nicotinic receptor）；N_2受体存在于骨骼肌运动终板，又称**肌肉型烟碱受体**（muscle-type nicotinic receptor）。小剂量 ACh 能兴奋自主神经节神经元，也能引起骨骼肌收缩，而大剂量 ACh 则阻断自主神经节的突触传递。N_1和 N_2受体各自有相应的阻断剂，**六烃季铵**（hexamethonium）主要阻断 N_1受体，**十烃季铵**（decamethonium）主要阻断 N_2受体。胆碱能受体在外周组织中的分布和效应见表 10－5。

表 10－5 胆碱能受体在外周组织中的分布和效应

效应器		受体	效应
自主神经节		N_1	节前-节后神经元的兴奋传递
骨骼肌		N_2	神经-肌肉接头的兴奋传递
眼	虹膜环行肌	M	收缩（缩瞳）
	睫状肌	M	收缩（视近物）
心	窦房结	M	心率减慢
	传导系统	M	传导减慢
	心房肌	M	收缩力减弱（经常性）
	心室肌	M（少量）	收缩力减弱（作用很弱）

续 表

效应器		受体	效应
动脉	冠状血管	M	收缩(继发性)
	皮肤黏膜血管	M	舒张
	骨骼肌血管	M	舒张(交感胆碱能舒血管纤维)
	脑血管	M	舒张
	肺血管	M	舒张
	唾液腺血管	M	舒张
呼吸道	支气管平滑肌	M	收缩
	支气管腺体分泌	M	促进
胃肠	胃和小肠平滑肌	M	收缩,运动和张力增强
	括约肌	M	舒张(经常性)
	腺体分泌	M	促进
胆	胆囊和胆道	M	收缩
膀胱	逼尿肌	M	收缩
	三角区和括约肌	M	舒张
输尿管	平滑肌	M	收缩,运动和张力增强
子宫	平滑肌	M	可变*
性器官	男性	M	阴茎勃起
皮肤	汗腺	M	分泌汗液(交感胆碱能纤维)
肾上腺	髓质	M	分泌肾上腺素和NA(交感神经节前纤维)
胰	腺泡	M	分泌增加
	胰岛	M	胰岛素和胰高血糖素分泌增加
唾液腺		M	分泌大量、稀薄唾液
泪腺		M	分泌

* 因月经周期、血液中雌孕激素水平、妊娠等因素而发生改变。

CNS中也存在有5种亚型的M受体。M_1、M_3和M_4受体主要存在于大脑皮层和海马,可能介导ACh在学习和记忆方面的作用;M_1和M_4受体也存在于纹状体,可能介导ACh对锥体外系运动环路的调节作用;M_2受体集中在基底前脑,它可能是突触前受体,调节基底前脑胆碱能神经元ACh的合成和释放;脑中M_5受体数量最少,其生物学效应尚不清楚。电生理研究表明,激活不同神经元的M受体亚型所引起的反应不同,这取决于该神经元所具有的第二信使系统和离子通道。激活M_1、M_3、M_5受体引起的反应可以是兴奋或抑制,而激活M_2、M_4受体主要引起抑制性反应。

CNS的N受体(神经元型烟碱受体)也是一个由5个亚单位共同围成的离子通道。目前已鉴定出8个α亚单位($\alpha_2 \sim \alpha_9$)和3个β亚单位($\beta_2 \sim \beta_4$)。大多数神经元型烟碱受体是由这些α和β亚单位不同组合而成的异质体。但有些神经元型烟碱受体是仅由一种α亚单位组成的同质体,而没有其他亚单位参与。例如,同质的α_7亚单位也能形成通道。同质体的神经元型烟碱受体对α-银环蛇毒具有高亲和力而对烟碱的亲和力低,然而异质体的烟碱受体对烟碱具有高亲和力而对α-银环蛇毒不敏感。神经元型烟碱受体的突出特性是其对Ca^{2+}具有高度的通透性,提示这类受体可能在突触易化和学习记忆中具有重要作用。

2. 儿茶酚胺类递质及其受体　**儿茶酚胺**(CA)类递质包括**去甲肾上腺素**(NA)、**肾上腺素**(A)和**多巴胺**(dopamine,DA)。

(1) 儿茶酚胺类递质在神经组织中的分布:在外周神经系统,多数交感神经节后纤维释放的递质都是NA(图10-19),以NA为递质的神经纤维称为**肾上腺素能纤维**(adrenergic fiber)。迄今尚未发现外周神经系统有以A为递质的神经纤维。而在CNS,存在以A为递质的神经元和以NA为递质的神经元,前者称为肾上腺素能神经元,后者称为去甲肾上腺素能神经元。肾上腺素能神经元主要分布在延髓,其神经元发出的上行纤维经网状结构、被盖腹侧区纵贯延髓、脑桥、中脑、下丘脑,并与NA能纤维束混合,沿途支配迷走背核、孤束核、蓝斑核等;下行纤维至脊髓侧角。去甲肾上腺素能神经元主要集中在低位脑干,特别是在中脑网状结构、脑桥的蓝斑及延髓网状结构的腹外侧部分,其纤维投射有三个途径:上行纤维投射到大脑皮层、边缘前脑和下丘脑;下行纤维投射到脊髓背角、侧角和前角;以及支配低位脑干的纤维(图 10-20)。

DA 能神经元的胞体主要位于中脑和间脑,包括三个部分:① 中脑的黑质,其纤维投射到纹状体,形成黑质-纹状体投射系统。黑质是脑内生成 DA 的主要部位,对纹状体神经元主要起抑制作用。损毁黑质的 DA 能神经元引起**帕金森病**(Parkinson disease)。② 中脑脚间核头端的背侧部分,其纤维投射到边缘系统和大脑皮层,形成中脑-边缘系统投射系统,与成瘾有关。③ 下丘脑的弓状核,其纤维投射到正中隆起,形成结节-漏斗投射系统,可能与调节腺垂体激素分泌有关(图 10-20)。

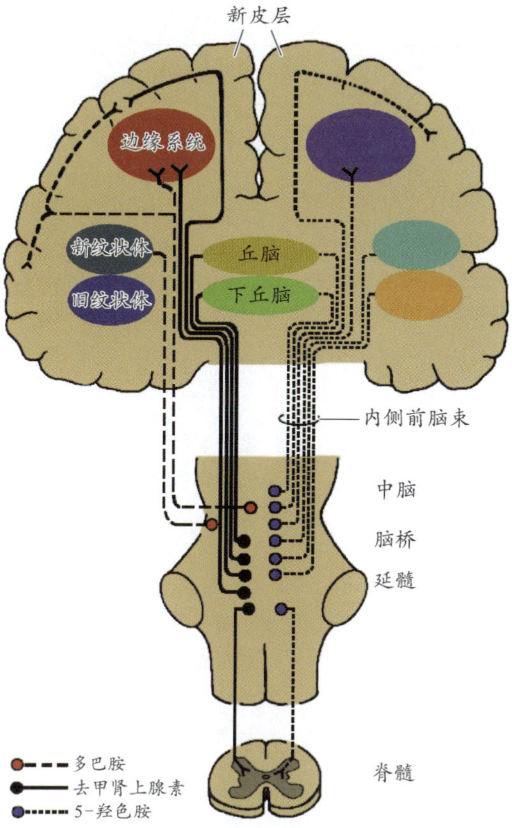

图 10-20 脑干去甲肾上腺素能、多巴胺能、5-HT 能神经元的起源和投射途径示意图(引自 Schmidt 等,1989)

(2) 儿茶酚胺递质的生物合成、释放和灭活:神经元生物合成 CA 的原料是**酪氨酸**(tyrosine)。酪氨酸经**酪氨酸羟化酶**(tyrosine hydroxylase)催化生成**多巴**(dopa),再经**多巴脱羧酶**(dopa decarboxylase)作用转化为多巴胺,并转运入突触囊泡。在囊泡内 DA 经**多巴胺 β 羟化酶**(dopa-β-hydroxylase)催化后生成 NA。由于多巴胺 β 羟化酶完全存在于囊泡内,因此,NA 合成的最后一步是在囊泡内完成。在肾上腺髓质嗜铬细胞和肾上腺素能神经元,NA 可经胞质中的**苯乙醇胺氮位甲基转移酶**(phenylethanolamine-N-methyl transferase, PNMT)作用,使 NA 甲基化而生成 A,再将 A 转运入嗜铬细胞的嗜铬颗粒或肾上腺素能神经元的突触囊泡中储存。

当神经冲动到达神经末梢时,突触囊泡内容物以胞裂外排的形式释放到突触间隙。突触间隙内 CA 灭活的主要方式是突触前末梢对 CA 的**重摄取**(re-uptake),而最终灭活则依靠酶解,特别是**单胺氧化酶**(monoamine oxidase, MAO)和**儿茶酚氧位甲基转移酶**(catechol-O-methyl transferase, COMT)。

(3) 儿茶酚胺递质的受体:能与 A 和 NA 结合的受体,称为**肾上腺素能受体**(adrenergic receptor)。主要分为 α 型肾上腺素能受体(α 受体)和 β 型肾上腺素能受体(β 受体)两类。α 受体有 α_1 和 α_2 受体两个亚型,β 受体有 β_1、β_2、β_3 受体三个亚型。克隆和氨基酸序列分析表明,α_1 和 α_2 受体又各有三个亚亚型(α_{1A}、α_{1B}、α_{1D}、α_{2A}、α_{2B}、α_{2C})。所有的 CA 受体都属于 G 蛋白偶联受体,大多数 α_1 受体与 Gq 蛋白偶联;α_2 受体与 Gi 蛋白偶联;β 受体与 Gs 蛋白偶联。

肾上腺素能受体在外周组织中分布极为广泛,该受体不仅能对交感神经末梢释放的 NA 起反应,也能对血液中的 A、NA 和某些药物(如异丙肾上腺素)起反应。肾上腺素能受体激活后产生的效应较复杂,既有兴奋性的,又有抑制性的(表 10-6)。效应的不同与以下因素有关:① 受体的特性:一般而言,激活 α 受体(主要是 α_1 受体)产生的平滑肌效应主要是兴奋性的,如血管收缩、子宫收缩、虹膜辐射状肌收缩等;但也有抑制性的,如小肠舒张。而激活 β 受体(主要是 β_2 受体)产生的平滑肌效应则是抑制性的,如血管舒张、子宫舒张、小肠舒张、支气管舒张等,但激活心肌 β_1 受体产生的效应是兴奋性的。② 配体与受体的亲和力:NA 与 α 受体的亲和力较强,与 β 受体的亲和力较弱;A 与 α 和 β 受体的亲和力都强;人工合成的药物**异丙肾上腺素**(isoprenaline)对 β 受体的亲和力最强。③ 效应器上受体的分布情况:多数交感节后纤维支配的效应器细胞膜上都有肾上腺素能受体,有的兼有 α 受体和 β 受体,但有的仅有 α 受体或 β 受体。如血管平滑肌上有 α 和 β 两种受体,其中皮肤、肾、胃肠的血管平滑肌上 α 受体占优势,A 产生收缩效应;而骨骼肌和肝的血管平滑肌上 β 受体占优势,A 产生舒张效应。

表 10-6 肾上腺素能受体在外周组织中的分布和效应

效应器		受体	效应
眼	虹膜辐射状肌	α_1	收缩(扩瞳)
	睫状肌	β_2	舒张(视远物)
心	窦房结	β_1	心率加快
	传导系统	β_1	传导加快
	心肌	α_1、β_1	收缩力增强

续 表

效应器		受体	效应
动脉	冠状血管	α_1	收缩
		β_2(主要)	舒张
	皮肤黏膜血管	α_1	收缩
	骨骼肌血管	α_1	收缩
	脑血管	β_2(主要)	舒张
		α_1(主要)	收缩
	腹腔内脏血管	β_2	舒张
		α_1	收缩
	唾液腺血管	α_1	收缩
呼吸道	支气管平滑肌	β_2	舒张
胃肠	胃平滑肌	β_2	舒张
		α_2	舒张(可能是胆碱能纤维的突触前受体,调节 ACh 的释放)
	小肠平滑肌	β_2	舒张
	括约肌	α_1	收缩
膀胱	逼尿肌	β_2	收缩
	三角区和括约肌	α_1	收缩
子宫	平滑肌	α_1	收缩(有孕)
		β_2	舒张(无孕)
皮肤	竖毛肌	α_1	收缩
肝		β_2	糖原分解
脂肪组织		β_3	脂肪分解

肾上腺素能受体的激动剂和拮抗剂为数众多,它们不单是研究受体功能的工具药,而且在临床上已有广泛的应用。表 10-7 列出部分肾上腺素能受体的激动剂和拮抗剂。例如,α_1受体的选择性拮抗剂**哌唑嗪**(prazosin),由于能阻断 NA 和 A 使血管平滑肌收缩的紧张性作用,是临床上治疗高血压的有效药物。又如,β 受体的非选择性拮抗剂**普萘洛尔**(propranolol)可以降低心肌的活动和代谢,因而能有效缓解心绞痛。但由于普萘洛尔可同时阻断 β_2受体,应用后可引起支气管痉挛,故不宜用于伴有呼吸系统疾病的患者。

DA 受体也属于 G 蛋白偶联受体。现已克隆出 5 种 DA 受体($D_{1\sim5}$),其中 D_1、D_5与 Gs 蛋白偶联,激活后增加腺苷酸环化酶活性,D_2、D_3、D_4与 Gi 蛋白偶联,激活后抑制腺苷酸环化酶活性。

表 10-7 部分肾上腺素能受体的激动剂和拮抗剂

受体	激动剂	拮抗剂
α	NA、A	酚妥拉明(phentolamine)
α_1	苯肾上腺素(phenylephrine)	哌唑嗪(prazosin)
α_2	可乐定(clonidine)	育亨宾(yohimbine)
β	异丙肾上腺素(isoprenaline)	普萘洛尔(propranolol)
β_1	多巴酚丁胺(dobutamine)	阿替洛尔(atenolol)
β_2	特布他林(terbutaline)	布他沙明(butoxamine)

3. 5-HT 及其受体　5-HT 广泛存在于各种组织之中。人体内的 5-HT,90%存在于消化道,8%在血小板,1%在 CNS,另有一部分在各组织的肥大细胞。由于血液中的5-HT很难通过血-脑屏障进入 CNS,因此,CNS 和外周组织中的5-HT分属两个独立的系统。

在中枢神经系统中,5-HT 能神经元胞体主要集中于低位脑干(脑桥和延髓)近中线区(图 10-20)。其纤维投射与脑干 NA 能纤维投射基本相同,也分为上行投射、下行投射和支配低位脑干部分的纤维。

5-HT受体多而复杂，目前已克隆出7种5-HT受体（$5-HT_{1\sim7}$）。它们大部分为与G蛋白偶联的受体，但是$5-HT_3$为促离子型受体。

4. 氨基酸类递质及其受体 **谷氨酸**（glutamic acid，Glu）、**门冬氨酸**（aspartic acid，Asp）、**甘氨酸**（glycine，Gly）和**γ-氨基丁酸**（GABA）。

（1）兴奋性氨基酸类递质及其受体：Glu、Asp是主要的两种兴奋性递质。Glu是哺乳动物脑内最重要的兴奋性递质。其分布极为广泛，以大脑皮层含量最高，其次为小脑、纹状体、延髓和脑桥。脊髓中Glu含量虽明显低于脑内，但有特异分布，背根和背角灰质含量比腹根和前角灰质高。微电泳Glu于脊髓背角和大脑皮层神经元，可使神经元膜电阻显著降低，Na^+和其他离子通透性增加，产生EPSP，并导致神经元放电。因此，有人认为Glu是躯体感觉传入（包括伤害性和非伤害性传入）纤维及大脑皮层内的兴奋性递质。

大量研究表明，过量的Glu也具有某些神经毒性作用。在神经退行性病变、癫痫发作、脑缺血引起的脑损伤等疾病的发生和发展过程中可能起重要作用。

谷氨酸受体可分为两大类：促离子型谷氨酸受体和促代谢型谷氨酸受体（图10-21）。根据其对选择性激动剂和拮抗剂的反应不同，促离子型受体分为三个大类：**海人藻酸**（kainic acid，KA）**受体**、**α-氨基羟甲基异噁唑丙酸**（α-amino-3-hydroxy-5-methyl-4-isoxazole propionic acid，AMPA）**受体**和**N-甲基-D-门冬氨酸**（NMDA）受体。通常将KA受体和AMPA受体统称为**非NMDA受体**（non-NMDA receptor）。非NMDA受体激活时，阳离子通道开放，允许大量的Na^+内流和少量的K^+外流，使细胞膜去极化，产生快EPSP。

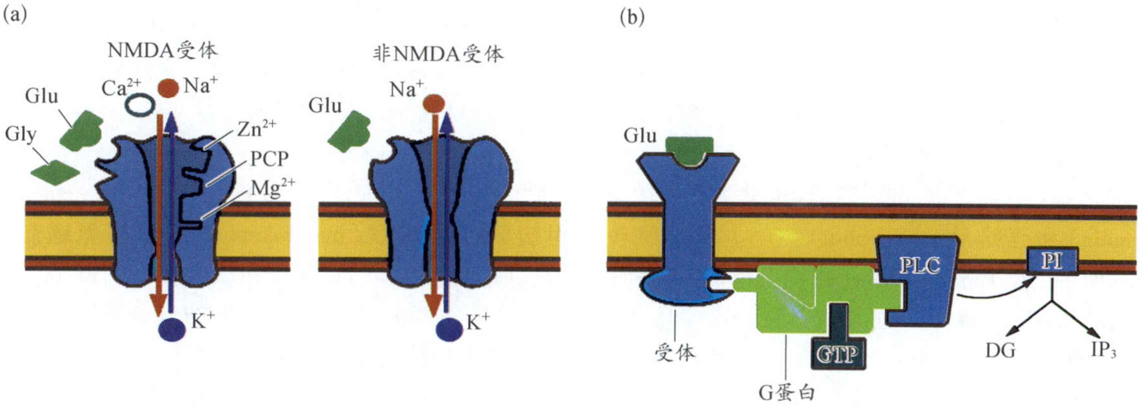

图10-21 谷氨酸受体

（a）促离子型谷氨酸受体；（b）促代谢型谷氨酸受体

NMDA受体至少存在有5个不同的内源性配体结合位点：2个不同的激动剂——Glu和Gly的识别位点，1个**苯环利定**（phencyclidine，PCP）调制位点和Mg^{2+}、Zn^{2+}两个结合位点。因此，NMDA受体有以下重要特征：① NMDA受体除了结合Glu外，还必须同时结合Gly才能被激活，单独Glu或Gly都不能激活NMDA受体。Gly虽然是一种抑制性递质，但它与NMDA受体结合引起的变构作用能明显增强Glu的效应。因此，Gly是NMDA受体的**协同激动剂**（co-agonist）。② 在细胞膜处于静息电位时，细胞外液的Mg^{2+}与通道内Mg^{2+}结合位点结合，阻断通道的开启。只有当细胞膜去极化达一定水平，才能去除Mg^{2+}的阻断作用，此时Glu与NMDA受体结合，才能引起离子通道的开放。也就是说，要激活NMDA受体，除需要激动剂与之结合外，还需要突触后膜去极化到一定水平。因此，NMDA受体是一种化学和电压双重门控通道。③ NMDA受体激活后，受体上的阳离子通道迅速开放，除允许Na^+内流和K^+外流外，主要是引起大量的Ca^{2+}内流，使突触后膜去极化，产生慢EPSP。同时，由于胞内Ca^{2+}浓度升高，继而激活Ca^{2+}依赖的蛋白激酶和蛋白磷酸酶，最终导致突触传递效率的长时程变化（见本章第六节“脑的高级功能”中“学习与记忆”相关内容）。NMDA受体在海马的密度较高，阻断此处的NMDA受体可影响学习和记忆。

现已克隆出8种促代谢型受体（$mGluR_{1\sim8}$）。激活$mGluR_1$和$mGluR_5$受体，通过Gq蛋白介导，激活**磷脂酶C**（phospholipase C，PLC），该酶水解**磷脂酰肌醇**（PI）使细胞内**三磷酸肌醇**（IP_3）和**二酰甘油**（DG）含量增高。IP_3快速动员内质网中的Ca^{2+}，使细胞内Ca^{2+}浓度升高而产生一系列效应。激活其余的mGluR，则可能通过Gi蛋白抑制腺苷酸环化酶活性，使细胞内cAMP的含量降低。

（2）抑制性氨基酸类递质及其受体：主要由GABA和Gly组成。GABA是哺乳动物CNS中最重要的抑制性递质。脑内（特别是大脑皮层和小脑皮层）大部分抑制性中间神经元及投射神经元都是以GABA为递质的。有证据表明，一些神经精神疾病,如癫痫、亨廷顿病、睡眠障碍等,与GABA能神经元数量减少或GABA功能降低有关。GABA受体主要分为$GABA_A$和$GABA_B$两型。$GABA_A$受体属促离子型受体,通常是由异质的亚单位(α、β、γ)组成的五聚体,内为Cl^-通道。$GABA_A$受体主要分布在突触后膜,介导突触后抑制。$GABA_B$受体属促代谢型受体,主要分布在突触前神经末梢。位于兴奋性突触前末梢上的$GABA_B$受体被激活后,通过Gi蛋白介导,使突触前末梢的K^+通道开放和Ca^{2+}通道关闭,而使突触前末梢释放的兴奋性递质减少,产生突触前抑制效应(图10-13c)。位于GABA能纤维神经末梢上的$GABA_B$受体作为自身受体,抑制GABA的释放。$GABA_B$受体也存在于突触后膜。激活突触后膜的$GABA_B$受体,通过G蛋白介导使K^+通道开放,K^+外流,产生慢IPSP和较弱的突触后抑制效应。最近发现,CNS还存一种新的GABA受体——$GABA_C$受体,其功能尚未清楚。

Gly是主要存在于脊髓的抑制性递质。闰绍细胞的轴突末梢释放Gly抑制脊髓前角运动神经元的活动。微电泳甘氨酸于前角运动神经元,引起突触后膜出现类似IPSP的反应。Gly受体也属于促离子型受体家族,是一种由3个α和2个β亚单位组成的五聚体,内为Cl^-通道。**士的宁**(strychnin)是Gly受体的高选择拮抗剂。

5. 神经肽及其受体　**神经肽**(neuropeptide)是指在神经系统中起神经递质样作用的多肽。目前已发现的神经肽至少有五十种,习惯上根据其功能或发现的部位进行分类。

神经肽的生理功能十分广泛,同一个神经肽因其在脑内的分布不同,可能起递质、调质或激素样作用。有些神经肽的功能目前尚不清楚。以下仅简单介绍几种神经肽。

(1) P物质:P**物质**(substance P)广泛存在于中枢和外周神经系统。在痛觉的初级传入纤维与脊髓背角投射神经元形成的突触中含量较丰富。椎管内注射P物质可使痛阈下降,而注射P物质受体的拮抗剂可使痛阈上升。提示P物质与痛觉信息传递有关;P物质不仅可从伤害性感受神经元的中枢端末梢释放,而且也可从外周端的游离神经末梢中释放,引起局部组织产生**神经源性炎症**(neurogenic inflammation),可能与痛觉过敏有关。P物质在黑质-纹状体通路中浓度也很高,其含量与DA成正比,可能对黑质-纹状体系统的DA能神经元具有紧张性兴奋作用。在下丘脑的P物质可能起神经内分泌调节作用。

(2) 阿片肽:脑内具有吗啡样活性的肽类物质称为**阿片肽**(opioid peptides),分为**β-内啡肽**(β-endophin)、**脑啡肽**(enkephalin)和**强啡肽**(dynorphin)三类。脑啡肽包括**甲硫氨酸脑啡肽**(met-enkephalin)和**亮氨酸脑啡肽**(leu-enkephalin)两种。阿片肽在CNS中作用广泛,参与心血管活动、呼吸运动、体温、摄食和饮水行为的调节,并影响精神活动、内分泌和免疫功能,但最显著的作用是在痛觉调制中的作用。三类阿片肽在CNS中的分布不同,但都是在与处理和调制痛觉信息有关的脑区。含有脑啡肽和强啡肽的神经元胞体和轴突末梢主要分布在中脑导水管周围灰质、延髓头端腹侧和脊髓背角胶质区;含有β-内啡肽神经元主要分布在投射到中脑导水管周围灰质和脑干NA能核团的下丘脑神经元。现已确定的阿片受体(μ、κ和δ受体)都属于G蛋白偶联受体。μ受体的主要自然配体是β-内啡肽,κ受体的自然配体是强啡肽,δ受体的自然配体是脑啡肽。阿片肽与受体结合的特异性不强,如脑啡肽除可与δ受体结合外,也可与其他两种受体结合。激活μ受体可增加K^+电导,引起神经元和初级传入纤维的超极化;激活κ和δ受体则引起Ca^{2+}通道关闭。

最近发现一类新的神经肽——**孤啡肽**(orphanin)。其氨基酸序列与阿片肽明显相似,但不具有阿片肽的镇痛作用,相反还加剧疼痛,因此又称为nociceptin。

(3) 下丘脑调节肽和神经垂体肽:下丘脑的神经内分泌神经元分泌9种肽类物质,通过垂体门脉系统调节腺垂体激素的分泌,以这种方式作用的**下丘脑调节肽**(hypothalamic regulatory peptides)起激素的作用。但是,大部分的下丘脑调节肽都可以在下丘脑以外脑区发现。分泌下丘脑调节肽的神经元轴突可投射到下丘脑以外的其他脑区,而且其他脑区的神经元也能合成下丘脑调节肽,这些存在于下丘脑以外脑区的下丘脑调节肽可能发挥神经递质或调质的作用。如**生长抑素**(somatostatin)可在许多脑区作为神经递质,参与感觉传入、运动传出和智能活动等方面的调节。室旁核分泌**催产素**(oxytoxin)和**血管升压素**(vasopressin)的神经元有向脊髓投射的纤维,具有调节自主神经活动的作用,并能抑制痛觉。

(4) 脑-肠肽:在胃肠道和CNS双重分布的肽类物质称为**脑-肠肽**(brain-gut peptide)。如**缩胆囊素**(CCK)、**血管活性肠肽**(vasoactive intestinal peptide, VIP)、**胃泌素**(gastrin)等。在CNS中,CCK具有抑制摄食行为、调节垂体激素释放、镇痛和调节脑血流等功能;VIP有兴奋大脑皮层和海马中间神经元及促进内分泌激素释放的作用。

(5) 其他肽类递质及其受体:CNS中还发现多种其他肽类物质如缓激肽、内皮素、心房钠尿肽(ANP)、降钙素基因相关肽、神经肽Y等。

6. 其他递质和受体

(1) 组胺:组胺能神经元位于下丘脑后部的结节乳头体核中,发出纤维到达中枢内几乎所有部分,但其纤维末梢很少与邻近的神经元形成突触联系，主要是依靠非突触性化学传递方式调节神经元的功能。脑内组胺受体分为 H_1、H_2和 H_3三型。组胺与 H_1受体结合能激活磷脂酶 C，与 H_2受体结合能提高胞内 cAMP 浓度。大多数 H_3受体是突触前受体，抑制组胺和其他递质的释放。CNS 的组胺可能有维持觉醒、调节腺垂体激素分泌、抑制摄食行为、刺激饮水和镇痛等作用。

（2）嘌呤类：嘌呤类递质主要是指**腺苷**（adenosine）和**三磷酸腺苷**（ATP）。ATP 常与经典递质共存于同一神经末梢，甚至同一突触囊泡内，ATP 的释放是一个 Ca^{2+}依赖的出胞过程。而腺苷是以非囊泡形式释放，它通过双向转运的核苷酸转运体转运出胞外。释放出来的 ATP 可迅速分解成为腺苷，因此 ATP 是细胞外腺苷的一个重要来源。嘌呤受体主要分为两类，即 P_1和 P_2受体。P_1受体对腺苷的亲和力高，也称为腺苷受体，它是 G 蛋白偶联受体，现已克隆出四种 P_1受体亚型（A_{1-4}）。P_2受体主要与 ATP 结合，分为 P_{2X}和 P_{2Y}两种亚型，P_{2X}是促离子型受体，P_{2Y}是 G 蛋白偶联受体。现已克隆出 7 种 P_{2X}受体亚型（P_{2X1} ~ P_{2X7}）和 5 种 P_{2Y}受体亚型（P_{2Y1}、P_{2Y2}、P_{2Y4}、P_{2Y6}、P_{2Y11}）。嘌呤类物质（主要是腺苷和 ATP）在中枢和外周神经系统中主要起抑制性调质的作用。CNS 中的腺苷具有抑制神经元过度兴奋和扩张脑血管作用。外周神经系统中的“嘌呤能神经”对肠道活动有抑制作用。

（3）气体分子：目前公认的气体分子类神经递质有 NO、CO 和**硫化氢**（hydrogen sulfide，H_2S）是细胞间信息传递的气体递质。CNS 中有些神经元含有 NO 合酶，它使精氨酸生成 NO。与传统的递质不同，NO 是一种气体分子，生成后不储存于突触囊泡内，不能直接由去极化导致出胞作用而释放，也没有相应的细胞膜受体。NO 以扩散方式到达靶细胞，直接激活胞内的鸟苷酸环化酶，使胞内 cGMP 增加而发挥其生理效应。NO 还可作为**逆行性信使**（retrograde messenger）促进突触前末梢递质的合成和释放并影响突触的可塑性。CO 是另一种可能作为神经递质的气体分子。CO 的产生是血红素在血红素加氧酶的催化下氧化分解而成的。其作用方式与 NO 相似，也是通过激活靶细胞的鸟苷酸环化酶，使胞内 cGMP 增加而发挥其生理效应。H_2S 是继 NO 和 CO 之后发现的第三类气体信号分子，具有广泛的组织分布和多样的生物学效应，对神经系统、心血功能系统、泌尿系统等都有重要的调节作用。

第三节 神经系统的感觉功能

机体的感受器或感觉器官感受内、外环境变化的信息，并以动作电位的方式沿各自的神经通路传入到各级中枢，最后到达大脑皮层的特定区域，经分析处理后形成各种不同性质的感觉。感受器或感觉器官的功能在第九章中介绍，本节仅讨论感觉的中枢机制。

一、躯体感觉的传导通路

正常人的躯体感觉一般分为 4 个主要类型：触-压觉（精细触-压觉和粗触-压觉）、本体感觉、温度觉（冷觉和温觉）和痛觉。经典的感觉传导通路由 3 级神经元接替完成。

（一）初级感觉传入神经元

躯干和四肢躯体感觉的初级传入神经元的胞体位于**背根神经节**（dorsal root ganglia），而头面部躯体感觉的初级传入神经元的胞体位于**三叉神经节**（trigeminal ganglion）。初级传入神经元的外周突构成外周的感觉传入神经纤维，与感受器相连或以游离神经末梢的形式存在于所支配的组织中，而中枢突进入脊髓背角或三叉神经核，与第二级感觉传入神经元形成突触联系。

（二）脊髓与脑干

从脊髓上行到大脑皮层的躯体感觉传导通路分为两大类（图 10－22）：浅感觉传导通路（**前外侧索系统**，anterolateral funiculus system）和深感觉传导通路（**后索-内侧丘系系统**，dorsal column-medial lemniscus system）。浅感觉传导通路传导痛觉、温度觉和粗触-压觉，其初级传入纤维由背根的外侧部（细纤维部分）进入脊髓，与背角神经元（第二级传入神经元）形成突触，背角神经元发出的纤维在中央管前交叉到对侧的脊髓丘脑束上行，其中传导痛、温觉的纤维在**脊髓丘脑侧束**（lateral spinothalamic tract）上行，而传导粗触-压觉的纤维在**脊髓丘脑前束**（anterior spinothalamic tract）上行，它们都投射到丘脑的腹后外侧核（第三级传入神经元）。深感觉传导通路主要传导精细触-压觉、肌肉本体感觉（proprioception）和关节的位置觉，其初级传入纤维由背根内侧部（粗纤维部分）进入脊髓后，发出分支，其上行支在同侧后索（背内侧）上行，在脊髓与延髓的交界处的**楔束核**（cuneate nucleus）和**薄束核**（gracile nucleus），两者统称为**背索核**（dorsal column nucleus），更换神经元（第二级传入神经元），再发出纤维交叉到对侧，经**内侧丘系**（medial lemniscus）到达丘脑的腹后外侧核（第三级传入神经元）。

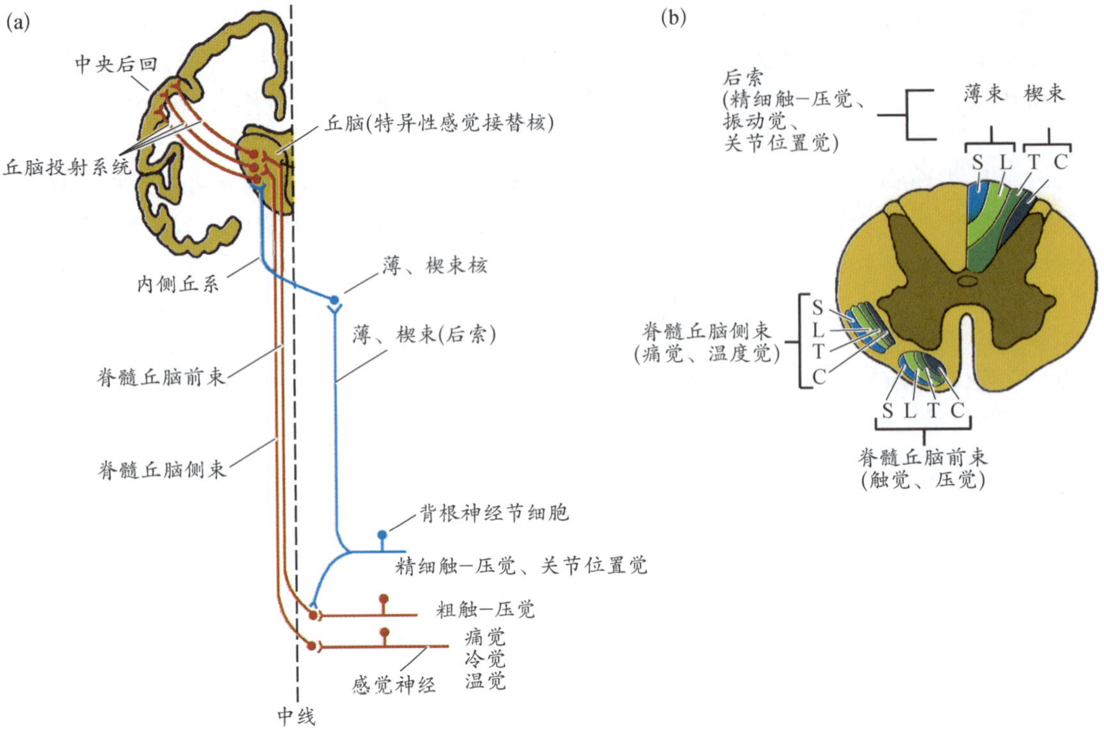

图 10-22 四肢和躯干的感觉传导通路及脊髓横断面示意图

(a) 蓝线示深感觉传导通路,黑线示浅感觉传导通路;(b) S: 骶;L: 腰;T: 胸;C: 颈

头面部的痛觉、温度觉的初级传入纤维主要在**三叉神经脊束核**(spinal nucleus of trigeminal nerve)、触觉和肌肉本体感觉的初级传入纤维主要在**三叉神经主核**(principal nucleus of trigeminal nerve)更换神经元(第二级传入神经元)。换元后发出的纤维交叉到对侧,形成**三叉丘系**(trigeminal lemniscus),终止于丘脑的腹后内侧核(第三级传入神经元)。

在功能解剖学上,从脊髓上行的躯体感觉传导通路有以下特点。

1) 浅感觉传导通路是先交叉后上行,而深感觉传导通路是先上行后交叉。因此,在脊髓半离断时,离断水平以下的浅感觉障碍发生在离断的对侧,而深感觉障碍发生在离断的同侧。在脊髓空洞症患者,如较局限地破坏在中央管前交叉的感觉传导纤维,则出现相应节段双侧皮节的痛觉和温度觉障碍,而触觉基本不受影响。这种现象称为感觉分离。这是由于痛、温觉传入纤维进入脊髓后,在进入水平的 1~2 个节段内更换神经元,而触觉传入纤维进入脊髓后分成上行和下行纤维,分别在多个节段内更换神经元交叉到对侧。因此出现相应节段双侧皮节的痛觉、温度觉障碍,而触觉基本不受影响。

2) 深感觉传导通路和浅感觉传导通路都具有传导触觉信息的功能,但这两个系统传导的触觉类型不同。深感觉传导通路有严格的神经与体表部位对应关系,而且突触传递迅速、准确。当后索毁损时,触觉阈值升高,皮肤上触觉敏感区的数量减少,触觉的定位受损。浅感觉传导通路损害时,也出现触觉阈值升高,皮肤上触觉敏感区的数量减少,但触觉的缺损较轻微,触觉的定位仍然正常。因此,深感觉传导通路是触觉信息的主要传导通路,与触觉刺激的具体定位、空间和时间分辨有关,而浅感觉传导通路传导的触觉信息仅有粗糙的定位功能。

临床上检查精细触觉的方法是用钝头两脚圆规测量被试者能分辨作用于皮肤两点间的最小距离,即**两点阈**(two-point threshold,图 10-23)。人体体表不同部位,由于触觉感受器的密度不同,两点阈差异较大,指尖、口唇的两点阈仅为 2~5 mm,背部可达 70 mm。

(三) 丘脑

丘脑(thalamus)是除嗅觉以外的各种感觉纤维向大脑皮层投射的重要换元站。从功能上,丘脑的核团可大体分为三类。

1. 特异感觉接替核　**特异感觉接替核**(specific sensory relay nuclei)是指接受第二级感觉投射纤维,换元后投射到大脑皮层特定感觉区的丘脑核团(图 10-24)。例如,丘脑**腹后核**(ventral posterior nucleus, VP),其外侧部分[**腹后外侧核**(ventral posterolateral nucleus, VPL)]为脊髓丘脑束和内侧丘系的换元站,传导躯干和四肢的感觉;其内侧部分[**腹后内侧核**(ventral posteromedial nucleus, VPM)]接受三叉丘系的纤维投射,传导头面部的感觉。来自躯体不同部位的传入纤维在腹后核内换元有一定的空间分布规律:下肢感觉在外侧,上肢感觉在中间部位,头面部感觉在内侧,而且这

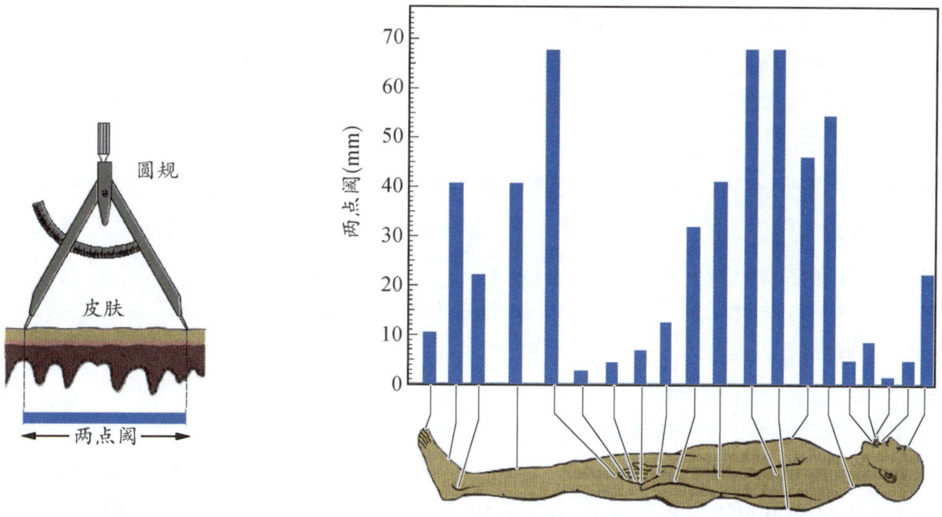

图 10－23 测量两点阈的方法(左)和人体体表不同部位的两点阈值(右)(引自 Schmidt 等,1989)

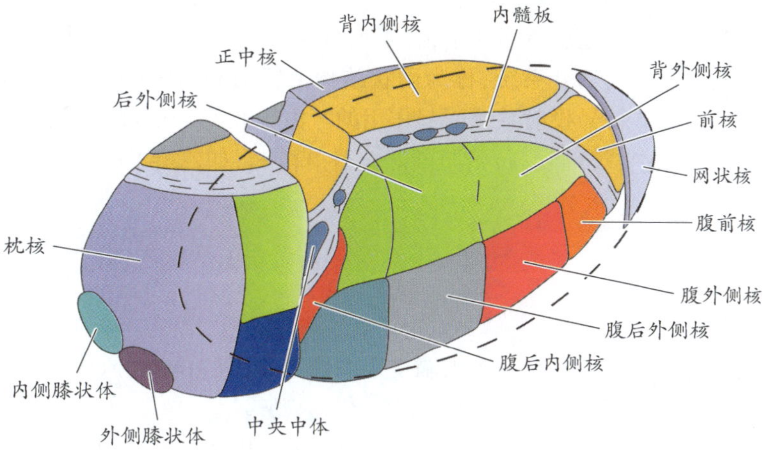

图 10－24 主要右侧丘脑核团示意图

种空间分布与大脑皮层感觉区的空间定位相互对应。此外,**内侧膝状体**(medial geniculate body)是听觉传导通路的换元站,发出纤维投射到听皮层。**外侧膝状体**(lateral geniculate body)是视觉传导通路的换元站,发出纤维投射到视皮层。

2. 非特异投射核　**非特异投射核**(nonspecific projection nuclei)是指靠近中线的、内髓板以内的各种结构[即**髓板内核群**(intralaminar nuclei)],包括中央中核、中央外侧核和束旁核等。这些核团发出的纤维经丘脑网状核的多突触换元接替后,弥散投射到大脑皮层的广泛区域,对维持和改变大脑皮层的兴奋状态起重要作用。束旁核可能与痛觉有关,刺激人的束旁核可加重疼痛感觉,而毁损此区可缓解疼痛。

3. 联络核　**联络核**(associated nuclei)是指接受来自特异感觉接替核和其他皮层下中枢的纤维(但不直接接受感觉的投射纤维),换元后投射到大脑皮层的特定区域。例如,丘脑前核(anterior nucleus, A)接受下丘脑乳头体来的纤维,投射到大脑皮层的**扣带回**(cingulate gyrus),参与内脏活动的调节;丘脑的**腹外侧核**(ventral lateral nucleus, VL)主要接受来自小脑、苍白球和腹后核的纤维,投射到大脑皮层的运动区,参与皮层对肌肉运动的调节;丘脑**枕核**(pulvinar nucleus, PU)接受内侧膝状体和外侧膝状体的纤维,投射到大脑皮层顶叶、枕叶和颞叶的中间联络区,参与各种感觉的联系功能。联络核的功能与各种感觉在丘脑和大脑皮层之间的联系协调有关。

(四) 感觉投射系统

根据丘脑向大脑皮层投射的特征和功能,可将感觉投射系统分为**特异投射系统**(specific projection system)和**非特异投射系统**(nonspecific projection system)。

1. 特异投射系统　丘脑的特异感觉接替核及其向大脑皮层投射的神经通路,称为特异投射系统。联络核在结构上大部分也投射到大脑皮层的特定区域,也可以归属于特异投射系统。经典的感觉传导通路由三级传入神经元构成,第一级传入神经元位于脊神经节或有关的脑神经节内,第二级传入神经元在脊髓背角或脑干的有关神经核内,第三级传入神经元在丘脑的特异感觉接替核内。但特殊感觉传导通路的情况比较复杂,视觉传导通路包括视锥细胞和视杆细胞在内,由四级神经元接替;听觉传导通路则由更多的神经元接替。特异投射系统的纤维投射到大脑皮层的特定区域,具有点对点的投射关系,主要终止于大脑皮层的第四层,形成丝球结构,与第四层内神经元形成突触联系,并通过若干中间神经元接替,与大锥体细胞胞体形成突触联系,诱发其兴奋。该系统的功能是引起特定的感觉,并激发大脑皮层发出传出冲动。

2. 非特异投射系统　丘脑非特异投射核及其向大脑皮层投射的神经通路,称为非特异投射系统。上述的经典感觉传导路中的第二级传入神经元纤维在经过脑干时,发出侧支与脑干网状结构内神经元形成突触联系,并反复换元上行,投射到丘脑的非特异投射核群,后者发出的纤维弥散地投射到大脑皮层的广泛区域,不具有点对点的投射关系。在大脑皮层内,非特异投射系统的投射纤维分布于皮层的各层,以游离末梢的方式与皮层神经元的树突形成突触联系。因此,非特异性投射系统不具有专一的特异性感觉传导功能,是各种感觉的共同上传途径,不能引起特定的感觉。其功能是维持和改变大脑皮层的兴奋状态。

动物实验表明,刺激丘脑腹后核可引起大脑皮层神经元的少量放电(1~3 次),而单独刺激丘脑非特异投射核群则很难引起大脑皮层神经元的放电。但如果刺激非特异投射核群后紧接着刺激腹后核,则可使大脑皮层神经元的放电明显增多(4~5 次以上)。这说明非特异投射系统的传入冲动不能单独激发皮层神经元放电,但能提高大脑皮层神经元的兴奋性,易化神经元放电活动。

非特异投射系统的功能,还可以在另一些动物实验中得以证实。刺激动物中脑网状结构,能唤醒动物,脑电波呈现去同步化快波。而在中脑头端选择性地切断网状结构,则出现类似睡眠的现象,脑电波呈现同步化慢波。说明,脑干网状结构内存在具有上行唤醒作用的功能系统,称为**网状结构上行激动系统**(ascending reticular activating system)。网状结构上行激动系统主要是通过非特异投射系统而起作用的。由于非特异投射系统是一个多突触传递系统,因此,该系统的传递易受一些药物(如巴比妥类催眠药)的阻断。全身麻醉药,如乙醚的作用也可能与抑制该系统和减弱大脑皮层的活动有关。

二、大脑皮层的感觉投射区

(一) 躯体感觉区

来自全身的躯体感觉信息经丘脑腹后核投射到大脑皮层的**体感Ⅰ区**(primary somatosensory cortex, SⅠ区)和**体感Ⅱ区**(secondary somatosensory cortex, SⅡ区),经分析整合后产生主观感觉。

1. 体感Ⅰ区　SⅠ区位于**中央后回**(postcentral gyrus),相当于布罗德曼(Brodmann)分区的 3－1－2 区(图 10－25a)。躯体感觉在SⅠ区的投射有如下规律:① 交叉投射,即身体一侧的感觉传入向对侧皮层投射,但头面部感觉的投射是双侧性的;② 投射区的大小与体表部位的感觉分辨精细程度有关,分辨愈精细的部位,其代表区也愈大(图 10－25b)。例如,拇指和食指代表区比胸部代表区面积大几倍;③ 倒立分布,即身体各部位的投射区呈倒置安排。例如,下肢代表区在顶部,而头面部代表区在底部,但头面部代表区内部的安排是正立的。在脑外科手术过程中,电刺激中央后回的投射区,引起似乎是来自相应体表部位的主观感觉。但这种主观感觉通常是麻木感,似有无数根细小针尖扎刺样的感觉,而极少有痛觉和温度觉的主观感觉;而且这种主观感觉并不清晰,与自然状态下刺激感受器引起的主观感觉不同。

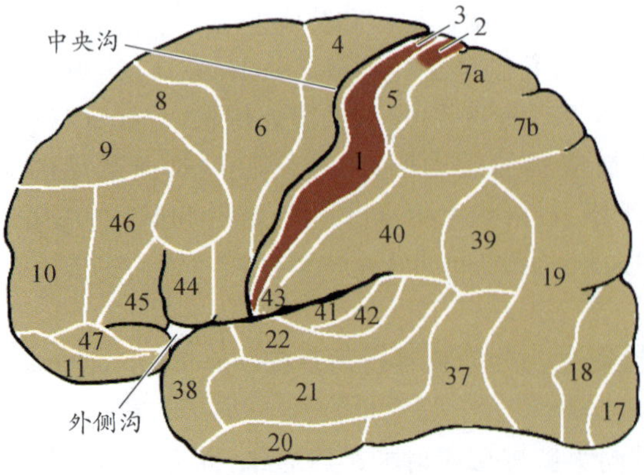

(a)

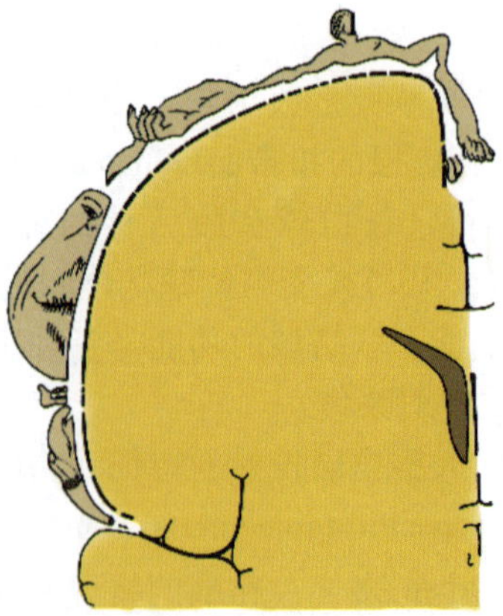
(b)

图 10－25　人类大脑皮层的布罗德曼分区(a)及体表感觉在大脑皮层SⅠ区投射区的分布规律(b)示意图

各类躯体感觉传入在SⅠ区的投射也有一定的规律。3区主要是慢适应感觉的投射区；1区主要是快适应感觉的投射区；2区是关节、骨膜、筋膜等感觉的投射区。

因此，中央后回从上到下，分别接受躯体不同部位的投射，而从前到后分别接受不同的躯体感觉投射。

2. 体感Ⅱ区　SⅡ区位于中央前回和岛叶之间，面积远比SⅠ区小。SⅡ区的感觉投射是双侧性的，且呈正立安排，但身体各部分代表区不如SⅠ区那样完善和具体。刺激大脑SⅡ区可引起体表一定部位产生主观的麻木感，但切除人类的SⅡ区并不产生明显的感觉障碍。SⅡ区可能接受痛觉传入的投射。

3. 感觉柱　体感皮层的基本功能单位是由一群垂直于皮层表面、并贯穿皮层各层的神经元所组成的柱状结构，即**感觉柱**（sensory column）。一个感觉柱的直径为0.3~0.5 mm，约含10 000个神经元。每一个感觉柱感受一种特定的感觉形式，同一感觉柱的神经元对同一感受野的同一类刺激发生反应。如有的感觉柱对关节周围的牵张刺激起反应；有的对触动毛发起反应。一个感觉柱是一个传入-传出的信息整合处理单位，如图10－26所示，来自丘脑的特异性感觉接替核的纤维主要投射到Ⅳ层；非特异性投射系统投射到Ⅰ和Ⅱ层；Ⅴ和Ⅵ层神经元发出的纤维到达其他皮层区、丘脑和脊髓；Ⅱ层和Ⅲ层神经元的纤维到达邻近细胞柱，可能起抑制作用。这种柱状结构的形态和功能特点，在SⅡ区、视区、听区和运动皮层也同样存在。

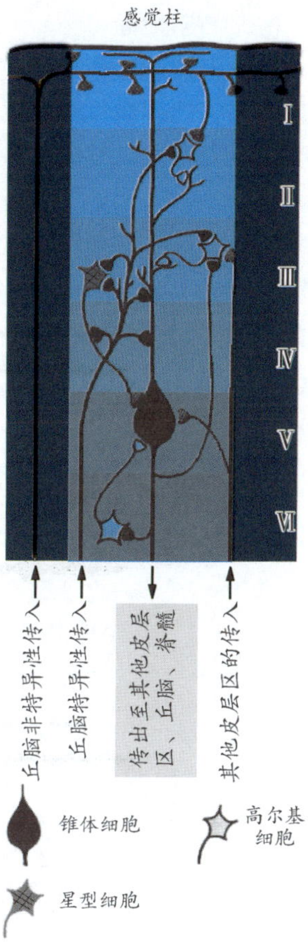

图10－26　感觉柱示意图（引自Schmidt等，1989）

（二）内脏感觉区

内脏感觉的投射区位于SⅠ区、SⅡ区、运动辅助区和边缘系统等部位，与躯体感觉代表区有较多的重叠，但内脏感觉投射区较小，且不集中，这可能是内脏感觉定位不够准确的原因之一。

（三）视觉皮层

初级视皮层位于枕叶皮层内侧部的距状裂上、下缘（17区）。左眼颞侧和右眼鼻侧视网膜的传入纤维投射到左侧枕叶皮层，而右眼颞侧和左眼鼻侧视网膜的传入纤维投射到右侧枕叶皮层。视网膜上半部传入纤维投射到距状裂的上缘，下半部传入纤维投射到距状裂的下缘，视网膜中央的黄斑区投射到距状裂的后部。

（四）听觉皮层

初级听皮层在人脑位于颞横回和颞上回（41区和42区），听觉的投射是双侧性的，即一侧听皮层与双侧耳蜗感受功能有关。

（五）嗅觉和味觉代表区

嗅觉皮层代表区随进化而逐步缩小，在高等动物仅存在于边缘叶的前底部区域，包括梨状区皮层的前部和杏仁核的一部分。味觉皮层代表区位于中央后回头面部感觉区的下侧。

三、感觉皮层的可塑性

感觉传入与感觉皮层之间的神经联系不是固定不变的，身体的结构和功能的改变可以引起皮层感觉代表区重组。例如，截去猴的一个手指，该手指的皮层感觉代表区就会被邻近手指的皮层感觉代表区扩张所占据。相反，如果切除皮层上某个手指的感觉代表区，这个手指的感觉代表区就会转移到被切除部位的邻近皮层。在人类也观察到上述的大脑皮层可塑性变化。例如，在截去手臂的患者中发现，触摸脸部引起的感觉似乎是来自已被截去的手臂。如果通过训练，使猴的手指具有良好的辨别不同振动的感觉，该手指在皮层的感觉代表区就会扩大。皮层的可塑性变化不仅见于躯体感觉皮层，也见于视觉和听觉等感觉皮层，不仅见于未成年动物，也见于成年动物。

四、痛觉

疼痛（pain）是最常见的临床症状之一，它是机体受到伤害性刺激时产生的一种复杂的、不愉快的主观感觉。疼痛包括痛感觉和痛反应两种成分。痛反应表现为自主神经活动的改变（如心跳加快、血压升高、瞳孔扩大、呼吸加快等）、行为活动的改变（如躲避、反抗、攻击等），以及情绪和心理活动的改变（如焦虑、恐惧、愤怒等）。

(一)皮肤痛

当伤害性刺激作用于皮肤时,先后出现两种不同性质的痛觉(图 10-27):**快痛**(fast pain)和**慢痛**(slow pain)。快痛是在伤害性刺激作用后立即出现的、定位明确的、短暂的刺痛。慢痛是在伤害性刺激作用后 0.5~1.0 s 才被感觉到的、定位不清的、持续时间较长的疼痛。其性质多变,一般表现为"烧灼痛",而且痛感强烈,往往伴有较强的痛反应。

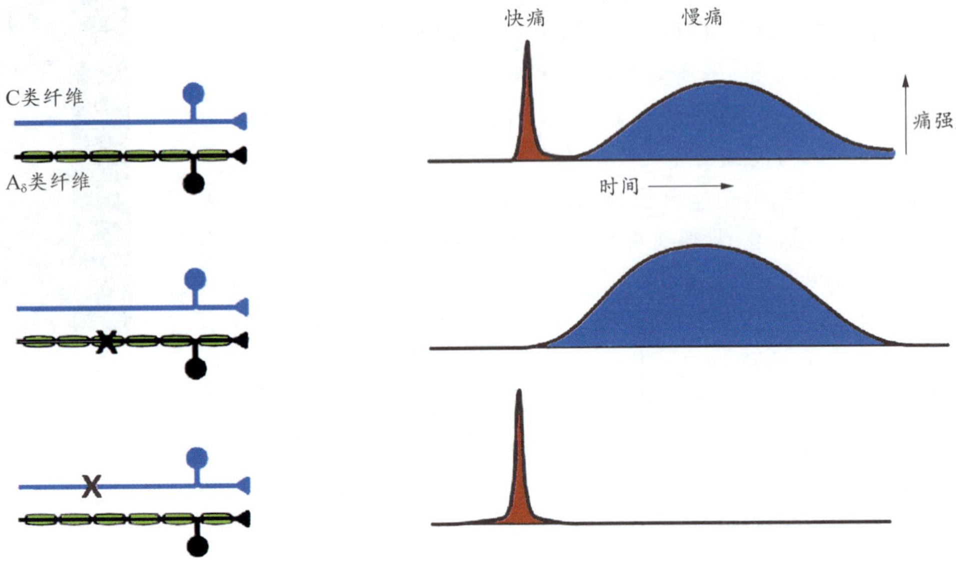

图 10-27 痛觉的传入纤维(引自 Kandel E R 等,2000)

$A_δ$类和 C 类纤维完整时,伤害性刺激作用于皮肤,先后引起快痛和慢痛(上);阻断 $A_δ$类纤维可取消快痛(中);阻断 C 类纤维可取消慢痛(下)。提示 $A_δ$类纤维和 C 类纤维分别传快痛和慢痛

1. 伤害性感受器　**伤害性感受器**(nociceptor)为游离神经末梢,广泛分布于皮肤和深部组织。根据对不同类型伤害性刺激的反应,将伤害性感受器分为三类:① 机械型伤害性感受器(mechanical nociceptor),对高阈值的机械刺激起反应,其传入纤维是有髓鞘的 $A_δ$类纤维;② 温度型伤害性感受器(thermal nociceptor),对高温(>45℃)或低温(<5℃)刺激起反应,其传入纤维也是 $A_δ$类纤维;③ 多觉型伤害性感受器(polymodal nociceptor),对高阈值的机械刺激、温度刺激(冷和热)和化学刺激均产生反应,其传入纤维是无髓鞘的 C 类纤维。现已明确,快痛是由 $A_δ$类纤维传导的,而慢痛是由 C 类纤维传导的(图 10-27)。但值得注意的是,$A_δ$类纤维和 C 类纤维并非仅仅传导伤害性刺激,它们也传导触-压觉和温度觉等感觉信息。与其他类型的躯体感觉感受器相比,伤害性感受器的一个重要特点是,几乎不发生适应现象。相反,重复刺激可以使伤害性感受器的敏感性增加,产生痛觉过敏。

伤害性刺激引起伤害性感受器兴奋的机制尚未完全清楚。伤害性刺激作用时,首先引起受损组织释放内源性致痛物质,如 K^+、H^+、组胺、ACh、5-HT、ATP、缓激肽、前列腺素、P 物质等,作用于伤害性感受器使之去极化产生痛觉传入冲动(图 10-28)。致痛物质激活伤害性感受器是一个换能过程,现已发现,伤害性感受器细胞膜上含有多种受体,能将伤害性刺激的机械、温度和化学能转变为感受器电位。**辣椒素**(capsaicin)受体是这类受体中的一种,该受体是一种非选择性的离子通道,激活时允许 Na^+和 Ca^{2+}内流,导致感受器细胞膜去极化。辣椒素受体不但介导辣椒素的致痛作用,而且也能被伤害性热刺激所激活,提示辣椒素受体可能是伤害性热刺激的换能器。

2. 脊髓的痛觉上行投射通路　痛觉的上行投射通路较复杂,$A_δ$ 类纤维和 C 类纤维进入脊髓后直接或间接兴奋背角的投射神经元,后者发出的纤维经前连合交叉到对侧,在脊髓丘脑侧束上行。其中约 15%的纤维直接投射到丘脑的腹后外侧核、下后腹核和髓板内侧核,其余的 85%的纤维经脑干网状结构或中脑的接替间接投射到丘脑的髓板内侧核、下丘脑和杏仁核。前者称为直接通路,后者为间接通路。直接通路在丘脑换元后投射到大脑皮层 S Ⅰ 区和 S Ⅱ 区,编码疼痛发生的部位、程度和性质;投射到下丘脑的纤维介导疼痛引起的自主神经反应;而投射到杏仁核的纤维换元后通过兴奋前扣带皮层和前岛叶皮层,引起疼痛的情绪反应。

脊髓背角是痛觉信号传入 CNS 的第一个换元站,也是痛觉信号调制的重要部位之一。躯干和四肢的痛觉传入纤维终止在脊髓背角 Rexed 分层的Ⅰ、Ⅱ、Ⅳ和Ⅴ层(头面部的痛觉传入纤维终止在脑干的三叉神经脊束核),与投射到丘脑的神经元和中间神经元形成突触联系。大多数投射神经元直接接受 $A_δ$类和 C 类纤维的传入,将痛觉信息进一步投射到高位中枢。中间神经元不仅有处理传入信息的作用,而且还能将伤害性信息传递给自主神经系统和前角运动

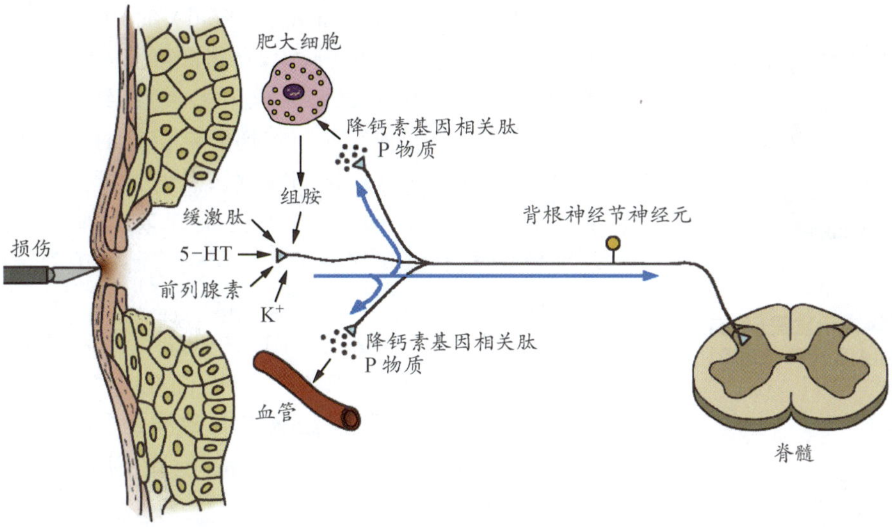

图 10-28 组织损伤时释放的内源性致痛物质

箭头示神经末梢产生的动作电位既可传入脊髓背角，也可传入轴突分支(轴突反射)，引起其末梢释放降钙素基因相关肽和P物质

神经元，分别引起自主神经活动改变和屈肌反射。不同来源的传入可以会聚在同一背角神经元，包括体表的伤害性传入、内脏的伤害性传入和脑干的下行性痛觉调制系统的传入。因此，脊髓背角不仅是痛觉信息传递中的一个换元站，而且也是痛觉信息的一个重要整合部位。

（二）内脏痛与牵涉痛

1. 内脏痛　与体表痛相比，内脏痛(visceral pain)的特点是：① 疼痛发生缓慢，持续时间较长；② 定位不准确，对刺激的分辨能力差。这可能与内脏的伤害性感受器数量较少有关。例如，腹痛时常不易确定疼痛发生的确切部位和刺激的性质；③ 对缺血、痉挛、炎症和机械性牵拉等刺激敏感，而对切割、烧灼等刺激不敏感。例如，心肌缺血可引起心绞痛，输尿管结石可引起剧烈的胃绞痛等。

腹腔内脏的痛觉传入纤维主要是与交感神经伴行的背神经感觉传入纤维，食管和气管的痛觉传入纤维为迷走神经的传入纤维，盆腔脏器中的膀胱三角区、前列腺、子宫颈、直肠等的痛觉传入纤维是盆神经的传入纤维。

内脏疾患除引起患病器官本身的疼痛外，还引起邻近体腔壁浆膜受刺激(如胸膜炎、腹膜炎)或骨骼肌痉挛而产生的疼痛，称为**体腔壁痛**(parietal pain)。体腔壁痛与躯体痛相类似，也是由躯体神经传入。

2. 牵涉痛　内脏疾病往往引起远隔的体表部位发生自发性疼痛或痛觉过敏，这种现象称为**牵涉痛**(referred pain)。例如，心肌缺血时，可出现心前区、左肩和左上臂内侧的疼痛；胆囊病变可引起右肩区疼痛；阑尾炎可引起上腹部或脐区疼痛等。了解牵涉痛的部位，将有助于对某些内脏疾病的诊断。

产生牵涉痛的机制目前尚不十分清楚。有人认为，发生牵涉痛的部位与患病内脏有一定的解剖学关系，两者都接受脊髓同一节段的背根神经传入纤维支配。如图 10-29 所示，发生牵涉痛的体表部位与患病内脏的传入纤维进入脊髓后，与脊髓背角的同一神经元形成突触联系。由于在日常生活中大脑皮层习惯于认知来自皮肤的痛觉信息，因此 CNS 将此时的痛觉传入仍认为是来自体表而不是内脏，这可能是产生牵涉痛的原因，此谓**会聚学说**(convergence theory)。如果患病内脏和发生牵涉痛的体表部位的传入神经纤维终止于脊髓背角内彼此非常靠近的不同中枢，则患病内脏的传入冲动提高了体表感觉中枢神经元的兴奋性，对体表的感觉传入起易化作用。因而，此时作用在体表的轻微刺激也可以引起疼痛，这可能也是产生牵涉痛的原因，此谓**易化学说**(facilitation theory)。

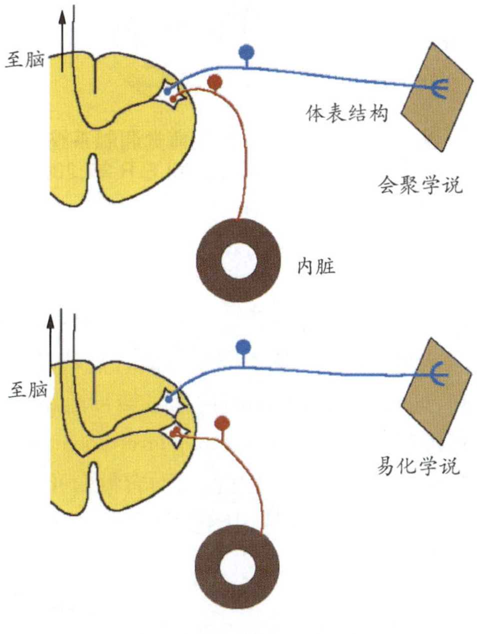

图 10-29 牵涉痛的会聚学说和易化学说示意图(引自 Ganong 等，1997)

（三）痛觉的调制

1. 闸门学说　脊髓是调制痛觉信息上行投射的重要整合部位之

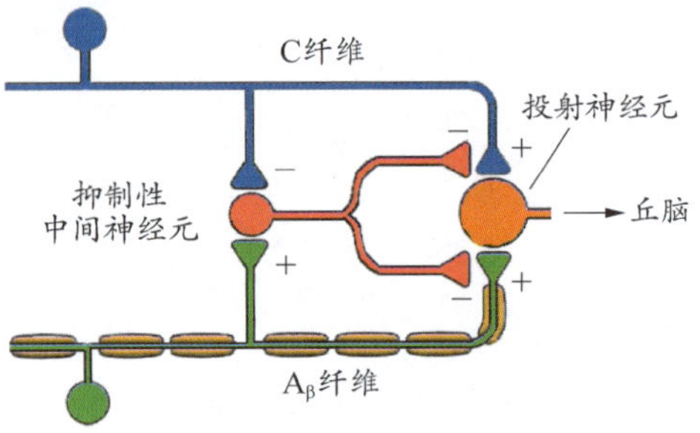

图 10－30 闸门学说示意图(引自 Kandel E R 等,2000)

一。梅尔扎克(Melzack)和沃尔(Wall)在 1965 年提出的**闸门学说**(gate control theory)(图 10－30)认为,脊髓背角Ⅰ板层和Ⅴ板层的投射神经元接受粗($A_β$类)纤维,也接受细($A_δ$类和 C 类)纤维的兴奋性传入。Ⅱ板层(胶质区)的抑制性中间神经元与传递痛觉信息的细纤维形成轴突-轴突型突触,以突触前抑制的方式抑制痛觉信息的上行投射。当粗纤维兴奋时,其侧支兴奋了Ⅱ板层的抑制性中间神经元,转而抑制投射神经元的活动。当细纤维兴奋时,其侧支抑制了Ⅱ板层的抑制性中间神经元的活动,解除或减弱了抑制性中间神经元对痛觉信息上传的抑制作用,因而易化了痛觉信息的传递。因此,Ⅱ板层的抑制性中间神经元对痛觉信息的传递起着"闸门"作用,粗纤维兴奋使"闸门"关闭,细纤维兴奋使"闸门"打开。

闸门学说直接导致了**经皮电刺激神经**(transcutaneous electrical nerve stimulation,TENS)镇痛方法的临床应用,即使用低强度的电流,经皮肤刺激$A_β$类纤维而产生镇痛。

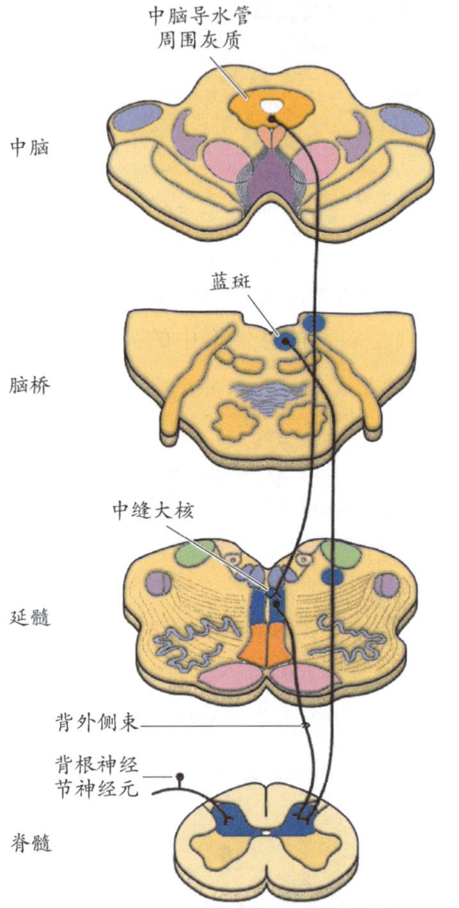

图 10－31 脑干下行性痛觉调制系统(引自 Kandel E R 等,2000)

2. 脑干的下行性痛觉调制系统　大量的研究证实,CNS 内不仅有痛觉的传导通路和中枢,而且有一个以脑干中线结构为中心、由多个脑区组成的下行性痛觉调制系统。如图 10－31 所示,脑干的下行性痛觉调制系统主要起源于中脑的**中脑导水管周围灰质**(periaqueductal gray matter,PAG),其传出纤维终止在延髓头端腹内侧核群(中缝大核及邻近的网状结构),后者发出的纤维通过**背外侧束**(dorsolateral funiculus)终止在脊髓背角,以突触前抑制和突触后抑制方式,抑制$A_δ$类和 C 类纤维的痛觉信息传入而产生镇痛作用。此外,位于脑桥的蓝斑也是脑干下行性痛觉调制系统的另一个主要结构,其传出纤维也到达脊髓背角,抑制痛觉信息的传入。

(四)病理性疼痛

病理性疼痛(pathological pain)是由组织损伤、神经损伤、炎症或其他病变引起的疼痛,表现为**痛觉过敏**(hyperalgesia)、**痛觉超敏**(allodynia)和**自发性疼痛**(spontaneous pain)。痛觉过敏是指痛反应增强,即较弱的伤害性刺激引起较剧烈的疼痛;痛觉超敏是指痛阈下降,即非伤害性刺激(如轻触皮肤)引起的疼痛;自发性疼痛是指在没有明显刺激的情况下出现的疼痛。

产生病理性疼痛的机制包括**外周敏感化**(peripheral sensitization)和**中枢敏感化**(central sensitization)两个方面。

1. 外周敏感化　组织损伤时释放的内源性致痛物质,如**缓激肽**、5－HT、**组胺**、K^+、**前列腺素**、**白三烯**(leukotriene)和 **P 物质**,不仅可直接兴奋伤害性感受器,还能使伤害性感受器对刺激的反应增强,即敏感化。如图 10－28 所示,痛觉传入纤维通过轴突反射,使位于邻近组织的另一分支末梢释放 P 物质和**降钙素基因相关肽**(calcitonin gene-related peptide, CGRP)。P 物质使**肥大细胞**(mast cell)释放组胺;CGRP 引起外周血管扩张。P 物质还使血管通透性增加,血浆外渗,导致局部组织红肿,使组胺释放进一步增加,因而产生疼痛和**神经源性炎症**(neurogenic inflammation)。

2. 中枢敏感化　组织、神经损伤或炎症等引起脊髓背角和高位中枢伤害性感受神经元的兴奋性异常增高。目前认为,反复兴奋 C 纤维可使脊髓背角伤害性感受神经元持续去极化,导致 NMDA 受体通道开放,细胞内 Ca^{2+}浓度升高,通过激活多条细胞内信号转导通路,使突触前末梢递质释放增加和突触后膜对递质的反应增大,导致脊髓背角突触传递的长时程增强(long-term potentiation, LTP)。海马 LTP 是学习记忆的神经基础(见第六节"脑的高级功能"中"学习与记忆"相关内容),而脊髓背角 LTP 是一种病理性的可塑性,对痛信号起放大作用,造成脊髓背角神经元的兴奋性持续增高和外周感受野扩大,可能是痛觉过敏、痛觉超敏和自发性疼痛的基础之一。

第四节　神经系统对躯体运动的调节

躯体运动可分为三大类:① **反射性运动**(reflexive movement),是指由某些感受器受刺激而引起的固定形式的反射活动，它不受意志所控制。例如，牵拉肌肉时，引起被牵拉肌肉的反射性收缩。② **节律性运动**（rhythmic movement），如呼吸、咀嚼、行走等运动。这类运动可随意开始或终止，一旦开始，就不再需要意识的参与而自动重复进行。③ **随意运动**（voluntary movement），是指在大脑皮层控制下，为达到某一目的而有意识进行的运动，运动的力量、方向和速度等都可随意选择和改变。精巧的随意运动往往需要反复练习才能逐渐熟练，如某些技巧性动作等。

上述各种躯体运动都是以骨骼肌收缩和舒张活动为基础的。全身的骨骼肌由脊髓和脑干的运动神经元所直接支配，这些直接支配骨骼肌的运动神经元，称为**下运动神经元**（lower motor neuron）。而下运动神经元又接受大脑皮层运动区及脑干内神经元的支配和协调，这些支配下运动神经元的神经元，称为**上运动神经元**（upper motor neuron）。基底神经节和小脑接受来自大脑皮层的大量纤维投射，信息经加工处理后，经丘脑又返回大脑皮层，使大脑皮层发动的随意运动更加精确和协调。可见，参与躯体运动调节的各神经结构具有各自的功能，但又相互密切关联。

一、脊髓对躯体运动的调节

（一）脊休克

脊髓是许多躯体运动反射和内脏活动反射的初级中枢。在正常情况下，脊髓的反射活动受到高位中枢的控制。为了研究脊髓本身的功能，同时又要保持动物的呼吸功能，常在第5颈髓水平以下横断脊髓，这种脊髓与高位中枢离断的动物称**脊动物**（spinal animal）。与高位中枢离断后的脊髓，暂时丧失反射活动的能力，进入无反应状态，这种现象称为**脊休克**（spinal shock）。

脊休克主要表现为：横断水平以下脊髓所支配的骨骼肌肌张力下降甚至消失，血压下降，外周血管扩张，发汗反射消失，直肠和膀胱内粪、尿积聚。此后，以脊髓为基本中枢的一些躯体运动反射和内脏活动反射可以逐渐恢复。反射恢复的速度与动物进化程度有关：低等动物如蛙类仅需数分钟，犬需数天，人类则需数周或数月。而反射恢复的先后则与反射的复杂程度有关：一些比较简单的、原始的反射（如腱反射和屈肌反射等）先恢复，而比较复杂的反射（如对侧伸肌反射和搔扒反射等）后恢复。反射恢复后的动物，血压也逐渐上升到一定水平，动物可具有一定的排便和排尿能力。反射恢复后，有些反射比正常时加强并广泛扩散，如屈肌反射和发汗反射等；而有些反射比正常时减弱，如伸肌反射。脊休克的产生与恢复，说明脊髓可以完成某些简单的反射活动，但在正常时，脊髓的反射活动是在高位中枢控制下进行的。脊髓离断后，由于离断部位有大量胶质细胞浸润并逐步形成瘢痕，使脊髓内上行与下行的神经束很难重新接通，以致离断水平以下永久性地失去感觉和随意运动功能。

如果在反射恢复后，再次切断脊髓并不能使脊休克重新出现。说明，脊休克不是由于横断本身造成的损伤性刺激所引起，而是由于离断的脊髓突然失去了高位中枢的调节，主要是失去了从大脑皮层到低位脑干（如前庭核，脑干网状结构等）对脊髓的下行性控制作用。

脊动物为研究脊髓反射提供了有用的动物模型，许多有关脊髓反射（如牵张反射、屈肌反射和对侧伸肌反射等）的资料都是从脊动物上获取的。

（二）脊髓前角运动神经元与运动单位

脊髓是完成躯体运动反射的基本中枢。脊髓前角中存在着大量支配肌纤维的α、γ和β运动神经元，它们都是胆碱能神经元。

α运动神经元的胞体较大，直径从几十到150 μm不等，大α运动神经元支配骨骼肌中的快肌纤维，小α运动神经元支配慢肌纤维。α运动神经元一方面接受皮肤、肌肉和关节感受器的外周信息传入，产生反射性运动，另一方面又接受来自大脑皮层和脑干等高位中枢的下行性调制（图10－32）。因此，α运动神经元是神经系统调节躯体运动的**最后公路**（final common pathway）。

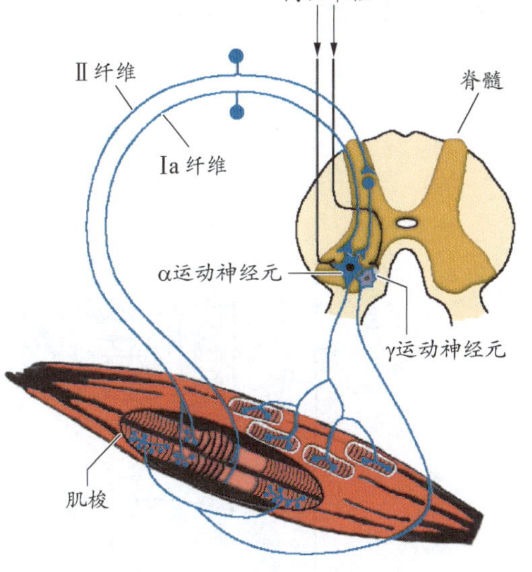

图10－32 脊髓前角的α和γ运动神经元及其联系

蓝色示γ环路

α运动神经元的轴突末梢在所支配的肌肉中分出许多小分支，每一小分支支配一条骨骼肌纤维。一个α运动神经元及其支配的全部肌纤维构成了运动的基本功能单位（图10－32），称为**运动单位**（motor unit）。运动单位大小不一，一般肌肉越大，运动单位也越大。如一个支配眼外肌的运动神经元只支配6~12根肌纤维，而一个支配四肢肌的运动神经元支配2 000多根肌纤维。显然，前者有利于肌肉进行精细的运动，而后者则有利于肌肉产生较大的肌张力。同一运动单位的肌纤维分布较广，可以和其他运动单位的肌纤维交叉分布。因此，即使只有少数运动神经元兴奋,肌肉产生的张力也是均匀的。

γ运动神经元的胞体较小,其轴突支配梭内肌纤维。γ运动神经元的兴奋性较高,可产生自发放电活动,并常以较高频率持续放电。γ运动神经元只接受来自大脑皮层和脑干等高位中枢的下行调制。在一般情况下,α运动神经元兴奋引起肌肉收缩时,γ运动神经元的放电也相应增加,对调节肌梭的敏感性有重要作用。β运动神经元同时支配梭外肌纤维和梭内肌纤维。

(三) 牵张反射

有神经支配的肌肉受到牵拉时,引起受牵拉的同一肌肉反射性收缩,称为**牵张反射**(stretch reflex)。

1. 牵张反射的类型　牵张反射有两种类型:**腱反射**(tendon reflex)和**肌紧张**(muscle tonus)。

(1) 腱反射:是指快速牵拉肌腱所引起的牵张反射。其特点是时程较短,肌肉产生几乎是一次同步性收缩而表现出明显的动作,故又称**位相性牵张反射**(phasic stretch reflex)。例如,叩击膝关节下的股四头肌肌腱引起股四头肌的收缩,称为膝反射;叩击跟腱引起小腿腓肠肌的收缩,称为跟腱反射。临床上通过检查腱反射来了解神经系统的功能状态:腱反射减弱和消失,提示该反射弧的某一环节损伤或中断;而腱反射亢进,则提示控制脊髓的高位中枢可能有病变。

(2) 肌紧张:是指缓慢而持续地牵拉肌腱所引起的牵张反射。表现为受牵拉的肌肉产生紧张性收缩,肌张力增加,以阻止肌肉被拉长。肌紧张是由受牵拉肌肉的不同运动单位进行交替性收缩而产生的,因此收缩产生的力量不大,不产生明显的动作,肌肉收缩能持久进行而不易发生疲劳,故又称为**紧张性牵张反射**(tonic stretch reflex)。肌紧张是维持躯体姿势的最基本反射,是姿势反射的基础。例如,人体取直立姿势时,由于重力的作用,负重的关节趋于被重力所弯曲,而关节的弯曲势必持续牵拉伸肌肌腱,通过牵张反射引起伸肌收缩,对抗关节的弯曲,从而维持直立的姿势。

2. 牵张反射的机制

(1) 牵张反射的感受器——肌梭:**肌梭**(muscle spindle)呈梭形,长4~10 mm。整个肌梭附着在肌纤维上,与肌纤维平行排列呈并联关系。因此任何作用于肌纤维的牵拉刺激,也以同样的方式作用于肌梭,使肌梭能感受到牵拉刺激或肌肉长度的变化。

肌梭的外层是一结缔组织被囊,每一肌梭有三种主要成分(图10-33a)。① **梭内肌纤维**(intrafusal fiber):为了区别起见,囊外的普通肌纤维称为**梭外肌纤维**(extrafusal fiber)。梭内肌纤维为特殊分化的肌纤维,一般有6~12根。梭内肌纤维的中部为感受装置部分,两端为收缩成分,两者呈串联关系。因此,当梭外肌纤维缩短时,肌梭感受装置受到的牵拉刺激减少,而梭内肌纤维两端的收缩成分收缩时,牵拉了梭内肌纤维中部的感受装置,使肌梭对牵拉刺激的敏感性提高。按照其细胞核在纤维内的分布情况,梭内肌纤维可分为两类:一类为细胞核位于纤维中部的**核袋纤维**(nuclear bag fiber);另一类为细胞核分散于整个纤维的**核链纤维**(nuclear chain fiber)。核袋纤维又分为**动态核袋纤维**(dynamic nuclear bag fiber)和**静态核袋纤维**(static nuclear bag fiber)两种。一个典型的肌梭含有2~3根核袋纤维和数量不等的核链纤维(一般为5根)。② 肌梭的传入神经纤维:肌梭的传入神经纤维有两类,一类为直径较粗(12~20 μm)的

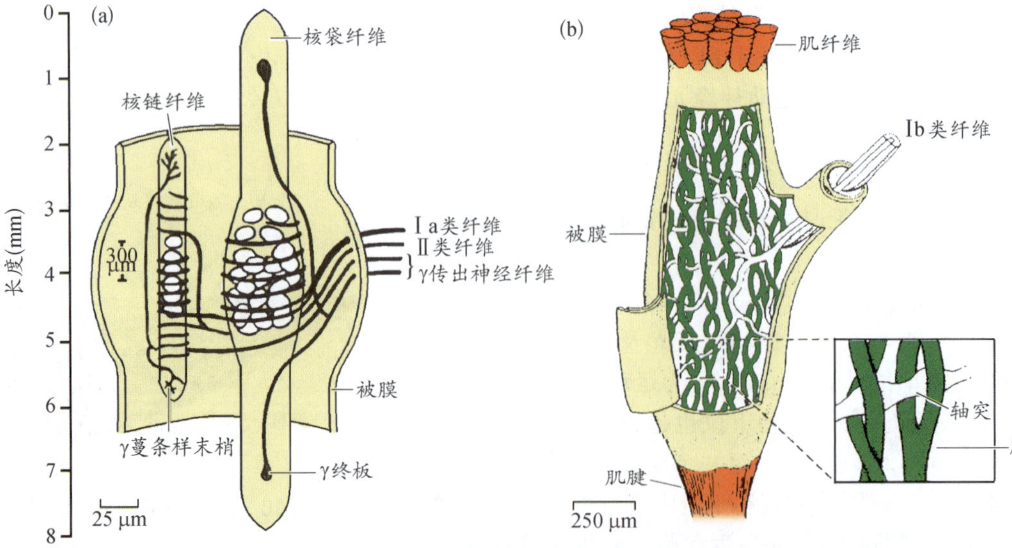

图10-33　肌梭(a)和腱器官(b)的结构示意图(引自Kandel E R等,2000)

Ⅰa 类纤维，其末梢缠绕在所有梭内肌纤维中部的感受装置部分，称为**初级感受末梢**（primary sensory ending）；另一类为直径较细（6~12 μm）的Ⅱ类纤维，其末梢与核链纤维和静态核袋纤维相接触，称为**次级感受末梢**（secondary sensory ending）。两类传入纤维都终止于脊髓前角的 α 运动神经元，后者再发出运动纤维支配梭外肌纤维。③ γ 传出神经纤维：γ 运动神经元的传出纤维支配梭内肌两端的收缩成分，调节肌梭中部感受装置部分对牵拉刺激的敏感性。有两类不同的 γ 运动神经元，其中动态 γ 运动神经元仅支配动态核袋纤维，而静态 γ 运动神经元支配静态核袋纤维和核链纤维。

当肌肉被牵拉时，肌肉长度的变化过程分为两个时相：肌肉长度正处于改变的时相，称为**动态时相**（dynamic phase）；肌肉长度维持在被拉长的新长度的时相，称为**静态时相**（static phase）。不同类型的梭内肌纤维，由于其机械特性不同，因而对牵拉的两个时相反应不同，导致初级感受末梢和次级感受末梢的放电形式不同。动态核袋纤维的中部富于弹性而无黏滞性，而两端部分的黏滞性较大。在动态时相，动态核袋纤维中部的感受装置部分首先被迅速拉长，动态核袋纤维上的初级感受末梢（Ⅰa类纤维）的神经冲动迅速而显著地增加（动态反应），这种动态反应的放电频率与牵拉的速度（即肌肉长度的变化速率）成正比。随后在静态时相，动态核袋纤维的两端部分也缓慢地被拉长，中间部分因有较大弹性而回缩，动态核袋纤维上的初级感受末梢（Ⅰa类纤维）的神经冲动明显减少，但仍维持在一定水平（静态反应）。静态核袋纤维和核链纤维的黏滞性较高，而且各部分较均一，在牵拉过程中肌肉不发生回缩。因此，静态核袋纤维和核链纤维上的初级感受末梢（Ⅰa 类纤维）和次级感受末梢（Ⅱ类纤维）的神经冲动在动态时相放电逐渐增加，但不明显，在牵拉的静态时相，放电仍维持在较高水平（静态反应）。由于初级感受末梢（Ⅰa 类纤维）分布于所有的梭内肌纤维，而次级感受末梢（Ⅱ类纤维）只分布于静态核袋纤维和核链纤维，所以，初级感受末梢对牵拉的反应包括动态反应和静态反应，既能反映肌肉长度的变化，又能反映肌肉长度的变化速率；次级感受末梢只产生静态反应，主要反映肌肉长度的变化（图 10-34）。

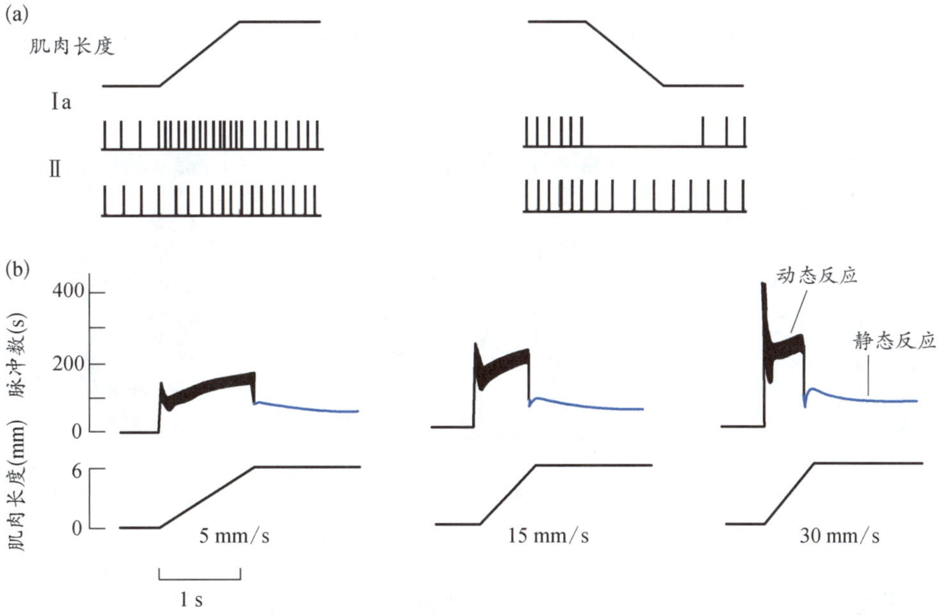

图 10-34　肌梭对牵拉刺激的反应（引自 Kandel E R 等，2000）

（a）初级感受末梢（Ⅰa 类纤维）和次级感受末梢（Ⅱ类纤维）对牵张刺激的不同反应形式：上线表示肌肉受牵拉时，长度发生变化的动态时相和静态时相；中线表示初级感受末梢（Ⅰa 类纤维）的传入冲动既反映肌肉长度变化的动态时相，也反映肌肉长度变化的静态时相；下线表示次级感受末梢（Ⅱ类纤维）的传入冲动只反映肌肉长度变化的静态时相。（b）初级感受末梢（Ⅰa 类纤维）的动态反应与牵拉速率变化的关系：上线表示初级感受末梢（Ⅰa 类纤维）的放电频率；下线表示牵拉速率。初级感受末梢（Ⅰa 类纤维）的动态反应放电频率随牵拉速率增加而增加，而静态反应不变

如前所述，当 γ 运动神经元兴奋时，梭内肌两端收缩，牵拉了中部的感受装置部分，提高了感受装置对牵拉刺激的敏感性，肌梭的传入活动就会增加。动态 γ 运动神经元兴奋，可使初级感受末梢（Ⅰa 类纤维）的动态反应明显增加。而静态 γ 运动神经元兴奋，则可使初级感受末梢（Ⅰa类纤维）和次级感受末梢（Ⅱ类纤维）的静态反应明显增加，但并不影响初级感受末梢（Ⅰa类纤维）的动态反应。γ 运动神经元的一个重要生理功能是使肌梭在肌肉收缩时仍能维持较高的敏感性。如果梭外肌主动收缩时，梭内肌不同时收缩，肌梭的传入放电就必然会减少甚至停止，肌梭就不能向中

枢提供有关肌肉长度的信息。但实际上这种情况不会发生。在随意运动中,α 和 γ 运动神经元往往在高位中枢的驱动下同时被激活,这种现象称为**α-γ共同激活**(α-γ coactivation)。这样,在梭外肌收缩期间,肌梭仍能维持其敏感性,并使肌梭的传入冲动保持在一定水平。此外,β 运动神经元同时支配梭外肌和梭内肌,也提供了 α-γ 共同激活的类似机制。

(2)牵张反射的反射弧:腱反射的感受器是肌梭,传入神经为Ⅰa类纤维,反射中枢在脊髓前角,效应器主要为同一肌肉内的快肌纤维。腱反射的潜伏期很短(约 0.7 ms),只够一次突触接替的时间延搁,因此腱反射是单突触反射。肌紧张的反射弧与腱反射基本相似,感受器也是肌梭,传入纤维为Ⅰa类和Ⅱ类纤维,但中枢的突触接替可能不止一个,属多突触反射,效应器主要是肌肉内的慢肌纤维。

牵张反射不仅引起受牵拉肌肉的收缩,还引起同一关节的协同肌收缩及拮抗肌舒张。脊髓牵张反射主要表现在伸肌,而屈肌的牵张反射不明显。屈肌的牵张反射主要表现为它的拮抗肌(即伸肌)受抑制,这与伸肌是机体的抗重力肌相符。

肌梭的Ⅰa类和Ⅱ类纤维的传入冲动进入脊髓后,除产生牵张反射外,还通过侧支和中间神经元接替,上传到小脑和大脑皮层感觉区。

(四)反向牵张反射

除肌梭外,**腱器官**(tendon organ,图 10-33b)是骨骼肌中另一种重要的牵张感受器。腱器官位于梭外肌与肌腱交界处的囊性末梢,与梭外肌呈串联关系,腱器官的传入神经是直径较细的(约 12 μm)Ⅰb类纤维。腱器官与肌梭的功能不同。在肌肉被动牵拉时,由于肌肉组织较肌腱组织更富于弹性,牵拉的张力主要是加在肌肉组织上,因此肌梭更易于被兴奋;当牵拉力量进一步增加时,同时也兴奋了腱器官,肌梭和腱器官的传入冲动频率均增加;当梭外肌作等张收缩时,肌肉的长度缩短而张力不变,此时肌梭的传入冲动频率减少,而腱器官的传入冲动频率不变;当梭外肌作等长收缩时,肌肉的长度不变而张力增加,此时肌梭的传入冲动频率不变,而腱器官的传入冲动频率增加(图 10-35)。因此,腱器官对梭外肌收缩产生的肌张力变化最敏感,腱器官是一种张力感受器,而肌梭是一种长度感受器。

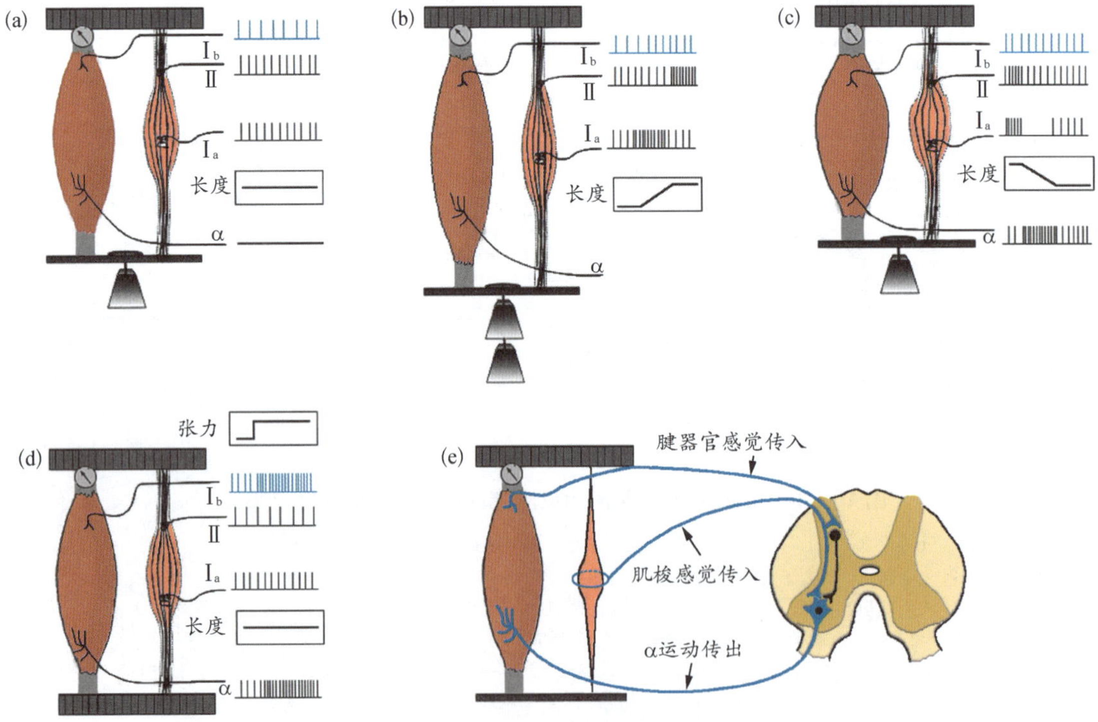

图 10-35 肌梭和腱器官的不同功能

(a) 肌肉处于自然状态时,肌梭的Ⅰa类和Ⅱ类纤维有一定的传入冲动,但腱器官的Ⅰb类纤维的传入冲动较少;(b) 肌肉被动牵拉时,肌梭传入冲动频率明显增加,腱器官传入冲动频率也稍有增加,但没有肌梭传入冲动增加明显;(c) 肌肉作等张收缩时,肌梭传入冲动频率减少,而腱器官传入冲动频率不变;(d) 肌肉作等长收缩时,肌梭传入冲动频率不变,而腱器官传入冲动频率明显增多;(e) 肌梭的传入可直接兴奋 α 运动神经元。而腱器官的传入通过兴奋中间抑制性神经元,转而抑制 α 运动神经元

腱器官的Ⅰb类传入纤维进入脊髓后与脊髓的抑制性中间神经元形成突触联系，转而对支配同一肌肉的α运动神经元起抑制作用，使肌张力降低。由于腱器官传入产生的反射效应与肌梭传入引起的牵张反射相反，因此，腱器官传入产生的反射称为**反向牵张反射**（inverse stretch reflex）或**腱器官反射**（tendon organ reflex）。被动牵拉肌肉时，需要较强的牵拉才能引起腱器官反射。一般认为，当肌肉受牵拉时首先兴奋肌梭发动牵张反射，使受牵拉的肌肉收缩以对抗牵拉；当牵拉力量进一步加大时，则兴奋腱器官，使过强的牵张反射受到抑制，避免被牵拉的肌肉由于过强收缩受到损伤。由于腱器官对肌肉主动收缩产生的张力十分敏感，因此，现在认为，腱器官的生理作用是在肌肉收缩时对肌张力进行负反馈调节，使肌张力不致过高，这对于一些需要保持一定肌张力的活动尤为重要。

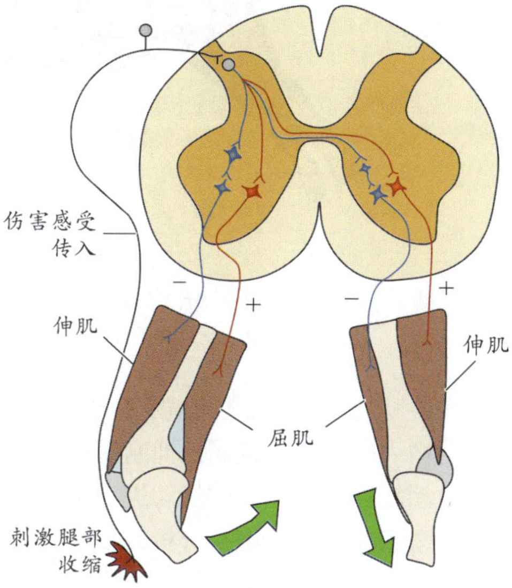

图 10－36　屈肌反射和对侧伸肌反射途径示意图

（五）屈肌反射和对侧伸肌反射

当皮肤受到伤害性刺激时，受刺激一侧的肢体出现屈曲的反应，关节的屈肌收缩而伸肌舒张，称为**屈肌反射**（flexor reflex）。屈肌反射具有保护意义。屈肌反射的强度与刺激强度有关，例如，对足部的较弱刺激只引起踝关节屈曲；刺激强度加大，则膝关节和髋关节也可发生屈曲；如果刺激强度进一步加大，则在同侧肢体发生屈曲的基础上，出现对侧肢体伸直的反射活动，称为**对侧伸肌反射**（crossed extensor reflex）。对侧伸肌反射是姿势反射之一，有利于支持体重以免跌倒。屈肌反射和对侧伸肌反射属多突触反射，其反射途径见图 10－36。

二、脑干对肌紧张和姿势的调节

（一）脑干对肌紧张的调节

脑干由中脑、脑桥和延髓构成。在脑干中央区域有许多错综复杂的神经元及神经纤维交织成网状的结构，统称为脑干网状结构。

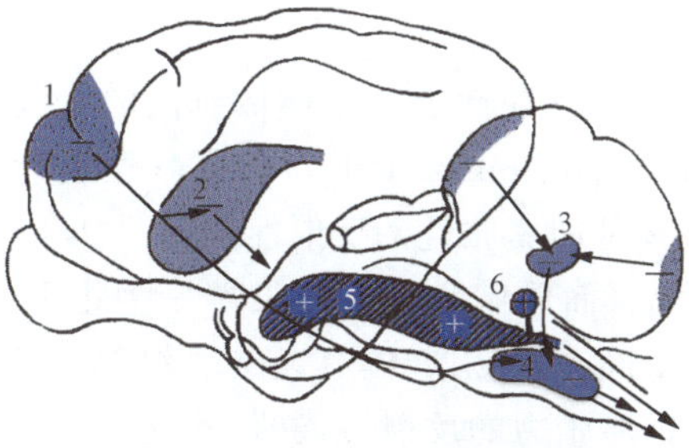

图 10－37　猫脑内与调节肌紧张有关的脑区，特别是脑干网状结构及其下行路径示意图

网状结构抑制区（4）、接受大脑皮层（1）、尾状核（2）和小脑（3）传来的易化性冲动；（5）为网状结构易化区；网状结构易化区和抑制区通过网状脊髓束分别加强和抑制脊髓牵张反射；（6）为前庭核，有加强脊髓牵张反射的作用

1. 脑干网状结构的易化区和抑制区　电刺激脑干网状结构的不同区域，观察到在网状结构中存在有抑制和加强肌紧张和肌运动的区域，分别称为**抑制区**（inhibitory area）和**易化区**（facilitatory area）。抑制区较小，位于延髓网状结构的腹内侧部分；易化区较大，包括延髓网状结构的背外侧部分、脑桥的被盖、中脑的中央灰质及被盖（图 10－37）；此外，下丘脑和丘脑的中线核群等部位也具有对肌紧张和肌运动的易化作用，因此也包括在易化区的概念之中。从活动的强度来看，易化区的活动较强，抑制区的活动较弱，因此在肌紧张的平衡调节中易化区略占优势。网状结构易化区和抑制区通过网状脊髓束下行调节脊髓前角运动神经元活动，从而调节肌紧张。

在脑干以外也存在着调节肌紧张的区域和核团。抑制肌紧张的部位包括大脑皮层运动区、纹状体、小脑前叶蚓部等区域，它们不仅通过加强网状结构抑制区的活动，而且通过抑制脑干网状结构易化区的活动来抑制肌紧张。而易化肌紧张的部位包括小脑前叶两侧部和前庭核，它们可能通过兴奋脑干网状结构易化区而对肌紧张起易化作用。前庭核还可以通过前庭脊髓束兴奋脊髓前角α运动神经元而加强肌紧张。

2. 去大脑僵直　在中脑的上、下丘之间横断脑干的动物，称为**去大脑动物**（decerebrate animal）。去大脑动物由于脊髓与低位脑干相连接，因此不会出现脊休克现象，许多躯体和内脏反射活动都可以完成，但肌紧张出现明显亢进，表现为四肢伸直，坚硬如柱，头尾昂起，脊柱挺硬，称为**去大脑僵直**（decerebrate rigidity）（图 10－38a）。去大脑僵直主要是一种伸肌（抗重力肌）紧张性亢进状态。人类在某些疾病中也可出现类似去大脑僵直的现象。例如，蝶鞍上囊肿引起皮层与皮层下失去联系时，可出现明显的下肢伸直和上肢的半屈曲状态，称为**去皮层僵直**（decorticate rigidity）（图 10－38b）。因为人的正常体位是直立的，所以上肢的半屈曲状态是抗重力肌肌紧张增强的表现。人类的去大脑僵直，有时在中脑疾患出现，表现为头后仰，上下肢均僵硬伸直，上臂内旋，手指屈曲。临床上，患者如出现去大脑僵直的表现，往往提示病变已严重侵犯脑干，是预后不良的信号。

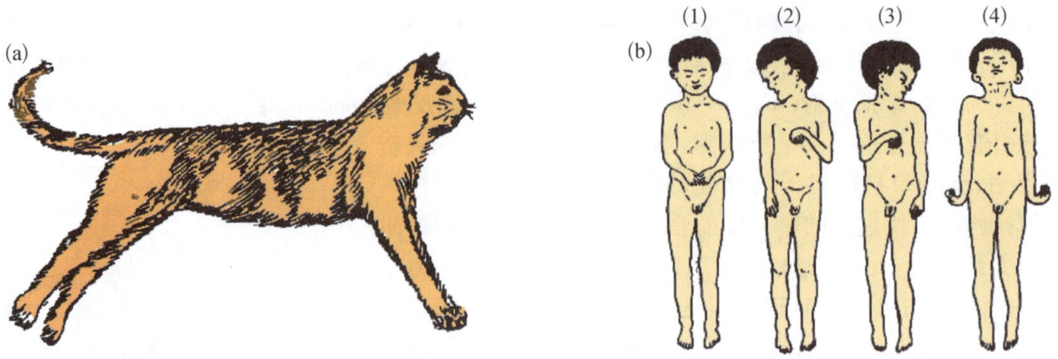

图 10-38 猫去大脑僵直(a)和人类的去皮层僵直(b)

(1)、(2)、(3) 去皮层僵直[(1) 仰卧,头部姿势正常时,上肢半曲;(2)和(3) 转动头部时,下颌所指一侧的上肢伸直,而对侧上肢更加屈曲];(4) 去大脑僵直,上下肢均伸直

在中脑的上、下丘之间横断脑干,切断了大脑皮层运动区和纹状体等部位与网状结构之间的功能联系,造成脑干网状结构内原来活动较弱的抑制区的活动进一步减弱,同时消除了大脑皮层运动区和纹状体对易化区的抑制作用,使原来活动较强的易化区的活动进一步增强,导致肌紧张过度增强而出现去大脑僵直。

从牵张反射的角度来分析,肌紧张加强的机制有两种:① 高位中枢的下行纤维直接或通过脊髓中间神经元使脊髓的 α 运动神经元活动增加,从而引起肌紧张加强而出现僵直,称为 α 僵直;② 高位中枢的下行纤维首先提高 γ 运动神经元的活动,使肌梭的敏感性提高,肌梭传入冲动增加,转而使 α 运动神经元活动增加,从而引起肌紧张加强而出现僵直,称为 γ 僵直(图 10-32)。在去大脑僵直的动物,如果将局部麻醉药注射入某一肌肉内,或切断相应的脊髓背根,以消除肌梭的传入冲动,则该肌的僵直现象就消失。说明,脑干网状结构易化区的下行作用主要是提高 γ 运动神经元活动,使肌梭传入冲动增加,转而增强 α 运动神经元活动而出现肌紧张加强。因此,经典的去大脑僵直主要属于 γ 僵直。如果在切断背根的基础上,再切除小脑前叶,则僵直又重新出现,此时出现的僵直只能是 α 僵直。因为此时背根已被切断,不可能再出现 γ 僵直。如果再进一步切断听神经,以消除前庭器官到前庭核的传入冲动,则僵直再次消失。说明前庭核的下行作用主要是直接或间接提高 α 运动神经元活动,导致 α 僵直。

（二）脑干对姿势的调节

1. 状态反射　头在空间的位置改变以及头部与躯干的相对位置改变时,可以反射性地改变躯体肌肉的紧张性,这种反射称**状态反射**(attitudinal reflex)。状态反射包括**紧张性迷路反射**(tonic labyrinthine reflex)和**紧张性反射**(tonic neck reflex)。紧张性迷路反射是内耳迷路的椭圆囊和球囊的传入冲动对躯体伸肌紧张性的反射性调节,其反射中枢主要是前庭核。在去大脑动物实验中看到,当动物取仰卧位时伸肌紧张性最高,而取俯卧位时伸肌紧张性最低。这是由于头部位置不同时,囊斑上各毛细胞顶部不同方向排列的纤毛所受的刺激不同,因而引起内耳迷路的刺激不同所致。是颈部扭曲时,颈上部椎关节韧带和肌肉本体感受器的传入冲动对四肢肌肉肌张力的反射性调节,其反射中枢位于颈部脊髓。当头转向一侧时,下颌所指一侧的伸肌紧张性增强;当头向后仰时,前肢伸肌紧张性加强,而后肢伸肌紧张性减弱;当头向前俯时,前肢伸肌紧张性降低,而后肢伸肌紧张性加强。人类在去皮层僵直的基础上,即当颈部扭曲时,下颌所指一侧上肢伸直,而对侧上肢处于更加屈曲状态(图 10-38b)。在正常人,由于高级中枢的抑制作用,状态反射不易表现出来。

2. 翻正反射　正常动物可保持站立姿势,如将其推倒则可翻正过来,这种反射称为**翻正反射**(righting reflex)。如将动物四脚向上从空中扔下,动物在下坠过程中,首先是头部扭转,然后前肢和躯干跟着扭转过来,最后后肢也扭转过来,落地时保持四肢着地。这一过程包括一系列反射活动,首先是头部位置不正常,刺激视觉和内耳迷路,反射性引起头部的位置翻正;头部翻正后,头与躯干的位置不正常,刺激颈部关节的韧带和肌肉,反射性引起躯干的位置也翻正过来。

三、基底神经节的功能

（一）基底神经节的组成和主要纤维联系

基底神经节由功能上密切相联系的一组神经核团组成,包括**尾状核**(caudate nucleus)、**壳核**(putamen)、**苍白球**(globus pallidus)、**黑质**(substantia nigra)和**丘脑底核**(subthalamic nucleus)。其中,苍白球由内侧部和外侧部组成,黑质由网状部和致密部组成。苍白球是基底神经节中最古老的部分,称为旧纹状体;尾状核和壳核进化较新,称为新纹状体或**纹状体**(striatum)。纹状体是基底神经节接受传入的主要部位,其传入纤维主要来自大脑皮层;苍白球内侧部和黑质网状部是基底神经节的主要传出核团，其发出的传出纤维投射到丘脑的前腹核和外侧腹核复合体，转而返回投射到大脑皮层。基底神经节与大脑皮层之间构成的神经环路（图 10－39）是基底神经节参与运动调节的基本环路。

纹状体内约 95% 的神经元为中等大小的、有致密树突棘的 GABA 能神经元，称为**中等棘刺神经元**（medium spiny neuron），它们接受来自大脑皮层的 Glu 能纤维的兴奋性传入。中等棘刺神经元在安静状态时没有或很少自发放电，只有在运动时才被大脑皮层的兴奋性传入所激活，而且中等棘刺神经元放电频率的增加往往是在运动开始之前，在运动进行中，它们反而不活动。中等棘刺神经元的这种活动特点符合以下设想，即基底神经节参与运动的发动，而不是运动进行中的协调。

纹状体中等棘刺神经元有两种：一种是 GABA 与 P 物质（SP）及强啡肽（DYN）共存的神经元（即 GABA/SP/DYN 能神经元），细胞膜上存在有 D_1 型多巴胺（DA）受体，其纤维直接投射到苍白球内侧部和黑质网状部，起抑制作用，此通路称为**直接通路**（direct pathway）；另一种是 GABA 与脑啡肽（ENK）共存的神经元（即 GABA/ENK 能神经元），细胞膜上有 D_2 型 DA 受体，其纤维投射到苍白球外侧部，后者发出的 GABA 能纤维到达丘脑底核，起抑制作用。而丘脑底核发出的 Glu 能纤维投射到苍白球内侧部和黑质网状部，起兴奋作用，此通路称为**间接通路**（indirect pathway）。此外，纹状体内还有少量以 ACh 为递质的无棘刺中间神经元，它们也接受大脑皮层的兴奋性传入，转而兴奋中等棘刺神经元。

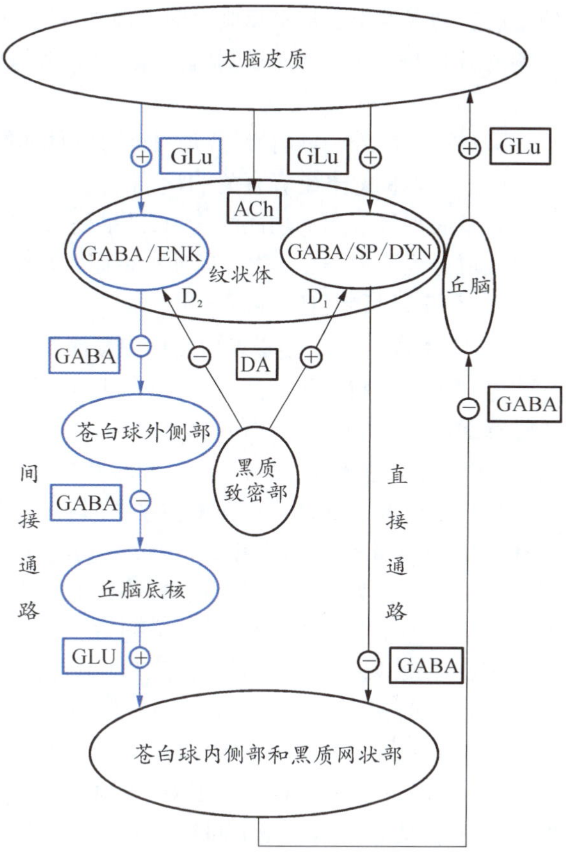

图 10－39 基底神经节神经元环路简化模式图

直接通路的激活对随意运动起易化作用。在安静状态下，苍白球内侧部和黑质网状部的 GABA 能神经元放电频率较高（约 100 Hz），对丘脑的皮层投射神经元（为 Glu 能神经元）具有紧张性的抑制作用。当大脑皮层的兴奋性传入激活直接通路时，增强了 GABA/SP/DYN 能神经元对苍白球内侧部和黑质网状部神经元的抑制作用，进而使苍白球内侧部和黑质网状部神经元对丘脑的紧张性抑制作用减弱，导致相应的丘脑皮层投射神经元**去抑制**（disinhibition），丘脑到大脑皮层的兴奋性传出活动增加，运动皮层兴奋性升高，从而易化运动。相反，间接通路的激活对随意运动起抑制作用。大脑皮层的兴奋性传入激活纹状体 GABA/ENK 能神经元时，对苍白球外侧部的抑制作用增强，转而使丘脑底核脱抑制。由于丘脑底核对苍白球内侧部和黑质网状部神经元有兴奋作用，因此它们对丘脑的皮层投射神经元的紧张性抑制作用加强，从而抑制了相应的丘脑皮层投射神经元对大脑皮层的兴奋作用，运动皮层的兴奋性降低，产生抑制运动的效果（图 10－39）。因此，间接通路的激活提供了一个抑制运动的负反馈环路，抑制潜在的、不需要的（unwanted）运动。现在认为，大脑皮层在发动运动时必须要激活纹状体的神经元，一方面激活直接通路，易化大脑皮层发动的特定运动；另一方面激活间接通路，抑制不需要的运动。

纹状体直接通路和间接通路的 GABA 能神经元都接受来自黑质致密部的 DA 能纤维投射（黑质-纹状体通路）。直接通路的 GABA/SP/DYN 能神经元表达 D_1 受体，激活 D_1 受体使胞内 cAMP 增加，神经元兴奋性升高，从而易化大脑皮层传入对 GABA/SP/DYN 能神经元的兴奋作用，直接通路活动增加；相反，间接通路的 GABA/ENK 能神经元表达 D_2 受体，激活 D_2 受体使胞内 cAMP 降低，神经元兴奋性降低，从而抑制大脑皮层传入对 GABA/ENK 能神经元的兴奋作用，而使间接通路活动减少。虽然黑质 DA 能纤维投射对直接通路和间接通路活动的调制作用相反，但基底神经节的传出效应相同，即苍白球内侧部和黑质网状部神经元对丘脑的皮层投射神经元的紧张性抑制作用减弱，使丘脑到大脑皮层的兴奋性传出活动增加，从而对大脑皮层发动的随意运动起易化作用，有利于运动的产生。

（二）基底神经节的功能

在鸟类动物，纹状体是 CNS 负责运动功能的最高级整合部位。在哺乳类动物，由于大脑皮层的高度发展，纹状体退居为皮层下中枢，但对运动仍起着重要的调节作用，如随意运动的产生和稳定、肌紧张的调节、本体感受传入冲动信息的处理等。在记录清醒的、自由活动猴子的苍白球和黑质神经元放电活动中证实，在运动开始之前，这些部位神经元的放电频率已经增加，并且有些神经元是在慢速运动时放电频率增加，有些是在快速运动时放电频率增加，说明这些部位的神经元与运动有关，可能参与运动的启动。又如在电刺激动物大脑皮层运动区时，再刺激尾核或苍白球，可使皮层运动区发出的运动反应立即被抑制,并且抑制效应在刺激停止后仍可维持一定时间。此外还观察到,损毁猴子双侧的苍白球,动物出现双侧肌紧张增加、姿势障碍、翻正反射消失,说明苍白球可能与调节肢体的肌张力和姿势有关。

除运动功能外,基底神经节还可能有其他功能,如自主神经功能、感觉功能、心理行为功能和学习记忆等。

(三)与基底神经节有关的疾病

对基底神经节运动功能的认识,最早是来自对基底神经节疾病患者的临床观察。基底神经节损害引起的主要临床表现可分为两大类:一类是运动过少而肌紧张过强,如**帕金森病**(Parkinson disease,PD);另一类是运动过多而肌张力不全,如**亨廷顿病**(Huntington disease,HD)和**手足徐动症**(athetosis)。

1. 帕金森病　帕金森病又称**震颤性麻痹**(paralysis agitans)。1817 年帕金森(Parkinson)首次描述该病的症状,主要表现为全身肌紧张增高、肌肉强直、随意运动减少、动作缓慢、运动启动困难、面部表情呆板。此外,患者常伴有**静止性震颤**(static tremor),这种震颤多见于上肢(尤其是手部),其次是下肢和头部,震颤的节律为每秒 4~6 次,静止时出现,情绪激动时增加,进行随意运动时减少,入睡后停止。

病理学研究发现,PD 患者黑质致密部的 DA 能神经元严重缺失,脑内 DA 含量明显降低。在动物实验中,用利血平耗竭脑内的儿茶酚胺(包括 DA),动物将出现类似 PD 的症状,如给予可通过血-脑屏障的 DA 前体**左旋多巴**(L-dopa)治疗,则症状好转。此外,临床上使用 M 受体的阻断剂(如东莨菪碱和苯海索)也能改善 PD 的症状。相反,在 PD 患者进行苍白球破坏手术治疗过程中,如将 ACh 直接注入苍白球,可导致对侧肢体症状加重,而注入 M 受体的阻断剂则症状减轻。以上结果提示,PD 患者存在有黑质 DA 能递质系统功能受损和纹状体胆碱能递质系统功能相对亢进。目前认为,PD 的产生是由于黑质致密部的 DA 能神经元变性、数量明显减少所致。DA 递质系统功能受损,一方面对纹状体 GABA/SP/DYN 能神经元 D_1受体的兴奋作用减弱,导致大脑皮层对直接通路的激活作用减弱;另一方面对纹状体 GABA/ENK 能神经元 D_2受体的抑制作用减弱,导致大脑皮层对间接通路的激活作用增强。同时由于纹状体内胆碱能中间神经元正常,它们对 GABA/ENK 能神经元的兴奋作用相对增强,也导致大脑皮层对间接通路的激活作用增强。无论是直接通路活动减弱或间接通路活动增强,都引起苍白球内侧部和黑质网状部神经元对丘脑的抑制作用增强,进而使丘脑对皮层的兴奋作用减弱,皮层运动区活动减弱,导致 PD 的运动障碍症状的出现。

用 L-dopa 治疗 PD 能明显改善肌肉强直和动作缓慢的症状,但对静止性震颤无明显疗效,提示此症状与黑质 DA 能递质系统功能受损关系不大。用微电极记录 PD 患者丘脑腹外侧核的神经元放电,观察到某些神经元的周期性放电与肢体震颤的节律同步,破坏丘脑的这些区域或切断苍白球至丘脑腹外侧核的纤维联系后,静止性震颤消失。因此认为,静止性震颤可能与丘脑腹外侧核等结构的功能异常有关。

2. 亨廷顿病　亨廷顿病又称**舞蹈病**(chorea)。1872 年亨廷顿(Huntington)对此病作了较全面的描述,并阐明了它的遗传形式,从而被称为亨廷顿病(HD)。HD 主要表现为头部和上肢不自主的舞蹈样动作,并伴有肌张力降低等。这种不自主运动在清醒时出现,情绪激动时加重,安静时减轻,睡眠时消失。病理学研究发现,遗传性 HD 患者的纹状体明显萎缩,GABA/ENK 能神经元数量选择性减少,而黑质-纹状体 DA 能通路及脑内 DA 含量正常。给予这类患者 L-dopa 反而加剧症状,而用利血平耗竭 DA 则可缓解症状。目前认为,HD 的产生是由于纹状体 GABA/ENK 能神经元变性、数量减少,使间接通路活动减弱,导致苍白球内侧部和黑质网状部神经元对丘脑的紧张性抑制作用减弱,丘脑到大脑皮层的兴奋性传出活动增加,从而产生不自主运动。

四、小脑的功能

小脑在维持身体的姿势、调节肌紧张、协调和形成随意运动方面起着重要作用。根据小脑的传入和传出纤维联系,从功能上可以将小脑分为三个主要部分:前庭小脑、脊髓小脑和皮层小脑(图 10-40)。

(一)前庭小脑

前庭小脑(vestibulocerebelum)主要由**绒球小结叶**(flocculonodular lobe)构成,是小脑中最原始的部分。前庭器官的感觉传入可直接或间接(通过前庭核)到达前庭小脑,向小脑传递有关头部位置变化和头部相对于重力作用方向的信息。前庭小脑通过前庭核并经前庭脊髓束调节支配躯干肌肉的脊髓前角运动神经元活动,来维持身体平衡。在动物实验中观察到,切除绒球小结叶后的猴子不能保持身体平衡,站立时需倚墙而立,但其随意运动仍很协调,能很好地完成进食动作。当第四脑室附近的肿瘤压迫绒球小结叶时,患者可出现类似的平衡失调症状。前庭小脑的另一个重要功能是通过眼外肌运动核,参与眼球运动的调节。切除猫的绒球小节叶后,可出现**位置性眼震颤**(positional nystagmus),即当头部固定于特定位置时出现的眼震颤,这是由于动物失去了利用前庭信息来协调眼外肌运动的能力。

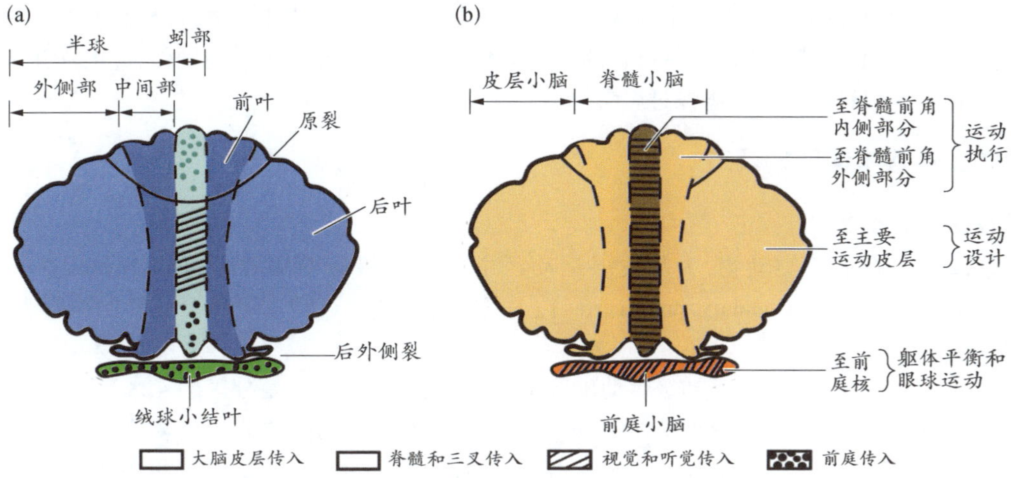

图 10-40　小脑的传入(a)和传出(b)示意图

（二）脊髓小脑

脊髓小脑(spinocerebellum)由**小脑前叶**(anterior lobe of cerebellum)和**后叶**(posterior lobe of cerebellum)的中间带区(包括蚓部和小脑半球的内侧部分)构成。脊髓小脑主要接受脊髓小脑束传入纤维的投射,其感觉传入冲动主要来自躯体、四肢的皮肤感受器和肌肉及关节等处的本体感受器。躯体感觉投射在脊髓小脑上有明确的定位代表区,在小脑前叶呈倒置分布,在小脑半球的内侧部呈正立分布。**蚓部**(vermis)接受视觉、听觉、前庭器官和来自头部和身体近端的感觉传入(图 10-40a)。蚓部发出的纤维经**顶核**(fastigial nucleus)换元后投射到大脑皮层和脑干,后者发出的纤维经皮层脊髓束、网状脊髓束和前庭脊髓束与脊髓前角内侧部分的神经元相联系,控制躯干和四肢近端的肌肉。而小脑半球内侧部分的传出纤维,在**间置核**(interposed nuleus)换元后,经皮层脊髓束和红核脊髓束,支配脊髓前角外侧部分的神经元,控制四肢远端的肌肉(图 10-40b)。脊髓小脑的主要功能是利用外周感觉的反馈信息调节肌紧张和协调随意运动。

1. 调节肌紧张　在去大脑动物,刺激前叶蚓部可抑制同侧伸肌紧张,使去大脑僵直减退。因此,前叶蚓部有抑制肌紧张的作用,其抑制作用可能是通过延髓网状结构抑制区转而抑制脊髓前角运动神经元的活动而实现的。相反,小脑前叶两侧部有加强肌紧张的作用,其作用可能是通过脑干网状结构易化区使脊髓前角运动神经元活动增强而实现的。因此,小脑前叶对肌紧张的调节既有抑制作用,又有易化作用。在进化过程中,前叶对肌紧张的抑制作用逐渐减退,而易化作用逐渐占主要地位。此外,后叶中间带也有控制肌紧张的功能,刺激该区能使双侧肌紧张加强。

2. 协调随意运动　后叶中间带除接受外周躯体感觉和视听、前庭的信息外,还接受经脑桥核接转的大脑皮层感觉区和运动区的传入信息,同时后叶中间带有传出纤维投射到大脑皮层运动区。因此,后叶中间带与大脑皮层运动区之间存在有神经环路联系。现在认为,在大脑皮层向脊髓发出运动指令的同时,也通过皮层脊髓束的侧支向脊髓小脑送去了有关执行该运动具体内容的副本,而运动指令所发动的随意运动又激活了外周的皮肤、肌肉、关节感受器,经脊髓小脑束向脊髓小脑提供运动执行情况的反馈信息。脊髓小脑将大脑皮层的运动指令与运动执行情况进行比较和整合,发出校正信号经丘脑外侧腹核返回大脑皮层运动区,修正皮层运动区活动,从而纠正运动偏差,使运动按中枢运动指令预定的目标和轨迹正确地执行。当切除或损伤脊髓小脑后,受害动物或患者不能有效地利用外周的反馈信息来协调运动,随意运动的方向、力量和限度将发生紊乱。临床检查发现,患者不能完成精巧动作,如指鼻试验时,肌肉在进行运动中出现抖动而把握不住方向,而且在越接近目标时,抖动越明显,这与 PD 的静止性震颤不同,称为**意向性震颤**(intention tremor);行走时摇晃呈酩酊蹒跚步态;患者不能进行拮抗肌快速轮替动作(如上臂不断交替进行内旋和外旋),动作越迅速则协调障碍越明显。脊髓小脑损伤后出现的上述动作协调障碍称为**小脑性共济失调**(cerebellar ataxia)。

（三）皮层小脑

皮层小脑(cerebrocerebellum)是指后叶的外侧部,它不接受外周感觉的传入,而与大脑皮层之间形成环路联系。大脑皮层广大区域(包括感觉区、运动区和联络区)的传出纤维,经脑桥核换元后,投射到对侧小脑的后叶外侧部。后叶外侧部发出的纤维经齿状核和丘脑腹外侧核换元后,再投射回皮层运动区。

皮层小脑的功能主要与运动计划的形成和运动程序的编制有关。各种精巧运动是在学习过程中逐步形成和不断完善的。在学习某一技巧性动作(如学习体操或演奏乐器)之初,大脑皮层通过皮层脊髓束和皮层脑干束所发动的运动是不协调的。但在学习的过程中,大脑皮层和小脑之间不断进行环路联系活动,同时小脑不断接受外周的感觉传入信息,纠正运动过程中出现的偏差,使动作逐步协调起来。在这个过程中,皮层小脑参与运动计划的形成和运动程序的编制。当精巧动作逐渐熟练完善后,皮层小脑就储存了一整套运动程序。当皮层要发动该项精巧动作时,首先从皮层小脑提取出储存的运动程序,然后再通过皮层脊髓束和皮层脑干束来发动这项精巧动作,此时所进行的运动就非常协调、准确和熟练,而且完成迅速几乎不需经过思考。

五、大脑皮层对躯体运动的调节

(一) 大脑皮层的运动区

1. 主要运动区　在灵长类动物,大脑皮层运动区主要为**初级运动皮层**(primary motor cortex)和**运动前区**(premotor area)或称**次级运动区**(secondary motor cortex)。一般认为,初级运动皮层负责运动的执行,而运动前区主要是参与运动的策划。

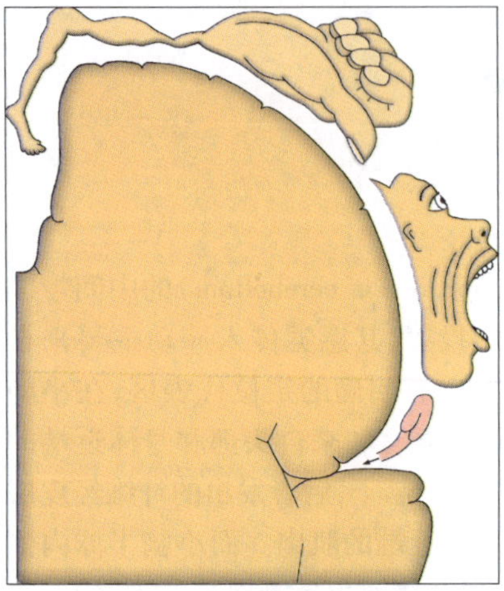

图 10-41　初级运动皮层的躯体运动功能代表区示意图

初级运动皮层位于中央前回(布罗德曼分区的4区)。初级运动皮层有以下功能特征(图10-41):① 对躯体运动的调节为交叉性支配,即一侧皮层支配对侧躯体的肌肉。但在头面部,除下部面肌和舌肌主要受对侧面神经和舌下神经支配外,其余多数为双侧性支配。因此,当一侧内囊损伤时,头面部多数肌肉并不出现完全麻痹,但对侧下部面肌和舌肌出现麻痹;② 具有精确的机能定位,即刺激一定部位的皮层运动区引起身体一定部位的肌肉收缩。功能代表区的大小与运动的精细复杂程度有关,运动愈精细、复杂的肌肉,其代表区面积愈大。例如,手部代表区的面积几乎与整个下肢代表区的面积相等;③ 代表区定位的总体安排是倒置的,即下肢代表区在皮层的顶部,膝关节以下肌肉代表区在皮层内侧面;上肢肌肉代表区在中间部;而头面部肌肉代表区在底部,但头面部代表区内部的安排仍是正立的。

运动前区包括**运动前皮层**(premotor cortex)和**运动辅助区**(supplemental motor area)两部分。运动前皮层位于布罗德曼分区的6区,运动辅助区位于两半球纵裂的内侧壁,扣带回沟以上,4区之前的区域。与电刺激初级运动皮层引起的运动反应相比,电刺激运动前区引起运动反应所需的电流强度较大,说明运动前区到脊髓的投射很少是直接的;而且刺激引起的运动表现较复杂,常常涉及多个关节,并且是双侧性的。因此运动前区可能与运动的双侧协调有关。但运动前区更重要的作用是在于参与随意运动计划的设计和编程。在记录猴运动前区神经元放电活动的实验中观察到,在随意运动开始前约800 ms,运动前区神经元已经放电。另外,在测定人运动时的脑血流量变化中发现,在进行简单运动时,仅初级运动皮层的血流量增加;在完成较复杂运动时,初级运动皮层和运动前区的血流量均增加;当要求被试者只是想象该项复杂运动(但并不实际执行)时,脑血流量的增加仅限于运动前区。

2. 其他运动区　刺激体感Ⅰ区和体感Ⅱ区等后部顶叶皮层时也能产生某些躯体运动。5区的某些神经元与手伸向目标物体并调节这一动作的运动有关。7区的一些神经元与手和眼的协调运动有关。电刺激8区可引起眼外肌的运动,刺激18、19区也可获得微弱的眼外肌运动效应。

与感觉区相似,大脑皮层运动区的细胞也呈纵向柱状排列,组成基本的功能单位,称为**运动柱**(motor column)。一个运动柱可控制同一关节几块肌肉的活动,而同一肌肉可接受几个运动柱的支配。

大脑皮层运动区也同样具有可塑性。例如,训练猴做快速手指运动,经过1~4周的学习后,可引起对侧皮层手运动代表区的面积扩大。但是,当猴大脑皮层手运动代表区局部受损后,该手部运动代表区将迁移到邻近的未损区。

(二) 运动传导通路

大脑皮层运动区的运动指令通过直接和间接运动通路下行,发动随意运动和调节肌紧张与姿势。

1. 直接通路　直接通路包括**皮层脊髓束**(corticospinal tract)和**皮层核束**(corticonuclear tract)。

皮层脊髓束约有100万根纤维,其中约1/3纤维起源于4区,1/3起源于6区,其余来自中央后回的体感皮层。皮层脊髓束和皮层核束一起经内囊下行到中脑腹侧,分散成小纤维束穿过脑桥核,在延髓重新聚合形成锥体。在延髓与脊髓交界处,约3/4的纤维交叉至对侧,在脊髓外侧索下行,称为**皮层脊髓侧束**(lateral corticospinal tract);其余不交叉的纤维在同侧的脊髓前索下行,称为**皮层脊髓前束**(ventral corticospinal tract)。皮层脊髓侧束的纤维大多数起源于运动皮层的肢体代表区,主要终止在脊髓灰质前角和中间带的外侧部分的运动神经元,这些神经元支配四肢远端的肌肉,与精细的、技巧性运动有关。皮层脊髓前束的纤维主要来自运动皮层的颈、肩和躯干运动代表区,终止于双侧脊髓灰质前角和中间带的内侧部分的运动神经元,这些神经元支配四肢近端的肌肉,尤其是屈肌,与姿势的维持和粗大的运动有关。起源于体感皮层的皮层脊髓束纤维主要终止在脊髓的背侧部,可能与调制感觉信息的传入有关。

皮层核束支配脑干的各脑神经运动核，控制头面部肌肉的运动。

2. 间接通路　皮层脊髓束和皮层核束发出的侧支和一些直接起源于运动皮层的纤维，经脑干的前庭核、网状结构、上丘以及红核接替后，再发出下行纤维调节脊髓运动神经元活动。其中顶盖脊髓束、网状脊髓束和前庭脊髓束的下行纤维主要终止在脊髓前角灰质的内侧部分，它们的功能与皮层脊髓前束相似，参与躯干和肢体近端肌肉有关的粗大运动和姿势的调节；而红核脊髓束主要终止在脊髓前角灰质的外侧部分，其功能与皮层脊髓侧束相似，参与四肢远端肌肉有关的精细运动的调节。发出皮层脊髓前束的运动皮层区也是皮层向网状结构投射的起始部位；而发出皮层脊髓侧束的运动皮层区也是皮层向红核投射的起始部位。

下运动神经元（脊髓和脑干内直接支配骨骼肌运动的神经元）损伤与上运动神经元（位于皮层和脑干并发出下行纤维支配下运动神经元活动的神经元）损伤所产生的临床症状明显不同。下运动神经元的胞体或其传出纤维损伤时，表现为所支配的肌肉出现**柔软性麻痹**（flaccid paralysis）或称为软瘫，即随意运动丧失并伴有肌张力降低或消失。此外还出现腱反射消失、肌肉萎缩等症状。运动皮层及其下行运动传导通路上任何部位的损伤均可造成上运动神经元损伤。临床上，上运动神经元损伤的最常见原因是血管栓塞造成的内囊损伤。开始时，患者会出现对侧肢体和下面部的软瘫，但躯干肌的功能尚能维持。这可能是由于某些脑干的下行通路未被损伤或由于皮层脊髓前束为双侧支配的缘故。几天后患者出现：① **巴宾斯基征**（Babinski sign）阳性体征，即以钝物划足跖外侧时，出现拇趾背曲、其他四趾外展呈扇形散开的体征。临床上用于检查皮层脊髓侧束功能是否正常。从生理学角度看，这一反射属于屈肌反射，因为当刺激加强时还可伴有踝、膝、髋关节的屈曲。平时脊髓处于高位中枢控制下，这一原始的屈肌反射被抑制而不表现出来。在婴儿的皮层脊髓侧束未完全发育以前，以及成人在深睡或麻醉状态下，也可出现巴宾斯基征阳性。② 对侧受累肢体肌肉出现**痉挛性麻痹**（spastic paralysis）或称为硬瘫，即随意运动丧失并伴有肌张力增高。严重时常表现为下肢伸肌和上肢屈肌的强直，这可能与脊髓牵张反射亢进有关。但肌肉萎缩不明显。③ 部分浅反射（腹壁反射和提睾反射）减弱或消失。

第五节　神经系统对内脏活动的调节

一、自主神经系统的功能

自主神经系统（autonomic nervous system）或称**植物性神经系统**（vegetative nervous system），通过调节和整合各内脏系统的活动，使体内重要的生理活动过程，如血压、水电解质平衡、胃肠运动和分泌、体温等维持相对稳定，因而在维持内环境稳态中起着十分重要的作用。相对于躯体运动系统而言，自主神经系统的活动通常是不受意识控制的，但其活动在一定程度上也受意识和情绪的影响。例如，自主神经系统对血压的调节虽然是非随意的，但可以经过**生物反馈**（biofeedback）技术的训练，进行部分的有意识控制。自主神经系统分为**交感神经系统**（sympathetic nervous system）、**副交感神经系统**（parasympathetic nervous system）和**肠神经系统**（enteric nervous system）（图 10－42）。交感神经系统和副交感神经系统在相对独立地调节内脏活动的同时，也接受 CNS 高位中枢的调控，使复杂的内脏活动更为完善。因此，交感神经系统和副交感神经系统包括中枢部分和外周部分。中枢部分主要是下丘脑，它是整合自主神经活动的重要中枢，其次是脊髓、脑干、边缘系统和大脑皮层；外周部分包括传入神经和传出神经，但习惯上仅指传出神经。肠神经系统仅有外周部分。

（一）交感神经和副交感神经的结构特点

交感神经和副交感神经由节前和节后两个神经元组成。**节前神经元**（preganglionic neuron）位于 CNS 内，其轴突形成的**节前纤维**（preganglionic fiber）在外周神经节更换神经元，节后神经元的轴突构成**节后纤维**（postganglionic fiber），支配效应器官。但肾上腺髓质例外，直接由交感神经节前纤维支配。

交感神经的节前神经元位于脊髓胸、腰段灰质侧角的中间外侧柱；而副交感神经的节前神经元分布比较分散，一部分位于脑干的脑神经核，包括缩瞳核、上唾液核、下唾液核、迷走背核、疑核等，另一部分位于脊髓骶部灰质相当于侧角的部位。交感神经节离效应器较远，因此节前纤维较短，节后纤维较长；而副交感神经节离效应器较近或就在效应器官壁内，因此节前纤维较长，节后纤维较短。自主神经的节前纤维属 B 类纤维，而节后纤维为 C 类纤维（表 10－1）。

交感神经分布广泛，全身几乎所有脏器都接受交感神经支配，而副交感神经分布比较局限，某些脏器无副交感神经支配，如皮肤和肌肉内的血管、一般的汗腺、竖毛肌、肾上腺髓质和肾都只有交感神经支配。一条交感神经的节前纤维往往与多个节后神经元形成突触联系，例如，颈上神经节内的交感神经节前纤维与节后纤维之比为 1∶（11～17）。副交感神经胞体聚集的一个重要部位是睫状神经节，其周围突延伸至被支配的器官表面进行换元。

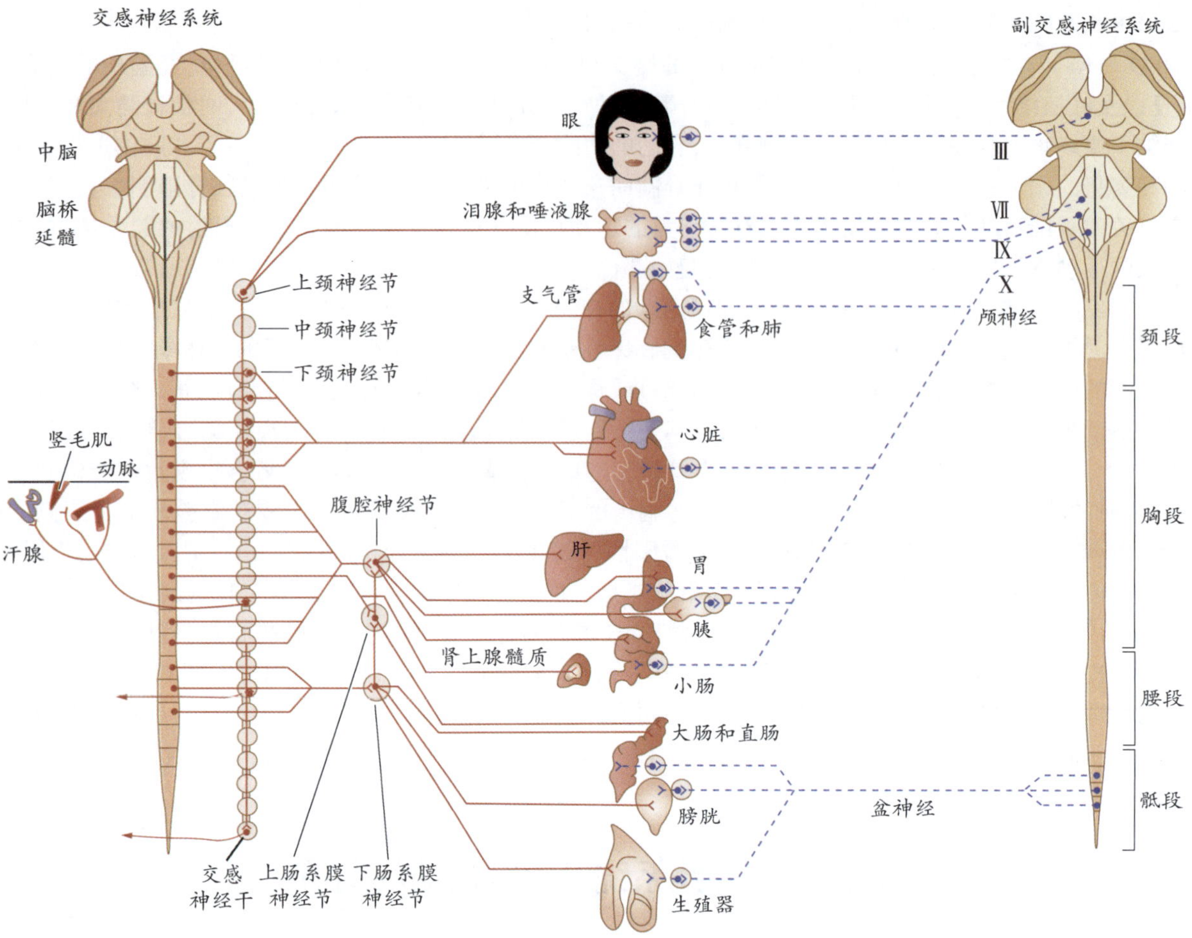

图 10-42 自主神经分布示意图

(二) 交感神经和副交感神经的功能

交感神经和副交感神经的功能主要是调节平滑肌、心肌的收缩和腺体(消化腺、汗腺、部分内分泌腺)的分泌,它们对各器官系统活动的调节作用已分别在相应的章节中作了较详细的介绍,现概括如表 10-8。

表 10-8 交感神经和副交感神经的主要功能

器官或系统	交感神经	副交感神经
循环系统	心跳加快加强;腹腔内脏血管、皮肤血管以及分布于唾液腺与外生殖器官的血管收缩,脾包囊收缩,肌肉血管可收缩(肾上腺素能纤维)或舒张(胆碱能纤维)	心跳减慢,心房收缩减弱;部分血管(如软脑膜动脉与分布于外生殖器的血管等)舒张
呼吸器官	支气管平滑肌舒张	支气管平滑肌收缩,黏膜腺分泌
消化器官	分泌黏稠唾液,抑制胃肠运动,促进括约肌收缩,抑制胆囊活动	分泌稀薄唾液,促进胃液、胰液分泌,促进胃肠运动和使括约肌舒张,促进胆囊收缩
泌尿生殖器官	促进肾近端小管和髓襻对 Na^+ 和水的重吸收,逼尿肌舒张和括约肌收缩;有孕子宫收缩,无孕子宫舒张	逼尿肌收缩和括约肌舒张
眼	虹膜辐射状肌收缩,瞳孔扩大;睫状体辐射状肌收缩,睫状体环增大;上眼睑平滑肌收缩	虹膜环行肌收缩,瞳孔缩小;睫状体环行肌收缩,睫状体环缩小;促进泪腺分泌
皮肤	竖毛肌收缩,汗腺分泌(胆碱能纤维)	
内分泌	促进肾上腺髓质分泌(节前纤维)	促进胰岛素分泌
代谢	促进糖原分解	

从总体上来看,交感和副交感神经系统对内脏活动的调节具有以下特点。

1. **双重支配和相互拮抗**　除汗腺、竖毛肌、肾上腺髓质和大多数血管仅接受交感神经支配外,大多数组织器官都接受交感和副交感神经的双重支配。在接受双重支配的器官系统中,二者的作用往往是相互拮抗的。例如,在心脏，迷走神经具有抑制作用，交感神经则具有兴奋作用。但在个别器官，二者的作用也可以是一致的，如交感和副交感神经都可引起唾液腺的分泌，但前者引起的唾液分泌量少而黏稠，而后者引起的唾液分泌量多而稀薄。

2. 紧张性支配　自主神经对效应器的支配，一般具有紧张性作用。例如，切断支配心脏的迷走神经引起心率加快，而切断支配心脏的交感神经引起心率减慢。可见这两种神经对心脏的支配都具有紧张性作用。自主神经的紧张性活动来源于中枢，而中枢具有紧张性活动的原因是多方面的，其中有神经和体液因素的原因。例如，来自主动脉弓和颈动脉窦压力感受器的传入冲动，对维持延髓心迷走中枢神经元的紧张性活动，进而维持迷走神经的紧张性活动有重要作用；而中枢神经组织内 CO_2浓度，对维持交感缩血管中枢的紧张性活动有重要作用。

3. 作用与效应器的功能状态有关　例如，刺激交感神经可通过 β_2受体引起动物无孕子宫的舒张，通过 α_1受体引起有孕子宫的收缩。又如胃幽门，如果原来处于收缩状态，刺激迷走神经能使之舒张，如果原来处于舒张状态，则刺激迷走神经能使之收缩。

4. 生理意义不同　1939 年美国生理学家坎农（Cannon）首先提出，交感神经和副交感神经具有不同的功能意义。在机体内、外环境发生急骤变化时，如剧烈的肌肉运动、情感的急剧波动、温度的急剧变化和大量失血等，交感神经系统兴奋，动员机体许多器官的潜在能力，此时出现心率加快、皮肤和腹腔内脏血管收缩、血液储存库排出血液以增加循环血量、血液中红细胞数量增加、支气管平滑肌舒张、肝糖原分解加速及血糖浓度上升、肾上腺素分泌增加等现象，为机体对内、外环境的急骤变化作好反应的准备，提高了机体的适应能力和生存能力。而机体在安静状态下，副交感神经的活动往往加强，这有利于机体的休整恢复、促进消化吸收、积蓄能量以及加强排泄和生殖功能等。

二、自主神经系统的中枢调控

（一）脊髓

交感神经和部分副交感神经的节前神经元位于脊髓，因此脊髓是调节内脏活动的初级中枢。例如，脊休克过去后，脊动物的血压可上升到一定水平，可维持一定的反射性排便和排尿能力。说明在脊髓内可完成基本的血管张力反射和排便、排尿反射。脊髓高位离断的患者，在脊休克过后，也可见到血管张力反射、发汗反射、排尿反射、排便反射和勃起反射有不同程度的恢复。但是，只靠脊髓本身完成内脏反射活动的调节是很不完善的，不能适应生理功能的需要。例如，脊髓离断的患者，由平卧位转成直立位时，由于体位性血压反射的调节能力差，外周血管阻力不能及时发生改变，出现血压降低和头晕。此外，患者虽有一定的排尿能力，但排尿不受意识控制，且排尿也不完全。

（二）低位脑干

延髓发出的自主神经传出纤维支配头面部的所有腺体、心、支气管、喉、食管、胃、胰腺、肝和小肠等；同时，脑干网状结构中存在许多与内脏活动调节有关的神经元，其下行纤维调节脊髓的自主神经功能。因此，在延髓水平已能初步完成许多基本生命现象（如循环、呼吸等）的反射调节，所以延髓也被称为“生命中枢”。此外，中脑是瞳孔对光反射的中枢部位。

（三）下丘脑

成年人的下丘脑（hypothalamus）仅重 4 g（全脑重量为 1 400 g）。下丘脑位于丘脑的下方，形成第三脑室下方的侧壁（图 10－43）。下丘脑大致可分为前区、内侧区、外侧区和后区四个部分。前区的最前端为视前核，稍后为视上核、视交叉上核、室旁核，再后方是下丘脑前核。内侧区又称结节区，紧靠下丘脑前核，含有腹内侧核、背内侧核、结节核、灰白结节、弓状核和结节乳头核。外侧区有分散的下丘脑外侧核，其间穿插有内侧前脑束。后区主要是下丘脑后核与乳头体核。

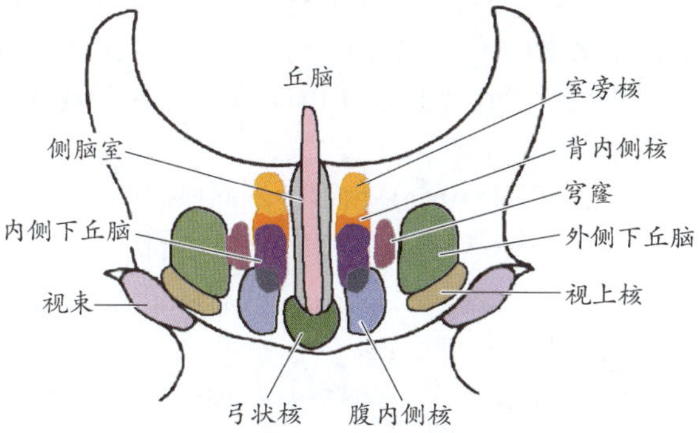

图 10－43　下丘脑主要核团示意图

下丘脑是内脏活动的主要整合中枢，它通过下行纤维与脑干和脊髓的交感和副交感神经的节前神经元联系，调节自主神经活动；它与前脑（杏仁核、海马、隔核、扣带回和前额皮层）有双向的纤维联系，在调节机体的行为和将内脏活动与其他生理活动整合中起重要作用。此外，下丘脑本身作为内分泌器官，通过垂体门脉系统和下丘脑-垂体束调节腺垂体和神经垂体的内分泌活动。现将下丘脑的主要生理功能介绍如下。

1. 体温调节　在哺乳类动物，于间脑以上水平切除大脑皮层，其体温基本能保持相对稳定；如在下丘脑以下横切脑干，则动物不能维持体温的相对稳定。现已明确，视前区-下丘脑前部（PO/AH）存在着温度敏感神经元，它们既是中枢温度感受器，感受所在部位的温度变化，又能对其他部位传入的温度信息进行整合。当体温超过或低于调定点水平(正常约为36.8℃)时,即可通过调节散热和产热活动使体温保持相对稳定。

2. 水平衡调节　破坏下丘脑可引起烦渴和多尿,说明下丘脑能调节对水的摄入与排出。水平衡的调节包括摄水和排水两个过程。

下丘脑控制摄水的区域位于下丘脑的外侧区,与摄食中枢(见下文)极为靠近。破坏下丘脑外侧区后,动物除拒食外,饮水也明显减少。刺激下丘脑外侧区的某些区域,则引起动物饮水增多。但控制摄水的确切部位仍不清楚,不同动物的实验结果也不一样。

排水主要与ADH的分泌有关。ADH在下丘脑的视上核和室旁核的神经内分泌大细胞合成后,以轴质运输的方式经下丘脑-垂体束纤维到达并储存于神经垂体。下丘脑前部存在**渗透压感受器**(osmoreceptor),它根据血液中渗透压的变化来调节ADH的释放,从而调节肾远曲小管和集合管对水的重吸收和尿量的排出(详见本书第八章)。

3. 生物节律控制　机体内的各种活动按一定的时间顺序发生变化,这种变化的节律称为**生物节律**(biorhythm)。根据其频率的高低,生物节律可分为高频(周期低于1 d,如心动周期、呼吸周期等)、中频(日周期)和低频(周期长于1 d,如月经周期)三种,其中日周期是最重要的生物节律。人体许多生理功能都有日周期节律,如血细胞数、体温、促肾上腺皮质激素分泌等。生物节律可能是生物在长期进化过程中形成的。大量的实验证据表明,下丘脑的**视交叉上核**(suprachiasmatic nucleus,SCN)可能是日周期节律的控制中心。例如,正常大鼠在白昼的摄食量仅占全天摄食量的10%;切断SCN与摄食行为有关中枢之间的联系,则白昼摄食量可增至50%。又如,摘除双侧眼球的大鼠,其睡眠白昼多于夜间的节律仍然存在。如再破坏SCN,则这种日周期节律完全丧失。研究表明,视觉感受装置通过视网膜-视交叉上核束与SCN发生联系,从而使体内的日周期节律和外环境的昼夜节律同步起来。

4. 对腺垂体激素分泌的调节　下丘脑内有些神经内分泌小细胞能合成对腺垂体激素分泌具有调节作用的肽类物质,称为**下丘脑调节肽**(hypothalamus regulatory peptide, HRP)。这些肽类物质合成后经轴质运输到正中隆起处分泌,由此再经垂体门脉系统运输到腺垂体,调节腺垂体激素的分泌。此外,下丘脑内还存在一些神经元,它们能感受血液中某些激素浓度的变化,对下丘脑调节肽的分泌进行反馈调节(详见本书第十一章)。

5. 摄食行为和能量代谢平衡的调节　20世纪40年代初期的动物实验发现,电刺激下丘脑的外侧区,引起动物多食;而损毁该区,则动物拒食。电刺激下丘脑腹内侧核,引起动物拒食;而损毁该核,动物因食欲大增而逐渐肥胖。据此,提出了调节摄食行为的"双中枢假说",即下丘脑外侧区存在有**摄食中枢**(feeding center),而腹内侧区存在有**饱中枢**(satiety center)。用微电极分别记录摄食中枢和饱中枢神经元的电活动发现,当动物处于饥饿状态时,前者的放电频率增高而后者的放电频率降低;而静脉注射葡萄糖后,前者放电频率降低而后者放电频率增高。说明摄食中枢和饱中枢的活动受血糖水平调节,而且两个中枢之间存在交互抑制的关系(二维码10-2)。

二维码10-2
摄食行为

近年来,还发现一些作用于下丘脑,能影响摄食行为和能量消耗的肽类分子。促进摄食的有:胰岛素(insulin)、黑色素聚集素(MCH)、甘丙肽(galanin)、促食欲素(orexin)、刺鼠蛋白相关肽(AGRP)等;抑制摄食的有:瘦素(LP)、促肾上腺皮质激素释放激素(CRH)、α-黑素细胞刺激素(α-MSH)、胰高血糖素样肽-1(GLP-1)、可卡因和氨非他明转录调节子(CART)等。

肥胖症(obesity)是由多种不同原因引起的,原因之一是瘦素或瘦素受体的功能降低所致。小鼠瘦素基因(ob基因)或瘦素受体基因(db基因)的突变都可以引起肥胖。肥胖患者的血浆瘦素浓度往往并不降低,反而比正常人增高,而且瘦素分子正常。因此在一些肥胖患者,肥胖的原因可能是由于瘦素受体基因的变异,使瘦素受体功能降低,瘦素不能正常发挥作用所致。

6. 对情绪反应的调节　当动物的身体和生命可能受到或已经受到威胁和伤害时,可引起恐惧或发怒的情绪反应,两者的表现并不完全相同。恐惧表现为出汗,瞳孔扩大、身体蜷曲、左右探头企图逃跑;而发怒则表现为攻击性行为,如猫在发怒时发出吼叫咆哮声、竖毛、瞳孔散大、咬和抓。恐惧和发怒的情绪反应是一种本能的**防御反应**(defense reation),这两种反应有时可以混合在一起。当动物面临某种危险时,通过快速判断后作出逃避或者格斗的抉择,因此这种反应也称**格斗-逃跑反应**(fight or flight response)。

在间脑水平以上切除大脑的猫,只要给予微弱的刺激,就能引起强烈的防御反应,通常表现为张牙舞爪的模样,类似正常猫在搏斗时的表现,这一现象称为**假怒**(sham rage)。这是因为切除大脑皮层后,解除了在正常情况下大脑皮层对丘脑的这种活动的抑制作用。现已知道,下丘脑内存在**防御反应区**(defense reaction zone),主要位于下丘脑近中线的腹内侧区。在麻醉动物,电刺激该区可使骨骼肌血管舒张、皮肤和内脏血管收缩、心率加快和血压升高等交感神经性反应。在清醒动物,电刺激该区可出现防御性行为。此外,电刺激下丘脑外侧区可引起动物出现攻击厮杀行为;电刺激下丘脑背侧区则出现逃避性行为。人类下丘脑的疾病也往往伴有异常的情绪反应。

（四）大脑皮层

大脑由**新皮层**（neocortex）和**边缘系统**（limbic system）两大部分组成。它们对自主神经系统的功能都具有重要的调节作用。

1. *新皮层* 电刺激动物的新皮层，除能引起躯体运动反应外，也能引起内脏活动的改变。例如，刺激6区的上肢或下肢代表区，除了引起相应的肢体运动外，也引起竖毛、出汗，以及上肢或下肢的血管反应；刺激8区和19区，除引起眼肌运动外，还能引起瞳孔的反应；刺激皮层内侧面4区一定部位，产生直肠与膀胱运动的变化；刺激皮层外侧面一定部位，产生呼吸、血管运动的变化。电刺激人类大脑皮层也能见到类似反应。以上结果说明，新皮层可调节自主神经系统的功能，而且这种调节作用的区域分布与躯体运动代表区有一致的地方。

2. *边缘系统* 大脑半球内侧面与脑干连接部和胼胝体旁的环周结构，包括海马、穹隆、海马回、扣带回等，曾被称为边缘叶。由于边缘叶在结构和功能上与大脑皮层的岛叶、颞极、眶回等，以及皮层下的杏仁核、隔区、下丘脑、丘脑前核等密切相关，因此有人将边缘叶连同这些结构统称为边缘系统（图10－44）。由于中脑的中央灰质、背盖等也与上述结构有密切的双向纤维联系，更有人把中脑的部分结构也包括在边缘系统的概念之中。由此形成了**边缘前脑**（limbic forebrain）和**边缘中脑**（limbic midbrain）的概念，前者包括海马、穹隆、海马回、扣带回、杏仁核、隔区、梨状区、岛叶、颞极、眶回等结构；后者指中脑的中央灰质、被盖的中央部及外侧部、脚间核等。边缘前脑的功能较复杂，参与多种生理活动的调节，以下仅介绍边缘前脑与内脏活动及情绪反应调节有关的功能。

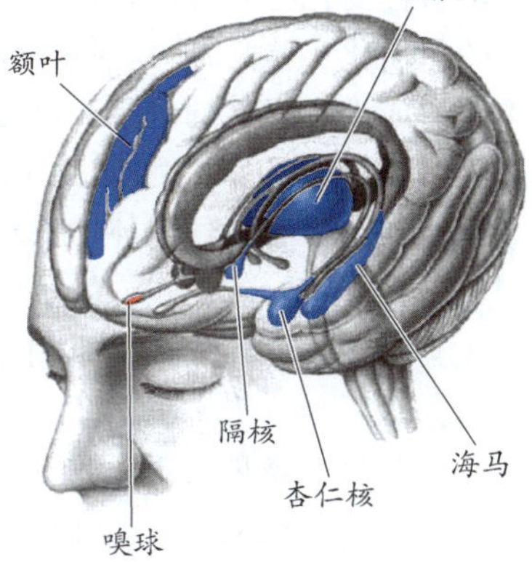

图10－44 边缘系统示意图

（1）对摄食行为的影响：边缘前脑中的杏仁核与摄食行为有关。实验中观察到，破坏猫的杏仁核后，动物因摄食过多而肥胖；用埋藏电极刺激杏仁核的基底外侧核群，可抑制摄食活动；同时记录杏仁核的基底外侧核群和下丘脑外侧区（摄食中枢）神经元的电活动，观察到当一个放电增多时，另一个放电减少，两者的自发放电呈相互抑制的关系。因此，杏仁核的基底外侧核群可能通过易化下丘脑的饱中枢并抑制摄食中枢的活动来调节摄食行为。此外，刺激隔区也可易化饱中枢和抑制摄食中枢。

（2）对情绪反应的影响：杏仁核在情绪反应的调节中也起重要作用。刺激杏仁核群的不同部位可产生不同的反应。如刺激外侧部，动物出现恐惧和逃避反应；刺激内侧部和尾部，则出现攻击行为。相反，损毁猴双侧杏仁核后，动物变得温顺驯服。

人类和动物的情绪活动中，常伴随着发生一系列生理活动变化。这些客观的生理变化称为**情绪生理反应**（emotional physiological reaction）。情绪生理反应主要是通过自主神经系统和内分泌系统活动的改变而引起的。情绪反应的自主神经系统活动改变主要表现为交感神经系统活动相对亢进。例如，猫对痛刺激产生情绪反应时，可出现心率加快、血压上升、胃肠运动抑制、脚掌出汗、竖毛、瞳孔散大、脾收缩而血液中红细胞计数增加、血糖浓度升高，同时呼吸往往加深加快。但在某些情况下，情绪反应的自主神经系统活动改变也可表现为副交感神经系统活动相对亢进。例如，食物性嗅觉刺激可引起消化液分泌增加和胃肠运动加强；动物发生性兴奋时则生殖器官血管舒张；人类焦急不安可引起排尿排便次数增加，忧虑可引起消化液分泌增加，悲伤时则流泪；某些人受惊吓时会引起心率减慢。情绪反应的内分泌活动改变涉及的激素种类很多。例如，在痛苦、恐惧和焦虑等情绪反应中，血液中促肾上腺皮质激素（ACTH）和肾上腺糖皮层激素浓度明显升高，肾上腺素、去甲肾上腺素、甲状腺激素、生长激素和催乳素等也升高。又如情绪波动时，性激素分泌也会出现紊乱，往往会引起女性的月经失调和性周期紊乱。

（3）对其他内脏活动的影响：刺激边缘系统的不同部位引起的内脏活动反应十分复杂。例如，刺激扣带回前部引起呼吸抑制（刺激过强则呼吸加速）、血压下降或上升、心率变慢、胃运动抑制、瞳孔扩大或缩小；刺激杏仁核出现咀嚼、唾液分泌增加、胃酸分泌增加、胃蠕动增加、排便、心率减慢、瞳孔扩大；刺激隔区引起阴茎勃起、血压下降或上升、呼吸暂停或加强。这些动物实验结果说明，边缘系统的功能与初级中枢不同，刺激初级中枢引起的反应比较肯定而一致，而刺激边缘系统的结果变化较大；也提示边缘系统可能通过促进或抑制各初级中枢的活动，调节更为复杂的生理功能活动，因此刺激边缘系统引起的活动反应也更复杂和更具有综合性。

第六节 脑的高级功能

脑的高级功能是指涉及学习与记忆、语言、睡眠与觉醒、认知、思维、情感等复杂过程的功能，是人脑活动中最令人感兴趣的部分,但由于脑结构和功能的复杂性,也是最难研究其神经生物学本质的部分。

一、学习与记忆

学习是指人或动物通过神经系统接受外界环境信息而影响自身行为的过程;记忆则是将获取的信息或经验在脑内储存和提取(再现)的神经活动过程。没有学习就不会有记忆;若没有记忆,获得的信息就会随时丢失。因此,两者是密切相关的神经活动过程。

(一) 学习的类型

1. 非联合型学习　**非联合型学习**(nonassociative learning)是一种简单的学习方式,不需要在刺激和反应之间建立某种明确的联系。当一种非伤害性刺激重复作用时,机体的反应随刺激次数增多而逐渐减弱甚至消失,这种行为的可塑性变化称为**习惯化**(habituation)。例如,对重复出现的规律性噪声,人们可以习惯化而不理会它的存在。最典型的习惯化实验是,海兔对重复轻触喷水管皮肤表现为缩鳃反射的弱化甚至消失。习惯化使机体学会不理会那些不重要的或没有意义的刺激。与习惯化不同,当机体受到伤害性刺激后,对随后其他非伤害性刺激的反应增强,称为**敏感化**(sensitization)。例如,给予海兔的头部或尾部一个伤害性刺激(如电击)后,再刺激喷水管皮肤,会引起缩鳃反射大大增强。敏感化使机体学会对伤害性刺激加以注意,以免受到进一步的伤害。

2. 联合型学习　**联合型学习**(associative learning)是指两个刺激在时间上很靠近并重复发生,最后在脑内逐渐形成某种联系。经典**条件反射**(conditioned reflex)和**操作式条件反射**(operant conditioning reflex)就属于这种类型的学习。

(1) 经典条件反射:俄国卓越的生理学家巴甫洛夫(Pavlov)是探索脑内神经活动规律的先驱,他最早将条件反射用于学习与记忆的研究。在他的经典条件反射实验中,给狗喂食物时引起唾液分泌,这属于**非条件反射**(unconditioned reflex);而给狗以铃声刺激不能引起唾液分泌,因为铃声与唾液分泌无关,此时的铃声称为**无关刺激**(indifferent stimulus)。但如果在给狗喂食之前,先出现一次铃声,然后再给食物,这样反复结合多次之后,则仅给铃声也能引起狗的唾液分泌。此时的铃声成为预示食物即将出现的信号,由无关刺激转变成为**条件刺激**(conditioned stimulus)。由条件刺激引起的与非条件刺激相同的效应称为条件反射。可见,条件反射是无关刺激(铃声)和非条件刺激(食物)在时间上的结合而建立的,这个结合过程称为**强化**(reinforcement)。

(2) 操作式条件反射:典型的操作式条件反射实验如图 10-45 所示,把一只饥饿的大鼠放入特制的实验装置内,当动物无意中踩踏杠杆时,就可以获得食物。经多次训练后,大鼠就学会了主动踩踏杠杆来获得食物。在此基础上,以某种信号(如红灯)作为条件刺激,训练动物只有在出现该信号时去踩踏杠杆才能得到食物。随着学习时间的延长获得食物的正确反应率逐步提高。操作式条件反射与经典条件反射不同,经典条件反射的建立是一种被动的学习过程,只需要两个刺激在时间上的结合,无须动物的主动参与;而操作式条件反射的建立,要求动物必须通过完成某种运动或操作后才能得到食物的强化,因此是一种主动的学习过程。

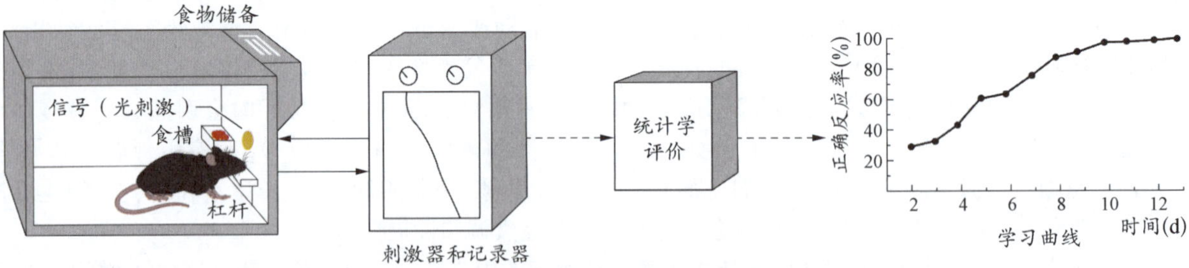

图 10-45　操作式条件反射实验装置示意图

(二) 条件反射活动的基本规律

巴甫洛夫系统地研究了条件反射活动的规律,并创立了高级神经活动学说。现主要介绍巴甫洛夫提出的关于条件反射活动的基本规律。

1. 建立经典条件反射需要的基本条件　条件反射是在非条件反射的基础上建立的,任何一个能被机体所感受的动因均能作为条件刺激。条件反射的建立要求无关刺激和非条件刺激在时间上多次结合,即强化,这是建立条件反射的必要条件。但是,如果无关刺激与非条件刺激之间的时间间隔太长,或非条件刺激先于无关刺激,则很难建立起条件反射。条件反射的建立与动物的状态有密切关系,例如,处于饱食状态的动物很难建立食物性条件反射,动物处于困倦状态时也很难建立条件反射。

2. 经典条件反射的消退　在经典条件反射建立后，例如，铃声与食物多次结合，使狗建立唾液分泌的条件反射后，如果反复应用条件刺激（铃声）而不给予非条件刺激（食物）强化，则条件反射会逐渐减弱，最后完全消失，称为条件反射的**消退**（extinction）。巴甫洛夫认为，条件反射的消退并不是条件反射的丧失，而是中枢的一个主动抑制过程。在不强化的条件下，中枢将原来引起唾液分泌的条件刺激（阳性条件反射）转化为抑制唾液分泌的刺激（阴性条件反射）。

3. 人类条件反射的特点　在条件反射中，条件刺激只是非条件刺激即将出现的一种信号。因此，条件刺激实际上是一种信号刺激。巴甫洛夫将能引起条件反射的信号分为两类：一类是现实的具体信号，直接作用于机体的感受器或感觉器官，称为**第一信号**（first signal）。例如，食物的色、香、味，灯光，铃声等直接作用于眼、耳、鼻、舌、身等感觉器官或感受器。另一类是抽象信号，即语言和文字，它们是对现实的具体事物的抽象和概括，是第一信号的信号，称为**第二信号**（second signal）。例如，“灯光”这个词，并不是指某个具体的灯所发出的光，而是概括了世界上一切灯所发出的光。第二信号可以代替第一信号引起条件反射，“望梅止渴” 就是最著名的例子。巴甫洛夫把对第一信号发生反应的大脑皮层功能系统称为**第一信号系统**（first signal system）；对第二信号发生反应的大脑皮层功能系统称为**第二信号系统**（second signal system）。动物和人类都具有第一信号系统，而第二信号系统是人类所特有的，是人类与动物相区别的主要特征。在这里需要指出的是，动物也可以用“词”建立条件反射，但这决不属于第二信号系统。因为动物只是对“词”的物理性质（如声音或文字的图形）作出反应，而不是对“词”的内容（含意）作出反应。第二信号系统是在第一信号系统的基础上建立的，在个体后天发育的过程中逐渐形成。人类由于具有第二信号系统，就能借助语言和文字来表达思维及进行抽象思维和推理，大大扩展了认知的能力和范围。

（三）记忆的类型

根据记忆的储存和提取方式，记忆可分为**陈述性记忆**（declarative memory）和**非陈述性记忆**（nondeclarative memory）两类。

1. 陈述性记忆　陈述性记忆也称**显晰性记忆**（explicit memory）。陈述性记忆是对事实或事件的记忆。陈述性记忆的获得和回忆均依赖于认知过程，包括评价、比较和推理等。陈述性记忆易于形成，几乎不需要训练即可形成，并能用语言表达出来，但容易遗忘。陈述性记忆又可分为情节记忆和语义记忆两个亚类。**情节记忆**（episodic memory）是指与时间、地点相关联的特定事件的记忆，如对“昨天在街上与朋友会见”的事实的记忆。**语义记忆**（semantic memory）是指对各种有组织的知识的记忆，如对概念、公式、语法规则等的记忆。

2. 非陈述性记忆　非陈述性记忆也称**隐含性记忆**（implicit memory）或**程序性记忆**（procedural memory）。非陈述性记忆是对技能或技巧性动作的记忆，如对学习游泳、骑自行车、演奏乐器等技能的记忆。非陈述性记忆的形成或读取不依赖于意识和认知过程，而是在重复多次的练习中逐渐形成的，并难以用语言表达出来，但一旦形成后则不容易遗忘。

学习往往需要两个记忆系统同时参与，并且通过学习和使用，陈述性记忆可以转变成非陈述性记忆。例如，在学习驾车技能过程中，开始时需要有意识的记忆，经过反复的练习，最后可转变为自主的、无意识的动作。

以下讨论的“记忆”主要是指陈述性记忆。

（四）记忆的过程

通过感觉器官进入大脑的大量信息，估计仅有1%的信息可被较长期地储存，而大部分被遗忘。人类记忆过程可以分为四个阶段，即感觉性记忆、第一级记忆、第二级记忆和第三级记忆（图10－46）。**感觉性记忆**（sensory memory）是指通过感觉系统获得信息后，首先在脑的感觉区内储存的记忆，储存的时间很短，一般不超过1 s。如果不经过注意和处理，信息就会很快消失。如果在这个阶段对信息进行加工处理，把不连续的、先后进来的信息整合成新的连续印象，就可以从短暂的感觉性记忆转入**第一级记忆**（primary memory）。这种转移一般可通过两种途径来实现，最常见的一种途径是将感觉性记忆的资料变成口头表达性的符号（如语言符号）；另一种是非口头表达性的途径，这是幼儿学习所必须采取的途径，目前对此尚缺乏了解。信息在第一级记忆中停留的时间仍然很短，持续约数秒。第一级记忆的储存容量也很小，由于新的信息取代旧的信息而发生遗忘。如果反复运用学习，信息就可以在第一级记忆内循环，从而延长信息在第一级记忆中停留的时间并得到强化，这样信息就容易转入**第二级记忆**（secondary memory）之中。例如，对于一个多位数字的电话号码，当人们刚看到它而不予注意时，很快便会遗忘，但如给予注意即可转入第一级记忆而暂时记住。然而，如果不反复多次运用的话，还是很容易遗忘。如果这个号码与自己的工作和生活关系密切，通过较长时间的反复运用，所形成的记忆痕迹将随每一次的运用而加强，则能够在较长的时间内将它记住，即进入了第二级记忆。第二级记忆是一个大而持久的储存系统。发生在第二级记忆内的遗忘往往是由于先前的或后来的信息干扰造成的，

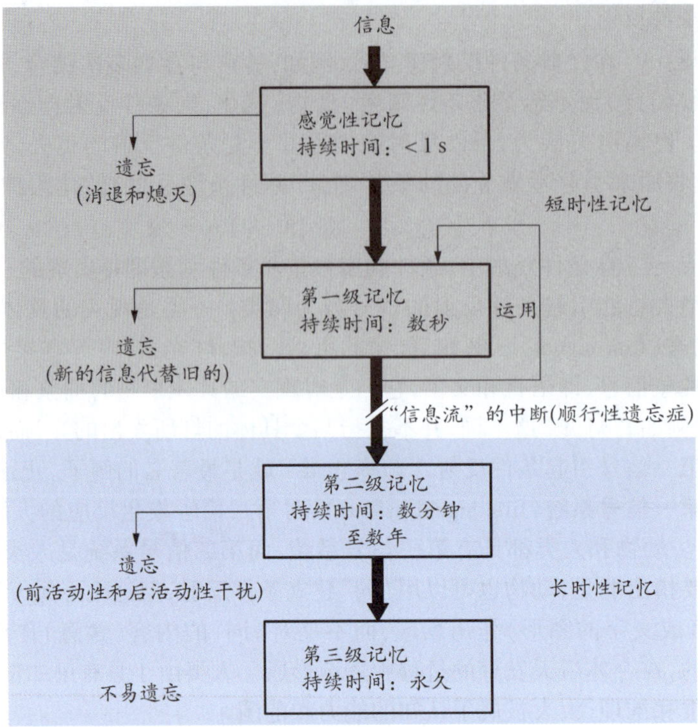

图 10-46 记忆过程示意图

这种干扰分别称为前活动性干扰和后活动性干扰。有些记忆的痕迹，如自己的名字及每天都使用的技能和操作等，经过长年累月的运用，是不容易遗忘的，这一类记忆储存在**第三级记忆**(tertiary memory)之中。

根据信息储存时间的长短，上述记忆过程大体可分为**短时性记忆**(short-term memory)和**长时性记忆**(long-term memory)两个阶段。感觉性记忆和第一级记忆属于短时性记忆，第二级记忆和第三级记忆属于长时性记忆。

(五) 遗忘

遗忘是指部分或完全失去回忆和再认的能力。从上述的记忆过程可见，遗忘是不可避免的正常生理现象。遗忘在学习后就开始，遗忘的速率最初很快，以后逐渐减慢。例如，在学习后 20 min 之后，遗忘就达到 41.8%，可是经过 1 个月，遗忘也不过达到 78.9%。遗忘并不是记忆痕迹的消失，因为复习已经遗忘的材料总比学习新的材料容易。遗忘的原因，一是条件刺激久不予强化、久不复习所引起的消退性抑制；二是后来信息的干扰。

临床上将由于脑部疾病或损伤而造成的遗忘称为记忆障碍或**遗忘症**(amnesia)，并分为顺行性遗忘症和逆行性遗忘症两种：**顺行性遗忘**(anterograde amnesia)表现为不能保留新近获得的信息，多见于慢性酒精中毒患者。其发生机制可能是由于信息储存障碍，信息不能由第一级记忆转入第二级记忆。**逆行性遗忘**(retrograde amnesia)表现为不能回忆脑功能障碍发生前一段时间内(数月或数年)的事件，但经过一段时间后，记忆可部分甚至完全恢复。逆行性遗忘多见于脑震荡、电休克后。其发生机制可能是第二级记忆的信息提取机制发生紊乱，但第三级记忆未受影响。

(六) 学习和记忆的机制

1. 学习和记忆的脑功能定位　20 世纪 20 年代拉什利(Lashley)研究损毁大鼠脑皮层不同区域和不同范围对迷宫学习和记忆的影响。他观察到，损毁对学习和记忆的影响与损毁的范围有关，而与损毁的部位无关。因而认为，全部皮层都参与学习和记忆，学习和记忆是许多神经元集体活动的结果。然而，由于迷宫学习的局限性和损毁范围不够精确，他的结论并不完全正确。现在大量的动物实验和临床观察证据表明，学习和记忆在脑内有一定的功能定位，不同种类的记忆在脑内有各自的代表区。目前已知的与学习和记忆有密切关系的脑结构，主要是大脑皮层联络区、海马及其邻近结构、丘脑等。

(1) 大脑皮层联络区：大脑皮层联络区是指感觉区和运动区以外的广大皮层区，它们之间有广泛的纤维联系，可以集中各方面的信息，并进行加工、处理，成为记忆痕迹的最后储存区域。破坏联络区的不同区域可引起各种选择性的遗忘症。彭菲尔德(Penfield)观察到，用电刺激完全清醒的癫痫患者的颞叶皮层外侧表面，患者能十分生动地叙述自己过去的经历；刺激颞上回时，患者觉得听到了以往曾经听过的音乐演奏，甚至见到乐队出现，而且这一结果可以重复，刺激同一皮层点可听到同一曲调。顶叶皮层可能储存有关地点的映象记忆。额叶皮层可能在短时记忆中起重要作用。

(2) 海马及其邻近结构：大量的实验资料表明，海马与学习和记忆有关。在大鼠迷宫学习实验中发现，海马与空间位置的学习和记忆有关。经过训练的正常大鼠可在迷宫内不走重复路线而找到食物，而切除海马的大鼠，这种学习和记忆的能力明显受损，记不住在迷宫内曾走过的无效路线，要花很长时间才能找到食物。20世纪70年代还发现，当大鼠处于迷宫中不同位置时，海马内不同的神经元会选择性地产生放电反应，即大鼠行走到某一位置时，一些神经元放电，而在其他位置则没有这种现象，其放电反应取决于大鼠与迷宫外各种线索（如灯光、电扇等）的相对位置。这些选择性地对动物所处位置起特定反应的神经元，称为**位置细胞**（place cell）。人们认为，动物对空间位置的记忆是由于在海马内形成了相应的"地图"（map），大鼠依靠它，并参照感觉刺激，去寻找并到达目的地。空间位置的记忆属于情节记忆，说明海马可能参与陈述性记忆中的情节记忆。

临床资料也证明海马参与学习和记忆。为了治疗颞叶癫痫而进行海马切除，患者术后会发生严重的顺行性遗忘；手术切除第三脑室囊肿而损伤穹隆后，患者也产生顺行性遗忘；下丘脑乳头体或乳头体丘脑束的疾患也会导致顺行性遗忘。因此认为，颞叶→海马回→海马→穹隆→下丘脑乳头体→丘脑前核→扣带回→海马回所构成的海马环路（Papez 环路）与近期记忆有关。

（3）丘脑其他脑区：丘脑损伤也可以引起记忆丧失，主要为顺行性遗忘。丘脑性遗忘与海马性遗忘稍有不同，丘脑性遗忘患者如果花费较正常人多几倍时间，就能保持所学到的知识，遗忘的速率也与正常人相似，但海马性遗忘者的遗忘速度很快。这是因为信息在经过包括丘脑在内的海马环路反复循环后才能转为较长期的记忆。丘脑损伤后该环路中断，只能通过其他神经通路将信息储存下来，这个过程需要较长时间，但一旦完成后，记忆的保持时间又与正常相似。杏仁核主要通过对海马的控制而参与情感有关的记忆。

2. 神经生理学机制

（1）神经元活动的后作用：在刺激停止后，神经元的活动仍能继续一段时间，也就是说神经元活动有一定的后作用。这可能是感觉性记忆的基础。

（2）神经元的环路联系：神经系统中神经元之间形成许多环路联系，信息在环路中循环运行，不仅使神经元活动时间延长，而且可使神经元活动发生总和而不断增强，并易化了神经元间的突触传递过程。例如，海马环路的活动与第一级记忆的保持以及第一级记忆转入第二级记忆有关。

（3）突触传递的可塑性：突触在传递信息的过程中，其自身的传递效率会发生改变，称为突触传递的**可塑性**（plasticity）。很多学者认为，突触传递的可塑性改变可能是学习和记忆的神经生理学基础。突触传递的可塑性主要有以下几种形式。

1）强直后增强：突触前末梢接受一短串强直刺激（即高频刺激）后，测试刺激在突触后神经元引起的突触后电位出现明显增强的现象，称为**强直后增强**（posttetanic potentiation，PTP）。PTP 的持续时间不长，一般为几秒至几分钟左右，取决于强直刺激的频率和持续时间。PTP 是一种同突触易化现象，其机制是强直刺激引起 Ca^{2+} 在突触前神经元内积蓄，使随后测试刺激引起的递质释放量增加，导致突触后电位增强。

2）习惯化和敏感化：习惯化是由于重复刺激使突触前末梢 Ca^{2+} 通道逐渐失活，Ca^{2+} 内流减少，递质释放减少所致。习惯化可能是短时程的，保持几分钟，但随着非伤害性刺激的多次重复，可产生更长时程的习惯化。而敏感化的机制可能就是突触前易化引起的突触传递效率增强，敏感化可保持几日以至几周。

3）长时程增强：突触前神经元在受到短时间的高频刺激后，突触后神经元所产生的一种快速形成的、持续性的突触后电位增强，称为**长时程增强**（long-term potentiation，LTP）。与 PTP 不同，LTP 的持续时间要长得多，可达几小时、几天甚至几周。其形成的机制也不同于 PTP，主要是由于突触后神经元内 Ca^{2+} 浓度增加而引起。由于 LTP 首先发现于海马，而海马又是记忆形成的重要部位，因此不少人认为海马的 LTP 是学习和记忆的神经基础。但 LTP 与学习和记忆的确切关系尚有待进一步研究。

脊椎动物的海马结构独特，海马的传入纤维及海马内部环路形成三个兴奋性突触传递系统：来自前穿质通路纤维→海马齿状回颗粒细胞，颗粒细胞发出的苔状纤维→CA3 区锥体细胞，CA3 区锥体细胞发出的 Schaffer 侧支→CA1 区锥体细胞（图 10－47a）。1973 年布利斯（Bliss）和勒莫（Lomo）首先报道了高频刺激家兔海马的穿通纤维通路后，随后的测试刺激所引起的齿状回颗粒细胞的 EPSP 幅度比高频刺激前明显增加。更重要的是，这种突触传递效能的增强持续相当长时间。一次高频刺激，可使突触传递增强持续几小时，而重复的高频刺激，可使突触传递增强持续几周。因此，他们把这种活动依赖性的突触传递效能的长时间增强现象称为 LTP（图 10－47b）。

研究表明，LTP 不仅可以在海马的这三个突触中产生，而且也能在其他许多脑区的谷氨酸能突触中产生。关于 LTP 的产生机制，目前尚未完全明了。大量的实验证据表明，海马 Schaffer 侧支与 CA1 区锥体细胞之间突触传递 LTP 的产生是由于突触前末梢兴奋时释放递质谷氨酸，激活了突触后膜上的 AMPA 受体，而使 AMPA 受体对 Na^+ 和 K^+ 通透性增加，Na^+ 内流引起突触后膜去极化。强直刺激（100 Hz）使突触后膜持续去极化，移去了在安静情况时阻塞 NMDA

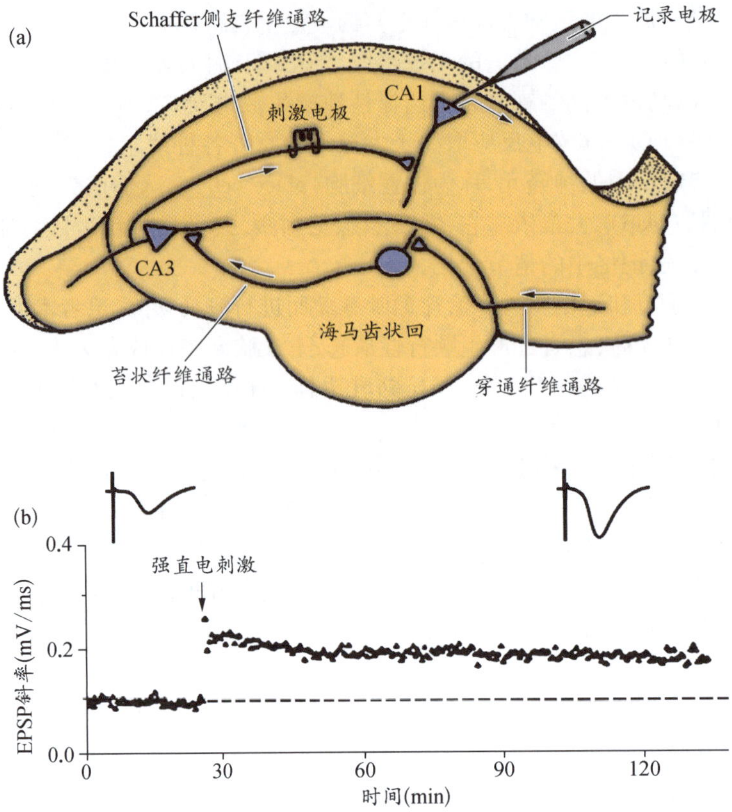

图 10－47 海马的 LTP 现象

(a) 海马的主要兴奋性通路;(b) 海马脑片记录的 LTP 现象。强直刺激 Schaffer 侧支后, CA1 区锥体细胞产生的突触后反应持续长时间增大,图示 EPSP 斜率的变化

受体通道内的 Mg^{2+},此时谷氨酸与 NMDA 受体的结合,激活了 NMDA 受体,NMDA 受体对 Na^{+}、K^{+}、Ca^{2+}通透性增加,特别是 Ca^{2+}大量内流,引起突触后神经元胞质内 Ca^{2+}浓度明显增高。后者可能通过多种途径来诱导和维持 LTP,其中主要途径有:① 激活 Ca^{2+}－CaM 依赖的蛋白激酶Ⅱ(Ca^{2+}－CaM KⅡ),使 AMPAR 磷酸化,对 Na^{+}通透性增加,同时胞质内 AMPAR 被组装到突触后膜,形成突触后电位的受体数量增多,二者共同导致突触后神经元 EPSP 增大;② 激活一氧化氮(NO)合酶,产生逆行性信使物质 NO,NO 迅速弥散出突触后神经元,通过突触间隙进入突触前末梢,促进突触前递质的释放;③ 激活腺苷酸环化酶使 cAMP 增加激活蛋白激酶 A(PKA),进而调节基因的表达和蛋白质的合成,其中可能包括谷氨酸受体表达的增加,或蛋白激酶、蛋白磷酸酶等表达的改变(图10－48)。因此,海马 Schaffer 侧支→CA1 区锥体细胞之间突触传递的 LTP 是一种联合型 LTP,即需要突触后神经元和突触前神经元的共同参与。

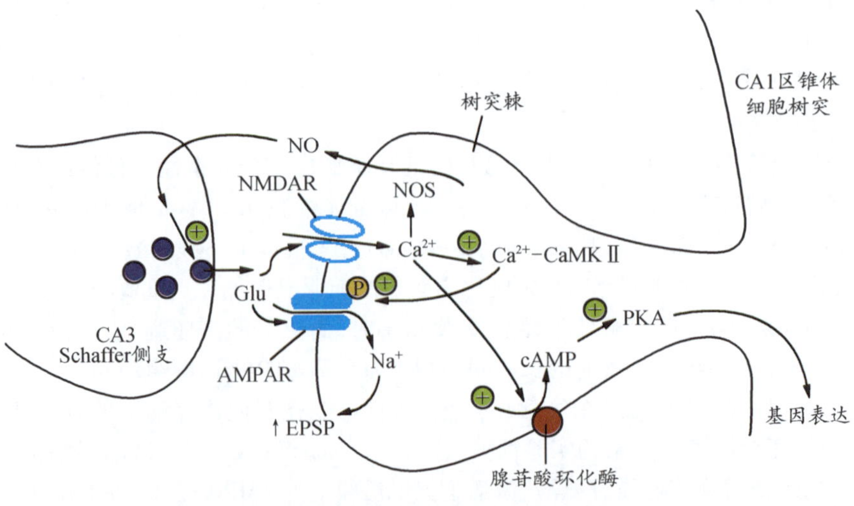

图 10－48 海马 CA1 区锥体细胞 LTP 的主要机制(引自 Longstaff,2000)

4）长时程抑制：突触传递效率的长时程降低称为**长时程抑制**（long-term depression，LTD）。LTD 最早见于小脑，也见于海马。LTD 的产生机制可能与 LTP 相似，都是由 Ca^{2+}进入突触后神经元引起的。但不同的是，LTD 是由突触后神经元 Ca^{2+}浓度轻度增加所引起，而 LTP 的产生则需要 Ca^{2+}浓度显著增加。小脑的 LTD 可能与运动的学习有关。

3. 神经生物化学机制　从神经生物化学的角度来看，较长时性的记忆必然与脑内的物质代谢有关，尤其是与蛋白质的合成有关。在用灯光和电击使金鱼建立主动回避性条件反射过程中，如果在训练后立即向金鱼的头颅内微量注入**嘌呤霉素**（puromycin），以抑制蛋白质的合成，金鱼在训练后 6 h 内的记忆仍正常，但学习后 1 周的记忆发生明显障碍，说明较长时性的记忆有赖于脑内蛋白质的合成。人类的第二级记忆可能与这一类机制关系较大。逆行性遗忘症可能就是由于脑内蛋白质合成受到破坏，以致使前一段时间的记忆丧失。

中枢神经递质也与学习记忆有关。ACh 能显著增强记忆。动物实验中给予胆碱能受体激动剂或胆碱酯酶抑制剂毒扁豆碱，可以显著增强记忆活动，而抗胆碱能药物东莨菪碱则作用相反。健康青年试服东莨菪碱引起的记忆障碍与老年人的遗忘症十分相似，主要为近期记忆障碍，提示老年性遗忘症可能与脑内胆碱能系统功能衰退有关。在动物的海马齿状回、隔区注入微量的血管升压素，能明显增强动物的学习和记忆能力。临床研究发现，老年人血液中神经垂体激素含量减少，用血管升压素喷鼻对老年性记忆减退及阿尔茨海默病（AD）有良好的治疗效果（二维码 10－3）。动物训练后，在脑室内注射 GABA，可加速学习。相反，用利血平耗竭脑内的儿茶酚胺，或使用脑啡肽都能损害学习和记忆的过程。

二维码 10－3
阿尔茨海默病

4. 神经解剖学机制　从神经解剖学角度来看，持久性记忆可能与突触形态学的改变（突触面积的增大和数目的增加、新突触联系的建立等）有关。动物实验中观察到，生活在复杂环境中的大鼠，其皮层较厚；而生活在简单环境中的大鼠，其皮层较薄。说明学习记忆活动多的大鼠，大脑皮层发达，突触联系较多。人类第三级记忆可能与此有关。

二、大脑皮层的语言中枢

（一）两侧大脑半球功能的相关

两侧大脑半球之间有许多连合纤维。除了颞叶的前部由**前连合**（anterior commissure）连接外，两侧半球主要由**胼胝体**（corpus callosum）连接。动物进化愈高等，胼胝体愈发达，人类的胼胝体估计含有 100 万根纤维。有人观察到，如果事先切断猫视交叉的交叉纤维，使来自一侧眼睛的视觉信号只能投射到同侧大脑半球，然后蒙蔽动物左眼，训练动物用右眼辨认物体。训练完成后，蒙蔽动物的右眼，测试左眼辨认物体的能力。结果发现，原先被蒙蔽的左眼也具有辨认物体的能力。如果事先切断动物的胼胝体，重复上述实验，则这种现象就不能出现。电生理研究指出，刺激一侧皮层某一点可以加强对侧皮层对应点的感觉传入冲动引起的诱发电位。人类两侧大脑皮层的功能也是相关的，两侧半球之间的连合纤维对完成双侧的运动、一般感觉和视觉的协调功能都有重要的作用。右手学会了一种技巧动作，左手虽然未经过训练，但在一定程度上也能完成这一技巧动作。说明大脑皮层的感觉分析功能、运动功能和学习活动功能是两侧相关的，可以通过连合纤维由一侧半球向另一侧半球传送。

（二）大脑皮层的语言中枢

语言是人类特有的认知功能之一。在人类大脑每天处理的信息之中，数量最大而且最重要的是语言符号（文字和口头）信息。有关语言中枢的知识主要来自临床上对失语症的研究。1861 年布罗卡（Broca）首先观察到损伤左侧大脑皮层额下回后部［图 10－49（a）所示的 B 区］出现**运动性失语**（motor aphasia）。患者表现为基本能听懂别人讲话，也能看懂文字，但不能讲出完整的句子。患者的语言中常略去基本的名词、动词和形容词，患者也不能用文字表达自己的思想，而患者与发声有关的肌肉并不麻痹。1874 年韦尼克（Wernicke）发现，左侧颞上回后部靠近听皮层的区域［图 10－49（a）所示的 W 区］损伤，引起**感觉性失语**（sensory aphasia）。患者表现为不能理解语言、文字的含义，即患者能听到别人的说话，但不能理解话中的含义；患者能看见文字，但不理解文字所表达的意思。韦尼克区（Wernicke area）后部角回损伤，但韦尼克区完好时，出现**失读症**（alexia），患者不能理解文字的含义。

后来，韦尼克提出了脑内语言加工的模型，格施温德（Geschwind）对该模型作了补充，形成韦尼克-格施温德模型。这个模型包括布罗卡区、韦尼克区、连接两区之间的**弓状束**（arcuate fasciculus）纤维和角回。韦尼克区位于体感皮层、听觉皮层和视觉皮层的交界处（图 10－49a），对各种感觉信息具有重要的整合功能，在智力活动中可能起重要作用，因此有人将该区称为**智力区**（intelligence area）。布罗卡区将来自韦尼克区的信息处理为具体的和协调的发声形式，再将此形式传到指挥唇、舌、喉肌肉运动的相应运动皮层，由此来启动唇、舌、喉肌肉运动而发出声音。图 10－49b 表示当人看到某一物体到说出其名称时，整个语言信息传递过程的可能顺序。

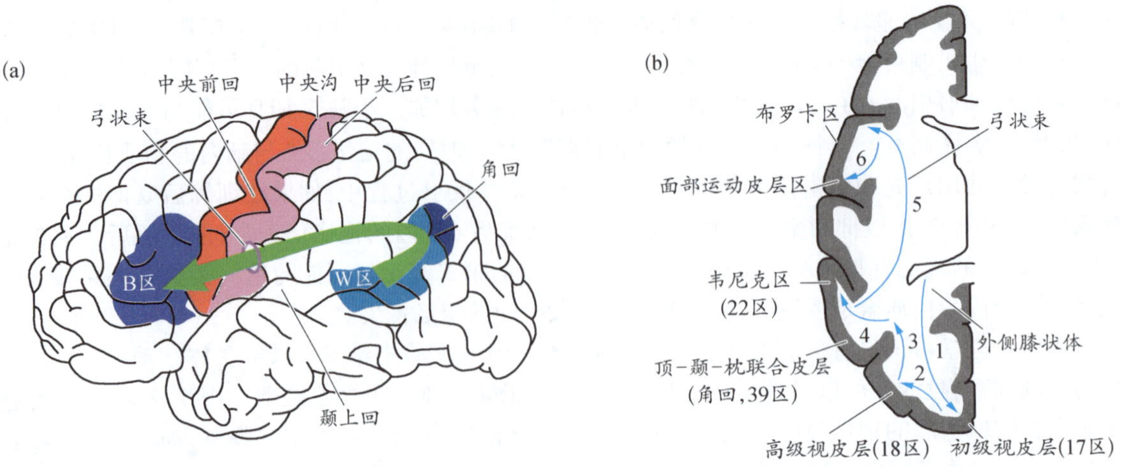

图 10-49 语言中枢传送和处理视觉输入信息的有关脑区和纤维联系示意图

(a)与语言功能活动有关的主要脑区部位和纤维联系;(b)从看见某物体到说出其名称时的语言信息传递路径(按图中1→6顺序进行)

(三)大脑皮层语言功能的一侧优势

在主要使用右手的成年人,其左侧大脑皮层的损伤(脑血管障碍、损伤或肿瘤)往往引起各种语言功能障碍,而右侧大脑皮层损伤并不产生明显的语言功能障碍。提示左侧大脑皮层在语言活动功能上占优势。对**裂脑**(split brain)患者的观察,进一步证实了两半球在语言活动功能方面的不对称性。为了控制顽固性癫痫发作患者的癫痫异常脑电活动在两半球之间传布,将患者的胼胝体纤维和前连合纤维切断,造成了两半球在功能上各自分开。手术后,患者能毫无困难地说出呈现在右侧视野中的物品(视觉投射到左侧半球)的名称,而对呈现在左侧视野中的物品(视觉投射到右侧半球),则不能说出该物品的名称;患者的视觉功能良好,而且患者可以闭着眼睛在一堆不同物品中找出所见到的物品。综合以上,说明患者能够看见并认识左侧视野中的物品,只是不能用语言说出该物品的名称。

由于左侧半球在语言活动功能上占优势,一般将左侧大脑半球称为**优势半球**(dominant cerebral hemisphere)或主要半球,而将右侧半球称为次要半球。虽然左侧大脑半球在语言活动功能方面占优势,但右侧大脑半球也有其特殊的重要功能。目前知道,右侧大脑半球在非语词性的认知方面占优势,如对三维空间的辨认、深度知觉、触觉认识和对音乐美术的欣赏和辨认等。右侧大脑皮层顶叶损伤的患者,虽然没有肌肉麻痹,但穿衣困难,会把衣服前后穿倒或只把一个胳臂伸入袖内,称为**穿衣失用症**(apraxia)。右侧大脑半球的顶叶、枕叶和颞叶结合处损伤的患者,常分不清左右,穿衣困难,不能绘制图表。右侧大脑半球后部的病变,常发生视觉认识障碍,患者不能辨认别人的面容,甚至认不出镜子中的自己,这种认知障碍称为**面容失认症**(prosopagnosia),而且伴有对颜色、物体、地方的认识障碍。此外,右侧大脑半球也有一定的简单语言活动功能,并且可能负责语言交流中情感成分(包括语调和表情)的表达和理解。右半球前半部分损伤的患者,不论高兴或悲伤,说话的语调都是单调的;而右半球后半部分损伤的患者,则不能理解别人语言中的情感内容。因此,语言和思维活动的正常,必须有左右两半球的功能分工,同时也必须有两半球的合作和协调。因为语言和思维不但需要抽象和分析,也需要形象和综合;不仅需要语音的辨认,也需要语调的区分。

左侧大脑半球在语言活动功能方面一侧优势的形成,虽然与遗传因素有一定的关系,但主要与人类习惯使用右手有密切关系。据统计,在48例使用右手的人中,语言中枢在左侧的为43例,在右侧的为5例;而在51例使用左手的人中,语言中枢在左侧的为22例,在右侧的为25例,左右双侧均有的为4例;在20例左右手混用的人中,语言中枢在左侧的为12例,在右侧的为2例,左右双侧均有的为6例。左侧半球语言活动功能的一侧优势是在后天生活实践中逐步建立的。小儿在2~3岁之前,左侧半球发生损伤时,其语言功能的紊乱和右侧大脑半球损伤时的情况没有明显的差别,说明此时尚未建立起左侧优势,双侧半球均与语言活动功能有关。10~12岁时,左侧优势逐步建立,但在左侧半球发生损伤后,尚有可能在右侧大脑皮层再建立起语言活动中枢。在成人,左侧优势已经形成,如果发生左侧半球损伤,就很难在右侧大脑皮层再建立起语言活动中枢,患者将永久失去语言能力。

三、大脑皮层的生物电活动

大脑皮层神经元的生物电活动有两类:一类是刺激感觉传入系统,在皮层上某一局限区域引起的形式较为固定的电位变化,称为**皮层诱发电位**(evoked cortical potential);另一类是在无明显刺激的情况下,大脑皮层持续地自发产生的节律性电位变化,称为**自发脑电活动**(spontaneous electric activity of the brain)。

（一）皮层诱发电位

在动物实验中，人为刺激感觉传入系统（包括感受器、传入神经或感觉传导通路上的任何一点）时，可直接从大脑皮层相应的感觉区表面引出皮层诱发电位。皮层诱发电位一般可分为两部分，即主反应和后发放。主反应为在一定潜伏期后出现的先正后负的电位变化。其潜伏期的长短取决于刺激部位与皮层的距离、神经纤维的传导速度和所经过的突触数目等因素。后发放为主反应之后的一系列正相的周期性电位波动（图 10－50）。在研究皮层感觉功能定位中，记录皮层诱发电位是确定感觉投射部位的重要方法。诱发电位也可在颅外头皮上记录到。临床上常用的诱发电位有**体感诱发电位**（somatosensory evoked potential）、**听觉诱发电位**（auditory evoked potential）和**视觉诱发电位**（visual evoked potential）等，在中枢损伤部位的辅助诊断中有一定的价值。

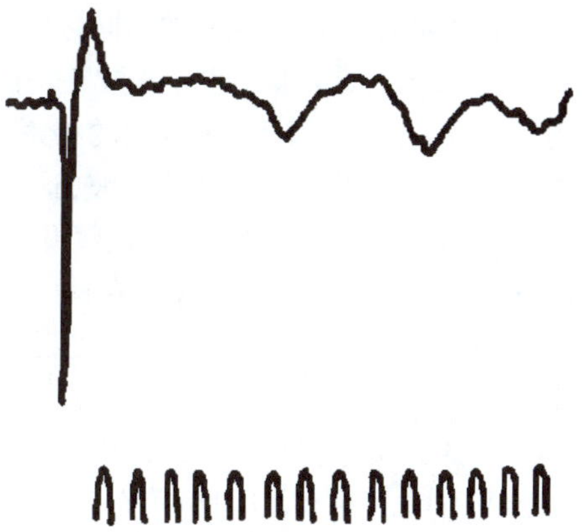

图 10－50 家兔大脑皮层诱发电位

上线：诱发电位记录（向下为正，向上为负）；下线：时间标记（50 ms/格）
第一个向上小波为刺激桡浅神经记号，间隔 10 ms 潜伏期后，出现先正后负的主反应，再间隔 100 ms 左右，出现正相波动的后发放

由于诱发电位常出现在自发脑电活动的背景上，很难区分。现在广泛运用计算机将电位叠加和平均处理，消除自发脑电活动的干扰，把皮层诱发电位突出地显示出来。用这种方法记录到的诱发电位称为**平均诱发电位**（averaged evoked potential）。

（二）脑电图

临床上用双极或单极导联记录法，在头皮表面记录到的自发脑电活动，称为**脑电图**（electroencephalogram，EEG）。如果将颅骨打开，直接在皮层表面记录到的电位变化，称为**皮层电图**（electrocorticogram，ECoG）。

1. 脑电图的波形　主要根据频率的不同，脑电图的波形分为 α、β、θ 和 δ 四种基本波形（图 10－51a、图 10－51b），它们的频率和波幅范围见表 10－9。

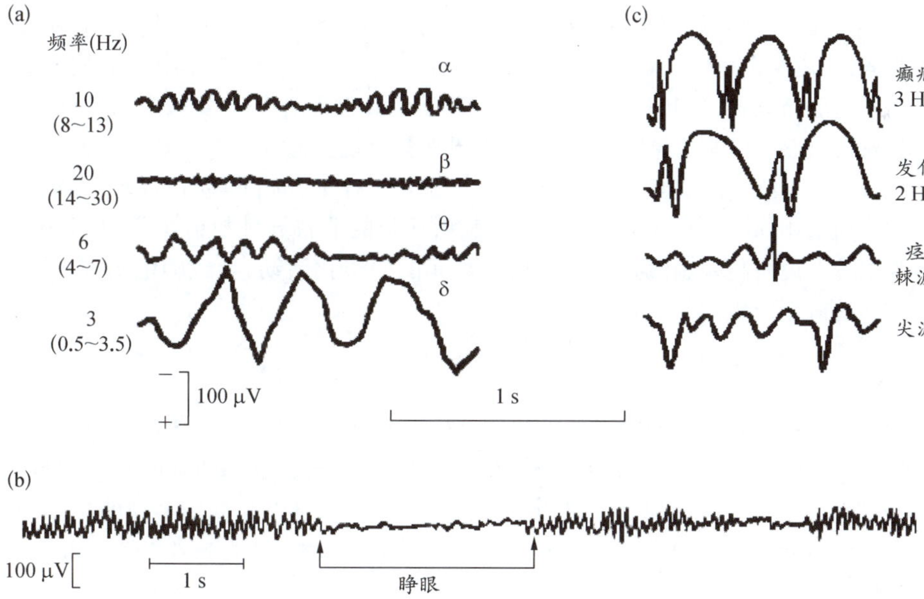

图 10－51 正常脑电波的基本波形（a）（b）和癫痫患者的异常脑电波（c）

表 10－9 正常脑电图的四种基本波形

波　形	频率（Hz）	波幅（μV）	出现时的状态
α 波	8～13	20～100	成人清醒、安静、闭目时；在枕叶最明显
β 波	14～30	5～20	成人精神活动、情绪激动时；在额、顶叶明显
θ 波	4～7	100～150	成人困倦时；幼儿常见
δ 波	0.5～3.5	20～200	成人睡眠或极度疲劳时；婴儿常见

各种波形都可在皮层的不同区域引出,但在不同条件和不同脑区,脑电波可有显著的差别。α 波是正常成人处于安静状态下主要的脑电波。α 波在清醒、安静并闭眼时即出现,在枕叶的脑电图中最为显著,并且波幅先由小变大,再由大变小,如此反复,形成**α 波的梭形**(α - spindle),每个梭形持续 1~2 s。当睁开眼睛或受到其他感觉刺激时,α 波立即消失而代之以频率较高的 β 波,这一现象称为**α 波阻断**(α - blockage)。当再次安静闭眼时,α 波又重现。β 波在皮层处于紧张活动状态时出现,在额叶和顶叶的脑电图中比较显著。有时 β 波与 α 波同时出现在一个部位,β 波重合在 α 波上。θ 波一般在成年人困倦时出现。δ 波在睡眠状态下常出现,在极度疲劳或麻醉状态下也可出现 δ 波,但在清醒状态下,几乎没有 δ 波。因此一般认为,快波(β 波)是新皮层处于兴奋状态时的主要脑电活动表现,α 波是皮层处于安静状态时的主要表现,而慢波(θ 波和 δ 波)是皮层处于抑制状态时的主要表现。当脑电波由慢波转为快波时,表示皮层的兴奋过程加强;相反,由快波转为慢波时,表示皮层的抑制过程加深。此外,在安静时 EEG 的主要波形也受年龄的影响。在婴儿时期,可有 β 样的快波活动,但在枕叶常见到的是 δ 波;在幼儿时期,一般常见到 θ 样波;到青春期开始出现成人型的 α 波。在不同生理情况下脑电波也会发生改变。例如,在血糖、体温和糖皮质激素处于低水平或动脉血氧分压处于高水平时,α 波的频率减慢;在与上述相反的条件下,α 波的频率加快。

临床上,癫痫患者或皮层有占位性病变(如肿瘤)的患者出现异常脑电波。例如,癫痫患者常出现异常的高频高幅脑电波或在其后跟随着一个慢波的综合波形,称为**棘慢综合波**(spike-and-wave complex)(图 10 - 51c)。在皮层有占位性病变的区域,即使患者处于清醒时,也可记录到 δ 波和 θ 波。因此,根据 EEG 变化的特点,并结合临床资料,可用于诊断癫痫或脑肿瘤所在部位。

2. 脑电波形成的机制　在皮层表面记录脑电波变化的同时,用微电极记录其下方的皮层神经元细胞内的电位变化,发现当皮层表面出现类似 α 波节律的电位变化时,细胞内记录到的突触后电位也出现节律相一致的改变。因此认为,皮层表面的电位变化主要是由神经元突触后电位变化而形成的。但单个神经元的突触后电位并不足以引起皮层表面发生明显的电位变化,必须有大量的神经元同步发生突触后电位,总和起来才能引起皮层表面的电位改变。在大脑皮层内,锥体细胞排列整齐,其顶树突相互平行并与皮层表面垂直,因此其同步电活动易于发生总和而形成强大的电场,从而改变皮层表面的电位。

进一步的研究表明,大量皮层神经元的同步电活动依赖于丘脑非特异性投射系统的功能。在中度麻醉的动物,即使没有其他感觉传入的刺激,在皮层也可记录到 8~12 Hz 的自发脑电活动。这种脑电活动的节律与人类脑电波的 α 波节律极为相似。如果切断皮层与丘脑之间的纤维联系,则这种类似 α 波节律的自发脑电活动就明显减小。如果用 8~12 Hz 的节律性电刺激来刺激丘脑的非特异性投射核团,皮层则会出现类似 α 波的节律。因此认为,某些自发脑电的形成是皮层与丘脑非特异投射系统之间交互作用的结果,一定同步节律的丘脑非特异性投射系统的活动,促进了皮层神经元电活动的同步化。如果用 60 Hz 的节律性电刺激来刺激丘脑的非特异性投射核团,则上述类似 α 波的自发脑电活动立即消失而转为快波。说明高频刺激扰乱了皮层神经元的同步化活动,导致脑电出现去同步化快波。α 波阻断现象事实上也是由同样的机制产生的。

四、觉醒与睡眠

觉醒与睡眠都是人体正常生活所必需的两种生理过程。机体只有在觉醒状态下,才能迅速适应环境的变化和有效地进行各种活动;而机体又只有通过睡眠才能使精力和体力得到恢复,保持更好的觉醒状态。睡眠障碍常常导致 CNS,特别是大脑皮层的活动失常,产生幻觉、注意力不集中、记忆力和工作能力降低。不同的年龄和个体,每天所需要的睡眠时间不同,新生儿每天需睡眠 18~20 h,儿童12~14 h,成人 7~9 h,老年人则减少到 5~7 h。

(一) 觉醒状态的维持

在动物实验中观察到,选择性破坏中脑网状结构的头端,保留各种感觉上传的特异传导通路,动物即进入持久的昏睡状态,脑电波表现为同步化慢波。如在中脑水平切断特异传导途径,而不破坏中脑网状结构,则动物仍处于觉醒状态。因此认为,觉醒状态的维持是脑干网状结构上行激动系统的作用。实验也证明,电刺激中脑网状结构确能唤醒动物,并且脑电也呈现去同步化快波。

脑干网状结构上行激动系统是胆碱能递质系统。进一步的研究观察到,动物在注射 M 受体阻断剂阿托品后,仅能阻断脑干网状结构对脑电的唤醒作用,脑电呈现同步化慢波而不再出现快波,但动物在行为上并不表现为睡眠。提示,维持觉醒状态的机制比较复杂,维持脑电觉醒状态(表现为去同步化快波)与行为觉醒状态的机制不同。单纯破坏中脑黑质 DA 递质系统后,动物在行为上不能表现为觉醒,对新异刺激无探究行为,但脑电仍可有快波出现。因此,行为觉醒的维持可能与黑质 DA 递质系统的功能有关。破坏蓝斑上部(NA 能递质系统)后,动物脑电快波明显减少;在有感觉传入冲动时,动物仍能唤醒,脑电呈现快波,但这种唤醒作用很短暂,感觉传入一停止,唤醒作用即终止。所以,蓝斑上部 NA 递质系统在脑电觉醒的维持中起持续的紧张性作用，而脑干网状结构上行激动系统（ACh 递质系统）起时相性作用，调制 NA 能递质系统的脑电觉醒作用。

（二）睡眠的时相

根据睡眠过程中 EEG 变化的特点，睡眠可分为两种不同的时相：**慢波睡眠**（slow wave sleep, SWS）和**快波睡眠**（fast wave sleep, FWS）。慢波睡眠以脑电波呈现同步化慢波为特征；而快波睡眠，以脑电波出现去同步化快波和阵发性的眼球快速运动为特征，因此也称为**快动眼**（rapid eye movement，REM）**睡眠**或**异相睡眠**（paradoxical sleep，PS）。睡眠时，首先出现慢波睡眠，持续 80～120 min，然后转入快波睡眠，持续 20～30 min，再转入慢波睡眠。在整个睡眠过程中，两个时相转换 4～5 次，在转换过程中，快波睡眠的时间逐渐延长，越接近睡眠后期，快波睡眠的持续时间越长（图 10－52）。慢波睡眠和快波睡眠都可直接转为觉醒状态，但觉醒状态不能直接转入快波睡眠而只能先进入慢波睡眠（特殊情况例外，见下文）。

根据 EEG 的特征，可将人的慢波睡眠分为 4 个期（图 10－52）。

1 期（入睡期）：EEG 的 α 波逐渐减少，脑电波呈平坦的趋势，低幅的 θ 波和 β 波不规则地混杂在一起。

2 期（浅睡期）：EEG 开始出现少量 δ 波，并有睡眠梭波（sleep spindle）和 κ 复合波。睡眠梭波是一种频率较快（13～15 Hz）、幅度较低（20～40 μV）的变异 α 波。κ 复合波是 δ 波和睡眠梭波的复合，两者叠加在一起。

3 期（中度睡眠期）：EEG 出现低频高幅（1.5～2 Hz，75 μV 以上）的 δ 波，不少于 20%。

4 期（深度睡眠期）：EEG 以低频高幅的 δ 波为主，占 50%以上。

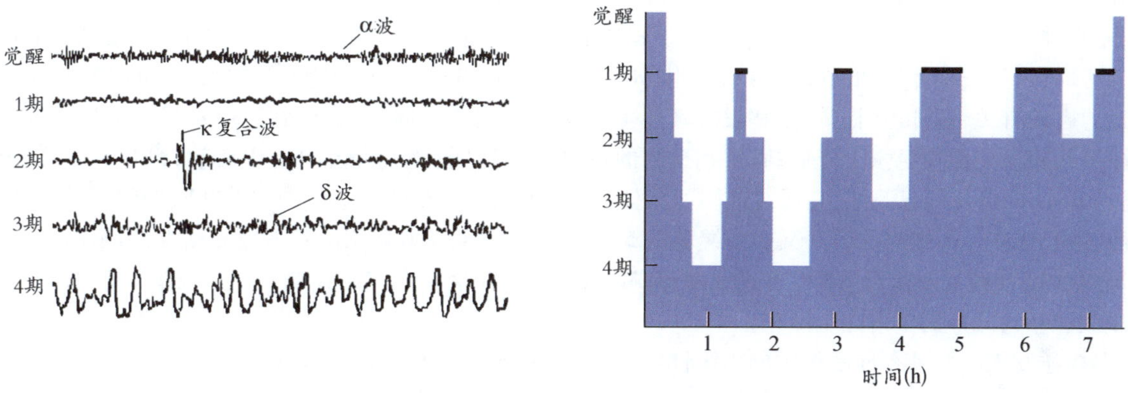

图 10－52 睡眠的 EEG 变化特征

上述可见，由 1 期至 4 期，EEG 表现为频率逐渐变慢而波幅逐渐增大，并与睡眠深度一致。成人在慢波睡眠 1.5～2 h 后，EEG 由 4 期回到 1 期，首次进入快波睡眠。此时的 EEG 与慢波睡眠 1 期的脑电波相似，在图 10－52 中，以黑色粗线表示。在整个睡眠期间慢波睡眠和快波睡眠的转换中，慢波睡眠能达到的深度逐渐变浅，接近睡眠后期，仅能达到 2 期。

在慢波睡眠期间，嗅、视、听、触等感觉功能暂时减退；骨骼肌反射活动和肌紧张减弱；自主神经功能发生改变，例如，血压下降、心率减慢、瞳孔缩小、尿量减少、体温下降、代谢率降低、呼吸变慢、胃液分泌可增多而唾液分泌减少、发汗功能增强；生长激素分泌增多等。在快波睡眠期间，各种感觉功能进一步减退，因而唤醒阈提高；骨骼肌反射活动和肌张力进一步减弱，肌肉几乎完全松弛；此外，还出现某些阵发性的功能改变，例如，阵发性的眼球快速运动、部分肢体抽动、呼吸和心率加快而且不规则。在快波睡眠期间，如果被唤醒，受试者往往说正在做梦。据统计，在 191 例受试者快波睡眠期间被唤醒后，报告正在做梦的有 152 例（约 80%）；而在 160 例受试者慢波睡眠期间被唤醒后，仅 11 例（7%）报告正在做梦。因此一般认为，做梦是快波睡眠的特征之一。

在人体中观察到，腺垂体生长激素的分泌与睡眠的不同时相有关。在觉醒状态下，生长激素分泌较少；进入慢波睡眠后，生长激素分泌明显增加；转入异相睡眠后，生长激素分泌又减少。由此看来，慢波睡眠有利于促进生长、促进体力恢复。

快波睡眠是正常生活所必需的生理活动过程。若连续几天剥夺被试者的快波睡眠，即被试者在睡眠中一出现快波睡眠就将其唤醒，受试者将出现容易激动等心理活动的紊乱。然后，让受试者自然睡眠而不予唤醒，开始几天快波睡眠会明显增加，以补偿前一阶段快波睡眠的不足。在这种情况下，从觉醒状态可直接进入快波睡眠，而不需经过慢波睡眠阶段。动物实验中观察到，快波睡眠期间，脑内蛋白质合成加快。因此认为，快波睡眠促进幼儿神经系统的发育成熟，有利于建立新的突触联系而促进学习和记忆。由此看来，快波睡眠有利于促进精力恢复。但是，快波睡眠期间出现生理功能的阵发性变化，则可能与某些疾病的夜间发作有关，如心绞痛、哮喘、阻塞性肺气肿缺氧发作等。

（三）睡眠发生机制

20 世纪 50 年代以前，人们认为睡眠是一个被动的过程，只是觉醒状态的简单停止。但现在大量的实验证据表明，睡眠是一个主动的神经过程。在不同水平横断脑干的动物实验提示，在脑干尾端存在有睡眠中枢，能引起睡眠和脑电波同步化，它通过**上行抑制系统**(ascending inhibitory system)作用于大脑皮层，与上行激动系统相对抗，从而调节睡眠和觉醒的相互转化。

睡眠的发生机制十分复杂，目前仍未完全了解，以下仅介绍与睡眠有关的一些脑区。

1. 与慢波睡眠有关的脑区　电刺激中脑网状结构使动物觉醒，而损毁该区则使动物出现昏睡，并且随后出现长期的觉醒减少。在脑桥水平横断脑干，动物在大部分时间处于觉醒状态。进一步研究发现，刺激位于孤束核水平的延髓网状结构内的延髓同步化区可引起睡眠。因此认为，延髓同步化区通过抑制中脑网状结构而引起睡眠。另外，还发现电刺激下丘脑后部(组胺能神经元)也引起觉醒，与刺激中脑网状结构相类似；而电刺激下丘脑前部及其邻近的基底前脑区可迅速地引起睡眠，损毁这些脑区则导致长时间的睡眠减少。下丘脑前部及其邻近的基底前脑区内的 GABA 能抑制性神经元在慢波睡眠时放电频率最高，而在觉醒和快波睡眠时活动明显降低，因而被称为非快动眼睡眠启动细胞(NREM-on cell)。NREM-on 细胞抑制下丘脑后部组胺能神经元和脑桥头端网状核(nucleus reticularis pontis oralis)神经元活动。由于缺乏了来自脑干网状结构上行激动系统和下丘脑后部组胺能神经元及脑桥头端网状核促进觉醒的紧张性活动，丘脑大量的皮层投射神经元同步活动，EEG 呈现低频高幅的慢波。

2. 与快波睡眠有关的脑区　脑桥被盖的胆碱能神经元在觉醒期间和快波睡眠期间十分活跃，而在慢波睡眠期间几乎不活动，因而被称为快动眼睡眠启动细胞(REM-on cell，REM-on 细胞)。脑桥被盖的 REM-on 细胞不仅与快波睡眠的启动有关，而且还引起快波睡眠时其他生理功能的改变。例如，脑桥到延髓和脊髓的胆碱能纤维投射，引起运动神经元超极化而使肌张力降低；脑桥到丘脑的投射，引起皮层神经元去同步化活动，EEG 呈现高频低幅的快波；脑桥还是 PGO 峰电位的起源地，它通过外侧膝状体传到枕叶皮层，PGO 峰电位与快波睡眠期间眼球的快速运动有关。脑桥被盖的 REM-on 细胞的活动又受中缝背核 5-HT 能神经元及蓝斑 NA 能神经元活动的调制。在觉醒期间，中缝背核 5-HT 能神经元及蓝斑 NA 能神经元对 REM-on 细胞有紧张性抑制作用；在慢波睡眠期间，此抑制作用减弱；在快波睡眠期间，此抑制作用完全停止。

此外，现在还发现一些具有催眠作用的内源性物质。例如，脑内的腺苷水平在长时间觉醒后增加，而在慢波睡眠期间减少；在剥夺睡眠期间增加，恢复睡眠后减少，提示，腺苷可能是一种内源性睡眠因子。这与咖啡因能阻断腺苷受体而具有提神醒脑的作用相一致。其他的内源性睡眠因子还有前列腺素 D_2、δ-睡眠诱导肽、IL-1、褪黑素等。

(信文君　卢　宁　徐　婷　马宝慧　张　拓)

二维码 10-4
思政：乙酰胆碱的发现

二维码 10-5
第十章思考题

第十一章 内分泌系统

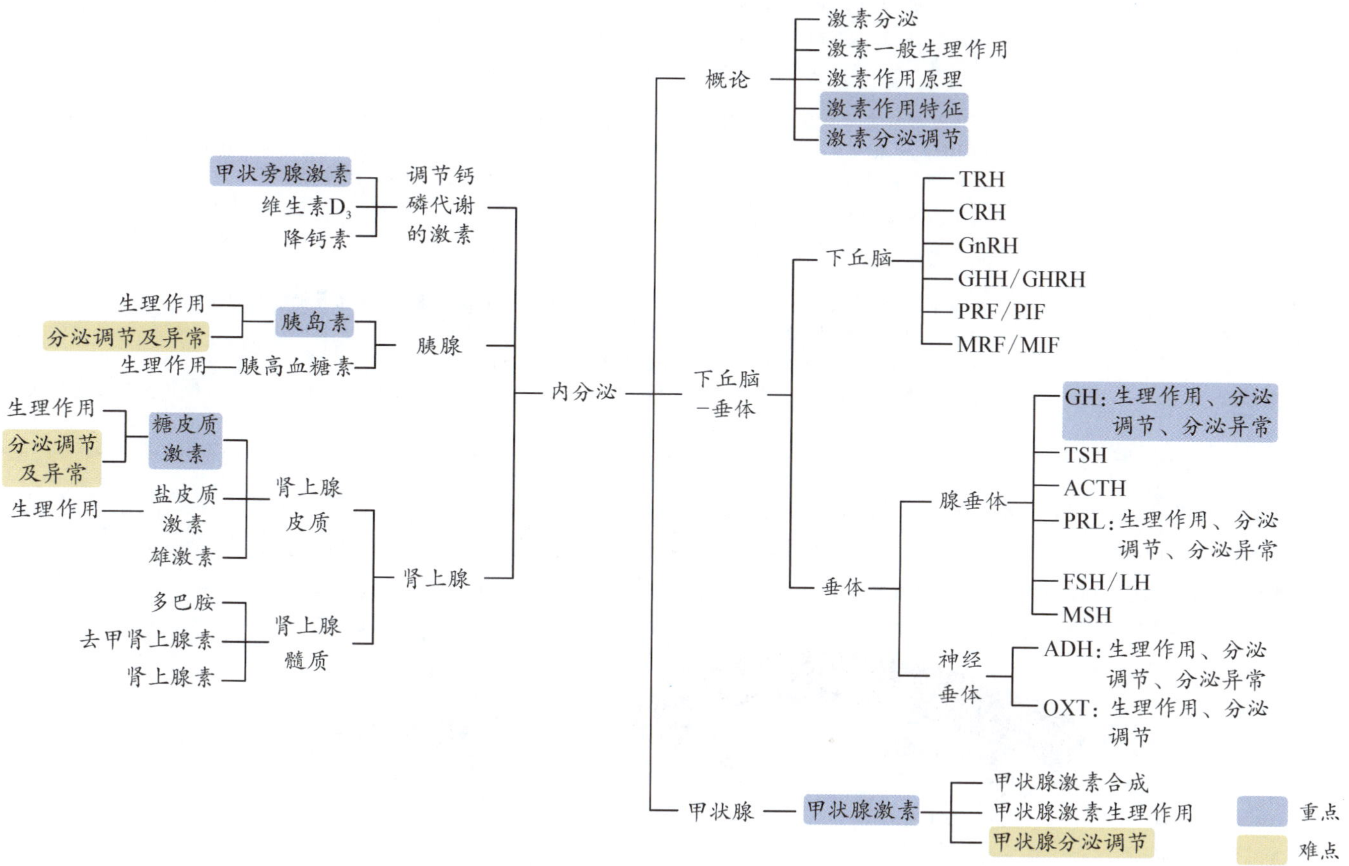

第一节 概　　论

一、内分泌与内分泌系统

内分泌系统(endocrine system)是由机体经典内分泌腺及兼有内分泌功能的组织器官共同构成的信息传递系统，通过激素(hormone)来调节靶细胞(或者靶组织、靶器官)的活动。而激素作用于靶细胞所产生的效应又可反馈地影响内分泌细胞的活动，因此就机体整体功能而言，内分泌系统是包括靶细胞等在内的一个庞大的稳态调节系统。内分泌学的发展详见二维码 11－1。经典的内分泌腺及兼有内分泌功能的组织、细胞及其分泌的激素详见表 11－1。

二维码 11－1
内分泌学的发展

表 11－1　主要激素及其来源

主要来源		分泌的主要激素
垂体	腺垂体	促甲状腺激素(TSH)、促肾上腺皮质激素(ACTH)、促卵泡激素(FSH)、黄体生成素/间质细胞刺激素(LH/ICSH)、生长激素(GH)、催乳素(PRL)、促脂素(LPH)、β－内啡肽、黑色细胞刺激素(MSH)
	神经垂体	血管升压素/抗利尿激素(VP/ADH)、催产素(OT)
松果体		褪黑素(MT)、8－精催产素
甲状腺		甲状腺激素(T_4)、三碘甲腺原氨酸(T_3)、降钙素(CT)
甲状旁腺		甲状旁腺激素(PTH)
胸腺		胸腺素

续 表

主要来源		分泌的主要激素
胰　　腺		胰岛素、胰高血糖素、生长抑素(SS)、胰多肽(PP)、促胃液素、血管活性肠肽(VIP)、淀粉素
肾 上 腺	皮　　质	皮层醇、醛固酮(Ald)、雄激素
	髓　　质	肾上腺素(Ad)、去甲肾上腺素(NA)、肾上腺髓质素(AM)
性　　腺	卵　　巢	雌二醇(E_2)、孕酮(P)、睾酮(T)、抑制素、激活素、松弛素
	睾　　丸	睾酮(T)、雌二醇(E_2)、抑制素、激活素
下 丘 脑		促甲状腺激素释放激素(TRH)、促肾上腺皮质激素释放激素(CRH)、促性腺激素释放激素(GnRH/LHRH)、生长抑素、生长激素释放激素(GHRH)、催乳素释放因子(PRF)、催乳素抑制激素(PIH/多巴胺)、黑色细胞刺激素释放因子(MRF)、黑色细胞刺激素抑制因子(MIH)、生长因子等
心　　脏		心房钠尿肽(ANP)
肝 脏 等		胰岛素样生长因子-I(IGF-I/生长介素,SM)、25-二羟维生素 D
胃　　肠		促胃液素、胆囊收缩素-促胰酶素(CCK)、促胰液素、肠高血糖素、血管活性肠肽(VIP)
肾　　脏		促红细胞生成素(EPO)、1,25-二羟维生素 D
胎　　盘		人绒毛膜促性腺激素(hCG)、人绒毛膜生长激素(hCS)
其他部位		前列腺激素(PG)、血小板衍生生长因子(PDGF)、上皮生长因子(EGF)、细胞因子、血管紧张素(Ang)、瘦素(Lep)等

内分泌系统的各种内分泌细胞所分泌的激素均通过在体液中传递信息发挥调节作用。除了大多数激素通过远距分泌(telecrine/血运分泌,hemocrine)方式经血液循环向远隔部位传输信息外,还可以通过旁分泌(paracrine)、自分泌(autocrine)、腔分泌(solinocrine)、神经分泌(neurocrine)等方式传输信息(图11-1、表 11-2)。

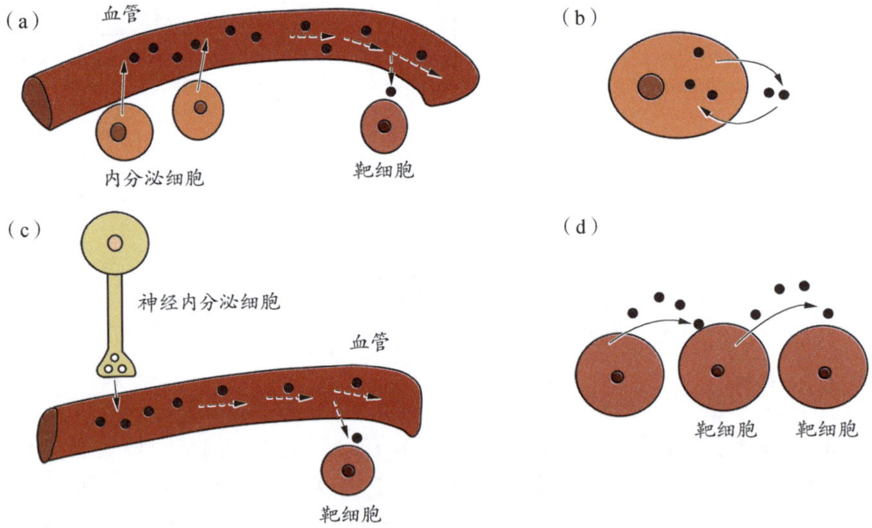

图 11-1　激素传输信息的主要方式

(a) 远距分泌途径;(b) 自分泌途径;(c) 神经分泌途径;(d) 旁分泌途径

表 11-2　激素传输信息的主要方式

传输信息的主要方式	示　　例
远距分泌:激素分泌入血后,经血液循环运输至远隔部位的靶组织发挥作用	经典内分泌腺分泌的激素
旁分泌:分泌的激素仅由组织液扩散而作用于邻近的其他靶细胞	如性激素在卵巢局部的作用,血管紧张素Ⅱ在肾脏的作用
自分泌:激素可以原位作用于产生该激素的细胞;甚至可以不释放,直接在合成激素的细胞内即发挥作用	胰岛素可抑制 B 细胞自身分泌胰岛素
腔分泌:激素直接释放到空腔器官的管腔中发挥作用	某些胃肠激素被直接分泌到肠腔发挥作用
神经分泌:激素由神经元合成后沿轴突运送至末梢释放,可弥散作用于邻近的细胞,或直接释放到血液循环中发挥作用	下丘脑神经内分泌细胞的调节肽通过垂体门脉系统作用腺垂体

内分泌系统既能独立地活动,又能与神经系统、免疫系统密切联系,构成机体错综复杂、严密多样的神经-内分泌-免疫调节网络。三大调节系统可通过激素、神经递质、细胞因子等某些共同的化学信息物质,作为“生物学语言”相互交流、相互作用,对全身各器官的功能进行调节。

二、激素

由内分泌腺或散在内分泌细胞所分泌的高效能的生物活性物质,经组织液或血液传递而发挥其调节作用,此种化学物质称为激素。内分泌细胞与所分泌的激素没有绝对对应关系。一种细胞可分泌不同激素,如同一垂体细胞分泌黄体生成素和促卵泡激素;一种激素也可由不同细胞分泌,如生长抑素可由下丘脑、甲状腺、胰岛、肠黏膜等部位分泌。至今发现的激素已达百余种。

(一) 激素的分类

1. 多肽和蛋白质　多肽和蛋白质类激素(polypeptide and protein hormones)是一类形式多样、分子质量差异大、分布范围广泛的激素。其构成从最小的3肽(促甲状腺激素)到最多约200个氨基酸残基,种类颇多。此类激素遵循蛋白质合成的一般规律,最后经高尔基体进行包装等处理,以前激素原(preprohormone)、激素原(prohormone)或者激素本身等形式储存在细胞内的囊泡中,在机体需要时通过出胞转运方式释放。这些激素分子质量大,且水溶性强,在血液中主要以游离形式运输。多肽激素的半衰期一般只有4~40 min,蛋白质类激素的半衰期为15~170 min。它们多与靶细胞的膜受体(membrane receptor)结合,通过启动跨膜信号转导系统引起细胞效应。下丘脑、垂体、甲状旁腺、胰岛、胃肠道等部位分泌的激素多属于此类。对这一类激素的释放调节通常是在分泌水平而不是合成过程实现的。

2. 胺的衍生物　胺类激素(amine hormones)中的儿茶酚胺类(catecholamines,肾上腺素、去甲肾上腺素等)由酪氨酸修饰而成;褪黑素由色氨酸合成;甲状腺激素是甲状腺球蛋白裂解下的含碘酪氨酸缩合物。胺类激素的生成过程较为简单。儿茶酚胺等分泌前通常储存在胞质分泌颗粒中,需要时才释放,在血液中的运输方式及对细胞的作用原理与肽类激素类似,也是通过细胞膜受体介导发挥作用,它们的半衰期只有2~3 min。

3. 脂质衍生物　脂质衍生物(lipid derivatives)可细分为类固醇激素(steroid hormones)、固醇激素(sterol hormones)和脂肪酸衍生物(fatty acid derivatives)。

(1) 类固醇激素:主要为肾上腺皮层和性腺所合成的激素,如醛固酮、皮质醇、雄激素、雌激素和孕激素等。这类激素的成员均含有环戊烷多氢菲(cyclopentanoperhydrophenanthrene)母核,胆固醇(cholesterol)是这类激素的共同前体。经胆固醇合成类固醇激素的过程十分复杂,由于不同腺体细胞或者同一腺体内不同细胞内所含合成酶系的差异,它们的产物多种多样。从生物效应来看,这些激素除了自身特有的作用外,也有部分交叉或重叠的作用。这类激素边合成边释放,在细胞内无储存,所以分泌速度等于合成速度。它们的分子质量小,脂溶性强,在血液中95%与相应的运载蛋白结合运输,半衰期在4~120 min之间。此类激素多可直接穿越靶细胞膜,与细胞内受体结合而发挥生物调节作用。

(2) 固醇激素:人体内固醇激素主要是1,25-双羟化胆钙醇,主要由皮肤、肝脏和肾脏合成。

(3) 脂肪酸衍生物:脂肪酸衍生物是指衍生于二十碳脂肪酸的廿烷类(eicosanoids)物质,包括由花生四烯酸(arachidonic acid)转化的前列腺素类(prostaglandins,PG)、血栓素类(thromboxanes,TX)和白细胞三烯类(leukotrienes,LT)等生物活性物质,它们均可作为短程信使广泛参与细胞的代谢活动。由于是来源于细胞膜的脂质成分——膜磷脂(membrane phospholipid),所以几乎体内所有细胞都可以生成这类物质。其中前列腺素种类繁多,广泛存在于机体许多组织之中,主要作为局部激素或细胞内信使发挥其生物效应,相关作用较为复杂。

(二) 激素的一般生理作用

人体内分泌系统的激素具有广泛的调节作用,可大致归纳为四大方面。

1. 维持内环境的稳态　激素直接或间接参与水电解质平衡、酸碱平衡、体温和血压等调节过程,保持内环境稳态;参与机体的应激反应,增强机体对不利环境的适应能力。

2. 调节新陈代谢　多数激素都参与组织细胞的物质代谢及能量代谢的调节,维持机体能量的平衡。

3. 调节机体生长和发育　促进组织细胞的分化、成熟,参与细胞凋亡过程,确保并影响各系统器官的正常生长发育和功能活动。

4. 调控生殖过程　维持生殖器官的正常发育成熟和生殖全过程,从生殖细胞的生成直到妊娠和哺乳,保证种族繁衍。

一般而言,各种激素都有一定作用范畴。一种激素可以产生多种效应,一种功能活动也可由多种激素共同调节,甚至同一种激素在不同的情形下对同一种反应产生不同的调节效应。可见激素作用是错综复杂的。

(三)激素的作用原理

激素对靶细胞的作用是由分别定位在靶细胞膜和细胞内(细胞质和细胞核内)受体所介导的。胺、多肽和蛋白质等水溶性激素主要经细胞膜受体触发细胞内信号转导机制,使细胞内原有功能蛋白质活性变化,能较快地引起靶细胞效应。类固醇等脂溶性激素多经细胞内受体调节基因转录,以新合成的功能蛋白质发挥效应,因此需要较长时间才引起靶细胞效应。

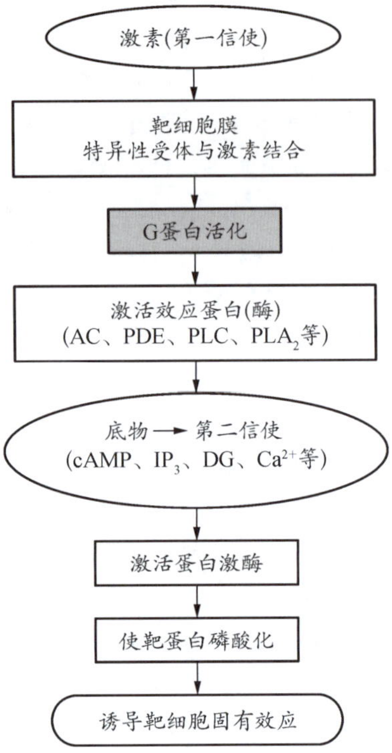

图 11-2 激素的作用原理(一)——G 蛋白偶联受体介导的信号转导途径

作为体内信息物质,激素发挥调节效应至少需要经过三个连续环节:① 靶细胞受体从众多的体液化学物质中识辨出携带特定调节信息的激素;② 激素与特异性受体结合,启动信号转导系统,产生调节效应;③ 激素作用效应的终止。

1. 受体介导的激素作用机制

(1) 细胞膜受体介导机制:细胞膜受体(membrane receptor)是镶嵌在细胞膜上受体的统称,可分为多种:G 蛋白偶联受体(G-protein-coupled receptors)、酪氨酸激酶受体(tyrosine kinase-linked receptors)、鸟苷酸环化酶关联受体(guanylyl cyclase-linked receptors)等。

G 蛋白偶联受体是以七次跨膜 α 螺旋肽链为基本结构的一类受体家族。体内大多数激素的效应均经过 G 蛋白受体偶联介导,是目前所发现作用最为广泛的细胞膜受体,涉及机体的各个组织器官。受体与相应激素结合时先使 G 蛋白活化,并调节效应蛋白的活性,可激活或抑制效应蛋白。如果效应蛋白是酶,能改变细胞内称为"第二信使"的一类物质浓度,从而导致后续一系列相关酶的活性变化,最终引起靶细胞产生生理效应,即所谓"第二信使学说"(second messenger hypothesis)。经 G 蛋白调控的效应蛋白主要有腺苷酸环化酶(AC)、磷酸二酯酶(PDE)、磷脂酶 C(PLC)和磷脂酶 A_2(PLA_2),以及离子通道等,第二信使包括 cAMP、IP_3、DG 和 Ca^{2+} 等(图 11-2)。

酪氨酸激酶受体也称为生长因子受体(growth factor receptor),兼有受体和效应器酶的双重职能,如胰岛素受体、胰岛素样生长因子受体、表皮生长因子受体等。它们多为二聚体(dimer),胞外结构域可与激素结合,胞内结构域自身即具有酪氨酸蛋白激酶(tyrosine protein kinase,TPK)活性。当受体与相应激素结合后,受体单体聚合成二聚体,并发生自身磷酸化(autophosphorylation),即直接催化底物蛋白质上的酪氨酸残基磷酸化。随后激活细胞内一系列信息传递的级联反应(cascade reaction),最后引起靶细胞的生理效应。

生长激素、催乳素和促红细胞生成素等受体的膜内结构域本身虽然不具有酪氨酸激酶活性,但当受体与激素结合后,可吸附胞质中与其相邻并具有酪氨酸激酶活性的可溶性信号转导分子,如 JAK 激酶(Janus kinase,JAK),最后通过进入核内的一类转录因子,如信号转导及转录活化因子(signal transducer and activator of transcription, STAT),诱导相应基因的表达。这类受体也称细胞因子受体(cytokine factor receptor)(图 11-3)。

鸟苷酸环化酶受体也是单链肽,胞内结构域具有鸟苷酸环化酶结构。当受体与相应激素[如心房钠尿肽(ANP)、神经肽等]结合后,受体分子构型的变化使鸟苷酸环化酶激活,催化 GTP 转化为 cGMP。cGMP 充当第二信使再激活依赖 cGMP 的蛋白激酶(PKG),导致底物蛋白的丝氨酸/苏氨酸残基磷酸化,最后引起细胞产生生理效应。

(2) 细胞内受体介导机制:细胞内受体(intracellular receptor)分别定位于细胞质中或细胞核内,分为类固醇激素受体家族和甲状腺激素受体家族。与膜受体作用机制不同,脂溶性的类固醇激素和甲状腺激素等通过核受体调节基因转录过程,诱导靶细胞内酶或结构蛋白质的合成来实现激素生物效应,即所谓"基因表达"学说(gene expression hypothesis)。

以类固醇激素(糖皮质激素、盐皮质激素和孕激素等)受体家族为例,它们在基础条件下一般以多聚体形式存在于胞质内,在未与激素结合时,胞质中一类称为热激蛋白(heat shock protein, HSP)的蛋白质与这些受体结合,使受体靶定于胞质中,并遮盖受体上的 DNA 结合区,受体不能发挥作用。当类固醇激素进入细胞与受体结合时,使受体与热激蛋白解离,暴露出受体结构内的核转位信号,激素-受体复合物再转运到胞核内,并与核内 DNA 上的激素反应元件(hormone response element,HRE)结合,启动 DNA 的转录过程。甲状腺激素受体家族的雌激素、甲状腺激素和维生素 D_3受体等则定位于细胞核内(图 11-4)。

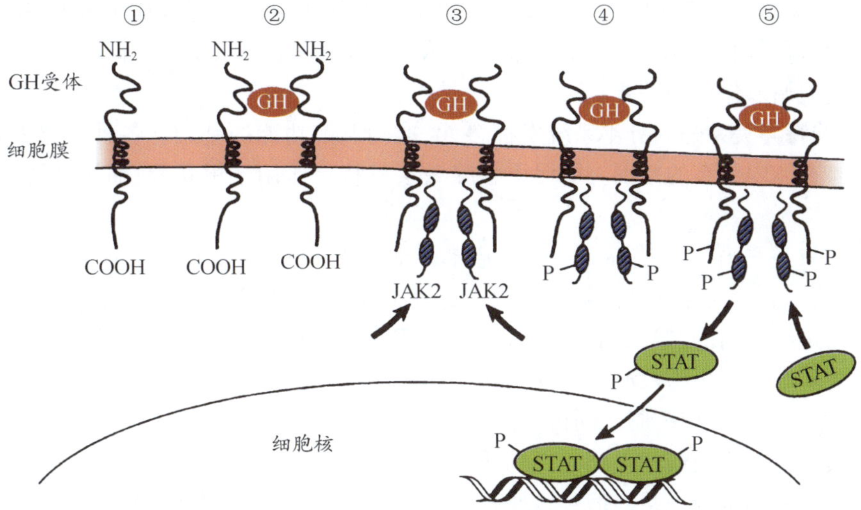

图 11－3 激素的作用原理(二)——酪氨酸激酶受体介导的生长激素信号转导

① 未激活的生长激素受体呈现单次跨膜的单体结构;② 生长激素与受体结合后两个受体单体形成活性二聚体;③ 二聚化受体吸附具有酪氨酸激酶活性的 JAK2;④ JAK2 磷酸化;⑤ 转录因子活化并进入核内诱导相应基因的表达

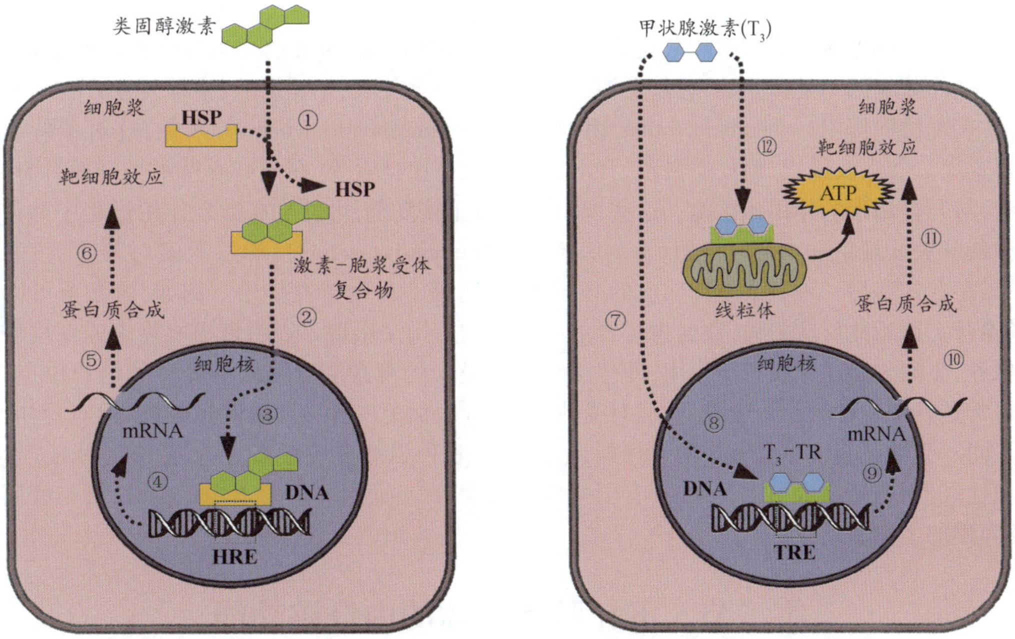

图 11－4 激素的作用原理(三)——细胞内受体介导的激素作用途径

① 类固醇激素与甲状腺激素等脂溶性激素进入靶细胞内发挥作用;② 类固醇激素进入胞质内以后,当受体与激素结合后与抑制蛋白[如热激蛋白(HSP)]解离;③ 随后激素-受体复合物进入胞核内;④ 与特定的 DNA 序列[激素反应元件(HRE)]相结合而启动激素的 DNA 转录过程;⑤ 新蛋白质合成变化;⑥ 引起靶细胞效应;⑦⑧ 甲状腺激素可以直接进入核内与核受体结合(T_3-TR: T_3-受体复合物;TRE: 甲状腺激素反应元件);⑨ 通过对 mRNA 水平的影响导致转录蛋白浓度变化(⑩),促进细胞分化、代谢等效应(⑪);⑫ 甲状腺激素还可以与线粒体上的相应受体结合发挥作用,促进能量代谢过程

2. 激素作用的终止　激素作用效应只有及时终止,才能不断地更新传递的信息,便于行使多变的、精确的调节功能。激素作用效应的终止是多方面共同作用的结果。调节系统使内分泌细胞适时终止激素的分泌;激素与受体分离,后续的一系列信号转导过程即终止;激素被靶细胞内吞处理;激素在肝脏、血液循环中被降解,通过氧化还原、脱氨基、脱羧基等方式被清除,也可以通过甲基化或其他方式被灭活。

(四) 激素的作用特征

1. 特异性　激素只选择性地对识别它的靶细胞起作用,表现激素作用的特异性,这取决于靶细胞特异性受体同激素的结合力,即亲和力(affinity)。靶细胞(target cells)上的激素受体能够从体液中纷繁的化学物质中辨识出特定激素,并与之结合,引起生物效应。受体数量及其与激素的亲和力并非一成不变。某些情况下,激素与受体结合时可使自身或其他细胞受体数量增加或者减少,分别表现为受体的上调(up regulation)和下调(down regulation),以使受体的数量能与激素匹配,适应调节作用的需要。

激素与靶细胞受体的特异关系是内分泌系统发挥多元、准确调节功能的基础。各种激素的作用范围存在很大差异,取决于某种激素受体在体内分布的范围。如促甲状腺激素只特定作用于甲状腺;而甲状腺激素作用范围广泛,几乎作用于全身组织细胞。

2. 信使性　激素只是充当"信使"(messenger)启动靶细胞固有的、内在的一系列生物效应,自身不作为某种反应成分直接参与细胞物质与能量代谢的具体环节。激素与酶不同,它只对完整细胞起作用。激素作为"第一信使"与靶细胞受体结合后,再通过细胞内的"第二信使"激发与细胞固有反应相联系的一种或多种信号转导途径,调节原有的生理生化过程,加强或减弱细胞的生物效应和生理功能。在发挥作用过程中,激素对其所作用的细胞,既不提供额外能量,也不添加新功能,而只是在体内细胞之间传递生物信息。

3. 高效性　激素是体内高效能的生物活性物质。生理状态下,血中激素浓度多在10^{-12}~10^{-7} mol/L的数量级。激素与受体结合后,通过引发细胞内一系列信号转导程序,并逐级放大,形成效能极高的生物放大系统,这一过程称为激素的放大效应(amplification effect of hormones)。虽然体液中激素含量甚微,但其作用却十分显著,如0.1 μg促肾上腺皮质激素释放激素(CRH),可使腺垂体释放1 μg促肾上腺皮质激素(ACTH),再进一步引起肾上腺皮质分泌40 μg糖皮质激素,生物效能放大了400倍。可见,一旦体内激素偏离正常水平,不论过多或者过少,必将引起机体功能活动一系列异常反应。因此,必须保持激素浓度的相对稳定才能保证机体功能活动的正常进行,而体内各种激素的分泌活动都处在相当严密的系统调控之下。

4. 相关性　内分泌腺体和细胞虽然散在分布于全身,但它们分泌的激素又通过体液的联系形成内分泌系统。因此,每种激素产生的效应都不是孤立的,它们发挥作用时总是彼此关联、相互影响,错综复杂。在多种激素调节同样的生理活动时,常表现协同作用(synergistic action)和拮抗作用(antagonistic action)等现象,这对于特定生理活动的相对稳定具有重要意义。如生长激素、糖皮质激素、肾上腺素与胰高血糖素等,在升高血糖水平方面具有协同作用;而胰岛素可降低血糖,与升糖激素的作用相抗衡。这些现象的机制比较复杂,可发生在激素作用过程中的许多环节。激素之间还存在一种特殊关联现象——允许作用(permissiveness/permissive action),即某激素对某些器官、组织或细胞没有直接作用,但其存在却是另一种激素发挥效应的必要基础,这是一种支持性作用。例如,雌激素可以增加禁食大鼠的肝糖原量,摘除肾上腺后此反应消失,注射少量肾上腺提取物后则又出现。表明该提取物中的糖皮质激素对雌激素的允许作用。另外,激素之间还存在竞争作用,即化学结构上类似的激素能竞争同一受体的结合位点,从而影响此类激素的作用。通常是其中一种激素浓度较低,但对受体亲和性高,而另一种激素浓度虽较高,但对受体亲和性低,如果二者共同作用于同一受体就会发生竞争作用。例如,醛固酮是一种强盐皮质激素,在低浓度时就能产生效应;孕酮对醛固酮受体亲和性较低,当低浓度孕酮存在时,有弱盐皮质激素效应,而当高浓度孕酮存在时,可与醛固酮竞争同一受体,从而减弱醛固酮的生理学效应。

第二节　下丘脑和垂体的内分泌功能

下丘脑和垂体的关系十分密切,二者共同构成了下丘脑-垂体功能单位。

一、下丘脑内分泌功能

下丘脑(hypothalamus)在成人虽仅约6 g重,但却是极重要的中枢神经结构,与其他脑区之间有广泛、复杂的输入、输出联系。下丘脑的一些神经元能分泌肽类物质,总称为肽能神经元(peptidergic neurons)。其中有些神经元分泌的肽能神经激素能够进入血液,因此具有内分泌细胞的功能。它们可以将大脑或CNS其他部位传来的神经冲动,转变为调控垂体分泌活动的信息,起着类似换能神经元的作用。下丘脑还存在能感受血液中某些激素浓度变化的神经元,称为监察细胞,起联络作用。所以,下丘脑不仅是重要的神经中枢,还是重要的内分泌调节中枢,是机体神经调节与体液调节紧密联系的重要枢纽。

(一)下丘脑与垂体的功能联系

下丘脑与垂体在结构和功能上密切联系。垂体(hypophysis/pituitary gland)从功能上分为腺垂体(adenohypophysis)和神经垂体(neurohypophysis)两部分。下丘脑分别通过垂体门脉系统与腺垂体相联系,通过下丘脑垂体束与神经垂体相联系(图11-5)。

下丘脑有两类肽能神经元与垂体内分泌功能直接相关：小细胞神经元（parvocellular neuron，PN）和大细胞神经元（magnocellular neuron，MN），它们都是神经内分泌细胞。在下丘脑与腺垂体之间本无直接的神经联系，但存在独特的血管联系——垂体门脉系统（hypophyseal portal system）。垂体上动脉先进入正中隆起（median eminence），形成初级毛细血管网，然后再汇集成几条微静脉进入垂体，并再次形成次级毛细血管网。这样的结构可经局部血流，而不必通过体循环直接实现腺垂体与下丘脑之间的双向联系（图 11－5）。下丘脑的小细胞神经元胞体较小，神经元轴突多终止于下丘脑基底部正中隆起，与初级毛细血管网密切接触，其分泌物可直接释放到垂体门脉血管血液中。因为能产生多种调节腺垂体分泌的激素，故又将这些神经元胞体所在的下丘脑区域称为“促垂体区”。

起源于下丘脑视上核和室旁核的大细胞神经元轴突长，向下延伸终止于神经垂体，形成下丘脑-垂体束。视上核和室旁核合成的激素经长轴突运输至神经垂体储存，并作为神经垂体激素，在机体需要时释放入血。神经垂体与腺垂体的毛细血管网之间也有短门脉血管联系。

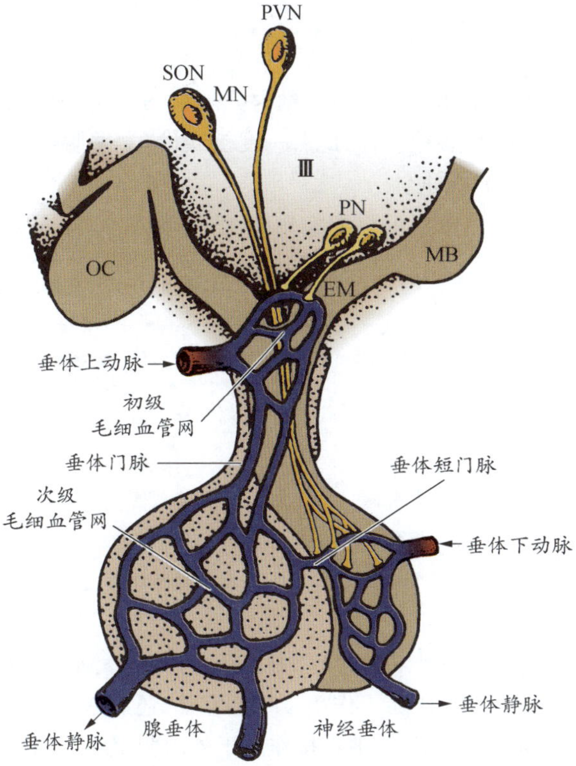

图 11－5　下丘脑与垂体的功能联系和激素分泌的调控

Ⅲ：第三脑室；EM：正中隆起；MB：乳头体；MN：大细胞神经元；OC：视交叉；PN：小细胞神经元；PVN：室旁核；SON：视上核

（二）下丘脑的神经激素

下丘脑的内分泌功能是通过分泌多种神经激素实现的。下丘脑视前区、室周核、弓状核、视上核和室旁核及其邻近等区域分布的神经内分泌细胞分泌的各种神经激素及其基本作用见表 11－3。这些神经激素中除了催乳素抑制激素为多巴胺外，多数为肽类物质，又统称为下丘脑调节肽（hypothalamus regulatory peptide）。其中直接调节腺垂体分泌的释放激素（releasing hormones）和释放抑制激素（release-inhibiting hormones/inhibiting hormones）又共称为促垂体激素（hypophysiotropic hormones）。

表 11－3　下丘脑神经激素及基本作用

神经激素	主要来源	基本作用
促甲状腺激素释放激素（TRH）	室旁核及其邻近区域	促进垂体分泌促甲状腺激素（TSH）
促肾上腺皮质激素释放激素（CRH）	室旁核	促进腺垂体分泌促肾上腺皮质激素（ACTH）
促性腺激素释放激素（GnRH）	视前区等	促进腺垂体分泌促卵泡激素（FSH）和黄体生成素（LH）
生长激素释放激素（GHRH） 生长抑素（SS）	室周核、弓状核	调节腺垂体分泌生长激素（GH）
催乳素释放抑制激素（PRIH） 催乳素释放抑制因子（PRIF）	弓状核等	调节腺垂体分泌催乳素（PRL）
血管升压素（ADH）	视上核和室旁核	调节肾脏保水功能
催产素（OT）	视上核和室旁核	维持乳腺射乳，子宫肌收缩

（三）下丘脑内分泌活动的调节

下丘脑神经通路复杂，在机体功能活动中地位特殊。神经系统感受到的内外环境的各种刺激都可能传到下丘脑，通过一系列的机制调节并影响下丘脑激素的分泌释放。如应激刺激传入信息可作用于下丘脑，促进了 GHRH 的分泌，使血中 GH 及胰岛素样生长因子（IGF）等浓度升高，参与应激反应，有助于提高机体对伤害刺激的耐受力和适应力。

在功能上，下丘脑与相关的下级腺体构成下丘脑-腺垂体-靶腺调节环路，其分泌活动受到下级激素的反馈调节。如血中的皮质醇浓度对 CRH 分泌的负反馈调节；ACTH 对 CRH 分泌的负反馈调节等。

二、垂体的内分泌功能

垂体是体内十分重要的内分泌腺,成年男子的垂体只有约 600 mg,但早期研究就使人们认识到垂体与生命过程紧密相关的重要地位,因此曾一度被误作“主宰腺”,直到后来人们才逐渐阐明了下丘脑的内分泌功能。

(一) 腺垂体

腺垂体主要由腺细胞构成,已经确认的人腺垂体分泌激素细胞及其所分泌的激素见表 11-4。

表 11-4 人腺垂体分泌激素细胞及其所分泌的激素

细胞类型	染色性	占总数	分泌的激素(英文名称缩写,氨基酸残基数)
生长激素细胞	嗜酸性	50%	生长激素(GH,191)
催乳素细胞	嗜酸性	10%~20%	催乳素(PRL,199)
促甲状腺激素细胞	嗜碱性	5%	促甲状腺激素(TSH,201)
促肾上腺皮质激素细胞	嗜碱性	10%	促肾上腺皮质激素(ACTH,39)
促性腺激素细胞	嗜碱性	20%	促卵泡激素(FSH,204)、黄体生成素(LH,204)

这些激素中,TSH、ACTH、FSH 与 LH 分泌入血后均再作用于各自的外周内分泌靶腺,因此统称为促激素(tropic hormones)。GH 除了作用于靶器官外,还刺激肝脏等组织分泌胰岛素样生长因子(IGF),从某种意义上也可将其看作为促激素。而 PRL 则直接作用于外周靶组织。低等动物垂体中叶合成的阿黑皮素原(pro-opiomelanocortin,POMC)也是多种垂体激素如 ACTH、β-促脂素(β-lipotropin,LPH)、β-内啡肽(β-endorphin)及黑色细胞刺激素(melanocyte-stimulating hormone,MSH/melanotropin)等的前体。但在人类垂体中叶退化,其相应功能已划归在腺垂体中。所以,腺垂体功能涉及范围既广泛又复杂。

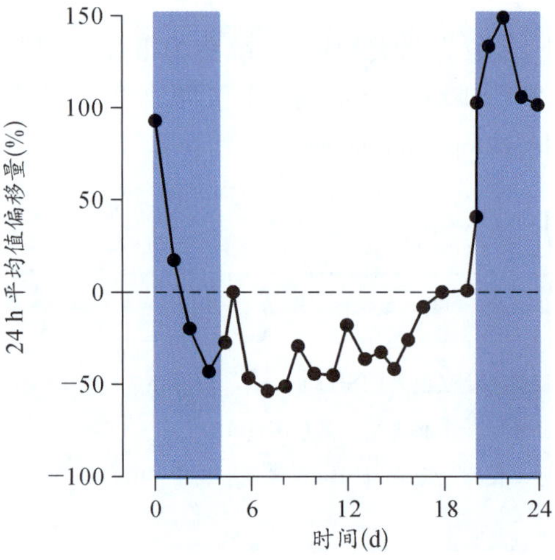

图 11-6 生长激素分泌的日周期变化

阴影处为入睡期间

1. 生长激素 人生长激素(human growth hormone, hGH/somatotropin, STH)是由 191 个氨基酸残基组成的蛋白质,与 PRL 和胎盘催乳素(hPL)具有同源性。除了猴的 GH 外,其他动物的 GH 对人无效,具有种属差异。人类循环血液中 75%的 GH 分子质量为 22.65 kDa,也称22 kDa hGH。此外,垂体和血液循环中还存在 hGH 的其他形式,但生理意义还不清楚。GH 是腺垂体中含量最多的激素。GH 分泌虽呈昼夜节律,但并非日夜明暗所致,而与深度睡眠有关,即慢波睡眠期间刺激其分泌,在入睡后数小时出现分泌高峰(图 11-6)。成人的 GH 分泌量为 0.2~1.0 mg/d,由于是脉冲式分泌,血浆浓度波动于 0~30 ng/mL。GH 代谢快,半衰期6~20 min,主要在肝和肾降解。血浆中生长激素主要是与特异性高、亲和力强的生长激素结合蛋白(high affinity GH-binding protein)结合的形式存在。

GH 受体与 PRL 受体等同属于细胞因子受体家族的成员,由 620 个氨基酸残基构成的糖蛋白,为单次跨膜的肽链结构。GH 具有两个与受体结合的位点,分别与两个受体亚单位结合,形成受体二聚体,而二聚化是受体激活的必须环节。随后再通过 JAK2-STATs 途径介导靶细胞的生物效应(图11-3)。此外,GH 受体还可能经 PLC-DAG 等途径介导信号转导效应。GH 受体几乎遍布于全身器官组织的各类细胞,这是 GH 作用广泛的基础。在成长早期的个体组织细胞,如新生儿和胎儿,受体数量较多,对 GH 反应也更为敏感。

(1) 生长激素作用:GH 具有促进生长和调节代谢两大方面的作用。

1) 促进生长作用:GH 是调节机体生长的一种关键激素,主要促进骨、软骨、肌肉及软组织生长。现在认为 GH 主要通过胰岛素样生长因子(insulin-like growth factor, IGF)促进生长的。IGF 因化学结构与胰岛素相近,又具有胰岛素活性而得名,之前曾称为生长介素(somatomedin, SM)。IGF 是一类多功能激素,调节细胞增殖、分化和代谢活动,已分离出 IGF-1 和 IGF-2,分别为含有 70 个和 67 个氨基酸残基的多肽。IGF-2 为胚胎期产物,对胎儿的生长发育起重要的作用,IGF-2 的促生长效应强于 IGF-1。IGF-1 是出生后在多种组织中生成的,GH 可通过诱导肝、肾等组织细胞产生 IGF-1 促进生长过程。GH 在直接刺激骨骺生长板的前软骨细胞(或生发层细胞)分化成软骨细胞的同时,使

IGF-1基因开始表达，并对IGF-1发生反应。IGF生成增加，并分泌到细胞外，通过自分泌、旁分泌方式作用于分化的软骨细胞上的IGF-1受体，促进软骨组织摄取氨基酸、钙、磷、硫等无机盐，加强DNA、RNA和蛋白质的合成，使软骨细胞扩展、肥厚，骨化成为骨细胞，从而促进骨骼生长。血浆中IGFs的水平随GH分泌量的变化而变化，童年期升高，青春期达高峰，老年期下降。

GH分泌异常，可导致机体生长发育障碍。在长骨骨骺闭合之前，GH可使长骨生长，长度和直径均增加，身材长高。所以，在幼年时缺乏GH则生长发育迟缓、身材矮小，称为侏儒症（dwarfism）。若成年前因垂体肿瘤等原因，GH分泌过多可患巨人症（gigantism），而成年后则引起肢端肥大症（acromegaly）。因为骨骺已闭合，长骨已不能继续生长，主要表现为骨生长模式的改变和软组织的增生。由于结缔组织中透明质酸和硫酸软骨素的聚集，患者肢端短骨、面骨生长异常，表现为手足粗大指趾末端如杵状、鼻大唇厚和下颌突出等体貌，肝、肾等内脏软组织也增大。内分泌腺体和附性器官的生长可能并不需要GH，但因GH与多种激素的协同作用，使它们也可受累，GH与ACTH的协同作用可导致肾上腺皮质增生，GH与雄激素的协同作用可导致子宫、前列腺、精囊等附性器官增大。GH的促生长作用也与胰岛素有协同作用。GH虽然对胰岛B细胞无直接刺激作用，但可通过血糖刺激胰岛素分泌，有助蛋白质合成，作为协同GH促生长效应的一个附加途径。

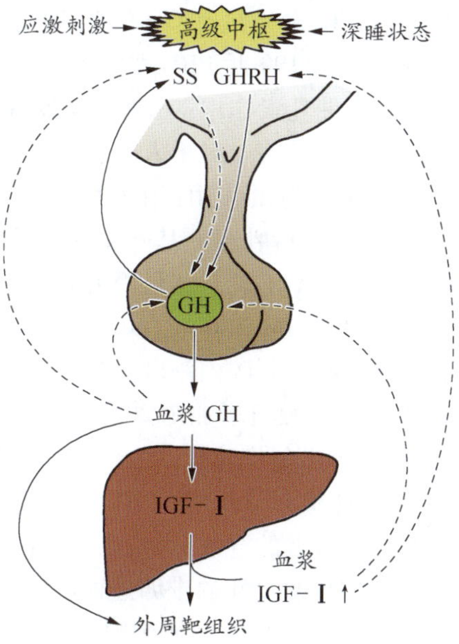

图11-7 生长激素分泌的调节

GH：生长激素；SS：生长抑素；GHRH：生长激素释放激素；IGF-Ⅰ：胰岛素样生长因子-Ⅰ

→ 兴奋作用 ----→ 抑制作用

2）调节代谢作用：GH可促进组织细胞摄取氨基酸，加速mRNA的转录和翻译，使软骨、骨、肌肉、肝、肾，肺、肠、脑及皮肤等组织的蛋白质合成均增强。GH可加速脂肪动员，与胰岛素刺激的脂肪合成作用抗衡，使体脂含量减少，脂肪氧化利用增多，用以提供有效能源物质。如GH过多则动用大量脂肪，使肝脏产生乙酰乙酸增多，导致酮血症。GH对糖代谢的作用表现为抗胰岛素和类胰岛素两种作用：GH抑制外周组织，特别是肌肉和脂肪组织摄取与利用葡萄糖，减少葡萄糖消耗，升血糖水平。所以GH分泌过多患者常伴有高血糖和糖尿等表现。GH表现出的胰岛素样作用，持续时间较短。

（2）生长激素分泌调节

1）下丘脑激素的调节：GH的分泌受下丘脑GHRH与SS的双重控制。位于弓状核等处的GHRH神经元和位于室周围区前部的SS神经元分别释放GHRH与SS，通过垂体门脉系统进入腺垂体，分别促进和抑制GH的分泌。GH的脉冲式分泌是由于下丘脑GHRH的脉冲式释放造成的。通常GHRH作用占优势，而SS只有在应激状态下GH分泌过多时才发挥抑制性作用（图11-7）。GHRH与SS的作用是到达下丘脑的影响腺垂体分泌GH的各种信息最后整合的结果，GH分泌的稳态依赖于这两种激素的拮抗平衡，而不仅仅是两种作用的简单叠加，二者相互配合，共同调节腺垂体GH的分泌。

SS是抑制腺垂体分泌生长激素的主要下丘脑激素。SS不但抑制GH的基础分泌，而且抑制GH对生理性和药理性刺激如运动、精氨酸、胰岛素低血糖、GHRH等引起的兴奋反应。

2）神经活动的控制：GH分泌表现节律性，GH夜间的分泌量约占日间分泌量的70%，与睡眠时相有关。觉醒状态血液中GH浓度较低，进入慢波睡眠状态后明显增加，GH分泌高峰出现在入睡后1~4 h。转入异相睡眠（REM睡眠）后，GH分泌又减少。这种现象在儿童、青春期尤为显著。由此可见在慢波睡眠期GH分泌增多，对促进生长和体力恢复是有利的。通常在50岁以后，GH这种分泌峰消失。

3）代谢因素的影响：所有能源物质都影响GH分泌，其中血糖浓度变化作用最为显著。静脉注射胰岛素使血糖降至500 mg/L以下30~60 min，血中GH浓度能增加2~10倍。反之，血糖升高可使GH浓度降低。在血糖降低时，下丘脑GHRH神经元兴奋性提高，释放GHRH增多，GH分泌增加，可减少外周组织对葡萄糖的利用，以保证脑组织对葡萄糖的基本利用不受影响。高蛋白饮食和血中氨基酸的增多常导致GH分泌增加，有利于机体对这些物质的代谢与利用。此外，运动、禁食等所致机体能量缺乏也可刺激GH分泌。

4）激素的影响：胰高血糖素、雌激素、雄激素以及甲状腺激素均可促进GH的分泌，皮质醇则抑制GH分泌。在青春期，血中雌激素或睾酮浓度的增高，可增加GH分泌，有利于机体的生长发育。IGF-1可以刺激下丘脑释放SS，从而抑制GH的分泌，此外还能抑制体外培养的腺垂体细胞GH基础分泌及GHRH刺激所引起的GH分泌。可见IGF-1分别通过下丘脑和腺垂体对GH分泌进行负反馈性调节。

2. 催乳素　催乳素（PRL）是199个氨基酸残基构成的单链蛋白质，分子质量约为23 kDa，其分子与GH同源。

垂体中 PRL 含量只有 GH 的 1/100。成人血浆中 PRL 浓度为5~8 ng/mL,男女差异不大,半衰期约为 20 min,主要经肝、肾清除。199 肽 PRL 占血浆中总量的60%~80%。由于 PRL 的结构、受体与 GH 类似,故两者的作用有所交叉。

(1) 催乳素作用:虽然最初发现 PRL 是因其刺激乳腺泌乳的作用而命名,但其实际作用却十分广泛,这与分泌量和种属等都有关。对于人类而言其基本作用就是发动和维持泌乳(lactation)活动。

1) 对乳腺的作用:在女性青春期,PRL 可与生长激素、雌激素、孕激素、糖皮质激素、胰岛素、甲状腺激素等协同作用,促进和维持乳腺的基础发育。妊娠过程中,PRL、雌激素与孕激素分泌的增加,使乳腺组织进一步发育,虽具备泌乳能力却并不泌乳。这是因为血中雌激素与孕激素水平过高,抑制了 PRL 的泌乳作用。妊娠期 PRL 分泌显著增加,分娩时达最高峰 200 ng/mL,可能与雌激素刺激腺垂体 PRL 细胞的分泌有关。PRL 主要作用是发动泌乳,促使充分成熟的腺小叶向腺腔内泌乳。分娩后由于血中雌激素和孕激素的水平已大大降低,PRL 才能发动和维持泌乳。此时乳腺 PRL 受体数目增加约 20 倍。PRL 不仅促进乳汁中酪蛋白、乳糖和脂肪等主要成分的合成,还可促进淋巴细胞进入乳腺,并释出免疫球蛋白。

2) 性腺调节作用:PRL 对性腺的调节作用错综复杂,如 PRL 对卵巢活动有双重调节作用,小量 PRL 促进卵巢雌激素与孕激素的合成,大量则有抑制作用。PRL 能减少 GnRH 的释放,从而抑制促性腺激素如 LH 发挥作用,其意义在于防止哺乳期女性的排卵过程。PRL 对男子附性腺活动也有影响,如当睾酮存在时,PRL 能促进前列腺及精囊腺的生长,还可增强 LH 对间质细胞的作用,有助睾酮合成。但过多的 PRL 对男女两性的生殖功能均有抑制作用。

3) 参与应激反应:在应激状态下,血中 ACTH 和 GH 等浓度增加的同时 PRL 水平也升高,刺激停止数小时后才逐渐恢复到正常水平。PRL 被认为是应激反应中腺垂体分泌的三大激素之一。

4) 免疫调节作用:PRL 协同一些细胞因子促进淋巴细胞的增殖,影响免疫相关细胞的功能,促进 B 细胞分泌抗体。此外,免疫细胞也可以产生 PRL,以自分泌或旁分泌的方式发挥作用。

(2) 催乳素分泌调节:下丘脑通过分泌 PRF 与 PIH 分别促进和抑制腺垂体分泌 PRL,但通常抑制作用占优势。现在认为 PIH 的实质就是多巴胺,但并非唯一,有研究表明生长抑素、γ-氨基丁酸等也具有抑制 PRL 分泌的作用。在妊娠期间,血液中 PRL 水平显著升高直至分娩后才下降,可能与大量雌激素对腺垂体的正反馈作用有关。TRH 对于刺激 PRL 分泌有很强的效应。

哺乳期间,婴儿吸吮母亲乳头的刺激可通过脊髓上传至下丘脑,导致 PRF 释放增多,促使腺垂体分泌 PRL。哺乳开始后 30 min 血中 PRL 水平可上升 25 倍,哺乳后恢复至原有水平。这是一个典型的神经-内分泌反射,由催乳素与催产素的分泌共同作用完成哺乳。

影响 PRL 分泌的因素还有很多。下丘脑的 TRH 以及雌激素等也能促进 PRL 的分泌。紧张、剧烈运动、睡眠等都能使 PRL 分泌增加。

(二) 神经垂体

神经垂体是下丘脑组织向下延伸的部分,不含有腺细胞。神经垂体激素(neurohypophysis hormones)实际上都来自下丘脑,主要有血管升压素(vasopressin, VP)和催产素(oxytocin, OT)两种,均为具有二硫键结构的环状 9 肽激素。当视上核或室旁核神经元受到刺激发生兴奋,神经冲动下行到达位于神经垂体的轴突末梢时,促使末梢将储存的激素及其运载蛋白一起释放到血液中。血管升压素和催产素的半衰期约 10 分钟,主要在肝、肾内降解,也可在靶组织被相应的酶灭活。神经垂体可能还分泌多巴胺和催乳素释放激素,经垂体短门脉血管影响腺垂体催乳素的分泌。

1. 血管升压素 血管升压素也称抗利尿激素(antidiuretic hormone, ADH),是维持机体水平衡的重要激素之一。通常血浆中 VP 的基础分泌量约 1 pg/mL。VP 受体均为 G 蛋白偶联受体,至少有 V_{1A}、V_{1B}(也有称 V_3受体)和 V_2 三种亚型。VP 受体亚型多样化决定了它多方面的生理功能。如在腺垂体,VP 通过 V_{1B}受体刺激 ACTH 的分泌;V_{1A}受体可以促进肝糖原的分解,也可使血管平滑肌收缩。此外,VP 还作为神经递质,通过脑和脊髓中 V_{1A}受体发挥作用。在生理条件下 VP 可以与肾脏集合管主细胞膜上的 V_2受体结合,通过 Gs 激活 PKA,使胞质中的水孔蛋白(aquaporin, AQP)嵌入主细胞膜,提高腔侧膜对水的通透性,有助于水重吸收,从而减少尿量。虽然离体实验证明 VP 是一种强效的缩血管剂,但在生理条件下并不表现升血压的作用,因为其加压作用所需的激素浓度要比所产生的抗利尿效应高出 1 000倍。当机体大失血,出现血容量减少、血压降低、血浆晶体渗透压升高等显著变化时才引起 VP 大量释放,引起缩血管、升血压、抗利尿、增血量,这对于循环功能的调节意义重大。除了血浆晶体渗透压与血容量是调节 VP 分泌的主要刺激外,疼痛、运动、情绪变化、应急刺激、恶心、呕吐、直立体位等都可以刺激 VP 分泌。此外,VP 在中枢神经系统(CNS)内可作为递质发挥作用,而且还参与记忆的形成。

2. 催产素 催产素与 VP 化学结构的区别只是肽链第 3 位与第 8 位的氨基酸残基不同。因化学结构相似,两者生理作用也有一定程度的交叉。如,OT 对犬的抗利尿作用相当于 VP 的 1/200,而 VP 对大鼠离体子宫的收缩作用为 OT 的 1/500 左右。与 VP 不同,人体 OT 没有明显的基础分泌。

OT 受体与 VP 受体高度同源,分布在子宫、卵巢和乳腺。OT 经典作用是促进子宫平滑肌收缩和乳腺排乳。平时子宫平滑肌对 OT 不敏感,但在妊娠末期由于雌激素的允许作用,子宫对 OT 敏感性大大增高。分娩发动后,OT 引起子宫强烈收缩,有利于胎儿娩出,胎儿对子宫颈的刺激又通过正反馈机制增强 OT 分泌,起到“催产”作用。可见 OT 对妊娠子宫平滑肌收缩作用较强,而对非孕子宫的作用较弱。在哺乳期,OT 可促进乳腺腺泡周围肌样上皮细胞收缩,从而提高腺泡腔内压力,使腺泡分泌的乳汁经由输乳管从乳头射出(图 11-8)。这是一个典型的神经-内分泌反射——射乳反射,刺激来源于婴儿吸吮母亲乳头的动作。射乳反射很容易建立条件反射,如母亲见到和抚摸自己的婴儿,甚至闻其哭声等,均可引起射乳现象。对于哺乳期女性,精神和阴道刺激等均可能引起射乳。OT 还有 PRF 样作用,刺激腺垂体 PRL 分泌,结果射乳时泌乳功能也相应增强。

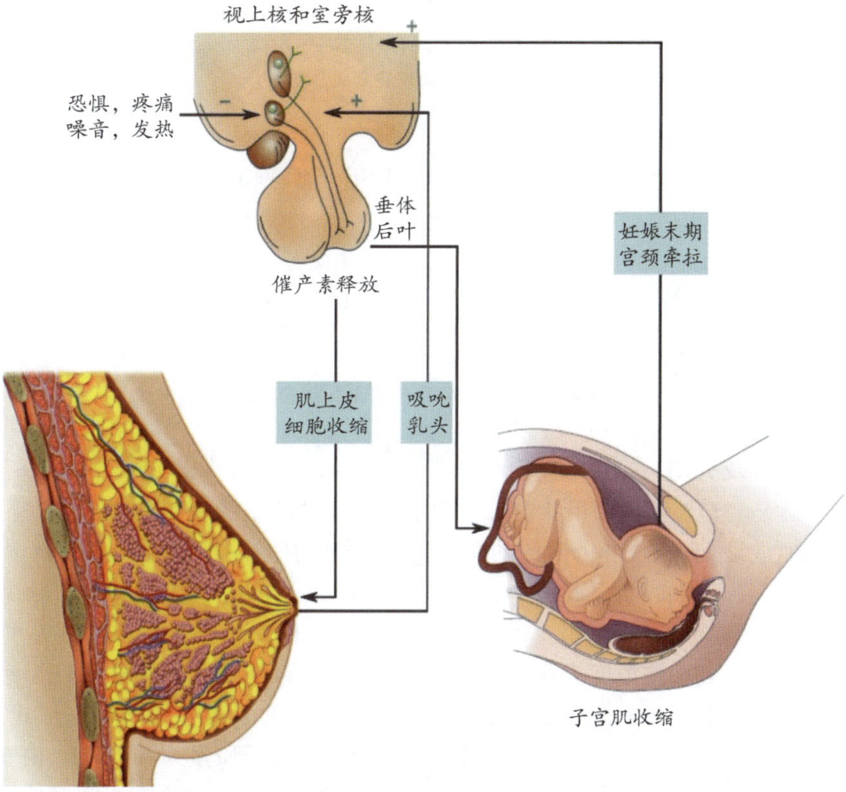

图 11-8 催产素的作用示意图

此外,OT 还调节生殖活动许多环节。已有证据表明,卵巢自身也可合成 OT,影响卵泡的成熟、排放和黄体功能。在性交过程中,外生殖器受到刺激可使血液 OT 升高,输精管和输卵管活动都分别增强,有利于精子的输送。

影响 OT 分泌的因素也很多,除了上述以外,刺激 VP 分泌的因素以及雌激素都可促进 OT 分泌。忧虑、恐惧、剧痛、高温、噪声环境、肾上腺素等则抑制 OT 分泌。

第三节 甲状腺的内分泌

甲状腺(thyroid gland)是人体最大的内分泌腺体,在成人重 20~30 g。甲状腺由大约 300 万个滤泡所组成,滤泡腔内充满以胶状物形式储存的甲状腺激素。甲状腺是唯一将激素储存在细胞外的内分泌腺,这可保证机体能长时间(50~120 d)利用。甲状腺的血液供应十分丰富,每百克组织血流量可达 500 mL/(min · 100 g),远高于机体绝大部分器官组织,足见其特殊的功能地位。甲状腺分泌甲状腺激素(thyroid hormones,TH)和降钙素(calcitonin, CT)。甲状腺激素广泛参与机体正常的生长发育、基础代谢等多种活动的调节。CT 是由甲状腺滤泡旁细胞(parafollicular cell/C 细胞, clear cell)所分泌的多肽激素,主要参与钙稳态调节。

一、甲状腺激素

TH 是甲状腺滤泡上皮细胞合成的含碘酪氨酸衍生物,为两个碘化酪氨酸分子缩合而成。由甲状腺滤泡释放到血液循环中的物质有三种，甲状腺素(thyroxin/四碘甲腺原氨酸，3,5,3′,5′-tetraiodothyronine，T_4)、三碘甲腺原氨酸(3,5,3′-triiodothyronine，T_3)和逆-三碘甲腺原氨酸(3,3′,5′-triiodothyronine，rT_3)(图 11-9)，其含量分别占总量的 90%、9% 和 1%。T_3的生物活性约为T_4的 5 倍，rT_3无生物活性。

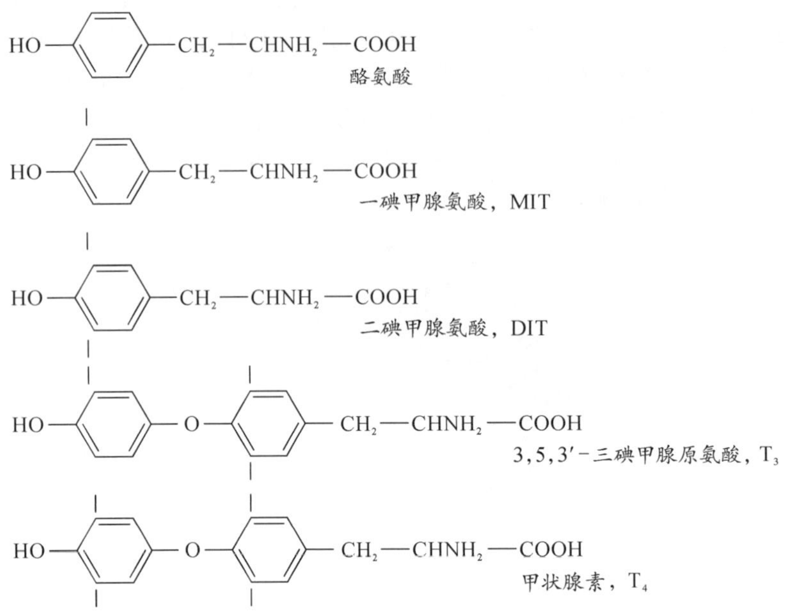

图 11-9 甲状腺激素及酪氨酸、MIT 和 DIT 的化学结构

（一）甲状腺激素的合成及分泌

甲状腺激素的合成实际是滤泡腔胶质中甲状腺球蛋白上的酪氨酸残基的碘化和缩合过程。甲状腺滤泡上皮细胞和胶质共同构成的甲状腺滤泡是 TH 合成和分泌的功能单位，胶质实际上是 TH 的细胞外储库。

合成 TH 所需的碘主要来源于饮食，人从食物中摄入碘量为 100~200 μg/d，低于 50 μg/d 就不能保证 TH 的正常合成，WHO 推荐成人碘摄入量为 150 μg/d。摄入碘中约 1/3 进入甲状腺，甲状腺含碘总量为 8~10 mg，占全身含碘总量的 90%，其余分布于细胞外液，其中碘浓度为 0.01 μg/mL，因此甲状腺与碘代谢的关系极为密切。食物中的碘主要以碘化物(iodide，I^-)形式经肠黏膜吸收。在稳定的情况下，甲状腺分泌的激素中 90% 为T_4形式。

TH 的合成是在甲状腺球蛋白(thyroglobulin，TG)上进行的。TG 是分子质量为 660 kDa，由 5 496 个氨基酸残基构成的糖蛋白，含有 140 个酪氨酸残基，但其中只有 20% 可作为合成 TH 的位点。TG 在甲状腺滤泡上皮细胞粗面内质网合成后进入甲状腺滤泡腔成为胶质基本成分。TH 始终与 TG 结合直至最终分泌到血液之前。

TH 合成环节中需要甲状腺过氧化物酶(thyroid peroxidase，TPO)催化。TPO 由甲状腺滤泡上皮细胞合成，是含铁卟啉的蛋白质，分子质量为 60~100 kDa，在腺上皮细胞顶部的微绒毛处分布最为丰富。TPO 的生成和活性可受 TSH 的调控，实验中摘除大鼠垂体 48 h 后，TPO 活性消失，注入 TSH 后，TPO 活性即恢复。因为硫脲类(thiocarbamate/thiocarbamide)物质可抑制 TPO 的活性，而抑制 TH 的合成，故常用作治疗甲状腺功能亢进的药物。

TH 的合成和分泌过程由 TSH 调控，大致可归纳为四个基本步骤，详细过程见图 11-10。

1. *滤泡细胞摄取碘*　甲状腺滤泡上皮细胞能够通过主动转运机制选择性摄取和聚集碘，即碘捕获(iodide trap)。滤泡细胞碘捕获用甲状腺/血清碘比率(thyroid/serum iodide ratio，T/S[I^-])来评价。T/S[I^-]最高可达 400，而正常时大约为 30，这说明甲状腺聚集碘的能力极强。碘的转运分两步，在细胞基底膜先逆碘的电-化学梯度将碘聚集于细胞内，碘再顺电-化学梯度经细胞顶端膜进入滤泡腔。碘进入滤泡细胞的过程属于继发性主动转运机制，由位于滤泡上皮细胞基底膜的膜蛋白——钠-碘同向转运体(sodium-iodide symporter，NIS)，也称 Na^+-I^-泵，借助 Na^+-K^+-ATP 酶活动所提供的能量，以 $1I^-$：$2Na^+$的协同转运(cotransport)实现I^-的主动转运。如用哇巴因(ouabain)抑制 Na^+-K^+-ATP 酶活性，则滤泡细胞聚碘作用立即发生障碍。有些离子，如 ClO_4^-、SCN^-、NO_3^-等能与I^-竞争转运，也能抑制甲状腺的聚碘作用。摘除垂体可降低聚碘能力，而给予 TSH 则促进聚碘，提示 TSH 调节甲状腺滤泡细胞的聚碘能力。在临床上，常用注入碘同位素示踪法检查与判断甲状腺的聚碘能力及其功能状态。

2. *碘的活化与酪氨酸碘化*　碘的活化是 TPO 催化的氧化过程，而在滤泡上皮细胞顶端膜与滤泡腔交界处富含 TPO，所以碘的活化在此进行。在 TPO 催化下，I^-迅速被过氧化氢氧化为"活化碘"。活化碘可能是碘离子(iodide

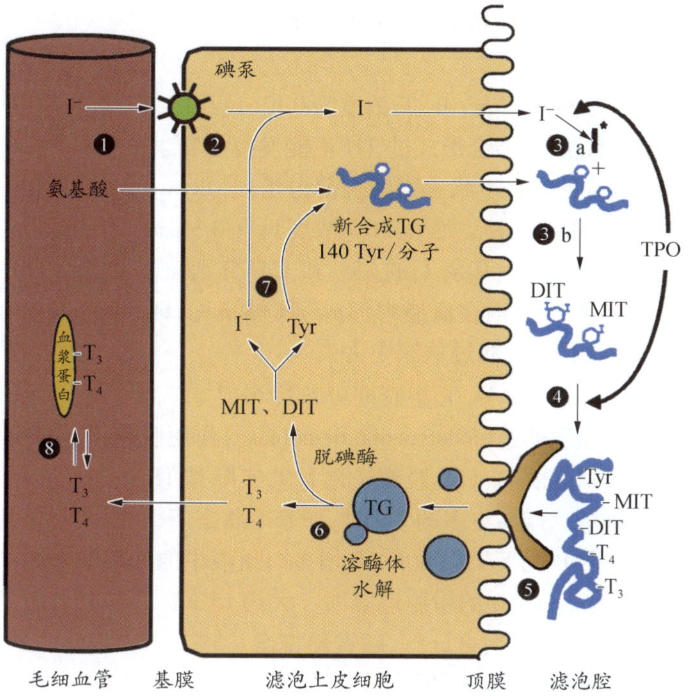

图 11－10 甲状腺激素的合成和分泌

① 碘和氨基酸是甲状腺激素的合成原料；② 滤泡细胞可主动捕获碘；③ a 摄取的无机碘在上皮细胞顶端经甲状腺过氧化物酶(TPO)催化，迅速氧化为有机活化碘；③ b 同时迅速将甲状腺球蛋白(TG)上的酪氨酸残基碘化为 MIT 和 DIT；④ MIT 和 DIT 在 TPO 作用下缩合成为 T_3、T_4，储存在滤泡腔中；⑤ 在TSH 的刺激下，滤泡细胞顶端伸出伪足，吞饮含有甲状腺胶质的 TG；⑥ 溶酶体将吞噬泡内的 TG 水解，释放各种碘化酪氨酸，包括 T_3、T_4；⑦ MIT 和 DIT 在脱碘酶作用下分解出碘和酪氨酸可进一步利用；⑧ 分泌到血液中的 T_3、T_4绝大部分与血浆蛋白质结合进行运输

ion, I^+)或碘自由基(iodine-free radical, I·)等。

酪氨酸碘化(iodination)是活化碘取代酪氨酸残基苯环上氢的过程。同样在 TPO 催化下，活化碘“攻击”TG 中的酪氨酸残基，瞬间即取代其苯环 3,5 位上的氢，生成一碘酪氨酸残基(monoiodotyrosine, MIT)和二碘酪氨酸残基(diiodotyrosine, DIT)，完成碘化过程。

实验中观察到，放射性碘注入体内几分钟后，在滤泡上皮细胞微绒毛与滤泡腔交界处就可发现多种被碘化的 TG。离体实验也发现仅保留绒毛与滤泡腔壁的上皮细胞残部，TG 也能碘化，说明碘化过程发生在滤泡上皮细胞微绒毛与滤泡腔交界处。

3. 碘化酪氨酸的缩合　碘化酪氨酸的缩合(condensation)是在 TPO 催化下，同一 TG 分子内的 MIT 与 DIT 缩合生成 T_3，而两 DIT 缩合生成 T_4。此外还能生成极少量的 rT_3。正常成人甲状腺内有机碘化物的大致比例为 MIT 23%、DIT 33%、$T_3$7%、$T_4$35%，其余为 rT_3等成分。

MIT+DIT →丙氨酸+三碘甲腺原氨酸(T_3)

DIT+DIT →丙氨酸+四碘甲腺原氨酸(T_4)

DIT+MIT →丙氨酸+逆-三碘甲腺原氨酸(rT_3)

综上可见，TG 是合成 TH 的“载体”，甲状腺中 90%~95%的碘都用于 TG 上酪氨酸残基碘化。在一个 TG 分子上 T_4和 T_3之比为 20∶1，此比值常受到碘含量的影响。缺碘时，MIT 增多，T_3含量增加；反之 T_4含量随 DIT 增加。

4. 甲状腺激素的分泌　TH 的分泌受控于促甲状腺激素(TSH)。在 TSH 作用下，甲状腺滤泡细胞微绒毛侧伸出伪足，以吞饮的方式将含有多种碘化酪氨酸的 TG 胶质小滴移入腺细胞内，并形成胶质小泡。胶质小泡随即与溶酶体融合成吞噬泡，在蛋白水解酶作用下，水解 TG 的肽键，释出 T_4、T_3及 MIT 和 DIT 等。进入胞质的 MIT 和 DIT 在微粒体碘化酪氨酸脱碘酶(iodotyrosine deiodinase)的作用下迅速脱碘，释出的大部分碘能够再利用。而有趣的是脱碘酶并不破坏 T_4和 T_3，二者得以迅速离开细胞，进入血液循环。甲状腺分泌的 TH 中 90%以上是 T_4。TH 日分泌量约为 T_4

80 μg/d、T_3 4 μg/d。已经脱去碘化酪氨酸的 TG,一般不进入血液。

(二)甲状腺激素的运输和降解

1. 运输　正常成人血浆 T_4水平约为 8 μg/dL,T_3浓度为 0.12 μg/dL,只有极少呈游离形式(T_4约占总量的 0.03%、T_3占 0.3%),但只有游离的 TH 才有活性,而结合形式的 TH 不能发挥生物学活性。与 TH 结合的血浆蛋白有甲状腺素结合球蛋白(thyroxine-binding globulin,TBG)、甲状腺素结合前白蛋白(thyroxine-binding prealbumin,TBPA/甲状腺素转运白蛋白 transthyretin)和白蛋白(albumin)三种。尽管 TBG 浓度只有 0.3 μmol/L,但 T_4和 T_3与 TBG 亲和力很高,故 T_4和 T_3与 TBG 结合的量仍占结合总量的 75%。其余 T_4的 25%和 15%分别与白蛋白和 TBPA 结合,T_3的 25%与白蛋白结合。TH 与血浆蛋白高亲和力结合运输,一方面在血液中形成 TH 储备库,即缓冲 TH 分泌的过度变化,也减缓激素进入组织的速度;另一方面还可防止 TH 经肾脏滤过从尿中丢失。

2. 降解　由于在血液中存在形式的差异,T_4半衰期可长达 6~7 d,T_3半衰期不足 1 d。TH 主要在肝、肾、骨骼肌等部位降解。在外周组织,80%的 T_4经脱碘酶(iodotyrosine deiodinase)作用脱碘,其中 45%T_4由脱碘酶催化外环脱碘形成 T_3;55%T_4经脱碘酶催化内环脱碘则形成 rT_3。T_4脱碘转化为 T_3实际是 TH 的进一步活化过程,称作活化脱碘。T_4脱碘转化产物取决于机体状态,当生理活动需要更多的 TH 时,如寒冷状态下,T_4脱碘转化为 T_3多于 rT_3;而在应激、妊娠、饥饿、代谢紊乱、肝疾病、肾功能衰竭等状况下 T_4转化为 rT_3增多。血液中的 $T_3$87%来源于 T_4脱碘,其余由甲状腺分泌。T_3或 rT_3可经再脱碘转变成二碘、一碘及不含碘的甲腺原氨酸。大约 15%的 T_4与 15%的 T_3经与肝内葡萄糖醛酸或硫酸结合后,通过胆汁排放,绝大部分又被小肠细菌再分解,随粪便排出。5%的 T_4与 5%的 T_3在肝和肾内脱去氨基和羧基,分别形成四碘甲状腺醋酸与三碘甲状腺醋酸等,随尿排泄。

二、甲状腺激素的生理作用

甲状腺激素(TH)是维持机体功能活动的基础性激素,所以其影响范围广泛。TH 的基本作用是促进能量与物质代谢,促进生长与发育过程,其余作用多是继发于 TH 促进机体的耗氧过程。TH 的作用主要是通过细胞核内的甲状腺激素受体(thyroid hormone receptor, TR)所介导的。TH 与核受体结合后,通过影响基因转录产生一系列生物学效应,诸如增加产热和氧耗、促进组织器官生长、发育等。在线粒体、核糖体以及细胞膜上都已经发现了 TH 结合位点。所以,TH 十分广泛的生物学作用可能与其受体的复杂多样和分布有一定关系。

(一)对新陈代谢的作用

1. 能量代谢　1896 年马格努斯-莱维(Magnus - Levy)发现甲状腺功能不足的患者基础代谢率(BMR)显著降低。TH 最显著的生物效应就是增加机体 BMR(图 11 - 11a),加速机体功能活动的"运转",除脑、脾和性腺等少数器官组织外,全身绝大多数组织的基础氧消耗量增加,产热量增大,体温也因此而发生相应波动。TH 对不同组织耗氧量的效应有差别(图 11 - 11b),这可能与不同组织中 TH 受体数量有关。1 mg T_4可使机体产热增加 4 200 kJ(1 000 kcal),BMR 提高 28%,耗氧量也相应增加。皮下注射 1 mg T_3,1 d 内即可使黏液性水肿(甲状腺功能减退)患者的 BMR 从-20%升至+10%,第 4 天时可升至+20%。TH 的"产热效应"(calorigenesis)是多种作用的综合结果,如使线粒体膜面积增大

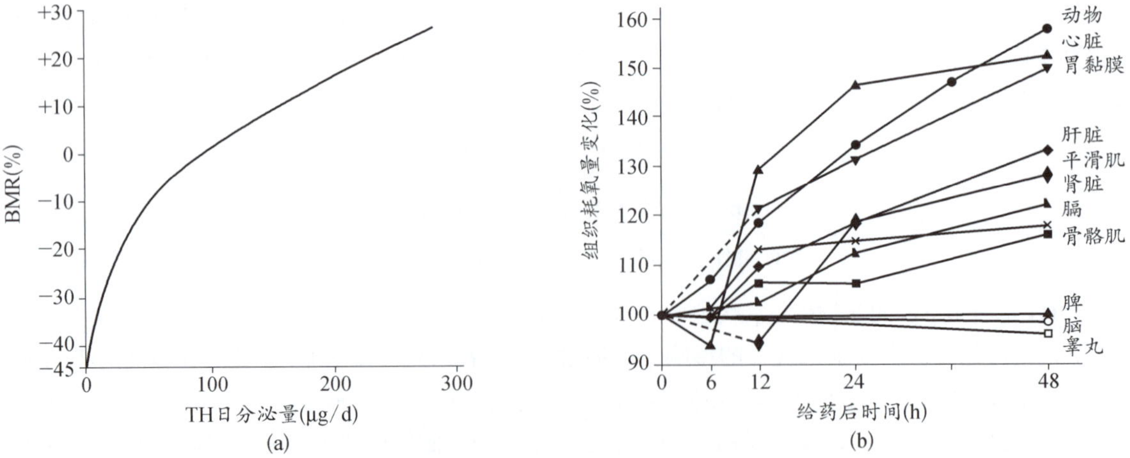

图 11 - 11　甲状腺激素的产热效应和不同组织耗氧量(引自 Guyton, 2006)

(a) TH 日分泌量与 BMR 的关系;
(b) 给甲状腺切除大鼠大剂量甲状腺素后,各种组织耗氧量随时间的变化

和数量增加，尤其是同膜结合 Na^+，K^+－ATP 酶的活性密切相关。如实验中应用这种酶的抑制剂哇巴因能够消除 TH 的产热效应，相反给实验性甲状腺功能低下大鼠应用 T_4，可使其肾组织细胞膜活性减弱的 Na^+，K^+－ATP 酶活性恢复。

TH 对许多器官系统的作用常继发于其产热、耗氧效应。如体温升高转而启动体温调节机制，使皮肤等外周血管舒张，增加皮肤血流量，加强体表散失热量，维持正常体温，但同时又导致体循环系统外周阻力降低。

2. 物质代谢　TH 可作用于代谢的不同环节，影响复杂。生理水平的 TH 对蛋白质、糖、脂肪的合成和分解代谢均有促进作用，而大量的 TH 则促进分解代谢作用明显。

（1）蛋白质代谢：在生理情况下，T_4 或 T_3 通过核内受体，影响 DNA 转录过程和 mRNA 形成，促使结构蛋白质合成增加，有利于机体的生长发育。TH 分泌减少时，蛋白质合成障碍，组织间黏蛋白沉积，使皮下水分子滞留，引起特征性黏液性水肿，给予 TH 则可解除。TH 分泌过多时，外周组织蛋白质分解加速，骨骼肌蛋白的分解增强，肌肉收缩无力；骨基质蛋白质分解，血钙升高，骨质疏松。

（2）糖代谢：TH 提高肠黏膜葡萄糖吸收率，糖原分解增强，肝脏糖异生增加。同时 TH 能增强肾上腺素、胰高血糖素、皮质醇和生长激素的升糖作用。但 T_4 与 T_3 可同时加强外周组织对糖的利用，也能降低血糖。甲状腺功能亢进患者进食后，血糖可迅速升高，甚至超过肾糖阈，但很快就降低。

（3）脂类代谢：TH 既影响脂肪合成，也促进脂肪酸氧化，并能增强儿茶酚胺激素与胰高血糖素等的脂解作用。T_4 与 T_3 可加速胆固醇的合成和降解，特别是对胆固醇的排泄作用大于对其合成的作用，所以总效应是使血浆胆固醇降低。甲状腺功能亢进患者血中的胆固醇水平低于正常，甲状腺功能减退则高于正常。

（二）对生长发育的作用

1874 年古尔（Gull）就认识到先天性甲状腺功能低下与智力迟钝、身材矮小为特征的呆小病[（cretinism），又称克汀病]之间的关系。1912 年古德纳奇（Gudernatsch）观察到，喂以少量马的甲状腺组织碎片的幼龄蝌蚪，可以提前变态并发育成“微型蛙”。TH 具有全面促进组织细胞分化、生长及发育成熟的作用，是人体正常生长、发育必不可少的激素，特别是对脑和骨的发育尤为重要。

在胚胎期，TH 具有促进神经元分裂和突起形成，促进胶质细胞生长和髓鞘形成，诱导神经生长因子和某些酶的合成，促进神经元骨架的发育等作用。因此，TH 是促进脑发育的关键激素。TH 刺激骨化中心的发育，使软骨骨化，促进长骨和牙齿生长。在儿童生长发育过程中，TH 和 GH 具有协同作用，TH 缺乏将影响 GH 正常发挥作用，导致长骨生长缓慢和骨骺愈合延迟。但 TH 对胚胎期骨生长并非必需，所以先天性甲状腺发育不全胎儿，出生时身长可基本正常，但脑的发育已经受到一些影响，一般在出生后数周至 3~4 个月后这些患儿才表现出明显的智力迟钝和长骨生长迟滞。

人类胎儿各阶段 TH 来源不同。11 周之前的甲状腺并不具备浓集碘和合成 TH 的能力，这一阶段胎儿生长发育所需要的 TH 必须由母体提供。11 周后，胎儿主要依赖自身甲状腺分泌激素。所以，在缺碘地区孕妇尤其需要适时补充碘，保证足够的 TH 合成，以预防和减少呆小病的发病率。

TH、GH 和性激素在不同年龄阶段对生长发育的影响见二维码 11－2。

二维码 11－2　TH、GH 和性激素在不同年龄阶段对生长发育的影响图

（三）对器官系统的作用

由于 TH 是发挥基础性作用激素，所以对机体器官系统几乎都有影响，但多数作用继发于 TH 促进机体代谢和耗氧过程。TH 对器官系统功能活动的主要作用概要归纳于表 11－5 中。

表 11－5　TH 对器官系统功能活动的主要作用

器官系统	主要作用
心血管系统	↑肌纤蛋白和肌凝蛋白 α 重链基因转录（↑ATP 酶活性），促进肌质网释放 Ca^{2+}，↑心肌收缩力； ↑肌质网 Ca^{2+}－ATP 酶的转录，↑心肌的舒张期张力； ↑β 肾上腺素能受体数量和亲和力；↑心率，↑心输出量，↑心脏做功
血液系统	↑促红细胞生成素，↑红细胞生成；↑红细胞内 2，3－DPG 的含量，↑氧合血红蛋白释放 O_2，有助于向组织供氧
呼吸系统	保持低氧和高碳酸血症时呼吸中枢的正常驱动作用，↑呼吸频率和深度
消化系统	↑肠蠕动，↑食欲，↑糖的吸收
泌尿系统	↑肾小球滤过率，↑机体水的排出，↓细胞外液量
骨骼系统	↑骨质吸收和骨形成，↑骨生长和发育

续 表

器官系统	主要作用
神经肌肉系统	↑中枢神经系统兴奋性;↑脊髓中控制肌张力的神经-肌接头反应性
	↑肌肉结构蛋白质合成和分解;↑肌肉收缩和舒张的速度
内分泌和生殖系统	↑组织对其他激素的需要量,↑激素分泌;↑多种激素和有关药物的代谢率;维持正常的性腺功能、性欲和性功能

三、甲状腺分泌调节

下丘脑、腺垂体和甲状腺共同构成经典的三级调控系统——下丘脑-腺垂体-甲状腺轴是维持血液中TH水平相对稳定的调节途径。除此之外还存在神经、免疫以及甲状腺自身调节机制等。

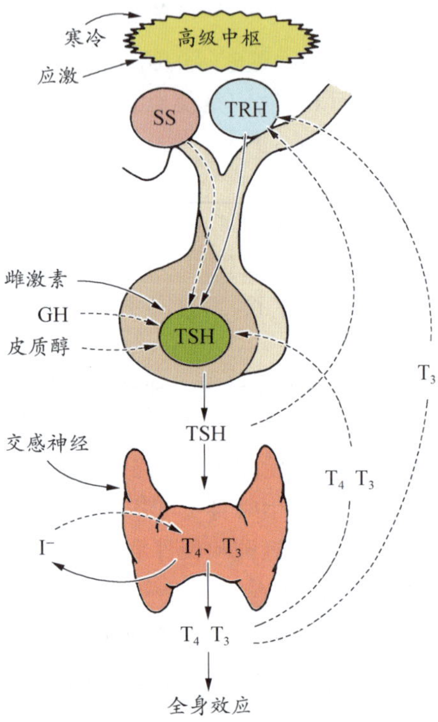

图11-12 甲状腺激素分泌的调节

T_4:甲状腺素;T_3:三碘甲腺原氨酸;TSH:促甲状腺激素;TRH:促甲状腺激素释放激素;GH:生长激素;SS:生长抑素

——► 兴奋作用;- - -► 抑制作用

(一)下丘脑-腺垂体-甲状腺轴

在下丘脑-腺垂体-甲状腺轴(hypothalamus-pituitary-thyroid axis)轴系调节系统中,下丘脑释放TRH作用于腺垂体刺激TSH分泌,TSH再刺激甲状腺增生和TH分泌,当血液中游离的T_3和T_4达到一定水平又可反馈地抑制TSH和TRH的分泌,如此形成闭合的反馈自动控制系统(图11-12)。

1. 促甲状腺激素释放激素及其作用　促甲状腺激素释放激素(TRH)主要是由下丘脑室旁核以及视前区肽能神经元所合成的三肽激素,在正中隆起处储存,可经垂体门脉血管运送到腺垂体发挥作用。TRH可刺激垂体促甲状腺细胞中储存的TSH释放,一分子TRH可使约1 000分子TSH释放。TRH还能作用于腺垂体的靶基因促进TSH的合成。此外TRH促进TSH的糖基化作用,是TSH完整生物活性所必需的。在临床见到下丘脑肿瘤或下丘脑性甲减的患者血中TSH水平并不低,但这些患者血中的TSH不具有生物活性。

下丘脑有广泛的神经通路联系,TRH神经元活动可受神经系统其他部位传来信息的影响。下丘脑脉冲生成神经元也能控制TRH的分泌,使其分泌呈脉冲样释放。寒冷环境等外界刺激以及某些激素、药物都可以影响TRH的分泌和合成过程。

T_3水平是TRH分泌最主要的反馈调节因素。高水平的T_3可以直接抑制TRH前体的基因转录,进而抑制TRH的合成。进入血液中的T_4可以转化为T_3,抑制TRH的合成和分泌。下丘脑还可通过生长抑素的作用减少或终止TRH的合成与分泌。

除了下丘脑外,TRH也被发现广泛存在于脊髓、胰岛、胃肠道、胎盘、心脏、前列腺、性腺等组织中。

2. 促甲状腺激素及其作用　促甲状腺激素(TSH)是直接调节甲状腺功能的关键激素。TSH是垂体促甲状腺细胞合成的糖蛋白激素,含211个氨基酸残基,分子质量为28 kDa,由α和β两个亚单位组成。虽然TSH的生物活性取决于β亚单位,但只有α与β亚单位结合,才能显示全部活性。TSH虽有种属差异,但其他动物TSH对人类也有生物效应。在TRH影响下TSH分泌也呈脉冲样,同时具有日周期变化,在睡眠后开始升高,午夜间达高峰,日间降低。TSH日分泌量约110 μg/d,半衰期约60 min。

TSH可全面促进甲状腺的活动。去除垂体的实验动物甲状腺萎缩,功能降低。注射TSH几分钟后,TH分泌即增加,胶质量增加,血流量也增加,几小时后碘摄取增强。长期应用TSH可致甲状腺细胞肥大,腺体增重。TSH对甲状腺的作用主要表现:① 滤泡细胞形态和分泌功能变化,促进细胞吞饮胶质中TG,刺激溶酶体生成,加速TH由TG上水解,增加T_3和T_4分泌释放;② 加速碘代谢,加速碘的摄入、转运和TG的碘化;③ 促进细胞增长,腺体体积增大,供血增加,长期作用引起腺体增生;④ TSH增加TPO mRNA含量,增强TH合成过程;⑤ TSH还可作为生存因子保护滤泡细胞不发生凋亡(apoptosis)。

调控TSH分泌的因素主要是TRH和垂体促甲状腺细胞内T_3水平,分别表现促进和抑制作用。

3. 甲状腺激素的反馈调节作用　血中游离甲状腺激素(TH)对 TSH 的分泌具有经常性的负反馈调节作用。TH 对 TSH 分泌的效应,部分通过下丘脑实现,但大部分还是对腺垂体的负反馈调节作用。TH 抑制 TSH 分泌的作用,是由于其刺激腺垂体 TSH 细胞产生一种抑制性蛋白,既减少 TSH 的合成与分泌,又降低腺垂体对 TRH 的反应性。腺垂体促甲状腺细胞核内有 T_3受体,该受体对 T_3的亲和力比 T_4高20 倍,TH 与 T_3受体结合后可直接抑制 TSH 亚单位基因转录。与 T_4相比,T_3对腺垂体 TSH 分泌的抑制作用强,与核内 TH 受体的亲和力及影响基因转录的速度有关。TRH 对腺垂体的刺激作用与血中 T_4、T_3的反馈抑制作用相互抗衡,相互影响,决定腺垂体 TSH 的分泌水平,从而维持外周血液中 TH 的稳态。

有些激素也可影响腺垂体分泌 TSH,如雌激素可增强腺垂体对 TRH 的反应,从而使 TSH 分泌增加,而生长激素与糖皮质激素则对 TSH 的分泌有抑制作用。

（二）甲状腺自身调节

甲状腺还可根据血碘水平,调节其自身对摄取碘与合成 TH 的能力。血碘增加初始时可以诱导碘的活化和 TH 合成,当血碘增加到一定水平后,反而抑制碘的活化过程,使 TH 合成减少。这种过量碘抑制 TH 合成的效应通常被称为沃尔夫-契可夫效应(Wolff - Chaikoff effect)(图 11 - 13),可能是高碘含量使甲状腺细胞内合成 TH 所必需的 H_2O_2生成受抑制所致。当碘过量摄入持续一定时间后可以发生“脱逸”(escape)现象,即 TH 的合成又重新增加。相反,当血碘水平不足,甲状腺的“碘捕获”机制增强,甲状腺激素的合成加强。碘供应充足时,甲状腺产生的 T_4与 T_3比例为20 : 1,但缺碘时 T_3比例升高,这也是甲状腺自身调节的一种形式。

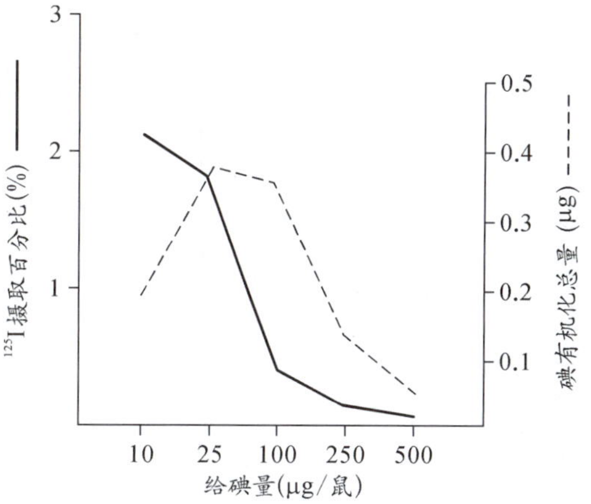

图 11 - 13　沃尔夫-契可夫效应

经静脉注射给碘缺乏大鼠补充碘,最初表现碘的有机化量增加。但当碘的浓度达到一定临界水平后,随着给碘量的增加,碘的有机化量反而减少,这说明过量碘可以抑制 TH 的合成(碘的有机化量可以反映用于 TH 合成的碘量)

甲状腺自身调节作用可以缓冲食物中摄入碘量的差异时 TH 合成和分泌的波动。正常人甲状腺可针对摄碘量进行适应性的调整,但有些人因自身免疫机制异常等原因,将会发生碘诱导的甲状腺机能减退,而有些个体则可因碘摄入过量导致甲状腺功能亢进。

（三）甲状腺的自主神经调控

甲状腺滤泡受肾上腺素能和胆碱能神经纤维的双重支配,它们可分别促进和抑制 TH 的分泌。这种调节与下丘脑-腺垂体-甲状腺轴的调节相互协调,下丘脑-腺垂体-甲状腺轴维持各级效应激素的稳态,交感神经-甲状腺轴在内外环境急剧变化时,确保机体应急状态下所需激素的水平;副交感-甲状腺轴则在 TH 分泌过多时调控平衡。

第四节　甲状旁腺、甲状腺 C 细胞的内分泌及维生素 D_3

甲状旁腺(parathyroid gland)分泌的甲状旁腺激素(parathyroid hormone, PTH)、甲状腺 C 细胞(C cell of thyroid gland)分泌的降钙素(calcitonin, CT)和维生素 D 是共同调节机体钙稳态的三种基本激素,统称为钙调节激素(calcium-regulating hormones)。机体 99%的钙沉积于骨组织,其余散在分布于全身。血清 Ca^{2+}浓度平均 9.4 mg/dL (2.4×10^{-3} mol/L)。血钙稳态对于骨代谢、神经细胞的兴奋、腺细胞的分泌、血液凝固、肌肉的收缩、酶活性等都具有举足轻重的作用。

一、甲状旁腺

甲状旁腺是位于甲状腺背面两侧的四个小体。1895 年瓦萨莱(Vassale)和杰纳利(Generali)首先证明甲状旁腺是防止手足搐搦的必需结构。随后的研究结果促使人们将甲状旁腺-手足搐搦-低血钙联系起来,直到获取了甲状旁腺提取物,才认识到甲状旁腺的内分泌功能。

（一）甲状旁腺激素及其作用

PTH 是由甲状旁腺主细胞分泌的一种多肽,含 84 个氨基酸残基,分子质量为 9 500 Da。血浆浓度平均为 10~55 pg/mL,半衰期非常短(<5 min)。PTH 在肝内迅速裂解、灭活。

PTH 是调节血钙和血磷水平最重要的激素,靶器官是骨和肾脏。PTH 通过作用于靶器官细胞膜上的 PTH 受体而发挥其升高血钙和降低血磷的生物学作用。① 在肾脏,PTH 促进髓襻升支粗段对 Ca^{2+}的重吸收,抑制近端小管对磷的重吸收,增加尿磷排出;② PTH 还通过刺激肾脏内 1α -羟化酶的活性,提高胆钙化醇的活化程度,间接促进肠道对钙的吸收;③ 在骨,PTH 增加骨吸收(bone resorption),刺激破骨细胞(osteoclast)数量增加、活性增强,骨溶解加强。PTH 还能刺激成骨细胞(osteoblast),释放细胞因子,增强破骨活动(osteoclastic activity)。不仅"溶骨"活动加强,而且刺激成骨细胞 Ca^{2+}泵的活性,向细胞外转移 Ca^{2+},动员骨钙入血。以上三方面综合作用,使血钙升高,血磷降低。手术中甲状旁腺的误切除能导致持久的低钙血症,引起以手足搐搦为特征的肌肉痉挛收缩,甚至死亡。

PTH 还可抑制肾小管对 HCO_3^-的重吸收,由于同时涉及 Cl^-的重吸收,所以可能导致高血氯性酸血症。酸血症有助于脱盐作用(demineralization)。

(二) 甲状旁腺激素分泌调节

1. 血钙水平　PTH 的分泌直接受到血清 Ca^{2+}水平的负反馈调节。血钙水平稍降低,就能有效刺激主细胞分泌 PTH,通过作用于靶器官使血钙水平迅速回升(图 11 - 14)。反之,血钙升高抑制甲状旁腺活动。长期低血钙的刺激可使甲状旁腺增生、肥大;而长期高血钙,甲状旁腺则发生萎缩。可见,血钙水平是调节甲状旁腺分泌的最主要的因素。

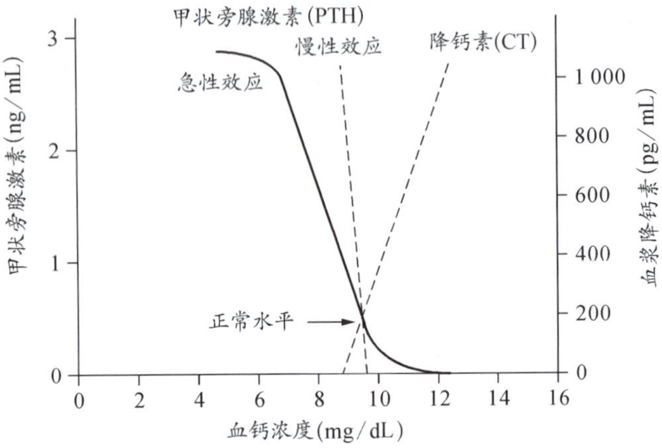

图 11 - 14　血钙浓度对甲状旁腺激素(PTH)及降钙素(CT)分泌的影响(引自 Guyton 等,2006)

Ca^{2+}对甲状旁腺的作用被认为是在甲状旁腺内含有钙感受器(calcium sensor),可以直接感受细胞外液 Ca^{2+}浓度变化从而引起 PTH 分泌调节。现已证实钙感受器其实是钙受体(calcium receptor),一种具有 7 次跨膜结构的 G 蛋白偶联受体。当细胞外 Ca^{2+}浓度升高时,Ca^{2+}与钙受体的胞外结构域结合后活化 Gq 蛋白,激活 PLC,进而产生 IP_3,使内质网钙库中的 Ca^{2+}动员释放。随即(数秒)细胞质 Ca^{2+}浓度迅速升高,并通过细胞膜上的 Ca^{2+}通道引起 Ca^{2+}的持续内流。细胞内 Ca^{2+}浓度的迅速升高可有效抑制 PTH 的释放。这种因 Ca^{2+}浓度升高而引起的分泌抑制现象是一个特例,而其他分泌细胞多通过"兴奋-分泌偶联"增强分泌活动。Ca^{2+}浓度变化还可以调节 PTH 的基因转录过程。

2. 其他因素　血磷升高可使血钙降低以及儿茶酚胺等均可刺激 PTH 的分泌。血 Mg^{2+}水平升高、生长抑素等抑制 PTH 的分泌。高水平的骨化三醇抑制 PTH 基因的转录。

二、维生素 D_3

维生素 D_3(vitamin D_3),也称**胆钙化醇**(cholecalciferol),是机体维持血钙稳态的重要激素之一。维生素 D_3缺乏将导致儿童的佝偻病和成人的骨质疏松症。

(一) 维生素 D_3的来源和活化

体内维生素 D_3 来源于两条途径,主要是 7 -脱氢胆固醇转化,其次是食物直接供应。皮肤中的 7 -脱氢胆固醇在波长 290~310 nm 的紫外光以及热的作用下打开其甾环结构中的 B 环,转化成维生素 D_3,此反应不需任何酶催化,因此日光可促进体内维生素 D_3的生成。维生素 D_3亲脂性高,与血浆中的维生素 D_3结合蛋白(vitamin D_3 - binding protein, DBP)结合后,转运至肝脏和肾脏内进行活化。在肝内 25 -羟化酶的作用下,先羟化形成 25 -羟维生素 D_3[25 - hydroxyvitamin D_3, 25 - OH - D_3],随后在肾脏 1α -羟化酶作用下再次羟化生成 1,25 -二羟维生素 D_3[1,25 - dihydroxyvitamin D_3, 1,25 -$(OH)_2$- D_3]/骨化三醇(calcitriol)。肾内还有 24 -羟化酶,将 25 - OH - D_3羟化生成 24,25 -二羟维生素 D_3[24,25 -$(OH)_2$- D_3](图 11 - 15)。

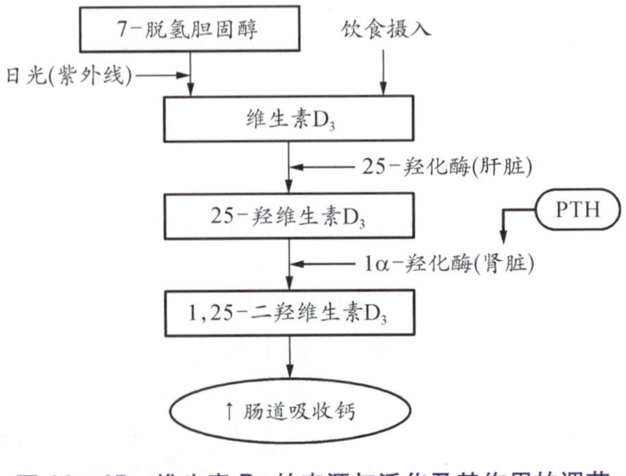

图 11 - 15　维生素 D_3 的来源与活化及其作用的调节

PTH: 甲状旁腺激素

只有活化的维生素 D_3才具有激素的生物活性。维生素 D_3的活性形式主要有三种: 25 - OH - D_3、1,25 -$(OH)_2$- D_3和 24,25 -$(OH)_2$- D_3,其中,1,25 -$(OH)_2$- D_3活性最强,而 24,25 -$(OH)_2$- D_3几乎无生物活性。血清 1,25 -$(OH)_2D_3$水平为 20~50 pg/mL,半衰期约3 h。需要说明,维生素 D_3在肾内的活化是可调控的,许

多因素如血钙、血磷水平降低，PTH 增加等都可直接或间接地影响 1α-羟化酶活性进而调节 1,25-(OH)$_2$-D$_3$的生成。

(二) 维生素 D$_3$的作用

1,25-(OH)$_2$-D$_3$是维持机体钙稳态的重要激素之一，通过与位于靶细胞核内的维生素 D 受体(vitamin D receptor, VDR)结合，影响基因表达从而发挥其升高血钙和血磷的作用。作用的靶器官主要是肠道、骨和肾脏。

在肠道，维生素 D$_3$诱导肠黏膜细胞刷状缘钙结合蛋白(calbindin)的产生，钙结合蛋白能促进 Ca^{2+}、Mg^{2+}及磷的转运，促进空肠和回肠对钙盐等的摄取吸收。维生素 D$_3$对成骨细胞和破骨细胞都有作用：① 通过与成骨细胞 VDR 结合刺激成骨细胞的活动，促进骨盐沉积、骨的形成、骨钙化，有降低血钙的趋势；② 虽然没有在成熟破骨细胞发现 VDR，但维生素 D$_3$可加速破骨细胞活动，促进骨质溶解吸收，有升高血钙的作用，推测这些作用是间接的。此外维生素 D$_3$缺乏时，PTH 对骨的作用极弱，因此它们具有协同作用。维生素 D$_3$对肾脏的作用很小，刺激近端肾小管对磷和钙的重吸收。

三、甲状腺 C 细胞

甲状腺 C 细胞即甲状腺滤泡旁细胞，C 细胞散在分布于甲状腺滤泡之间，仅占甲状腺总量的 0.1%。C 细胞分泌的 CT 是含有 32 个氨基酸残基的肽类激素，分子质量为 3 400 Da。人类 CT 血清浓度为 5~50 pg/mL，半衰期约 10 min。

(一) 降钙素的生物学作用

CT 的主要作用是抑制破骨细胞的活动，降低血钙，与 PTH 的作用正相反。

已发现在破骨细胞和近端肾小管上皮细胞有降钙素受体(calcitonin receptor, CTR)。CTR 是 G 蛋白偶联受体，通过 Gs 蛋白与腺苷酸环化酶连接，同时，CTR 胞内区还具有酪氨酸蛋白激酶活性，所以通过两个信息传递途径发挥作用。通过 cAMP-PKA 途径抑制破骨细胞的活动和蛋白水解酶的释放；通过 IP$_3$/DAG-PKC 途径增加破骨细胞内 Ca^{2+}，诱发微丝微管重新排列，破骨细胞伪足回缩，减少与骨质接触面积。可见，CT 通过抑制破骨细胞“溶骨”作用，减少骨钙释放，降低血钙。CT 可作用于肾小管，促进肾脏对钙和磷的排泄。

(二) 降钙素的分泌调节

CT 的分泌主要受血清 Ca^{2+}水平的控制。甲状腺 C 细胞上也分布有与甲状旁腺细胞上相同的钙受体，当血钙升高时，钙受体的效应是使 CT 分泌增加；血钙降低时则 CT 分泌停止。此外，进食刺激和一些胃肠激素，如促胃液素、促胰液素和胰高血糖素等都有促进 CT 分泌的作用。

CT 与 PTH 在机体钙稳态调节方面相互抗衡(图 11-16)，但二者的作用相比，PTH 的升高血钙的作用更缓慢持久。通常，CT 只对血钙水平产生短期的调节作用，其效应很快就被强有力的 PTH 作用所抵消。

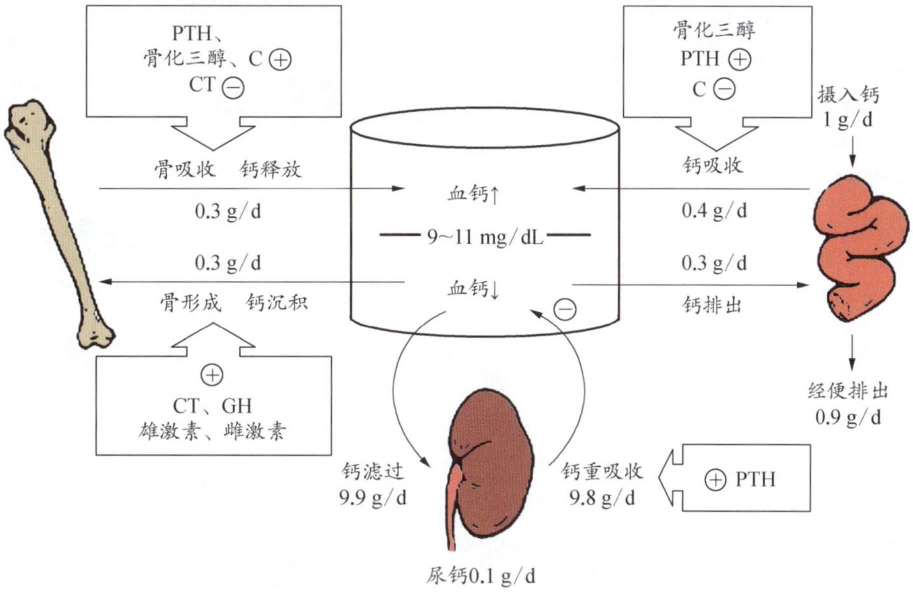

图 11-16 钙调节激素对钙稳态的调节

PTH：甲状旁腺激素；CT：降钙素；C：皮质醇；GH：生长激素

⊕：促进作用；⊖：抑制作用

第五节 胰腺的内分泌

胰腺具有外分泌和内分泌功能，分别从整体和细胞水平调节机体营养摄取和代谢的平衡。胰岛是行使胰腺内分泌功能的基本结构，70 万～100 万胰岛细胞散布于胰腺实质，尤以胰腺尾部较多，主要含有 A、B、D、PP 及 D1 五种内分泌细胞。占胰岛细胞总数的 65%～70%的 B 细胞分泌胰岛素(insulin)；占 20%的 A 细胞分泌胰高血糖素(glucagon)；占 5%的 D 细胞分泌生长抑素(SS)；PP 细胞量很少，分泌胰多肽(pancreatic polypeptide，PP)；D1 分泌血管活性肠肽(VIP)。

胰岛素和胰高血糖素生物效应相互抗衡，是维持血糖稳态的一对重要激素。血糖浓度过高或过低都将损害机体，如血糖低至 50 mg/dL 时，可以导致低血糖休克(hypoglycemic shock)，出现意识模糊、惊厥甚至昏迷；血糖浓度过高可发生糖尿病，并引起一系列功能障碍。

一、胰岛素

(一) 胰岛素及其作用

人胰岛素是 51 个氨基酸残基组成的蛋白质，由 21 肽 A 链与 30 肽 B 链靠两个二硫键形成“桥”平行连接而成，分子质量为 5 808 Da。B 细胞先合成大分子的前胰岛素原(preproinsulin)，随后加工修饰成 86 肽的胰岛素原(proinsulin)，再经分泌颗粒中转换酶的作用水解为胰岛素以及游离的 C 肽(C－peptide)。C 肽与胰岛素同步合成并释放入血，虽无胰岛素活性，但测定血中 C 肽可反映 B 细胞分泌功能。空腹状态下血清胰岛素水平约为 40 ng/dL，餐后可升高约 10 倍，日分泌量 2 mg/d。在血中胰岛素半衰期只有5～8 min，主要经肝、肾及外周组织内胰岛素酶灭活。因胰岛素是蛋白质，具有抗原性，应用异种动物胰岛素可以使人体产生相应的免疫性抗体，可逐渐抵消所用胰岛素的功效。但应用 DNA 重组技术制备的人胰岛素能够避免抗体形成。1964 年，我国生化学家合成了具有高度生物活性的牛胰岛素。1966 年狄克逊(Dixon)、卡佐亚尼斯(Katsoyannis)等为人胰岛素的合成作出了贡献。

1. 胰岛素受体　　胰岛素受体为四聚体(α_2－β_2)，α 亚单位暴露在细胞膜外侧面，可结合胰岛素，β 亚单位为跨膜肽链，其 C 端的膜内结构域具有酪氨酸蛋白激酶活性，α 与 β 亚单位之间以及 α 亚单位之间靠三个二硫键连接。胰岛素受体属于生长因子受体家族，几乎遍布体内所有细胞膜，但数量差异显著。胰岛素受体与胰岛素之间有高度的特异性和亲和力，与胰岛素结合后，可发生自身磷酸化而激活，随即催化底物蛋白质的酪氨酸残基磷酸化。随后的一系列反应，仍待探讨(图 11－17)。目前认为，可能有两条作用途径，一是通过胞质中一类称为胰岛素受体底物(insulin receptor substrates，IRS)的物质发挥作用，IRS 可能充当细胞内信使，进而通过一系列酶的激活(主要是磷脂酰肌醇－3－激酶)实现细胞效应；二是可能刺激磷脂酶 C 的活性完成信号转导。可能 IRS－1 在实现胰岛素效应过程中最为关键。

胰岛素受体的数量与亲和力受到多种因素的影响，例如，在胰岛素增加的情况下，受体的数量降低，而胰岛素水平降低时受体的亲和力增强；饥饿时，细胞的受体数量增加，而在肥胖或肢端肥大症情况下则减少；肾上腺功能不足时受体数量增加，而糖皮质激素分泌过多时则减少。

2. 胰岛素的作用　　胰岛素是全面促进合成代谢的激素，基本作用是促进潜在燃料储存，有利于糖原、蛋白质和脂肪的储备，胰岛素缺乏将导致分解代谢增强，机体新陈代谢严重失衡。当胰岛素与靶细胞膜上胰岛素受体一结合，胰岛素的作用即启动，先后以即刻作用(rapid action，以秒计)、快速作用(intermediate action，以分钟计)和延缓作用(delayed action，以小时计)调节靶细胞的活

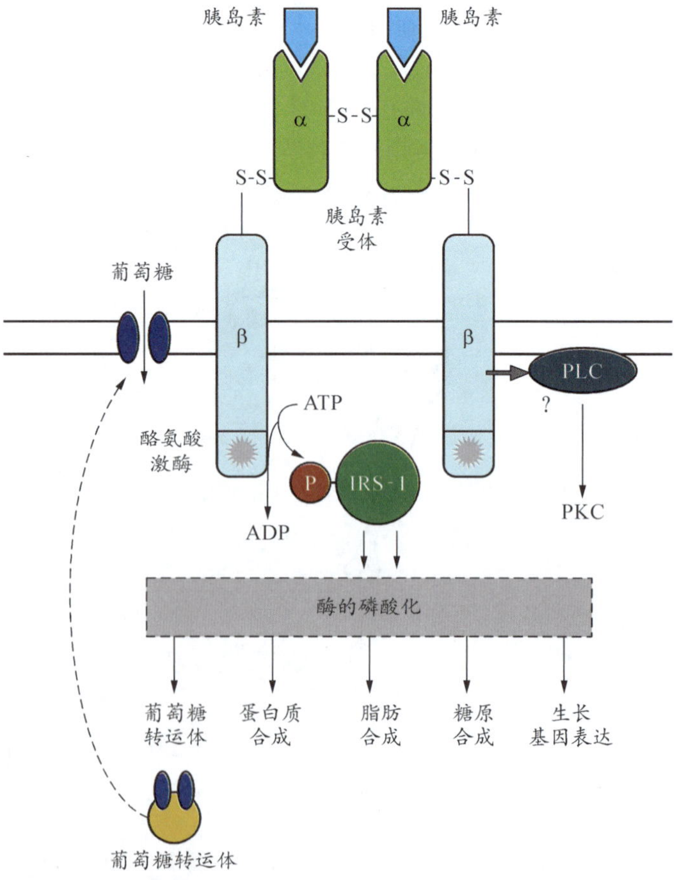

图 11－17　胰岛素受体及其作用机制

IRS：胰岛素受体底物；PLC：磷脂酶 C；PKC：蛋白激酶 C

动。通过即刻作用促进葡萄糖、氨基酸以及 K^+ 内向转运；快速作用在于促进蛋白质合成、抑制蛋白质分解、促进糖原合成和糖酵解、抑制糖原分解和糖异生；最迟出现的作用是影响 mRNA 形成，促进成脂过程等反应。胰岛素的直接或间接作用涉及广泛，以下主要叙述胰岛素对三个主要靶器官在能量储备中所发挥的作用。

（1）肝脏：肝脏是胰岛素释放入血后发挥作用的第一站，也是胰岛素最重要的靶器官。胰岛素对肝脏的三大基本作用是：促进肝糖原合成（glycogenesis）、抑制肝糖原分解（glycogenolysis）和肝内糖异生（gluconeogenesis），既增加血糖去路，又减少血糖来源，产生降低血糖效应。当血糖浓度降低时，胰岛素分泌减少，此时肝脏内的糖原可再转化为葡萄糖以维持血糖恒定。当转运至肝内的葡萄糖超过肝细胞将其转化为肝糖原的能力时，多余葡萄糖可在胰岛素作用下转化为脂肪酸，并即以三酰甘油形式包装在极低密度脂蛋白中，经血液循环转运到脂肪组织中储备。

（2）肌肉组织：通常，肌细胞膜对葡萄糖的通透性低，并不利用葡萄糖作为主要能量来源，尤其是血糖浓度不高时。进餐后血糖浓度明显升高，胰岛素分泌显著增加，增强肌细胞膜对葡萄糖的通透性，葡萄糖进入肌细胞内供肌肉利用。在肌肉并未运动情况下，摄取的葡萄糖将转化并以肌糖原形式储备。由于增加了肌肉以及外周组织对葡萄糖的摄取和利用，胰岛素能更有效地降低血糖。胰岛素还通过激活糖酵解（glycolysis）过程中重要的酶，促进葡萄糖生成 ATP 而利用。此外，胰岛素可促进氨基酸的摄取和蛋白质合成，抑制蛋白质和糖原的分解。

（3）脂肪组织：脂肪组织是机体最大的能量储备库。胰岛素对脂肪组织的作用主要表现为：促进脂肪细胞摄取葡萄糖；激活脂肪合成酶，脂肪合成增加；抑制脂肪酶活性，减少体内脂肪的分解和动员；促进肝合成脂肪酸，并转运到脂肪细胞中沉积储存。

胰岛素是促进蛋白质合成和抑制蛋白质分解的必要激素。胰岛素主要作用在蛋白质合成的三个环节：在生长激素的协同作用下，加速氨基酸向细胞内的转运过程；促使细胞核 DNA 和 RNA 生成过程增快；启动和加强核糖体的翻译过程，促进蛋白质的合成，缺乏胰岛素时，核糖体不能发挥作用。此外，胰岛素还可抑制蛋白质分解和肝糖异生。

胰岛素也是促生长因子之一，同生长激素一样与机体的生长密切相关。但它们分别作用时促生长作用不明显，只有共同作用时才表现出很强的促生长协同作用（图 11－18）。

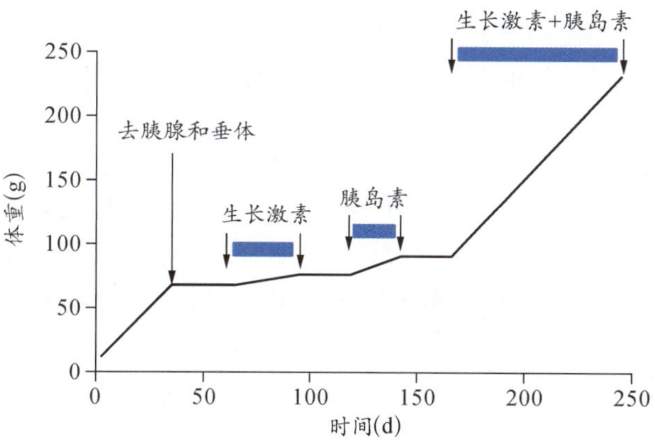

图 11－18　胰岛素与生长激素的协同作用

单独使用胰岛素或生长激素时，对去胰腺和垂体大鼠的体重增加不明显。两种激素同时使用可使大鼠体重明显增加，表明生长激素和胰岛素促生长协同效应

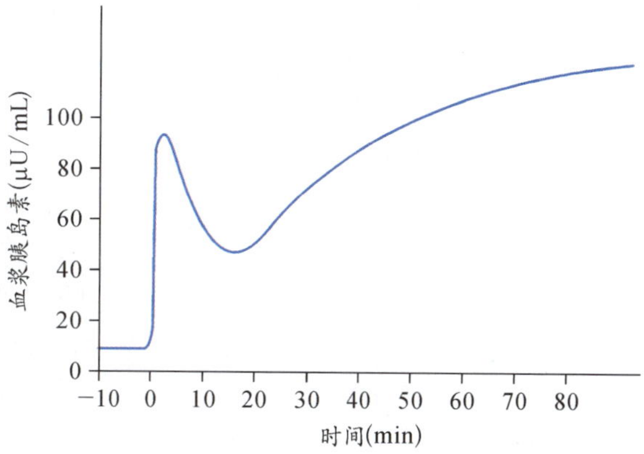

图 11－19　血糖升高引起胰岛素分泌的时相性变化

（二）胰岛素分泌调节

胰岛 B 细胞的活动受到体内多种因素的影响和调节。在影响胰岛素分泌的因素中，血糖水平的变动最为关键，除此之外，一些激素和自主神经也影响胰岛素分泌。

1. 血糖水平　血液中葡萄糖浓度是调节胰岛素分泌最重要的因素。B 细胞对血糖变化十分敏感，血糖水平 <50 mg/dL 时胰岛素几乎无分泌，血糖水平 >250 mg/dL 时，分泌达最高限度。血糖升高引起的胰岛素分泌使血糖降低；而血糖降至正常水平后，胰岛素分泌即迅速恢复到基础状态。在高血糖的持续刺激下，胰岛素的分泌变化可分为两个时相（图 11－19）。第一时相的产生可能是葡萄糖与 B 细胞的葡萄糖受体（glucose receptor）结合后所引起的储存激素释放；第二时相可能是胞内葡萄糖代谢发出某种信息，通过刺激合成酶系，引起胰岛素的合成与释放。血糖和与血氨基酸同时升高的协同作用使胰岛素分泌成倍增加。血脂肪酸和酮体大量增加时，也可促进胰岛素分泌。

2. 胃肠激素 小肠吸收葡萄糖过程中，小肠黏膜所分泌的抑胃肽(gastric inhibitory peptide，GIP)或称依赖葡萄糖的促胰岛素多肽(glucose-dependent insulin-stimulating polypeptide)是生理性肠促胰岛素因子。葡萄糖、氨基酸、脂肪酸及盐酸等都能刺激GIP的释放。胃泌素、促胰液素和胆囊收缩素等均有促胰岛素分泌作用。胃肠激素与胰岛素之间“肠-胰岛轴”关系的意义在于对胰岛素分泌的“前馈性”调节，使机体预先作好准备以应付即将被吸收的各种营养成分。此外，生长激素(GH)、甲状腺激素(TH)、皮质醇等可通过升糖作用间接刺激胰岛素分泌。

3. 胰岛激素 A细胞分泌的胰高血糖素和D细胞分泌的生长抑素分别通过旁分泌作用刺激和抑制B细胞分泌。胰岛素对B细胞本身也具有自分泌抑制效应。

4. 神经调节 胰岛内有迷走神经与交感神经的末梢分布。夜间睡眠期间迷走神经活动占优势，胰岛素分泌增加；迷走神经也可经促进胃肠激素释放，间接引起胰岛素分泌。交感神经则通过α_2受体抑制胰岛素分泌。

二、胰高血糖素

胰高血糖素由胰岛A细胞分泌。人胰高血糖素为29个氨基酸残基组成的直链多肽，分子质量为3 485 Da。胰高血糖素的血清水平为5~10 ng/dL，血浆中的半衰期为5~10 min，主要在肝内灭活，也可经肾降解。

(一) 胰高血糖素的作用

一般而言，胰高血糖素与胰岛素的作用相抗衡，全面动员储备能量，促进大分子营养物质分解为小分子成分，释放入血液便于利用。

肝脏是胰高血糖素的主要靶器官，门静脉血中胰高血糖素水平可达30~50 ng/dL。肝细胞膜表面有胰高血糖素受体(glucagon receptor)，分子质量为19 000 Da。胰高血糖素与肝细胞膜受体结合后，通过Gs蛋白-cAMP-PKA或通过激活PLC途径，促进糖原分解。促进肝细胞内储备的糖原分解为葡萄糖；促进糖异生，氨基酸加速转化为葡萄糖，血糖升高。胰高血糖素不引起肌肉组织的糖原分解。此外，胰高血糖素还能促进肝细胞摄取丙氨酸，减少肝内脂肪酸合成三酰甘油，转化成酮体。胰高血糖素促进脂肪组织的脂解作用，血脂肪酸增加；抑制包括肌肉在内的体细胞摄取葡萄糖、氨基酸，使血糖升高。

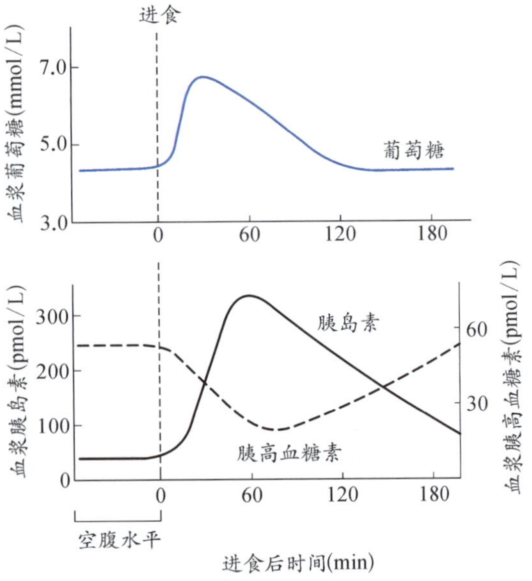

图11-20 进食对胰岛素和胰高血糖素分泌的影响

胰高血糖素还能影响肝内氨基酸的脱氨作用，表现生热效应。

(二) 胰高血糖素分泌调节

血糖水平是调节胰高血糖素分泌的最主要因素。低血糖时，胰高血糖素分泌增加，高血糖时，则分泌较少。除此之外，基础氨基酸、CCK、促胃液素、儿茶酚胺及交感神经兴奋可促进胰高血糖素分泌，而胰岛素、生长抑素、促胰液素、酮体增多及脂肪酸水平升高则抑制胰高血糖素分泌。值得提醒的是，有些因素对胰高血糖素与胰岛素的分泌同时具有刺激作用，这样便于蛋白合成和肠道中的消化成分的吸收，而不至于扰乱正常血糖水平。

胰岛素与胰高血糖素是一对对底物作用相拮抗的激素，都受血糖水平的负反馈调节。图11-20反映了进食后血浆中葡萄糖水平升高对胰高血糖素及胰岛素分泌的影响。这除了多种因素的调节外，与胰岛内各种细胞之间的相互作用也有关。

三、生长抑素与胰多肽

生长抑素的分泌部位广泛，胰岛D细胞分泌的生长抑素以14肽(SS_{14})为主，分子质量为1 640 Da，人类生长抑素水平在8 ng/dL，半衰期只有3 min。生长抑素不仅以旁分泌方式抑制胰岛其他细胞的分泌活动，而且还从许多环节抑制消化活动过程和营养成分的吸收，在机体营养功能活动的调节中充当制约抗衡的角色。

胰岛PP细胞分泌的胰多肽是含有36个氨基酸残基的直链多肽，分子质量为4 200 Da。在人类，胰多肽的基本作用是减少食物的吸收，从营养成分来源的角度起到平衡营养的作用。

第六节 肾上腺的内分泌功能

肾上腺分为皮质和髓质两部分，总重量只有6~10 g。人类肾上腺皮质包裹髓质而成一体，但无论形态发生、细胞构筑，还是生物效应等方面，都是完全不同的两个内分泌腺体。然而就整体而言，尤其是在“应激”发生时却密切协同配合，共同调节机体功能，全面提高机体的应变力和耐受力。

一、肾上腺皮质激素

人的肾上腺皮质分泌多种类固醇激素，由于所含酶系的差异，肾上腺皮质靠外质的球状带细胞主要分泌调节盐代谢和体液平衡的盐皮质激素（mineralocorticoid），代表物是醛固酮；中间层的束状带与内层的网状带细胞分泌的代表物是皮质醇及性激素。皮质醇等能够维持血糖、血压以及增强机体对“应激反应”的能力，称为糖皮质激素（glucocorticoid）。肾上腺皮质分泌的雄激素活性低，对男性作用较弱，却是女性体内雄激素的主要来源。不同的皮质激素作用有部分重叠。

胆固醇是所有肾上腺皮质激素的共同原料。在胞质或细胞器（内质网、线粒体）中，经细胞色素氧化酶系的作用，胆固醇先在侧链裂解酶作用下转变为各种类固醇激素的中间产物——孕烯醇酮。肾上腺皮质各区带细胞所含的酶种类不同，各自的分泌物也不同。球状带细胞缺乏 17-羟化酶（CYP17），不能合成皮质醇和雄激素的前体物质也就不能产生皮质醇及雄性激素；束状带和网状带的细胞不含醛固酮合成酶（aldostrone synthase，CYP11B2），不能将 11-脱氧皮质酮转化为醛固酮（图 11-21）。合成激素的胆固醇主要来自血浆脂蛋白，腺体内可利用乙酸合成胆固醇，以应激素快速合成的不时之需。在类固醇激素生成的一系列酶促反应中，胆固醇转化为孕烯醇酮的过程为胆固醇侧链裂解酶（cholesterol side-chain cleavage enzyme, SCC/CYP11A1）催化的反应，是皮质激素合成的关键限速环节，也是 ACTH 调节的主要部位。

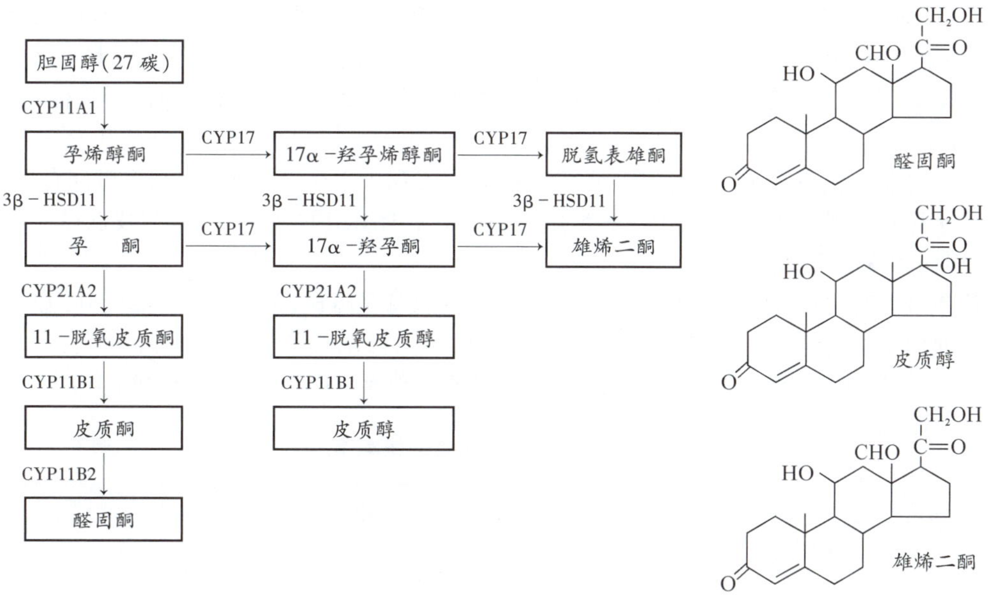

图 11-21　肾上腺皮质类固醇激素合成的主要途径

CYP11A1：胆固醇侧链裂解酶；CYP11B1：11β-羟化酶；3β-HSD11：3β-羟脱氢酶；CYP17：17α-羟化酶、17,20-裂解酶；CYP21A2：21β-羟化酶；CYP11B2：醛固酮合成酶

由肾上腺细胞合成的皮质醇和雄激素以游离形式分泌入血，与血浆蛋白结合进行运输，其中 80%皮质醇与皮质类固醇结合球蛋白（corticosteroid-binding globulin，CBG）结合，15%与白蛋白结合，这样能延缓激素清除，从而提供皮质醇的循环储备池，以缓冲脉冲性分泌时游离皮质醇水平较大幅度的波动。CBG 是肝脏产生的 α_2 球蛋白，分子质量为 52 kDa，它与皮质醇亲和力较大，CBG 浓度为 3~5 mg/dL，能结合 20 μg 皮质醇，结合与游离形式激素保持动态平衡。醛固酮与皮质醇不同，与血浆蛋白结合能力弱，主要以游离状态在血液循环中存在。

通常情况下成人肾上腺皮质分泌的皮质类固醇激素状况见表 11-6。应激状态下 ACTH 刺激的皮质醇日分泌量可>100 mg。醛固酮分泌量极低，在严重缺钠时可增加 4~5 倍。皮质醇半衰期为60~90 min，醛固酮为 20 min。它们大部分在肝内降解，与葡萄糖醛酸或硫酸结合，迅速由肾排泄，仅不足 1%皮质醇以原形在尿中出现。尿中排出的形式主要为四氢皮质醇（45%~50%）和皮五醇（20%），在 C_{17} 位上均含羟基，故称 17-羟类固醇。另外，皮质醇代谢过程还产生 17-氧类固醇，约占尿中排出量的 10%。

表 11－6 主要皮质类固醇激素的分泌率、血浆浓度和生物活性比较

分 类	皮质激素	分泌率(mg/d)	血浆浓度(ng/mL)	糖皮质激素活性*	盐皮质激素活性*
糖皮质激素	皮质醇	8~25	40~180	1.0	1.0
	皮质酮	1~4	2~6	0.3	15
盐皮质激素	醛固酮	0.05~0.20	0.05~0.20	0.3	3 000
	脱氧皮质酮	0.1~0.6	0.05~0.20	0.2	100
雄性激素	脱氢表雄酮	7~15	2~8		
	雄烯二酮	2~3	1~2		

* 以皮质醇的生物活性为基础比较。

(一) 糖皮质激素

糖皮质激素的受体定位于细胞核内。糖皮质激素的绝大多数生物效应与核受体介导的基因表达有关,但有些作用与核受体无关,如糖皮质激素对 ACTH 的快速反馈抑制只需几分钟即可表现,这提示快速反应性作用与基因转录无关。

1. 糖皮质激素作用　糖皮质激素因其对糖代谢的显著影响而命名,但事实上,糖皮质激素效应复杂,尤其在维持代谢平衡和对机体功能的全面调节方面更显重要。

(1) 对物质代谢的作用:糖皮质激素对肝外组织和肝内蛋白质代谢的影响不同,抑制肝外组织 DNA 合成,促进肌肉、骨骼、结缔组织以及淋巴等组织的蛋白质分解,动员氨基酸转运至肝脏,为糖异生提供原料。但却可加速肝内 RNA 和蛋白质合成。糖皮质激素不仅增强肝脏糖异生过程有关酶的活性,还促进 mRNA 转录,增加酶的含量,加速糖异生。糖皮质激素促进外周组织(主要是肌肉)氨基酸动员,进入肝脏的氨基酸为糖异生提供底物,其意义在于增加肝细胞内糖原储备,为胰高血糖素、肾上腺素等升糖激素动用其储备糖原提供基础。此外,糖皮质激素还促进脂肪分解,使脂肪酸在肝内氧化。糖皮质激素分泌过多[如库欣综合征(Cushing syndrome)]或长期接受糖皮质激素药物治疗的患者会出现向心性肥胖(身体脂肪从四肢向中心分布到面部和躯干),表现为水牛背(锁骨上和肩胛间背侧脂肪的增加)、满月脸(脸颊和下颌下区域皮下脂肪增加);相反,四肢脂肪和皮下结缔组织的分解消耗导致皮肤变薄、皮肤血管脆弱,皮肤表面容易出现擦伤和紫色条纹。

另外,糖皮质激素可通过对骨的直接作用促进骨钙释放,导致骨质疏松;正常免疫功能受到抑制,导致感染的频率和严重程度增加;肌肉组织萎缩、全身无力(尤其是下肢近端肌肉);血糖水平升高,葡萄糖不耐受等。

(2) 对器官和系统的作用:糖皮质激素对全身组织器官的活动影响广泛而复杂,其基本作用列于表 11－7 中。

表 11－7 糖皮质激素的基本作用

代谢反应和器官系统	主 要 作 用
糖代谢	↑糖原分解、↑糖异生,↓糖利用,维持血糖,↓细胞对胰岛素的敏感性
蛋白质代谢	↑肝外组织蛋白质分解,↓肝外氨基酸利用,↑糖异生;↑肝内蛋白质合成
脂肪代谢	↑脂肪分解,氧化,↓脂肪合成;↑肢体脂肪分解,↑躯干及面部脂肪蓄积(重新分布)
水盐代谢	↑肾小球滤过,↑钠和水的排泄;↓肠道钙吸收,↑来自骨的钙吸收及其由肾脏的丢失;↑Na^+保留和K^+排泄
免疫系统和炎症反应	影响抗体形成和清除、抗原处理;↓淋巴组织生长,↓吞噬活动;↓毛细血管通透性,↑溶酶体稳定性;↓前列环素合成,↓炎症反应
神经系统	影响胎儿和新生儿的脑的神经发育,改变行为和认知功能
循环系统	↑儿茶酚胺对心血管系统的效应;提高血管平滑肌对儿茶酚胺的敏感性(允许作用);维持细胞外液量和毛细血管的完整
血液系统	↑红细胞、中性粒细胞、单核细胞、血小板数;↓感染部位中性粒细胞积聚;↓淋巴细胞和嗜酸性粒细胞
呼吸系统	促进胎儿肺表面活性物质生成
消化系统	↑各种消化液和消化酶分泌,↑胃腺对迷走神经和促胃液素的反应性;↑胎儿肝脏和胃肠道酶的形成
泌尿系统	增加肾小球血浆流量和肾小球滤过率,促进水的排泄
内分泌、生殖系统	↓垂体激素的分泌(GH、TSH、ACTH、FSH、LH);↓性腺对 GnRH 的反应性
骨骼系统	↓细胞增殖及 RNA、蛋白质、胶原、透明质酸的合成;↑溶骨细胞活性,↑骨质溶解;↑PTH 及维生素 D_3 对骨的作用

（3）糖皮质激素与应激： 应激一般是指机体遭到一定程度内外环境和社会、心理等因素的伤害性刺激时，除了引起机体与刺激直接相关的特异性变化外，还引起一系列与刺激性质无关的非特异性适应反应，包括激素分泌的变化等。这时机体的非特异性反应称为应激（stress）或应激反应（stress response）。与应激反应有关的刺激因子可称为应激原（stressor）。可以认为，应激反应是机体在遭受伤害刺激时所发生的适应性和抵抗性变化的总称，有人称其为全身适应综合征（general adaptation syndrome）。

糖皮质激素与应激反应关系密切。在应激刺激作用下，首先引起肾上腺素、去甲肾上腺素和皮质醇的分泌，皮质醇在儿茶酚胺激素的警觉反应中发挥允许作用，随后皮质醇分泌变慢，但作用更持续，机体反应更持久，同时抵消某些激素作用，动员能量储备，以维持反应过程中的能量需求。可见，肾上腺皮质激素与髓质激素均参与了机体的应激反应过程。它们的作用各有千秋，皮质激素在于增强机体对伤害性刺激的基础“耐受力”和“抵抗力”，而髓质激素则提高机体的“警觉性”和“应变力”，并与应激过程中特殊的情绪反应和行为活动有关。因此，一般将机体遭遇紧急情况时交感-肾上腺髓质系统活动的紧急动员过程称为“应急反应”（emergency response，fight or flight response），而将下丘脑-腺垂体-肾上腺皮质轴活动的改变称为“应激反应”。但实际上，引起应急反应的各种刺激往往也是引起应激反应的刺激，两种反应同时发生，共同提高机体对剧变环境的适应能力。

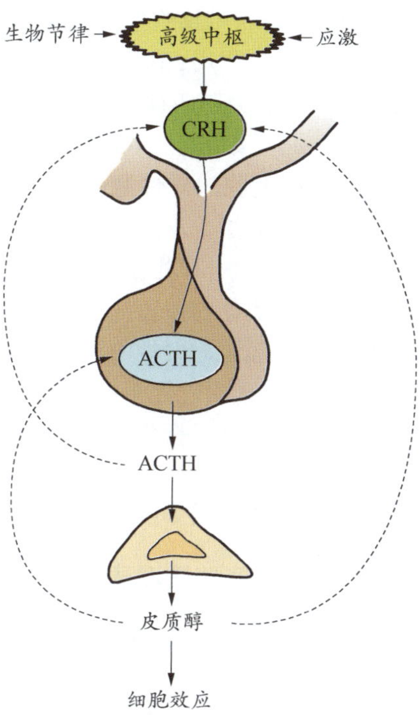

图 11－22 下丘脑-腺垂体-肾上腺皮质轴对糖皮质激素分泌调节

ACTH：促肾上腺皮质激素；
CRH：促肾上腺皮质激素释放激素
⟶ 兴奋作用；----➤ 抑制作用

应激发生时，血液中生长激素、催乳素、血管升压素、β－内啡肽、胰高血糖素及醛固酮的水平也升高。

2. 糖皮质激素分泌调节　　生理状态下，糖皮质激素的分泌呈脉冲式，一般黎明觉醒前后达高峰，随后逐渐降低，到晚间入睡时至低谷，睡眠过程中又逐渐升高。在日周期节律波动中，血中糖皮质激素水平保持相对稳定，这是下丘脑-腺垂体-肾上腺皮质轴（图 11－22）活动的结果。

（1）促肾上腺皮质激素的作用：促肾上腺皮质激素（adrenocorticotropic hormone，ACTH）为腺垂体 ACTH 细胞合成的 39 肽，分子质量为 4.5 kDa。ACTH 受体通过腺苷酸环化酶- cAMP 途径实现生物效应。ACTH 与肾上腺皮质细胞膜上高亲和力的受体结合后，主要促进肾上腺皮质细胞内核酸（DNA、RNA）和蛋白质的合成，肾上腺皮质可增生、肥大；通过激活细胞内的磷酸蛋白激酶及一系列相关酶系活性，增强胆固醇转化为孕烯醇酮所需侧链裂解酶（CYP11A1）的活性，进一步促进皮质醇等合成。ACTH 作用肾上腺皮质 1～2 min 便可刺激皮质醇合成，加快分泌速率。ACTH 突然增量 15 min 内可使皮质醇达到分泌高峰。

CRH 经 Gq 蛋白转导信号途径促进 ACTH 分泌，VP 也可刺激 ACTH 分泌；皮质醇等对 ACTH 分泌具有负反馈调节作用。

（2）糖皮质激素反馈调节：血浆中糖皮质激素水平升高通过负反馈机制调节下丘脑 CRH 及腺垂体 ACTH 的分泌，这是糖皮质激素水平保持相对稳定的重要环节。血浆中糖皮质激素水平升高仅数分钟即可引起快速反馈抑制，主要取决于糖皮质激素增加的速率，这可能是通过糖皮质激素的膜受体实现的。延迟性反馈抑制是糖皮质激素水平的持续升高并经糖皮质激素的核受体实现的，导致 ACTH 水平的不断下降。长时间应用糖皮质激素的最终结果是 CRH 和 ACTH 分泌的抑制，以及因 ACTH 不足而致的肾上腺皮质束状带和网状带的萎缩，久之受抑制的下丘脑-腺垂体-肾上腺轴将失去对刺激的反应性。所以长期应用外源性的皮质激素制剂将导致肾上腺皮质萎缩，自生皮质激素分泌衰竭。

（3）应激反应性调节：见前文。

（二）盐皮质激素

在盐皮质激素中醛固酮的生物活性最高，此外还有 11－去氧皮质酮等。

1. 盐皮质激素作用　　醛固酮作用的靶组织主要是肾单位的远端（远曲小管和集合管），通过调节“储钠排钾”作用，维持机体的水、盐平衡（详见第四章、第八章）。此外，ADH、心房钠尿肽（ANP）等激素，在机体不同状态下与醛固酮协调作用，共同调节并维持细胞外液和循环血量的稳态。

醛固酮促进靶细胞内醛固酮诱导蛋白（aldosterone-induced protein，AIP）合成，AIP 可促进 Na^{+}－K^{+}－ATP 酶活性，提

高肾小管上皮细胞膜对 Na^+ 的通透性,导致 Na^+ 重吸收增加。醛固酮还可促进肾小管上皮细胞 K^+ 和 H^+ 的分泌。除肾脏外,醛固酮也调节唾液腺、胃腺、汗腺以及结肠等对 Na^+ 的重吸收。

2. 盐皮质激素分泌调节

(1) 肾素-血管紧张素系统的作用:醛固酮的分泌主要是受肾素-血管紧张素-醛固酮系统(renin-angiotensin-aldosterone system,RAAS)的调节(详见第四章、第八章)。血管紧张素Ⅱ(angiotensin Ⅱ)通过 Gq 蛋白偶联受体系统引起细胞效应,球状带细胞生长、提高胆固醇侧链裂解酶(SCC)的活性、促进对醛固酮的合成和分泌等。

(2) 血钾的作用:血钾升高可直接刺激球状带细胞分泌醛固酮,通过"储钠排钾"作用,调节血液及细胞外液中 K^+、Na^+ 稳态(详见第四章、第八章)。

此外,在应激情况下 ACTH 对醛固酮的分泌也有一定的调节和支持作用。

(三) 肾上腺的雄性激素

肾上腺皮质层分泌的雄激素主要有脱氢表雄酮、雄烯二酮和硫酸脱氢表雄酮,通称肾上腺雄激素。肾上腺皮层与性腺不同,终生可合成雄激素,而不只在性腺发育以后。肾上腺雄激素的生物学活性很微弱,主要在外周组织转化为睾酮和二氢睾酮的前体发挥作用。

肾上腺雄激素对两性的作用存在差别。对于性腺功能正常的成年男性,作用甚微,即使分泌过多也不表现临床体征,但对男童却能引起性早熟、阴茎增大和第二性征过早出现。对于女性,肾上腺雄激素是体内雄激素的主要来源,并在女性的一生中都发挥作用,其中40%~65%在外周组织进一步活化的激素可促进女性腋毛和阴毛生长等,维持性欲和性行为。肾上腺皮质雄激素分泌过量(如库欣综合征等)的女性患者可表现痤疮、多毛及男性化。

成人肾上腺雄激素的分泌主要受到腺垂体 ACTH 的控制。

二、肾上腺髓质激素

肾上腺髓质(adrenal medulla)的胚胎起源与交感神经节相同,因此,肾上腺髓质实际上是交感神经系统中高度特化的部分,功能上相当于无轴突的交感神经节后神经元。

(一) 肾上腺髓质激素合成与调节

肾上腺髓质主要分泌肾上腺素(A)和去甲肾上腺素(NA),为儿茶酚胺类激素。髓质中 A 和 NA 的比例大约为 4∶1,血液中的 NA 除由髓质分泌外,主要来自肾上腺素能纤维,A 则主要来自肾上腺髓质。肾上腺髓质嗜铬细胞中存在大量苯乙醇胺氮位甲基移位酶(phenylethanolamine - N - methyltransferase, PNMT)可使 NA 甲基化而成 A,其余与交感神经节后纤维合成 NA 的过程相同。

交感神经兴奋使合成酶系活性增强,促进儿茶酚胺激素合成。皮质醇可提高髓质细胞中 PNMT 等酶的活性,促进 E 的合成。当髓质细胞内 NA 或多巴胺含量达到一定水平时,可抑制酪氨酸羟化酶,A 合成量增多时可抑制 PNMT 的作用,结果以自分泌的方式反馈抑制了髓质激素的合成。

在体内,A 和 NA 主要经单胺氧化酶(monoamine oxidase, MAO)及儿茶酚-O-位甲基移位酶(catechol - O - methyltransferase,COMT)的作用而灭活。

(二) 肾上腺髓质激素的作用

A 和 NA 通过与特异性的肾上腺素能受体结合而发挥生物学效应,肾上腺素能受体分布广泛,作用十分复杂(详见第十章)。

肾上腺髓质的内分泌活动与交感神经系统关系密切,不同的是,肾上腺髓质主要在机体处于某些特殊紧急状态下或内环境稳态显著失衡时发挥作用,而交感神经系统随时对机体器官系统功能活动进行微细的调节。交感神经与肾上腺髓质共同构成了交感-肾上腺髓质系统。

早年坎农基于对交感-肾上腺髓质系统进行的全面研究,曾提出应急学说(emergency reaction hypothesis),认为当机体遭遇特殊紧急情况时,如剧烈运动、乏氧、剧痛、畏惧、焦虑、失血、脱水、暴冷、暴热等,交感-肾上腺髓质系统即刻调动,儿茶酚胺类物质大量分泌并作用于中枢神经系统(CNS),使机体处于反应机敏、高度警觉的状态下。通常将机体遭遇紧急情况时,交感-肾上腺髓质系统功能紧急动员的过程也称为应急反应(emergency response)。在这种情况下,主要是由于 A 的大量释放,可引起一系列爆发性典型体征,如心跳加快,呼吸加深,皮肤出汗并变白,竖毛肌收缩等,机体各器官系统的功能活动和代谢也随之发生明显的变化。这样,在机体面临紧急情况时,交感-肾上腺髓质系统的活动有利于机体与环境作"斗争"(fight),随时调整机体的各种功能、争取时间以"脱险"(flight)。所以,"应急反应"也称为"格斗-逃跑反应"(fight or flight response)。

另外,肾上腺髓质的嗜铬细胞和周围交感神经的神经元还合成和分泌蛋氨酸-脑啡肽和亮氨酸-脑啡肽等类阿片肽,可能与 A 及 NA 分泌的调节有关。肾上腺髓质的嗜铬细胞还分泌肾上腺髓质素(adrenomedulin, Adm),由 50 多个氨基酸残基组成的活性多肽,具有扩张血管、降低血压、抑制内皮素和血管紧张素Ⅱ释放的作用,与 A 及 NA 的基本作用正好相反。

第七节 其他器官的内分泌功能及激素

一、松果体

松果体(pineal body) 位于丘脑后上部,约 7 mm×4 mm 大小的扁锥形小体,形似松果,在儿童时期较发达,一般 7 岁后逐渐开始退化并逐渐钙化。松果体由神经细胞演变而来,合成多种激素,主要有两类: 吲哚类,如褪黑素(melatonin, MLT);多肽类,如 8-精催产素(8-arginine vasotocin, AVT)和抗促性腺激素物质等。以下主要介绍 MLT。

(一) 褪黑素的合成与代谢

MLT 因可使皮肤黑色素细胞中的黑色素颗粒聚集,从而使皮肤褪色而得名,是色氨酸的衍生物。其合成可分为如下四步: ① 在细胞线粒体内,色氨酸在羟化酶的催化下形成 5-羟色氨酸;② 5-羟色氨酸在脱羧酶作用下转化为 5-羟色胺;③ 5-羟色胺在 N-乙酰转移酶作用下转化为 *N*-乙酰-5-羟色胺;④ *N*-乙酰-5-羟色胺在羟基-氧-甲基移位酶的作用下转化为 MLT。MLT 的主要代谢途径是在肝线粒体经羟化酶的作用后,与硫酸盐或葡萄糖醛酸结合,随尿排出体外。

(二) 褪黑素的生物学作用

MLT 具有广泛的生物学作用,对生殖、内分泌系统的功能均有明显的影响,并且对人体的衰老、免疫及生物节律具有重要的调节作用。

(1) 对生殖系统的影响: MLT 可抑制下丘脑-腺垂体-性腺轴的功能,抑制下丘脑 GnRH 和腺垂体促性腺激素(FSH 和 LH)的合成和分泌,从而抑制性腺的发育。切除幼年动物的松果体,可出现性早熟,性腺的重量增加,功能活动增强。正常妇女血中褪黑素在月经周期的排卵前夕最低,在黄体期逐渐升高,月经来潮时达到高峰,提示妇女月经周期的节律与松果体的节律有关系。

(2) 抑制下丘脑-腺垂体-甲状腺轴和肾上腺皮质轴的功能: 研究表明,切除动物的松果体,可出现甲状腺、肾上腺明显增大,甲状腺激素和肾上腺皮质激素水平增高。

(3) 一定程度上延缓衰老,减少老年病的发生: 其机制可能与 MLT 可清除自由基和增强机体的免疫功能有关。

(4) 调节生物节律,促进睡眠: 生物节律是机体适应环境而发生的周期性变化。人体的许多功能都具有昼夜节律。生物钟的功能由位于下丘脑的视交叉上核来控制。下丘脑的视交叉上核上有褪黑素受体的存在,MLT 作为一种内源性因子可直接作用于视交叉上核上的褪黑素受体,调节生物节律。许多研究结果表明,MLT 对动物和人均有催眠作用,是一种生理性睡眠的诱导剂。

(三) 褪黑素分泌的调节

环境光照是调节体液 MLT 浓度的重要外部因素,松果体 MLT 的分泌具有明显的昼夜节律变化。白天分泌减少,而黑夜分泌增加。有研究表明,多种物质可以调节 MLT 的分泌,其中主要为颈上神经节节后纤维释放的 NA。

松果体还能合成 GnRH、TRH 等肽类激素。在哺乳动物(鼠、牛、羊、猪等)的松果体内的 GnRH 比下丘脑的 GnRH 量高 4~10 倍。有人认为,松果体是 GnRH 和 TRH 的补充来源。

二、功能器官的内分泌

所谓功能器官指的是构成机体四大自主功能系统(循环、呼吸、营养和排泄)的器官及其组织,这些器官在人们已经认识的既定功能之外,多具有内分泌功能,它们并非只是完成自身功能的调节,更重要的是在机体宏观整合中实现自身价值。如心脏是血液循环的动力器官——血泵,但心肌普通工作细胞分泌的心房钠尿肽(ANP)却参与机体水平衡调节,与 ADH 和醛固酮等的作用相抗衡。这一作用乍看似与血液循环无关,但的确是循环功能调节的一个方面: 当心脏感受到血容量增加的扩张性刺激时,通过分泌 ANP 作用于肾脏加强其“排水”功能,减少细胞外液量,从而维持了循环血容量的稳态(详见第四章)。肝脏在机体新陈代谢中具有举足轻重的作用,同时产生胰岛素样生长因子(IGF-Ⅰ),与胰岛素、生长激素、甲状腺激素等一道促进周身组织细胞的生长,而生长抑素则伴随着这些激素的作用出现。胃肠道分泌的各种胃肠激素(gastrointestinal hormones)参与机体营养平衡的调节(详见第六章);甚至脂肪组织也能产生瘦素(leptin, LEP)参与机体能量平衡的调节。肾脏生成的促红细胞生成素(EPO)参与骨髓的红系细胞造血功能(详见第三章),而肾素激活的血管紧张素参与血容量的调节(详见第四章、第八章)。松果体不仅参与机体的生物节律活动,还分泌激素参与内分泌活动的平衡。性腺不仅能产生成熟的生殖细胞,其分泌的各种性激素还调节机体的成熟发育等过程(详见第十二章);妊娠过程中的胎盘分泌激素维持胎儿的生长发育。作为免疫系统器官的胸腺,不仅分泌多种肽类激素参与免疫调节,还与机体其他内分泌腺或系统之间保持功能联系。至于几乎全身组织细胞都可以生成的前列腺素家族物质(prostaglandin, PG),对于机体功能活动的调节更是十分广泛和复杂。

(崔　宇　赵　丹　朱敏侠　郭瑞鲜)

二维码 11-3
第十一章思考题

第十二章 生殖

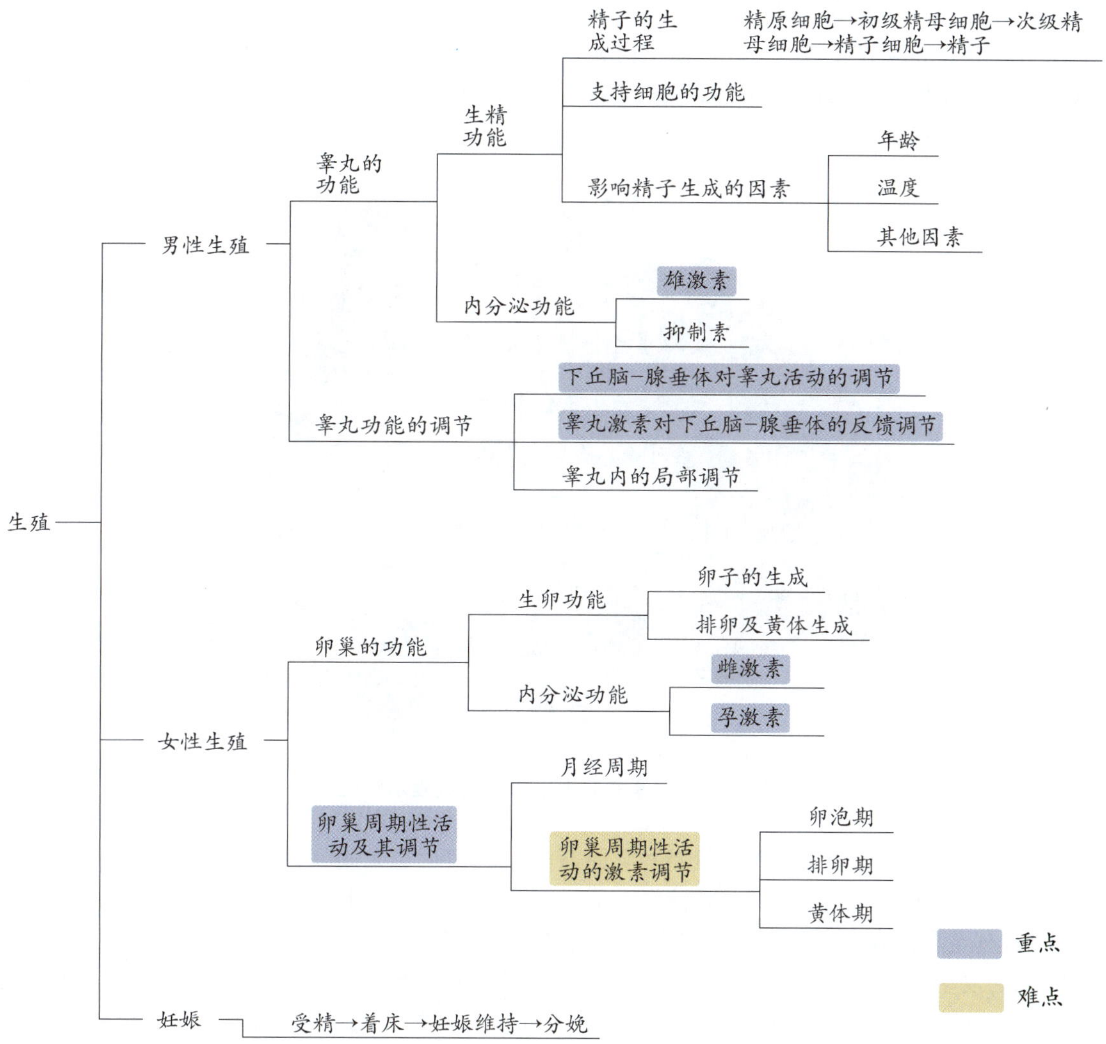

生物体生长发育成熟后，能够产生与自己相似的子代个体的功能，称为生殖（reproduction），它是维持生物种系繁衍的重要生命活动。高等动物的生殖是通过两性生殖系统的共同活动完成的，包括两性生殖细胞（精子和卵子）的生成、交配与受精、着床及胚胎的发育以及胎儿分娩等重要环节。生殖的整个过程都是在下丘脑-腺垂体-性腺轴为主的神经内分泌的调节下完成的。

第一节 男 性 生 殖

男性生殖系统由主性器官——睾丸（testis）和副性器官——附睾、输精管、前列腺、精囊、阴茎等组成。男性的生殖功能主要包括以下三个方面：① 生成雄性生殖细胞——精子（spermatozoon）；② 内分泌功能；③ 进行性活动。睾丸主要具有生精和分泌激素的功能，而副性器官参与性活动及生殖过程。本节主要介绍青春期发育后的睾丸功能。

一、睾丸的功能

睾丸由曲细精管（seminiferous tubule）和间质组织组成，分别占睾丸总体积的 80% 和 20%。曲细精管是生成精子的部位。间质组织中的间质细胞（Leydig cell）合成和分泌雄激素。

（一）睾丸的生精功能

1. 精子的生成过程　曲细精管上皮主要由生精细胞(spermatogenic cell)和支持细胞(Sertoli cell)构成。精子的生成是在睾丸的曲细精管上皮细胞内完成的。自青春期开始，曲细精管上皮细胞中的原始生殖细胞——精原细胞(spermatogonium)便分阶段发育成精子。第一阶段，精原细胞→初级精母细胞(primary spermatocyte)；第二阶段，初级精母细胞→次级精母细胞(secondary spermatocyte)→精子细胞(spermatid)；第三阶段，精子细胞→精子。精原细胞发育成精子的整个过程称为一个生精周期(spermatogenic cycle)。人类的生精周期为74 d。在一个生精周期中，每个精原细胞经过数次有丝分裂和减数分裂可生成近百个精子。由于每次分裂子代细胞都借助于胞质桥的结构相连接，使来源于同一个精母细胞的同族细胞连成一个群体，达到同步发育、同步成熟、同步释放的目的。在曲细精管，由基底膜到管腔依次排列着：精原细胞、初级精母细胞、次级精母细胞和精子细胞(图12-1)。1 g睾丸组织1 d可产生约10^7个精子。

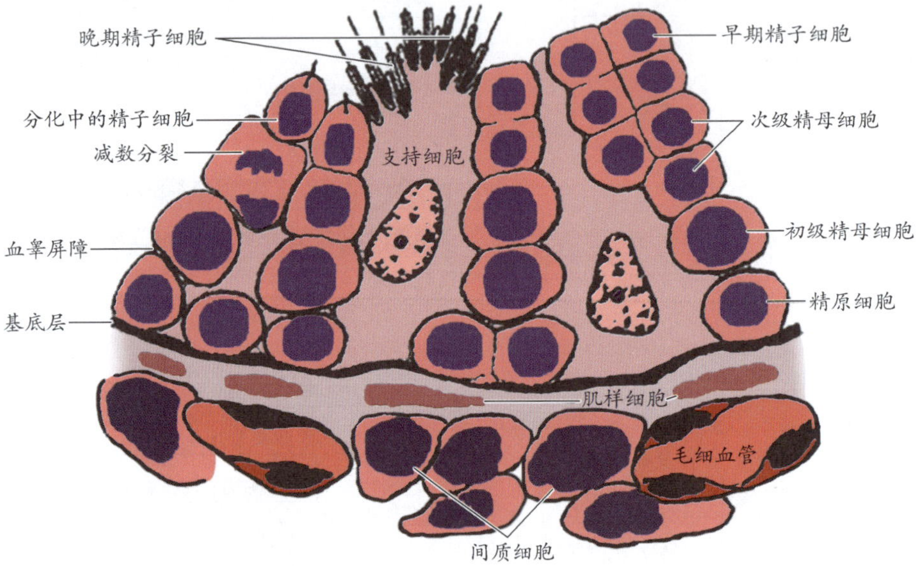

图12-1　睾丸曲细精管生精过程示意图

新生成的精子借助于小管外肌样细胞的收缩和管腔液的流动被运送到附睾，并在此发育成熟获得运动能力。精子与附睾、精囊、前列腺和尿道球腺分泌的分泌液混合形成精液(semen)，并于性高潮时排出体外。正常成年男性每次射出3~6 mL精液，每毫升精液中含0.2亿~4亿个精子，若低于0.2亿个精子，则不易使卵子受精。

2. 支持细胞的功能　支持细胞对精子的生成和发育起着极为重要的作用。发育不同阶段的生精细胞都附着于支持细胞上。支持细胞为各级生精细胞提供营养，并起着支持和保护作用，为生精细胞的分化营造适宜的环境；支持细胞之间的紧密连接是构成血-睾屏障(blood-testis barrier)的主要结构基础，可选择性地通透某些物质，防止某些抗原物质进入血液循环，避免发生免疫反应；支持细胞可分泌生物活性物质，如雄激素结合蛋白(androgen binding protein，ABP)、抑制素(inhibin)及促性腺激素释放激素(GnRH)等。ABP与雄激素有较高的亲和力，可以提高曲细精管内雄激素的浓度，以利于精子的生成。

3. 影响精子生成的因素

(1) 年龄：从青春期到老年，睾丸都有生精能力。45岁之后，生精能力逐渐减弱。

(2) 温度：正常情况下，阴囊内的温度较腹腔内低，一般保持在35℃左右，是精子生成的最适环境温度。

(3) 其他因素：如疾病、接触放射性及有毒的化学物质、长期吸烟、过度饮酒等可导致精子活力降低、畸形率增加，少精或无精。

（二）睾丸的内分泌功能

睾丸的内分泌功能是由睾丸间质细胞和支持细胞完成的，前者分泌雄激素，后者分泌抑制素。

1. 雄激素　雄激素(androgen)是含19个碳原子的类固醇类激素，主要包括：睾酮(testosterone，T)、双氢睾酮(dihydrotestosterone，DHT)、脱氢异雄酮(dehydroepiandrosterone，DHEA)、雄烯二酮(androstenedione)和雄酮(androsterone)等五种激素。它们的生物活性差异较大，睾酮与脱氢异雄酮、雄烯二酮、雄酮活性比为100∶16∶12∶10，睾酮进入组织转变为双氢睾酮后活性成倍增加。睾丸分泌的雄激素主要是睾酮。外周血中睾酮的浓度存在个体差异，青壮年期(20~50岁)血中睾酮含量为22.7±4.2 nmol/L，随年龄增长其含量逐渐减少。

睾酮的生物学作用有：① 在胚胎时期，雄激素作用于中肾小管及中肾管，诱导其发育为男性的外生殖器；② 促进精子的生成，维持精子生成所需要的微环境；③ 促进并维持男性副性器官及副性征的发育；④ 维持正常男性性欲和调节性行为；⑤ 促进蛋白质合成，特别是肌肉、骨和生殖器官蛋白质的合成；⑥ 刺激红细胞生长；⑦ 有类似于肾上腺皮质激素的作用，可使体内水、钠潴留。

间质细胞除分泌雄激素之外，还分泌前列腺素、催产素、促肾上腺皮质激素，β-内啡肽和少量的抑制素，这些生物活性物质可能通过远距分泌、旁分泌或自分泌方式调节睾丸功能。

2. 抑制素　抑制素是由睾丸支持细胞分泌的一种糖蛋白激素，由 α 和 β 亚单位借二硫键连接组成二聚体，分子质量为 31~32 kDa。β 亚单位有两种类型，即 β_A 和 β_B，二者的差别在于 β 亚单位肽链 N 末端的氨基酸残基有所不同；α 亚单位只有一种类型。由 α 和 β_A 组成的二聚体称为抑制素 A，由 α 和 β_B 组成的二聚体称为抑制素 B，抑制素 A 和 B 的生物活性大致相同。除睾丸外，卵巢和机体的多种组织也能分泌抑制素。

生理剂量的抑制素对腺垂体 FSH 的分泌有抑制作用，对 LH 的分泌无明显影响。而剂量较大时，FSH 和 LH 的分泌均受到抑制。此外，在性腺中，还存在激活素（activin），是由构成抑制素的两种 β 亚单位组合成的同源或异源二聚体，其作用与抑制素相反，可刺激 FSH 的分泌。

二、睾丸功能的调节

睾丸的生精和内分泌功能主要受到下丘脑-腺垂体-睾丸轴的调节，此外，也受到睾丸局部的自分泌或旁分泌的调节（图 12-2）。

（一）下丘脑-腺垂体对睾丸活动的调节

下丘脑通过分泌 GnRH，调控腺垂体促性腺激素（LH 和 FSH）的分泌，进而影响睾丸发育与功能。GnRH 与腺垂体促性腺激素细胞膜上的 GnRH 受体结合，促进腺垂体合成和分泌 FSH 和 LH。FSH 作用于生精细胞和支持细胞，LH 作用于间质细胞促进其合成和分泌睾酮。生精过程受 FSH 和睾酮的双重调节，FSH 对生精起始动作用，睾酮则有维持生精的效应。所以，促性腺激素可直接或间接调节睾丸的生精功能和内分泌功能。

（二）睾丸激素对下丘脑-腺垂体的反馈调节

1. 睾酮对下丘脑-腺垂体的反馈调节　睾酮对腺垂体促性腺激素具有选择性的负反馈抑制作用。当睾酮达到一定浓度后，抑制 GnRH 和 LH 的分泌，使血中的睾酮含量维持相对恒定。

2. 抑制素对下丘脑-腺垂体的反馈调节　抑制素可选择性地抑制腺垂体合成和分泌 FSH，而 FSH 促进抑制素分泌，二者之间形成了闭合的反馈回路，从而维持 FSH 在适当水平。

（三）睾丸内的局部调节

睾丸局部，尤其在支持细胞与生精细胞、间质细胞与支持细胞、支持细胞与管周细胞之间存在着极其密切的局部反馈调节。在间质细胞上，还发现多种生长因子、细胞因子及其受体，以及多种生物活性物质，可能以旁分泌或自分泌的方式参与睾丸功能的局部调节。

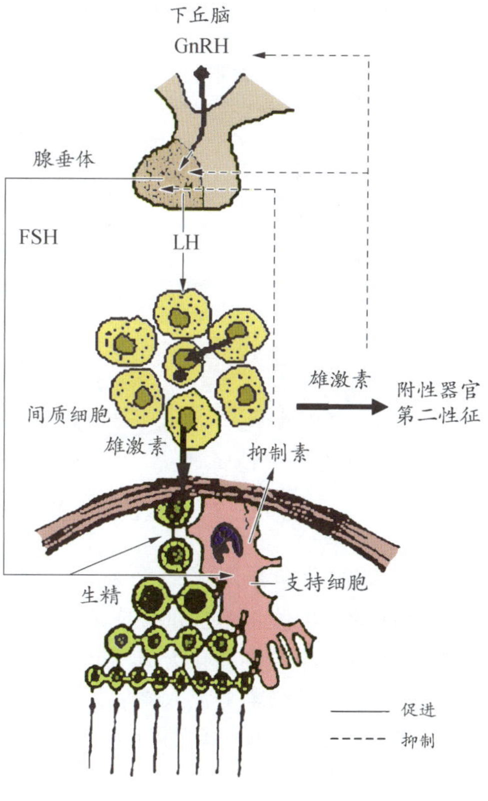

图 12-2　睾丸功能的调节示意图

GnRH：促性腺激素释放激素；FSH：促卵泡激素；LH：黄体生成素

第二节　女性生殖

女性生殖器官包括主要性器官——卵巢（ovary）和附属性器官——输卵管、子宫、阴道及外生殖器。女性生殖功能包括卵巢的生卵功能和内分泌功能，以及妊娠和分娩等，其建立和完善主要在性成熟期。女性的生殖功能以卵巢功能为中心，通过下丘脑、垂体对卵巢的调控导致卵泡发育、排卵、受精、妊娠等。下丘脑、垂体、卵巢在三个不同水平上相互联系、相互影响共同构成了下丘脑-腺垂体-卵巢轴（hypothalamus-adenohypophysis-ovaries axis）。来自内、外环境的刺激均可通过此轴改变卵巢的功能活动，进而影响女性的生殖功能。

一、卵巢的功能

女性性成熟后，卵巢的主要功能是产生卵子和分泌卵巢激素。

(一) 卵巢的生卵功能

1. 卵子的生成 卵泡中的卵原细胞要经过原始卵泡(primordial follicle)、生长卵泡(growing follicle)和成熟卵泡(mature follicle)三个阶段最终才能发育成为成熟卵子。生长卵泡包括初级卵泡和次级卵泡(图 12-3)。

胚胎时期,胎儿卵巢内逐渐出现原始卵泡,数量可达 600 万~700 万个。自青春期起,原始卵泡开始生长发育,形成初级卵泡。初级卵泡逐渐发育成次级卵泡。次级卵泡继续发育,出现卵泡腔。同时,卵泡基底膜外的间质细胞分化并增生形成了内膜、外膜细胞层。处于生长卵泡阶段的卵泡有两个重要特征:一是细胞膜上相继生成多种激素的受体,这是卵泡继续发育、生长必需的改变;二是内膜细胞和颗粒细胞逐渐成熟并具备了内分泌功能。原始卵泡发育成为成熟卵泡的各阶段都伴随着卵泡闭锁,女性一生中最终只能生成 400~500 个成熟卵子。

2. 排卵及黄体生成 成熟卵泡破裂时,卵细胞、透明带与放射冠随同卵泡液冲出卵泡,称为排卵(ovulation)。排卵的产生是由下丘脑-腺垂体-卵巢轴以及卵巢内局部调控因素共同作用完成的。在排卵前,雌激素分泌达高峰形成的雌激素高峰,通过中枢性正反馈效应使 GnRH 分泌增加,刺激 LH 释放,排卵前 16~24 h 形成 LH 峰(LH surge)。LH 峰抵消卵母细胞成熟抑制因子(oocyte maturation inhibitor,OMI)的抑制作用,促使卵母细胞恢复成熟,并可刺激黄体发育、分泌孕酮。在孕酮的作用下,卵泡壁溶解酶活性增强,导致卵泡壁溶化和松解;可使卵泡分泌前列腺素,促使卵泡壁的肌样细胞收缩,导致卵泡壁破裂排卵。

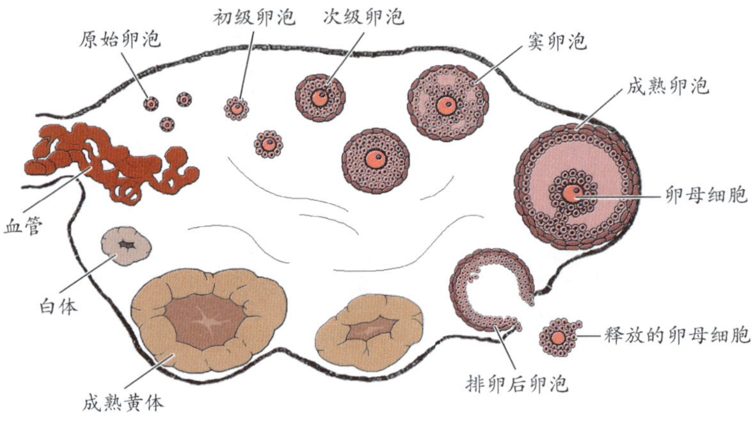

图 12-3 卵巢发育及黄体形成示意图

排卵后,残余的卵泡壁内陷,逐渐形成月经黄体(corpus luteum of menstruation)。排卵后的 7~8 d,黄体发育到达顶峰,若排出的卵未受精,在排卵后第 10 d 开始退化,形成白体;若排出的卵受精,则黄体继续生长,形成妊娠黄体,一直持续到妊娠后 3~4 个月,之后便自动退化为白体(图 12-3)。

(二) 卵巢的内分泌功能

卵巢合成的类固醇激素有:雌激素(estrogen,E)、孕激素(progestogen)和少量的雄激素。雌激素包括雌二醇(estradiol,E_2)、雌酮和雌三醇三种。E_2 是发挥主要生理作用的雌激素。卵巢分泌的孕激素包括孕酮(progesterone,P)、20α-羟孕酮与 17α-羟孕酮。其中,发挥主要生理作用的是孕酮。

1. 雌激素和孕激素的合成与代谢 排卵前,雌激素的合成是由卵泡内膜细胞和颗粒细胞(双重细胞学说)共同完成的。内膜细胞提供合成雌激素的前体物质睾酮和雄烯二酮,二者扩散入颗粒细胞,在芳香化酶的催化下,将睾酮和雄烯二酮分别转化为 E_2 和雌酮。排卵后,颗粒细胞和内膜细胞使其转变为黄体细胞,并分泌孕激素和雌激素。

雌激素和孕激素分泌入血后均以结合型和游离型两种形式存在于血浆中。游离型激素是发挥生物学作用的部分。两类激素在发挥作用的同时,于肝脏组织中不断降解,降解产物再与葡萄糖醛酸或硫酸结合,随尿液排出体外,部分由胆汁排出。

2. 雌激素的生物学作用 雌激素促进女性生殖器官的发育和副性征的出现,并维持其正常状态。雌激素对代谢和器官组织的功能活动也有调节作用。

(1) 对生殖器官的作用

1) 卵巢:与 FSH 协同促进卵泡的发育;排卵前的雌激素峰通过正反馈诱导 LH 高峰的出现。因此,雌激素是 LH 诱发排卵的不可缺少的调节因素。

2) 子宫:促进子宫发育,使子宫内膜呈现增殖期变化。促进子宫平滑肌的增生,提高兴奋性,使子宫平滑肌动作电位发放频率增加,自发性收缩幅度增大,对催产素的敏感性提高,参与分娩过程。刺激子宫颈分泌大量清亮和稀薄的黏液,有利于精子的穿透。

3) 输卵管:促进输卵管运动,促进上皮中纤毛细胞以及分泌细胞的增生、使纤毛和平滑肌细胞活动增强,有利于卵子和精子的运行。

4) 阴道:刺激阴道上皮的增生、角化,使细胞内糖原含量增加。在雌激素的作用下,阴道表层细胞糖原含量可高达 3%。糖原分解产物可使阴道分泌物呈酸性(pH 4~5),这一酸性环境有利于阴道内乳酸杆菌的生长,抑制其他致病菌的繁殖,维持阴道的自净作用,增强阴道的抵抗力。

女性生殖器官是雌激素依赖性器官,绝经期妇女由于雌激素分泌减少会使生殖器官发生萎缩性变化,如使阴道抵抗力降低而易患老年性阴道炎。

（2）对乳腺和副性征的作用：雌激素刺激乳腺导管和结缔组织增生，促进乳腺发育。青春期后，雌激素可激发与维持女性性征，使脂肪沉积于乳房、臀等部位，毛发分布呈女性特征，音调较高，骨盆宽大。

（3）对代谢的作用

1）糖代谢：增强葡萄糖刺激的胰岛素分泌反应，可使血浆胰岛素水平增加，但糖耐量却降低；增加子宫对葡萄糖的摄取和利用。

2）水盐代谢：使体液向组织间隙转移，由于血容量减少刺激醛固酮分泌增加，引起机体水、钠潴留。可能与经前期紧张综合征产生水肿有关。

3）脂肪与蛋白质代谢：减少主动脉的弹性蛋白，降低血浆胆固醇，增加 α-脂蛋白并降低 β-脂蛋白含量，更年期妇女冠心病发病率较高，而育龄妇女发病率较低的原因与此有关。另外，雌激素促进肝细胞合成特殊的蛋白质，如纤维蛋白原、皮质类固醇结合球蛋白（CBG）等。

（4）对骨骼的作用：雌激素刺激成骨细胞的活动而抑制破骨细胞的活动，加速骨的生长，促进钙和磷沉积于骨，同时促进骨骺的愈合。如青春期前雌激素分泌不足，则骨骺愈合延缓，在垂体 GH 作用下，长骨继续生长，故身材细长。如青春期前雌激素过多时，则骨骺较早愈合，长骨发育受限，故身材矮小。如在成年后雌激素分泌不足，尤其是更年期或卵巢切除后，由于骨基质合成不足，钙、磷沉积受阻，可发生骨质脱钙、骨质疏松，易骨折。

（5）对中枢神经系统（CNS）作用：促进神经细胞的生长、分化、存活与再生，促进神经胶质细胞发育及突触的形成，促进 ACh、DA、5-HT 等神经递质的合成。

（6）其他：雌激素还可作用于下丘脑体温调节中枢，引起基础体温的降低。另外，还影响下丘脑血管运动中枢的紧张性。妇女更年期前后，由于雌激素水平降低，血管运动中枢功能不稳定，可出现潮热、出汗等症状。

3. 孕激素的生物学作用　孕激素主要作用于子宫内膜和子宫肌，为受精卵着床和维持妊娠提供条件。孕激素的作用是在雌激素作用的基础上完成的。

（1）对子宫内膜的作用：孕激素使子宫内膜继续增殖，内膜细胞体积增大，分泌腺体由直变弯，分泌含糖原的黏液，有利于受精卵的着床。另外，孕酮也是子宫内膜基质细胞蜕膜化所必需的。在孕激素的作用下，宫颈黏液的分泌量减少，但变得更加黏稠，以阻止精子的通过。

（2）维持妊娠：孕酮可使子宫平滑肌细胞发生超极化，兴奋性和传导性降低，对催产素的敏感性降低，子宫平滑肌的收缩受到抑制，使子宫处于安静状态，有利于妊娠的维持。孕酮可抑制母体免疫反应，防止受精卵及胎儿被排斥。临床应用黄体酮保胎就是基于孕酮的这一作用。许多研究者试图通过降低血浆中孕酮含量以达到抗早孕的功效。

（3）对乳腺的作用：在雌激素作用基础上，孕酮可进一步促进乳腺腺泡与导管的发育和成熟，为分娩后泌乳准备条件。

（4）抑制排卵：孕酮抑制 LH 的分泌高峰，使排卵不能发生，保证了孕妇在妊娠期间不致第二次受孕。

（5）对平滑肌的作用：孕激素可使血管和消化道平滑肌松弛，张力降低，这是妇女在妊娠期间较易发生静脉曲张、痔疮和便秘的原因之一。

（6）对体温的作用：孕激素作用于下丘脑的体温调节中枢，使基础体温在排卵后升高 0.3～0.6℃，并在黄体期一直保持在此水平。由于体温在排卵前先表现为短暂降低，排卵后升高，临床上将这一基础体温改变作为判断排卵日期的标志之一。

二、卵巢周期性活动及其调节

（一）月经周期

在卵巢激素周期性分泌的影响下，子宫内膜发生周期性剥落，产生阴道流血现象，称为月经（menstruation）。月经开始于青春期（13～15 岁），而且表现出明显的周期性，即约 1 个月出现一次月经，称为月经周期（menstrual cycle）。健康成年女性月经周期一般变动在 20～40 d，平均为 28 d。每次月经持续 3～5 d，经血量每次为 50～100 mL。一般女性性成熟期约 30 年，以后卵巢功能开始衰退，月经周期停止，进入绝经期（menopause）。

按子宫内膜形态和功能的周期性变化，可以将月经周期分为三期：月经期（menstrual phase）、增殖期（proliferative phase）和分泌期（secretory phase）。月经周期子宫内膜的变化如表 12-1。

（二）卵巢周期及其激素调节

女性自青春期开始，下丘脑 GnRH 神经元发育成熟，GnRH 的分泌增加，通过门脉循环到达并作用于腺垂体，使 FSH 和 LH 分泌也随之增加，卵巢功能开始活跃，呈现周期性变化，表现为卵泡的生长发育、排卵与黄体形成，每月 1 次，周而复始，称为卵巢周期（ovarian cycle）。卵巢周期分为卵泡期（卵泡早期和卵泡晚期）、排卵期和黄体期。

表 12－1 月经周期子宫内膜的变化

月经周期	月 经 期	增 殖 期	分 泌 期
时 间	第 1~4 日	第 5~14 日	第 15~28 日
子宫内膜	剥脱、出血	内膜、腺体快速增生,螺旋动脉迅速生长	内膜继续变厚,螺旋动脉增长、卷曲,腺体增大、增长,呈高度的分泌活动,晚期血管痉挛收缩

1. **卵泡期** 在卵泡早期,即月经周期的第 1~4 日,卵泡未发育成熟,雌激素分泌量少,对腺垂体 FSH 和 LH 的负反馈抑制作用较弱,FSH 分泌呈现逐渐增高的趋势。在 FSH 的作用下,卵泡开始生长发育并分泌雌激素。随着卵泡的继续生长,雌激素分泌量不断增加。同时,颗粒细胞产生抑制素,二者反馈性抑制腺垂体,使 FSH 的分泌量减少。在卵泡晚期,即月经周期的第 5~13 日,卵泡发育成熟。在排卵前一日,血中雌激素浓度达到最高值,形成第 1 次雌激素高峰。在雌激素高峰的作用下,下丘脑的 GnRH 神经元分泌增加,刺激 FSH 和 LH 分泌,尤其是 LH 的分泌最为明显,形成 LH 峰。LH 峰的形成是雌激素对下丘脑产生中枢性正反馈作用的结果。雌激素的分泌一方面作用于下丘脑和腺垂体,调节 GnRH、FSH 及 LH 分泌,另一方面还作用于子宫内膜使其出现增殖期改变(图 12－4)。

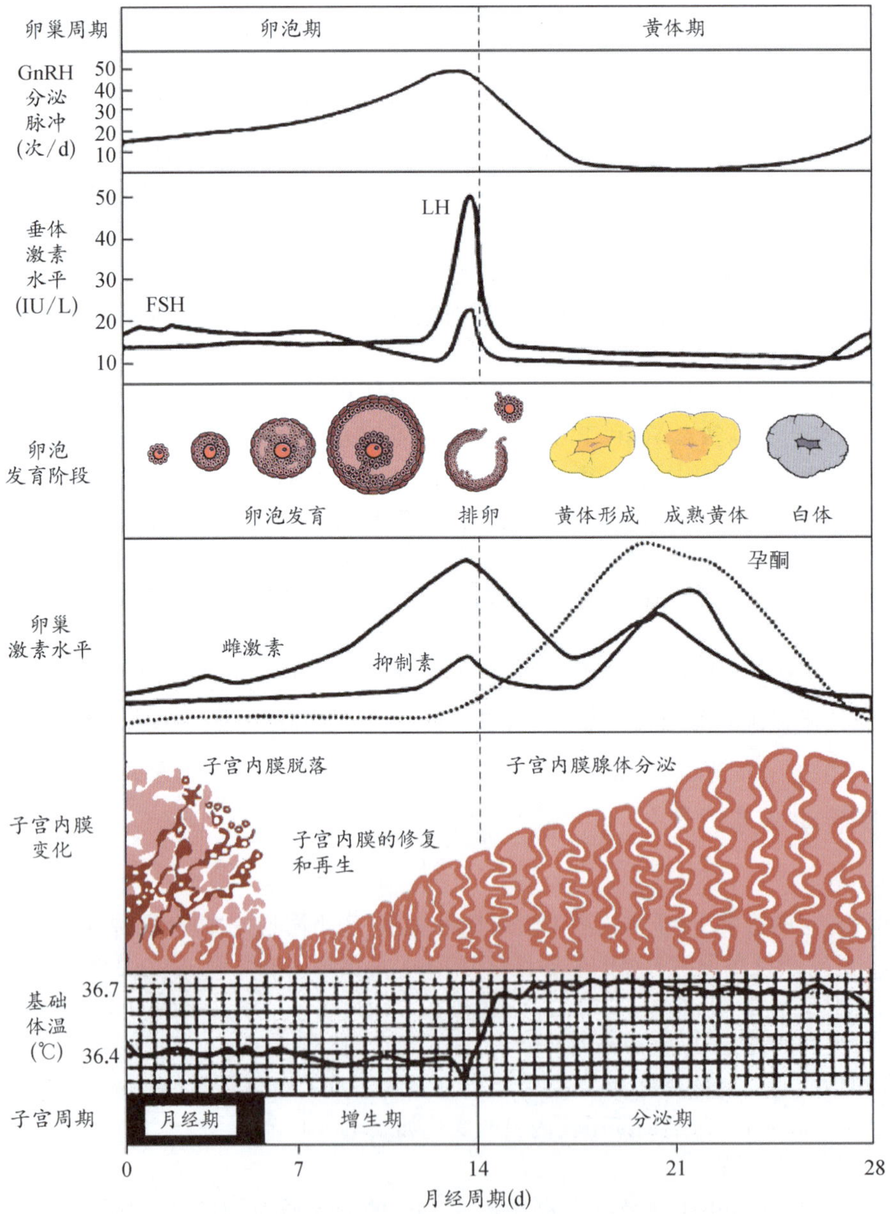

图 12－4 月经周期中血中相关激素水平、卵巢和子宫内膜变化示意图

GnRH:促性腺激素释放激素

2. 排卵期　在 LH 峰形成后约 24h，卵巢中优势卵泡出现排卵，卵细胞、透明带与放射冠随同卵泡液冲出卵泡。LH 峰是导致排卵的重要因素，可作为排卵的标志。破裂的卵泡在 LH 的作用下，形成黄体，同时开始分泌孕激素和雌激素。

3. 黄体期　卵泡排卵后，即月经周期的第 15～28 日，在 LH 的作用下，黄体逐渐发育成熟，孕激素分泌量显著增加，雌激素的分泌量亦随之增加。在雌激素作用的基础上，孕激素使子宫内膜呈现出分泌期的变化。在排卵后 7～8 d，孕激素分泌达高峰，雌激素分泌出现第 2 次高峰。孕激素和雌激素的水平增加，对下丘脑和腺垂体产生负反馈抑制作用，使 GnRH 分泌量减少，继之 FSH 和 LH 的分泌量下降。如果未受精，在排卵后9～10 d，黄体开始退化，雌、孕激素的分泌量逐渐减少。在黄体期的晚期，血中雌激素、孕激素达最低水平，子宫内膜失去雌激素与孕激素的支持而剥脱出血，形成月经。由于雌激素、孕激素减少，对腺垂体的负反馈作用减弱，FSH、LH 分泌又开始增加，进入下一个卵巢周期。月经周期中黄体期的时间相对稳定，卵泡期的长短变化较大。因此，临床上将月经来潮前的第 14 日推算为排卵日。月经周期中血中相关激素的变化见图 12－4、表 12－2。

表 12－2　卵巢周期与激素水平变化

卵巢周期	卵泡期		排卵期	黄体期
	早期	晚期		
时间	第 1～4 日	第 5～13 日	第 14 日	第 15～28 日
FSH（促卵泡生成素）	低	逐渐升高	达高峰	逐渐降低
LH（促黄体生成素）	低	略增高	达高峰促使排卵	逐渐降低
E（雌激素）	低	逐增达第一次高峰	仍高	降后升高达第二次高峰再降
P（孕激素）	低	略增高	较高	增高达高峰后降低

第三节　妊　娠

妊娠（pregnancy）是新个体产生的过程，包括受精、着床、妊娠的维持、胎儿的生长以及分娩。受精与着床主要过程见图 12－5。

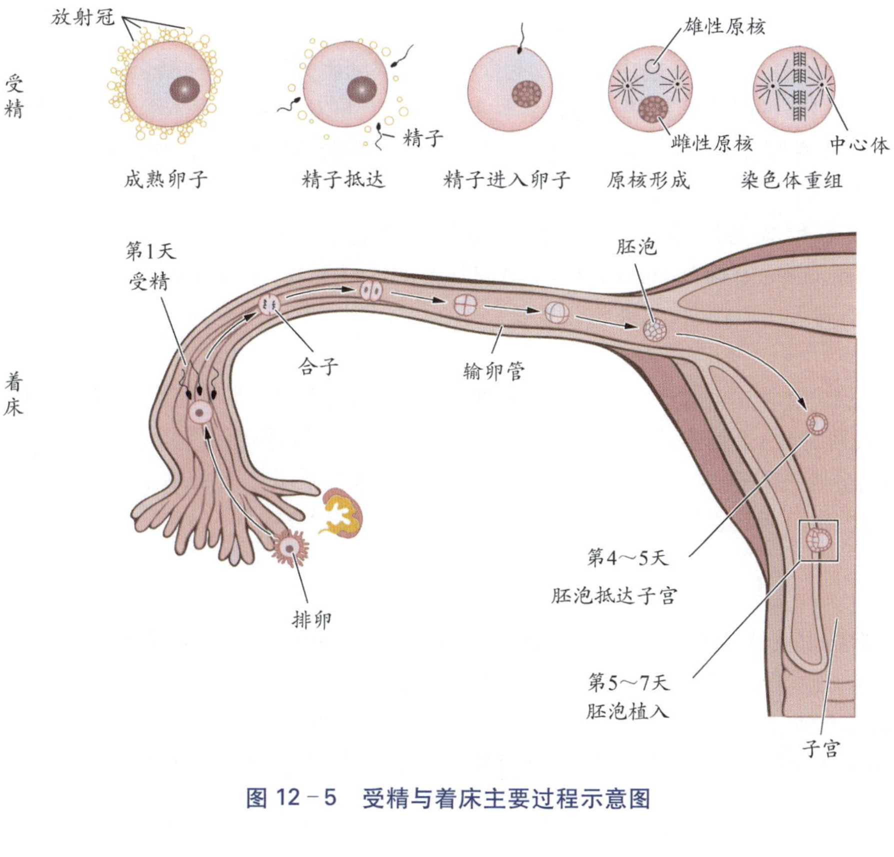

图 12－5　受精与着床主要过程示意图

一、受精

受精(fertilization)是精子与卵子互相融合的过程,发生在输卵管壶腹部。精子必须在女性生殖道中停留几个小时才能获得使卵子受精的能力,称为精子获能(capacitation of sperm)。获能的本质是暴露精子表面与卵子识别的结构,解除对顶体反应的抑制,使精子得以穿入卵内完成受精过程。在受精过程中,当精子与卵子相互靠近、接触的一瞬间,精子顶体释放出顶体酶,以溶解卵子外围的放射冠及透明带,这一过程称为顶体反应(acrosome reaction)。精子与卵膜接触后,激发卵母细胞产生两个反应:① 卵母细胞所释放的物质与透明带反应,阻止其他精子穿过透明带,避免多精子受精;② 卵母细胞完成第二次成熟分裂。进入卵细胞的精子尾部迅速退化,细胞核膨大形成雄性原核,随即与雌性原核融合,形成一个具有46条染色体的受精卵。

二、着床

着床(implantation)是胚泡与子宫内膜相互作用并植入子宫内膜的过程,包括定位、黏着和穿透三个阶段。着床成功与否关键在于胚泡与子宫内膜的同步发育与相互配合。着床期间,子宫内膜在孕激素的作用下呈现分泌期改变。另外,胚泡可产生多种激素和化学物质,如人绒毛膜促性腺激素(human chorionic gonadotropin, hCG),使月经黄体转变为妊娠黄体,继续分泌孕激素。卵子受精后产生早孕因子,抑制母体免疫排斥反应,产生安胎作用。

三、妊娠的维持及激素调节

正常妊娠的维持有赖于垂体、卵巢和胎盘分泌的各种激素相互配合,尤其与孕激素的作用密切相关。在受精与着床之前,在腺垂体促性腺激素LH的控制下,卵巢黄体分泌大量的孕激素与雌激素,导致子宫内膜发生分泌期的变化,为受精卵着床做好准备。在受精后第6日左右,胚泡滋养层细胞便开始分泌hCG,以后逐渐增多。刺激月经黄体变为妊娠黄体,在妊娠10周以内主要由妊娠黄体继续分泌孕激素和雌激素,抑制排卵,维持蜕膜发育,抑制母体免疫反应,产生安胎作用。胎盘形成后,胎盘成为妊娠期一个重要的内分泌器官,大量分泌蛋白质激素、肽类激素和类固醇激素,完全代替卵巢和腺垂体分泌的激素,对维持妊娠起着关键性的作用。

四、胎盘的内分泌功能

妊娠的重要标志是胎盘的形成。对胎儿来说,胎盘既可作为消化器官以吸收营养物质,作为肺以摄取 O_2 排出 CO_2,作为肾脏以调节体液量和排除代谢产物,同时还是内分泌器官,能分泌多种调节母体和胎儿代谢活动以及维持妊娠的激素。

1. 人绒毛膜促性腺激素　hCG是由胎盘绒毛合体滋养层细胞分泌的一种糖蛋白激素,由α和β亚单位组成,分子量为46 kDa。hCG与LH的生物学作用和免疫特性基本相似。hCG可刺激黄体继续分泌孕酮,以降低母体淋巴细胞的活力,防止对胎儿产生免疫排斥反应,达到安胎作用。hCG在妊娠早期即出现,所以检测母体血中或尿中的hCG,可作为诊断早孕的指标。

2. 其他蛋白质激素和肽类激素　胎盘还可分泌人绒毛膜生长激素(human chorionic somatomammotropin, hCS)、人胎盘催乳素(human placental lactogen, hPL)、ACTH、GnRH以及β-内啡肽等。hCS具有生长激素的作用,可调节母体与胎儿的糖、脂肪与蛋白质代谢,促进胎儿生长。

3. 类固醇激素

(1) 孕激素:由胎盘合体滋养层细胞分泌,从母体进入胎盘的胆固醇变为孕烯醇酮,然后再转变为孕酮。主要作用是维持子宫内膜和蜕膜,抑制T细胞,阻止母体的免疫排斥反应,起安胎作用。

(2) 雌激素:胎盘分泌的雌激素主要为雌三醇,其前体主要来自胎儿。如果在妊娠期间胎儿死于宫内,雌三醇(E_3)会突然减少。因此,检测母体血和尿中E_3的含量,可判断是否发生死胎。

五、分娩

成熟的胎儿及其附属物从母体子宫产出体外的过程,称为分娩(parturition)。在人类妊娠约280 d。妊娠末期子宫平滑肌兴奋性逐渐提高,最终导致强烈的节律性收缩,子宫颈变软,宫口开放,将胎儿娩出。

分娩发动的机制尚不清楚,催产素(OXT)、雌激素及前列腺素(PG)等是调节子宫肌肉收缩的重要因素。在妊娠黄体、子宫和胎盘所产生的松弛素(relaxin),能使妊娠妇女骨盆韧带松弛,胶原纤维疏松,子宫颈松软,以利于分娩进行。

动物实验表明，除上述激素外尚有儿茶酚胺类、肾上腺皮质等激素参与分娩的启动和完成。

（郭瑞鲜 石瑞丽）

二维码 12－1
辅助生殖技术

二维码 12－2
第十二章思考题

主要参考文献

李继承,邵淑娟,2024. 组织学与胚胎学．第 10 版．北京：人民卫生出版社．
廖二元,袁凌青,2019. 内分泌代谢病学．第 4 版．北京：人民卫生出版社．
罗敏,2003. 分子内分泌学．北京：人民军医出版社．
罗自强,管又飞,2024. 生理学．第 10 版．北京：人民卫生出版社．
徐玉东,2023. 人体解剖生理学．第 3 版．北京：人民卫生出版社．
姚泰,王庭槐,2024. 生理学．第 9 版．北京：人民卫生出版社．
周华,杨向群,2022. 人体解剖生理学．北京：人民卫生出版社．
朱大年,王庭槐,2024. 生理学．第 9 版．北京：人民卫生出版社．
朱妙章,2023. 大学生理学．第 4 版．北京：高等教育出版社．
BARRETT K E, BARMAN S M, JASON Y, et al., 2025. Ganong's Review of Medical Physiology. 27th ed. New York: McGraw-Hill.
Bergan J J, 2006. The Vein Book. Amsterdam: Elsevier.
DAMPNEY R A, 1994. Functional Organization of Central Pathways Regulating the Cardiovascular System. Physiol Rev, 74 (2):323 - 64.
FOX S I, 2002. Human Physiology. New York: McGraw-Hill.
GANONG W F, 1997. Review of Medical Physiology. 18th ed. New York: McGraw-Hill.
GANONG W F, 1999. Review of Medical Physiology. 19th ed. New York: McGraw-Hill.
GARDNER D G, SHOBACK D M, 2017. Greenspan's Basic & Clinical Endocrinology. 10th ed. New York: McGraw-Hill.
GREGER R, WINDHORST U, 1996. Comprehensive Human Physiology. Berlin: Springer.
HALL J E, 2006. Guyton and Hall Textbook of Medical Physiology. 11th ed. Philadelphia: Elsevier.
HALL J E, 2020. Guyton and Hall Textbook of Medical Physiology. 14th ed. Philadelphia: Elsevier.
HALL J E, 2024. Guyton and Hall Textbook of Medical Physiology. 15th ed. Philadelphia: Elsevier.
KANDEL E R, SCHWARTZ J H, et al., 2000. Principles of Neural Science. 4th ed. New York: McGraw-Hill.
KOEPPEN B M, STANTON B A, 2008. Berne and Levy Physiology. 6th ed. St. Louis: Mosby.
LONGSTAFF A, 2000. Neuroscience. Oxford: Bios Publishers Ltd.
PORTERFIELD S P, 2024. Endocrine Physiology. 5th ed. St Louis: Elsevier.
RHOADES R A, BELL D R, 2023. Medical Physiology: Principles for Clinical Medicine. 6th ed. Riverwoods: Lippincott Williams & Wilkins.
SCHMIDT R F, THEWS G, 1989. Human Physiology. 2nd ed. Berlin: Springer.
SHERWOOD L, 2015. Human Physiology: from Cells to Systems. 9th ed. Boston: Cengage Learning.
VANDER A J, SHERMAN J H, LUCIANO D S, 2001. Human Physiology. 8th ed, New York: McGraw-Hill.
WALTER F B, EMILE L B, 2012. Medical Physiology: A Cellular and Molecular Approach. 2nd ed. St Louis: Elsevier.
WEBB P, 1995. The Physiology of Heat Regulation. Am J Physiol, 268(4 pt 2): 838 - 850.
WIDMAIER E P, RAFF H, STRANG K T, 2023. Vender's Human Physiology. 16th ed. New York: McGraw Hill.